Thieme

Ergotherapie
Vom Behandeln zum Handeln

Lehrbuch für die theoretische und praktische Ausbildung

Herausgegeben von
Clara Scheepers-Assmus
Ute Steding-Albrecht †
Peter Jehn

6., unveränderte Auflage

Mit Beiträgen von
Christa Berting-Hüneke
Waltraut Betker
Gisela Beyermann
Karin Blumenthal
Thomas Bollinger Herzka
Jarko Broutschek
Angela Döring
Gisela Eichhorn
Maria Feiler
Andreas Fischer
Wiebke Flotho
Jürgen Fürhoff
Karin Götsch
Renate Götze
Alexandra Gottwald
Felix Haase
Carola Habermann
Angela Harth
Friedmar Helmke
Birgit Hirsekorn
Corinna Jacobs
Peter Jehn
Anja Kayser
Friederike Kich von Starck
Ursula Kleinschmidt
Ulrike Körber
Connie Koesling
Friederike Kolster
Beate Kubny-Lüke
Sabine Mangold
Ulrike Marotzki
Christiane Mentrup
Maria Miesen
Ulrike Montasser
Monika Müller
Elisabeth Peper
Ruth Philippi
Stefanie Pinkepank
Kathrin Reichel
Irene Reiß
Elisabeth Rüter
Rega Schaefgen
Clara Scheepers-Assmus
Maria Schwarz
Ute Steding-Albrecht †
Katja Szameitat
Anja Timmer
Sebastian Voigt-Radloff
Peter Weber
Hannelore Wendt

187 Abbildungen
58 Tabellen

Bibliografische Information
Der Deutschen Nationalbibliothek
Die Deutsche Nationalbibliothek verzeichnet diese Publikation in der Deutschen Nationalbibliografie; detaillierte bibliografische Daten sind im Internet über http://dnb.d-nb.de abrufbar.

1. Auflage 1999
2. Auflage 2000
3. Auflage 2007
4. Auflage 2011
5. Auflage 2015

Wichtiger Hinweis: Wie jede Wissenschaft ist die Medizin ständigen Entwicklungen unterworfen. Forschung und klinische Erfahrung erweitern unsere Erkenntnisse, insbesondere was Behandlung und medikamentöse Therapie anbelangt. Soweit in diesem Werk eine Dosierung oder eine Applikation erwähnt wird, darf der Leser zwar darauf vertrauen, dass Autoren, Herausgeber und Verlag große Sorgfalt darauf verwandt haben, dass diese Angabe **dem Wissensstand bei Fertigstellung des Werkes** entspricht.

Für Angaben über Dosierungsanweisungen und Applikationsformen kann vom Verlag jedoch keine Gewähr übernommen werden. **Jeder Benutzer ist angehalten**, durch sorgfältige Prüfung der Beipackzettel der verwendeten Präparate und gegebenenfalls nach Konsultation eines Spezialisten festzustellen, ob die dort gegebene Empfehlung für Dosierungen oder die Beachtung von Kontraindikationen gegenüber der Angabe in diesem Buch abweicht. Eine solche Prüfung ist besonders wichtig bei selten verwendeten Präparaten oder solchen, die neu auf den Markt gebracht worden sind. **Jede Dosierung oder Applikation erfolgt auf eigene Gefahr des Benutzers.** Autoren und Verlag appellieren an jeden Benutzer, ihm etwa auffallende Ungenauigkeiten dem Verlag mitzuteilen.

Rüdigerstraße 14
D-70469 Stuttgart
Telefon: + 49/ 0711/ 8931-0
Unsere Homepage: http://www.thieme.de

Printed in Germany

Zeichnungen: Angelika Brauner, Hohenpeißenberg
Umschlaggestaltung: Thieme Verlagsgruppe
Umschlagfoto: Studio Nordbahnhof, Stuttgart
Satz: medionet AG, Berlin
gesetzt aus Adobe InDesign
Druck: Westermann Druck Zwickau GmbH, Zwickau

DOI: 10.1055/b000000115

ISBN 978-3-13-243567-4 1 2 3 4 5 6

Auch erhältlich als eBook:
eISBN (PDF) 978-3-13-243568-1
eISBN (ePub) 978-3-13-243569-8

Vorwort zur 3. Auflage

Die notwendige 3. Überarbeitung des vorliegenden Lehrbuches für Ergotherapeuten wirft ein Licht auf die rasanten Entwicklungen in diesem Berufszweig. Die Einrichtung von Fachhochschulstudiengängen sowie die Berufung von Professuren für Ergotherapie forcieren intensiv die Auseinandersetzung um den Gegenstandsbereich und die theoretische Fundierung der Ergotherapie. Dies manifestiert sich im umfassend überarbeiteten und erheblich erweiterten Kapitel 1. Gleichzeitig zwingen die Herausforderungen zur Qualitätssicherung und Berufsprofilierung auch die vielfältigen Methoden bzw. Verfahren auf den Prüfstand. Viele der bewährten Methoden haben sich weiterentwickelt und orientieren sich an der neuen Terminologie der ICF, andererseits aber auch an den medizinischen Weiterentwicklungen, z.B. in den Neurowissenschaften.

Entsprechend der Diskussion um die Anpassung an die ICF und die Theoriebildung zur Untermauerung ergotherapeutischen Handelns haben sich in den letzten Jahren ein neues Berufsprofil und analog dazu eine neue Berufsdefinition etabliert.

Zentrale Unterschiede zu früheren Definitionen der Ergotherapie sind:

- die Grundannahme einer „bedeutungsvollen Betätigung"; diese ist in jeweils individueller Abwandlung zugleich Ziel und Mittel therapeutischen Handelns;
- die mit der „bedeutungsvollen Betätigung" notwendigerweise verknüpfte Klientenzentriertheit;
- die Tendenz zu einer ausgeprägteren sozialwissenschaftlichen Grundausrichtung der Ergotherapie.

Im Kontext der nicht mehr rein medizinischen Betrachtung lassen sich unterschiedlichste Handlungsoptionen auch außerhalb der Krankenbehandlung ableiten, was sich im Buch an einigen Stellen niederschlägt (z.B. Kap. 3). Darüber hinaus wirken sich diese Diskussionen um Berufsprofil und Theoriemodelle auch auf den Sprachgebrauch in der Ergotherapie aus. So tauchen Begriffe wie z.B. Betätigungsperformanz, Klientenfaktoren, Kontextfaktoren zunehmend selbstverständlicher in ergotherapeutischer Literatur und daher auch in unserem Buch auf. Analog dazu wird in dieser Ausgabe der Patient auch als „Klient" bezeichnet.

Die aktuelle Generation der Ergotherapeuten ist eine „Sandwich-Generation". Unterschiedliche Gruppierungen in ihr orientieren sich entweder an grundlegend praxisbezogenen Methoden oder an neuen Entwicklungen in der Theoriebildung als Überbau oder zur Effizienzsicherung. Beide Gruppierungen (oder auch: „Theorie" und „Praxis") brauchen einander und können voneinander profitieren. Dieses Buch will beide Gruppierungen erreichen. Es erhält damit eine Brückenfunktion zwischen diesen grundlegenden Strömungen.

Nach gründlicher Überarbeitung bietet dieses Buch nun einen Überblick zu den derzeit relevanten Theoriemodellen, zum Clinical Reasoning, zur ICF und zur evidenzbasierten Praxis sowie zu den in der Praxis am häufigsten angewandten Konzepten und Methoden bzw. Verfahren. Da es sich als Grundlagenbuch in der Ausbildung bewährt hat, bleibt die Struktur analog der Systematik der aktuellen Ausbildungs- und Prüfungsverordnung bestehen. Gleichzeitig kann insbesondere das Kapitel 2 „Der ergotherapeutische Prozess" bereits in eine neue ergotherapeutische Systematik einführen. Neu eingefügt wurde das Kapitel 3 „Arbeitsfelder und Behandlungsverfahren", welches neben einer groben Übersicht zu den ergotherapeutischen Arbeitsfeldern und Behandlungsverfahren auch Optionen zum Bereich der Prävention aufzeigt. Die darauf folgenden Behandlungsverfahren der Kapitel 4–8 wurden weitgehend aktualisiert. Die einzelnen Behandlungsverfahren werden hier separiert betrachtet, wenngleich in der Praxis erhebliche Überschneidungen zwischen motorisch funktionellen und adaptiven oder zwischen psychosozialen und arbeitstherapeutischen Behandlungsverfahren zu erkennen sind.

Wir freuen uns, dass dieses Lehrbuch von vielen Kolleginnen und Kollegen im deutschsprachigen Raum, für die Praxis wie die Ausbildung, als Standardwerk der Ergotherapie herangezogen wird. Wir hoffen, dass es dazu beitragen kann, ergotherapeutische Denkweisen wie auch Arbeitsweisen nachzuvollziehen und eine Transparenz für die Wechselwirkungen zwischen Klienten und Therapeuten herzustellen.

Wir danken allen Autorinnen und Autoren im In- und Ausland für ihre Beiträge und für die Gründlichkeit und Geduld, die sie mit uns bei der Erstellung und Überarbeitung des Buches aufgebracht haben. Nicht weniger danken wir den Mitarbeiterinnen des Thieme Verlages für ihre umfangreichen Unterstützungen.

Clara Scheepers
Ute Steding-Albrecht
Peter Jehn

Herbst 2006

Anmerkung:
Die Berufsbezeichnung „Ergotherapeuten“ benutzen wir in der Regel als Plural für Ergotherapeutinnen und Ergotherapeuten, in der Einzahl verwenden wir vergleichbar zur gesamten Reihe „Arbeitsfeld Ergotherapie“ die weibliche Bezeichnung, schließen damit aber natürlich auch alle männlichen Ergotherapeuten mit ein.

Vorwort zur 6. Auflage

Die rasante Entwicklung der Digitalisierung aller Fachbücher wie auch datenschutzrechtliche Fragestellungen machen nun auch eine 5. Überarbeitung des vorliegenden Lehrbuches für Ergotherapeutinnen und Ergotherapeuten durch den Verlag notwendig. Wir freuen uns jedoch, dass dieses Buch 20 Jahre nach der 1. Auflage immer noch von vielen Kolleginnen und Kollegen sowie Ergotherapie-Schulen als grundlegendes Standardwerk genutzt wird. Auch deshalb wird es diese Auflage geben.

Trotzdem – es ist Zeit, inne zu halten und zu prüfen, ob dieses Buch den Entwicklungen in der Ergotherapie weiterhin Stand hält. Dennoch sind wir Herausgeber davon überzeugt, dass das Grundmotto des Buches „Vom Behandeln zum Handeln“ auch heute noch dem zentralen ergotherapeutischen Kerngedanken einer bedeutungsvollen Betätigungs- und Klientenzentrierung gerecht werden kann.

Ergotherapie ist heute im klinischen und ambulanten Sektor eine feste Größe, die sich aufgrund ihrer Weiterentwicklung, der Anlehnung an den ICF, der Orientierung an den Teilhabe-Bedürfnissen der Klienten einen festen Platz in der gesundheitspolitischen Versorgung erworben hat. Die Durchführung von vielen Fachhochschulstudiengängen grundständiger und weiterführender Art hat eine eigene Theoriebildung unter Nutzung von Bezugswissenschaften der Medizin, Psychologie und Sozialwissenschaften entwickelt, nun aber auch mit Entwicklung eigener ergotherapeutischer Forschungsansätze. Auch die neueren Bemühungen zur Überarbeitung des Ergotherapeuten-Gesetzes spiegeln den Wandel zur Professionalisierung und neuen beruflichen Profilierung wider.

Das Ausbildungsziel im neuen Ergotherapeuten-Gesetzentwurf erwartet von den Ergotherapeutinnen und Ergotherapeuten eine deutlich höhere Selbständigkeit und Eigenverantwortung in der Planung und Durchführung von Diagnostik und Interventionen sowie eine professionelle und interprofessionelle Gestaltung der Beziehungen zu Klienten. Darüber hinaus sollen sie das komplexe Wissen über die Wechselwirkung zwischen Person, Umwelt und Betätigung als Grundlage von Gesundheitsprozessen nutzen. Schon der Erwerb dieses komplexen Wissens setzt die Fähigkeit voraus, sich bei bestimmten Fragestellungen aus vielen Fachbüchern entsprechende Antworten und Beispiele zu suchen. Auch das vorliegende Buch kann jetzt digital abgerufen werden, um gezielt Fragen zu beantworten.

Dieses Buch hat sicherlich noch eine Brückenfunktion zwischen Praxis und Theorie, zwischen gewachsener Methodenvielfalt und Betätigungsorientierung. Es bildet die einzelnen Behandlungsverfahren und ihren theoretischen Background ab und gibt vielfältige praktische Hilfen für den ergotherapeutischen Alltag.

Wir hoffen, dass es weiterhin beitragen kann, die Wurzeln und Entwicklung der Ergotherapie bis zum heutigen Berufsprofil transparent werden zu lassen. Dies hoffen wir auch im Gedenken an unsere ehemalige Mitherausgeberin Ute Steding-Albrecht, die sicherlich stolz diese 6. Auflage mit begleitet hätte.

Nicht zuletzt danken wir dem Thieme-Verlag und seinen Mitarbeiterinnen, die uns bei diesem Buch immer umfangreich unterstützt haben.

Clara Scheepers-Assmus
Peter Jehn

Frühjahr 2019

Kurzportrait Clara Scheepers-Assmus

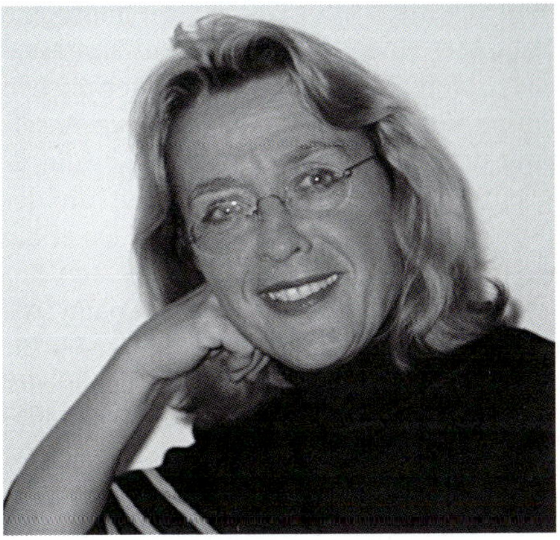

Ergotherapeutin und Lehrtherapeutin für Konzentrative Bewegungstherapie (KBT)

Nach ihrem Examen als Ergotherapeutin 1981 in Bad Bergzabern ging sie zunächst in das Psychiatrische Zentrum Nordbaden in Wiesloch. Dort übernahm sie nach wenigen Jahren die Abteilungsleitung der Ergotherapie. Aus der Arbeit mit psychisch erkrankten Klienten entwickelte sich sehr früh das Interesse, neue klientenzentrierte und alltagsorientierte Wege der Therapie zu wagen. Dabei erwies sich der körperpsychotherapeutische Ansatz der KBT auch in der Psychiatrie als guter Zugangsweg, die individuellen Bedürfnisse der Klienten zu erfassen.

1990 wurde sie zur Vorsitzenden des Deutschen Verbandes der Ergotherapeuten e.V. (DVE) gewählt. Parallel fungierte sie auch als Sprecherin der Arbeitsgemeinschaft der Medizinalfachberufe in Therapie und Geburtshilfe (AG MTG). Deren Hauptfokus lag auf der Anhebung des Ausbildungsniveaus auf die Fachhochschule. Von 1997 bis 2000 war sie erste Vorsitzende des Bundesverbandes der Heilmittelerbringer (BHV), der heutigen SHV als maßgebliche Spitzenorganisation der Therapeut*innen im Heilmittelsektor.

1998 lies sie sich in eigener Praxis als Ergotherapeutin mit den Schwerpunkten Psychiatrie, Psychosomatik, sowie Pädiatrie und Kinder- u. Jugendpsychiatrie in Weinheim nieder. Professionell verband sie ergotherapeutische Grundannahmen mit körperpsycho-therapeutischen Behandlungskonzepten. 2014 erhielt sie die Lehrqualifikation zur Durchführung der Weiterbildung für die KBT durch den Deutschen Arbeitskreis für Konzentrative Bewegungstherapie (DAKBT e.V.) Das schriftliche Ergebnis der Lehrqualifikation mündete in dem Buch „KBT und ET“, in dem die Schnittstellen und Wirkfaktoren dieser beiden Bereiche beschrieben werden.

Seit 2016 reduzierte sie zugunsten der KBT-Weiterbildung ihre Praxistätigkeit und eröffnete eine Privatpraxis für Ergotherapie und Konzentrative Bewegungstherapie. In der Freizeit engagiert sie sich sozialpolitisch in der Gemeinde, liebt die Bewegung in der Natur, den Chorgesang und das gemeinsame Kochen.

Kurzportrait Ute Steding-Albrecht 1959–2017

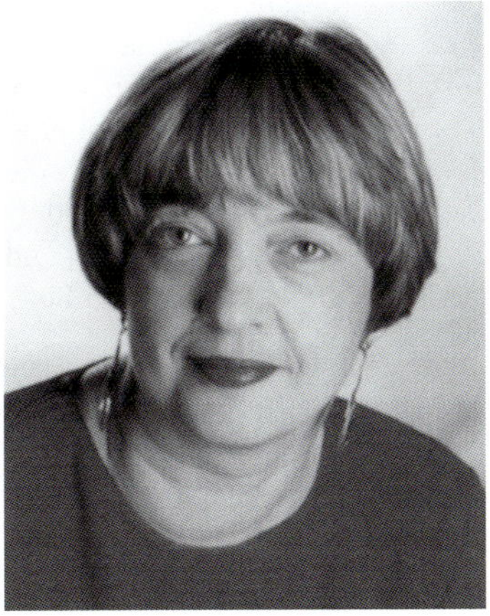

Sie absolvierte 1983 ihr Ergotherapieexamen am Annastift in Hannover. Ihre ergotherapeutischen Kompetenzen ergänzte sie recht bald durch ein Psychologiestudium, um sich eine fundierte, wissenschaftliche Sichtweise auf ihre Arbeit zu schaffen. Als Diplompsychologin promovierte sie an der Universität von Braunschweig zum Thema Händigkeitsdiagnostik.

Über 30 Jahre arbeitete sie als Ergotherapeutin und Diplompsychologin mit Kindern, Jugendlichen und Erwachsenen mit körperlicher und geistiger Beeinträchtigung in verschiedenen Arbeitsfeldern. Mit ihrer Lehrbefähigung im Bobath-Konzept für Kinder, Jugendliche und Erwachsene sowie der Lehrbeauftragung innerhalb der Sensorischen Integrationstherapie (DVE) führte sie auf internationaler Ebene z.B. in Brasilien Fort- und Weiterbildungen durch. Sie genoss den internationalen Austausch und die Begegnung mit Ergotherapeuten aus anderen Kulturen.

Im deutschsprachigen Raum war ihr die Implementierung der ICF-CY als gemeinsame Sprache und die Betätigungsorientierung als Grundlage ergotherapeutischer Identität ein großes Anliegen. Fasziniert begleitete sie die Identitätsentwicklung und den Paradigmenwechsel im ergotherapeutischen Beruf, nicht zuletzt durch eine Reihe eigener Veröffentlichungen.

Neben der Arbeit gaben ihr die Familie, das Reisen und ein konsequentes kommunalpolitisches Engagement bis zum Schluss Kraft, dem Leben eine hohe Intensität zu verleihen.

Kurzportrait Peter Jehn

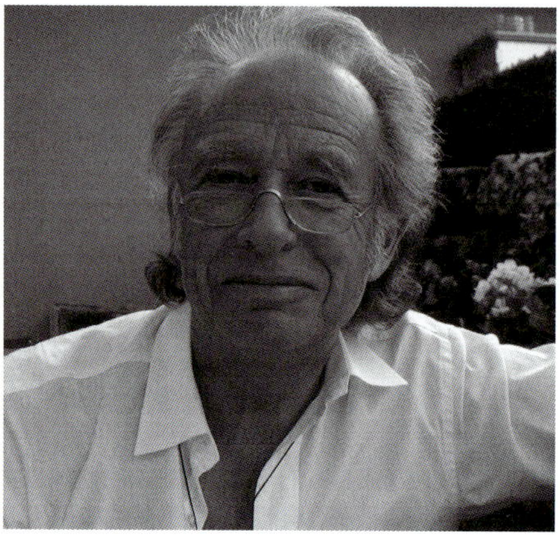

Nach dem Studium von Klassischer Philologie, Philosophie und Germanistik, später einem pädagogischen Zusatzstudium, war er viele Jahre als Dozent in der beruflichen Erwachsenenbildung tätig. Kontakt und intensive Auseinandersetzung mit dem Beruf der Ergotherapie erfuhr er durch Aufbau, Leitung und Unterrichtstätigkeit an der Ergotherapieschule in Freiburg i.Br. (1980-1989), wo er die Umsetzung eines innovativen erwachsenengerechten Bildungskonzepts realisierte. 1992 übernahm er die beim DVE hauptberuflich neugeschaffene Stelle eines Referenten für Aus- und Weiterbildung und engagierte sich neben der Qualitätssicherung der Ausbildung besonders nachhaltig und mit Erfolg für das Zustandekommen von ergotherapeutischen Hochschulstudiengängen. Seit seinem Ruhestand 2003 ist er, nebst einem FH-Lehrauftrag, noch als Kommissionsmitglied in einer Akkreditierungsagentur tätig. Erstmals kann er wieder, zusammen mit seiner Frau, den vielfältigen Interessen an äußeren und inneren Reisen und deren Aufzeichnungen nachgehen. So hat er z.B. begonnen, sich mit den Phänomenen der Globalisierung und der biografischen Lebensverarbeitung zu befassen.

Autoren

Christa Berting-Hüneke
Drostestr. 8
30161 Hannover

Waltraud Betker
Praxis für Ergotherapie
Jörg-Ratgeb-Str. 23
75173 Pfortsheim

Dr. Gisela Beyermann
Gutachweg 27
69123 Heidelberg

Karin Blumenthal
BG Unfallklinik
Ergotherapie
Ludwig Guttmann Str. 13
67071 Ludwigshafen

Thomas Bollinger Herzka
Kantonsspital Bruderholz
Qualitätsmanagement Infrastruktur
und Hotellerie
4101 Bruderholz (BL)
SCHWEIZ

Jarko Broutschek
Praxis für Ergotherapie
Blankenburg
Neue Halberstädter Str. 39
38889 Blankenburg

Angela Döring
Heinrich-König-Str. 2B
44797 Bochum

Gisela Eichhorn
Groß-Gerauer-Str. 17 A
64347 Griesheim

Maria Feiler
Laborweg 6
1160 Wien
ÖSTERREICH

Prof. Dr. Andreas Fischer
Hochschule Osnabrück
Fakultät Wirtschafts- und Sozialwissenschaften
CF-Gebäude, Raum CF 0303
Postfach 1940
49009 Osnabrück

Wiebke Flotho, MSc OT
Hochschule für angewandte Wissenschaft und
Kunst (HAWK) Hildesheim
Fakultät Soziale Arbeit und Gesundheit
Goschentor 1
31134 Hildesheim

Jürgen Fürhoff
Adornostr. 48
14612 Falkensee

Karin Götsch
Schule für Ergotherapie
am Klinikum Frankfurt Höchst
Gotenstr. 6-8
65929 Frankfurt/Main

Renate Götze
Städt. Klinikum München Bogenhausen
Klinik für Neuropsychologie
Abteilung für Ergotherapie
Englschalkinger Str. 77
81925 München

Alexandra Gottwald, geb. Ott
Bagelstr. 122a
40479 Düsseldorf

Felix Haase, BSc.
Im Bruche 33
30519 Hannover

Carola Habermann
Tannenweg 23
83135 Schechen

Angela Harth, MSc.Dip COT
Rehabilitationswissenschaftliches Programm
Klinik für Hand-, Plastische und Rekonstruktive
Chirurgie
BG Unfallklinik Ludwigshafen
Klinik für Plastische und Handchirurgie der
Universität Heidelberg
Ludwig-Guttmannstr. 13
67071 Ludwigshafen

Friedmar Helmke
Praxis für Ergotherapie
Melanchthonstr. 6
30165 Hannover

Birgit Hirsekorn
Am Münzenkamp 9
44319 Dortmund

Corinna Jacobs
Lettenmattstr. 21
8903 Birmensdorf
SCHWEIZ

Peter Jehn
Günterstalstr. 84
79100 Freiburg

Anja Kayser
Hügelgasse 16
97711 Maßbach

Friederike Kich von Starck
Am Turnbusch 1
30900 Wedemark

Ursula Kleinschmidt
Grossfeldstr. 82
7320 Sargans
SCHWEIZ

Ulrike Körber
Ellerstr. 90 a
49088 Osnabrück

Connie Koesling
Windscheidstr. 41
10627 Berlin

Friederike Kolster
Institut für HoDT
Seelingstr 20
14059 Berlin

Beate Kubny-Lüke
Landschaftsverband Rheinland
Dezernat Klinikverbund und Heilpädagogische Hilfen
50663 Köln

Dr. Sabine Mangold
Lenggstr. 70/701
8008 Zürich
SCHWEIZ

Prof. Dr. Ulrike Marotzki
HAWK Hildesheim
Fakultät Soziale Arbeit und Gesundheit
Goschentor 1
31134 Hildesheim

Christiane Mentrup
Leiterin des Instituts für Ergotherapie
Zürcher Hochschule für Angewandte Wissenschaften (ZHAW)
Departement Gesundheit
Technikumstrasse 71
Postfach
8401 Winterthur
SCHWEIZ

Maria Miesen
Schmelzweg 17
65719 Hofheim

Ulrike Montasser
Praxis für Ergotherapie & Psychotherapie (HPG)
Dürenstrasse 26
53173 Bonn

Dr. Monika Müller
Caixa Postal 92005
Cep 25 720-970 Correas
Petropolis
Brasilien

Dr. Elisabeth Peper
xit GmbH forschen. planen. beraten
Frauentorgraben 73
90443 Nürnberg

Ruth Philippi, Dipl. Psych.
Osterkamp 20
30938 Burgwedel

Stefanie Pinkepank
Rieslingstr. 20b
69514 Laudenbach

Kathrin Reichel, B.Sc. Occ. Ther., M.Sc.
Alice-Salomon-Hochschule Berlin
Alice-Salomon-Platz 5
12627 Berlin

Irene Reiß
Hohe Kamp 10A
33106 Paderborn

Elisabeth Rüter
In der Horst 20
59302 Oelde

Rega Schaefgen
Malsleben Nr. 5
29468 Bergen

Clara Scheepers-Assmus
Praxis für Ergotherapie
Hildastr. 11
69469 Weinheim

Maria Schwarz
Günterstalstr.84
79100 Freiburg i.Br.

Ute Steding-Albrecht
Storchenweg 7
31275 Sievershausen

Katja Szameitat
Schloßplatz 9
38304 Wolfenbüttel

Anja Timmer
Kesselstr. 3
45355 Essen

Sebastian Voigt-Radloff
Universitätsklinikum Freiburg
Zentrum für Geriatrie und Gerontologie
Ergotherapie
Lehenerstr. 88
79106 Freiburg

Peter Weber
Ahemer Straße 10
30451 Hannover

Hannelore Wendt
Sägmühlweg 35
67454 Hassloch

Inhaltsverzeichnis

2 Ergotherapeutischer Behandlungsprozess 187

4 Motorisch-funktionelle Behandlungsverfahren 237

7 Arbeitstherapeutische Verfahren 523

Abkürzungen

AA	Ausbildungsausschuss des DVE
ABD	Abduktion
ACIS	Assessment of Communication & Interaction Skills
ACTRE	NIH Activity Record
ADD	Adduktion
ADHS	Aufmerksamkeitsdefizitsyndrom mit Hyperaktivität
ADL	Activities of Daily Living
AFG	Arbeitsförderungsgesetz
AG	Arbeitsgemeinschaft
AG FAB	Arbeitsgemeinschaft Medizinischer Fach- und Assistenzberufe (frühere Bezeichnung)
AG MFA	Arbeitsgemeinschaft der Medizinischen Fach- und Assistenzberufe
AG MoTheo	Arbeitsgruppe Modelle und Theorien in Deutschland
AG MTG	Arbeitsgemeinschaft Medizinalfachberufe in der Therapie und Geburtshilfe
AGAST	Arbeitsgruppe geriatrisches Assessment
AJOT	American Journal of Occupational Therapy
AK	Arbeitskreis
AMEE	Association for Medical Education in Europe
AMPS	Assessment of Motor & Process Skills
AOF	Assessment of Occupational Functioning
AOT	Alltagsorientierte Therapie
AOTA	American Occupational Therapy Association
AOTF	American Occupational Therapy Foundation
AprO	s. BeArbThAPrO
AprV	Ausbildungs- und Prüfungsverordnung für Ergotherapeuten
AR	Außenrotation
ARAS	aktivierendes aufsteigendes retikuläres System
ASMK	Arbeits- und Sozialministerkonferenz
ATL	Aktivitäten des täglichen Lebens
AWMF	Arbeitsgemeinschaft der Wissenschaftlichen Medizinischen Fachgesellschaften
ÄZQ	Ärztliche Zentralstelle Qualitätssicherung
B, BA	Bachelor
BADL	Basic Activities of Daily Living
BAR	Bundesarbeitsgemeinschaft für Rehabilitation
BAT	Bundesangestelltentarifvertrag (frühere Bezeichnung)
BBiG	Berufsbildungsgesetz
BeArbThAPrO	Ausbildungs- und Prüfungsordnung für Beschäftigungs- und Arbeitstherapeuten (frühere Bezeichnung)
BeArbThG	Beschäftigungs- und Arbeitstherapeutengesetz (frühere Bezeichnung)
BFS	Berufsfachschulen
BGBl	Bundesgesetzblatt
BHV	Bundesarbeitsgemeinschaft der Heilmittelverbände e.V.
BMGS	Bundesministerium für Gesundheit und Soziale Sicherung
B.Sc.	Bachelor of Science
BSHG	Bundessozialhilfegesetz
BTE	Baltimore Therapeutic Equipment
BTh/ATh	Beschäftigungs- und Arbeitstherapie oder –therapeut/in (frühere Bezeichnung)
BTZ	Berufliches Trainingszentrum
CAOT	Canadian Association of Occupational Therapists
CC	Clock Completion
CIMT	Constraint Induced Movement Therapie
CMG	zentrale Mustergeneratoren
CMOP	Canadian Model of Occupational Performance
COPM	Canadian Occupational Performance Measure
CORE	Center for Outcomes Research and Education
COSA	Child Occupational Self Assessment
COTEC	Council of Occupational Therapists for the European Countries
CRPS	complex regional pain syndrome
CSOS	Canadian Society for Occupational Scientists
D1-D5	Digitus1 – Digitus 5
DASH	Disabilities of Arm, Shoulder and Hand
DIMDI	Deutsches Institut für medizinische Dokumentation und Information
DIP	distales Interphalangealgelenk

DNHW	Department of National Health and Welfare (Kanada)
DRG	Diagnosis Related Groups
DSS	doppelseitige Simultanstimulation
DTVP-2	Developmental Test of Visual Perception
DVE	Deutscher Verband der Ergotherapeuten e.V.
EA	Ergotherapeutisches Assessment
EBM	evidenzbasierte Medizin
EBP	evidenzbasierte Praxis
E.B.T.A.	European Bobath Tutors Association
ECOTROS	European Cooperation in Occupational Therapy Research and Occupational Science
EFL	Evaluation Funktioneller Leistungsfähigkeit
EFQM	European Foundation for Quality Management
EMG	Elektromyogramm
EMS	Elektromyostimulation
ENOTHE	European Network of Occupational Therapy in Higher Education
ErgThAPrV	Ausbildungs- und Prüfungsverordnung für Ergotherapeutinnen und Ergotherapeuten
ErgThG	Gesetz über den Beruf der Ergotherapeutin und des Ergotherapeuten
ET	Ergotherapie, Ergotherapeut/-in
EU	Europäische Union
EUNS	Ergotherapeutische Untersuchungsreihe neuropsychologischer Störungen
EXT	Extension
FAIR	Frankfurter Aufmerksamkeitsinventar
FCE	Functional Capacity Evaluation
FEPS	Flexion, Extension im Handgelenk, Pro- und Supination
FEW	Frostig Entwicklungstest der visuellen Wahrnehmung
FH	Fachhochschule
FIM	Functional Independence Measure
FLEX	Flexion
FQS	Forum Qualitative Sozialforschung
FS	Fachschulen
FTM	Frostig Test Motorik
FUT	Forced-use-Therapie
GG	Grundgesetz
GKV	gesetzliche Krankenversicherung
GKB	Gemeinsame Konferenz der deutschen Bobath-Kurse
GMG	Gesundheitsmodernisierungsgesetz (Gesetz zur Modernisierung der Gesetzlichen Krankenversicherung)
GMK	Gesundheitsministerkonferenz
GRV	gesetzliche Rentenversicherung
GUV	gesetzliche Unfallversicherung
HAGE	Hessische Arbeitsgemeinschaft für Gesundheitserziehung e.V.
HAWIE	Hamburg-Wechsler-Intelligenztest für Erwachsene
HoDT	Handlungsorientierte Diagnostik und Therapie
HRK	Hochschulrektorenkonferenz
Hz	Hertz
IADL	Instrumental Activities of Daily Living
IC	Interest Checklist
ICF	International Classification of Functioning, Disability and Health
ICIDH	International Classification of Impairments Disabilities and Handicaps
ICIDH-2	International Classification of Functioning and Disability. Beta-2 Draft.
IDA	Instrumentarium zur Diagnostik von Arbeitsfähigkeiten
IFK	Bundesverband selbstständiger Physiotherapeuten e.V. (früher: Interessenverband Freiberuflicher KrankengymnastInnen)
IMBA	Integration von Menschen mit Behinderungen in die Arbeitswelt
IQH	Institut für Qualitätssicherung in der Heilmittelversorgung e.V.
IR	Innenrotation
ISO	International Organization for Standardization
ISOS	International Society of Occupational Scientists
KBV	Kassenärztliche Bundesvereinigung
KG	Krankengymnastik
KJHG	Kinder- und Jugendhilfe
KMK	Kultusministerkonferenz
KOF	Kriegsopferfürsorge
KOV	Kriegsopferversorgung
KrPflG	Krankenpflegesetz
LRS	Lese-Rechtschreib-Störungen

mA	Milliampere
MA	Master
MCP	Metakarpophalangealgelenk
MELBA	Merkmalprofile zur Eingliederung Leistungsgewandelter und Behinderter in Arbeit
MMST	Mini-Mental Status Test
MOHO	Model of Human Occupation
MOHOST	Model of Human Occupation Screening Tool
MP	Metakarpophalangealgelenk
MRSA	multiresistenter Staphylococcus aureus
M. Sc.	Master of Science
NAI	Nürnberger-Alters-Inventar
NGO	Non-Governmental Organisation
NIH	National Institutes of Health (USA)
OCAIRS	Occupational Circumstances Assessment Interview and Rating Scale
OPHI-II	Occupational Performance History Interview–2
OPM(A)	Occupational Performance Model (Australia)
OPPM	Occupational Performance Process Model
OQ	Occupational Questionnaire
OSA	Occupational Self Assessment
OT PAL	Occupational Therapy Psychosocial Assessment of Learning
OTPF	Occupational Therapy Practice Framework
PADL	Personal Actvities of daily Living
PBL	Problem based Learning
PEDro	Physiotherapy Evidence Database
PEG	perkutane endoskopische Gastrostomie
PIP	Pediatric Interest Profiles
PIP	proximales Interphalangealgelenk
PLAGS	problemlösende Alltagsgeschehnisse
POL	Problemorientiertes Lernen
PRPP	The Perceive: Recall: Plan: Perform System of Task Analysis
PVQ	Pediatric Volitional Questionnaire
QM	Qualitätsmanagement
QMB	Qualitätsmanagementbeauftragter
QS	Qualitätssicherung
RC	Role Checklist
RegPräs	Regierungspräsidium
SCOPE	Short Child Occupational Profile
SCSIT	Southern California Sensory Integration Test
SGB	Sozialgesetzbuch
SKT	Syndrom-Kurztest
SI	sensorische Integration
SIPT	Sensory Integration and Practice Test
SPV	Soziale Pflegeversicherung
SSI	School Setting Interview
SSO	Society for the Study of Occupation (USA)
STI	Shape/Texture Identification
TOTE-Model	Test-Operate-Test-Exit-Model
TQM	Total Quality Management
TU	Technische Universität
TÜKI	Tübinger Lurija-Christensen Neuropsychologische Untersuchungsreihe für Kinder
TÜLÜC	Tübinger Lurija-Christensen Neuropsychologische Untersuchungsreihe
TVöD	Tarifvertrag öffentlicher Dienst
TZ	Teilzeit
VdAK	Verband der Angestellten Krankenkassen
VDES	Verband Deutscher Ergotherapieschulen
VIE	Valenz-Instrumentalität-Erwartung
VO	Verordnung
VQ	Volitional Questionnaire
VZ	Vollzeit
WEIS	Work Environment Inventory Scale
WfbM	Werkstätten für behinderte Menschen
WFOT	World Federation of Occupational Therapy
WHO	World Health Organization (Weltgesundheitsorganisation)
WRI	Worker Role Interview
ZNS	Zentralnervensystem

1 Grundlagen, Theorien und Modelle in der Ergotherapie

Inhalt:

1.1 Definition, Systematik und Wissenschaft der Ergotherapie

Karin Götsch

In diesem Beitrag geht es darum, wie sich die Ergotherapie als Berufsdisziplin sieht, wie sie sich definiert, von welchen Grundannahmen sie ausgeht, wie sie den Beruf in einen systematischen Rahmen bringt und welche Weiterentwicklungen sich für den Beruf ergeben könnten. Im ersten Abschnitt werden grundlegende Vorstellungen, Sichtweisen und Werte des Berufs unter dem Stichwort „Philosophie der Ergotherapie" erörtert (Kap. 1.1.1). Im zweiten Abschnitt werden die „Definitionen von Ergotherapie" behandelt, zunächst die wichtigsten internationalen Definitionen von Ergotherapie, dann die deutschen (Kap. 1.1.2). Definitionen alleine können einen Beruf noch nicht umfassend charakterisieren, deshalb befasst ein dritter Abschnitt sich mit der Systematik des beruflichen Handels. Hier wird das „Occupational Therapy Practice Framework, Domain and Process" des US-amerikanischen Berufsverbands der Ergotherapeuten (2002) kurz in seiner Bedeutung skizziert (Kap. 1.1.3). Der vierte und letzte Abschnitt richtet den Blick auf neue Entwicklungen. Das Stichwort hierzu heißt „Occupational Science". Dieser Abschnitt erläutert, was Occupational Science bedeutet und welche Vorstellungen damit verbunden sind (Kap. 1.1.4).

1.1.1 Grundannahmen oder „Philosophie der Ergotherapie"

Grundannahmen der Ergotherapie sind inhaltliche Aussagen über die Bedeutung und den Sinn von Ergotherapie, die von einer Mehrheit von Berufsangehörigen geteilt und getragen werden. Das Bündel solcher Annahmen kann als *Berufsphilosophie* bezeichnet werden.

> ***Berufsphilosophie*** (der Ergotherapeuten): Überzeugungen und Werte, die berufliches Handeln leiten. Es handelt sich um eine Zusammensetzung von Erwartungen, Werten, Regeln, Richtlinien und Empfehlungen, die dazu beitragen, dass Berufsangehörige ihren Beruf besser verstehen und beschreiben können. Die Philosophie eines Berufes hilft, ethische Entscheidungen zu reflektieren und bietet von daher auch die Grundlage einer Berufsethik (Mayers 2003).

Die Überzeugungen und Werte einer Berufsphilosophie hängen stark von dem jeweils vorherrschenden Paradigma ab, also von den jeweils historisch leitenden Überzeugungen hinsichtlich des Berufs. Diese Überzeugungen unterliegen so etwas wie dem „Zeitgeist" und sind eng verknüpft mit Einstellungen, Werten und Normen, die im gesellschaftlichen Kontext diskutiert werden. Dabei ist es durchaus möglich, dass unterschiedliche Paradigmen in einer Gesellschaft nebeneinander existieren. Ihrem Wesen nach, so Hagedorn (2000), sind sie nicht durch Forschung direkt überprüfbar, allenfalls können sie durch wissenschaftliche Erkenntnisse untermauert werden.

Exkurs: Paradigma

Ein Paradigma (wörtlich: Beispiel, Modell) ist ein Satz (Konstrukt) von Grundannahmen, der beschreibt, nach welchen Werten, Prinzipien, Modellen und Begriffen die Welt durch die wissenschaftliche Gemeinschaft überprüft, wahrgenommen und interpretiert wird. Ein solches „Paradigma" (eine vorherrschende Lehrmeinung) gilt so lange, bis Phänomene auftreten und neue Theorien aufgestellt werden, die mit der bisherigen Lehrmeinung (z.B. „die Erde ist eine Scheibe") nicht mehr vereinbar sind. Setzt sich die neue Lehrmeinung durch, spricht man von Paradigmenwechsel (Kuhn 2002).

Das Verständnis von Ergotherapie hat sich in den letzten Jahren stark gewandelt; insofern kann davon gesprochen werden, dass ein so genannter Paradigmenwechsel stattgefunden hat (Jerosch-Herold 2004, Götsch 1993, Kielhofner 1992, 1995).

> ! Im Mittelpunkt ergotherapeutischen Interesses steht nicht mehr die Wiederherstellung von Funktionen oder die Behebung von pathologischen Zuständen, sondern die menschliche Handlungsfähigkeit im Alltagsleben.

Unter Berufung auf Adolph Meyer (s.u.) sieht Christine Mayers (2003) heute folgende Werte und Grundannahmen für die Ergotherapie gegeben:

- Bedeutungsvolle Betätigungen (meaningful activity [occupation]) sollten zentraler Bestandteil der Interventionen sein.
- Es sollte eine Balance angestrebt werden zwischen den Betätigungen (activities): persönlichen und häuslichen Aktivitäten des täglichen Lebens, Arbeit, Spiel und Freizeitaktivitäten.

- Ergotherapeuten sollten ihren Klienten Möglichkeiten für eigene Problemlösungen und Planungen zur Verfügung stellen, sodass die Klienten die Regie über ihre Entscheidungen selbst übernehmen können.

Nach Mayers (2003) hat die Philosophie der Ergotherapie heute zwei Schlüsselthemen: Die klientenzentrierte Praxis und den Glauben an den Sinn und Wert von Betätigung (meaningful occupation).
Der Glaube an eine klientenzentrierte Praxis beinhaltet den Glauben an:

- die Einzigartigkeit (Einmaligkeit) des Menschen,
- Möglichkeiten und Kompetenzen eines Menschen,
- die Priorität der Bedürfnisse und Ziele des einzelnen Menschen,
- Bewältigungsstrategien, die ein Mensch besitzt,
- das Motivationspotenzial von Menschen, auf ihre persönliche Situation, Umwelt und Lebensqualität einwirken zu wollen.

Der Glaube an den Sinn und Wert von Betätigung (occupation) beinhaltet:

- Betätigung ist ein grundlegendes menschliches Bedürfnis.
- Betätigung ist eine unerlässliche Komponente des Lebens, die dem Leben Sinn gibt und deshalb die Lebensqualität eines Menschen verbessert.
- Betätigung ermöglicht eine gesunde Lebensführung.
- Betätigung hat körperliche, soziale, psychologische, emotionale und spirituelle Dimensionen.

In den jeweils zu einer bestimmten Zeit vorgelegten Definitionen von Ergotherapie spiegelt sich auch die zu diesem Zeitpunkt herrschende Berufsphilosophie wider. Daher finden sich in allen heutigen Definitionen auch die oben genannten Aussagen (mehr oder weniger) wieder.

Exkurs: Adolph Meyer

Adolph Meyer (1866 – 1950) war einer der wichtigsten Vertreter des „Mental Hygiene Movement", einer Bewegung, die um 1900 in den USA Fuß fasste und die für die Verbesserung der Zustände in den psychiatrischen Institutionen kämpfte. Grundannahme dieser Bewegung war, dass Betätigung, als zentrales menschliches Bedürfnis, zur Gesundung beiträgt und die angemessene Gestaltung von Umwelt einen wesentlichen Beitrag zur psychischen Gesundheit leisten könne.

1.1.2 Definitionen der Ergotherapie

Durch *Berufsdefinitionen* wird versucht, das Wesentliche eines Berufs in verdichteter Form zu charakterisieren. Das Wesentliche heißt, dass die inhaltlichen Aufgaben deutlich werden.

Für Christiansen und Baum (1997) sind sie entscheidend, um berufliche Phänomene zu verstehen. Miesen et al. (2004) verweisen darauf, dass eine Definition der Ergotherapie die Basis bietet, von der aus alle Berufsangehörigen Ergotherapie verstehen können, unabhängig von ihrer individuellen Sichtweise, ihrem spezifischen Arbeitsfeld und ihrer Spezialisierung.

> **!** Berufsdefinitionen tragen zur Identitätsbildung einer Berufsgruppe bei.

Definitionen sind allerdings verdichtete und, wie schon die Berufsphilosophie, geschichtlich bedingte Beschreibungen, die nicht unbedingt für sich in Anspruch nehmen können, alle Aspekte eines komplexen Gegenstandes fassen zu können. Nicht zuletzt auch aus diesem Grund findet sich heute in der Fachliteratur eine Reihe unterschiedlicher Definitionen mit unterschiedlicher Akzentuierung.

Im Folgenden sollen Berufsdefinitionen mit offiziellem Charakter beleuchtet werden. Es sind überwiegend die Definitionen berufsständischer Vertretungen.

Internationale Definitionen der Ergotherapie

Um eine Definition der Ergotherapie bemühen sich Ergotherapeuten in allen Ländern, in denen der Beruf praktiziert wird. Der WFOT (2005) hat von all seinen Mitgliedsländern entsprechende Definitionen gesammelt. Die Definition der Ergotherapie, auf die sich das Council Meeting der WFOT 2005 geeinigt hat, lautet in der Übersetzung:

„Ergotherapie ist ein Beruf, der mit der Förderung von Gesundheit und Wohlbefinden durch Betätigung (occupation) befasst ist. Das primäre Ziel von Ergotherapie ist es, Menschen zu ermöglichen, an Aktivitäten ihres täglichen Lebens teilzunehmen. Ergotherapeuten erreichen dies dadurch, dass sie Menschen befähigen, Dinge zu tun, die ihre Fähigkeiten zur Teilnahme *(an Aktivitäten)* erweitern, oder indem sie die Umwelt modifizieren, um eine Teilnahme *(am Lebensalltag)* besser zu unterstützen.

Ergotherapeuten haben eine breite Ausbildung, die sie mit Fertigkeiten und Wissen ausstattet, um hilfreich mit einzelnen Menschen oder mit Gruppen von Menschen zu arbeiten, die – bezogen auf ihren Gesundheitszustand – an einer Schädigung der Körperstrukturen oder -funktionen leiden und die Einschränkungen in der Teilhabe *(an Aktivitäten)* erfahren.

Ergotherapeuten glauben, dass Partizipation (Teilhabe am Leben) unterstützt oder eingeschränkt werden kann durch die physische und soziale Umwelt und durch Einstellungen und gesetzliche Bedingungen der Umwelt. Deshalb ist die ergotherapeutische Praxis darauf ausgerichtet, Aspekte der Umwelt zu verändern, um eine Partizipation zu erweitern.

Ergotherapie wird in vielen Bereichen praktiziert, eingeschlossen Kliniken, Gesundheitszentren, Heime, Arbeitsplätze, Schulen und Seniorenheime. Die Klienten sind aktiv in den therapeutischen Prozess involviert und die Ergebnisse der Therapie sind individuell, klientengesteuert und werden an Begriffen von Partizipation(*smöglichkeiten)* oder Zufriedenheit mit der Teilhabe *(an Aktivitäten)* gemessen" (WFOT 2005, Übersetzung durch die Autorin, *kursive* Begriffe wurden zum besseren Verständnis ergänzt).

Die WFOT-Definition von Ergotherapie berücksichtigt in ihrer Terminologie bereits das biopsychologische Konzept der ICF (Kap. 1.5.1, 1.9). Dies wird in der Beschreibung insofern sichtbar, als der Blick auf Aktivitäten und Partizipation gerichtet wird und den Komponenten der Kontextfaktoren, personbezogenen Faktoren und Umweltfaktoren, Rechnung getragen wird. Gleichzeitig betont die WFOT-Definition die Klientenzentrierung. Sie bedeutet, der Klient selbst bestimmt über die Zielsetzung der Behandlung. Er entscheidet darüber, ob er eine Aktivität (in seinem Sinne) zufrieden stellend ausführen kann. Dies gilt unabhängig davon, ob die Aktivität unter genormtem Maßstab oder z.B. nach Meinung der Therapeutin zufrieden stellend ausgeführt werden kann oder nicht.

Schaut man auf Europa, so ist die COTEC-Definition aus dem Jahr 2000 von Interesse. Sie lautet in der Übersetzung der Autorin:

„Das Ziel von Ergotherapie ist es, die Gesundheit und das Wohlbefinden von Menschen durch die Ermöglichung von sinngebender Betätigung zu fördern. Ergotherapeuten sind der Auffassung, dass Gesundheit durch Betätigung (occupation) beeinflusst werden kann.

Ergotherapie ist die Behandlung von Menschen mit physischen oder mentalen Krankheiten oder Behinderungen durch spezifisch ausgewählte Betätigungen mit dem Zweck, dass der individuelle Mensch ein größtmögliches Ausmaß von Funktionen und Unabhängigkeit in allen Aspekten seines Lebens erreicht.

In Partnerschaft mit dem individuellen Menschen beurteilt die Ergotherapeutin die physischen, psychologischen und sozialen Funktionen, identifiziert die Bereiche von Dysfunktionen und involviert den Menschen in ein strukturiertes Programm von Aktivitäten.

Das übergeordnete Ziel ist es, jedem individuellen Menschen zu helfen, ein Maximum an Unabhängigkeit und Lebensqualität zu erlangen. Die ausgewählten Aktivitäten stehen in Beziehung zu persönlichen, sozialen, kulturellen und wirtschaftlichen Bedürfnissen des individuellen Menschen und berücksichtigen die Umweltfaktoren, die den Lebensstil dieses Menschen bestimmen" (COTEC 2000).

Aus dieser Definition wird ersichtlich, dass sich Ergotherapie nicht nur um die Wiederherstellung von Funktionen kümmert, vielmehr geht es um die Erreichung von Lebensqualität. Auch wenn Gesundheit nicht wiederhergestellt werden kann, so sollen dem Klienten Möglichkeiten eröffnet werden, wie er evtl. trotz bleibender Beeinträchtigung eine den Gegebenheiten angepasste, größtmögliche Unabhängigkeit erreichen kann. Anders als die WFOT-Definition ist diese Definition nicht eindeutig an der ICF orientiert, vor allem tauchen die Begriffe Aktivität und Partizipation nicht auf.

Betont werden in der Definition aber auch die Partnerschaft mit dem Patienten und seine Individualität. Partnerschaftlicher Umgang heißt, dass Patient und Therapeutin gemeinsam Entscheidungen hinsichtlich der Ziele und Inhalte der Therapie treffen. Individualität bedeutet, dass keine Therapie wie ein Rezept genormt sein kann, sondern sich stets an der spezifischen Lebenswelt und an den Bedürfnissen des Patienten orientieren muss. Die Klientenzentrierung ist also auch in dieser Definition, wie in der WFOT-Definition, ein wesentliches Moment.

Definitionen der Ergotherapie in Deutschland

Wie bereits erwähnt, hat die Ergotherapie in Deutschland seit ihrer Entstehung eine Reihe von inhaltlichen Wandlungen (Marquardt 2004, Beyermann 2001), aber auch gesellschaftlich unterschiedliche Entwicklungen erfahren (zur DDR: Kap. 1.3.2). Diese Entwicklungen zeigen sich unter anderem in den zu verschiedenen Zeitpunkten verwandten Berufsdefinitionen.

Der deutsche Berufsverband (DVE) hat in den Jahren 2000 bis 2003 die Diskussion um eine eigene Definition eröffnet. Vor dem Hintergrund der sich verbreitenden theoretischen Modelle aus dem englischsprachigen Raum und eines postulierten Paradigmenwechsels, dem sich noch nicht alle Kollegen der Praxis angeschlossen haben bzw. ihn aktiv vertreten (Miesen 2004), wurde der Bedarf gesehen, eine für Deutschland gültige neuere Definition zu erarbeiten.

Bis dahin wurden offizielle Definitionen des Berufs, von Einzelautoren verfasst und mit dem Berufsverband abgestimmt, in erster Linie über die „Blätter zur Berufskunde" der Bundesanstalt für Arbeit verbreitet (Marquardt 2004). Verfolgt man die Veränderungen der veröffentlichten Definitionen im Verlauf der Zeit, so wird deutlich, wie sich auch in Deutschland das Verständnis von Ergotherapie in den letzten Jahren gewandelt hat. Die Berufsbezeichnung „Ergotherapeut" wurde erst am 1. Januar 1999 gesetzlich eingeführt. 1995 hieß der Beruf noch „Beschäftigungs- und Arbeitstherapeut" und wurde in den „Blättern zur Berufskunde" (1994) folgendermaßen beschrieben:

„Beschäftigungs- und Arbeitstherapeuten bzw. Ergotherapeuten gehören [...] der Gruppe der nichtärztlichen Therapieberufe im Gesundheitswesen an. Ergotherapie hat zum Ziel, in Kooperation mit anderen Berufsgruppen, verloren gegangene bzw. noch nicht vorhandene Funktionen körperlicher, geistiger oder psychischer Art durch entsprechende Behandlungsmaßnahmen positiv zu verbessern, sodass die Betroffenen die größtmögliche Selbstständigkeit in ihrem Alltags- und/oder Berufsleben erreichen können" (Götsch 1994, S. 3).

Die letzte, bis zum Jahr 2004 gängige Definition, ebenfalls aus den „Blättern zur Berufskunde" (2000), lautete:

„Ergotherapie hat zum Ziel, Menschen zu helfen, eine durch Krankheit, Verletzung oder Behinderung verlorengegangene bzw. noch nicht vorhandene Handlungsfähigkeit im Alltagsleben wieder zu erreichen. Das bedeutet, dass der Mensch seine Aufgaben, die er sich stellt und die ihm durch sein Leben bzw. durch die Gesellschaft gestellt werden, für sich zufriedenstellend erfüllen kann". „Für eine effiziente Handlungsfähigkeit ist Voraussetzung, dass körperliche, geistige und psychische Funktionen weitgehend intakt sind und der Mensch in eine sinngebende Interaktion mit der Umwelt treten kann" (Götsch 2000, S. 6).

„In der Ergotherapie geht es dabei nun nicht um die mechanische Wiederherstellung von [...] Funktionen, sondern darum, dass der Mensch seine verschiedenen Rollen und die damit verbundenen Aufgaben in seinem Leben wieder bestmöglich einnehmen kann und dass die Betroffenen die größtmögliche Selbständigkeit und Unabhängigkeit in ihrem Alltags- und/oder Berufsleben erreichen können" (Götsch 2000, S. 6).

Stand 1994 noch die Wiederherstellung von Funktionen im Vordergrund, so ist im Jahr 2000 der Fokus bereits deutlich auf die Wiederherstellung der Handlungsfähigkeit bei Aufgaben des Alltagslebens gerichtet. Im Jahr 2004 veröffentlichte die DVE-Projektgruppe „Berufsprofil" (Miesen 2004) eine neue Definition und ergänzte diese mit ausführlichen Erläuterungen zu den Begriffen Mensch, Betätigung, Betätigungsperformanz und Umwelt.

Die neue Definition lautet: „Ergotherapie begleitet, unterstützt und befähigt Menschen, die in ihren alltäglichen Fähigkeiten eingeschränkt sind oder von Einschränkung bedroht sind. Diesen Menschen soll es ermöglicht werden, für sie bedeutungsvolle Betätigungen in den Bereichen Selbstversorgung, Produktivität und Freizeit in ihrer Umwelt durchführen zu können. Ziel der Ergotherapie ist es, Betätigung zu erreichen und gleichzeitig wird Betätigung als therapeutisches Medium eingesetzt" (Miesen 2004, S. 157).

In den sich anschließenden Erläuterungen wird das Grundverständnis der Ergotherapie konkretisiert. Einige Aspekte dieser Konkretisierung sollen hier aufgegriffen und dargestellt werden, da sie die derzeitige Sichtweise auf den Beruf, also die „Philosophie des Berufs", deutlich aufzeigen.

Zum Grundverständnis der Ergotherapeuten gehört, dass der Mensch durch Betätigung existiert. Er steht in ständiger Interaktion mit seiner Umwelt, die ihn fordert, bestimmte Aufgaben zu erfüllen, und die ihn damit gleichzeitig in der Ausbildung seinen Kompetenzen fördert. Ergotherapie will Betätigungsverhalten mit Mitteln der Betätigung fördern und/oder die Umwelt so anpassen, dass eine für den Menschen sinnbesetzte Betätigung möglich wird. Die Gruppe greift hier auf Aussagen aus den ergotherapeutischen Praxismodellen zurück (Kielhofner 1995, Kielhofner et al. 2005, Mosey 1986).

In den Erläuterungen (Glossar) zur Definition wird postuliert, dass der Mensch innerhalb der Ergotherapie „Klient" ist. Dabei wird darauf verwiesen, dass Klienten sowohl Einzelpersonen als auch Bezugspersonen, Gruppen oder Organisationen sein können.

Beispiel: Berät die Ergotherapeutin die Eltern als Bezugspersonen eines Kindes, sind diese ebenfalls Klienten der Therapeutin.

! Der Begriff Klient soll die respektvolle und partnerschaftliche Haltung innerhalb einer therapeutischen Beziehung betonen. Dabei sollen den Betätigungszielen des Klienten Priorität eingeräumt und die Bedürfnisse des Klienten respektiert werden (Kap. 2.4).

Der in der Definition benutzte Terminus „bedeutungsvoll" meint, dass Betätigungen vom einzelnen Menschen unterschiedlich wertbesetzt sind. Die jeweiligen Fähigkeiten zu verschiedenen Betätigungen werden von Menschen als unterschiedlich wichtig und unterschiedlich sinnvoll erlebt.

Beispiel: Es mag einem 68-jährigen Mann, der in seinem bisherigen Leben stets von seiner Frau „umsorgt" wurde, nicht ohne weiteres sinnvoll erscheinen, dass er in der Ergotherapie an einer Kochgruppe teilnehmen soll.

Betätigung: Alle Tätigkeiten und Aufgaben des täglichen Lebens, in denen der Mensch in Interaktion mit seiner Umwelt tritt. Die Tätigkeiten, die für den Menschen im Alltag als notwendig erlebt werden, hängen von seinen individuellen Gegebenheiten und von seiner Persönlichkeit ab.

Individuelle Gegebenheiten und Persönlichkeit sind beeinflusst von:

- der Kultur, durch die er geprägt ist,
- den herrschenden gesellschaftlichen Bedingungen, in denen der Mensch lebt,
- den Anforderungen und Erwartungen, die gegeben sind, sowie durch die jeweiligen Rollen, die der Mensch ausfüllt oder ausfüllen muss.

Miesen et al. (2004) nennen die eigentliche Ausführung der Betätigung „Betätigungsperformanz". Zur Performanz zählt für sie die Fähigkeit, sinnvolle, kulturell bedingte und altersentsprechende Betätigungen auszuwählen, zu organisieren und für sich selbst zufrieden stellend auszuführen.

Der Projektgruppe „Berufsprofil" kommt das Verdienst zu, die bisher für die deutsche Ergotherapie umfassendsten Erläuterungen zur Definition von Ergotherapie zusammengestellt zu haben. Sie hat sich dabei weitgehend an der US-amerikanischen oder kanadischen Literatur orientiert (CAOT, AOTA, Kielhofner 2002). Bei der Beschreibung von Tätigkeit und Betätigungsperformanz wurde z.B. die kanadische Definition von Occupation und Occupational Performance aus dem Jahre 1997 übernommen. Einerseits spiegelt dies den großen Einfluss dieser beiden Länder auf die deutsche Ergotherapie wider, andererseits tragen diese Beschreibungen dazu bei, dass die Berufsgruppe zu einer international geprägten, gemeinsamen Sprache und Fachterminologie bezüglich der Ergotherapie findet.

Bei der Definition des Deutschen Berufsverbandes wird, im Gegensatz zur WFOT-Definition von 2004, die ICF (Kap. 1.9) nicht zur Beschreibung des Berufs herangezogen. Ein Ziel der ICF ist unter anderem, eine gemeinsame Sprache für die Beschreibung des Gesundheitszustands und der mit Gesundheit zusammenhängenden Zustände zur Verfügung zu stellen, um die Kommunikation zu verbessern zwischen verschiedenen Fachleuten im Gesundheitswesen, Politikern und der Öffentlichkeit. In Anbetracht dieses Ziels, der internationalen Anerkennung der ICF, und der Tatsache, dass das Konzept der ICF in hohem Maße eine Gedankenführung abbildet, die sich in der Philosophie der Ergotherapie wiederfindet, ist es sinnvoll, auch eine Definition der Ergotherapie im Kontext der ICF zu verorten.

! Berufsdefinitionen sind ein außerordentlich wichtiger Beitrag zur Beschreibung eines zugrunde liegenden Berufsverständnisses, sie stellen gleichzeitig auch einen nie abgeschlossenen diskursiven Prozess dar.

Im Folgenden möchte ich eine Definition der Ergotherapie unter Berücksichtigung der ICF formulieren und zur Diskussion stellen:

Ergotherapie ist dafür zuständig, Menschen, die durch Krankheit oder Behinderung in der Ausführung von Aktivitäten beeinträchtigt sind, dahingehend zu unterstützen und/oder zu beraten, dass diese Menschen die Aktivitäten ausführen können, die sie für ihre gegebenen Rollen in den Lebensbereichen der Selbstversorgung, Produktivität und Freizeit als wichtig erachten. Unter Berücksichtigung von umwelt- und personenbezogenen Faktoren will Ergotherapie dazu befähigen, dass beeinträchtigte Menschen in einer für sie sinnbesetzten Weise, Handlungskompetenz erwerben, um zufrieden stellend am Leben teilhaben zu können. Zur Erreichung ihrer Zielsetzung setzen Ergotherapeuten als Mittel ihrer Behandlung in systematischer Weise Aktivitäten des Alltagslebens ein, entwickeln gemeinsam mit ihren Klienten Strategien zur Anpassung an Umweltbedingungen und passen Umwelten an die Bedingungen der betroffenen Personen an.

1.1.3 Systematisierung der Ergotherapie

Um ein umfassendes Bild der Ergotherapie zu erhalten, ist es wichtig, die Ergotherapie in ihren systematischen Zusammenhängen zu beschreiben. Im deutschen Sprachraum gibt es einige Ansätze zur systematischen Erfassung von Strukturen, Zusammenhängen und Beziehungen der Ergotherapie (Kap. 1.11, Reichel 2005).

Ein in Deutschland bisher noch eher wenig bekannter Versuch der Erstellung einer Systematik für die Ergotherapie ist das AOTA-Framework, das in der US-amerikanischen Ergotherapie heute als rahmengebend anerkannt ist.

Occupational Therapy Practice Framework Domain and Process AOTA-Framework

Im Folgenden wird weniger auf die Inhalte des Framework eingegangen als auf seine Bedeutung für eine weitere präzisierende Beschreibung und Einordnung des Berufs. Die inhaltliche Seite des AOTA-Framework ist in Kapitel 1.11.2 und 3.1 in diesem Buch dargestellt. (Literaturtipp: Reichel 2005.)

Das AOTA-Framework ist das Ergebnis des Bemühens des US-amerikanischen Berufsverbandes, zu einer in der gesamten Berufsgruppe einheitlichen Systematisierung der Ergotherapie zu gelangen. Im Framework wird die Funktion des Framework beschrieben, Begriffe werden definiert, der Gegenstandsbereich der Ergotherapie wird bestimmt, Ziele und Prozess der Ergotherapie werden beschrieben und die Konstruktionselemente des Berufs zueinander in Beziehung gesetzt.

Im Gegensatz zu einer Definition des Berufs liefert das AOTA-Framework eine systematische Ordnung für den Beruf, mit einer umfassenden ergotherapeutischen Terminologie und der Erfassung und Beschreibung der zentralen Zuständigkeitsbereiche der Profession.

Diese Ordnung kann als präzises Verständigungsmittel für die Berufsangehörigen genutzt werden. Sie kann als Leitfaden für berufliches Handeln in der Praxis gelten und Außenstehenden kann mithilfe des Frameworks besser vermittelt werden, wie Ergotherapeuten arbeiten. Darüber hinaus kann das AOTA-Framework auch als Leitfaden für die Ausbildung von Ergotherapeuten nützlich sein. Wenn Berufsangehörige „die gleiche Sprache sprechen", ist dies ein wesentlicher Beitrag zur beruflichen Verständigung und Identität.

Verknüpfung mit der ICF und nationale Besonderheiten

Bei der Erarbeitung des AOTA-Frameworks war es ausgewiesenes Ziel, die Terminologie der ICF zu berücksichtigen (AOTA 2002). Das AOTA-Framework greift deshalb die Termini der ICF in teilweise modifizierter Form auf und differenziert diese weiter aus (Kap. 1.9).

Das in Deutschland 2004 veröffentlichte Berufsprofil (Miesen 2004) übernimmt für seine Definitionen viele der im AOTA-Framework verwendeten Definitionen, jedoch ohne dass die Definitionen in eine vergleichbare Systematik eingebunden sind. Man kann sich fragen, ob die Akzeptanz dieser im deutschen Sprachraum teilweise schon bekannten Begriffe bei Berufsangehörigen nicht gerade deswegen erschwert ist, weil ihre Einbindung in eine spezifische Systematik bisher noch nicht erkennbar war.

Es muss aber ebenso kritisch gefragt werden, ob das AOTA-Framework ohne weitere Veränderungen und Anpassung bzw. Ergänzungen auf die deutsche Ergotherapie übertragbar ist, da seine Systematik doch einer anderen Gesellschaft, Kultur und einem anderen medizinischen Versorgungssystem entstammt. Nach Meinung der Autorin kann und sollte die deutsche Ergotherapie eigene Überlegungen zu einer Systematik der Ergotherapie anstellen, wobei unstrittig das AOTA-Framework eine wichtige Reflexionsfläche darstellen kann.

1.1.4 Occupational Science

Seit einigen Jahren nehmen vor allem in den USA, Kanada, England und Australien Bestrebungen zu, eine „Wissenschaft der Ergotherapie", genauer: eine „Wissenschaft von der menschlichen Betätigung", zu entwickeln. Diese „neue" Wissenschaft wird als „Occupational Science" bezeichnet. (*Literaturtipp*: Zemke 1996.)

Das Anliegen ist, eine (neue) Grundlagenwissenschaft zu formieren, deren Gegenstand die „menschliche Betätigung" ganz generell darstellt, d.h. nicht mehr unter dem therapeutisch orientierten Aspekt der Herstellung oder Wiederherstellung von Handlungsfähigkeit bzw. Fähigkeit zur Betätigung.

> **!** „Occupational Science" ist somit nicht gleichzusetzen mit einer wissenschaftlichen Disziplin „Occupational Therapy" bzw. der Ergotherapiewissenschaft.

Entstehungsgeschichte

Durch die fortschreitende Akademisierung der Berufsausbildung, speziell in den angelsächsischen Ländern, wuchs auch der Anspruch nach theoretischer Fundierung der Ergotherapie. Die US-amerikanische Ergotherapeutin Elisabeth Yerxa und ihre Kollegen von der Universität of Southern California forderten 1989 eine neue wissenschaftliche Disziplin, die sie „Occupational Science" nannten. Yerxa postulierte, es sei an der Zeit, dass die Ergotherapie sich aus der Abhängigkeit anderer wissenschaftlicher Disziplinen löse und eine eigene Wissenschaft begründe, deren Gegenstand die menschliche Betätigung im Alltagsleben sein solle. Diese neue Disziplin solle als Grundlagenwissenschaft verstanden werden und die Ergotherapie theoretisch untermauern (Yerxa et al. 1989).

Für Yerxa (2000) hatte die Entwicklung einer solchen Wissenschaft folgende Vorteile:

- Erreichen einer wirklichen Profession mit eigenem Interessensgegenstand,
- Erreichen einer Selbstdefinition anstelle einer Fremddefinition,
- Einfluss auf Praxis und Gesellschaft durch die wissenschaftliche Beleg- oder Beweisbarkeit von angewandten Methoden,
- fundierte Entwicklung und Erforschung von Hilfemöglichkeiten, um zu erreichen, dass Klienten, mit und ohne Behinderung, in ihrem Alltag zurechtkommen (Yerxa 2000).

In den folgenden Jahren fand die Thematik ein reges Interesse und der Begriff „Occupational Science" etablierte sich in den englischsprachigen Ländern zunehmend. Dabei entstanden verschiedene Organisationen. Auch einzelne ergotherapeutische Mitarbeiter von Universitäten arbeiten zurzeit mit großer Energie daran, eine Grundlagenwissenschaft zu formieren, die das theoretische Fundament für den Beruf bilden soll.

Exkurs: Ergotherapeutische Occupational-Science-Organisationen

- Dr. Ann Wilcock, Ergotherapieprofessorin an der University of South Australia, gründete 1993 als Forum für den Informationsaustausch eine Zeitschrift, das „Journal of Occupational Science".
- Weitere 6 Jahre später wurde durch 32 Ergotherapeuten die „International Society of Occupational Scientists" (ISOS) gegründet. Federführend waren hierbei australische Ergotherapeuten, die dann auch im Jahr 2000 zusammen mit Neuseeland die Gesellschaft „Australasian Society for Occupational Scientists" ins Leben riefen.
- In England entstand 2000 OccupationUK- the "British Institute for Occupation and Health".
- Auf Initiativen von Elisabeth Townsend (Professor O.T., School of Occupational Therapy, Dalhousie University, Kanada) und Helen Polatajko (Professor O.T., Department of Occupational Therapy, University of Toronto) folgte 2001 Kanada mit der „Canadian Society for Occupational Scientists" (CSOS). In den USA gründete sich 2002 die "Society for the Study of Occupation"(SSO).

Verständnis von Occupational Science

Occupational Science wird als eine neu aufstrebende Wissenschaft begriffen, die einen interdisziplinären Ansatz hat und bei der die Betätigung im Zentrum des Interesses steht (Ilot u. Mounter 2000). Gegenstand von Occupational Science soll die zweckvolle, sinnbesetzte und zielgerichtete menschliche Betätigung im Alltagsleben sein, einschließlich des Prozesses der Interaktion des Menschen mit der physikalischen und sozialen Umwelt (Blanche u. Henny-Kohler 2000). Dies gilt gleichermaßen für gesunde und für kranke Menschen.

Die neue wissenschaftliche Disziplin soll die wissenschaftliche Grundlage der Ergotherapie darstellen und dem Berufsstand die Kontrolle über das eigene Wissen, die eigene berufliche Entwicklung und die berufliche Identität an die Hand geben (Mounter u. Ilott 2000). Begründet wird es damit, dass in der Ergotherapie in der Vergangenheit wissenschaftliche Informationen von den Bezugswissenschaften (Medizin, Psychologie, Soziologie u. a.) übernommen worden sind. Auch Behandlungsverfahren oder -methoden wurden zum großen Teil nicht innerhalb des Berufs entwickelt, sondern sind aus anderen Berufsbereichen in die Ergotherapie integriert (z.B. Bobath-Konzept) worden. Postuliert wird, es sei dabei mitunter zu einer unkritischen Übernahme gekommen und nicht immer gefragt worden, inwieweit das Übernommene zum Gegenstand des Berufs passt. In der Ergotherapie seien überdies viele Annahmen vorhanden über die Beziehung zwischen Betätigung und Gesundheit sowie über die Wirksamkeit von Methoden, die bis heute nicht wissenschaftlich bewiesen sind. Mit Occupational Science soll nun ein System bereitgestellt werden, das diese Annahmen wissenschaftlich belegen, Methoden theoretisch untermauern und neue Impulse für den Beruf entwickeln soll.

Die Inhalte, mit denen sich Occupational Science beschäftigt, sind nichts gänzlich Neues. Es gibt eine Reihe von wissenschaftlichen Disziplinen, die sich mit menschlichem Handeln befassen, wie z. B. die Psychologie, Soziologie und Anthropologie. Jedoch steht in diesen Disziplinen „die menschliche Betätigung" nicht im Zentrum des Erkenntnisstrebens und sie fokussieren auch weniger den Zusammenhang zwischen Tätigkeit und Gesundheit. Occupational Science soll eine neue Synthese bilden aus Erkenntnissen anderer wissenschaftlicher Disziplinen und den eigenen Anliegen und Forschungsergebnissen. Anders formuliert: Occupational Science will eine Wissenschaft werden, die alles Wissen um die menschliche Betätigung „sammelt" und in diesem Bereich weiter forscht (CSOS 2006).

Fragestellungen von Occupational Science

Eine Wissenschaft lebt davon, dass Fragen gestellt werden, die es zu klären gilt. Was will nun Occupational Science zum Erkenntnisgewinn beitragen? Nach Hocking (2000) gibt es drei Kategorien, in denen Forschung zu betreiben ist:

- essenzielle Elemente von Betätigung,
- Betätigungsprozess,
- Beziehung zwischen Betätigung und anderen Phänomenen.

An dieser Stelle sollen eine weitere Konkretisierung dieser Kategorien sowie ihre Verdeutlichung durch Beispiele nicht vorgenommen werden. Zur Vertiefung sei auf die Literatur (Hocking 2000) verwiesen. Dennoch seien hier ein paar wenige Beispiele genannt.

Occupational Science sieht sich in den Sozialwissenschaften verortet. Sie will unter anderem Forschung betreiben zu

- Form, Funktion und Bedeutung von Betätigung innerhalb, aber auch *außerhalb* von therapeutischen Kontexten (Zemke u. Clark 1996).
- erfolgreichen Praktiken und Bedingungen, um die Betätigungskompetenz aller Menschen zu fördern, die von Betätigung in der Gesellschaft ausgeschlossen sind (Ilott u. Mounter 2000).
- Identifikation von Betätigungsmustern, die Gesundheit fördern oder Krankheit verursachen (Erlandsson et al. 2004).
- Fragen der Interaktion zwischen Betätigung und Umwelt bis hin zu globalen Fragen von Gesundheit, Arbeitslosigkeit und Alterung der Bevölkerung (Hocking 2000).

Heute verfügt Occupational Science bereits über eine ansehnliche Zahl von Forschungsergebnissen (siehe die Journals of Occupational Science), die jedoch in Deutschland bisher wenig Beachtung finden. In den genannten Ländern finden darüber hinaus regelmäßige Konferenzen zum fachlichen Austausch statt (siehe CSOS, SSO USA u.a.).

Abschließend sei gesagt: Occupational Science sieht sich in besonderer Weise den Grundannahmen der Ergotherapie verpflichtet. Sie will jedoch, das sei hier noch einmal betont, keine direkte Forschung in „Occupational Therapy" betreiben, zum Beispiel geht es ihr nicht um Wirksamkeitsnachweise der ergotherapeutischen Praxis (evidence), vielmehr will sie grundlegendere Fragen zur menschlichen Betätigung erforschen (Yerxa 1989).

1.1.5 Schlussbemerkungen

Die Ausdifferenzierung einer Wissenschaft, die sich mit der menschlichen Betätigung befasst, ist ein interessanter Ansatz. Auch deshalb, weil Occupational Science sich nicht nur mit Betätigung im Zusammenhang mit Krankheit und Behinderung beschäftigen will, sondern menschliche Betätigung als Phänomen bei gesunden und kranken Menschen erforschen will. Dieser Umstand könnte möglicherweise auch weitere Perspektiven für die berufliche Praxis der Ergotherapie eröffnen.

Beispiele: Zu denken ist an Programme für langzeitarbeitslose Menschen oder an Programme für Menschen, die aus dem Erwerbsleben ausgeschieden sind u.a.m. (Kap. 3.7.3).

Kritisch muss vielleicht eingewandt werden, dass Occupational Science mitunter wie „alter Wein in neuen Schläuchen" erscheint. Wer sich unter anderem mit Handlungstheorien, mit kognitiven, konstruktivistischen und systemischen Konzepten aus den Sozialwissenschaften näher befasst hat, wird feststellen, dass dort schon viele der von Fürsprechern der Occupational Science benannten Probleme (wie z.B. die Bedeutung oder Struktur von Betätigung) bearbeitet wurden. Anders formuliert: Die Wissenschaft hat bereits eine große Zahl von theoretischen Fragen bearbeitet, die sich mit der Handlungsfähigkeit von Menschen befassen, so, um nur wenige Beispiele zu nennen, der russische Psychologe Leotjew in seiner Tätigkeitstheorie, die Psychologen Hacker, Volpert, Oesterreich und Cranach mit Arbeiten zur Handlungsregulation oder Piaget mit seinen Arbeiten zur Entwicklung des Denkens

(Kap.1.7). Diese Forschungen hatten allerdings nicht ausschließlich und vordergründig die menschliche Betätigung im Blickfeld, sondern jede auf ihre Weise einen bestimmten Ausschnitt menschlichen Verhaltens und/oder menschlicher Entwicklung.

Eine sich etablierende Wissenschaft „Occupational Science" hat, nach Meinung der Autorin, neben dem Stellen neuer, eigener Forschungsfragen vor allem auch die Aufgabe, schon vorhandene Wissensbestände über die menschliche Betätigung in anderen Wissenschaftsdisziplinen aufzusuchen, diese systematisch zusammenzutragen und die Erkenntnisse in einen für die Ergotherapie nützlichen Rahmen zu stellen.

Allein die Aufgabe des Zusammentragens und der Weiterentwicklung vorhandener Wissensbestände stellt uns jedoch zurzeit, zumindest in Deutschland, vor eine kaum lösbare Aufgabe, da wir noch nicht über genügend Bildungsstrukturen und personelle Ressourcen verfügen, um die Aufgabe zu meistern. Das heißt, es gibt einerseits noch zu wenig Hochschulen, an denen diese Arbeit initiiert und koordiniert wird, und andererseits zu wenig forschungserfahrene und forschungswillige Ergotherapeuten und zu wenig Interessensgemeinschaften mit Wissenschaftlern aus anderen Disziplinen. Möglicherweise finden sich in unserem Land aber immer mehr Interessierte, die an Projekten um Occupational Science (z.B. bei ENOTHE) arbeiten und die Resultate ihrer Arbeit in Deutschland bekannt machen.

1.2 Geschichte der Ergotherapie in Deutschland

Beate Kubny-Lüke

Im Folgenden wird die Geschichte der Ergotherapie in Deutschland skizziert. Entscheidende Entwicklungen und Schritte des Berufes seit seiner Einführung in den deutschen Gesundheitsbereich bis heute werden beschrieben und kommentiert. Darüber hinaus werden auch einige Daten zur internationalen bzw. europäischen Geschichte des Berufes mit aufgenommen. Weitergehende Informationen in Bezug auf eine historische Darstellung ergotherapeutischer Therapiekonzepte findet man bei Marotzki (2004), bezüglich der historischen Entwicklung in Deutschland mit verbandsorientierter Schwerpunktsetzung bei Marquardt (2004) und bezüglich der Geschichte des Weltverbandes bei der WFOT (Greenberg Harris 2005, Mendez 2005).

1.2.1 Historische Vorläufer

Die Ergotherapie gehört unter den Gesundheitsfachberufen weltweit zu den jungen therapeutischen Berufsbildern. Trotzdem reichen ihre Anfänge bis in das 1. Jahrhundert n. Chr. zurück. So findet man in den Schriften des römischen Arztes Claudius Galenus (Galen) von Pergamon (129–199 n. Chr.) die bis heute bedeutsame Aussage: „Arbeit ist die beste Medizin, die uns die Natur gegeben hat“ (Schaal 1986, S. 267).

Beschreibungen von Kreuzzüglern belegen den Einsatz von Betätigungen als Heilmittel in Fes (Marokko, 7. Jahrhundert) und in Bagdad (Persien, 12. Jahrhundert). Der Orden „De la merced“ in Spanien führte im 15. Jahrhundert Arbeit als Heilmaßnahme in seinen Spitälern ein.

Wichtige Wegbereiter einer aktivitätsfördernden Behandlungsidee und sozialpsychiatrischer Vorstellungen sind die Psychiater Philippe Pinel (1745–1826) in Frankreich und John Conolly (1794–1866) in Großbritannien. Sie setzten die Kranken vor allem in der Landwirtschaft ein (Raps 2004). In Großbritannien und den USA entwickelte sich die Arts-und-Crafts-Bewegung (Marotzki 2004).

1.2.2 Entwicklung in Deutschland (seit dem 19. Jahrhundert)

In Deutschland finden sich Beschreibungen einer an Aktivität orientierten Therapie in den „Rhapsodien über die Anwendung der psychiatrischen Kurmethode auf Geisteszerrüttungen“ (1803) des Psychiaters Reil. Er würdigte die Bedeutung der Arbeit (Schaal 1986, S. 268) und empfahl die Anwendung physikalischer Maßnahmen, Aktivitäten im Freien, handwerkliche und kreative Tätigkeiten wie Malen, Zeichnen, Weben und Musizieren.

Nichtstun und Müßiggang wurden als krankheitsbegünstigend angesehen, und man startete den Versuch, „... den Irren täglich auf eine sehr zweckmäßige, dem Grade seiner Bildung sowie seinen Kräften und Lieblingsneigungen entsprechende Weise zu beschäftigen ...“ (Schneider, zit. n. Günter 1989, S. 17).

Ordnung, Regelmäßigkeit, Disziplin und das Anknüpfen an gewohnte Tätigkeiten wurden als wichtige Elemente der Behandlung angesehen. Je nach Status wurden die Kranken zu künstlerischen und kunsthandwerklichen Betätigungen herangezogen oder im landwirtschaftlichen Bereich eingesetzt (Linke-Vieten 1996).

Auguste Rollier (1874–1954, Schweiz) und Hanns Alexander (1881–1955, Deutschland) führten Arbeit auch in die Behandlung und Betreuung von tuberkulosekranken Menschen ein, z.B. in die Lungenheilstätte Herrnprotsch bei Breslau 1928 (Raps 2004). Durch die Einführung von Arbeitstherapie in die Anstalt Gütersloh leistete Herman Simon als Psychiater und Klinikleiter (1920–1934) einen wesentlichen Schritt zur Entwicklung des Berufsbildes (Kap. 7.2). Mit dem Bericht „Aktivere Therapie“, der beschreibt, wie Arbeit zu einem gesitteten und verantwortungsbewussten Verhalten beiträgt, trat Simon im Jahr 1924 bei der Tagung des Deutschen Vereins für Psychiatrie in Innsbruck an die Öffentlichkeit.

„Leben ist Tätigkeit, und was man mit dem Kranken unternimmt, wird vielleicht bei jedem Kranken anders sein; wesentlich ist nur, dass man etwas unternimmt, abgestuft nach den verbliebenen Kräften des Kranken“ (Simon, zit. nach Kayser et al. 1980, S. 206). Auf der Grundlage dieses Gedankens versuchte er, die Leistungsfähigkeit psychisch Kranker anzusprechen. Sein differenzierter Stufenplan reichte von einfachen Tätigkeiten bis hin zu eigenverantwortlichen Arbeitsaufgaben innerhalb des Krankenhauses. Seine Therapie war pädagogisch ausgerichtet und hatte das Ziel, durch Übung, Gewöhnung, Anpassung und durch positive und negative Sanktionen das soziale Verhalten der Patienten zu beeinflussen.

Obwohl Simon dem späteren Arbeitsbereich der Arbeitstherapie starke Impulse gegeben hat, musste sein stark leistungs- und erziehungsorientierter Ansatz, bei dem die Erkrankten ihre Arbeitskraft den klinikinternen Betrieben zur Verfügung stellten, für einen modernen Behandlungsansatz grundlegend modifiziert werden. Sowohl die unpersönliche, kollektivistische Atmosphäre, in der es keinen Raum für individuelle und kreative Entwicklungen gab, als auch der fehlende rehabilitative Gedanke stoßen heute auf Befremden. Die Worte einer Betroffenen fassen die Bedeutung und Grenzen des Gütersloher Modells anschaulich zusammen: „Die damalige Gütersloher Anstalt ließ uns eingesperrten Patienten zwar nichts Eigenes, auch keine Selbstverantwortung und keine Initiative. Ihre immer noch aktuelle Bedeutung liegt aber in dem Beweis, dass es untätige verwahrte Patienten nicht zu geben braucht“ (Zerchin 1990, S. 173f).

! Die historische Betrachtung zeigt, dass Betätigung schon früh als wertvolles Angebot angesehen wurde, um das Leben von Kranken menschenwürdiger zu gestalten, sie abzulenken, zu beruhigen, aber auch zu disziplinieren.

1.2.3 Verberuflichung in den USA und Europa

Durch einen eigenen Ausbildungsgang für Beschäftigungstherapeuten in Chicago/USA 1908 begann die Entwicklung zu einem eigenen Berufsstand. In der Ausbildung wurden handwerkliche Betätigungen vermittelt und eine Schulung für die Durchführung von Sport- und Spielaktivitäten mit psychisch kranken und geistig behinderten Menschen vorgenommen. Die vielen Verletzten und Versehrten des Ersten Weltkrieges erweiterten den Tätigkeitsbereich der *Occupational Therapy* um funktionelle Störungen und Arbeitsrehabilitation.

Auch in einer Reihe europäischer Länder kam es zur Anerkennung des Berufes und zu Schulgründungen: 1930 Bristol (Großbritannien), 1935 Kopenhagen (Dänemark). Beschäftigungstherapie wurde jetzt als „... irgendeine geistige und körperliche Tätigkeit (*verstanden*, Anm. d. Verf.), die eindeutig verordnet und geleitet wird, mit dem besonderen Zweck, zur Erholung von einer Krankheit oder Verletzung beizutragen oder diese zu beschleunigen“ (Pattison, zit. n. Hohm 1977, S. 127). Die sich hieraus ableitenden Rehabilitationsziele prägen bis heute die Ergotherapie:

- Verbessern der motorischen, sensorischen, emotionalen, sozialen und kognitiven Fähigkeiten des Erkrankten oder Behinderten,
- Ermöglichen einer selbstständigen und sinnvollen Lebensgestaltung des Betroffenen,
- Erhöhen der Lebensqualität,
- soziale Integration und Teilhabe an Arbeit.

1.2.4 Berufsentwicklung und -etablierung in Deutschland

In Deutschland gibt es über die Behandlung und Rehabilitation von Kriegsverwundeten von 1939 bis 1945 wenige Berichte. Ob es beschäftigungs- und arbeitstherapeutische Maßnahmen gab, bleibt unklar.

Der Nationalsozialismus verwarf die bis dahin vollzogenen Entwicklungsschritte im Bereich der Rehabilitation und verfolgte mit seinen Euthanasieprogrammen die aktive Tötung „lebensunwerten Lebens“. Durch die Aktion T4 wurden zwischen 1939 und 1941 (und auch noch später) über 70000 chronisch psychisch Kranke ermordet. Seit 1933 wurden auf der Grundlage des Gesetzes „Zur Verhütung erbkranken Nachwuchses“ rund 400000 Menschen zwangssterilisiert (Häfner 2001).

1.2.5 Von der Entstehung des Berufsbildes bis zum Berufsgesetz

Nach dem Zweiten Weltkrieg trugen die angelsächsischen Länder ihre Erkenntnisse zur Rehabilitation nach Deutschland und unterstützten die Entwicklung des Berufsbildes „Beschäftigungstherapie“ in Westdeutschland. In Ostdeutschland etablierte sich in diesem Zeitraum der Beruf des „Arbeitstherapeuten“ (**Tab. 1.1**):

Nachdem in den ersten Jahren der Berufsentwicklung Beschäftigungstherapeuten eher als Gehilfen des Arztes angesehen wurden, begann der Berufsverband sich in den 60er-Jahren intensiv mit der Frage nach der Eigenständigkeit des Berufes zu beschäftigen.

Auch die Integration der Arbeitstherapie in das Berufsverständnis wurde diskutiert, da diese in der Berufsausbildung eher vernachlässigt wurde. Dies spiegelt die Berufsbezeichnung ***Beschäftigungstherapie*** wider.

Eine Vorreiterfunktion übernahm Ende der 60er-Jahre die *Münchener Schule*. Sie verlängerte die Ausbildungszeit durch die Einbeziehung der Arbeitstherapie (zunächst als Fachschule, ab 1971 als Höhere Fachschule) von zwei auf drei Ausbildungsjahre und

Tab. 1.1 Ergotherapie 1947 – 1977

Jahr	Berufspolitische Ereignisse
1947	1. halbjähriger Kurs für Beschäftigungstherapeuten in Bad Pyrmont auf Initiative des Englischen Roten Kreuzes: Vier Teilnehmerinnen schließen mit einer Prüfung ab.
1948–1950	Zwei weitere Kurse für insgesamt 15 Beschäftigungstherapeutinnen folgen.
1950	1. Arbeitsgemeinschaft für Beschäftigungstherapeutinnen: Aus ihr entsteht einige Jahre später der Berufsverband.
1952	Der Weltverband der Ergotherapeuten (World Federation of Occupational Therapists, WFOT) wird als offizieller internationaler Berufsverband gegründet. 1959 erfolgt die Anerkennung als nichtstaatliche Organisation (NGO) durch die UNO.
1953	▪ 1. ministerieller Erlass zur Einrichtung von staatlich anerkannten Schulen für Beschäftigungstherapie im niedersächsischen Ministerialblatt Nr. 9 veröffentlicht. ▪ 1. staatlich anerkannte Schule für Beschäftigungstherapie an der Heilanstalt Annastift (dem heutigen Rehabilitationszentrum Annastift) in Hannover. ▪ 1. Veröffentlichung des Berufsbildes in den *Blättern zur Berufskunde* in Zusammenarbeit mit dem Landesarbeitsamt.
1954	Aus der Arbeitsgemeinschaft der Beschäftigungstherapeutinnen formiert sich eine Berufsorganisation im *Verband staatlich anerkannter Beschäftigungstherapeuten in der Bundesrepublik Deutschland e. V.*
1957	1. bundesweite Arbeitstagung des Berufsverbandes in Hannover: 200 Teilnehmer aus dem In- und Ausland nehmen an dieser Veranstaltung teil, die schon bald als Meilenstein der Berufsentwicklung gewertet wird. In den kommenden Jahrzehnten entwickelt sich hieraus der jährliche Ergotherapie-Kongress.
1958	Der Berufsverband wird als zwölftes Mitglied in die internationale Dachorganisation *WFOT (siehe 1952)* aufgenommen.
1959	▪ Im Thieme-Verlag Stuttgart erscheint das erste Lehrbuch: Jentschura, Günter (Hrsg.). Beschäftigungstherapie. 1961 folgt das zweite Lehrbuch: Schücking, Beate; Huchthausen, Gerda. Leitfaden der Beschäftigungs- und Arbeitstherapie, Darmstadt. ▪ In der DDR beginnt der erste Weiterbildungslehrgang zum Arbeitstherapeuten von 4- bis 5-monatiger Dauer für bereits ausgebildete Krankenschwestern oder Physiotherapeuten an der Orthopädischen Klinik in Berlin-Buch.
1959–1966	In Bayern, Berlin und Hessen werden weitere Schulen gegründet.
1961	Die Fachzeitschrift *Beschäftigungstherapie und Rehabilitation* wird ins Leben gerufen.
1963	1. Schul- und Ausbildungsleiterkonferenz in West-Berlin: Sie widmet sich dem Austausch und der Abstimmung der Ausbildungsinhalte.
1971	Der Tarifvertrag zur Änderung und Ergänzung der Anlage 1a zum BAT wird abgeschlossen. Dies ist die erste tarifliche Eingruppierung für „Beschäftigungstherapeuten“, die im Prinzip heute noch gültig ist.
1974	1. zweijährige Fachschulausbildung zum Arbeitstherapeuten in der DDR: Zugangsvoraussetzung ist weiterhin ein Abschluss als Krankenschwester oder Physiotherapeut/-in.
1976	Der Berufsverband veröffentlicht erstmals einen *Indikationskatalog*, der die Arbeitsgebiete und Behandlungsmöglichkeiten der Beschäftigungs- und Arbeitstherapie beschreibt. Dieser wird bis heute nach dem neuesten Stand der Disziplin fortgeschrieben und den jeweiligen gesetzlichen Rahmenbedingungen angepasst (Kap. 1.2.8).
1977	Das Gesetz über den Beruf des Beschäftigungs- und Arbeitstherapeuten tritt in Kraft.

schuf bis zum Inkrafttreten des Bundesgesetzes eine zweigleisige Berufsentwicklung (Marquardt 2004).

Mit dem Gesetz über den Beruf des Beschäftigungs- und Arbeitstherapeuten vom 25. Mai 1976 (BGBl. I, S. 1246) wurde eine grundlegende Reform durchgeführt. Die Erlaubnis zur Führung der Berufsbezeichnung *Beschäftigungs- und Arbeitstherapeut/-in* wurde bundeseinheitlich festgelegt und die Arbeitstherapie als fester Bestandteil in die im April 1977 in Kraft getretene Ausbildungs- und Prüfungsordnung aufgenommen.

In der vorläufigen Begründung des Gesetzentwurfes heißt es: „Der Wiedereinführung des Patienten in das Arbeits- und Berufsleben im Rahmen der Rehabilitation kommt heute eine entscheidende Bedeutung zu (...). Aus diesem Grunde erscheint es zweckmäßig, den Tätigkeitsbereich und die Ausbildung durch Einbeziehung der Arbeitstherapie abzurunden" (Marquardt 2004, S. 103).

1.2.6 Etablierung von Ausbildung und Beruf (1978–1989)

Auf der Grundlage von Gesetz und Verordnung gewann die Beschäftigungs- und Arbeitstherapie als therapeutisches Heilmittel zunehmend an Bedeutung, erste Praxen und leistungsrechtliche Regelungen entstanden. Berufsverband sowie Schul- und Ausbildungsleiterkonferenz intensivierten ihre Bemühungen um eine Qualitätssicherung der neu gestalteten Ausbildung. Die Zahl der Schulen vervierfachte sich in diesem Zeitraum. Europa rückte näher (**Tab. 1.2**).

Tab. 1.2 Ergotherapie 1978 – 1989

Jahr	Berufspolitische Ereignisse
1978	1. leistungsrechtliche Anerkennung beschäftigungs- und arbeitstherapeutischer Leistungen durch die Krankenkassen.
1980	▪ Der Vertrag mit dem Verband der Angestellten Krankenkassen (VdAK) über ambulante Leistungen beschäftigungs- und arbeitstherapeutischer Behandlungen und Gebührenvereinbarung auf Bundesebene wird geschlossen. Hiermit wird Beschäftigungs- und Arbeitstherapeuten der Weg in die Selbstständigkeit erleichtert, sodass die Anzahl der niedergelassenen Beschäftigungs- und Arbeitstherapeuten stetig zunimmt. ▪ Eine „Gemeinsame Schulkommission" des Berufsverbandes und der Schul- und Ausbildungsleiterkonferenz formiert sich mit dem Ziel, durch den Besuch aller Schulen eine Bestandsaufnahme der Ausbildung vorzunehmen und einen Mindestanforderungskatalog für die Ausbildung zu erarbeiten. ▪ Die Ausbildung zum „Arbeitstherapeuten" in der DDR wird dreijährig und erfolgt als grundständige Ausbildung an Medizinischen Fachschulen. Seit 1984 kann die Ausbildung berufsbegleitend absolviert werden (Kap.1.3.2).
1982	*Weltkongress des WFOT* (siehe 1952) in Hamburg mit Teilnahme der DDR-Arbeitstherapie.
1984	▪ Auf der Grundlage des Berichts *Zur Lage der Beschäftigungs- und Arbeitstherapieschulen in der Bundesrepublik Deutschland und West-Berlin* (1. Gelbbuch 1983) übernimmt die „Gemeinsame Schulkommission" des Verbandes und der Schul- und Ausbildungsleiterkonferenz die Aufgabe, den Schulen eine „freiwillige Selbstkontrolle" zu ermöglichen. Erstmals werden vom Berufsverband „Mindestanforderungen an die Ausbildung zum Beschäftigungs- und Arbeitstherapeuten" erarbeitet und festgelegt. ▪ 1. Vertragsverhandlungen mit den Orts- und Betriebskrankenkassen auf Landesebene.
1986	*COTEC*, Council of Occupational Therapists for the European Countries, wird gegründet. Zu den Zielen von COTEC gehört es u.a., die Kontakte zwischen den europäischen Berufsangehörigen (EU) zu pflegen, Freizügigkeit der Berufsausübung in den europäischen Ländern zu ermöglichen und mit dem Ziel einer wechselseitigen Anerkennung der Berufsabschlüsse auch vergleichbare Ausbildungsstandards zu fördern (www.cotec-europe.org).
1988	Die gemeinsame Schulkommission legt den neuen Bericht *Wege zur Qualitätssicherung in der Ausbildung zum Beschäftigungs- und Arbeitstherapeuten* (2. Gelbbuch) vor.
1989	1. Richtlinie 89/48/EWG des Rates über eine allgemeine Regelung zur Anerkennung der Hochschuldiplome im europäischen Wirtschaftsraum, die eine mindestens dreijährige Berufsausbildung abschließen.

Gesellschaftliche Veränderungen – wie das seit Ende des Zweiten Weltkrieges gewachsene Verständnis für behinderte Menschen – und medizinische Erfolge – wie z.B. die steigende Überlebensrate von frühgeborenen Säuglingen – führten dazu, dass sich das Aufgabenfeld der Beschäftigungs- und Arbeitstherapeuten ab den 70er-Jahren stetig veränderte und erweiterte (Marquardt 2004).

Ergotherapeuten arbeiten Ende der 80er-Jahre in Kliniken und Fachkrankenhäusern für Orthopädie, Rheumatologie, Neurologie, Geriatrie, Innere Medizin, Pädiatrie, Psychiatrie, Psychosomatik, in pädagogischen Einrichtungen (z.B. Sonderkindergärten, Sonderschulen), in geriatrischen Einrichtungen (z.B. Alten- und Pflegeheime), in Einrichtungen der medizinischen (z.B. Kurkliniken), sozialen (z.B. Wohnheime für psychisch Behinderte) und beruflichen Rehabilitation (z.B. Berufstrainingszentren) und als niedergelassene Ergotherapeuten in eigener Praxis.

In den *Blättern zur Berufskunde* werden sechs wesentliche ergotherapeutische Verfahren aufgezählt: motorisch-funktionelle, neurophysiologische, neuropsychologische, psychosoziale, arbeitstherapeutische und adaptive Verfahren (Bundesanstalt für Arbeit 2000).

1.2.7 Professionalisierungsbestrebungen und Bestandssicherung (1990–1999)

Die 90er-Jahre brachten durch die Deutsche Einheit und die Gesundheitsreform auch für die Ergotherapie veränderte gesamtpolitische und gesundheitspolitische Bedingungen. Drei den gesamten Zeitraum kennzeichnende Vorgänge seien hier genannt:

- Zahlreiche Aktivitäten des Berufsverbandes und der Berufsangehörigen widmeten sich nachhaltig der *Professionalisierung* des Berufes.
- Im gleichen Zeitraum galt es, in den einsetzenden Umverteilungskämpfen des Gesundheitswesens die Existenzgrundlage der Berufsangehörigen möglichst nicht zu verschlechtern.
- Ein weiteres Kennzeichen war dabei die insgesamt verstärkte Zusammenarbeit der Gesundheitsfachberufe untereinander (**Tab. 1.3**).

Tab. 1.3 Ergotherapie 1990 – 1999

Jahr	Berufspolitische Ereignisse
1990	▪ Mit der Wiedervereinigung erweitert sich der Kreis der deutschen Berufsangehörigen durch die Kollegen aus den neuen Bundesländern, deren dreijährige Ausbildung zum *Arbeitstherapeuten* (mit ca. 1100 ausgebildeten Arbeitstherapeuten) der westdeutschen Ausbildung ab 1991 gleichgestellt wird. Dem Berufsverband gelingt es *in gemeinsamer Arbeit* mit den neuen Berufskollegen aus den *neuen* Bundesländern, rasch eine tragfähige *Kooperation* aufzubauen und fünf neue Landesgruppen zu gründen. ▪ Sieben Gesundheitsberufe schließen sich zur *Arbeitsgemeinschaft Medizinischer Fach- und Assistenzberufe* (AG FAB) zusammen. Schwerpunktthemen sind bis heute Tarifpolitik und der stationäre Bereich.
1990–1993	1. Pädagogischer Weiterbildungslehrgang des Berufsverbandes zum *Lehrtherapeuten in der Ergotherapie:* 15 Teilnehmer schließen ihn erfolgreich ab. Zwei weitere Lehrgänge folgen mit insgesamt ca. 50 Absolventen.
1991	▪ Durchbruch bei den Kassenverhandlungen durch die erstmalige Vereinbarung einer differenzierten und strukturierten Leistungs- und Preisliste mit dem VdAK, Verträge mit den Primärkassen auf Landesebene werden fast flächendeckend abgeschlossen. ▪ Gründung der *Arbeitsgemeinschaft Medizinalfachberufe in der Therapie und Geburtshilfe* (AG MTG): Schwerpunktthema ist die Anhebung der Grundausbildung auf (Fach-)Hochschulebene.
1992	▪ Der Verband ändert seinen Namen in *Deutscher Verband der Ergotherapeuten e.V. (Beschäftigungs- und Arbeitstherapeuten).* Zur Förderung der Akademisierung der Berufsausbildung wird ein hauptberufliches Referat für den Funktionsbereich Aus-, Fort- und Weiterbildung eingerichtet. ▪ 2. Richtlinie der Europäischen Union (EU) 92/51/EWG: Zur beruflichen Anerkennung werden die paramedizinischen Berufe (im Anhang C auch die Ergotherapeuten) in die ländertübergreifende Anerkennung einbezogen und damit Regelungen für eine grundsätzliche Freizügigkeit in der EU geschaffen (Zentralstelle für ausländisches Bildungswesen 2006).

Tab. 1.3 Fortsetzung

Jahr	Berufspolitische Ereignisse
1993	▪ Der Berufsverband stellt den Antrag zur Novellierung der Ausbildungs- und Prüfungsordnung sowie des Berufsnamens an das Bundesgesundheitsministerium. – Schon in den 70er-Jahren bemühte sich der Berufsverband darum, die Berufsbezeichnung „Ergotherapie“ gesetzlich festzulegen, und im Laufe der Jahre setzte sich der Name Ergotherapie unter den Berufsangehörigen zunehmend durch. Das Nebeneinander der Bezeichnungen *Beschäftigungs-, Arbeits- und Ergotherapie* sorgte zum Teil für Verwirrung, weshalb eine Umbenennung sinnvoll war. – Die Bezeichnung „Ergotherapie“ umreißt das wesentliche Merkmal des Berufsbildes: die Handlungsorientierung. Sie sorgt außerdem für eine Vereinheitlichung der Berufsbezeichnung in Europa, zumal sieben weitere Länder (Schweiz, Dänemark, Norwegen, Niederlande, Belgien, Österreich, Frankreich) diese Berufsbezeichnung benutzen (Scheiber 1994). ▪ Die sechs Heilmittelverbände der Physiotherapie, Logopädie und Ergotherapie organisieren sich erstmalig und benennen eine gemeinsame Vertreterin (die Vorsitzende des DVE), die in der *Konzertierten Aktion des Gesundheitswesens* die Position der Heilmittelerbringer vertreten soll.
1994	Auf der Mitgliederversammlung des Berufsverbandes wird eine Berufsethik der Ergotherapie (auf der Basis der Ethik des COTEC) verabschiedet.
1995–1998	1. Weiterbildungslehrgang zum/ zur Fachergotherapeuten/-in für Psychiatrie und Psychosomatik: Er dient der Weiterqualifizierung von Ergotherapeuten, die im psychiatrischen und psychosomatischen Fachbereich tätig sind. Die anderen Fachbereiche der Ergotherapie konzipieren ähnliche Qualifizierungsmaßnahmen (siehe 2003).
1995	Der *Verband Deutscher Ergotherapieschulen* (VDES) wird gegründet, der sich u.a. auch der Qualitätssicherung und Weiterentwicklung der Ausbildung widmet.
1996	▪ Beginn der aktiven Mitarbeit des DVE in ENOTHE, dem European Network of Occupational Therapy in Higher Education, der 1995 gegründeten Assoziation europäischer Ergotherapiehochschulen; seit 2003 Mitgliedschaft. ▪ Ende des Jahres gelingt es durch Massenprotestaktionen, die Politiker zu überzeugen, dass die Heilmittel zur medizinischen Grundversorgung gehören.
1997	▪ 1. Weiterbildungsstudiengang *Ergotherapie* an der FH Osnabrück: Ziele sind die weitere Professionalisierung der Ergotherapie auf der Basis wissenschaftlicher Begründung und zunehmende Überprüfbarkeit ihrer therapeutischen Aktivitäten (Paradigma der Handlungsfähigkeit des Menschen und deren Wiederherstellung). Seit 2003 wird der Studiengang (Zertifikatsabschluss) nicht mehr angeboten. ▪ Die *Bundesarbeitsgemeinschaft der Heilmittelverbände (BHV) e.V.* wird gegründet. Angesichts der Kürzungen und Belastungen im Gesundheitswesen haben sich die Heilmittelerbringer zusammengeschlossen, um gemeinsam ihre Interessen zu vertreten. Die insgesamt sechs Verbände der Ergotherapie, Logopädie und Physiotherapie gründen einen Dachverband, der in Zukunft auf der Grundlage einer Gesetzesneuregelung für spezielle Fragen der Heilmittelversorgung der Ansprechpartner für das Bundesgesundheitsministerium, die Kassenärztliche Bundesvereinigung und die Gesetzliche Krankenversicherung sein wird.
1998	▪ Unter dem Titel „Ergotherapie 2005“ werden auf der Mitgliederversammlung die Leitziele des Verbandes verabschiedet. Hier formuliert der DVE zukunftsorientierte gesundheits- und sozialpolitische, bildungs- und berufspolitische Zielsetzungen zur Optimierung seiner patientenbezogenen Leistungsfähigkeit und richtet entsprechende Forderungen an Gesetzgeber und Institutionen. ▪ 1. einjähriger (Vollzeit-)Graduierungsstudiengang für deutsche Ergotherapeuten an der Hogeschool Zuyd (Niederlande): Abschluss ist der (niederländische) „Bachelor of Health“, es folgen jährlich weitere Kurse, seit 2003 auch an deutschen Standorten.
1999	▪ Am 1. Januar 1999 tritt die Änderung der Berufsbezeichnung Ergotherapeut/Ergotherapeutin in Kraft. ▪ 1. Diplom-Ergotherapie-Studiengang an einer privaten Fachhochschule (FH Idstein).

> ***Professionalisierung***: Nach berufssoziologischem Verständnis (Jehn 2006) handelt es sich um einen gesellschaftlich-historisch bedingten *Prozess a)* ***zunehmender Verwissenschaftlichung*** eines Berufes (wissenschaftliche Fundierung des Berufs durch Hochschulausbildung, Konstituierung als wissenschaftliche Disziplin und Forschungstätigkeit) *sowie b) der* ***Gewinnung von Handlungsautonomie*** im Hinblick auf die Positionierung des Berufes innerhalb der ihn umgebenden Berufe und der Gesellschaft.

Auf die intensiven Bemühungen des Berufsverbandes und der Berufsangehörigen insgesamt, aber auch von unterstützenden Kräften dürfte es zurückzuführen sein, dass die Ergotherapie zum Ende des 20. Jahrhunderts einen festen Platz im nationalen Gesundheitswesen einnimmt und zugleich ein nachhaltiger Akademisierungs- und Professionalisierungsprozess eingesetzt hat. Die Berufsgruppe hat sich eine wichtige Basis geschaffen, um den Anforderungen, die nach der Jahrtausendwende auf sie zukommen, gewachsen zu sein.

1.2.8 Bestandssicherung und Fortsetzung der Professionalisierung (ab 2000)

Die sich weiter verschärfenden Bedingungen im Gesundheitswesen führen zu Beginn des neuen Jahrtausends zu verschiedenen Maßnahmen und Aktivitäten, die der Bestandssicherung dienen. Daneben setzen sich die Bemühungen von Berufsverband, Berufsangehörigen und Hochschulen zur Akademisierung und zur weiteren Professionalisierung der Berufsgruppe fort. Die Zunahme an Fachveröffentlichungen verdeutlicht, dass die Ergotherapie verstärkt in eine vertiefte Auseinandersetzung mit ihren Berufsinhalten und Behandlungsprozessen eingetreten ist (**Tab. 1.4**).

Tab. 1.4 Ergotherapie ab 2000

Jahr	Berufspolitische Ereignisse
2000	Die neue Ausbildungs- und Prüfungsverordnung für Ergotherapeutinnen und Ergotherapeuten (ErgThAPrV vom 2.8.1999, BGBl. I, S. 1731) tritt am 1.7.2000 in Kraft (Kap.1.3).
2001	▪ 1. Studiengang der Ergotherapie, Physiotherapie und Logopädie startet an der FH Hildesheim/Holzminden/Göttingen im Sommersemester, im Wintersemester 2001/02 beginnt an der FH Osnabrück ein weiterer Studiengang für Absolventen der Ergotherapie und Physiotherapie, Abschluss: „Bachelor of Science" (B. Sc.). An mehreren staatlichen und privaten Fachhochschulen werden in den folgenden Jahren Studiengänge für Ergotherapeuten geplant und umgesetzt (Kap. 1.3). ▪ Am 1.7.2001 treten Heilmittel-Richtlinien gemäß § 92 SGB V und am 1.8.2001 Rahmenempfehlungen nach § 125 SGB V in Kraft. Der Indikationskatalog für die ambulante Ergotherapie (2001) verknüpft diese und schafft einen umfassenden Leistungskatalog für die ambulante Tätigkeit.
2002	Einführung des *DVE-Zertifikats 2000* nach vorangegangener Evaluation (seit 1999): Es bietet den Berufsfachschulen für Ergotherapie ein Qualitätsmanagementsystem an, das speziell die Erfordernisse der Ergotherapieausbildung berücksichtigt.
2004	▪ Mit *IQH-Excellence – in der ambulanten Heilmittelversorgung,* entwickelt vom Institut für Qualitätssicherung in der Heilmittelversorgung – IQH e.V., steht ergotherapeutischen Praxen ein Verfahren für Qualitätssicherung und Qualitätsmanagement zur Verfügung mit anerkanntem Zertifikat für Praxen. ▪ Die vom Gemeinsamen Bundesausschuss durchgeführte Novellierung der Heilmittel-Richtlinien nach § 92 SGB V tritt zum 1.7.2004 in Kraft und stellt eine Reaktion auf die seit 2001 stark angestiegenen Ausgaben für Heilmittel dar (mit Höchstverordnungsmengen für den Regelfall, die in der Umsetzung zu einigen Problemen führen und die Patientenversorgung für alle Heilmittelerbringer erschweren). ▪ Der DVE gibt eine völlig überarbeitete Fassung des Indikationskataloges Ergotherapie heraus, welche die Grundlagen für die vom Gesetzgeber geforderten Qualitätssicherungsmaßnahmen im ambulanten und stationären Bereich darstellt.

Tab. 1.4 Fortsetzung

Jahr	Berufspolitische Ereignisse
2005	▪ Die vom Vorstand 2004 beschlossenen aktualisierten Ausbildungsstandards des DVE treten in Kraft, die auf den „Revidierten Mindeststandards für die Ausbildung von Ergotherapeuten 2002" des WFOT sowie ergänzenden nationalen Bedingungen beruhen. ▪ Bis zum Sommersemester 2005 sind in Deutschland insgesamt acht ergotherapeutische Bachelor-Studiengänge eingerichtet worden. ▪ Der DVE beschließt in seiner Mitgliederversammlung eine neue Organisationsstruktur auf Vorstandsebene. Ziel ist es, die Verbandsarbeit weiter zu professionalisieren und Ressourcen effizient einzusetzen. ▪ 1. Master-Studiengang für Ergotherapie, Logopädie und Physiotherapie an der Hochschule für angewandte Wissenschaft und Kunst (HAWK) Hildesheim/Holzminden/Göttingen im Wintersemester 2005/06: fünf Semester, berufsbegleitend. ▪ Richtlinie zur Anerkennung von Berufsqualifikationen 2005/36/EG v. 30.09.2005.
2006	In Deutschland gibt es 4 Professuren für Ergotherapie.

Ausblick

Auch in den kommenden Jahren wird die Ergotherapie einen Spagat zwischen der Bestandssicherung im Rahmen der Gesundheitsreformen einerseits und der Fortsetzung ihrer Professionalisierungsbemühungen andererseits leisten müssen. So gilt es, die nach wie vor ausstehende Anhebung der grundständigen Ausbildung auf Fachhochschulebene weiterzuverfolgen und damit den Ausbildungsstatus der deutschen Ergotherapeuten an den europäischen und Weltstandard anzupassen. Nur so wird sichergestellt werden können, dass deutsche Ergotherapeuten künftig im europäischen und internationalen Wettbewerb bestehen können. Ebenso müssen die Aktivitäten für eine wissenschaftliche Fundierung der Ergotherapie sowie für Forschungsaktivitäten intensiviert werden, die einen Nachweis der Effektivität der Ergotherapie in den verschiedenen Behandlungsbereichen erbringen können. Die bereits eingeführten Aktivitäten der Qualitätssicherung und des Qualitätsmanagements gilt es fortzusetzen.

Eine weitere Aufgabe wird es sein, den Zusammenhalt aller Berufsangehörigen zu stärken. Die steigende Zahl von Ergotherapeuten mit Bachelor- und Master-Abschlüssen birgt die Gefahr, dass sich eine Kluft zwischen dieser Gruppe und den Berufsangehörigen ohne Hochschulabschluss bildet. Kommunikation und Zusammenarbeit aller Berufsangehörigen ist jedoch unerlässlich, damit die Ergebnisse ergotherapeutischer Forschung und Wissenschaft sich im ergotherapeutischen Berufsalltag wiederfinden und umgekehrt.

Es gilt, neue ergotherapeutische Aufgabenfelder zu erschließen, wie z.B. die Prävention oder Beratungsleistungen für Betroffene, Angehörige, Arbeitgeber usw. Ergotherapie muss sich vor allem im ambulanten Bereich verstärkt mit anderen Berufsgruppen vernetzen und integrierte Behandlungsansätze bieten.

! Alle Anstrengungen und Aktivitäten müssen in den kommenden Jahren das Ziel verfolgen, eine effiziente Gesundheitsleistung zu bieten und den Platz der Ergotherapie in einem modernen Gesundheits- und Rehabilitationssystem im nationalen wie im internationalen Rahmen zu behalten und zu optimieren.

1.3 Berufsausbildung in der Ergotherapie

Peter Jehn

1.3.1 Von den Anfängen der Ausbildung bis zum Berufsgesetz (1947–1977)

Bemühungen um eine Ausbildung haben in Deutschland erst nach dem Zweiten Weltkrieg in der britischen Besatzungszone durch das Britische Rote Kreuz eingesetzt. Hierbei spielte eine Rolle, dass Großbritannien bereits seit 1930 in Bristol über eine Schule verfügte und auch seit 1944 eine Rehabilitationsgesetzgebung zur Wiedereingliederung der (Kriegs-)Geschädigten unter Einschluss beschäftigungstherapeutischer Leistungen hatte.

In drei halbjährigen Lehrgängen an der niedersächsischen Landeskrankenanstalt Bad Pyrmont (mit ca. 2000 Kriegsverletzten) konnten unter britischer Anleitung zwischen 1947 und 1950 erstmals 15 deutsche Beschäftigungstherapeutinnen eine Ausbildung erhalten. Den niedersächsischen Bemühungen war es zu verdanken, dass 1953 auf dem Erlassweg die erste landesrechtliche Anerkennung des Berufes wie auch der Ausbildung und Prüfung erfolgen konnte (Marquardt 2004, Kap. 1.2). Die zweijährige Ausbildung umfasste ein Jahr überwiegend handwerklicher Ausbildung (ca. 1100 von ca. 1500 Stunden) und ein Jahr medizinischer Ausbildung mit angewandter Beschäftigungstherapie. Ein (1974 entfallenes) Pflegevorpraktikum sowie ein 1960 hinzugekommenes halbjähriges, ab 1964 ganzjähriges Anerkennungspraktikum (Amtsblatt Berlin 1964) machten die Ausbildung bald dreijährig.

In den folgenden Aufbaujahren gewann der neue Beruf an Profil und innerem Selbstverständnis. 1959 erschien die erste umfassende Darstellung der Beschäftigungstherapie von Jentschura mit nachfolgenden Auflagen. Das 2. Lehrbuch von Schücking und Huchthausen 1961 verankerte bereits die Arbeitstherapie im Berufskonzept. Schließlich hatte sich seit 1963 die Ständige Konferenz der Schul- und Ausbildungsleiter gebildet, um in enger Zusammenarbeit mit dem Berufsverband die Ausbildungsbelange und Planung eines Berufsgesetzes zu koordinieren.

Das Ausbildungskonzept der Münchner Höheren Fachschule konnte sich mit seiner Einbeziehung der Arbeitstherapie bei den Bemühungen um die Schaffung einer Ausbildungs- und Prüfungsordnung durchsetzen, insbesondere unter den Aspekten der Wiedereingliederung des Patienten in das Arbeits- und Berufsleben. Nicht realisieren ließ sich die vom Berufsverband geforderte Ansiedlung der Ausbildung auf Fachhochschulniveau. Das neue Berufsgesetz trat 1977 bundesweit in Kraft, am 24.3.1977 auch die Ausbildungs- und Prüfungsordnung. Die schulische Ausbildung war von zwei auf drei Jahre angehoben und neben der Arbeitstherapie auch durch neue, u.a. auch sozialwissenschaftliche Unterrichtsfächer erweitert (Kap. 1.7.1). Für den theoretischen und praktischen Unterricht sowie die einjährige praktische Ausbildung waren gesetzliche Mindestvorgaben erlassen. Die Konkretisierung dieses Rahmens war nun den Ländern vorbehalten.

1.3.2 Berufsausbildung in der ehemaligen DDR (1959–1991)

Maria Miesen

Der Beginn der Berufsausbildung und die Entwicklung des Berufsbildes in der ehemaligen Deutschen Demokratischen Republik (DDR) und in der Bundesrepublik Deutschland (BRD) weisen bis zur Wiedervereinigung beider Staaten Unterschiede, aber auch eine Reihe von Parallelen auf.

Vergleichbar zum Aufbau der Ausbildung in der BRD (Marquardt 2004) etablierte sich im Zeitraum 1954 – 1958 in der ehemaligen DDR zunächst die Arbeitstherapie nach Simonscher Prägung (Simon 1867 – 1947) und seit 1959 die funktionelle Arbeitstherapie. Gleichfalls wie in der BRD war die erste Ausbildungsstätte an einer orthopädischen Klinik angesiedelt, auch die Ausbildungsinhalte ähnelten zumindest bis Ende der 60er-Jahre denen der BRD. Dabei lagen jedoch die Schwerpunkte eindeutig im arbeitstherapeutischen und funktionellen Bereich. Der Fachbereich Pädiatrie war bei den Rehabilitationspädagogen angesiedelt; daher spielte die Pädiatrie bei dem sich entwickelnden Berufsbild in der DDR, im Unterschied zur BRD, auch in den späteren Jahren keine Rolle. Unterschiedlich war auch die Berufsbezeichnung Arbeitstherapeutin/Arbeitstherapeut, die ideologisch in das damalige politische System passte. Veröffentlichungen zur Arbeitstherapie, die sich in der DDR zum Teil isoliert von Kontakten zu anderen westlichen Ländern und deren Publikationen entwickelt hat, sind bis zur Wiedervereinigung ausschließlich in Form von Einzelschriften verbreitet worden. In Buchform (Böttcher 2000) wurde sie erstmals durch den Rehabilitationsmediziner Wolfgang Presber et. al. 1990 publiziert.

Ein Lehrplan für eine viermonatige Weiterbildung (Jehn 1996) zur Arbeitstherapeutin bzw. zum Arbeitstherapeuten für Physiotherapeuten und (Kinder-)Krankenschwestern wurde von der 1953 aus dem US-amerikanischen Exil zurückgekehrten Ergotherapeutin Dr. Ursula Katzenstein (1916 – 1998) entworfen, die Occupational Therapy an der „School of Education" der Universität von New York studiert hatte. Sie führte 1959 die funktionelle Ergotherapie an der Orthopädischen Klinik Berlin-Buch ein, entwickelte sie weiter und prägte so durch ihre Impulse und Erfahrungen nachhaltig Ausbildung und Berufsbild in der DDR. Einen gleichfalls herausragenden Anteil (Böttcher 2000) an der Berufsentwicklung ist Prof. Dr. W. Presber zuzuschreiben.

Der erste Arbeitstherapielehrgang (Böttcher 1985, 2000) wurde 1959 durchgeführt, es war der erste Schritt zur Etablierung der Ausbildung. Der Lehrplan wurde vom Ministerium für Gesundheitswesen bestätigt, sodass eine Grundlage für die Entwicklung des Berufsbildes in der ehemaligen DDR geschaffen war. Bis 1965 fand die Ausbildung in Lehrgängen von 4 – 5 Monaten Dauer statt, an die sich ein einjähriges Praktikum anschloss. Es wurden 13 Lehrgänge in (Orthopädie/Chirurgie, Psychiatrie und Tuberkuloseheilkunde) durchgeführt und ca. 250 Arbeitstherapeuten ausgebildet. Zwischenzeitlich war die Ausbildung von der Berufsfachkommission Arbeitstherapie, gegründet 1964 am Potsdamer Institut für Weiterbildung mittlerer medizinischer Fachkräfte, neu erarbeitet und 1965 vom Ministerium für Gesundheitswesen bestätigt worden. Mit Wirkung vom 1.9.1974 wurde die Berufsausbildung in eine medizinische Fachschulausbildung umgewandelt. Mit der Erarbeitung der Lehrpläne wurden Aufgaben und Verantwortlichkeiten der Arbeitstherapeuten von der Berufsfachkommission erneut überarbeitet und festgelegt: Die Ausbildung erfuhr eine qualitative und quantitative Ausweitung.

Bis 1980 konnte der Beruf Arbeitstherapeutin/Arbeitstherapeut nur in einer weiterführenden zweijährigen Ausbildung (Günnel 2005) erlernt werden. Sie war ausschließlich den mittleren medizinischen Fachkräften mit abgeschlossener Ausbildung als Krankenschwester/-pfleger oder Physiotherapeut/-in vorbehalten und wurde in Berlin-Buch sowie später auf der Rammelburg in Sachsen-Anhalt durchgeführt. Ab September 1980 wurde dann eine allgemein zugängliche dreijährige, grundständige Ausbildung in Vollzeitform eröffnet. Mit dieser „Direkt-Ausbildung" wurde an der Medizinischen Fachschule Köthen begonnen, die Medizinischen Fachschulen Berlin-Buch und Wismar folgten 1981. Parallel dazu begann 1982 ein Sonderstudium für Physiotherapeuten und (Kinder-) Krankenschwestern. Ein Fachschulfernstudium Arbeitstherapie war ab 1984 berufsbegleitend für nichtmedizinische Berufe möglich. Der 1. Kurs des Fachschulfernstudiums dauerte vier, der 2. Kurs dreieinhalb Jahre. Voraussetzung waren eine abgeschlossene Berufsausbildung und eine zweijährige Tätigkeit als Hilfskraft in einer Arbeitstherapieabteilung. Insgesamt wurden im Zeitraum von 1959 – 1990 rund 1100 Arbeitstherapeuten ausgebildet. Die generelle Entwicklung der grundständigen Ausbildung kann **Abb. 1.1** entnommen werden.

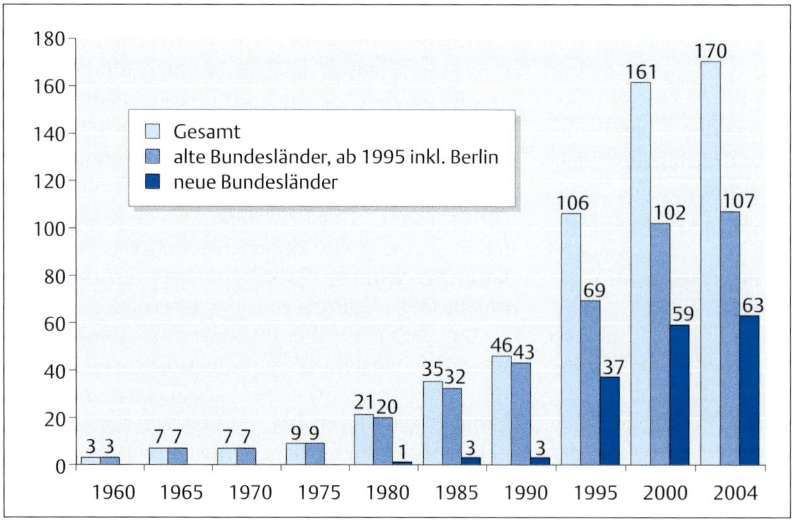

Abb. 1.1 Schulentwicklung der grundständigen Ausbildung: Stand zum jeweils 31.12. eines Jahres (DVE 2005, mit freundlicher Genehmigung des DVE).

In der ehemaligen DDR hatte jede Schülerin und jeder Schüler während der Ausbildung eine Berufsangehörige als Mentorin für schulische und praktische Belange der Schüler. Im Unterschied zur Ausbildung in der BRD mussten die Lehrkräfte an den Medizinischen Fachschulen der DDR einen Abschluss als Medizinpädagoge (Fachschulabschluss, 3 Jahre) oder ein Diplom-Medizinpädagogik-Studium (Universitätsabschluss, 5 Jahre) vorweisen. Das Studium Diplom-Medizinpädagogik wird bis heute an der Humboldt-Universität in Berlin angeboten.

Unter dem Dach der Gesellschaft für Rehabilitation der DDR (Böttcher 2000) wurde 1967 die Arbeitsgemeinschaft Arbeitstherapie gegründet. Sie führte bei Kongressen und Tagungen Parallelveranstaltungen für Arbeitstherapeuten durch. Die jährlichen 3-Tage-Weiterbildungsveranstaltungen zur „Theorie der Arbeitstherapie", seit 1970 zentral vom Institut für Weiterbildung mittlerer medizinischer Fachkräfte in Potsdam angeboten, waren ein weiterer Bildungsfaktor. Neben den sonstigen arbeitstherapeutischen Veröffentlichungen in medizinischen und physiotherapeutischen Publikationsorganen hatte das Potsdamer Institut eine Reihe von Schriften zur Arbeitstherapie erstellt.

Im Einigungsvertrag (Schränkler 2004) wurde die Ausbildung zum Arbeitstherapeuten der Ausbildung zum Beschäftigungs- und Arbeitstherapeuten gleichgestellt.

1.3.3 Berufsgesetz und Ausbildungs- und Prüfungsverordnung: formale Skizzierung

Peter Jehn

Die Berufsausbildung zur Ergotherapeutin ist durch das Berufsgesetz (*Gesetz über den Beruf der Ergotherapeutin/des Ergotherapeuten* – ErgThG – vom 25.5.1976, BGBl. I, S. 1246, zuletzt geändert durch Artikel 24 der Verordnung vom 25.11.2003 – BGBl. I, S. 2304) und durch die *Ausbildungs- und Prüfungsverordnung für Ergotherapeutinnen und Ergotherapeuten* (vom 2.8.1999, BGBl. I, S. 1731, geändert durch Art. 5 des Gesetzes vom 23.3.2005 (BGBl. I S. 931) geregelt. Diese neue AprV trat zum 1.7.2000 in Kraft. Das Berufsgesetz (ErgThG) regelt Zugang und Dauer der Ausbildung, die Gleichwertigkeit des Ausbildungsstandes sowie die Voraussetzungen für die Erlangung der Erlaubnis zur Führung Berufsbezeichnung und das Verfahren bei der Anerkennung anderer Abschlüsse.

In der Ausbildungs- und Prüfungsverordnung (ErgThAPrV) sind der theoretische und praktische Unterricht, die praktische Ausbildung und Form und Durchführung der Abschlussprüfung geregelt. Die insgesamt drei Jahre umfassende Ausbildung findet an staatlich anerkannten Schulen für Ergotherapie statt (§ 4 (1) ErgThG). Der Status dieser Schulen blieb im Bundesgesetz offen; ferner „konnte nicht geregelt werden" (Raps 2004, S. 34), welche Voraussetzungen für die staatliche Anerkennung der Schulen erfüllt sein müssen, dies wurde Sache der Länder.

Die Ausbildung ist aufgrund der in ErgThG § 4 (2) genannten Zulassungsvoraussetzungen (Realschulabschluss oder eine nach der Hauptschule abgeschlossene, mindestens zweijährige Berufsausbildung) im schulischen Sekundarbereich angesiedelt. Schätzungsweise knapp 50% der Schüler weisen dabei FH-Reife oder Abitur auf (Miesen 2004). Die Ausbildung umfasst theoretischen und praktischen Unterricht (insgesamt 2700 Stunden), dessen Fächer und Grobinhalte mit der jeweiligen Mindeststundenanzahl in ErgThAPrV, Anlage 1A zu § 1 (1) aufgeführt sind. Hinzu kommt die rund ein Jahr dauernde praktische Ausbildung mit 1700 Stunden, die in entsprechenden Einrichtungen des Gesundheitswesens abzuleisten sind (ErgThAPrV, Anlage 1B zu § 1 (1)).

Die Ausbildung ist ausschließlich als Vollzeitunterricht mit ca. 35 Unterrichtsstunden pro Woche – je nach Ferienregelung – konzipiert. Eine Aussage über die Aufgaben von Ergotherapeuten und das Ausbildungsziel, d.h., wozu die Ausbildung befähigen soll, enthält das Berufsgesetz nicht.

Die Ausbildung schließt mit einer staatlichen Abschlussprüfung ab, über die ein Zeugnis ausgestellt wird. Es besteht ein Rechtsanspruch zur Erteilung der – widerrufbaren – Erlaubnis zur Führung der Berufsbezeichnung, sofern keine Gründe entgegenstehen. Die Urkunde wird von der dafür zuständigen Schulaufsichtsbehörde ausgestellt.

Beim Berufsgesetz handelt es sich um ein „Berufsbezeichnungsschutzgesetz", d.h. nicht die Ausübung des Berufes wird geschützt, als so genannte „vorbehaltene Tätigkeit", sondern ausschließlich die *Berufsbezeichnung*. Wer die Berufsbezeichnung nicht rechtmäßig führt, kann gemäß § 7 ErgThG nach den Vorschriften des Ordnungswidrigkeitengesetzes mit einer Geldbuße belegt werden.

Zuständig für die Durchführung von Berufsgesetz sowie Ausbildungs- und Prüfungsordnung sind die Landesregierungen (§ 6 (3) ErgThG), die ihrerseits die dafür zuständigen Behörden bestimmen (**Tab. 1.5**).

Durchführung heißt, dass die Länder als Regelungs- *und* Überprüfungsinstanz verantwortlich sind für:

- sämtliche Qualifikationsanforderungen an Schulleitung, Lehrpersonal, Anleitung und Begleitung der praktischen Ausbildung,
- Mindestgrunderfordernisse für die räumliche und sächliche Ausstattung einer Schule,
- Relation Schüler–Lehrkräfte,
- Vorliegen inhaltlich differenzierter Lehrpläne und Ausbildungsabläufe,
- qualitative und quantitative Voraussetzungen für die praktische Ausbildung in Praxiseinrichtungen usw.

1.3.4 Berufsausbildung: strukturelle Besonderheiten

Hinsichtlich dieser Durchführung weist die berufliche Ausbildung der Ergotherapeuten und anderer Gesundheitsfachberufe bis zum heutigen Tag eine Sonderstellung auf (zur Herleitung dieser Sonderstellung: Bals 1993). Infolge der fehlenden Anwendung des Berufsbildungsgesetzes (BBiG), das in § 107 BBiG die Schulen für Gesundheitsfachberufe ausdrücklich von einer Einbeziehung in das so genannte duale System der Ausbildung ausgenommen hat (Raps 2004, zum dualen System s. Beyermann 2004, 112) und aufgrund des „Fehlens eines einheitlichen Rahmengesetzes für die Berufsbildung der Gesundheitsberufe" (Göpel et al. 1996, S. 197) ergeben sich für die Ausbildungsregelung der Ergotherapieschulen durch die Bundesländer zwei Auswirkungen:

- *Formal* ist eine vielfältige und wenig übersichtliche administrative Zuständigkeit der für die Durchführung von Berufsgesetz und APrV verantwortlichen Behörden anzutreffen.
- *Inhaltlich*, d.h. bezogen auf Umfang und Inhalte der von den Behörden entwickelten Mindeststandards und Regelungen, zeigt sich, dass die Bundesländer diesbezüglich bis heute höchst unterschiedlich verfahren.

Eine entsprechende Synopse ist in **Tab. 1.5** zu finden mit Angabe der

- Zuständigkeiten für die Durchführung von Berufsgesetz und APrV in den Bundesländern und der
- ausbildungsrelevanten Regelungen (einschl. ausbildungsrelevanter Weiterbildungsregelungen und der Lehrpläne).

Eine solche Synopse kann einerseits nicht mehr als eine historische „Momentaufnahme" sein, da sämtliche dort gemachten Angaben fortlaufend Veränderungen unterliegen. Andererseits: Rund 30 Jahre nach Einführung einer bundesgesetzlichen Berufsregelung für die Ergotherapie bietet eine solche Synopse eine leistungs- und problemorientierte Übersicht über Zuständigkeiten und das schriftliche Regelwerk, das die Bundesländer z.B. in Form von schriftlich fixierten Mindeststandards und Vorschriften zur Sicherung der Ausbildungsqualität geschaffen bzw. wo sie auf Letztere teilweise oder vollständig verzichtet haben. Eine Übersicht über die Regelungs*inhalte* würde eine solche Übersicht komplettieren, übersteigt aber den Rahmen dieses Beitrags.

Erläuterungen zu Überschriften und Inhalten der Synopse:

- Überschrift (7) „Sonstige Regelungen": Alle Erlasse, Richtlinien, Bekanntmachungen u.Ä., die im Unterschied zu Gesetz und Verordnung (VO) keine eigene Rechtsquelle, sondern interne Verwaltungsanordnungen sind. Sie sind verbindlich, im Fall von Rechtsstreitigkeiten sind die Gerichte jedoch nicht an sie gebunden.
- Angaben unter (6), „Gesetz über Schulen in freier Trägerschaft" oder „Privatschulgesetz": Eine Reihe von Ländern hat ihre Schulen nicht ins Schulsystem integriert, sie werden aber z.T. in der Privatschulgesetzgebung mit erfasst. Rund 89 % aller deutschen Ergotherapieschulen befinden sich in privater, die übrigen in öffentlicher Trägerschaft (Stand 2006). Für die privaten Schulen gilt die staatliche Schulaufsicht, der sie gemäß Art. 7 GG unterstehen, in eingeschränkter Weise. Sie finanzieren sich über Schulgeld und erhalten als staatlich anerkannte Ersatzschulen nach Haushaltslage Finanzierungszuschüsse durch das Land.
- Angaben unter (6), zu „BFS-Ordnung": Berufsfachschulen (BFS) sind Vollzeitschulen bis zu dreijähriger Dauer mit fachlichem und allgemeinem Unterricht; eine vorherige Berufstätigkeit oder -ausbildung ist nicht erforderlich (KMK-Beschluss 28.2.1997). Ihre im Vergleich zum dualen System geringere wissenschaftliche Beachtung wird als „Ausdruck ihrer Nachrangigkeit in der politischen und öffentlichen Aufmerksamkeit" gewertet (Cortina et al. 2005, S. 565). Es gehört mit zu den verbreitetsten Irrtümern, Ausbildungsstätten für Ergotherapie als „Fachschulen" (FS) zu bezeichnen. FS sind Einrichtungen der beruflichen Weiterbildung, sie schließen an eine berufliche Erstausbildung und Berufserfahrungen an und führen zu einem staatlichen postsekundaren Abschluss nach Landesrecht.

Tab. 1.5 Länderregelungen für die Durchführung von ErgThG und ErgThAPrV mit Angaben zu Weiterbildungsregelungen

Bundesland	(1) zuständige oberste Landesbehörde(n)	(2) Mittel- oder Unterbehörde(n)	(3) Zuständig für Genehmigung/ Anerkennung von Schulen	(4) Zuständig für die Durchführung von ErgThG und ErgThAPrV	(5) Zuständig für die Durchführung von Prüfung und Erlaubniserteilung	(6) Gesetzliche Regelungen der Ausbildung WB-Regelungen	(7) Sonstige Regelungen (Erlasse, Richtlinien o.Ä.) evtl. Bemerkungen zu den Regelungen
Baden-Württemberg	Sozialministerium Stuttgart, Abt. 5 →	4 RegPräs Freiburg, Karlsruhe, Stuttgart, Tübingen	RegPräs	RegPräs	RegPräs		RegPräs verfahren nach eigenen Regelungen
Bayern	Bayerisches Staatsministerium für Kultus und Unterricht, Ref. VII5 →	7 Regierungen mit Schulaufsicht: Ober-, Niederbayern, Ober-, Mittel-, Unterfranken, Oberpfalz, Schwaben	Regierungen	Regierungen	Bayerisches Staatsministerium für Umwelt, Gesundheit und Verbraucherschutz → Regierungen	▪ Bayerisches Gesetz über das Erziehungs- und Unterrichtswesen vom 31.5.2000 ▪ BFS-Ordnung nichtärztliche Heilberufe vom 18.1.1993	▪ KMBekanntmachung vom 12.4.1989 (über Einstellung und Verwendung von Lehrern an beruflichen Schulen) ▪ KMBek vom 23.5.2001 (Lehrpläne für die BFS für Ergotherapie, Hrsg. ISB München (www. isb. bayern.de) ▪ KMBekanntmachung vom 9.8.2002 (zur Lehrerfortbildung) ▪ Lehrereinsatz an BFS für Ergotherapie vom 10.7.2001 ▪ Fächerliste (mit Angabe für geteilten Unterricht) ▪ Formblatt: Ermittlung des Gesamtbedarfs an Lehrerwochenstunden an BFS für Ergotherapie, StMUK 5/1999

Tab. 1.5 Fortsetzung

Bundesland	Zuständige oberste Landesbehörde(n)	(2) Mittel- oder Unterbehörde(n)	(3) Zuständig für Genehmigung/Anerkennung von Schulen	(4) Zuständig für die Durchführung von ErgThG und ErgThAPrV	(5) Zuständig für die Durchführung von Prüfung und Erlaubniserteilung	(6) Gesetzliche Regelungen der Ausbildung WB-Regelungen	(7) Sonstige Regelungen (Erlasse, Richtlinien o.Ä.) evtl. Bemerkungen zu den Regelungen
Berlin	Senatsverwaltung für Gesundheit, Soziales und Verbraucherschutz →	Landesamt für Gesundheit und Soziales, Abt. 2A	Landesamt	Landesamt	Landesamt	G. über die Lehranstalten für Medizinalhilfspersonen vom 14.7.1964 ▪ VO zur Durchführung des Gesetzes über die Lehranstalten für Medizinalhilfspersonen vom 19.7.1965 G. über die Weiterbildung in den Medizinalfachberufen und in Berufen der Altenpflege vom 3.7.1995 ▪ WB- und Prüfungs-VO für die Heranbildung von Lehrkräften in Medizinalfachberufen vom 18.3.1997	▪ Keine weiteren schriftlichen Standards ▪ Berliner Lehrplan für die Ergotherapieausbildung, Berlin 2003

Tab. 1.5 Fortsetzung

Bundesland	Zuständige oberste Landesbehörde(n)	(2) Mittel- oder Unterbehörde(n)	(3) Zuständig für Genehmigung/ Anerkennung von Schulen	(4) Zuständig für die Durchführung von ErgThG und ErgThAPrV	(5) Zuständig für die Durchführung von Prüfung und Erlaubniserteilung	(6) Gesetzliche Regelungen der Ausbildung WB-Regelungen	(7) Sonstige Regelungen (Erlasse, Richtlinien o.Ä.) evtl. Bemerkungen zu den Regelungen
Brandenburg	Ministerium für Arbeit, Gesundheit, Soziales und Frauen (MAGSF), Abt. Gesundheit →	Landesamt für Soziales und Versorgung, Abt. Landesgesundheitsamt Wünsdorf	Landesamt	Landesamt	Landesamt	▪ VO zur Bestimmung der Zuständigkeiten für nichtärztliche und ärztliche Heilberufe vom 11.11.1992	▪ RL des MASGF über die staatliche Anerkennung von Ausbildungsstätten/Schulen für Fachberufe des Gesundheitswesens vom 15.11.1993 (mit Merkblatt für antragstellende Schule) ▪ RL des MASGF zur Durchführung der praktischen Ausbildung für Berufe nach dem Masseur- und Physiotherapeuten-G. und des ErgThG vom 25.6.2005
Hamburg	Behörde für Wissenschaft und Gesundheit (BWG) Amt für Gesundheits- und Verbraucherschutz, Fachabt. Öffentlicher Gesundheitsdienst, Fachberufe im Gesundheitswesen G314 →		Amt für Gesundheit und Verbraucherschutz	Amt für Gesundheit und Verbraucherschutz	Amt für Gesundheit und Verbraucherschutz		RL des Amtes für Gesundheit über die staatl. Anerkennung als BFS für Ergotherapeuten gemäß § 4 ErgThG, Stand: 12/2005 (Umfasst 18 Regelungen, zu ihr gehört als Anlage ein Erhebungsbogen)
Hessen	Hessisches Sozialministerium, Referat V1 →	RegPräs. Darmstadt (DA), Medizinaldezernat	RegPräs DA	RegPräs DA	RegPräs DA		RL des Medizinaldezernats RegPräs DA: „Staatl. Anerkennung von Lehranstalten für die Fachberufe des Gesundheitswesens“, gültig ab 1.1.2000

Tab. 1.5 Fortsetzung

Bundesland	Zuständige oberste Landesbehörde(n)	(2) Mittel- oder Unterbehörde(n)	(3) Zuständig für Genehmigung/ Anerkennung von Schulen	(4) Zuständig für die Durchführung von ErgThG und ErgThAPrV	(5) Zuständig für die Durchführung von Prüfung und Erlaubniserteilung	(6) Gesetzliche Regelungen der Ausbildung WB-Regelungen	(7) Sonstige Regelungen (Erlasse, Richtlinien o.Ä.) evtl. Bemerkungen zu den Regelungen
Mecklenburg-Vorpommern	Sozialministerium (SM), Abt. 3, Ref. IX (Fachaufsicht) Ministerium für Bildung, Wissenschaft und Kultur (BM): Dienstaufsicht, getrennt für öffentliche Schulen und Schulen in freier Trägerschaft	4 Regionalschulämter (Dienstaufsicht vor Ort) Landesprüfungsamt für Heilberufe Rostock	Ministerium für Bildung, Wissenschaft und Kultur (inkl. Mitteilung anzeige- oder genehmigungspflichtiger wesentlicher Änderungen im laufenden Betrieb von Schulen)	4 Regionalschulämter	Landesprüfungsamt für Heilberufe	▪ SchulG M-V. vom 15.5.1996 ▪ Privatschulverordnung M-V. vom 22.5.1997 Ü: Referentenentwurf Gesundheitsfachberufe liegt vor	▪ RL des SM: „Richtlinie über die staatliche Anerkennung von Schulen für Ergotherapie“ (Stand: 9/2005) ▪ Regelungen des Landesprüfungsamtes für Heilberufe zur Durchführung der staatlichen Prüfung in der Fachrichtung Ergotherapie (vom 20.1.2003) (Ü geplant)
Niedersachsen	Niedersächsisches Kultusministerium, Abt. 4 → Niedersächsisches Ministerium für Soziales, Frauen, Familie und Gesundheit (MSFFG) → Spalte 5	Landesschulbehörde an den Standorten Hannover, Braunschweig, Lüneburg, Osnabrück, Dez. 5 Ü	Landesschulbehörde	Landesschulbehörde	Prüfungen: Landesschulbehörde (zuständig: MK) Erlaubniserteilung: Landessozialamt Lüneburg (zuständig: MSFFG)	▪ Niedersächsisches SchulG vom 3.3.1998 ▪ VO über berufsbildende Schulen vom 24.7.2000 (BbS-VO)	▪ RahmenRL für das Fach Berufsbezogener Unterricht der BFS für Ergotherapie, Stand: 5/2002 ▪ Ergänzende Bestimmungen für das berufsbildende Schulwesen (EB-BbS) (mit Stundentafel) ▪ Erlass des MK vom 16.6.1998 (Praktische Ausbildung) ▪ RdErl des MK vom 24.7.2000, zuletzt geändert durch RdErl MK vom 29.6.2005, Bezug: RdErl MK vom 28.6.1996, geändert durch RdErl vom 10.10.1996

Tab. 1.5 Fortsetzung

Bundesland	Zuständige oberste Landesbehörde(n)	(2) Mittel- oder Unterbehörde(n)	(3) Zuständig für Genehmigung/ Anerkennung von Schulen	(4) Zuständig für die Durchführung von ErgThG und ErgThAPrV	(5) Zuständig für die Durchführung von Prüfung und Erlaubniserteilung	(6) Gesetzliche Regelungen der Ausbildung WB-Regelungen	(7) Sonstige Regelungen (Erlasse, Richtlinien o.Ä.) evtl. Bemerkungen zu den Regelungen
Nordrhein-Westfalen	Ministerium für Arbeit, Gesundheit und Soziales NRW, (MAGS) Abt. III7 →	5 BezReg: Arnsberg, Detmold, Düsseldorf, Köln und Münster, Dezernat 24	5 BezReg Ü: BezReg sollen 2006 in eigener Zuständigkeit Kriterien entwickeln	5 BezReg Ü: s. Sp. 3	Gesundheitsämter der Kreise		▪ Erlasse des MAGS mit landeseinheitlichen Kriterien für die staatliche Anerkennung von Schulen der Gesundheitsfachberufe wurden 1/2006 durch das MAGS aufgehoben ▪ Dito wurde der Erlass über die pädagogische Zusatzqualifikation der Schulleitung 1/2006 aufgehoben
Rheinland-Pfalz	Ministerium für Arbeit, Soziales, Familie und Gesundheit Abt. 6 →	Landesamt für Soziales, Jugend und Versorgung (LSJV) Abt.5	Landesamt	Landesamt	Landesamt	▪ LG über die WB in den Gesundheitsfachberufen vom 17.11.1965 ▪ L-VO zur D der LG über die Weiterbildung in den Gesundheitsfachberufen vom 13.2.1998 (Lehrkraft, Praxisanleiter)	▪ Musteranerkennungskriterien für die Schulen der Gesundheitsfachberufe der LSJV von 2001 (gelten für Erstgenehmigung und laufenden Betrieb)

Tab. 1.5 Fortsetzung

Bundesland	Zuständige oberste Landesbehörde(n)	(2) Mittel- oder Unterbehörde(n)	(3) Zuständig für Genehmigung/ Anerkennung von Schulen	(4) Zuständig für die Durchführung von ErgThG und ErgThAPrV	(5) Zuständig für die Durchführung von Prüfung und Erlaubniserteilung	(6) Gesetzliche Regelungen der Ausbildung WB-Regelungen	(7) Sonstige Regelungen (Erlasse, Richtlinien o.Ä.) evtl. Bemerkungen zu den Regelungen
Saarland	Ministerium für Justiz, Gesundheit und Soziales, Ref. G1 →	Landesamt für Soziales, Gesundheit und Verbraucherschutz, Zentralstelle für Gesundheitsberufe	Landesamt	Landesamt	Landesamt	G über die WB in den Gesundheits- und Altenpflegefachberufen und ... vom 25.11.1998 ▪ VO zur D der WB in den Gesundheitsfachberufen, Lehrkraft für Gesundheitsfachberufe vom 20.11.2003 ▪ VO zur D der WB –Praxisanleiter/in für Gesundheitsfachberufe – und zur Änderung der WB-VO –Lehrkraft für Gesundheitsfachberufe- ....vom 27.9.2005	▪ „Empfehlungen zur Qualitätssicherung der Ausbildungsstätten“ in: Krankenhausfachplan „Ausbildungsstätten für Gesundheitsfachberufe 2002–2004“, S. 23 – 26 Ministerium für Frauen, Arbeit, Gesundheit und Soziales, Hrsg., Stand: 19.6.2002 ▪ Ü
Sachsen	Sächsisches Staatsministerium für Kultus, Abt. 4 s. Sp. 3, ansonsten →	5 Regionalschulämter (Bautzen, Chemnitz, Dresden, Leipzig und Zwickau)	Genehmigung von staatlich anerkannten Ersatzschulen: Regionalschulämter Anerkennung von staatlich anerkannten Ersatzschulen: KultusMin	5 Regionalschulämter	3 RegPräs Chemnitz, Dresden, Leipzig (An der Prüfung beteiligen sich auch die RegSchulÄmter, ohne Stimmrecht)	▪ Schulgesetz für den Freistaat Sachsen vom 16.7.2004 ▪ Schulordnung BFS–BFSO vom 11.8.1999 ▪ G über Schulen in freier Trägerschaft vom 4.2.1992 (Ü)	▪ Lehrpläne für die BFS Ergotherapie ... August 2004 (Erprobungslehrplan)

Tab. 1.5 Fortsetzung

Bundesland	Zuständige oberste Landesbehörde(n)	(2) Mittel- oder Unterbehörde(n)	(3) Zuständig für Genehmigung/ Anerkennung von Schulen	(4) Zuständig für die Durchführung von ErgThG und ErgThAPrV	(5) Zuständig für die Durchführung von Prüfung und Erlaubniserteilung	(6) Gesetzliche Regelungen der Ausbildung WB-Regelungen	(7) Sonstige Regelungen (Erlasse, Richtlinien o.Ä.) evtl. Bemerkungen zu den Regelungen
Sachsen-Anhalt	Kultusministerium Rechtsgrundlagen + s. Spalte 3 Ansonsten delegiert →	Landesverwaltungsamt, Abt. 5 und 6	Landesverwaltungsamt, Abt. 5 bei öffentlichen Schulen, KuMin bei privaten Schulen für Genehmigung, Anerkennung und Finanzierung	Landesverwaltungsamt, Abt. 5 (Schulaufsicht)	Landesverwaltungsamt, Abt. 5 (Prüfung) Abt. 6 (Erlaubniserteilung)	▪ SchulG vom 1.8.2005 ▪ BbS-VO vom 20.7.2004, insbesondere Anlage 6 ▪ ErsatzschulVO vom 22.8.05	▪ Erg. Bestimmungen z. BbS-VO Runderlass MK vom 14.10.2004 in der Fassung v. 27.04.2006 ▪ Runderlass MK vom 13.5.2005) ▪ Erlass zur Eignungsfeststellung für Einrichtungen der Praxis (Ü)
Schleswig-Holstein	Ministerium für Soziales, Gesundheit, Familie, Jugend und Senioren, Abt. VIII →	Landesamt für Gesundheit und Arbeitssicherheit, Dezernat Gesundheitsberufe	Landesamt	Landesamt			▪ Keine schriftlich fixierten Standards oder Verfahrensregelungen für Ergotherapieschulen ▪ Wesentliche Änderungen gegenüber der Genehmigung müssen von den Schulen angezeigt werden

Tab. 1.5 Fortsetzung

Bundesland	Zuständige oberste Landesbehörde(n)	(2) Mittel- oder Unterbehörde(n)	(3) Zuständig für Genehmigung/Anerkennung von Schulen	(4) Zuständig für die Durchführung von ErgThG und ErgThAPrV	(5) Zuständig für die Durchführung von Prüfung und Erlaubniserteilung	(6) Gesetzliche Regelungen der Ausbildung WB-Regelungen	(7) Sonstige Regelungen (Erlasse, Richtlinien o.Ä.) evtl. Bemerkungen zu den Regelungen
Thüringen	Thüringer Kultusministerium, Abt. 6 (Schulrechtliches: Genehmigung der Schulen etc.) Thüringer Ministerium für Soziales, Familie und Gesundheit, Abt. 4 (Fachaufsicht) →	Thüringer Landesverwaltungsamt, Berufe des Gesundheitswesens	Landesverwaltungsamt (Fachliche Prüfung im Anerkennungsverfahren zur Vorlage für das KM)	Landesverwaltungsamt	Landesverwaltungsamt	▪ Thüringer SchulG vom 6.8.1993 ▪ Thüringer G. über Schulen in freier Trägerschaft vom 5.3.2003 ▪ Thüringer Fachschulordnung v. 3.2.2004 geändert 21.9.2005, § 83–89 (Berufsbegleitende WB z. Medizinpädagogen) (für hauptberufliche Lehrkräfte)	▪ Erlass des Thüringer Ministeriums für Soziales, Familie und Gesundheit und des Thüringer Kultusministeriums zum Vollzug der Berufsgesetze für die Fachberufe im Gesundheitswesen, Entwurf, 11/2004 (=Mindestanforderungen an Schulen) ▪ Mindestanforderungen praktische Ausbildung in der Ergotherapie, 1. für Kliniken, Rehaeinrichtungen etc. 2. Für private Praxen (d.h. Einrichtungen der praktischen Ausbildung müssen ermächtigt sein) ▪ Thüringer Lehrplan für berufsbildende Schulen, Schulform: 3-jährige Höhere BFS,… Beruf: Ergotherapeut/-in 2006

Abkürzungen: BezReg = Bezirksregierung, BFS = Berufsfachschule, D = Durchführung, G = Gesetz, KM oder MK: Kultusministerium, L = Land(es), LG = Landesgesetz, KM = Kultusministerium, M = Ministerium, RdErl = Runderlass, RegPräs = Regierungspräsidien; RL = Richtlinie, Sp = Spalte, Ü = Überarbeitung/Änderung/Neufassung/Zulassung in Vorbereitung, VO = Verordnung, WB = Weiterbildung
Zeichen: → = delegiert an
Stand: 2006

- Angaben unter (7), „Lehrpläne“: Soweit sie vorliegen, sind sie verbindlich unter Berücksichtigung des pädagogischen Freiraums der Lehrkräfte.

Fazit zu Zuständigkeitsvielfalt, Mindeststandards und Regelungen seitens der Länder

Aus der *Zuständigkeitsvielfalt* lässt sich die schulische und damit auch bildungspolitische Sonderstellung der Schulen für Gesundheitsfachberufe bzw. der Ergotherapieausbildung ablesen. Insgesamt wird eine Qualitätssicherung der Berufsausbildung erheblich erschwert durch die

- teilweise mangelnde Transparenz und Einheitlichkeit bzw. Vergleichbarkeit,
- unterschiedliche rechtliche Geltung der Bestimmungen,
- einsparungsbedingte Zusammenlegung von Aufsichtsbehörden in zahlreichen Bundesländern in den letzten Jahren, die deren Aufgaben als Kontrollinstanz zusätzlich erschwert hat.

Will man hinsichtlich der gesetzlichen Verankerung und des Umfangs von *qualitätssichernden Regelungen* und *Standards* den Versuch einer Gruppierung vornehmen, so bietet sich eine abgestufte Aufteilung der Bundesländer in vier Gruppen an:

- A1: An qualitativ erster Stelle stehen die 5 Länder (Bayern, Niedersachsen, Sachsen-Anhalt, Sachsen, Thüringen), welche die Ergotherapieschulen in ihr Schulsystem integriert, BFS-Ordnungen und weitere Regelungen (z.B. für die Durchführung der praktischen Ausbildung, z.T. zur Qualifikation von Lehrkräften etc.) erlassen, sowie (teilweise in Zusammenarbeit mit den Schulen) Lehrpläne erstellt haben (Niedersachsen, Sachsen, Bayern, Thüringen). Zur Gruppe A1 kann als 6. Land Berlin hinzugenommen werden, obwohl die Ergotherapieschulen nicht ins Schulsystem integriert sind; hier besteht eine Weiterbildungspflicht für Lehrkräfte.
- A2: Zu dieser Gruppe gehören 2 Länder (Brandenburg, Mecklenburg-Vorpommern). Sie haben relevante und schriftlich fixierte Standards, Verordnungen und Erlasse entwickelt.
- B: In einer 3. Gruppe sind 5 Bundesländer zu finden (Hamburg, Hessen, Rheinland-Pfalz, Saarland und NRW), die ihre Standards im Kontext ihrer bildungspolitischen Vorgaben lediglich als verwaltungsinterne (und nicht-öffentliche) Richtlinien gefasst haben (NRW konstituiert 2006 seine Regelungen auf dezentralem Wege erst wieder neu). Zwei Länder bieten umfangreiche Weiterbildungen für Lehrkräfte und Praxisanleiter an: Rheinland-Pfalz, Saarland.
- Eine 4. Gruppe mit 2 Bundesländern (Schleswig-Holstein, Baden-Württemberg) hat für ihre Aufgabenstellung länderseits keinerlei *schriftliche* Standards für die Anerkennung und den laufenden Betrieb von Ergotherapieschulen vorliegen.

1.3.5 Berufsausbildung: Schulentwicklung und Qualitätssicherung

Schulentwicklung und Arbeitsmarkt

In der alten BRD hat seit dem Erlass des Bundesgesetzes 1977 bis zur Wiedervereinigung 1991 die Anzahl der Schulen in privater Trägerschaft erheblich zugenommen (von ca. 14 auf 50). Mit der Wiedervereinigung setzte eine explosionsartige Neugründung von Ergotherapieschulen in freier Trägerschaft ein. So sind aus den rund 50 westdeutschen und den 3 ostdeutschen Schulen von 1991 (Kap. 1.3.2) bis zum Jahr 2000 162 Ergotherapieausbildungsstätten entstanden (davon mehr als 50 in den neuen Bundesländern). Die Zahl der Schulen ist bis zum Jahr 2006 noch einmal auf annähernd 180 angestiegen, trotz

- eines tendenziell rückläufigen Arbeitsmarktes aufgrund von Restriktionen im Rahmen der Gesundheitsreformgesetze,
- restriktiver SGB-III-Förderung seit 2001ff.,
- einer sich abzeichnenden „Überproduktion“ von Absolventen und mehrfachen Hinweisen seitens des Berufsverbandes („Klasse statt Masse“).

Behörden können bekanntlich keiner neuen Schule den Zutritt zum Markt verwehren, wenn der Schulträger die für eine Genehmigung erforderlichen formellen und inhaltlichen Nachweise vorgelegt hat.

Neu hinzugekommen sind die Studienangebote. Inzwischen (2006) dürften es jährlich mehr als 5000 BFS-Absolventen sein, bei insgesamt schätzungsweise 45000 ausgebildeten Ergotherapeuten. Diese an und für sich erfreuliche Entwicklung wird durch die Tatsache getrübt, dass auch die Zahl der arbeitslos gemeldeten Berufsangehörigen kontinuierlich angestiegen ist (von 2544 (1/2000) auf 3703 (1/2003) bis auf 4277 (1/2006). Die weitere Entwicklung bleibt abzuwarten.

Qualitätssicherung und Schulen: Aktivitäten von Berufsverband und Schulen

Neben den berufsinternen Aktivitäten gehören auch externe Aktivitäten zu den Aufgaben eines Berufsverbandes. Förderung von Fort- und Weiterbildung, Entwicklung einer Berufsethik und des beruflichen Selbstverständnisses sind Beispiele für berufsinterne Aktivitäten. Zu den externen Aufgaben gehört u.a. seine Einflussnahme auf die Ausbildung, zumal dann, wenn er, wie der DVE, Ausbildungsinhalte und Zulassungen von Ausbildungseinrichtungen nicht beeinflussen kann. Gleichzeitig haben Ausbildungsinhalte und deren Standards für alle Berufsverbände – auch aufgrund ihrer eigenen Fachexpertise – einen zentralen Rang. Insofern stellt die Qualitätssicherung der Ausbildung eine zentrale Aufgabe für jeden Verband dar.

Sicherung von Qualität kann in Anlehnung an Seelos als die Gesamtheit aller organisatorischen, technischen und normativen Maßnahmen (Standards) definiert werden, die geeignet sind, die Qualität der Dienstleistung Berufsausbildung hinsichtlich der an sie gerichteten Erwartungen zu sichern, zu verbessern und sie der Weiterentwicklung des fachlichen und pädagogischen Wissens anzupassen (Seelos 1988).

Bei dieser Aufgabe kam und kommt für die Ergotherapie dem Weltverband (WFOT) als „professional community" eine wichtige Funktion zu. Dieser hat seit 1952 weltweit geltende Mindeststandards entwickelt, die im Konsensverfahren mit den nationalen Berufsverbänden erstellt werden. Diese nennen dem WFOT jährlich Schulen, die dessen Mindeststandards erfüllen. Die Nennung auf der WFOT-Schulliste stellte weltweit die Voraussetzung für eine Arbeitsaufnahme außerhalb Deutschlands oder für die Zulassung zur Nachqualifikation dar. Diese jahrzehntelange Türöffnerfunktion einer nichtstaatlichen WFOT-„Anerkennung" ist in den Mitgliedstaaten der Europäischen Union zwischenzeitlich durch staatliche Regelungen abgelöst worden (Zentralstelle 2006). Die WFOT-Nennung hat ihre Funktion außerhalb Europas allerdings nach wie vor behalten.

Der Berufsverband arbeitete von 1963 bis zur Gründung des Verbandes Deutscher Ergotherapieschulen e.V. (VDES) 1995 mit den Schul- und Ausbildungsleitern der Schulen (Letztere auf freiwilliger Basis) in gemeinsamer Gremienarbeit zusammen: es war die *Ständige Konferenz der Schul- und Ausbildungsleiter der Schulen für BTh/ATh sowie des Verbandes der BTh/ATh e.V.* (in der Folge: *Ständige Konferenz*). In den Jahren von 1977 – 1988 wurden u.a.

- ein Mindestanforderungskatalog für die Ausbildung an deutschen Ergotherapieschulen auf der Basis der WFOT *Minimum Standards for the Education of Occupational Therapists* entwickelt,
- Schulbesuche durchgeführt,
- Rechenschaftsberichte erstellt, die auch den Aufsichtsbehörden zugeleitet wurden.

Eine besondere Erwähnung verdient der 2. Bericht der Gemeinsamen Kommission (1988), der u.a. überarbeitete *Mindestanforderungen an die Ausbildung zum BTh/ATh* enthielt. In einem Zeitraum, in dem auf Länderseite erst wenige und z.T. unzureichende Standards für die Durchführung der Ausbildung erlassen waren, bedeutete diese Arbeit einen wesentlichen Beitrag als Ergänzung und Korrektiv der Behördenaufsicht.

Die Zusammenarbeit zwischen Schulen und DVE setzte sich auch bei der gemeinsamen Novellierung der APrO in den 90er-Jahren fort. Mit der Gründung des Verbandes Deutscher Ergotherapieschulen e.V. (VDES) 1995 hatten sich die Schulen erstmals ein satzungsmäßig eigenes Gremium geschaffen. Die Zusammenarbeit der Schul- und Ausbildungsleiter „zum Zwecke der Qualitätssicherung" (§ 2b) ist dabei satzungsgemäß ebenso leitend wie die Zusammenarbeit mit dem Berufsverband. Bis zum Jahr 2006 sind dem VDES knapp 60% aller Schulen beigetreten. Die Einhaltung der WFOT-Mindeststandards ist für die VDES-Mitgliedsschulen seit 2003 nicht mehr bindend.

Es war im Aufgabenverständnis nur folgerichtig, dass der Berufsverband nach der Beendigung der Qualitätssicherungsarbeit durch die *Gemeinsame Kommission* 1988 mit dem *Ausbildungsausschuss* 1990 ein eigenes Gremium zur Fortführung dieser Arbeit eingerichtet hat. Der Ausbildungsausschuss hat mit der fortlaufenden Überarbeitung der *Ausbildungsstandards* seitdem auch die Besuche der Schulen und deren Beratung fortgeführt. Mit der Schaffung einer hauptberuflichen Vollzeitstelle, des „Referats für Aus- und Weiterbildung", hat der DVE 1992 seinem Gestaltungswillen im Bereich der Ausbildung und der anstehenden Akademisierung des Berufes nachhaltig Rechnung getragen.

Das WFOT-Anerkennungsverfahren der Schulen konnte 1998 den internationalen Gepflogenheiten angeglichen (schriftliches Verfahren) und von den der Begutachtung von Ergotherapieschulen zugrunde liegenden, qualitativ anspruchsvolleren nationalen *Ausbildungsstandards des Deutschen Verbandes der Ergotherapeuten* abgetrennt werden. Dieser Vorgang trug zur Vermeidung unbilliger Härten für Absolventen sowie zur Entzerrung eines unzutreffenden Erscheinungsbildes bei, als ob nur ca. 20% der deutschen Schulen (so 1998) die WFOT-Mindeststandards erfüllen.

Zwischen 1997 und ca. 2001 wurde als 2. nationale Qualitätsstufe im DVE ein bis heute geltendes neues Qualitätsmanagement-Konzept entwickelt und evaluiert, Q_{intern}. Es greift das stark formalisierte Konzept des industriebetriebs*internen* systematischen *Verfahrens* zur Erfüllung der notwendigen Qualitätsanforderungen auf (DIN ISO 9000) und weitere, wie z.B EFQM. Die Schule und ihr QM-Beauftragter bringen sich dabei in den Stand, über sämtliche ausbildungsbezogenen Abläufe und Zuständigkeiten eine Dokumentation zum Ist-Stand zu erstellen, um dann über einen stetigen Verbesserungsprozess ihre entsprechenden Zielvorstellungen anzustreben. Das Neue gegenüber bisher ausschließlich *externen* Überprüfungen besteht darin, dass ein Bildungsträger *intern* und selbstverantwortlich sein eigenes QM organisiert und über Strukturen, Prozesse und Ergebnisse nachweislich dokumentierte Rechenschaft ablegen kann. Q_{intern} basiert auf inhaltlichen Standards. Die Schule muss (neben den gesetzlichen Vorgaben und Regularien) als Voraussetzung für eine Beratung, Überprüfung und eine – mit Kosten verbundene – Zertifizierung durch den DVE („Zertifikat 2000") auch die Mindeststandards des WFOT erfüllt haben. Bis 2006 haben knapp 7% aller Schulen dieses DVE-Zertifikat erwerben können.

Die WFOT-Mindeststandards sind 2002 in einer revidierten, modernen und den Besonderheiten jedes nationalen Gesundheitswesens Rechnung tragenden Fassung erschienen (WFOT 2002). Sie sind „verschlankt", umfassend und flexibel angelegt, mit unverzichtbaren Kernforderungen (wie z.B. dass die Lehrkräfte eine relevante Qualifikation haben, die höher ist als der von den Studierenden erreichte Abschluss). Neu ist auch der erwartete Nachweis eines Leitbilds („philosophy"), das um Betätigung und Ergotherapie zentriert sein soll; durchgehend sind in allen fünf ausbildungsrelevanten Komponenten (S. 27ff.) auch die internationalen Perspektiven wie die jeweilige Qualitätsverbesserung aufzuzeigen. Der Ausbildungsausschuss hat die revidierten WFOT-Standards den deutschen Verhältnissen angepasst (DVE 2004), ohne alle Standards in sein Regelwerk vollständig zu integrieren (die WFOT–Standards legen bekanntlich eine Hochschulausbildung zugrunde, Miesen 2004a).

1.3.6 Ausbildungs- und Prüfungsverordnung: Inhalte, Stellenwert und Umsetzung

Nach längerer Vorbereitung trat die novellierte AprV mit neuen Ausbildungsinhalten zum 1.7.2000 in Kraft. Sie weist bemerkenswerte Änderungen auf (Becker 2001, Beyermann 2001, Miesen 2004):

- Erstmals hat der Beruf ein über die „alten" Behandlungsverfahren hinausgehendes eigenes Grundlagenfach („Grundlagen der Ergotherapie") erhalten, in dem u.a. mit den Praxismodellen (Kap. 1.10-1.12) auch die theoretische Fundierung der Ergotherapie (AprV, Anl. 1 zu §1 (1), 15.2, Kap. 1.1) und darüber hinaus grundlegende Themen (ergo-)therapeutischen Handelns in den Blick rücken, einschließlich der Qualitätssicherung therapeutischen Arbeitens (AprV, Anl. 1, 15.11). Erstmals sind damit *berufliche* Fächer Gegenstand einer schriftlichen und mündlichen Prüfung geworden (Anl. 1, 15., 16.-20.). Im Kontext dieses Grundlagenfaches eröffnet sich für Lehrende und Lernende auch die Möglichkeit, den Stellenwert medizinischer und sozialwissenschaftlicher Fächer mit Bezug auf das ergotherapeutische Prinzip der „Betätigung" zu reflektieren (Anl. 1, 15.1), was in diesem Grundlagenbuch aufgegriffen wird (Kap. 1.6, Kap. 1.7). Reflexion und Umsetzung ist auch das Leitwort für Fachsprache und Einführung ins wissenschaftliche Arbeiten (Anl. 1, 2., Kap. 1.14), wo schriftlich eine strittige Ausgangsfrage abgehandelt werden muss.
- Die *ergotherapeutischen* (Behandlungs-)*Verfahren* haben an Umfang und Differenzierung gewonnen. Erstmals ist hier ein Klassifikationsschema verwandt worden, das sich nicht mehr primär an den medizinischen Fachdisziplinen (Pädiatrie etc.) orientiert, sondern an den ergotherapeutischen BV. Dass auch diese Klassifikation nicht konsistent und auch die in diesem Lehrbuch angewandte Systematik noch eine im Übergangszustand ist, kann aus Reichels Ausführungen (Kap. 3.1) deutlich werden.
- Der sozialwissenschaftliche Anteil ist erweitert worden (auf 320 Stunden). Mit dem neuen Fach Gerontologie kann der Blick auf das Alter als Lebenssituation geschärft werden. Auch Prävention und Rehabilitation stellen hochaktuelle Grundlagenfächer für einen Rehabilitationsberuf dar.
- Der medizinische Anteil ist (auf 590 Stunden) geringfügig reduziert worden.
- Der Umfang der handwerklich-gestalterischen Techniken ist beträchtlich reduziert worden, Mittel werden nicht mehr konkret benannt, wohl

aber die therapeutische Anwendung (Anl. 1, 13.5, Kap. 1.8). EDV hat Einzug gehalten, sowohl im Dokumentations- wie im therapeutischen Anwendungsbereich (Anl. 1, 14.3.3-4.)
- Die Anleitung der *praktischen Ausbildung* durch Berufsangehörige ist endlich ein Muss geworden.

Zweifellos ist diese modernisierte APrV nicht nur ein wichtiger Schritt in der beruflichen Qualitätssicherung. Sie stellt gleichzeitig auch einen „umfangreichen fachlichen und didaktischen Arbeitsauftrag für die Berufsangehörigen und Lehrkräfte" dar (Beyermann 2001, 363). Angesichts einer als defizitär zu bezeichnenden Ausgangssituation in der Lehrerbildung dürfte es ein längerer Prozess sein, bis die entsprechenden fachlichen und didaktischen Qualifikationen durch die Lehrkräfte angeeignet sind.

Erfreulicherweise ist heute eine Fülle von Publikationen zugänglich, welche die Arbeit von Lehrkräften und Schülern begleitend unterstützen können: neben Lehrplänen (Tab. 1.5, Spalte 7) und z.T. detaillierten Curricula (ENOTHE 2000, CAIPE 2001, Frankfurter C., Götsch 2001, Chemnitzer C., Steinhöfel 2001, WFOT Sample Curriculum, ENOTHE 2006) auch Empfehlungen (Becker 2001, DVE/VDES 2002, Götsch 2004 u.a.) sowie eine Fülle von ergotherapeutischen Fachbüchern.

Neue Lern- und Vermittlungsformen

Mit neuen Ausbildungsinhalten hat sich nicht nur das Profil der Berufsqualifikation am Ende einer Ausbildung und damit die zu erwartenden Kompetenzen und Fertigkeiten verändert. Eine Reihe von modernen ergotherapiespezifischen Kompetenzen wird von Walkenhorst/Stüve angeführt (Miesen 2004), ferner Beyermann (2001), ENOTHE (2006). Auch der Weg zu Aneignung und Vermittlung dieser Kompetenzen musste und muss sich ändern, wenn die eigentlich synthetischen Leistungen einer Ausbildung nicht mehr – wie im traditionellen Berufs(fach-)schulunterricht üblich – dem Schüler überlassen werden, sondern als Aufgaben einer subjekt- und handlungsorientierten Didaktik erfahrbar werden sollen. In der deutschen Berufsausbildung ist hier ein Paradigmenwechsel eingeleitet worden, gewissermaßen von der „Erzeugungsdidaktik" zur „Ermöglichungsdidaktik". Neben dem von H. Meyer Ende der 80er-Jahre auch für die allgemeinbildenden Schulen initiierten handlungsorientierten Unterricht, dem seit Anfang der 90er-Jahre bekannten problemorientierten Lernen (Gräsel 1997), dem kompetenzorientierten Unterricht (für Schule und Hochschule: Arbeitsstab Forum Bildung 2001, Weber 2004) ist es vor allem das Lernfeldkonzept, das seit den „Handreichungen für die Erarbeitung von Rahmenlehrplänen" (besonders KMK 2000) im Unterricht an berufsbildenden Schulen in den Bundesländern Eingang findet. Die Bearbeitung von komplexen Aufgaben- und Problemstellungen, insbesondere aus der beruflichen, gesellschaftlichen und individuellen Lebenswelt, auf der Basis von fächerintegrativen Inhalten ist auf die Förderung der Handlungskompetenzen ausgerichtet (*Literaturtipp*: Schneider 2005 mit weiterer Literatur). Für die Ergotherapie kann dabei auf die Lehrpläne Berlin (mit 12 Lernfeldern) und Niedersachsen (mit 5 Lernfeldern) verwiesen werden. Die Implementierung des Lernfeldkonzepts verlangt von allen Schulbeteiligten auf der Ebene von Lehrplanentwicklung und -gestaltung, von Schulorganisation und von Unterrichtsumsetzung neben einem erhöhten Arbeitsaufwand auch ein Mehr an Fachkompetenzen und Teamarbeit. Noch sind nicht für alle sich dabei ergebenden Probleme stabile Lösungen gefunden worden und man wird auf die Erfahrungsberichte der Schulen gespannt sein.

In diesen Kontext einer zu entwickelnden Didaktik hat sich erstmals nach den Ausführungen von Göpel et al. (1996) zur hochschulischen Ausbildung in den Gesundheitsfachberufen eine Arbeit mit dem Thema Didaktik aus ergotherapiebezogener Sicht befasst (Beyermann 2001). In ihr werden u.a. die „Konstitutionsprobleme" einer noch zu entwickelnden Didaktik „Gesundheit" besonnen reflektiert, an die eine Fachdidaktik „Ergotherapie" anknüpfen könnte. Den Bottom-up-Ansatz für die Erstellung einer Fachdidaktik Ergotherapie hat sich ein gleichnamiger Arbeitskreis – unterstützt vom VDES – vorgenommen, dessen Dokumentation das Ergebnis einer Workshoptagung der FH Bielefeld ist (Walkenhorst 2005a: zur Definition Fachdidaktik dort S. 5).

1.3.7 Lehrkräftequalifizierung: Qualitätssicherung

Ist-Stand im Weiterbildungsbereich für Lehrkräfte

Ein wesentlicher Aspekt jeder Berufsausbildung, der auch im Zentrum aller Bemühungen um Qualitätssicherung stehen muss, ist eine entsprechende Qualifizierung der Lehrkräfte und deren rechtlich verbindliche Verankerung. Bei anerkannten Ausbildungsberufen nach dem BBiG (Arzthelferin, Einzelhandelskauffrau etc.) haben die hauptberuflichen Lehrer bisher ein mindestens achtsemestriges Universitätsstudium und einen sich anschließenden Vorbereitungsdienst (Referendariat) an einer Schule zu absolvieren. Für die Gesundheitsfachberufe (Gesundheits- und Krankenpflege seit 2004 ausgenommen) hat der Gesetzgeber – im Unterschied zu den an Beruflichen Schulen ausgebildeten Berufen nach dem BBiG und gemäß den Schulgesetzen der Bundesländer – *keine* Lehrerbildung an der Hochschule vorgesehen (Ausnahmen s.u.).

Aber auch eine pädagogische Qualifikation im Rahmen beruflicher Weiterbildungsmaßnahmen der hauptberuflich unterrichtenden Lehrkräfte ist bisher nur von drei Ländern in entsprechenden *Weiterbildungsverordnungen* geregelt worden, flankiert durch entsprechende Angebote: Berlin (1997), Rheinland-Pfalz (1995), Saarland (2003) und Thüringen (2004). Solchen Verordnungen nachrangig sind interne *Verwaltungsrichtlinien*, die eine pädagogische Qualifizierung hauptberuflicher Lehrkräfte vorschreiben: in Hamburg, Hessen, Brandenburg und Mecklenburg-Vorpommern. In weiteren (6) Bundesländern ist die Regel, dass die (unteren) Schulaufsichtsbehörden (z.B. RegPräs o.Ä.) den Nachweis einer pädagogischen Weiterbildungsqualifizierung (hinsichtlich des Umfangs gilt ein Ermessensspielraum) einer hauptberuflichen Kraft zumindest binnen einer bestimmten Frist (z.B. 3-5-Jahreszeitraum) erwarten. Zwei Bundesländer sehen keinen Nachweis der pädagogischen Qualifizierung für hauptberufliche Lehrkräfte vor (Schleswig-Holstein, Sachsen-Anhalt).

Eine Sonderstellung nehmen dabei in einer Reihe von Ländern die Anforderungen an die Schulleitungen ein. Neben ggf. noch zusätzlichen Qualifikationen ist der Stand der folgende:

- Bayern, Sachsen-Anhalt, Thüringen: akademische Qualifikation bzw. Diplom-Medizinpädagogen.
- Brandenburg: Ergotherapeuten mit Hochschulabschluss als Diplom-Medizinpädagogen.
- Hamburg und Hessen: Ergotherapeuten mit Nachweis einer pädagogischen Qualifikation von 1000 Stunden oder Hochschulabschluss.
- Mecklenburg-Vorpommern: Abschluss eines fach- und erziehungswissenschaftlichen Studiums.
- Rheinland-Pfalz und Saarland: Nachweis einer Weiterbildung im Umfang von 2 100 Stunden Theorie und 1000 Stunden praktische Lehrtätigkeit.
- NRW: Erlass vom 6.3.1998 wurde Anfang 1/2006 aufgehoben, er hatte eine Weiterbildung im Umfang von 1000 Stunden oder pädagogischen Hochschulabschluss vorgesehen.

Im Bereich der pädagogischen Weiterbildung gab es schon früh nichtstaatliche Initiativen: so seit Mitte der 70er-Jahre berufsbegleitende, interdisziplinäre zweijährige Weiterbildungslehrgänge zur pädagogischen Qualifizierung (Deutsche Zentrale für Volksgesundheitspflege in Frankfurt) von insgesamt 8 Wochen Dauer, die zum Teil auch von Ergotherapeuten besucht wurden und seit 1996 modifiziert von der HAGE in Marburg angeboten werden. Darüber hinaus gibt es eine Reihe weiterer Weiterbildungsangebote für Lehrkräfte im Gesundheitswesen (siehe KurseNet der Bundesagentur für Arbeit).

Von 1990–1999 hatte auch der DVE ausschließlich für Ergotherapeuten einen berufsbegleitenden achtwöchigen Lehrgang zur pädagogischen Qualifizierung angeboten.

KMK-Arbeitsgruppe 1997: Hochschulausbildung für Lehrkräfte der Gesundheitsfachberufe

Eine grundsätzliche Änderungsoption in Sachen Lehrkräftequalifizierung hielt die Gemeinsame Arbeitsgruppe KMK/GMK/ASMK für geboten, die in ihrem Bericht (KMK-Beschluss 5.12.1997, S. 8ff.) „für das Lehrpersonal der Fachberufe im Gesundheits- und Sozialwesen eine qualifizierte Ausbildung auf Hochschulebene für erforderlich" hielt. Dabei ergab sich eine Mehrheit für das universitäre Lehramtsprofil gegenüber einem inhaltsgleichen zweiten Modell, das wegen des besonderen Praxisbezugs an Fachhochschulen stattfinden sollte.

Die Pflege war schon 1995 als 16. berufliche Fachrichtung durch einen entsprechenden KMK-Beschluss erstmals lehramtsfähig gemacht worden (KMK 12.5.1995). Damit war auch indirekt der Weg „zur Einführung der Pflegewissenschaft als universitäre Disziplin" gebahnt worden (Körner 2001). Zwischenzeitlich ist für Lehrkräfte und Schulleiter an Krankenpflegeschulen eine Hochschulausbildung zur Pflicht geworden (KrPflG § 4 (3)). An dieser Entwicklung der Pflege ist erkennbar, dass auch die therapeutisch-rehabilitativen Berufe prinzipiell das Stadium der „Lehramtsfähigkeit" erreicht haben, aber eben doch nur prinzipiell.

Heutige Situation der Hochschullehrerbildung für die Gesundheitsfachberufe

Wie sieht die Situation der Lehrerbildung nun heute – fast zehn Jahre nach der Forderung der KMK-Arbeitsgruppe – für die Ergotherapie und vergleichbare Gesundheitsfachberufe in der Realität aus?
Universität: Die BA-/MA-Struktur hat bis 2006 auch bei den Lehramtsstudiengängen an Hochschulen in 13 von 16 Bundesländern Eingang gefunden: Hier sind konsekutive, d.h. nach BA/MA gestufte Studiengänge in der Erprobung, mit in der Regel 2 Fächern plus Vermittlungswissenschaften plus Schlüsselqualifikationen (Thierack 2006, Bellenberg/Thierack 2004). Die therapeutisch-rehabilitativen Gesundheitsfachberufe sind bis heute ohne Lehramtsstudiengang und damit ohne eine entsprechende Berufsfeld- bzw. Lehrfachdisziplin (z.B. „Therapie" oder „Rehabilitation"). Drei universitäre Studienangebote für das Lehramt an beruflichen Schulen sind jedoch zu erwähnen:

- „Berufliche Fachrichtung Gesundheit" (Uni Osnabrück, seit WS 1982/83),
- „Berufliche Fachrichtung Gesundheit und Pflege" (TU Dresden, seit WS 2002/3),
- „Berufliche Fachrichtung Gesundheits- und Pflegewissenschaft", mit zusätzlich möglichem Abschluss als „Diplom-Berufspädagoge" (TU München, TU Dresden) (Gesamtübersicht: Bader u. Schröder 2005).

Sie stehen zwar prinzipiell auch Ergotherapeuten offen und werden von diesen teilweise genutzt. Abgesehen von medizinischen und naturwissenschaftlichen Grundlagen können sie natürlich keine rehabilitationsbezogenen oder gar berufsspezifischen Inhalte in ausreichendem Umfang bieten. Ferner gibt es auch weiterhin den Diplom-Studiengang „Medizinpädagogik" an der Charité der Humboldt-Universität Berlin sowie den Studiengang „Pflege- und Gesundheitswissenschaft" (Universität Halle, seit 1999/2000).

Fachhochschule: Mit dem einschließlich Praxissemester achtsemestrigen Diplom-Studiengang an der FH Bielefeld „Berufspädagogik für Gesundheitsberufe" ist für die Lehrerbildung 2001 konzeptionell etwas Neues geschaffen worden, da neben Gesundheitswissenschaften, Erziehungswissenschaften und weiteren Grundlagen auch die Lernbereiche von Pflege, Physiotherapie und Ergotherapie mit berücksichtigt werden. Zu erwähnen ist ferner der in der Verknüpfung beider Hochschularten konzipierte viersemestrige Master-Studiengang „Pädagogik für Pflege- und Gesundheitsberufe", der an der Universität Kassel *in Kooperation* mit der FH Fulda seit WS 2005/6 angeboten wird und eine zum Erststudium (z.B. B. Sc. in Ergotherapie) affine Fachwissenschaft an der FH, an der Universität dagegen Berufspädagogik und Fachdidaktik vermittelt. Ein einheitlicher Rahmen ist jedoch auch im bisherigen FH-Angebot noch nicht erkennbar (Bals 2004).

Die Einbeziehung der Fachhochschulen in die Lehrerausbildung hat sich in Deutschland – trotz der Forderungen des Wissenschaftsrats nach Modellversuchen oder nach Kooperationen durch die HRK – bisher insgesamt als nachrangig erwiesen (KMK-Beschluss v. 3.6.2005).

Zwischenbilanz zur Lehrerbildung

Und was will der Berufsverband? Hinsichtlich der Lehrerbildung ist im Bildungsplan des DVE wie auch seitens der AG MTG festzustellen, dass die „Lehre", verstanden als „Lehrbefähigung für den eigenen Fachbereich" (AG MTG 2003, S. 7) als einer der Bereiche angeführt wird, für den neben Forschung, Management und fachlicher Spezialisierung Masterstudiengänge „an Hochschulen" eingerichtet werden sollen. Tätigkeitsfelder sollen „Ausbildungs-, Fort- und Weiterbildungseinrichtungen des Gesundheitswesens" sein. Die Forderung ist also da, übrigens seit 15 Jahren. Eine politische Richtungsentscheidung, verbunden mit einer Anerkennung der Problematik in der Ausbildung von Gesundheitsfachberufen, scheint jedoch bei der Lehrerbildung nicht in Sicht zu sein.

1.3.8 Akademisierung der Berufsausbildung

Ausgangslage

Die Anforderungen an die Gesundheitsfachberufe und ihr Leistungsspektrum wurden in den vergangenen Jahren bei gleichzeitiger Mittelverknappung zunehmend komplexer. Im Rahmen der Qualitätssicherung kommt auch auf sie die Forderung zu, die

Effektivität ihrer Behandlungsmethoden und unter wirtschaftlichen Gesichtspunkten auch deren Effizienz belegen zu können. Die Aneignung neuer oder bewährter international gebräuchlicher Behandlungs-, Diagnostik- und Testverfahren erfordert bei deren Übertragung bzw. Umsetzung auf deutsche Verhältnisse methodisches Know-how. Die Evaluation der eigenen Arbeit wird zum Standard werden und verlangt nach Methodenkompetenz. Zur Sicherstellung einer qualifizierten Patientenversorgung ist somit zusätzlich zu den bisher erworbenen theoretischen und praktischen Kompetenzen eine wissenschaftliche Fundierung der Ergotherapie notwendig. Die entsprechenden wissenschaftlichen Qualifikationen – so schon der Wissenschaftsrat 1991 – bedürfen einer Anhebung des Ausbildungsniveaus von der Berufsfachschul- auf Hochschulebene.

Dieser Forderung nach einer Erhöhung ihrer Leistungsfähigkeit, die sich die seit 1991 in der AG MTG (Arbeitsgemeinschaft für Medizinalfachberufe in Therapie und Geburtshilfe) assoziierten Gesundheitsfachberufe zu Eigen gemacht haben, kann sich auf folgende, wesentliche Sachverhalte stützen:

- Für die o.a. Gesundheitsfachberufe existieren aufgrund ihrer Sonderstellung (Kap. 1.3.3) weder eine wissenschaftlich fundierte Curriculumentwicklung noch eine Lehrerausbildung mit den entsprechenden Bezugswissenschaften (Kap. 1.3.6) noch weiterführende Studiengänge als berufliche Aufstiegs- und Qualifizierungsmöglichkeiten.
- Die Berufsabsolventen erfahren international trotz einer guten schulischen Berufsausbildung in Deutschland Benachteiligungen (eine Berufsausübung ist bisher in der Regel nur mit Nachqualifizierung möglich). Die Berufsausbildung in den Mitgliedstaaten der Europäischen Union findet ausnahmslos an Hochschulen statt (zur Anerkennung von Berufsqualifikationen in Europa s. Zentralstelle 2006).

Die daraus resultierenden Forderung von Berufsverband und AG MTG seit 1991 waren folgerichtig: die Novellierung der Berufsgesetze zur Anhebung des Ausbildungsniveaus auf Hochschulebene sowie die Einrichtung von grundständigen Bachelor- und Masterstudiengängen zur beruflichen Spezialisierung, z.B. Management, Forschung und Lehre (AG MTG 2003).

Als erster Schritt soll eine Öffnungsklausel in den Berufsgesetzen es ermöglichen, dass neben den BFS-Abschlüssen *auch* ein Hochschulabschluss zur Erlaubnis zur Führung der Berufsbezeichnung befähigen kann.

Diesen Forderungen standen und stehen seitens des Bundes und der Länder bildungs- und sozialpolitische Widerstände erheblicher Art entgegen (zu deren Argumenten s. Jehn 2006). An dieser Position hat sich *dem Grundsatz nach* bis heute nichts geändert, auch wenn inzwischen der Sachverständigenrat für eine vermehrte wissenschaftliche Qualifizierung nichtärztlicher Gesundheitsfachberufe plädiert (Sachverständigenrat 2005).

Fortschritte in der Akademisierung der Berufsausbildung

Trotz dieser Ausgangslage hat es seit 1997 bemerkenswerte Fortschritte in der Akademisierung der o.a. Gesundheitsfachberufe und der Ergotherapie gegeben (Kap. 1.2). Eine Reihe von Fachhochschulen hatte, z.T. in enger Zusammenarbeit mit den Länderministerien, die Empfehlungen des Wissenschaftsrates und die Impulse der aktiven Berufsverbände aufgegriffen. Gesucht wurde nach Lösungen, wie trotz der – für eine spätere Berufsausübung unabdingbaren – Berufsgesetze den Berufsangehörigen der Gesundheitsfachberufe eine Studiengangsmöglichkeit eröffnet und zugleich das Angebotsspektrum der eigenen Hochschule erweitert werden konnte. Die 1998 begonnene deutsche Hochschulreform und der 1999 einsetzende Bologna-Prozess (Dt. Bildungsserver 2006) haben diese Entwicklung noch begünstigt.

Bis heute ist auf diese Weise eine ganze Reihe von Ergotherapie-Studiengängen entstanden. Sie lassen sich nach Studiendauer (2–6 Semester) und Studienabschluss (Bachelor oder Diplom) folgendermaßen gruppieren (DVE-Homepage 2006):

- *Grundständige Bachelorstudiengänge von 6 Semestern Dauer* (Anzahl: 2) (Vollzeit oder berufsbegleitend, Teilzeit) mit interdisziplinärer Anlage (Pflege, Physio- und Ergotherapie), VZ: FH Bielefeld; Physio- und Ergotherapie3, TZ: priv. FH Schwandorf.
- *Grundständige Bachelorstudiengänge von 6 Semestern Dauer* mit interdisziplinärer Konzeption (d.h. Ergotherapie zusammen mit Physiotherapie und Logopädie), *auf 3 Semester (VZ) bzw. 4 Semester (TZ) verkürzt* (Anzahl: 3) (HWK Hildesheim/Holzminden/Göttingen, FH Osnabrück, Alice-Salomon-FH Berlin), in Kooperation mit BFS zur Studienvorbereitung (Zusatzlehrveranstaltungen) und als Zugangsvoraussetzung. Grundlage für die Verkürzung ist der KMK-Beschluss vom 28.6.2002, der eine Anrechnung von außerhalb der Hochschule erworbenen und durch Prüfung

nachgewiesenen Qualifikationen im Umfang bis zu maximal 50 % ermöglicht.

- *Diplomstudiengänge* privater FH (VZ oder TZ, Anzahl: 2), *auf 3 Semester* (VZ) bzw. *4 Semester* (TZ) *verkürzt*, teilweise mit bundesweit verteilten Vorbereitungskursen.
- *Ein zweisemestriger Studiengang* (VZ) mit niederländischem Bachelorabschluss (HS Zuyd, Heerlen) mit Einstieg ins 4. Studienjahr. Seit 2003 auch viersemestrig (TZ) mit in Deutschland außerhalb des Hochschulbereichs zu absolvierenden Vorbereitungskursen, Abschluss in Heerlen.

Trotz erheblicher Unterschiede auch inhaltlicher Art ist allen Studiengängen gemeinsam, dass der erste berufsqualifizierende Hochschulabschluss (Bachelor oder Diplom) den berufsschulischen Abschluss voraussetzt.

Qualifikationsrahmen von Bachelorabschlüssen

Der Begriff „Qualifikationsrahmen" orientiert sich am „Qualifikationsrahmen für Deutsche Hochschulabschlüsse" (KMK-Beschluss v. 21.4.2005). Bachelorabsolventen sollen in der Lage sein, ein breites Wissen und Verstehen der wissenschaftlichen Grundlagen des Lerngebietes nachzuweisen, verbunden mit den Kompetenzen, dieses auf ihren Beruf anzuwenden und auf der Basis selbstständig erhobener Informationen fundierte Urteile abzuleiten. In Bachelorstudiengängen werden dafür die notwendigen wissenschaftlichen Grundlagen, Methodenkompetenzen und berufsfeldbezogene Qualifikationen vermittelt (KMK-Beschluss 12.6.2003)

Die Bachelorstudienangebote der oben angeführten drei staatlichen FH – die im Folgenden als Beispiel herangezogen werden – weisen diesbezüglich in etwa folgende Themen auf:

- Methodenkompetenz
  - wissenschaftliches Arbeiten (inkl. quantitative und qualitative Forschungsmethodik, Statistik und Fachenglisch),
  - Schlüsselqualifikationen (Kommunikationsfähigkeiten inkl. Sozialkompetenz, Informationsmanagement, Teamarbeit u.a., Orth 1999),
- Fachkompetenz
  - berufsbezogene Qualifikationen (Theorie der Ergotherapie inkl. Praxismodelle, Diagnostik, klinische Urteilsbildung, Evaluation, evidenzbasierte Praxis, Rehabilitations- und/oder Gesundheitswissenschaften, Professionalisierungsthemen, therapeutische Handlungskompetenzen u.a.),
  - berufsübergreifende Qualifikationen (Prävention und Gesundheitsförderung, Qualitätsmanagement, Betriebswirtschaftslehre).

Als Beispiel zeigt **Abb. 1.2** Aufbau und Abfolge eines (verkürzten) BA-Studiengangs.

Qualität und Qualitätssicherung der Studiengänge

Die Verkürzung der Studiendauer aufgrund bisher erworbener und durch Prüfung nachgewiesener Qualifikationen stellt einen auch unter Qualitätsgesichtspunkten vertretbaren Kompromiss dar. Auch trotz einer solchen Verkürzung sind deutsche Bachelorabsolventen hinsichtlich der Studiendauer in der gegenwärtigen Situation benachteiligt. Sie benötigen eine Gesamtausbildungszeit von 4,5-6 Jahren, um einen Bachelorabschluss zu erwerben, ihre europäischen Kollegen benötigen dafür 3 Jahre. Unter diesen Aspekten kann die gegenwärtige Akademisierungsphase als Umbruchs- und Übergangssituation bezeichnet werden.

Als Ausdruck einer Übergangssituation müssen aufgrund ihrer Vielfalt auch die bisher angebotenen Studiengänge für Ergotherapeuten bezeichnet werden. Sie unterscheiden sich hinsichtlich Studienabschluss (Diplom vs. Bachelor), Studiendauer (2-6 Semester), Mono- oder Interdisziplinarität und ganz besonders in den Studieninhalten (Anteil der Berufsspezifik vs. Weiterbildungsinhalte) zum Teil ganz erheblich voneinander. Das in Deutschland neu geschaffene Instrument der Qualitätssicherung, die Akkreditierung, hat seit einigen Jahren die Aufgabe, die materiell-inhaltliche Qualität eines Studienangebotes von Bachelor- und Masterstudiengängen auf der Basis von definierten Mindeststandards zu gewährleisten, was für einen Teil der o.a. angeführten Bachelorstudiengänge (FH) auch bereits positiv erfolgt ist.

Unter *(Programm-)„Akkreditierung"* versteht man die (positive oder negative) Entscheidung über die Erfüllung von Mindeststandards für die Einrichtung eines Studiengangs (Wex 2005). Die *Mindeststandards* und *Kriterien* für BA/MA-Studiengänge können den Internetseiten des Akkreditierungsrates sowie der einzelnen Akkreditierungsagenturen entnommen werden.

Es ist zu hoffen, dass eine stärkere Ausgewogenheit und Angleichung der Qualitätsstandards bei den Studiengängen der Gesundheitsfachberufe

Sem.	Modulaufbau und -abfolge					
1–3*	Kommunikation und Schlüsselqualifikationen	Einführung in die wissenschaftliche Methodik für Therapeuten				
	5 CP	5 CP				
4**	professionelle Kontakt- und Beziehungspflege mit Patienten und Angehörigen	Methoden der empirischen Sozialforschung[4]	Qualitätsmanagement Grundlagen	Rehabilitationswissenschaften & Modelle menschlicher Funktion und Aktivität[3]	gesundheitspolitische Rahmenbedingungen	klinische Urteilsbildung 1 – Ergotherapie[1,2] **alternativ** klinische Urteilsbildung 1 – Physiotherapie
	5 CP	5 CP	5 CP	5 CP	5 CP	5 CP
5**	Professionalisierungsthemen in den Therapieberufen[3]	qualitative und quantitative Datenerhebungsmethoden in den Therapieberufen[4]	Qualitätsmanagement – therapeutische Anwendungen und evidenzbasierte Praxis (EBP)[3]	Prävention und Gesundheitsförderung, Bewegungslernen und motorische Lerntheorien[3]	Praxismodelle der Ergotherapie[1] **alternativ** Behandlungsverfahren – Physiotherapie	klinische Urteilsbildung 2 – Ergotherapie[1,2] **alternativ** klinische Urteilsbildung 2 – Physiotherapie
	5 CP	5 CP	5 CP	5 CP	5 CP	5 CP
6**	wissenschaftliches Projekt (Konzeptentwicklung oder Studie)[1] (20 CP)				Bachelor-Arbeit[1] (10 CP)	

* = ausbildungsbegleitendes Angebot für kooperierende BFS (2x5 CP = 10 CP = 300 [Zeit-]Stunden Arbeitsbelastung)
** = 4.–6. Semester = 100 CP, + 80 CP Anrechnung BFS-Ausbildung = 180 CP (= Vorgabe für sechssemestrigen Bachelor-Studiengang (je 6 Module à 5 CP im 4. und 5. Semester, im 6. Semester 2Module = 30 CP ergeben 90 CP + 10 CP (1.–3. Semester Studium)

A professionelle Kommunikation und Interaktion
A wissenschaftliche Fundierung des Therapieprozesses
A Qualitätsmanagement
A Gesundheitsförderung, Prävention, Rehabilitation & motorisches Lernen
A Vertiefung der Kernkompetenzen (klinische Urteilsbildung, ergotherapeutische Praxismodelle und Behandlungsverfahren)

1 voll berufsgruppenspezifische Module (d. h. bezogen auf Ergo- oder Physiotherapie)
2 voll berufsgruppenspezifisches Seminar mit Praktikum in ergotherapeutischen Einrichtungen
3 ein Teil des Moduls wird als berufsgruppenspezifisches Vertiefungsseminar durchgeführt mit berufsgruppenspezifischem Thema der Prüfungsleistung
4 berufsgruppenspezifische Auswahl der Prüfungsleistung

Abkürzungen:
A = Ausbildungsstrang
BFS = Berufsfachschule
CP = Credit Points = Leistungspunkte
Sem. = Semester

Erklärungen:
1 CP umfasst 30 Stunden Arbeitsbelastung für die Studierenden (gleichgültig, ob Vorlesung, Seminar, Eigenstudium, Praxis o. a.):
Modul = thematisch zusammenhängender Lernbereich, stets überprüft und mit CP bewertet

Abb. 1.2 Strukturmodell eines Studiengangs Ergotherapie und Physiotherapie, Abschluss Bachelor of Science (am Beispiel der FH Osnabrück, Stand 2005/6).

erfolgen wird. Absehbar ist, dass die Diplomstudiengänge auf Dauer in Bachelorstudiengänge umgewandelt werden. Festzustellen ist auch, dass bisher weder berufsübergreifend für die therapeutischen Gesundheitsfachberufe noch berufsspezifisch für die Ergotherapie so etwas wie praktikable inhaltliche Mindeststandards für einen deutschen Bachelorstudiengang vorliegen. Die AG MTG verweist hierfür zu Recht auf die Einbeziehung schon vorliegender europäischer und internationaler Referenzdokumente (AG MTG 2004). Bezogen auf die deutsche bildungs- und gesundheitspolitische Situation könnte die Erstellung berufsspezifischer Mindeststandards einen nächsten Etappenschritt für eine fundierte Qualitätssicherung deutscher Studiengänge darstellen. Dabei sollte Folgendes berücksichtigt werden:

- internationale Referenzdokumente – neben den WFOT-Mindeststandards sind es die ENOTHE-Curriculum-Richtlinien (2000) und die im ENOTHE Tuning-Projekt bisher entwickelten Dokumente (ENOTHE 2006),
- von deutschen FH bisher entwickelte Studienelemente, die sich qualitativ bewährt haben, und
- vom Berufsverband (DVE) entwickelte Qualitätskriterien.

1.3.9 Berufsausbildung und Akademisierung – eine Zwischenbilanz

Bis zur Etablierung einer Öffnungsklausel und bis zur Etablierung einer Hochschuldisziplin „Ergotherapiewissenschaft" werden noch viele Anstrengungen nötig sein. Gleichwohl, mit der eingeleiteten Akademisierung ist für die Entwicklung des Berufes einiges erreicht. Mit der Akademisierung ist die Berufsgruppe auf dem Wege, allmählich die personellen Qualifikationen zu schaffen, die für ihre nationale Existenzsicherung im Heilmittelsektor mittelfristig erforderlich erscheinen. Erste Erhebungen in Sachen „Forschungsbedarf in der Ergotherapie" (Naverth/Walkenhorst 2004) und programmatische Überlegungen zum Aufbau einer ergotherapeutischen Forschung (Walkenhorst 2005) weisen ebenfalls in Richtung Forschung, ebenso wie das europäische Netzwerk für ergotherapeutische Forschung ECOTROS (ENOTHE 2006) mit deutscher Beteiligung. Datenbanken zur Ermittlung ergotherapeutischer Studien sind nutzbar (Kap. 1.14). Schließlich werden seit WS 2005/6 auch erstmals Master-Studiengänge für Ergotherapeuten – mit einem Schwerpunkt in klinischer Forschung – angeboten.

Auch bei den Publikationen zur Ergotherapie hat sich einiges getan. Der Wissenschaftsbezug der Zeitschriften hat zugenommen.

Beispiele: „Ergotherapie & Rehabilitation" oder „praxis ergotherapie" legen Wert auf wissenschaftlich fundierte Inhalte. Es gibt ein eigenes wissenschaftliches Journal zu „praxis ergotherapie". Seit 2006 erscheint mit „ergoscience" eine weitere deutschsprachige Wissenschaftszeitschrift.

Die Zahl der Übersetzungen aus dem Englischen, vor allem aber der Umfang der Fachveröffentlichungen zur Ergotherapie ist seit etwa 2000 bemerkenswert angestiegen, für viele Fachbereiche liegen eigene Publikationen vor. Die Arbeit am Berufsprofil und an einer veränderten Berufsdefinition ist fortgeschritten (Kap. 1.1). Jährlich erscheinen neue Bachelorthesen und Diplomarbeiten, die in der Regel auch zugänglich sind.

Was den Schulbereich angeht, so haben zwischenzeitlich mehr als 50% der 180 deutschen Ergotherapieschulen die WFOT-Anerkennung erworben, rund 15% der Schulen (einschl. der FH) sind Mitglied bei ENOTHE. Internationale Brücken sind vermehrt geöffnet, auch ein Einzelschüler- oder Lehreraustausch mit europäischen Ergotherapiehochschulen hat begonnen. Eine kleine Zahl von – in der Regel auch standort- oder trägerbegünstigten BFS – arbeitet in Kooperation und/oder engerem Kontakt mit FH zusammen. Veröffentlichungen von Lehrplänen, Curricula oder sonstigen Verfahren (Kap. 1.3.5) zur Durchführung der Ausbildung nach der neuen AprV oder von Studiengängen sowie neue Lehr-/Lernmethoden können erstmals in diesem Umfang allen Beteiligten das Lehren und Lernen erleichtern.

Der Berufsverband DVE unterstützt viele der genannten Bemühungen, zum Teil seit Jahren, aktiv. Man kann insgesamt von einer anhaltenden Professionalisierung des Ergotherapieberufes sprechen. Unter Professionalisierung soll der gesellschaftlich-historische Wandlungsprozess eines Berufes in Richtung auf eine Profession (d.h. einen Expertenberuf im Dienstleistungsbereich) verstanden werden, die auf wissenschaftlicher Fundierung und Forschung basiert, über eine relative Autonomie und eine spezifische Handlungslogik verfügt (Kälble 2006, Jehn 2006, Kap. 1.2.7).

Die unbefriedigende Situation, dass die Hochschulausbildung der Ergotherapeuten bisher nicht parallel zur BFS-Ausbildung zum Erwerb der Berufserlaubnis führt, bietet gleichwohl auch Chancen.

! Die erfolgreiche Kooperation von BFS und FH mit ihren wechselseitigen Impulsen stellt eine solche wahrgenommene Chance dar. Diese Kooperation könnte auch Modell stehen für einen viel umfangreicheren Informationsaustausch zwischen Fachpraktikern und Hochschulabsolventen. Das Ziel des „reflektierten Praktikers" (AG MTG 2004 S. 5, Räbiger 2005) könnte so zur Aufgabe und Vision werden, der man sich mit gemeinsamen Schritten als gesamte Berufsgruppe annähert.

1.4 Ergotherapie im Kontext deutscher Rahmenbedingungen

Clara Scheepers

1.4.1 Stellenwert der Ergotherapie

Das Heilmittel Ergotherapie hat sich in der klinischen und ambulanten Rehabilitation in den letzten Jahren einen festen Platz erobert. Heilmittel sind persönlich erbrachte medizinische Leistungen. Ergotherapeuten, Physiotherapeuten und Logopäden bilden mit ihren Leistungen einen festen Bestandteil der Versorgungskette des Gesundheitswesens. Der Anteil der Ausgaben der gesetzlichen Krankenversicherung für den Heilmittelsektor ist mit 2,44% im 1. Halbjahr 2005 relativ stabil im Vergleich zur Gesamtausgabenentwicklung geblieben. Für die ambulant erbrachten Heilmittel sind im 1. Halbjahr 2005 Euro 1,476 Mrd. ausgegeben worden (BMGS 2005).

Die Heilmittelbranche besitzt damit einen nicht zu unterschätzenden Faktor für den Arbeitsmarkt. Den größten Anteil nimmt dabei der Heilmittelbereich der Physio- und Physikalischen Therapie ein. Ergotherapie, Logopädie und Podologie ergeben gemeinsam etwa ein Viertel der Heilmittelausgaben.

Die berufspolitische Vertretung konnte diese Entwicklung in den vergangenen Jahren durch gezielte Maßnahmen zur Qualitätssicherung, durch eindeutige Positionierung ihrer Handlungsfelder und bildungspolitischen Perspektiven und nicht zuletzt durch erfolgreiche Verhandlungen mit Ärzten und Krankenkassen auf Bundes- und Landesebene untermauern. Auf berufspolitischer Ebene konzentrieren sich die Bemühungen auf

- Modernisierung und Weiterentwicklung des Leistungsspektrums,
- Qualitätssicherung und Effizienzsicherung der Leistungen,
- Existenzsicherung für angestellt und freiberuflich tätige Ergotherapeuten,
- Professionalisierung der Ausbildung und Anhebung des Ausbildungsniveaus,
- Forschungsansätze zu zentralen Feldern der Ergotherapie.

Die gesellschaftlichen Herausforderungen an die Ergotherapie haben sich in dieser Zeit aufgrund der immer kürzer werdenden Intervalle neuer Gesundheitsreformen enorm verdichtet. Angriffe der Politik auf die Heilmittel als gesetzlich geregelte Leistungen der Krankenversicherungen im SGB V durch die Einführung von Gestaltungsleistungen konnten 1996 durch scharfe Protestaktionen zunächst verhindert werden. Sie mündeten am 1.7.1997 in das GKV-Neuordnungsgesetz zur Einführung des „Partnerschaftsmodells". Die Heilmittelverbände wurden erstmalig bei der Einführung der „Heilmittelrichtlinien nach § 92 SGB V" und den „Rahmenempfehlungen nach § 125 SGB V" einbezogen. Beide Regelwerke sollen die medizinisch notwendigen Leistungen, ihre qualitative Erbringung und die Kooperation mit den Ärzten neu regeln. Die Reaktionen der Heilmittelverbände auf die Veränderungen im Gesundheitswesen bedurften intensiver Koordinationsabsprachen und nachhaltiger politischer Bemühungen, um Ergotherapie, Physiotherapie und Logopädie weiterhin ihrer Bedeutung entsprechend zu positionieren.

Doch nicht nur die politische Ebene, sondern jeder einzelne Leistungserbringer in diesen Bereichen ist mit der Durchführung seiner Leistung nach Leitsätzen z.B. der Qualitätsorientierung, Zweckmäßigkeit, Wirtschaftlichkeit, Kundenorientierung ebenfalls mitverantwortlich, ob sich die Ergotherapie zukünftig auf dem Gesundheitsmarkt behaupten wird. Die Konkurrenzfähigkeit des Einzelnen hängt von der fortlaufenden Professionalisierung und Modernisierung seiner Leistungen ab, aber auch vom eigenen Wissen um die aktuellen rechtlichen Rahmenbedingungen, in denen sein Arbeitsfeld eingebettet ist. Gesundheitspolitisches Agieren wird für Ergotherapeuten nur mit Kenntnis der gesetzlichen Rahmenbedingungen erfolgreich sein.

Mit den folgenden Abschnitten werden die wesentlichen rechtlichen Rahmenbedingungen, die Entwicklung des Berufsstandes, die Qualitätssicherung und der Versorgungsauftrag umrissen. Für die berufliche Identität ist neben der fachmethodischen und psychosozialen Kompetenz auch eine ethische Grundhaltung vonnöten, deren Grundlagen ebenfalls kurz dargestellt werden.

1.4.2 Rechtliche Grundlagen für die Berufsausbildung und -ausübung

Berufsgesetz

Zeitgleich zu den Novellierungsbemühungen des Ergotherapieverbandes, die Ausbildungs- und Prüfungsverordnung (AprV) den Entwicklungen in der Medizin und den Sozialwissenschaften anzupassen, konnte durch Artikel 8 des Gesetzes (ErgThG) aufgrund einer Gesetzesänderung am 16.6.1998 die gesetzliche Berufsbezeichnung Ergotherapeut/-in in Kraft treten. Mit der Namensänderung, weg vom ehemals oft negativ belegten Namen „Beschäftigungstherapie", war inhaltlich durch die neue AprV und nominell eine Aufwertung des Berufsstandes gelungen. Die Erteilung zur Erlaubnis der Führung dieser Berufsbezeichnung ist gemäß § 2 ErgThG neben der erfolgreichen Absolvierung der dreijährigen Ausbildung daran geknüpft, dass sich der Antragsteller nicht eines Verhaltens schuldig gemacht hat, aus dem die Unzuverlässigkeit für die Ausführung des Berufes oder eine gesundheitliche Untauglichkeit die Eignung in Frage stellt. Das Berufsgesetz schützt die formale Führung dieser Berufsbezeichnung. Eine widerrechtliche Führung der Berufsbezeichnung kann als Ordnungswidrigkeit mit einer Geldstrafe belegt werden (Schränkler 2004).

Arbeitsgesetze

Die Ausübung des Berufes ist sowohl für angestellte als auch für selbstständige Ergotherapeuten in weitere Gesetze und tarifliche Vereinbarungen eingebunden: Die Vereinbarungen der Gewerkschaft des öffentlichen Dienstes mit den öffentlichen Arbeitgebern hatten zunächst die Berufsgruppe der „Beschäftigungs- und Arbeitstherapeuten" angesichts der Ausbildungsvoraussetzungen und der Zu-/ Anweisungsgebundenheit in die unteren und mittleren Tarifgruppen eingestuft. Von der Einstiegsgruppe VIc war mit Zunahme der Berufserfahrung ein Aufstieg bis Vb und mit Leitungsfunktion bis 4b möglich.

Am 1.10.2005 trat der neue „Tarifvertrag öffentlicher Dienst" (TVöD) in Kraft und brachte umfangreiche Veränderungen der Eingruppierung und Arbeitszeitregelungen mit sich. Danach werden Arbeiter und Angestellte in einer einheitlichen Entgelttabelle mit 15 Entgeltgruppen zusammengefasst. Grundgehalt, Ortszuschlag und allgemeine Zulage sind in einem Entgeltbetrag enthalten. Die Lohndifferenzierung bzgl. des individuellen Status „verheiratet oder Kinder" entfällt. Einstiegsgehälter liegen im Vergleich zum alten Bundesangestelltentarif (BAT) höher, die Lohnsteigerungen sind jedoch mit steigendem Lebensalter geringer (DVE 2005a, Tarifvertrag öff. Dienst 2005).

Die alten und neuen Regelungen erlauben Ergotherapeuten mit Berufsfachschulabschluss nur geringe finanzielle Karrieremöglichkeiten. Selbst diese werden aber im klinischen Bereich angesichts bedrohlich leerer Kassen durch Umwandlung der öffentlichen Trägerschaften in private Kliniken zunehmend unterlaufen. In ergotherapeutischen Praxen müssen arbeitssuchende Ergotherapeuten ihre Eingruppierung selbst mit den Praxisinhabern aushandeln. Die aktuell gültigen o.g. Vereinbarungen können hier richtungweisend sein, sind aber nicht bindend.

Weitere Arbeitsrechte der angestellten Ergotherapeuten beziehen sich z.B. auf den Kündigungsschutz, Mindesturlaub, Mutterschutz, Datenschutz. Angestellte wie freiberufliche Ergotherapeuten sollten sich über die jeweiligen Aktualisierungen des Gesetzgebers kundig machen. Niedergelassene Ergotherapeuten haben darüber hinaus Steuer-, Datenschutz-, Medizinprodukt-, Arbeitssicherheitsgesetze und Werberechte zu beachten.

Zivil- und strafrechtliche Hinweise

Angestellte Ergotherapeuten schließen mit Klinikverwaltungen, Trägern therapeutischer Einrichtungen oder ergotherapeutischen Praxisinhabern Arbeitsverträge ab, in denen nicht nur die gegenseitige Leistungserbringung, Urlaubsansprüche, Arbeitsentgelte geregelt werden, sondern auch Absprachen zur Schweigepflicht über das Geschehen und insbesondere zum Datenschutz von Patienten in den Einrichtungen getroffen werden.

Strafrechtliche Konsequenzen können sich für Ergotherapeuten auch ergeben, wenn sie ihre Dienstaufsichtspflicht grob fahrlässig verletzen und dadurch Patienten schädigen. Zum anderen können Verletzungen eines Patienten infolge unsachgemäßer Behandlung oder Benutzung von z.B. schadhaften Medizinprodukten und Werkzeugmaschinen ebenfalls haftungsrechtliche Konsequenzen haben.

1.4.3 Sozialversicherungsrechtliche Grundlagen der ambulanten Versorgung

Ergotherapie ist ein etablierter Bestandteil der ambulanten und klinischen Versorgung. Unter ambulanter Versorgung werden alle Leistungen der gesetzlichen Krankenversicherung verstanden, die vom Patienten wohnortnah eigenständig erfragt und/oder „abgeholt" werden. Dazu gehören die

- ärztlichen, zahnärztlichen und psychotherapeutischen Leistungen und die
- durch Ärzte veranlassten oder verordneten Leistungen, wie z.B. die Versorgung mit Arznei-, Heil- und Hilfsmitteln.

Das in Deutschland dazu bestehende dichte Netz an niedergelassenen Ärzten und Heilmittelerbringern findet sich in keinem anderen europäischen Land wieder. Die freie Arzt- und Therapeutenwahl kennzeichnet eine der Qualitäten des deutschen Gesundheitssystems.

Ergotherapie kann, wie eine aktuelle Expertise zeigt (Brasseit u. Walter 2005), nach sämtlichen Leistungsgesetzen des Systems der sozialen Sicherung in Deutschland finanziert werden. In Deutschland spiegelt diese Vielfalt gesetzlicher Kostenträger die Komplexität der zu vereinbarenden Richtlinien, Verordnungen und Rahmenempfehlungen wider. Im Wesentlichen können nach dieser Expertise ergotherapeutische Leistungen über folgende sozialen Sicherungssysteme finanziert werden:

- gesetzliche Krankenversicherung (GKV),
- gesetzliche Rentenversicherung (GRV),
- gesetzliche Unfallversicherung (GUV),
- Arbeitsförderung (AFG),
- Sozialhilfe (BSHG bzw. SGB XII),
- Kinder- und Jugendhilfe (KJHG),
- Kriegsopferversorgung bzw. -fürsorge (KOV/KOF),
- soziale Pflegeversicherung (SPV).

Der größte Anteil der erbrachten ergotherapeutischen Leistungen liegt in der Kuration, d.h. in der ambulanten und stationären Krankenbehandlung, welche mit der GKV im Sozialgesetzbuch V (SGB V) geregelt werden. Daher sollen im Folgenden genauer die entsprechend gültigen Gesetze aufgegliedert werden.

Das Heilmittel Ergotherapie ist durch verschiedene Paragrafen geregelt. Mit dem GKV-Gesundheitsreformgesetz 2000 wurden neben den kurativen Leistungen auch die Prävention und Gesundheitsförderung als Grundleistung geregelt. Welche Rolle hier die Ergotherapie einnehmen wird, hängt neben den gesetzlichen Regelungen sicher auch davon ab, ob die Heilmittelerbringer der Ergotherapie selbst flexibel und vielfältig dazu beitragen, neben dem Handlungsfeld „Behandeln" auch eine Säule „Ressourcenförderung, Verhaltensprävention, Entwicklungsförderung" wachsen zu lassen. Nachfolgend hier zunächst eine Übersicht der Regelungen aus dem SGB V (Stand 2005).

Sozialgesetzbuch V

Tab. 1.6 zeigt die sozialversicherungsrechtlichen Regelungen zur ambulanten ergotherapeutischen Versorgung im Rahmen des Sozialgesetzbuches (SGB) V (Stand 2005). Nicht alle angeführten Regelungen beziehen sich ausschließlich auf die ambulante Versorgung.

Tab. 1.6 Auszüge der wichtigsten gesetzlichen Grundlagen aus dem SGB V für die ambulante Versorgung (DVE 2004)

Quelle	Zusammenfassung des Inhalts
§ 20	*Prävention und Gesundheitsförderung* sollen als Grundleistung neu geregelt werden, ergotherapeutische Leistungen sind noch nicht explizit geregelt.
§ 27	Anspruch der Versicherten auf Krankenbehandlung, wenn sie notwendig ist, um eine Krankheit zu erkennen, zu heilen, eine Verschlimmerung zu verhüten oder Krankheitsbeschwerden zu lindern.
§ 32	Anspruch der Versicherten auf die Versorgung mit ärztlich verordneten Leistungen, wie Arznei- und Heilmittel. Versicherte müssen nach dem 18. Lebensjahr bei Inanspruchnahme von Heilmittelleistungen Zuzahlungen leisten.
§ 37	Versicherte mit chronisch psychischen Erkrankungen haben Anspruch auf die Leistungen der *Soziotherapie*, eine Koordinationsleistung, mit der auch Ergotherapie zugeführt werden kann.

Tab. 1.6 Fortsetzung

Quelle	Zusammenfassung des Inhalts
§ 40	Wenn erforderlich, kann über die ambulante Krankenbehandlung hinaus eine *medizinische Rehabilitation* wohnortnah verordnet werden.
§ 42	Versicherte haben Anspruch auf Leistungen der *Belastungserprobung* und *Arbeitstherapie*, wenn diese Leistungen nicht durch andere, z.B. durch Rentenversicherungsträger, erbracht werden können.
§ 61	*Zuzahlung*, für die Inanspruchnahme von Heilmittelleistungen müssen erwachsene Versicherte 10 % des Abgabepreises und 10 Euro Rezeptgebühr zahlen, für stationäre Leistungen sind 10 Euro täglich zu zahlen.
§ 84	Regelung zur Vereinbarung von Arznei- und Heilmittelbudgets und *Richtgrößen* zwischen Krankenkassen und Kassenärztlicher Vereinigung, welche als Steuerungsmittel zur Begrenzung von Mengenausweitung eingesetzt werden soll (Sektorale Budgetierung, Globalbudget).
§ 92	Richtlinien der Bundesausschüsse: § 92 Abs. 6 *Heilmittelrichtlinien:* zentrale Regelung der medizinisch notwendigen Leistungen in der Heilmittelversorgung, Grundsätze der Heilmittelverordnung (z.B. die Definierung des Regelfalles), der Katalog der verordnungsfähigen Heilmittel, ihre Zuordnung zu Indikationen (s. **Abb. 1.3**), Besonderheiten der Wiederholungsverordnungen und Inhalt sowie Umfang der Zusammenarbeit zwischen Arzt und Heilmittelerbringer. Vor der Entscheidung des Gemeinsamen Bundesausschusses der Ärzte und Krankenkassen zu den o.g. Richtlinien ist den zuständigen Organisationen (BHV, DVE) Gelegenheit zur Stellungnahme zu geben. Die Stellungnahmen sind in die Entscheidungen einzubeziehen (1. Teil des Partnerschaftsmodells).
§ 124	Hier werden die *Zulassungsvoraussetzungen* für die Erbringung von Heilmitteln wie Ergotherapie, Physiotherapie und Logopädie geregelt: Zuzulassen ist, wer die erforderliche Ausbildung sowie die entsprechende Erlaubnis zur Führung der Berufsbezeichnung hat, über eine entsprechende Praxisausstattung verfügt, eine zweckmäßige und wirtschaftliche Leistungserbringung gewährleistet und die für die Versorgung geltenden Vereinbarungen anerkennt. Für die Praxisausstattung sind Mindeststandards an die räumlichen Bedingungen, Mindestflächen je Mitarbeiter, Behandlungsmittel, Therapiematerial und Dokumentation anzuerkennen.
§ 125	Die Spitzenverbände der Krankenkassen und Heilmittelerbringer sollen unter Berücksichtigung der Richtlinien nach § 92 AbS. 1 Satz 2 Nr. 6 gemeinsam *Rahmenempfehlungen* über die einheitliche Versorgung mit Heilmitteln vereinbaren (2. Teil des Partnerschaftsmodells). Vor Abschluss der Rahmenempfehlungen ist der Kassenärztlichen Bundesvereinigung Gelegenheit zur Stellungnahme zu geben. In den Rahmenempfehlungen nach § 125 AbS. 1 sind besonders zu regeln: Inhalt der einzelnen Heilmittel, Umfang und Häufigkeit (s. **Abb. 1.4**) ▪ Regelbehandlungszeit bei der Anwendung ▪ Maßnahmen zur Fortbildung und Qualitätssicherung der Behandlungsabläufe und -ergebnisse ▪ Inhalt und Umfang der Kooperation zwischen Heilmittelerbringer und Vertragsarzt ▪ Maßnahmen zur wirtschaftlichen Leistungserbringung ▪ Vorgaben für Vergütungsstrukturen §125 Abs. 2. Über die Einzelheiten der Versorgung mit Heilmitteln, ihre Preise und deren Abrechnung und über die *Verpflichtung zur Fortbildung* der Leistungserbringer sind mit den Landesverbänden der Krankenkassen Vereinbarungen zu treffen. Wird die Fortbildung gegenüber den Krankenkassen nicht nachgewiesen, können Vergütungsabschläge getroffen werden.
§ 140	*Integrierte Versorgung*. Dieser Paragraf ermöglicht die Initiierung übergreifender Versorgungsmodelle verschiedener Leistungssektoren. Ergotherapie kann neben der ärztlichen Leistung, häuslicher Pflege ein weiterer Baustein sein. Ziele sind die Ökonomisierung, Verbesserung der Koordination, Datenaustausch, Kostensenkung u.a.

Heilmittelrichtlinien

„Die Heilmittelrichtlinien dienen der Sicherung einer nach den Regeln der ärztlichen Kunst und unter Berücksichtigung des allgemein anerkannten Standes der medizinischen Erkenntnisse ausreichenden, zweckmäßigen und wirtschaftlichen Versorgung der Versicherten mit Heilmitteln" (DVE 2004, S. 29). Weiter werden u.a. in den Grundsätzen geregelt:

- Definierung der Heilmittel (Abs. 6),
- Notwendigkeiten zur Verordnung (Abs. 7),
- Indikation, Art und Menge sowie die Besonderheiten bei Wiederholungsverordnungen (Abs. 8),
- Zusammenarbeit mit dem Arzt bzw. die Gebundenheit an die Verordnung des Arztes,
- Aussagen zu einem definierten Regelfall, der sich bestimmen lässt durch die Diagnose, spezifische Schädigungen, Fähigkeitsstörungen, Leitsymptome, Behandlungsziele, die definierte Heilmittelverordnung, die Gesamtverordnungsmenge an Behandlungen,
- Regelungen für die Erst- und Folgeverordnung sowie Verordnung außerhalb des Regelfalles,
- persönliche Überprüfung der Behandlungsbedürftigkeit durch den Arzt, ggf. Facharzt,
- Ausschluss und Nichtverordnungsfähigkeit von Behandlungsmethoden, die eine wissenschaftliche Überprüfung nicht durchlaufen oder bestanden haben,
- Auswahl und Anwendung (mehrere Heilmittel gleichzeitig, Einzel- oder Gruppentherapie, Ort der Behandlung, Hausbesuche),
- Eingrenzung der Verordnung in der Frühförderung, wenn störungsbildspezifische, heil- oder sonderpädagogische Maßnahmen ebenfalls geeignet sind.

Die Ziffer 20 beschreibt unter V. ergotherapeutische Maßnahmen:

- motorisch-funktionelle Behandlung,
- sensomotorisch-perzeptive Behandlung,
- Hirnleistungstraining, neuropsychologisch orientierte Behandlung,
- psychisch-funktionelle Behandlung,
- therapieergänzende Maßnahmen,
- ärztliche Diagnostik bei Maßnahmen der Ergotherapie.

Im Weiteren konkretisieren die Kapitel

- VI. Inhalt und Durchführung der Heilmittel,
- VII. Zusammenarbeit zwischen Vertragsärzten und Heilmittelerbringern,
- VIII. Heilmittelkatalog, der Katalog verordnungsfähiger Heilmittel, geordnet nach Heilmitteln und Diagnosegruppen (s. auch **Abb. 1.3**),
- IX. Anlage der Maßnahmen und Indikationen, die nicht im Rahmen der Heilmittelversorgung anerkannt sind,
- X. Beschlussfassung, Beauftragung und Inkrafttreten (DVE 2004).

Rahmenempfehlungen

Während die Heilmittelrichtlinien zunächst ein Regelwerk für die Ärzteschaft darstellt, sind die Rahmenempfehlungen Vertragsgrundlage für jeden niedergelassenen Heilmittelerbringer. Beide Vertragswerke sollen jedoch den Ergotherapeuten und Ärzten vor Ort eine Orientierungs- und Entscheidungshilfe im Rahmen der Verordnung und Umsetzung bieten. Das Partnerschaftsmodell sah ursprünglich vor, dass Heilmittelrichtlinien und Rahmenempfehlungen als gleichwertig zu betrachten sind, doch schon die Begrifflichkeit Richtlinien und Empfehlungen deuten auf einen hierarchischen Bezug hin.

Die Vertragsgespräche zu den gemeinsamen Rahmenempfehlungen und der dazugehörenden Leistungsbeschreibung wurden gemeinsam zwischen den maßgeblichen Spitzenorganisationen der Heilmittelerbringer und den Vertretern der Spitzenverbände der Krankenkassen auf Bundesebene geführt. Die Ergebnisse werden auf Landesebene verhandelt und in die einzelnen Landesverträge eingearbeitet. Die Rahmenempfehlungen beziehen sich in ihrer Struktur auf die Heilmittelrichtlinien, sodass sie an dieser Stelle nicht weiter ausgeführt werden (DVE 2004).

Die für die Ergotherapie wichtigsten Regelwerke der §§ 92 und 125 (SGB V), die *Heilmittelrichtlinien* und *Rahmenempfehlungen*, wurden entsprechend ihrer exponierten Stellung und Bedeutung zueinander vom Deutschen Verband der Ergotherapeuten in dessen Indikationskatalog erstmalig miteinander verzahnt (**Abb. 1.3**).

In ergotherapeutischen Praxen werden überwiegend sensomotorisch-perzeptive Maßnahmen angewandt zur Behandlung kindlicher Entwicklungsstörungen und für die Behandlung von Patienten mit Erkrankungen des ZNS. Daher werden in **Abb. 1.4** aus dem Indikationskatalog des DVE Punkt 2.1 Erkrankungen des Nervensystems bis zur Vollendung des 18. Lebensjahres mit dem in den Rahmenempfehlungen ausgeführten vorrangigen Heilmittelmaßnahmen zusammen dargestellt.

2. Erkrankungen des Nervensystems
2.1 ZNS-Schädigungen

Diagnosen können hier z. B. sein: ZNS-Erkrankung; Entwicklungsstörung; Schädelhirntrauma; Meningoenzephalitis; zerebrale Blutung; zerebraler Tumor; zerebrale Hypoxie; Zerebralparese; genetisch bedingte peri-/postnatale Strukturschäden; Anfallsleiden; Aufmerksamkeitsdefizitsyndrom; zerebrale Bewegungsstörung; Dyspraxie; Enzephalitis; frühkindliche Hirnfunktionsstörung; Hirnverletzung; Hirntumor; Hirnblutung; Hydrozephalus; Hyperaktivität; hyperkinetisches Syndrom; Meningitis; minimale zerebrale Dysfunktion (MCD); Missbildungssyndrom; sensorische Integrationsstörung; Sinnesschädigung; Syndrom; Teilleistungsstörung; zentrale Verarbeitungsstörung

Indikation				
Diagnosengruppe	**Schädigung/ Funktionsstörung**	**Leitsymptomatik: Fähigkeitsstörungen**	**Ziel der Ergotherapie**	**Heilmittelverordnung im Regelfall** **A. Vorrangiges Heilmittel** B. Optionales Heilmittel C. Ergänzendes Heilmittel **Verordnungsmengen je Diagnose**
EN1 **ZNS-Erkrankungen** und/oder **Entwicklungsstörungen** längstens bis zur Vollendung des 18. Lebensjahrs	1. Körperhaltung, Körperbewegung u. Koordination 2. Wahrnehmung und Wahrnehmungsverarbeitung 3. kognitionsstützende und höhere kognitive Funktion, wie: • Aufmerksamkeit • Konzentration • Ausdauer • psychomotorisches Tempo und Qualität • Handlungsfähigkeit und Problemlösung einschl. der Praxie	**Einschränkung** 1. Beweglichkeit, Geschicklichkeit. 2. Selbstversorgung und Alltagsbewältigung 3. zwischenmenschliche Interaktion 4. Verhalten	• Selbstständigkeit in der altersentsprechenden Versorgung (Ankleiden/Hygiene) • Verbesserung der körperlichen Beweglichkeit und der Geschicklichkeit • Verbesserung der Belastungsfähigkeit und der Ausdauer • Verbesserung im Verhalten und in zwischenmenschlichen Beziehungen • Erlernen von Kompensationsmechanismen	**A1. sensomotorisch/ perzeptive Behandlung*** **A2. motorisch-funktionelle Behandlung** **A3. Hirnleistungstraining/ neuropsychologisch orientierte Behandlung** B. Psychisch-funktionelle Behandlung C. Thermische Anwendung nur als Ergänzung zu A1/A2 *ggf. erforderliche ergotherapeutische Schienen sind gesondert zu verordnen **Erst-VO:** bis zu 10x/VO **Folge-VO:** bis zu 10x/VO **Gesamtverordnungsmenge des Regelfalls:** bis zu 60 Einheiten **Frequenzempfehlung:** mindestens 1x wöchentlich Störungsbildabhängige Zwischendiagnostik nach 20 Behandlungen erforderlich.

Abb. 1.3 Auszug aus den Heilmittelrichtlinien Kapitel VIII, Heilmittelkatalog der verordnungsfähigen Heilmittel und ihre Zuordnung zu Diagnosen, z. B. Erkrankungen des Nervensystems (aus DVE 2004, Indikationskatalog Ergotherapie, S.98, mit freundlicher Erlaubnis des Schulz-Kirchner Verlages).

A1. Sensomotorisch/perzeptive Behandlung bei EN1 ZNS-Erkrankungen und/oder Entwicklungsstörungen (bis zum 18.LJ)

Definition: Eine ergotherapeutische sensomotorisch/perzeptive Behandlung dient der gezielten Therapie krankheitsbedingter Störungen der sensomotorischen und perzeptiven Funktionen und der daraus resultierenden Fähigkeitsstörungen. Sie ist ein komplexes Behandlungsverfahren mit häufig mehreren Therapiezielen und kann als Einzel- oder Gruppentherapie erbracht werden.

Voraussetzung für die Gruppenbehandlung (3 – 5 Patienten) ist die Feststellung von sozialen, kognitiven und motorischen Grundvoraussetzungen für die Gruppenfähigkeit. Zum Einsatz kommt die Gruppenbehandlung insbesondere dann, wenn neben den oben genannten Störungen auch sozioemotionale Störungen vorliegen, die eine Gruppenbehandlung medizinisch notwendig machen.

Behandlungsdauer: Richtwert 45 – 60 Minuten

Indikationen	Therapeutische Wirkungen	Therapeutische Ziele	Leistung	Bemerkungen
Funktionsstörungen/ Schädigungen: Körperhaltung, Körperbewegung und Koordination Wahrnehmung und Wahrnehmungsverarbeitung (Störung der sensorischen Integration) manuelle Tätigkeiten, Praxie, psychomotorisches Tempo und Qualität **Fähigkeitsstörungen:** Selbstversorgung Alltagsbewältigung Beweglichkeit Geschicklichkeit Verhalten	• Entwicklung und Verbesserung der basalen Sinneswahrnehmung • Entwicklung und Verbesserung visueller und auditiver Wahrnehmung • Koordination und Umsetzung von Sinneswahrnehmungen (sensorische Integration) • Entwicklung und Verbesserung der Körperwahrnehmung und des Körperschemas • Entwicklung und Verbesserung der Sensomotorik, der Gleichgewichtsfunktionen und der Haltung • Hemmung pathologischer Bewegungsmuster, Bahnen normaler Bewegungen und Koordination von Bewegungsabläufen • Entwicklung oder Verbesserung der Grob- und Feinmotorik • Verbesserung der Mund- und Essmotorik • Entwicklung und Verbesserung der Serialleistung	• Verbesserung und Erhalt der Selbstversorgung • Verbesserung und Erhalt der Alltagsbewältigung • Verbesserung und Erhalt der Beweglichkeit, Mobilität und Fortbewegung • Verbesserung und Erhalt der Geschicklichkeit • Entwicklung und Verbesserung der graphomotorischen Funktionen • Entwicklung und Verbesserung sozioemotionaler Kompetenzen • Entwicklung und Verbesserung des situationsgerechten Verhaltens und der zwischenmenschlichen Beziehungen • Verbesserung der kognitiven Funktionen/Kompensation eingeschränkter praktischer Möglichkeiten • Erlangung von Handlungs- und Alltagskompetenzen, Fähigkeiten des täglichen Lebens, auch unter Berücksichtigung der zur Verfügung stehenden Hilfsmittel • Kompensation nicht entwickelter oder verlorengegangener Funktionen und Erlernen von Ersatzfunktionen • Verbesserung von Ausdauer und Belastungsfähigkeit • Erlangen der Grundarbeitsfähigkeiten • Umgang im Gebrauch mit Alltagshilfen	Zur Leistung zählen insbesondere: • Wahrnehmungsfördernde Behandlungsmethoden, z. B. nach Perfetti (*), Frostig, Affolter (*) • Stimulation, Stabilisierung und Differenzierung der basalen, sensomotorischen Fähigkeiten, z. B. nach Fröhlich (*) • Sensorische Integrationstherapie z. B. nach Ayres • funktionelle, handwerkliche, spielerische, gestalterische Behandlungstechniken • Behandlung auf neurophysiologischer Grundlage, z. B. nach Bobath (*) • Graphomotorisches Training • Mund- und Esstherapie, z. B. nach Bobath (*), Castillo-Morales (*), Coombes (*) • Selbsthilfetraining (Training der Aktivitäten des täglichen Lebens = ATL)* • Training der Alltagskompetenzen unter Berücksichtigung des Einsatzes von temporären Schienen und der zur Verfügung stehenden Hilfsmittel (wie z. B. Prothesen) (*) • Versorgung und Training mit Alltagshilfen (*) • Training mit technischen Hilfen, auch am PC (*) • Vorschulisches/vorberufliches Training und Belastungserprobung • Beratung zur Integration in das häusliche und soziale Umfeld (1)	Die mit (*) gekennzeichneten Leistungen können nur als Einzelbehandlung abgegeben weden. (1) Die ergotherapeutische Einzelbehandlung bei sensomotorisch/ perzeptiven Störungen kann im Einzelfall als Beratung zur Integration in das häusliche und soziale Umfeld erbracht werden. Dabei können einmal pro Regelfall bis zu *drei* Einheiten zusammenhängend als Beratung erbracht und abgerechnet werden. Dies gilt nicht, wenn die ergotherapeutische Einzelbehandlung als Hausbesuch verordnet wurde.

Abb. 1.4 Auszug aus den Rahmenempfehlungen § 125 Abs. 1 Inhalt der Heilmittel z. B. Sensomotorisch perzeptive Behandlung (aus DVE 2004, Indikationskatalog S. 99, mit freundlicher Erlaubnis des Schulz-Kirchner Verlages).

Ambulante Versorgung und Kostenentwicklung

Die ambulante Versorgung mit Ergotherapie scheint bei einer Versorgungsdichte von ca. 3000-4000 niedergelassenen Ergotherapeuten (inklusive der nicht im DVE organisierten Ergotherapeuten) in manchen ländlichen Regionen und in den ostdeutschen Bundesländern noch nicht ausreichend gewährleistet. Gerade weil der Anteil der Heilmittelausgaben sich bei ca. 2,5% der Gesamtausgaben im Gesundheitswesen (Stand 2005) stabilisiert hat, wächst angesichts der weiter zunehmenden Zahl an ergotherapeutischen, logopädischen und physiotherapeutischen Praxen der Konkurrenzdruck zwischen den einzelnen Anbietern. Seit 2001 wurden von Seiten der Krankenkassen keine neuen Preisvereinbarungen angeboten, gleichzeitig Qualitätsanforderungen und Mehrleistungen ohne finanziellen Ausgleich gefordert. Die Gewinnmarge wird also zunehmend enger, sodass alternative Konzepte ergänzend zu den finanzierten Leistungen der gesetzlichen Krankenversicherung gesucht werden müssen.

Die medizinisch-therapeutischen Erfolge in der pädiatrischen und neurologischen Frühversorgung wie auch der zunehmende Bedarf an geriatrischer Rehabilitation sollten die Nachfrage nach Ergotherapie und den anderen Heilmitteln grundsätzlich erhöhen. Dennoch hat sich längst parteiübergreifend die Erkenntnis durchgesetzt, dass nicht alle bisherigen Leistungen der gesetzlichen Krankenversicherung (GKV) weiterhin solidarisch für alle Versicherten gleich zur Verfügung stehen werden können. Auch die in den letzten Jahren immer weiter verschärft eingesetzten wirtschaftlichen Maßnahmen der Budgetierung, Richtgrößen sowie Bonus-Malusregelungen für Ärzte entfalten zunehmend stärker ihre Wirkung. Jeder Fach- und Hausarzt erhält mit den Budgets und Richtgrößen arztgruppenbezogene Maßgaben, welches Ausgabenvolumen ihm für die Heil- und Arzneimittelversorgung pro Patient zur Verfügung steht. Erste Entlassungen in den Ergotherapiepraxen zeigen, dass trotz wachsenden Bedarfs das Verordnungsvolumen der Ärzte an ihre Grenzen gestoßen ist und diese sich in ihrem Verordnungsverhalten zurückhaltender zeigen. Die berufspolitischen Maßnahmen der Verbände werden sich daher in den kommenden Jahren verstärkt dem Bestandschutz und der Existenzsicherung der Heilmittel widmen müssen. Die Heilmittelerbringer selbst sind gefragt, alle Wirtschaftlichkeitspotenziale zu mobilisieren, um unter diesem Konkurrenzdruck auf dem Markt bestehen zu können (**Abb. 1.5**).

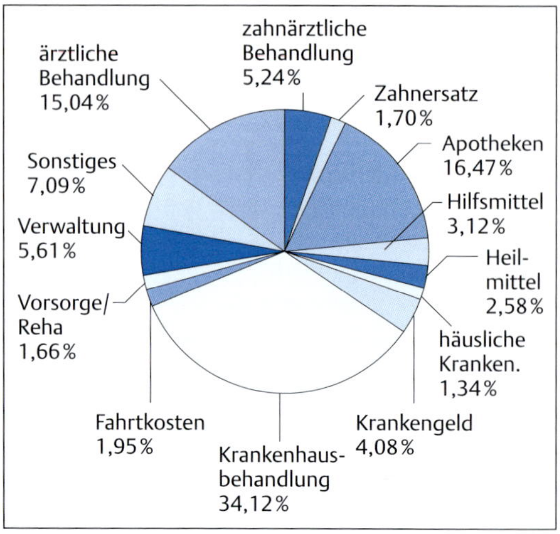

Abb. 1.5 Ausgabenverteilung in der Gesetzlichen Krankenversicherung des Jahres 2005 (DVE 2006).

1.4.4 Rechtliche Grundlagen der stationären Versorgung

Die überwiegende Anzahl der deutschen Ergotherapeuten arbeitet als Angestellte in stationären und teilstationären Einrichtungen, d.h. Kliniken, Tageskliniken, Werkstätten, Kindertagesstätten, Altenpflegeheimen u.a. Sondereinrichtungen. Für diese Einrichtungen gibt es wenige Richtlinien, die den Einbezug der Ergotherapie in den Versorgungsauftrag sicherstellen. Häufig sind die Kollegen vor Ort selbst gefordert, ihren Stellenwert durch genaue Erfassung und Beschreibung ihrer Leistungen zu sichern. Der Wegfall der medizinischen Leistungen im Rahmen der Pflegeversicherung hat jedoch häufig zur Aufgabe der Ergotherapiestellen in den stationären Pflegebereichen geführt. Nachfolgend sind Auszüge der wichtigsten Gesetzesgrundlagen des stationären Bereiches aufgelistet, die auch die Versorgung mit Heilmitteln berühren (**Tab. 1.7**), (**Tab. 1.8**).

Stationäre Versorgung und Kostenentwicklung

Mit dem Gesundheitsstrukturgesetz von 1993 wurde gegen den Widerstand von Gewerkschaften und Krankenhausgesellschaften Abschied vom Selbstkostendeckungsprinzip genommen. Die danach geltenden Vergütungssysteme/Pflegesätze orientierten sich an den tatsächlich erbrachten Leistungen. Diese Bundespflegesatzverordnung schrieb seit 1994

Tab. 1.7 Gesetzliche Grundlagen für die stationäre ergotherapeutische Versorgung (DVE 2004)

Quelle	Zusammenfassung des Inhalts
§ 39 SGB V	Versicherte haben *Anspruch auf eine Krankenhausbehandlung*, wenn ihre Erkrankung nicht durch eine teilstationäre oder ambulante Versorgung behandelt werden kann. Die Krankenhausbehandlung umfasst neben der ärztlichen Versorgung auch Leistungen der Heilmittelversorgung, Pflege und Unterkunft.
§107 SGB V	Regelt die *Beziehung zu Krankenhäusern* und anderen Einrichtungen sowie deren Versorgungs- und Behandlungsauftrag, die die Anwendung von Heilmitteln einschließt.
§ 124 SGB V	Krankenhäuser, Rehabilitationseinrichtungen und ihnen vergleichbare Einrichtungen dürfen gemäß §124 Abs. 3 SGB V Heilmittel abgeben, wenn sie Therapeuten beschäftigen, die die entsprechende Qualifikation und Berufserfahrung nachweisen können.
§ 135 SGB V	§135a Satz 2 besagt, dass sich zugelassene Krankenhäuser zur Entwicklung eines Qualitätsmanagements (QM) verpflichten oder nach §137 Vergütungsabschläge hinnehmen müssen. Die ergotherapeutische Abteilung eines Krankenhauses wird in dieses QM-System einbezogen.
Fallpauschalengesetz DRGs	Seit dem Inkrafttreten des GMG (Gesetz zur Modernisierung der gesetzlichen Krankenversicherung) am 1.1.2004 ist die Abrechnung aller Krankenhausleistungen (ausgenommen der Psychiatrie) über DRGs (Diagnosis Related Groups), einem Patientenklassifikationssystem, durchzuführen. Dies hat weitgehende Folgen für die stationäre Versorgungsstruktur. Alle diagnostischen, operativen, therapeutischen und pflegerischen Maßnahmen sind je Diagnose nach Zeit und Menge erfasst und normiert. Ziel ist es, die Krankenhausaufenthalte zu verkürzen und Kosten zu minimieren. Vollständige Kostenrelevanz werden diese ab 2007 erhalten.

Tab. 1.8 Sozialgesetzbücher und stationäre/ambulante Ergotherapie (DVE 2004)

Quelle	Zusammenfassung des Inhalts
§ 19 SGB III	Regelung und Gewährleistung von Maßnahmen zur *beruflichen Wiedereingliederung behinderter Menschen*. Für die finanzielle Förderung ist in der Regel die Bundesagentur für Arbeit zuständig. Ergotherapeutische Leistungen werden dazu meist stationär oder teilstationär erbracht.
§ 9 SGB VI	Leistungen der *gesetzlichen Rentenversicherung* werden für die medizinische Rehabilitation zur Wiedereingliederung und Teilhabe am Arbeitsleben erbracht. Sie sollen den Auswirkungen einer Erkrankung entgegenwirken und das vorzeitige Ausscheiden aus dem Erwerbsleben verhindern oder zur Wiedereingliederung beitragen. Zuständig sind die Rentenversicherungsträger bzw. die Bundesversicherungsanstalt für Angestellte (BfA). Ihre Leistungen sind vorrangig vor Rentenleistungen.
SGB VII	Leistungen der *gesetzlichen Unfallversicherung* nach Arbeitsunfällen und Berufskrankheiten, die zur erneuten Teilhabe am Arbeitsleben beitragen können. Die Heilbehandlung umfasst insbesondere die medizinischen Leistungen wie der ärztlichen Versorgung u.a. auch mit Heilmitteln. Diese Leistungen können sowohl ambulant wie auch stationär von Ergotherapeuten erbracht werden. Der vertraglich noch ungeregelte Leistungskatalog lehnt sich an die Leistungen aus dem ambulanten Sektor an.
SGB IX	Rehabilitation und Teilhabe behinderter Menschen (SGB IX § 1) Selbstbestimmung und Teilhabe am Leben in der Gesellschaft sind das Hauptziel dieses jüngsten Regelwerkes des Sozialgesetzbuches IX. Zielgruppe sind Behinderte oder von Behinderung bedrohte Menschen, im Besonderen Frauen und Kinder. Gleichzeitig sollen diese gesetzlichen Regelungen auch wegweisend für die Art und Weise der Durchführung rehabilitativer Leistungen sein und damit auch als Richtschnur für die berufliche Integration gelten. Das SGB IX bezieht erstmalig den ICF-Begriff der Partizipation ein, der hier zum Leitbild der Rehabilitation wird.

eine leistungsorientierte Finanzierung aller stationären Leistungen fest. Die Deckelung der Kostenentwicklung bewirkte u.a. ein Einfrieren von Eingruppierungsstrukturen und Stellenschlüsseln sowie die massive Einschränkung von Sozialleistungen. Demgegenüber forderte sie verstärkten Wettbewerb unter den Krankenhäusern, Abbau von Überkapazitäten, Leistungstransparenz und Entwicklung von Qualitätssicherungssystemen. Die Länder haben sich in weiten Teilen aus ihrer Finanzierung bzw. Trägerschaft von Kliniken gelöst und diese in so genannte *Körperschaften des öffentlichen Rechts* umgewandelt. Diese Umwandlung wird langfristig die bisher tariflich gültigen Arbeitsbedingungen erheblich beeinflussen, wenn nicht sogar auflösen (z.B. bei Änderungskündigungen oder Auflösung von Arbeitsverträgen).

In der gesamten Kostenentwicklung des Gesundheitswesens blieb der stationäre Bereich in den letzten Jahren der Kostenfaktor mit der höchsten Steigerung. Intensive Diskussionen auch mit Blick auf andere europäische und internationale Gesundheitsversorgungsmodelle bewirkten bei der Politik die Einführung zunächst von Leistungserfassungs-, später von Patientenklassifikations- und Qualitätsmanagementsystemen, die einschneidende Folgen auch für die ergotherapeutischen Abteilungen haben sollten. Seit dem 1.1.2004 müssen alle deutschen Krankenhäuser (ausgenommen psychiatrische) mit den Krankenkassen über DRGs (Diagnosis Related Groups) abrechnen. Vollständig kostenrelevant werden diese zum 1.1.2007. DRGs sind Patientenklassifikationssysteme mit dem Ziel der systematischen Zuordnung ökonomisch aufwandsähnlicher Fälle (wie z.B. Blinddarmentzündung/Blinddarmoperation) zu möglichst kostenhomogenen Fallgruppen unter Beachtung von Kriterien der medizinischen Zusammengehörigkeit (Gans 2004). Wie erwartet und gewollt, setzen die DRGs deutliche Anreize zur Kostenreduktion und Verkürzung der Verweildauer. Genaue Kostenanalysen, d.h., wo, wann, welche Kosten zu welchen Ergebnissen führen, sind unweigerlich die Folge. Der größte Kostenfaktor liegt naturgemäß in den Personalausgaben. Stellenabbau, Zeitverträge, Anhäufung von unbezahlten Überstunden oder das zunehmende Auftreten des Burn-out-Syndroms sind ernsthafte Anzeichen, dass das „Humankapital" der Kliniken an seine Grenzen gerät. Sicherlich ist es in manchen Fällen auch gelungen, durch Kosten- und Leistungsanalysen bestehende Überkapazitäten in gewachsenen Strukturen abzubauen, Arbeitsabläufe effektiver zu gestalten oder Arbeitsbelastungen innerhalb einer Institution gerechter zu verteilen.

Die Vertragsgrundlagen für niedergelassene Ergotherapeuten, d.h. die Bezugnahme auf die o.g. Regelwerke aus den §§ 92 und 125 (SGB V), erleichterte den Vorgang, auch für die stationäre Ergotherapie Schwerpunkte zu definieren, abzugrenzen und darauf ein pragmatisches Leistungsbeschreibungs- und -erfassungssystem aufzubauen (DVE 2004).

1.4.5 Qualitätsmanagement in stationären und ambulanten Einrichtungen

Qualitätsmanagement in stationären Einrichtungen

Der Gesetzgeber hat durch die §§ 135a und 137 SGB V die Krankenhäuser dazu verpflichtet, ein Qualitätsmanagement (QM) einzuführen und weiterzuentwickeln. Welche Form dabei gewählt wird, bleibt den Krankenhäusern überlassen. Eine Zertifizierung des QM-Systems ist nicht vorgeschrieben. Kosteneffizienz und Qualitätsorientierung stehen sich hier nur scheinbar gegenüber, sie bedingen aber einander und sollen – sich gegenseitig ergänzend – den Versorgungsauftrag patientenorientiert sicherstellen. Die Diskussion, welche Leistungen medizinisch notwendig sind, muss auf der Basis patientenbezogener Daten erfolgen.
Die am häufigsten genannten QM-Systeme in Deutschland sind:

- das Excellence-Modell der European Foundation for Quality Management (EFQM),
- die Internationalen Normenreihe DIN EN ISO 9000ff,
- das Modell der Kooperation für Transparenz und Qualität im Krankenhaus KTQ.

Der QM-Prozess lässt sich bis zur Zertifizierung vergleichbar auf alle Krankenhäuser übertragen. Er impliziert interne und externe Überprüfungsverfahren entlang einem bestimmten Kriterienkatalog (DIN EN ISO 9001 und KTQ sind zertifizierbar durch externe Auditoren, EFQM ist primär ein Modell zur Selbstbewertung). Die Erfüllung der Anforderungen von Kunden und Interessenspartnern mit dem Ziel der Zufriedenheit sowie der kontinuierliche Verbesserungsprozess auf allen Ebenen sind eine zentrale Aufgabe für die gesamte Organisation. Zum Aufbau eines QM-Systems gehören folgende Elemente:

- Beschreibung eines Leitbildes und der Qualitätspolitik (z.B. Auftragsbestimmung, Verantwortlichkeitsbereich, ganzheitliche Ausrichtung auf die Patientenzufriedenheit),

- Entwicklung von Qualitätszielen und eines Qualitätsplanes (für Behandlungsabläufe, Hygiene, Arbeitssicherheit u.a.),
- Erstellung von Verfahrens- und Arbeitsanweisungen,
- Benennen von QM-Beauftragten,
- Führung im Qualitätsmanagement,
- Erstellung eines QM-Handbuches,
- Lenkung der Dokumente,
- Umgang mit Beschwerden, Lösungsstrategien entwickeln, Beschwerdemanagement aufbauen,
- Management der Ressourcen (Auswahl der Mitarbeiter, Mitarbeiterförderung, Ressourcenförderung, Zielgespräche),
- Qualitätsmessung, Auswahl und Einsatz von Messinstrumenten,
- Qualitätszirkelarbeit.

Grundlage für die Beteiligung der Ergotherapieabteilungen am Aufbau eines QM-Systems im Krankenhaus war zunächst, das eigene Leistungsspektrum benennen und erfassen zu können. Es galt nun, zügig die fehlenden Leistungserfassungsgrundlagen, vergleichsweise wie die im ambulanten ergotherapeutischen Sektor, zu erstellen. Der Deutsche Verband der Ergotherapeuten e.V. entwickelte unter Einbezug vieler stationär arbeitender Ergotherapeuten eigeninitiativ einen Leistungskatalog für den klinischen Bereich (DVE 2004, Kap. 3.2). Mit diesem Nachschlagewerk können sowohl die direkt patientenbezogenen und mittelbar patientenbezogenen Leistungen (Verwaltungsleistungen, Team, Visite u.a.) konkret dargestellt und erfasst werden. Diese Arbeit ist Grundlage für die Entwicklung eines Qualitätsplanes. Auch die anderen o. g. Elemente des QM-Systems müssen auf die Arbeit in der ergotherapeutischen Abteilung heruntergebrochen werden (z.B. durch Erstellung von abteilungsbezogenen Qualitätszielen).

Qualitätsmanagement in ambulanten Einrichtungen

Maßnahmen der Qualitätssicherung, welche die Qualität der Behandlung, der Versorgungsabläufe und Behandlungsergebnisse umfassen, sind in den Rahmenempfehlungen nach § 125 SGB V verankert. Niedergelassene Ergotherapeuten verpflichten sich, sich an Qualitätsmaßnahmen zu beteiligen. Diese beziehen sich auf die

- Strukturqualität (organisatorische, räumliche, personelle und sächliche Voraussetzungen),
- Prozessqualität (Gütekriterien des Therapieprozesses; z.B. Behandlungspläne, Kooperationen mit Ärzten u.a. Beteiligten, Therapiezieldefinitionen, Dokumentation),
- Ergebnisqualität (Abgleich der Leitsymptomatik, Zieldefinition und Zielerreichungsgrad, Zufriedenheit des Patienten).

Mit der Verabschiedung des Gesundheitsmodernisierungsgesetzes wurden die niedergelassenen Ärzte verpflichtet, ein QM-System einzuführen. Obwohl für ergotherapeutische Leistungserbringer noch nicht gesetzlich die Verpflichtung zur Implementierung eines QM-Systems besteht, hat die berufspolitische Vertretung im Januar 2004 auf diese Entwicklungen reagiert und ist dem vom Bundesverband Selbständiger Physiotherapeuten (IFK e.v.) gegründeten Institut zur Qualitätssicherung im Heilmittelbereich (IQH) beigetreten. Auch Ergotherapeuten können seitdem Mitglieder werden und über dieses Institut die notwendigen Voraussetzungen zur Einführung eines QM-Systems erwerben. Das IQH-Exellence-Modell dieses Institutes soll zunächst für die Reflexion und eigene Überprüfung der Organisation des persönlichen Arbeitsbereiches sensibilisieren. Mit der Umsetzung und Überprüfung durch den Auditor einer akkreditierten Zertifizierungsstelle werden u.a. Vorteile eines optimierten Fehler- und Risikomanagements, einer verstärkten Transparenz und Prozessoptimierung, Verbesserungen in der Praxiskooperation und langfristig Image- und Akzeptanzverbesserungen sowie Erfolgssicherung erwartet (IQH 2006). Die Teilnahme an den erforderlichen QM-Seminaren vermittelt zahlreiche praktische Struktur- und Dokumentationshilfen, die eine systematische Überprüfung der eigenen Praxis gewährleisten können.

1.4.6 Kooperation mit anderen Berufsgruppen

Die immer kürzer werdenden Intervalle zwischen den einzelnen Gesundheitsstrukturgesetzen seit 1989 legen nahe, die berufspolitischen Kräfte der nichtärztlichen Gesundheitsberufe zu bündeln. Unter dem Dach der Bundesärztekammer treffen sich alljährlich alle Verbände zur Konferenz der Gesundheitsberufe, um einen gemeinsamen Appell – bezogen auf die aktuelle gesundheitspolitische Lage – an die Politik zu richten.

Neben den Heilmittelverbänden bestehen seit Jahrzehnten weitere Gesundheitsfach- und Assistenzberufe. Grundlegende gemeinsame Ziele und

Interessen dieser Berufe führten zur berufsübergreifenden Bildung von Arbeitsgemeinschaften. Die erste Arbeitsgemeinschaft der Medizinischen Fach- und Assistenzberufe (heute: AG MFA) setzte sich seit Mitte der 1980er-Jahre bis heute intensiv für die im stationären Bereich tätigen medizinischen Fachberufe ein. Insbesondere das Fallpauschalengesetz und die DRGs sind Aufgabengebiete, die im Kern vergleichbare Konsequenzen für alle klinisch tätigen Gesundheitsberufe haben.

1991 wurde die Arbeitsgemeinschaft der Medizinalfachberufe in der Therapie und Geburtshilfe (AG MTG) gegründet. Ihr Kernziel ist die Einrichtung von Fachhochschulausbildungen bzw. die Anhebung der bisherigen Berufsfachschulausbildung in den Fachhochschulsektor. Mit diesem Ziel wird einerseits die Anpassung der Ausbildung zur Sicherung einer hochqualifizierten Patientenversorgung verbunden und andererseits das Ausbildungsniveau dem europäischen und angloamerikanischen Bildungsniveau angeglichen (Kap. 1.3).

Bundesarbeitsgemeinschaft der Heilmittelverbände

Die massiven Widerstände und Großdemonstrationen der Heilmittelverbände Ende 1996 bei der Umsetzung der 3. Stufe der Gesundheitsreform haben gezeigt, dass der Zusammenschluss der einzelnen Heilmittelverbände im gesundheitspolitischen Wettstreit erheblich dazu beitrug, ihre Forderungen nach Erhalt der Heilmittelversorgung anzuhören. Zeitgleich mit dem Inkrafttreten des 2. GKV-Neuordnungsgesetzes am 1.7.1997 wurde die *Bundesarbeitsgemeinschaft der Heilmittelverbände e.V. (BHV)* gegründet. Ziel war es, als maßgebliche und ernst zu nehmende Spitzenorganisation auf Bundesebene das vom Bundesgesundheitsministerium und den Heilmittelverbänden vereinbarte „Partnerschaftsmodell" umzusetzen. Dieses Partnerschaftsmodell wurde in den §§ 92 und 125 SGB V verankert. Es beinhaltet die Anhörung der Heilmittelverbände im Bundesausschuss bei gesetzlich vorgeschriebenen Aufgaben nach § 92 sowie die Anhörung der Ärzteschaft zu den Rahmenempfehlungen nach § 125 SGB V. Die BHV wird bislang als Spitzenvertretung des Heilmittelsektors anerkannt und in Beratungen zur Überarbeitung der Heilmittelrichtlinien und Rahmenempfehlungen einbezogen. Sie wird in den kommenden Jahren maßgeblich für die Erhaltung einer ausreichend qualitätsorientierten und bedarfsgerechten Heilmittelversorgung verantwortlich sein. Ob sie all ihre inneren divergierenden Interessen bündeln und harmonisieren kann, um sich den kommenden Herausforderungen völlig veränderter Gesundheitssysteme stellen zu können, wird die Zukunft zeigen.

Kooperationen und Konkurrenz in der ambulanten Versorgungsstruktur

Seit dem 1.7.1995 ist das *Partnerschaftsgesellschaftsgesetz* in Kraft. Es erlaubt die Kooperationsgemeinschaft zwischen Freiberuflern, d.h. niedergelassenen Ärzten, Psychologen und Heilmittelerbringern. Partnerschaftsgesellschaften können die Zulassung für einen Heilmittelbereich erhalten, wenn der Gesellschaft mindestens *ein* Partner angehört, der die Voraussetzungen nach § 124 Abs. 2 SGB V erfüllt. Ziel und Forderung der freien Berufe war es, die Kooperationsmöglichkeiten von Freiberuflern über das Recht der BGB-Gesellschaft hinaus zu erweitern, um komplexe Dienstleistungen aus „einer Hand" erbringen zu können. Die persönliche Haftung für vertragliche Ansprache bei fehlerhafter Berufsausübung verbleibt bei den einzelnen verantwortlichen Partnern. Interprofessionelle Praxen zwischen Ärzten und Therapeuten oder zwischen einzelnen Heilmittelerbringern sind möglich und müssen bei Bedarf konkret mit den Bedürfnissen der einzelnen Teilnehmer abgewogen werden.

Mit dem Gesundheitsmodernisierungsgesetz (GMG) wurde im § 140 die *integrierte Versorgung* als neuer Modellbegriff eingeführt. Integrierte Versorgungsformen ermöglichen aufgrund der Verträge nach §§ 140b und 140d SGB V eine die Leistungssektoren übergreifende Versorgung. Man versteht darunter z.B. eine vernetzte Patientenbetreuung „mit einem durchgängigen Behandlungskonzept vom niedergelassenen Arzt, zum Krankenhaus, zur (ambulanten/stationären) Rehabilitationsbehandlung und wieder hin zum niedergelassenen Arzt. In dem Behandlungskonzept sollen die einzelnen Diagnose- und Behandlungsschritte zwischen den Behandlungspartnern schlüssig im Vorfeld aufeinander abgestimmt sein" (Riedel et al. 2004, S. 1). Die Teilnahme von Patienten an diesen Versorgungsformen ist freiwillig, kann aber mit Bonusabschlägen unterstützt werden.

Darüber hinaus gibt es andere integrierte Modelle ausschließlich im ambulanten Sektor unter verschiedenen Haus- und Fachärzten, die als zu verordnende ärztliche Leistung auch die Versorgung mit Heilmitteln umfasst. Ergotherapie als Heilmittel kann also Bestandteil dieser Versorgungsform sein.

Die verordneten Leistungen fallen nicht in die Budgetabhängigkeit. Allerdings müssen von den Heilmittelerbringern mit den Ärzten und Krankenkassen eigene Behandlungstarife ausgehandelt werden. Hier können möglicherweise Verordnungssicherheiten mit wesentlichen Preisnachlässen konkurrieren. Gleichzeitig ist der Trend zu Dumpingpreisen bedrohlich für die weitere Vertrags- und Preisgestaltung des Ergotherapieverbandes DVE. Angesichts des Verordnungssystems und der Abhängigkeit von den Ärzten werden Ergotherapeuten kaum selbst die Rolle der Initiatoren von integrierten Versorgungsmodellen übernehmen.

Qualitätszirkel mit Ärzten und Therapeuten

Der Gesetzgeber mahnt im GMG patienten- und qualitätsorientierte Kooperationen in der ambulanten Versorgung an. In vielen deutschen Städten organisieren sich daher offizielle Qualitätszirkel, die den Ärzten über die Kassenärztlichen Vereinigungen Punkte in ihrem Fortbildungsauftrag bescheinigen. Ergotherapeuten und andere Heilmittelerbringer nehmen z.T. an diesen Qualitätszirkeln teil. Der indirekte Wert lässt sich neben dem patientenorientierten Austausch an der Präsenz der Therapeuten im örtlichen Gesundheitsmarkt sowie am Überschauen und Kennenlernen der vielfältigen Behandlungsangebote ablesen. Jede einzelne Therapeutin kann sich hier über die Darstellung ihrer Behandlung professionell positionieren.

Freiberuflichkeit – zwischen ärztlicher An-/Verordnung und eigenverantwortlicher Berufsausübung

In der ambulanten Versorgung mit dem Heilmittel Ergotherapie blieb in den letzten Jahren der kurative Ansatz vorherrschend. Wenn auch viele Ergotherapeuten im pädiatrischen Bereich die Entwicklungsförderung als präventiven Ansatz betrachteten, z.B. den Kindern das notwendige sensomotorische Rüstzeug für einen gelungenen Schulstart zu bieten, zeigte sich die Ergotherapie aber eher von der krankheitszuweisenden Seite. Sie schien dazu auch aufgefordert, wenn sie nicht ihre Stellung als bedeutsames Heilmittel im Gesundheitswesen verlieren wollte.

Der Ruf nach Wirksamkeitsnachweisen hat ebenfalls dazu geführt, dass Ergotherapeuten sich noch vermehrt den Forderungen nach ständiger Weiterbildung zur Vertiefung und Spezialisierung von Behandlungskonzepten gestellt haben. Nicht nur die Verbesserung der therapeutischen Qualität für die Klienten, sondern auch Profilierung und praktische Professionalisierung gegenüber der Konkurrenz zwingen berufstätige Ergotherapeuten zum lebenslangen Lernen. Der Erwerb verschiedener Fort- und Weiterbildungen ermöglicht, verschiedene Perspektiven und Hypothesen in der Behandlungsplanung und Zieldefinition zu entwickeln.

Die Ärzteschaft hat in den vergangenen Jahrzehnten die freiberuflichen Bestrebungen des Heilmittelsektors nach mehr Eigenverantwortlichkeit z.T. argwöhnisch betrachtet. Deutlich wurde immer wieder, dass die im Partnerschaftsmodell teilweise vom Gesetzgeber eingeräumten Mitentscheidungsrechte von den Ärztevereinigungen weitgehend unterlaufen wurden. Einerseits war ihnen ihre eigene dominierende Stellung und Verantwortlichkeit als verordnende Instanz wichtig, andererseits werden bei mageren Budgetressourcen die Heilmittel schnell eingeschränkt oder gekappt. Vielen Ärzten ist klar, dass sie in den rehabilitativen Bereichen allein mit Arzneimitteln *ohne* Heilmittel nur geringe Erfolge zu verzeichnen haben. Solange in den vergangenen Jahren diese Abhängigkeit für Ärzte und Heilmittelerbringer monetär erträglich blieb, wurde dieser Zustand nicht in Frage gestellt. Die Physiotherapeuten als wesentlich größere Gruppe hatten aber bald erkannt, dass hier neben der Abhängigkeit von der ärztlichen Verordnung eigene wirtschaftliche Zweige aufzubauen sind. Erst langsam wächst auch unter den Ergotherapeuten angesichts schwindender Einnahmen der Entschluss, zweite „Standbeine“ aufzubauen. Neue Denkanstöße dazu leistet das neue Präventionsgesetz. Aus dem ergotherapeutischen Kompetenzbereich heraus lassen sich Fortbildungs- und Beratungsangebote, Produktmanagement für den therapeutischen Sektor, Präventivmaßnahmen, z.B. Lerntherapien, Selbsterfahrungsgruppen, Wohnraum-, Arbeitsplatz- und Umfeldberatung, Hirnjogging oder Präventionsprogramme für Senioren u.a. entwickeln bzw. adaptieren. Dies ermöglicht zumindest eine Teilunabhängigkeit vom Verordnungsverhalten der Ärzte und erscheint für die Zukunft unabdingbar.

Neben dem zweiten Standbein wird aber das Bestreben notwendig werden, das eigene berufliche Selbstverständnis durch Auseinandersetzung mit wissenschaftlicher Literatur, z.B. Forschungen zu den Behandlungskonzepten oder im Dialog mit wissenschaftlich tätigen Ergotherapeuten, zu untermauern. Dies kann die praktizierenden Ergotherapeuten befähigen, ihre praktischen Erfahrungen auf höherem wissenschaftsnahem Niveau zu begründen und wird ihren Status gegenüber den Ärzten verbessern.

1.4.7 Auf der Suche nach einem ergotherapeutischen Selbstverständnis und Berufsprofil

Ergotherapeutische Identität knüpft heute im beruflichen Alltag oft an Therapiekonzepte an, wie z.B. nach Bobath, Jean Ayres, Affolter oder Perfetti. Im Rahmen der verschiedenen Weiterbildungen entwickeln sich konzeptspezifische Sprachen, die ein Erfahrungswissen bezogen auf Hypothesen zu Krankheitsausprägung und entsprechenden Behandlungskriterien darstellen.

Mit zunehmender Akademisierung setzen sich verstärkt angloamerikanische Modelle durch, die sprachlich andere Akzente setzen. Die meisten Modelle verbindet eine deutlichere Klientenzentrierung und Orientierung an der Alltagsbezogenheit bei der Wahl bedeutungsvoller Betätigung zur Erreichung des Behandlungszieles. Sprachen wecken Bilder, stellen Verbindung, Vertrautheit her, können aber auch Abgrenzung bewirken. Die verschiedenen Sprachstile aus der Alltagspraxis wie auch aus dem akademischen Bereich spiegeln in diesem Buch die Diskussion der ergotherapeutischen Basis wider.

Angesichts der zunehmend enger werdenden Ressourcen erscheint es zielführend, sich in der weiteren Diskussion um Berufsprofil, Berufsdefinition, Berufsphilosophie verstärkt auf die Gemeinsamkeiten im ergotherapeutischen Gegenstandsbereich zu konzentrieren. Wenn eine gemeinsame Zukunft, anders als in den USA – zwischen Occupational Assistants und Master of Occupational Therapists – verlaufen soll, erscheint es jedoch notwendig, dass sich die praktizierende Mehrheit deutlicher mit den Bestrebungen um ein neues Berufsprofil und damit auch in die Auseinandersetzung um Ergotherapiemodelle einmischt. Sie sollte verstärkt praxisrelevante Fragestellungen in die Diskussion mit wissenschaftlich tätigen Kollegen einbringen (Kap. 1.14). Auf der anderen Seite sind die akademischen Ergotherapeuten gefordert, ihr Interesse nicht nur auf den Gegenstandsbereich der Ergotherapie, sondern auch auf patientenorientierte und praxisrelevante Fragestellungen zu richten und ihre wissenschaftlichen Bemühungen in den Dienst einer existenzsichernden Zukunft der Ergotherapie zu stellen.

1.4.8 Ethische Gedanken für die ergotherapeutische Praxis

Ethische und moralische Fragestellungen haben in der Medizin durch die spezifische deutsche Geschichte des Dritten Reiches einen hohen Stellenwert. Auch die Ergotherapie reflektiert existentielle ethische Grundgedanken bzw. Werte und Normen. Daher ist eine Berufspraxis ohne Ethik nicht denkbar, ohne die ein Vertrauen in den Berufsstand erheblich vermindert würde (s. Kap. 1.13.2). Der Weltverband der Ergotherapeuten (WFOT 2005 in DVE 2005b) formulierte dazu eine Berufsethik mit Wertmaßstäben an die

- persönlichen Eigenschaften der Ergotherapeuten,
- Verantwortung gegenüber den Patienten,
- Verhaltensweisen der Ergotherapeuten im Team,
- Entwicklung von Fachwissen,
- Förderung und Entwicklung des Berufsstandes (WFOT 2005, COTEC 1996 in DVE 2005b).

Von der Mitgliederversammlung des *Deutschen Verbandes der Ergotherapeuten (DVE)* wurde 1994 in Anlehnung der von allen europäischen Mitgliedsländern COTEC (Council of Occupational Therapists for the European Countries) entworfenen Berufsethik für die Praxis der Ergotherapie verabschiedet. In ihren Grundsätzen beschreibt und fordert die Berufsethik persönliche Eigenschaften wie z.B.

- ein integeres, vorbehaltloses und qualitätsorientiertes Verhalten von Ergotherapeuten mit ihrer Verantwortung gegenüber Patienten jeglicher Kultur,
- kooperatives Verhalten gegenüber dem interdisziplinären Team und dem Arbeitgeber,
- loyales Verhalten gegenüber dem eigenen Berufsstand,
- Interesse an der eigenen beruflichen Weiterentwicklung,
- respektvolles Verhalten im Sinne des Berufsstandes in der Öffentlichkeit (WFOT 2005, COTEC 1996 in DVE 2005b).

Zur praxisrelevanten Umsetzung von ethischen Wertvorstellungen gehört z.B. die

- Verantwortung für die Planung und Durchführung der Therapie entsprechend den Bedürfnissen und Möglichkeiten des Klienten,
- Berücksichtigung der Ressourcen im Sinne einer zielgerichteten, qualitätsorientierten, zweckmäßigen, effektiven und wirtschaftlichen Leistungserbringung,

- Vermeidung aller Risikofaktoren für den Klienten und das Umfeld,
- angemessene Dokumentation unter Berücksichtigung des Datenschutzes,
- Verantwortungsbereitschaft zur Förderung eigener beruflicher Kompetenzen und für die Weiterentwicklung und Verbreitung des Berufsbildes in der Öffentlichkeit.

Berufsethik ist demnach eine bestimmte Ebene der Reflexion über Normen und Wertvorstellungen – eine wesentliche Komponente des verantwortungsbewussten therapeutisch-professionellen Handelns (Hack u. Zotter 2004).

In der Praxis sind die Verantwortungsverhältnisse der Ergotherapeuten nicht immer eindeutig. Wie gehen Ergotherapeuten damit um, wenn Privatpatienten und Kassenpatienten auf der Warteliste stehen, der Praxisinhaber wirtschaftlich aber unter Druck steht? Wie verhalten sie sich, wenn kulturelle, religiöse Normen ihrer Vorstellung von zielgerichteter Ergotherapie im Wege stehen und sprachlich bedingt nicht ausdiskutiert werden können? Gerade die zunehmend multikulturelle Klientel in der Ergotherapie wird die Ergotherapeuten vor enorme Herausforderungen in ihrer ethischen Grundhaltung stellen, die derzeit erst in Ansätzen diskutiert werden.

1.5 Bezugswissenschaften und Bezugsrahmen der Ergotherapie

Karin Götsch

Für die US-amerikanische Ergotherapeutin Mosey war es bereits in den 80er-Jahren (Mosey 1981, 1986) wichtig, dass eine Berufsgruppe ein spezifisches *Berufsmodell* entwickelt, um Berufsidentität herzustellen, den Beruf gesellschaftlich zu verankern und zur Verwissenschaftlichung beizutragen. Dazu gehören für sie neben einer Reihe von anderen Bestimmungselementen:

- die begründete Auswahl von Erkenntnissen aus den bereits bestehenden Wissenschaften (*Bezugswissenschaften*),
- die Transformation und evtl. Modifikation von für die Ergotherapie relevanten, theoretischen Konzepten aus den Bezugswissenschaften, um diese als handlungsleitenden *Bezugsrahmen* in der Praxis zu benutzen.

Der folgende Beitrag wird sich nun mit den Themen Bezugswissenschaften (Kap. 1.5.1), Bezugsrahmen (Kap. 1.5.2) und Kerntheorien (Kap. 1.5.3) sowie ihren vielfältigen Verbindungen zur Ergotherapie (Kap. 1.5.4) beschäftigen. Abschließend wird ein Blick auf die Relevanz des Themas in der Berufsausbildung geworfen (Kap. 1.5.5).

1.5.1 Bezugswissenschaften

Bezugswissenschaften der Ergotherapie

Ergotherapeuten müssen die komplexen Zusammenhänge zwischen Person, Krankheit, Umwelt und Betätigung verstehen und auf vielfältiges Wissen zurückgreifen. Der Beruf muss, neben seinem empirischen Handlungswissen aus der ergotherapeutischen Praxis und seiner eigenen theoretischen Fundierung, auch auf das Wissen aus anderen Wissenschaften zurückgreifen (Marotzki u. Hack 1999). Zurückgreifen bedeutet gleichzeitig eine Auswahl treffen. Eine Auswahl treffen setzt voraus, die Grundannahmen, die beruflichen Inhalte und die Praxis der Ergotherapie zu analysieren und eine Beziehung zum Wissen anderer, schon bestehender Wissenschaften herzustellen.

> ***Bezugswissenschaft***: Wissenschaft, die für die Ergotherapie bedeutsame Erkenntnisse bereithält. Die Bezugswissenschaften sind für die Berufsangehörigen Quellen von Kenntnissen, Denkmodellen und Bezugsrahmen.

Bezugswissenschaften als Quelle von Kenntnissen

In der Ausbildungs- und Prüfungsverordnung für Ergotherapeuten (AprV) werden die Bezugswissenschaften durch entsprechende Fächer repräsentiert. Dort sind die zu vermittelnden Inhalte zwar durch Überschriften und Unterthemen aufgeführt, es steht jedoch in der Verantwortung, aber auch im Ermessen der jeweiligen Ausbildungsinstitution, den jeweiligen Umfang und spezifischere Inhalte selbst auszuwählen. Vor diesem Hintergrund benötigen Schulen begründete Kriterien, welches Wissen aus den Bezugswissenschaften generell „herangezogen" und vermittelt werden soll und welche Schwerpunktsetzungen sich anbieten. Bekanntlich reicht es nicht aus, lediglich das Wissen als solches – „nebeneinander" – zu vermitteln, es muss auch in Bezug zum ergotherapeutischen Handeln gesetzt werden können.

Das Wissen, das aus anderen Disziplinen übernommen wird, sollte also ein ausgewähltes Wissen sein. Es muss für den ergotherapeutischen Kontext spezifiziert und in eine Systematik des ergotherapeutischen Denkens integriert werden. Es ist nicht immer einfach, die Inhalte und Aussagen der einzelnen Disziplinen eindeutig zuzuordnen oder voneinander abzugrenzen.

Allgemein kann man sagen, dass die Ergotherapie Wissen sowohl aus dem naturwissenschaftlichen als auch aus dem sozialwissenschaftlichen Feld rekrutiert. Dabei überwiegt zurzeit in Deutschland in der Berufsausbildung das naturwissenschaftliche Wissen.

Naturwissenschaft

Das Grundprinzip der Naturwissenschaft ist die Suche nach erklärbaren und überprüfbaren Ursachen aller Erscheinungen. Hier sind die Bezugswissenschaften der Ergotherapie vor allem Biologie, Chemie und Physik, die letztlich auch als wissenschaftliche Disziplinen für einen Großteil der Medizin die Basis bilden.

Medizin

Die Medizin liefert als Bezugswissenschaft Wissen über den menschlichen Organismus (Anatomie und Physiologie), beschreibt und erklärt pathologische Zustände (Krankheitslehre) und vermittelt Konzepte zu Diagnostik und Therapie (Kap. 1.6).

Zur Medizin sind – verstärkt in den letzten Jahren – die Rehabilitations- und Gesundheitswissenschaften hinzugekommen, die neben ihren medizinischen Grundlagen eine stärkere Orientierung an den Sozialwissenschaften aufweisen (Bengel u. Koch 2000, Hurrelmann, 1998).

Beispiel: In der Ausbildung ist das Teilfach „Rehabilitation" verankert, Inhalte der „Gesundheitswissenschaften" sind im Teilfach „Prävention" enthalten (AprV 1999, 2005).

Sozialwissenschaften

Die Sozialwissenschaften umfassen diejenigen Wissenschaften, bei denen personale und soziale bzw. gesellschaftliche Bedingungen und Zusammenhänge in Bezug auf das menschliche Verhalten im Mittelpunkt des Interesses stehen. Im engeren Sinne gehören zu den Sozialwissenschaften die Disziplinen Soziologie, Psychologie, Erziehungswissenschaften, Anthropologie (Kompaktwörterbuch der Sozialwissenschaften 1995, Lexikon der Psychologie 2002).

Philosophie

Abschließend erwähnt werden soll die Bezugswissenschaft der Philosophie. „Philosophie" ist in der Ausbildung indirekt im Fach Berufs-, Gesetzes- und Staatskunde angesiedelt (AprV 1999, 2005).Philosophische Aussagen und Erkenntnisse wirken auf alle Wissenschaften und wirken aus diesen Wissenschaften auch auf die Ergotherapie. Zwischenzeitlich wirken auch Einzelwissenschaften mit ihren Erkenntnissen auf ihre ursprüngliche „Lehrmeisterin" zurück.

Beispiel: Die neuen Forschungsergebnisse aus den Neurowissenschaften bezüglich Handlungsplanung und die damit neuerdings einhergehende philosophische Diskussion zum Problem des freien Willens (Roth 2000,2003, Singer 2003, Geyere 2004)

Exkurs: Philosophie

Ethische Prinzipien und ein ethischer Diskurs sind ohne Rückgriff auf philosophische Fragestellungen kaum denkbar (Hack 2004). Unter Philosophie im engeren Sinne kann aber auch „Kern" oder „Essenz" einer Sache, deren Leitlinien und Grundsätze, verstanden werden. Entsprechend ist auch eine „Berufsphilosophie" zur Ergotherapie entstanden (Kap. 1.1).

Bezugswissenschaften als Quellen für Denkmodelle und Bezugsrahmen

Neben ihren spezifischen Erkenntnissen liefern uns die Bezugswissenschaften auch Vorstellungs- und Denkmodelle, die einen Rahmen bilden für grundsätzliche Erklärungs- und Handlungsansätze in der Ergotherapie.

Beispiel: Der klientenzentrierte Ansatz des Canadian Model of Occupational Performance greift auf Aussagen der Humanistischen Psychologie zurück.

Die Ergotherapie entleiht nicht nur generelles Wissen, sondern ganze Konzepte (z.B. Lernen durch operante Konditionierung) oder Strukturen von Kenntnissen oder Annahmen aus einem bestimmten Gebiet, die Begründungen für therapeutisches Handeln liefern. Auf diese Weise können Therapeuten die ergotherapeutische Handlungspraxis theoretisch begründen. Die Denkmodelle sind zwar Teil der Bezugswissenschaften, sie werden jedoch in einen ergotherapeutischen Handlungskontext transferiert und stellen für uns Bezugspunkte dar, die unter anderem unsere Handlungen bei der praktischen Ausführung von ergotherapeutischen Interventionen, zusammen mit weiteren Gesichtspunkten leiten. Man spricht dann von *Bezugsrahmen*. Das hier dargelegte Verständnis von Bezugsrahmen stützt sich auf Definitionen von Turner (1992) und Hagedorn (1992).

> ***Bezugsrahmen***: Teiltheorie (aus den Bezugswissenschaften), die zum einen für die Bezugswissenschaft selbst eine Funktion hat, zum anderen teilweise eine handlungsleitende Basis für bestimmte Aspekte in der ergotherapeutischen Praxis liefert. Sie gibt zum Teil auch Begründungen und Begrenzungen für Modelle und Methoden in der Praxis (Turner 1992, Hagedorn 1992).

Der Ausgangspunkt für die Auswahl der jeweiligen Bezugsrahmen mit ihren teilweise miteinander konkurrierenden theoretischen Ansätzen wird bestimmt durch die Ergotherapie und die sie leitenden Grundannahmen (Berufsphilosophie, Kap. 1.1) sowie durch subjektive Bewertungen.

Deshalb ändern sich mit einer Veränderung der Gegenstandsbestimmung und ergotherapeutischer Grundannahmen auch die Auswahl der Bezugsrahmen.

1.5.2 Bezugsrahmen

Im Folgenden werden in Anlehnung an Hagedorn (2000) insgesamt acht wichtige Bezugsrahmen dargestellt und auf deren derzeitige Bedeutung und jeweilige Relevanz in der Ergotherapie exemplarisch eingegangen. Relevant können Bezugsrahmen für die Ergotherapie, wie schon skizziert, in mehrfacher Weise sein: Sie können zum einen Leitlinie innerhalb eines spezifischen Behandlungskonzepts darstellen, zum anderen können sie Bezugspunkt innerhalb ergotherapeutischer Modelle sein (z.B. entwicklungsorientierter Bezugsrahmen bezogen auf Gruppen, wie bei Moseys Modell of Adaptive Skills). Sie können auch relevant sein hinsichtlich einer institutionellen theoretischen Ausrichtung, z.B. wenn eine psychiatrische Klinik eine verhaltenstherapeutische Ausrichtung besitzt.

Einen Überblick zur Verzahnung der Beziehungen zwischen Bezugswissenschaften und Bezugsrahmen gibt **Abb. 1.6**. Aus den Bezugswissenschaften werden darin drei Theorien in den Vordergrund gestellt, die mit *Kerntheorien* bezeichnet werden. Sie sind für die Ergotherapie von besonderer Bedeutung (Kap. 1.7). Abb. 1.6 soll auch verdeutlichen, dass die Ergotherapie – auf der Grundlage ihres Gegenstands, ihrer Grundannahmen und ihrer konzeptuellen Behandlungspraxis – zum einen nach Begründungszusammenhängen sucht, die ihr die Bezugswissenschaften liefern können. Zum andern ist sie offen für neue Erkenntnisse aus den Bezugswissenschaften, um zu prüfen, ob diese Wesentliches zum Verständnis oder zu Vorgehensweisen in der Ergotherapie beitragen können. Die Wahl von Bezugsrahmen und/oder das herangezogene theoretische Wissen, das aus den Bezugswissenschaften stammt, beeinflusst

- ergotherapeutisches Modelldenken,
- die Prozessstruktur der Behandlung,
- die Wahl der Mittel und Medien und
- das Clinical Reasoning (Kap. 1.14).

Biophysiologischer Bezugsrahmen

Dieser Bezugsrahmen leitet sich aus den Naturwissenschaften ab. Insbesondere dient er bis heute in der Medizin als kausales Erklärungsmodell. Hier geht es darum, dass Phänomene, vor allem die der Funktion des menschlichen Organismus, nach einem Ursache-Wirkungs-Prinzip sachlich nachvollziehbar bzw. erklärbar und messbar sind.

Biophysiologische Bezugsrahmen basieren auf der mechanistischen Sichtweise, die sich aus der Tradition des Reduktionismus herleitet. Sie stellen in erster Linie die Funktion in den Vordergrund.

Aus biophysiologischer Perspektive ist der Mensch ein biophysiologisches System, das sich in einem Gleichgewicht befindet und/oder nach Gleichgewicht strebt (Homöostase). Menschliche Strukturen können durch bestimmte Ursachen geschädigt, gestört oder aus dem Gleichgewicht sein. Dies führt zu Funktionsstörungen. Um das Gleichgewicht wiederherzustellen, müssen möglichst die Ursachen gefunden und bekämpft und/oder die Funktion wiederhergestellt werden.

In der Ergotherapie wird dieser Bezugsrahmen partiell herangezogen, soweit es um die (Wieder-) Herstellung von Funktionen, z.B. durch spezielles Training, geht.

Beispiele: die Gelenkmobilisation nach einer Sehnenverletzung oder einer Fraktur oder auch einige Methoden beim Hirnleistungstraining.

Neben der physiologisch korrekten „Technik" sind in erster Linie Kenntnisse in Anatomie, Physiologie, Pathologie einschließlich der Pathogenese und Ätiologie notwendig. Ebenso ist Wissen über Verlaufsformen einschließlich der Symptome von Krankheitsgeschehen und über entsprechende therapeutische Möglichkeiten erforderlich.

Von besonderer Bedeutung für die Ergotherapie sind Erkenntnisse der Neurobiologie, der Neurophysiologie und die neuesten Erkenntnisse der Neuropsychologie.

Biopsychosozialer Bezugsrahmen

Neben einer biophysiologischen bzw. mechanistischen Sichtweise ist für die Medizin noch ein weiteres Modell bestimmend, das hier biopsychosozialer Bezugsrahmen genannt werden soll. Der Begriff „biopsychosozial" zeigt die Abwendung von einer mechanistischen Sichtweise hin zu einer Sichtweise, die den ganzen Menschen betrachtet, also bio-

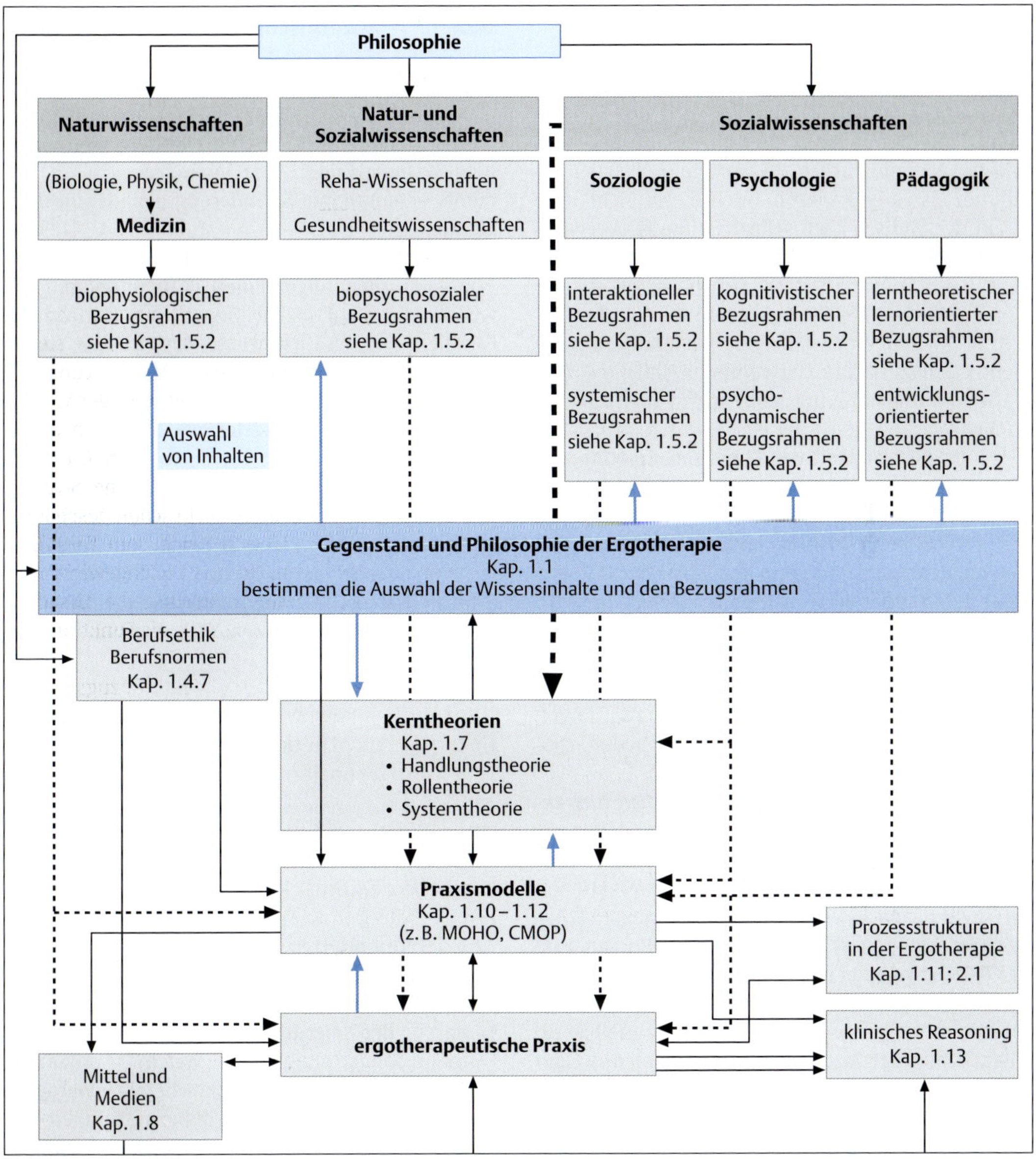

Abb. 1.6 Bezugswissenschaften und Bezugsrahmen in der Ergotherapie.

logische, psychische und soziale Faktoren berücksichtigt.

In der Medizin geht es um Wiedererlangung oder Wiederherstellung von Gesundheit. Das wirft die Frage auf, wann der Mensch gesund ist. Ist er gesund, wenn er nicht krank ist, oder gehört zur Gesundheit mehr als die Abwesenheit von Krankheit? Die Weltgesundheitsorganisation (WHO) gibt uns darauf eine eindeutige Antwort: Gesundheit ist mehr als die Abwesenheit von Krankheit. Diese Auffassung kommt auch in der ICF zum Tragen, welche als bisher modernste Fassung des biopsychosozialen Theorieansatzes bezeichnet werden kann (Kap. 1.9).

> **!** Die Tätigkeiten, Ziele und „Philosophie“ einer modernen Ergotherapie sind weitgehend deckungsgleich mit den Vorstellungen der ICF. Insofern ist die ICF mit ihrem biopsychologischen Ansatz als Bezugsrahmen für die Ergotherapie von besonderer Bedeutung.

Interaktioneller Bezugsrahmen

Dem interaktionellen Bezugsrahmen liegen die Ideen der Humanistischen Psychologie und des Symbolischen Interaktionismus zugrunde. Das Menschenbild der *Humanistischen Psychologie* sieht das Individuum als aktives Wesen. Nach dieser Sichtweise strebt der Mensch nach selbstbestimmter Verwirklichung seiner Möglichkeiten durch Wachstum und psychische Entwicklung. Da sich nach Ansicht der Humanistischen Psychologie menschliches Existieren in zwischenmenschlichen Beziehungen vollzieht, studiert sie das zwischenmenschliche Potenzial des Menschen. Zentraler Begriff in der Humanistischen Psychologie ist der des bewussten Erlebens, worunter die Ganzheit von Kognition, Emotion und Motivation, der sich selbst und die Umwelt erfahrenden Person zu verstehen ist. Subjektives Erleben und subjektive Bedeutungsbildung der Person stehen im Mittelpunkt. Es kann kein objektives Wissen einer Person über jemand anderen geben.

Einer der bekanntesten Vertreter der Humanistischen Psychologie ist Carl Rogers. Sein Konzept der klientenzentrierten Gesprächsführung (mit den Leitbegriffen Empathie, Kongruenz und Akzeptanz) ist gemäß ein Aprüv Ausbildungsinhalt in der Ergotherapie.

Bedeutende Vertreter des *Symbolischen Interaktionismus* sind George Herbert Mead und Herbert Blumer, der den Begriff „Symbolischer Interaktionismus" prägte. Der Symbolische Interaktionismus geht davon aus, dass Menschen Objekten (Dingen und Menschen) gegenüber auf der Grundlage der Bedeutungen handeln, die diese Objekte für sie haben und dass die Bedeutung der Objekte in einem Interpretationsprozess entsteht und wandelbar ist. Interaktion trägt dazu bei, dass Menschen ihre eigenen Deutungsmuster erkennen, Reaktionen und Erwartungen anderer wahrnehmen und diese in die Handlungsplanung mit einbeziehen (dazu mehr in Kap. 1.7).

In der Ergotherapie kommt der interaktionelle Bezugsrahmen vor allem in Konzepten von therapeutischen Ansätzen mit Gruppen zum Ausdruck (z.B. die „interaktionelle Methode" bei psychosozialen Behandlungsverfahren). Die ergotherapeutischen Grundannahmen beruhen hier darauf, dass durch die Auseinandersetzung mit einer gegebenen Umwelt und mit anderen Personen Reflexions-, Anpassungs- und Selbsterkenntnisprozesse in Gang gesetzt werden.

Systemischer Bezugsrahmen

Aus systemischer Sicht wird der Mensch als komplexes System verstanden, das mit anderen Systemen (z.B. anderen Menschen) weitere übergeordnete Systeme bildet. Jede Veränderung eines Elements erzeugt eine Veränderung bei allen übrigen Elementen.

Der systemische Bezugsrahmen basiert auf den Prinzipien der allgemeinen Systemtheorie und wendet diese auf soziale Organismen (Individuen, Familien, Organisationen) an. Systemische Ansätze gehen u.a. auf Bertalanffy (1979) und Luhmann (1984) zurück. Auf Ansätze der Systemtheorie wird im Kapitel 1.7 „Bedeutung der Sozialwissenschaften" näher eingegangen.

In der Ergotherapie sind systemische Gedanken und Haltungen, wenn auch nicht in „reiner Form", vor allem in den beiden konzeptionellen Modellen „Canadian Model of Occupational Performance" (CMOP) (Kap. 1.11.2) und im „Model of Human Occupation" (MOHO, Kielhofner 2002, Kap. 1.12) zu finden.

Lerntheoretischer und lernorientierter Bezugsrahmen

Wenn Ergotherapeuten ihre Patienten motivieren wollen, wenn sie sie loben oder wenn sie sie mit den Konsequenzen ihres Handelns konfrontieren, denken sie häufig in Kategorien des lerntheoretischen bzw. lernorientierten Bezugsrahmens. Lerntheoretischer und lernorientierter Bezugsrahmen unterscheiden sich insofern voneinander,

- dass der lerntheoretische Bezugsrahmen mehr danach fragt, durch welche Maßnahmen bestimmte Reaktionen wahrscheinlich werden,
- während der lernorientierte Bezugsrahmen hingegen mehr darauf fokussiert ist, welche Bedingungen/Umwelten für optimales Lernen günstig sind und mit welchen pädagogischen Methoden der Lernprozess strukturiert werden kann.

Beide zielen aber darauf ab, den Klienten zu motivieren und Lernvorgänge im positiven Sinne zu unterstützen.

Lerntheoretische Bezugsrahmen

Lerntheoretische Bezugsrahmen basieren auf behavioristischen Grundannahmen und Annahmen der kognitiven Lernpsychologie. Es wird davon ausgegangen, dass Menschen durch Belohnung und Sanktionen zu beeinflussen sind. Belohnungen erhöhen die

Wahrscheinlichkeit, dass ein gleiches Verhalten wieder gezeigt wird, Sanktionen vermindern die Wahrscheinlichkeit, dass dieses Verhalten weiter oder vermehrt auftritt. Dies sind auch Grundsätze, mit denen verhaltenstherapeutische Konzepte arbeiten.

Exkurs: Behaviorismus

Der Behaviorismus beschäftigt sich mit den beobachtbaren Aspekten des Verhaltens. Er nimmt an, dass Verhalten sich aus Reiz und Reaktion zusammensetzt und Verhalten (Reaktion) abhängig ist von Bedingungen, die dem Verhalten vorausgehen oder ihm folgen (z.B. Belohnung und Sanktion).

Im Kontext der Ergotherapie spielt diese Sichtweise unter anderem bei der Gestaltung von Therapiesituationen eine Rolle, wenn Situationen geschaffen werden, in denen Menschen durch den Erfolg ihrer Handlungen Belohnung bzw. Bestärkung erfahren. Das kann sich sowohl auf den Handlungsprozess als auch auf das Handlungsprodukt beziehen. Ebenso sollen eingefahrene negative und positive Handlungskonsequenzen mithilfe einer angemessenen Reflexion bewusst verarbeitet werden.

Lernorientierte Bezugsrahmen

Lernorientierte Bezugsrahmen kommen immer dann zur Geltung, wenn Therapeuten ihre Klienten etwas lehren und ihre Klienten etwas lernen. Mosey (1986) sieht in einem Lehr-Lernprozess eine der Aufgaben von Ergotherapeuten. Die Therapeutin als „Unterweiser“ oder „Lerncoach“ zieht pädagogisches Wissen heran, um Lernbedingungen und Lernwelten so zu gestalten, dass für den individuellen Klienten optimale Bedingungen zum Lernen hergestellt werden können. In diesem Bezugsrahmen trifft man besonders auf kognitivistische und konstruktivistische Sichtweisen des Lernens (Bandura 1979, 1997, Bruner 1966, 1981, 1996), wonach der Mensch grundsätzlich zu Einsicht und Erkenntnis fähig ist. Der Mensch kann zu diesen Erkenntnissen kommen, indem er

- selbst experimentiert,
- am Modell lernt,
- aufgrund seiner Erfahrungen Transfers leistet,
- sich anleiten lässt oder gelehrt wird,
- trainiert und übt (Hagedorn 2000).

Zum lernorientierten Bezugsrahmen gehören Vorgehensweisen wie das Trainieren oder Üben von motorischen Fertigkeiten. Im neurologischen Bereich finden sich diese Vorgehensweisen häufig bei neurophysiologischen Behandlungen, wie auch bei Verfahren des Hirnleistungstrainings, im psychiatrischen Feld bei Verfahren, die man kompetenzzentriert nennt (Scheiber 1995, Kap. 6.5.3).

Kognitivistischer Bezugsrahmen

Im kognitivistischen Bezugsrahmen stehen Wahrnehmung, Denken und Handeln des Menschen als Prozesse der Informationsverarbeitung im Vordergrund. Aus kognitivistischer Sicht kann jedes Individuum Informationen aufnehmen, speichern und verarbeiten, und es kann sein Verhalten in diesen Bereichen vor dem Hintergrund solcher Informationen steuern, um seine Ziele zu erreichen. Es konstruiert dazu selbst- und umweltbezogene kognitive Kategorien und Schemata sowie generalisierte Erwartungen (Saemmer 1999).

Das Subjekt kommt dieser Sichtweise entsprechend durch aktive mentale oder auch körperliche Auseinandersetzung mit der Umwelt zur Erkenntnis. Der Kognitivismus versteht menschliches Handeln demnach nicht als direkte Reaktion auf einen äußeren Input, wie zum Beispiel der Behaviorismus, sondern als aktiven Prozess der Interaktion zwischen Person und Umwelt. Die Reize aus der Umwelt werden nicht nur aufgenommen, sondern auch einer Bewertung unterzogen. Durch kognitive Tätigkeiten bauen sich Menschen eine „eigene“ kognitive Ordnung der Wirklichkeit auf und gewinnen so Einsicht in die Zusammenhänge der Situationen, in denen sie handeln.

Durch gewonnene Einsichten ist der Mensch zu zielgerichteten und selbstgesteuerten Handlungen in der Lage, er kann nützliche Ziele setzen und Erfolg versprechende Handlungsstrategien entwerfen, mit denen seine Ziele erreichbar sind. Vor allem kann er aufgrund von Nützlichkeitserwägungen und Erfolgserwartungen entscheiden, welche Handlungen er ausführt und welche er unterlässt.

Aus dem Prinzip des einsichtigen Handelns ergibt sich die Überzeugung, dass jeder Mensch Entscheidungsfreiheit besitzt. Es unterstellt aber damit auch jedem Menschen die Verantwortung für sein eigenes Handeln. (Schönpflug u. Schönpflug 1995).

Viele handlungstheoretische Ansätze basieren auf der kognitivistischen Sichtweise. Auch die Theorie der kognitiven Entwicklung von Jean Piaget ist diesem Ansatz zuzurechnen.

In der Ergotherapie basieren kompetenzzentrierte Behandlungsverfahren (Scheiber 1995, Kap. 6.5.3), wie sie unter anderem im psychiatrischen Bereich angeboten werden, auf einem kognitivistischen Bezugsrahmen. Dabei geht es darum, den Klienten darin zu unterstützen, dass er

- Handlungsziele entwickelt,
- sein Vorgehen strukturiert plant,
- seine Handlungen überprüft und
- seinen Handlungsprozess bewertet.

Psychodynamischer Bezugsrahmen

Psychodynamische Bezugsrahmen beruhen in ihren Wurzeln auf der Tiefenpsychologie Freuds (Kap. 6.2.1), berücksichtigen jedoch auch weitere psychoanalytische Ansätze (z.B. den psychoanalytischen Ansatz von C.G. Jung). Laut Hagedorn (2000) befasst sich eine psychoanalytische Sichtweise in der Ergotherapie mit unbewussten Motiven für Handlungen, Interaktionen und Einstellungen und mit dem symbolischen Gehalt von Bildern und Wahrnehmungen.

In der Ergotherapie wird deshalb der psychodynamische Bezugsrahmen vor allem bei psychosozialen Behandlungsverfahren herangezogen, bei denen es um ausdruckszentrierte Methoden geht (Kap. 6.5.3). Durch gestalterische Aktivitäten sollen innere Zustände ausgedrückt und damit bewusst gemacht werden.

Entwicklungsorientierter Bezugsrahmen

Mosey (1986) nennt als einen Bezugsrahmen der Ergotherapie den entwicklungsorientierten Bezugsrahmen, Hagedorn (1992) spricht vom Entwicklungsmodell. Entwicklungsorientierte Bezugsrahmen gehen von der Annahme aus, dass alle Individuen genetisch determinierte und umweltbedingte Entwicklungspotenziale besitzen. Der Mensch entwickelt im Verlauf seines Lebens körperliche, intellektuell emotionale und soziale Fähigkeiten in definierten Sequenzen oder Stufen. In Anlehnung an Piaget (1980) wird davon ausgegangen, dass die einzelnen Stufen der Entwicklung aufeinander folgen und keine Stufe ausgelassen oder übersprungen werden kann.

Vor allem im Bereich der Pädiatrie arbeiten viele Ergotherapeuten nach einem solchen entwicklungsorientierten Bezugsrahmen. Hier geht die Therapeutin davon aus, dass Handlungsprobleme durch Entwicklungsverzögerungen, fehlerhafte Entwicklung, unvollständige Entwicklung oder den Rückfall auf eine frühere Entwicklungsstufe verursacht sind (Hagedorn 2000). In der Therapie geht es vor allem darum, Umwelten, Möglichkeiten und Methoden bereitzustellen, die dem Individuum/Klienten eine weitere Entwicklung ermöglichen.

1.5.3 Kerntheorien

Neben den Bezugsrahmen entstammen den Bezugswissenschaften auch für die Ergotherapie herausgehobene, besonders bedeutsame Theorieansätze, die Kerntheorien.

> ***Kerntheorien***: Theorien, die speziell in den Sozialwissenschaften entwickelt wurden und derzeit für die Ergotherapie von zentraler Bedeutung sind, weil sie zu Aussagen über Gegenstand und Definition der Ergotherapie beitragen.

Diese so genannten Kerntheorien befassen sich mit
- menschlichem Handeln (Handlungstheorien),
- gesellschaftlichen Rollen (Rollentheorien) und mit dem
- Person-Umwelt-System (Systemtheorie).

Sie stellen weiterhin das Fundament für alle ergotherapeutischen Praxismodelle dar. Alle drei Theorien generieren sich aus den Sozialwissenschaften. Auf sie wird im Kapitel 1.7 ausführlich eingegangen.

1.5.4 Beziehungen von Bezugswissenschaften, Bezugsrahmen und Kerntheorien zum Feld der Ergotherapie

Die folgenden Ausführungen nehmen Bezug auf Abb. 1.6. und beschreiben die Beziehungen der aufgeführten Elemente untereinander. Zwischen den Bezugswissenschaften, Bezugsrahmen, Kerntheorien, den ergotherapeutischen Theorieansätzen (z.B. den Modellen) und der ergotherapeutischen Praxis gibt es strukturell keine eindeutige Hierarchie, vielmehr existieren Wechselbeziehungen vielfältiger Art.

Gegenstand und Philosophie der Ergotherapie

> **!** Ausgangspunkt für die Herstellung aller Beziehungen ist die Gegenstandsbestimmung der Ergotherapie und deren herrschender Berufsphilosophie (Kap. 1.1.1).

Im Mittelpunkt steht die menschliche Handlungsfähigkeit im Alltagsleben. Aufgrund dieser Sichtweise wendet sich die Ergotherapie in der Auswahl von Wissensbeständen stark den Sozialwissenschaften zu. Diese haben als Bezugswissenschaft für die Ergotherapie in den vergangenen Jahren (siehe Kerntheorien) stärkere Bedeutung gewonnen.

Zur Ausrichtung der Bezugswissenschaften Medizin und Sozialwissenschaften

Da die Ergotherapie kaum auf eine eigene wissenschaftliche Basis zurückgreifen kann, „sucht" sie, ob und inwieweit andere Wissenschaften bereits Erkenntnisse gewonnen haben, die sich sinnvoll und Erkenntnis stiftend oder Erkenntnis überprüfend auf ergotherapeutisches Handeln beziehen lassen. Sie trifft also eine Auswahl, welches Wissen relevant sein könnte. Ein „Nebeneinander" von Wissensbeständen aus Medizin, Sozialwissenschaften und dem berufsspezifischen empirischen Wissen ist, als unverbundenes Wissen für die Berufspraxis, nur bedingt brauchbar. Deshalb muss es im Hinblick auf seine *Relevanz für die Ergotherapie* aufbereitet werden (Kerntheorien, Bezugsrahmen, Bedeutungen).

Kerntheorien

Fast alle zurzeit bekannten Praxismodelle stellen die Handlungsfähigkeit des Menschen in seinen Rollen und in einem Person-Umwelt-System ins Zentrum des Berufs. Deshalb werden als Kerntheorien der Ergotherapie auch die Handlungstheorie, Rollentheorie und Systemtheorie betrachtet. Die Rollentheorie, weil sie das Handeln und Verhalten der Akteure im Blick hat. Die Systemtheorie, weil sie der holistischen Betrachtungsweise der Ergotherapie unter Einbeziehung aller für die Handlung relevanten Faktoren Genüge leisten soll. Die Kerntheorien wirken vor allem auf die Praxismodelle und durch sie auf die berufliche Praxis ein.

Konzeptionelle bzw. Praxismodelle

Nach Jerosch-Herold et al. (2004) beschreiben Praxismodelle die Grundannahmen des Berufs, ordnen und erklären Phänomene der Berufspraxis und sind handlungsleitend für praktische Problemlösungsprozesse. Die Praxismodelle selbst greifen auf Erkenntnisse aus Bezugswissenschaften zurück und stellen einen Bezug zum Erfahrungswissen aus der Berufspraxis her (Kap. 1.10, 1.11).

Prozess-Strukturen und klinisches Reasoning

Unter Prozess-Struktur sind die Art und der Verlauf (Struktur) zu verstehen, wie ergotherapeutische Handlungen im Prozess der Intervention gestaltet und organisiert sind (Kap. 2.1, Hagedorn 2000, Jerosch-Herold et al. 2004). Prozessstrukturen werden beeinflusst von Praxismodellen. Praxismodelle haben handlungsleitenden Charakter. Ihre Inhalte bestimmen Prinzipien und Strukturen ergotherapeutischer Prozesse, Mittel und Verfahren, die zum Einsatz kommen können, und nicht zuletzt die spezifischen Denk- und Urteilsformen, die Ergotherapeuten benutzen, wenn sie die Behandlungsprozesse ausführen und steuern (Clinical Reasoning, Kap. 1.14). Gleichzeitig wirken Erfahrungen aus der beruflichen Praxis auf die Modelle zurück.

Ergotherapeutische Praxis und berufliche Kompetenzen

Aus der gesamten Vielfalt der Beziehungen entsteht die ergotherapeutische Praxis, die wiederum bestimmte berufliche Kompetenzen fordert bzw. berufliche Kompetenzen aufgreift, die aus der gegenwärtigen Ausbildung als neue Inhalte „auftauchen". Für einen Beruf ist es wichtig, dass das für die Berufsausübung notwendige Wissen und die nötigen Kompetenzen beschrieben werden. Dies wird möglich, indem das ganze dynamische Gefüge analysiert und in einer sinnvollen Synthese didaktisch zusammengeführt wird.

Beispiel: Ansätze zur Systematisierung der Berufskompetenzen finden sich im Berliner Lehrplan für die Ergotherapieausbildung (2003), im Berufsprofil (Miesen 2004), in der Arbeitsgemeinschaft ergotherapeutischer Schulen (1995) und bei Hagedorn (1992).

1.5.5 Ausbildung und Ausblick

In diesem Beitrag wurde der Blick auf die Beziehung zwischen der Ergotherapie und ihren Bezugswissenschaften gerichtet. Er sollte verdeutlichen, dass Praxis und Theorie der Ergotherapie ihr Verhältnis zu den Bezugswissenschaften genau eruieren und definieren müssen.

Wenn Ergotherapeuten ihr berufliches Handeln erklären sollen, so gelingt es ihnen besser, wenn sie das berufliche Handeln auf wissenschaftlich fundierter Basis begründen und auch im Kontext von ausgewählten Erkenntnissen aus den Bezugswissenschaften legitimieren können.

Die deutschsprachige Ergotherapie befindet sich im Umbruch. Sie muss zur Kenntnis nehmen, was die Wissenschaft für sie „produziert", um in der Konzentrierung auf ihre Domäne, die Betätigung, zu eigenen „Produktionen" (Forschungen, Theorien) vorzustoßen bzw. sie weiterzuentwickeln.

Konsequenzen für die Ausbildung

Dieser Beitrag ist mit Blick auf die ergotherapeutische Berufsausbildung geschrieben, insbesondere für die Konzeption von Curricula. Denn hier wird vorrangig entschieden, welches Wissen vermittelt wird und wie es in einen Sinnzusammenhang mit beruflicher Praxis gestellt wird. In der heutigen schulischen Ausbildung scheint die Vernetzung zwischen dem Wissen der Bezugswissenschaften und dem fachspezifischen Wissen erst im Ansatz realisiert.

Die Arbeitsgemeinschaft ergotherapeutische Schulen (2001, S. 17) schreibt: „Im Laufe der gesamten Ausbildung werden die Schüler mit vielfältigem Wissen aus unterschiedlichen Disziplinen konfrontiert. Für Schüler ist es schwer, das Wissen, das ihnen in verschiedenen Fächern mit teilweise wenig Vernetzung angeboten wird, zu integrieren und in der Bedeutung für den Beruf zu erfassen. Ihnen begegnen zum Teil wissenschaftliche, zum Teil erfahrungsbezogene, gelegentlich auch widersprüchliche Aussagen."

! Die Ausbildung muss demnach vor allem leisten, angehende Ergotherapeuten in die Lage zu versetzen, fachspezifische Inhalte mit gegebenen Erkenntnissen aus den Bezugswissenschaften zu verknüpfen. Das heißt: zu verstehen, auf welcher wissenschaftlichen Grundlage bestimmte Aussagen gemacht werden und welche Denkmodelle dahinter stecken.

Die Ausbildung muss die angehenden Therapeuten in die Lage versetzen:

- das praktische Handeln den jeweiligen Erfordernissen anzupassen und
- über die jeweiligen Interventionsmuster auf der Grundlage von wissenschaftlich begründbaren Interventionsmustern bewusst zu entscheiden.

Dies ist nur möglich, wenn transparent ist, woher die Ergotherapie bestimmte Aussagen ableitet.

1.6 Bedeutung medizinischen Grundwissens für die Ergotherapie

Maria Schwarz

Thematisiert man den Stellenwert medizinischer Kenntnisse in ergotherapeutischen Ausbildungsinstitutionen und Praxen, trifft man auf widersprüchliche Ansichten: Einerseits begegnet man einer gewissen „emanzipatorischen“ Euphorie: „Gut, dass wir uns endlich vom reduktionistischen, pathologiezentrierten medizinischen Modell absetzen und damit auch von der ‚Monokultur‘ dieser Bezugswissenschaft loslösen können!“ Man hofft vielleicht auch, durch Reduzierung medizinischer Lehrinhalte mehr curricularen Spielraum für anderes in der Basisausbildung zu gewinnen.

Andererseits entwickeln sich gerade in jüngster Zeit in der kurativen und Rehabilitationsmedizin derart hochkarätige fachspezifische Therapieansätze – und entsprechende qualitätssichernde Forderungen – dass dort eher gegensätzliche Stimmen laut werden. Es wird festgestellt, dass die traditionell vermittelte medizinische Wissensgrundlage kaum ausreicht, und man oft mit aufwändiger zusätzlicher Zeitinvestition oder gar in Weiterbildungskursen diese neu erarbeiten muss, um sie praxisgerecht nutzen zu können.

Zwischen den konträren Bedürfnissen einen gangbaren Weg zu finden ist nicht leicht. Diese Herausforderung beschäftigt alle Gesundheitsberufe auf verschiedenen Ebenen: Von den Curriculumsverantwortlichen über Praxisanleiterinnen bis zu den Studierenden wird immer wieder die Frage aufgeworfen nach der Relevanz medizinischer Lehrinhalte. Es geht – je nach Einsatzfeld – aber nicht so sehr um deren grundsätzliche Infragestellung, sondern eher um sinnvolle Entscheidungsfindung bezüglich Ausmaß, Art und Niveau des notwendigen medizinischen Rüstzeugs zur verantwortlichen Fundierung einer professionellen Therapie.

Dieser Beitrag soll einige einschlägige Fragestellungen beleuchten und entsprechende Anregungen in die aktuelle Diskussion einbringen:

- Woher stammt der medizinische Wissensbedarf dieser Berufsgruppe (Kap. 1.6.1)?
- Hat er sich verändert innerhalb der Wandlungen im Gesundheitswesen (Kap. 1.6.2)?
- Hat sich der medizinische Wissensbedarf aufgrund der innerberuflichen Entwicklung/Diversifizierung verändert (Kap. 1.6.3)?
- Gibt es Unterschiede/Varianten an medizinischen Anforderungsniveaus je nach Schwerpunkt eines ergotherapeutischen Settings (Kap. 1.6.4)?
- Welche Konsequenzen ergeben sich für die Ausbildung (Kap. 1.6.5)?
- Wie lässt sich dem Dilemma zwischen geforderter Kenntnisqualität und curricularer Überfrachtung begegnen (Kap. 1.6.6)?
- Welche Einflussgrößen bestimmen die effiziente Planung/Ausgestaltung von entsprechenden Kursmodulen (Kap. 1.6.7)?

1.6.1 Aus der ergotherapeutischen Berufsentwicklung innerhalb der Medizin erklärt sich der medizinische Wissensbedarf

Historisch gesehen durchlief die Ergotherapie eine sehr arztgebundene Entwicklung. Seit ihrer Entstehung vor dem Ersten Weltkrieg hielt sie mit den Entwicklungsschüben in der Medizin und dem damit einhergehenden enormen Wissenszuwachs bezüglich der Krankheitsbilder Schritt. Im Streben nach ursprünglicher berufsständischer Anerkennung und Etablierung lehnte sich die Ergotherapie mit ihren Zielformulierungen lange Zeit stark an die kurative pathologiezentrierte, herkömmliche Medizin an. Gleichzeitig war sie aber kontinuierlich darauf bedacht, ihren eigenständigen berufstypischen Beitrag zur jeweils definierten Bedarfslage im Gesundheitswesen zu leisten. Durch diese facettenreiche Fachkompetenz profilierte sie sich allmählich vom *medizinischen „Hilfspersonal“* zum heutigen *Gesundheitsfachberuf.*

Indikationsschwerpunkte in der medizinischen Rehabilitation der 70er-Jahre waren vor allem aktions- und trainingsorientiert. Genau besehen ging es weitgehend um die direkte Beeinflussung einer umschriebenen Pathologie, z.B. einer Gewebeläsion und der dadurch entstehenden diagnostisch erfassbaren Funktionseinschränkung. Dafür sollten entsprechende basistheoretisch angereicherte Stoffpläne in der Ausbildung die nötigen Kenntnisse liefern. Medizinische Disziplinen waren im Fächerkatalog vertreten, um das Niveau der fachgerechten – mehrheitlich funktionalen – Therapieanwendung in der Akutmedizin und im Rehabilitationsbereich genügend abzusichern.

Die dadurch erworbenen Kenntnisse sollten die Ergotherapeuten befähigen, die primär defizitorientierte Diagnostik des Arztes zu verstehen und richtig interpretieren zu können, um indikationsgerecht zum ärztlich moderierten Therapieprogramm beitragen zu können. Obwohl dieser phasenweise recht begrenzte Behandlungsansatz eigentlich dem von jeher hohen Ganzheitlichkeitsanspruch der Ergotherapie widersprach, war es für den vergleichsweise neuen, ursprünglich noch wenig konturierten Berufszweig wichtig, die interessiert-kritischen Arbeitgeber und die zuständigen gesundheitspolitischen Behörden mit augenfälligen funktionsbezogenen Resultaten zu überzeugen.

Im Gegensatz zu diesem ätiologisch fokussierten Ansatz entwickelten sich durch die WHO allmählich neue erweiterte gesundheitspolitische Konzepte (ausgehend von der Ottawa-Charta über die ICIDH zur heutigen ICF, Kap. 1.9). Vermehrt wurden neben den *Ursachen* vor allem die *Auswirkungen* von Krankheit, Trauma und Funktionsdefiziten auf die *alltägliche Lebensbewältigung* der Betroffenen ins Blickfeld gerückt.

Angesichts der einschneidenden gesellschaftlichen und ökonomischen Folgen eben dieser Auswirkungen sollten Versorgungsangebote auf allen Ebenen alltagswirksam optimiert werden. Statt eines ausschließlichen Krankheitsmanagements waren neue Ansätze gefragt, welche die „Förderung der gesundheitlichen Selbstregulationsfähigkeit" zum Ziel haben (Göpel 2001).

! Ergotherapie entspricht von ihrem Kern her dieser nun als zentral erkannten Bedarfslage mit ihrer berufstypischen Förderung der stufenweisen (Rück-)Gewinnung einer möglichst autonomen und partizipativen Alltagsgestaltung.

1.6.2 Heutiger Stellenwert und Potenzial der Ergotherapie im Gesundheitswesen

Da Ergotherapie sich gerade durch ihre konkrete Ausrichtung und durch ihre alltagswirksamen Resultate profilierte, hat sie sich im Gesundheitswesen vieler Länder über die Jahre hinweg einen festen Platz geschaffen. Als kompetente Berufsgruppe kennen Ergotherapeuten zwar nach wie vor die medizinische pathologiebezogene Symptomanalyse und beziehen sie in ihre Befunderhebung mit ein, befassen sich dann aber vor allem mit der Gesamtbetrachtung eines vom Klienten (mit-)definierten *Anforderungsprofils zur Bewältigung seiner Aufgaben und Rollen im Alltag.*

Die Ergotherapie hat sich im letzten Jahrzehnt immer deutlicher darauf ausgerichtet, in ihren Behandlungs- und Beratungsangeboten in den Bereichen der Akutmedizin, Rehabilitation und Prävention einen *systemischen* Therapieansatz zu entwickeln (Kap. 1.7, 1.10).

Vor allem diese berufstypische Fokussierung führte erfreulicherweise dazu, dass Ergotherapeuten schon vor vielen Jahren bei gesundheitsplanerischen Bedarfsanalysen und Projekten von der WHO herangezogen wurden – z.B. in Krisen- und Aufbaugebieten – wo im gesundheitspolitischen Grundversorgungskonzept immer auch innovative Mittel der Arbeitsbeschaffung und Etablierung von Sozialnetzen gefragt waren (Schwarz 1995).

Das besondere Potenzial der Ergotherapie zeigt sich wohl am deutlichsten bei ganzheitlichen Aufbauprojekten. Es bietet aber auch in unserer westlichen, von Technologie geprägten Institutionsmedizin eine gezielte Brückenfunktion zum Alltag. Selbst ressourcenbewusste Kostenträger und Gesundheitsplaner hierzulande erkennen allmählich Folgendes: Menschen, die aus ihren Handlungsbezügen gerissen werden und in Gefahr geraten, sich diesen zu entfremden, werden zwar in unserer effizienten Spitzenmedizin in der Anfangsphase intensiv betreut, erleben aber nach der heute beschleunigten (vermeintlich kostensenkenden) Entlassung z.T. in abrupter Ungeschütztheit die traumatisierende Konfrontation mit dem komplexen, überfordernden Alltag. Dies kann den (eher kostensteigernden) Drehtüreffekt bewirken, d.h. die Betroffenen werden mit verfrühten Rezidiven und zusätzlichen sekundären biopsychosozialen Folgesymptomen erneut/vermehrt institutionsabhängig.

Um diesen Teufelskreis bzw. diese (Kosten-)Spirale zu bremsen, wird von der WHO ihren Mitgliedstaaten bezeichnenderweise dringend empfohlen, die Schwachstellen der Vor- und Nachsorge im Sinne von „Public Health" und „Community Care" durch gezielten Ausbau der kommunalen gemeindenahen alltagswirksamen Präventiv- und Betreuungsangebote zu sanieren (Hoffmann-Markwald u. Jehn 1994). Genau in diesem Bereich verfügen die ergotherapeutischen „Professionals" über Schlüsselkompetenzen, die sich argumentativ publik zu machen lohnen.

! Der sich anbahnende Umbruch in der Medizin scheint der Ergotherapie tatsächlich besondere Chancen zur weiteren Profilierung in der aktuellen Argumentation zu bieten. Dies gelingt nur mit fundierten Fachkenntnissen und einer kompatiblen Fachsprache.

Schon längere Zeit regt sich in Ärztekreisen selbst der Widerstand gegen eine ausschließlich biomedizinisch-technologisch ausgerichtete *Apparate- und Rezeptemedizin* (Schipperges 1982) und Forderungen nach einer ganzheitlichen interdisziplinär getragenen Gesundheitsversorgung wurden laut. Die pathologiezentrierte Wissensexplosion in der Medizin brachte nicht uneingeschränkt „heilsame" Lösungen – weder für Patienten noch für das Gesundheitswesen. Schipperges spricht von einer eigentlichen Versorgungskrise. Er geht so weit zu konstatieren: „... von Gesundheit verstehen die Ärzte fast nichts mehr. Sie kennen bald nur noch ihre 40 000 Krankheiten und bald werden es 60 000 sein ..." (Schipperges 1982, S. 65). Er zeigt auf, dass die heiltechnisch orientierte Interventionspolitik in eine Sackgasse führt, und propagiert eine *patientenorientierte Heilkunst,* die mehr auf die Resozialisierung des ganzen Menschen als auf die Rehabilitation einzelner Funktionen zielt. Gleichzeitig plädiert er für eine Humanisierung der Umwelt, Arbeitswelt und Mitwelt, damit der Arbeitsprozess seine schöpferische Dimension wiedergewinnt.

Sozialmediziner rufen auf, angesichts des biotechnologisch orientierten „Krankheitsmarktes" (Göpel 2001), die allseits tradierte Denk- und Handlungsroutine im bisherigen Gesundheits- und Ausbildungswesen zu überdenken. Gleichzeitig entwickelt sich zwar auch der bioökologische Wellnessmarkt exponentiell und die Angebote der Alternativmedizin expandieren. Dass all dies einem weitreichenden ungesättigten Bedürfnis zu entsprechen scheint, ist unwiderlegbar. Rehabilitationsärzte zeigen jedoch auf, dass auch die Alternativmedizin – wie die Schulmedizin – vorwiegend *kausal ausgerichtete* kurative Strategien verfolgt, die nicht nach den neuen mehrdimensionalen Rehabilitationskonzepten ausgerichtet sind (Heinz 1992).

Ergotherapie dagegen kann – von ihrer Kompetenzkonfiguration her – eindeutig im aktuellen salutogenetischen Gesamtkonzept verortet werden. Um ihre berufsständische Etablierung im Kreis der „Health Professionals" zu behaupten, bedarf es aber weiterhin einer soliden, *auch* medizinisch aktualisierten Grundausbildung.

1.6.3 Aktuelle innerberufliche Diversifizierung der Ergotherapie

Den genannten Schwerpunktverschiebungen entsprechend hat sich im letzten Jahrzehnt auch die ergotherapeutische Interventionspalette enorm entwickelt und diversifiziert. In vielen Anwendungsbereichen haben sich Definitionen, Aufgabenprofile, Behandlungsansätze und konzeptionelle Fundierungen der Ergotherapie erweitert und stützen sich heute auf *unterschiedliche bezugswissenschaftliche Denkrichtungen* (Kap. 1.5).

In der Anwendungspraxis der Ergotherapie findet man allerdings weltweit nach wie vor einen evidenten Konsens in Bezug auf das berufliche Selbstverständnis und die seit Anbeginn bestehende Kernthese.

> **!** Ergotherapeutische Kernthese: Tätigsein erzeugt Wirkungen, die therapeutisch zur direkten Befähigung des Betroffenen genutzt werden können, seine Alltagsanforderungen stufenweise wieder selbstwirksam bewältigen zu lernen.

Dieses universelle (in den unterschiedlichsten Kulturen praktizierte) Berufskredo basiert auf der menschlichen (und auch medizinisch teilweise erfassbaren) Grunderfahrung, dass Tätigsein eine Vielzahl von Reizen auf den Organismus ausübt sowie Energie- und Steuerprozesse auslöst, die gleichzeitig entsprechende Wahrnehmungs- und Anpassungsmechanismen auf allen Ebenen in Gang setzen. Einiges davon lässt sich messen oder phänomenologisch beobachten als ordnender und integrierender Mechanismus, der *die Wirklichkeit des Individuums erzeugt und verändert.* Das komplexe, von biografischen Wechselwirkungen beeinflusste Geschehen eines einzelnen Handlungs- oder Gestaltungsaktes ist allerdings noch wenig erforscht (Schwarz 2000). Doch *im Mikrokosmos eines Handlungsablaufes können modellhaft Fragmente von Lebensherausforderungen gewählt und bestanden werden.* Die darin erarbeiteten Kompetenzstufen zeichnen die Spur für das spätere Erreichen von Teilautonomien und für das produktive Bewältigen eines persönlichen Alltagskreislaufs.

> **!** Patienten/Klienten können handelnd (wieder) handeln lernen.

Das konkrete Handeln ermöglicht:

- gestuftes Ausloten von Einflussgrößen aus der täglichen Realität,

- Entwickeln von entsprechenden Bewältigungsmechanismen für
  - den aktiven (Wieder-)Aufbau von sozialen Bezügen und
  - bewusstes Gestalten der Lebensteilhabe.

Die vielfältigen ergotherapeutischen Praxisfelder mit ihren vielseitigen, zum Teil divergierenden Interventionspaletten, die sich wiederum an verschiedenen übergeordneten Modellen orientieren, treffen sich aber alle in gewisser Weise an den Brennpunkten, die ein konkreter Handlungsablauf in sich birgt. In der einen oder anderen Weise geht es immer darum, mit den Betroffenen gemeinsam handelnd:

- **E**nergien zu erschließen – z.B. durch motivierende alltagsrelevante Zielfindung,
- **R**ealitäten zu erfassen – z.B. durch handelndes Erfahren von Selbstwirksamkeit,
- **G**renzen zu erweitern – z.B. durch Entwickeln von konkreten Potenzialen und Perspektiven,
- **O**rientierung zu erarbeiten – z.B. durch durchlebte Entscheidungen und Selbstverankerung.

Ergotherapie verbindet hierzu das entsprechende fachliche, klinisch erprobte medizinische Grundwissen mit einem individualpädagogischen Ansatz. So gesehen bedeutet Therapie gleichzeitig *Behandlung*, *Beratung* und (Präventions-)*Schulung* der Betroffenen unter Nutzung aller gesunden Potenziale und Ressourcen.

Damit hat die Ergotherapie in der aktuellen Landschaft der Gesundheitswissenschaften einen evidenten Beitrag mit deutlichen Präventivelementen zu bieten. Im 20. Jahrhundert, in dem zunehmend Gesundheit nicht nur als *Produkt*, sondern auch als *Prozess* erforscht wird, gewinnt man höchst relevante Erkenntnisse, in welcher Weise dieses „höchste Gut" einerseits von Risiken, andererseits aber auch von verschiedenen *personalen und Verhaltensressourcen* des Menschen beeinflusst wird (Waller 1996, S. 25ff.). Zu den Schlüsselvariablen, denen heute besondere Beachtung geschenkt wird, wie z.B. den *Bewältigungsprozessen* von Rehabilitanden (Gerdes u. Weis 2000) und der *Selbstregulationskompetenz* (Schröder u. Schwarzer 2000) hat Ergotherapie Wesentliches beizutragen. Je breiter und funktionaler vernetzt die Basiskenntnisse unserer Berufsgruppe sind, desto effizienter wird ein überzeugender Therapieansatz gelingen. Daraus ergeben sich deutliche Forderungen für eine möglichst bereits in den Grundfächern getroffene selektive Stoff-/Themenwahl, vernetzte curriculare Gestaltung und praxisorientierte Vermittlung.

1.6.4 Unterschiedlicher medizinischer Wissensbedarf je nach Schwerpunkt des ergotherapeutischen Settings

Das traditionell in der ergotherapeutischen Berufsausbildung vermittelte medizinische Grundwissen umfasst drei Niveaus:

- *Medizinische Grundlagen (basic medical sciences)*, wie z.B. Biologie, Anatomie, Physiologie, Neurophysiologie etc.
- *Allgemeine und spezielle Krankheitslehre*, wie z.B. Pathologie, Neuropathologie, Orthopädie, Traumatologie, Rheumatologie, Psychiatrie etc.
- *(Adaptiertes) medizinisch-technisches Fachwissen in den Anwendungsbereichen*, wie z.B. motorisch-funktionelles Training, Sensibilitäts- und Prothesentraining, Schienenbau, Rollstuhlversorgung, ergonomische Arbeitsplatzanalyse etc.

Beherrschen, Aktualisieren und Umsetzen einschlägiger medizinischer Kenntnisse und Kompetenzen auf jedem der drei Niveaus sind von elementarer Bedeutung, um der anspruchsvollen weitgesteckten Berufsarbeit gerecht zu werden. Der medizinische Unterrichtsstoff wird in Deutschland in den Grundzügen durch die *Ausbildungs- und Prüfungsverordnung (APrV)* vorgegeben (Raps 2004). Zu diesem Fächerkatalog gesellt sich das ständig wachsende klinische Fachwissen für die Anwendungsbereiche. Auch der *Indikationskatalog* (DVE 2004) bietet dazu eine reichhaltige Informationsquelle. Solche Dokumente erfassen ein breites Spektrum an Wissensbereichen. Im besten Fall orientiert sich die aufgeführte Auswahl der Anforderungen an den aktuellen Gegebenheiten der Berufspraxis und sollte regelmäßig überprüft und überarbeitet werden.

Die genannten Dokumente bieten eine Orientierungshilfe angesichts der gewachsenen Vielzahl therapeutischer und damit ausbildnerischer Anforderungen. Für Fachdozenten und Praxisanleiter in der Ergotherapie stellt sich damit heute mehr denn je das Problem der curricularen Grenzziehung und Priorisierung (Beyermann 1993, 2001). Allerdings: die berufstypische Not der selektiven Beschränkung prägte bereits die Pionierzeit. Beim ersten internationalen Kongress des Weltverbandes der Ergotherapeuten betonte ein Regierungssprecher in der Eröffnungsrede die Bedeutung des selektiven Prinzips für das weitgefasste Berufsbild und dessen Ausbildungsziele (Galbraith 1954).

Heute müssen die Grundkenntnisse für ein breites Spektrum an Diagnosen und Funktionsstörungen sowie für die entsprechenden ergotherapeutischen Abklärungs- und Behandlungsmöglichkeiten gewährleistet sein. Andererseits stehen curriculare Ausdifferenzierungen und Aktualisierung an. Dazu bestehen bereits – den deutschen Verordnungen entsprechende – Modellvorschläge (z.B. Götsch 2001).

Zusammenfassend kann festgehalten werden, dass sich der Wissensbedarf bezüglich der medizinischen Kenntnisse vervielfacht und diversifiziert hat. Musste man früher geradlinig traditionelles Basiswissen, wie etwa Bau und Funktion des Bewegungsapparates und der Organsysteme erarbeiten, gilt es heute, integrative kompetenzbahnende Kenntnisse in gestufter Komplexität zu vermitteln.

Beispiel: Inhalte aus der Anatomie/Physiologie und Pathologie des Reizleitungssystems mit seinen multifunktionalen Rezeptoren, seinen neuronalen Bahnen mit ihren spinalen und zentralen Verschaltungseinheiten werden vernetzt mit den neu erschlossenen Phänomenen der neurophysiologischen und neuropsychologischen Plastizität des Nervensystems.

Optimierte Diagnoseverfahren und damit neue Forschungsresultate ergänzen und erweitern frühere Kenntnisse. Angesichts der anspruchsvollen Anforderungen an das Qualitätsmanagement ist eine vielfältige medizinische Sachkenntnis auch unabdingbar, um bestehende Behandlungsverfahren nicht nur zu *übernehmen*, sondern *fundiert zu überprüfen*, entsprechend zu aktualisieren, *weiterzuentwickeln* und aussagekräftig in der Zusammenarbeit mit anderen Health Professionals zu *begründen*.

In der Berufspraxis haben sich konzeptionsbedingt über die Jahre hinweg unterschiedliche Stufen der Therapieansätze herausgebildet, deren Fokussierung sich im weitesten Sinne zu den Schwerpunktebenen der ICF der WHO (Kap. 1.9) in Bezug setzen lassen (**Abb. 1.7a–c**).

Es versteht sich von selbst, dass je nach Institution alle drei hier skizzierten Therapieansätze gleichzeitig vorkommen oder sogar innerhalb eines einzelnen längerfristigen Behandlungsprogramms ineinander übergehen, je nach der jeweiligen phasenbezogenen Schwerpunktsetzung. Es lässt sich leicht ersehen, dass gemäß der vorherrschenden Zielausrichtung unterschiedliche Anforderungen an das Niveau der medizinischen Detailkenntnisse gestellt werden.

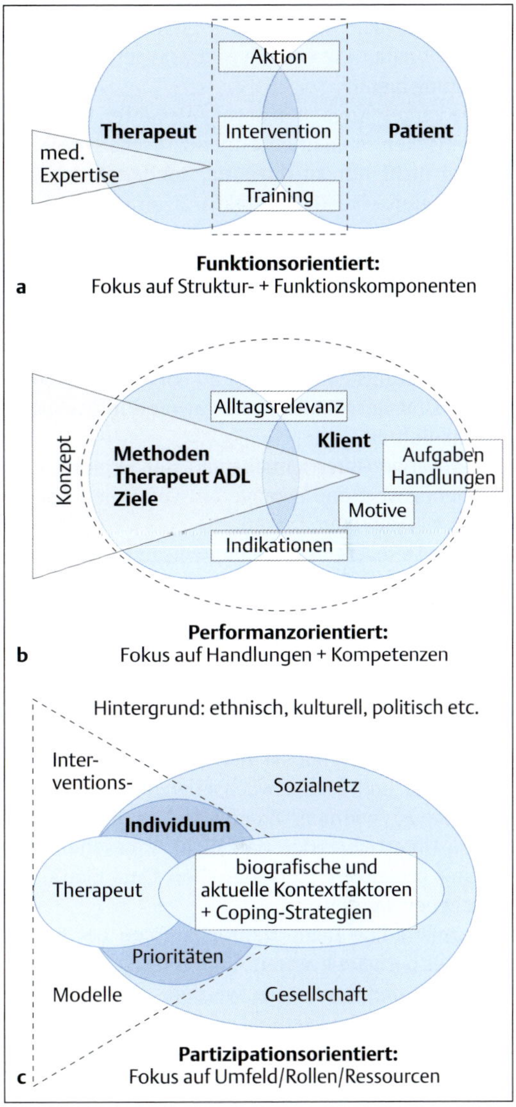

Abb. 1.7a–c Therapieansätze in Anlehnung an die Schwerpunktebenen der ICF.

1.6.5 Konsequenzen für die Ausbildung

Die an die Ausbildung gestellten Ansprüche sind gestiegen, da die medizinisch profunde, praxisrelevante bzw. anwendbare Sachkenntnis an Umfang und Komplexität zugenommen hat. Diese zu vermitteln im Rahmen einer kompetenzbezogenen neuzeitlichen Erwachsenenbildung führt im Wesentlichen zu folgenden Forderungen:

- Der Lehrplan muss eine breitgefächerte stoffliche Vielfalt mit selektiver niveaugerechter Vertiefung bieten.
- Die vorgeschriebenen berufsrelevanten basistheoretischen Fundamente medizinischen Wissens sind nicht nur zu dozieren, sondern auch von Anbeginn visuell und taktil zu erarbeiten und so früh wie möglich exemplarisch praxisbezogen mit anderen Bezugswissenschaften und den wichtigsten ergotherapeutischen Behandlungsverfahren zu vernetzen.
- Aktuelle Grundkenntnisse aus der medizinischen Informationstechnologie und Forschungsmethodik sind anschaulich und anwendungsrelevant einzuführen.
- Innovative Unterrichtsformen mit explorativem Erlebniswert und eigenverantwortlichen Beiträgen sind zu unterstützen.
- Die Systematik ressourcenbewusster Lösungsfindung ist bereits in einführenden medizinischen Inhaltsbereichen an Fallbeispielen zu üben.
- Die Kompetenzen der verbalen und schriftlichen Präsentation sind von Anfang an auch in medizinische Lern- und Prüfungssituationen einzubinden.
- Besondere Sorgfalt ist der didaktischen Ausgestaltung und dem erwachsenengerechten Lernklima zu widmen. Akademischen Verdiensten von Unterrichtenden darf nicht unbesehen Vorrang gegenüber pädagogischen Qualifikationen gegeben werden.
- Berufsfremde Fachdozenten müssen bei Bedarf in der berufsrelevanten Aufbereitung des Unterrichtsstoffes unterstützt werden.
- Die Qualitätsbeurteilung wie z.B. die Lehr-Lernprozessanalyse ist unter Berücksichtigung der Ausbildungsverordnung ebenso wie im Hinblick auf das geforderte „Produkt“ auf dem Arbeitsmarkt immer wieder neu als gemeinsame Herausforderung aller Beteiligten zu überprüfen.

Grundsätzlich ist klar, dass trotz berufspolitischen Paradigmenwechsels mit stärkerer sozialwissenschaftlicher Ausrichtung medizinisches Wissen in der schulischen und klinisch-praktischen Ausbildung nicht so weit an den Rand gedrängt werden darf, dass ein unprofessionelles Halbwissen entsteht. Eine solche Entwicklung würde die Behandlungsqualität, die Patientensicherheit und Berufsprofilierung langfristig untergraben.

Die gesamte Palette der Ansprüche ist allerdings in einer dreijährigen Grundausbildung zweifellos nur schwer abzudecken. Daher bleibt ein deutlicher Engpass spürbar.

1.6.6 Problemstellung für Ausbilder: das wachsende Dilemma zwischen Vielfalt und Vertiefung

Ausbilder auf jeder Stufe und in jedem Bereich werden heute akut mit dem Balanceakt konfrontiert, eine vertretbare Ausgewogenheit zwischen dem enorm angewachsenen Wissensdruck und einem immer knapper werdenden curricularen Spielraum zu schaffen.

Das Dilemma lautet: *Wie lässt sich optimale Kompetenz in Minimalzeit fördern*? Dies gelingt nur, wenn statt der eindimensionalen Vermittlung einer Wissensbreite eine bewusst selektive Vertiefung sorgfältig geplant und mit den Studierenden gemeinsam ausgebaut wird. Als Übergangshilfen für Schulabgänger aus traditionellen Schulsystemen können z.B. im ersten Semester Fokusphasen eingebaut werden, in denen sie zu Beginn die medizinischen Grundkenntnisse kurz *lernstofforientiert* erarbeiten, dann aber sehr bald *funktional problemzentriert* vernetzen und allmählich situativ auf das *Krankheitsbild bzw. auf den Patienten bezogen* integrieren lernen. In diesem Sinne methodisch aufgebaute Lernfelder bzw. Ausbildungsmodule erlauben individuelle, erwachsenengerechte und zunehmend eigenständige Entwicklungsschritte, die bald auch motivieren und befähigen, Kenntnislücken niveaugerecht in Eigenregie zu ergänzen.

Es ist keine überraschende Entwicklung, dass die ergotherapeutische Berufsausbildung in den angelsächsischen Herkunftsländern zum Teil zeitlich verlängert und bereits seit längerem auf universitärem Niveau angesiedelt wurde. Dies kommt dem allgemeinen Bedürfnis entgegen, neben einer druckentlastenden zeitlichen Erweiterung der Ausbildungsdauer auch mehr eigene motivierende professionelle Selbstwirksamkeitserfahrungen sammeln zu können: Wenn bereits von Grund auf geübt wird, die klinischen Anwendungen mit entsprechenden basistheoretischen Forschungsstudien zu verknüpfen und dadurch systematisch zu überprüfen, erfährt die berufliche Identitätsbildung schon beim Lernenden durch eigene Anstrengung einen stetigen Sicherheitszuwachs.

Angehende Berufsangehörige erleben bereits während der Ausbildung, inwieweit eine berufsspezifische Theoriebildung als Bereich des berufscharakteristischen *„Erklärungswissens“* einerseits und die Ausprägung eines *„anwendungsbezogenen Handlungswissens“* andererseits wichtige Elemente zu den Dimensionen der Professionalisierung dieses Berufes beitragen können (Jehn 2006). Damit wird eine Grundmotivation gebildet und bestätigt, selbst als Lernende nicht nur Wissensempfänger zu sein, sondern mit integrierendem Denken und persönlicher Initiative den eigenen und kollektiven beruflichen Wissensstand (Body of Knowledge) bereichern zu können und damit zur gesamten Berufsentwicklung beizutragen.

Die frühe Erfahrung, in welcher Weise durch medizinische Grundkenntnisse stufenweise fachliche Teilkompetenzen zu erreichen sind, verhütet Zeit- und Kraftverschleiß, da die meist hohe Erwartungshaltung gegenüber den Ausbildern rechtzeitig realitätsgerecht kanalisiert wird. Ausgetragene Konflikte und ausgehandelte Kompromisse hinsichtlich Selektion und Praxisrelevanz des zu vermittelnden medizinischen Lernstoffes wecken das frühe Interesse am kritischen Mitdenken. Dies wiederum wirkt als Katalysator für engagiertes, auch eigeninitiatives Lernverhalten (Kiefer 2004) und Interesse am Mitgestalten persönlicher Lernherausforderungen – beides wichtige Elemente für positives Wachstum langfristiger Lernfreude und berufliche Forscherneugierde.

Gerade um solche Prozesse methodisch auch hierzulande zu fördern, ist auch auf Seiten der Ausbildungsplaner ein systemischer Gedankenprozess gefragt, denn ein solcher wird am ehesten den entsprechend komplexen curricularen Ansprüchen gerecht. Im Folgenden sei hierzu ein kreatives Arbeitsinstrument vorgestellt.

1.6.7 Systemischer Ansatz zur selektiven Ausgestaltung oder Optimierung von Kursmodulen in Aus- und Weiterbildung

In der innovativen ressourcenbewussten Ausbildungs- und Unterrichtsplanung findet man sich wiederholt in der dynamischen Oszillation zwischen den methodischen Fragestellungen: *Was genau* vermittle ich *wann* und *wie* am besten, *mit welchen didaktischen Mitteln*, in *welcher personellen Besetzung* und *mit welcher Zielsetzung?*

Neuere in Ergotherapieschulen angewandte Ausbildungsformen für Erwachsene wie *Problemorientiertes Lernen (POL)* können die Ausbildungsverantwortlichen zwar vom Frontalunterricht entlasten, nicht jedoch von der immer wiederkehrenden Aufgabe der Entscheidungsfindung in diversen *didaktischen Handlungsfeldern* (Siebert 1997) und im konkreten Ausgestalten von Kursmodulen.

Die Erfahrung zeigt, dass der Wunsch nach Anregung und das Bedürfnis nach kreativer Optimierung der Unterrichtsgestaltung gerade in medizinischen Fächern allgemein vorhanden sind. Oft werden Forderungen nach Reduzierung des medizinischen Lernstoffs vor allem damit begründet, dass diese „trockene" Materie auch aus Büchern erarbeitet werden könne. Damit vergibt man – oft aufgrund eigener wenig inspirierender Erinnerungen an dieses Gebiet – unbesehen eine ganze Palette an facettenreichen lerneffizienten Gestaltungselementen.

Herkömmliche Curricula orientieren sich an der tradierten Fachlogik, werden aber heute vermehrt zugunsten praxisrelevanter Sinnbezüge im Sinne einer lerneffizienten Handlungslogik umgestaltet (Schneider 2005). Berufsfremde akademische Fachkapazitäten sind hierzu allerdings nicht unbedingt versierte Kompetenzvermittler (Schneider 1980).

Die meisten schätzen Kooperation und didaktische Anregung. Dazu kann als Workshop Gedankenmodell der in **Abb. 1.8** dargestellte methodische Regelkreis empfohlen werden. Er wurde von der Verfasserin während ihrer langjährigen Unterrichtstätigkeit zur didaktischen Selbstprüfung entwickelt und lässt sich für jede Art beruflicher Lehr- oder Vortragstätigkeit nutzen. Ein systemischer Zugang im Sinne eines „Brainstormings" ermöglicht es, bei jedem beliebigen der folgenden sechs Checkpoints (Merkpositionen A – F) gedanklich einzusteigen. Dabei können jeweils alle denkbaren Gesichtspunkte, Einflussgrößen, Ressourcen, Innovationen und Konsequenzen fantasiert, notiert, ausgelotet und in ihren wechselseitigen Bezügen zu anderen Checkpoints des Regelkreises durchdacht werden.

Der systemische Kreislauf ermöglicht zum einen, sich von der herkömmlichen curricularen Vorgaben- und Planungsseite ausgehend im Gegenuhrzeigersinn durch den Prozess durchzuarbeiten. Zum anderen besteht die Möglichkeit, vom Arbeitsmarkt ausgehend Fragestellungen aufzuwerfen oder einem Einzelimpuls folgend – z.B. eine neue didaktische Idee oder ein neues anschauliches Medienprodukt – nicht zufällig, sondern didaktisch sinnvoll und bezugreich einzubauen.

Checkpoints des Regelkreises

Zu Beginn der Konzipierung eines Lehrplanes oder einer Unterrichtseinheit, aber auch bei der Überarbeitung bestehender beruflicher Bildungsangebote ist es prozessfördernd, sich von verschiedenen Gesichtspunkten her gedanklich in die Materie hineinzubewegen. Der routinierte Ausbilder mag seine eigenen auf den Lernstoff bezogenen Checklisten entwickelt haben (Becker 1991), doch die Erfahrung

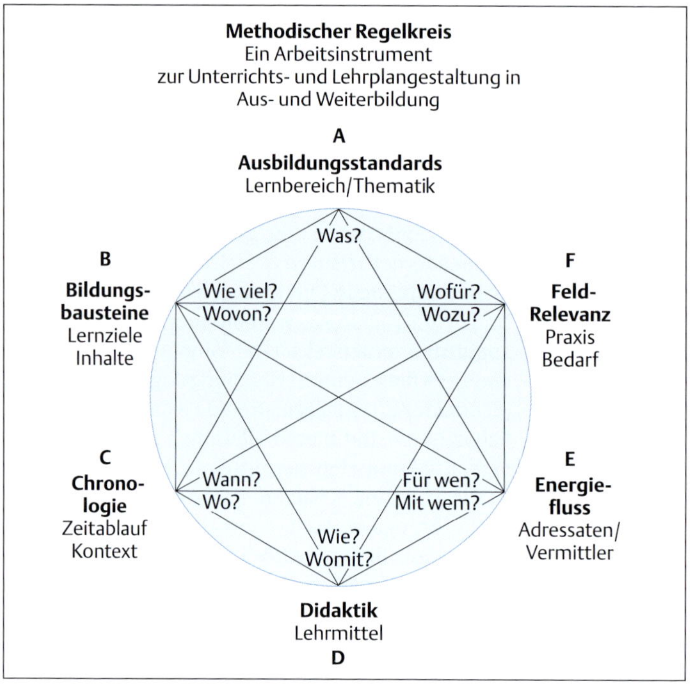

Abb. 1.8 Methodischer Regelkreis.

zeigt, dass oft gerade durch plötzliche Umstellungen, Improvisationseinfälle, Ressourcenveränderungen, Medienentdeckungen oder personelle Wechsel kreative Impulse entstehen, die den Lehr-/Lernprozess bereichern und optimieren können. Insofern symbolisiert das visuelle Kreismodell ein Spielfeld der Optionen, das auch gemeinsame Planungssitzungen beleben kann. Die gedanklichen „Billardkugeln" der Betrachter geraten ins Rollen, ziehen zwischen den mit Stichwörtern markierten Eckposten ihre Bahnen, wechseln die Richtung und inspirieren zu innovativen Ideenbrücken.

A – Ausbildungsstandards

- *Stichfrage:* Was gehört in diese Unterrichtseinheit bzw. Ausbildungsstufe?
- *Arbeitsschritt*: Vorgabenanalyse.

Oft sind in einer festgelegten Verordnung Fachinhalte grob umrissen und prozentual zur Gesamtausbildung in Bezug gesetzt. Für das medizinische Wissen sind in der deutschen Ausbildungs- und Prüfungsordnung (Raps 2004) die allgemeinen Themenbereiche ersichtlich. Aus Quervergleichen mit anderen Quellen sind aber zusätzlich interessante Anregungen zu schöpfen, z.B. aus den Mindeststandards des Weltverbandes (WFOT 2002), Curriculumrichtlinien der ENOTHE (2000) sowie aus Curricula verwandter Institutionen auch jenseits der Landesgrenzen.

B – Bildungsbausteine

- *Stichfrage*: Wie viel soll wovon vermittelt werden?
- *Arbeitsschritt*: fachspezifische Detail- und Lernzielanalyse.

Sorgfältige Selektion, Begrenzung und Gewichtung sinnvoller Inhalte kreisen das Niveau ein, und operationalisierte Lernziele zeichnen die Stufen für das Erreichen der gewünschten Kompetenzen vor. Dabei können z.B. folgende Fragen richtungweisend sein:

- Welche Themen sind besonders berufsrelevant? (Querbezug zu F)
- Welche Inhalte eignen sich besonders zur modellhaften Vermittlung, (Querbezug zu D), zur aktuellen Kontextvernetzung (Querbezug zu C) und zum Aufzeigen charakteristischer Gesamtzusammenhänge?

Beispiel: Das Schultergelenk (Articulatio humeri) drängt sich für ein exemplarisches Gelenkstudium auf, da sich an ihm eine Fülle anatomischer Strukturen ebenso wie biomechanische und physiologische Gesetzmäßigkeiten veranschaulichen lassen. Es können Parallelen und Unterschiede zu anderen Gelenken herausgearbeitet werden und anschauliche Vernetzungen zur Alltagsbeanspruchung, zu rheumatologischen oder traumatischen Funktionseinschränkungen und zu Interventionsbeispielen realisiert werden.

C – Chronologische Strukturierung

- *Stichfrage*: Wann und wo ist die Thematik zu platzieren?
- *Arbeitsschritt*: curriculare Kontextanalyse.

Geschickt gewählte zeitliche Rahmenbedingungen bieten eine oft zu wenig beachtete Gelegenheit, den Lerneffekt zu optimieren. Sowohl die zeitliche Abfolge (regelmäßig wiederkehrende Erinnerungsreize in neuen Sinnzusammenhängen) als auch die Einbettung ins gesamte Curriculum (synchron zu anderen Bezugsinhalten) sowie der zeitliche Detailplan mit kognitiv abgestuften Tempovariationen und Pausenmomenten – alles kann effektiv genutzt werden.

Beispiel: Werden der extrinsische und der intrinsische Fingersehnenapparat in curricularer Nachbarschaft zur Schienenherstellung und Themen aus der Handchirurgie (Sehnenadaptionen) und/oder Rheumatologie (z.B. Rupturen) erarbeitet, lässt sich der Lerneffekt optimieren durch wiederholte Fokussierung in gestufter Komplexität.

D – Didaktische Aufbereitung

- *Stichfrage*: Wie und womit kann die Thematik am einprägsamsten präsentiert werden?
- *Arbeitsschritt*: Lerneffizienz- und Medienressourcenanalyse.

Es gibt viele methodische Strategien und didaktische Hilfen für neuzeitliche Erwachsenenbildung auf verschiedenen Niveaus (Schewior-Popp 1998, Siebert 1997, Behrendt et al. 2002).

Analog einer den Therapieberufen vertrauten Anleitungsdidaktik lässt sich ein wesentliches Prinzip auf Unterrichtssituationen übertragen: Um den herkömmlichen medizinischen Lehrstoff attraktiver und damit lerneffektiver zu gestalten, ist es wichtig, die Inhalte in „leicht verdauliche" Portionen aufzugliedern und ein Lernangebot auszuarbeiten, das *mehrere Wahrnehmungsmodalitäten* anspricht sowie Sequenzen mit unterschiedlichen perzeptiven Erlebnisdimensionen erlaubt.

Beispiel: Anstatt über das Thema Wirbelsäule ausschließlich zu dozieren, können der typische Bauplan der Wirbel und die funktionsrelevanten Abweichungen pro Wirbelsäulenabschnitt verbal, visuell, zeichnerisch und taktil am Modell und am Körper erarbeitet und dabei systematisch anhand von ergonomischen Analysen von typischen alltäglichen Rückenbelastungen vertieft werden.

E – Energiefluss

- *Stichfrage*: Für wen und mit wem kann die Thematik dynamisiert werden?
- *Arbeitsschritt*: Adressaten- und personale Ressourcenanalyse.

Damit ein *Lehr*angebot nicht als *Leer*angebot verhallt, bedarf es eines motivierenden Beziehungsgefüges aller Beteiligten. Herrscht eine die medizinischen Fächer bisher noch oft umgebende exklusiv-akademische Aura vor, und handelt ein womöglich eher forschungsorientierter Spezialist den Stoff monologisierend ab, wird die latente Bewältigungsangst verstärkt. Das Lernverhalten verengt sich zu einem eher asozialen stressbetonten Absolvieren, und der somit (un)verdaute Stoff wird schnell ausgeblendet. Werden jedoch mit wechselnden Lern- und Sozialformen ein konstruktiver Spannungsbogen, Humor, Spontaneität, fachliche Neugier und Faszination „gezündet", dann entsteht eine lustvolles Lernklima, das nicht nur die kognitive Verarbeitung beschleunigt, sondern auch das emotional positiv besetzte Integrieren ermöglicht, wodurch wiederum Gedächtnisinhalte langfristig besser verankert werden. Lehrpersonen sind sich der Vielfalt ihrer Rollen und deren Wirkungen oft nicht genügend bewusst (Harden u. Crosby 2000).

F – Fachrelevanz

- *Stichfrage*: Wofür ist die Thematik zu aktualisieren?
- *Arbeitsschritt*: berufliche Produkt- und Marktanalyse.

Dabei ist den sich wandelnden medizinischen Praxisansprüchen ebenso wie der konzeptionellen Weiterentwicklung der entsprechenden ergotherapeutischen Berufsfelder Rechnung zu tragen.

! Es liegt auf der Hand, dass sich – wie Abb. 1.8 zeigt – alle Checkpoints aufeinander beziehen und sich wechselseitig beeinflussen können. Eine didaktische Zusammenschau ist immer wieder anzuregen. Von Interesse sind dabei insbesondere die Rückmeldungen von Adressaten verschiedener Ausbildungsstufen.

1.6.8 Schlussbemerkungen

Der grundsätzliche Wert eines niveaugerechten medizinischen Wissensstandes für die Ergotherapie im Kreise der Gesundheitsfachberufe scheint mir fraglos evident. Durch den Paradigmenwandel, d.h. durch die markante sozialwissenschaftliche Neuausrichtung dieser Berufsgruppe im Vergleich zum historisch vorwiegend medizinisch orientierten Selbstverständnis, sollten sich aber diesbezüglich trotzdem keine Vernachlässigungen einschleichen.

Die generelle ideologische Triebfeder für eine fachlich anspruchsvolle Berufsausbildung besteht nicht mehr in der Absicht, mit minimalsten Ressourcen besonders vielseitig „nutzbare Befehlsempfänger" für das tradierte arztzentrierte System heranbilden zu wollen. Vielmehr setzt sich die Überzeugung durch, mit einem anspruchsvollen und fachlich breit fundierten Aus- und Weiterbildungsangebot eine innovative eigenverantwortliche Berufsgruppe zu formen, die kompetent zur Optimierung einer ressourcenbewussten, alltagswirksamen und präventiv ausgerichteten kooperativen Gesundheitsversorgung beitragen kann. Dies zeichnet sich deutlich ab als langfristig lohnendes Ziel für die unmittelbar Betroffenen – und ist damit letztlich ein Gewinn für uns alle.

1.7 Bedeutung der Sozialwissenschaften für die Ergotherapie

Karin Götsch

In Kapitel 1.5 wurde bereits auf die Bedeutung der Sozialwissenschaften als Bezugswissenschaft für die Ergotherapie eingegangen sowie auf deren jeweilige theoretische Formierung in den ergotherapeutischen Bezugsrahmen. Daran soll hier angeknüpft werden.

Die folgenden Ausführungen verdeutlichen, welcher Einfluss und damit auch welche Bedeutung den einzelnen Sozialwissenschaften und den ihnen entstammenden „Kerntheorien“ für den Beruf, seine theoretische Fundierung und praktische Ausübung zukommen. Der Beitrag kann beim Leser das Interesse wecken, sich durch weiterführende Literatur mit sozialwissenschaftlichen Theorieansätzen und ihrer Verknüpfung mit der Ergotherapie zu befassen.

Im Folgenden wird zunächst in einem kurzen historischen Abriss darauf eingegangen, welche Bedeutung die Sozialwissenschaften im Verlauf der Entwicklung des Berufs hatten (Kap. 1.7.1) Danach werden drei Sozialwissenschaften (Pädagogik, Psychologie, Soziologie) – aus Berufsausbildung und Praxis der Ergotherapie – kurz umrissen und an Beispielen ihre Relevanz für die Ergotherapie erläutert (Kap. 1.7.2). Schwerpunkt des Beitrags bildet die Skizzierung der drei für die Ergotherapie derzeit besonders bedeutsamen „Kerntheorien“: handlungstheoretische, rollentheoretische und systemtheoretische Theorieansätze (Kap. 1.7.3).

1.7.1 Wandlungsprozesse in der Ergotherapie

In der deutschen Ergotherapie findet seit Ende der 90er-Jahre ein Wandlungsprozess statt (Kap. 1.1). Charakteristisch für diesen Paradigmenwechsel ist die vermehrte Zuwendung der Ergotherapie zu den Sozialwissenschaften.

In den USA setzte eine vermehrte Hinwendung der Ergotherapie zu den Sozialwissenschaften bereits Ende der 60er-Jahre des letzten Jahrhunderts ein und gipfelt heute in Bestrebungen, einen eigenständigen Wissenschaftsbereich („Occupational Science“) zu realisieren, der eindeutig den Sozialwissenschaften zugeschrieben wird (Kap. 1.1.3).

Mary Reilly, die Leiterin des Fachbereichs „Occupational Therapy“ der University of Southern California, forderte Ende der 60er-Jahre eine Umkehr vom ausschließlich medizinisch orientierten Denken und die Rückbesinnung auf die Wurzeln der Ergotherapie. Fokus der Ergotherapie sei die Handlungsfähigkeit des Menschen. Ergotherapeuten sollten sich ihrer Meinung nach damit beschäftigen, welche Fähigkeiten notwendig sind, damit Menschen in ihren vielfältigen Lebensrollen tätig sein können. Ergotherapeuten sollten Menschen in der Entwicklung oder im Erhalt dieser Fähigkeiten unterstützen (Reilly 1969).

Wilma West (1968) wies ebenfalls darauf hin, dass sich der Beruf auf neue Gegebenheiten einstellen müsse. Es komme mehr darauf an, auf Dauer ein Optimum an Handlungsfähigkeit zu erreichen, als nur auf akute Krankheiten oder Behinderungen zu reagieren (West 1967).

In den 70er-Jahren hebt Anne Mosey die Bedeutung der Sozialwissenschaften für die Ergotherapie heraus. Nach Mosey beschäftigt sich Ergotherapie mit den Möglichkeiten von Personen (Klienten), ihre Lebensaufgaben zu bewältigen. Lebensaufgaben beziehen sich sowohl auf alle Aktivitäten, die jemand ausführen können muss, um die eigenen Bedürfnisse zu stillen, als auch auf die Rollen, die jemand ausfüllen muss, um ein vollwertiges Mitglied der Gemeinschaft zu sein. Ergotherapeuten sollen ihren Klienten helfen, ihre sozialen Rollen einzunehmen, für ihre persönlichen Bedürfnisse Sorge zu tragen (z.B. Einkaufen, Kochen), zufrieden stellende interpersonale Beziehungen aufzubauen, an der Arbeitswelt teilzunehmen und ihre Freizeit sinnvoll zu gestalten. Die Einbeziehung der Umwelt von Betroffenen ist dabei ein wichtiger Grundsatz (Mosey 1986, Götsch 2000).

Einen bedeutenden Einfluss in Bezug auf veränderte Sichtweisen von Ergotherapie hatten dann in den späten 80er-Jahren die Veröffentlichungen von Gary Kielhofner und etwas später die Arbeiten des kanadischen Berufsverbandes (CAOT) und des kanadischen Ministeriums für nationale Gesundheit und Soziales (DNHW). Mitglieder dieser Gremien entwickelten 1986 Richtlinien für eine klientenzentrierte Praxis in der Ergotherapie, aus denen das Canadian Model of Occupational Performance (CAOT 1997, Fearing et al. 1997) hervorging.

Nach Kielhofner (1997) befasst sich die Ergotherapie mit der „Natur der menschlichen Tätigkeit“. Die Ergotherapie unterscheidet sich von einem naturwissenschaftlich orientierten medizinischen Modell dadurch, dass bei ihr nicht Krankheitssymptome oder Funktionsstörungen im Vordergrund stehen. Von Interesse ist dagegen, in welcher Form die Handlungsfähigkeit des Menschen durch Krankheit, Verletzung oder Behinderung eingeschränkt ist und wie sich diese Beeinträchtigung bei den Betroffenen auswirkt auf die Ausübung von Rollen im sozialen System sowie auf die Lebenszufriedenheit.

Das kanadische Modell (CMOP) zielt auf das Wohlergehen (Well-being) von Menschen ab. Ergotherapeuten sind hier in der Rolle des „Anregers" (Sumsion 2002), der in Partnerschaft mit dem Klienten daran arbeitet, dass dieser seine für ihn notwendigen Alltagshandlungen zu seiner Zufriedenheit ausführen kann. Im Vordergrund steht die Beziehung zwischen Umwelt und Betätigung in dieser Umwelt. Dabei sind Umwelt und Person dynamischen Zuständen unterworfen, die Anpassungen erforderlich machen. Ergotherapeuten sind dafür zuständig, Klienten darin zu unterstützen, diese Anpassungsleistungen so zu bewältigen, dass der Klient die größtmögliche Zufriedenheit erreicht.

! Alle genannten Sichtweisen implizieren, dass die sozialwissenschaftliche Komponente in der Ergotherapie einen breiteren Raum einnimmt, denn Theorieansätze (oder Teile), die diese Ansichten unterstützen, lassen sich in erster Linie in den Sozialwissenschaften (d.h. in der Psychologie, Soziologie und Pädagogik) finden.

In Deutschland war die Ergotherapie bis in die 90er-Jahre eindeutig in der Nähe der Medizin verortet (Marquardt 2004, Beyermann 2001). In den Ausbildungs- und Prüfungsverordnungen (AprV) vor 1977 spielten die Sozialwissenschaften so gut wie keine Rolle. Erst mit Einführung des bundeseinheitlichen Gesetzes 1977 wurden Psychologie, Soziologie und Pädagogik mit 200 Stunden in den Inhaltskanon der AprV aufgenommen. Die gestiegene Bedeutung der Sozialwissenschaften zeigte sich auch deutlich bei der Novellierung der deutschen Ausbildungs- und Prüfungsverordnung im Jahr 2000. Der Unterricht im Bereich der Sozialwissenschaften wurde auf 320 Stunden erhöht, neben der Gerontologie wurde als neues Fach *Grundlagen der Ergotherapie* eingeführt. In diesem Fach wird eine Reihe sozialwissenschaftlicher Themen subsumiert, die für die Ergotherapie als besonders bedeutsam anzusehen sind.

! Es zeichnet sich ab, dass sozialwissenschaftliche Themen in Zukunft auch im deutschsprachigen Raum noch stärkere Beachtung finden und eine noch größere Rolle in der Ergotherapie spielen werden als bisher.

Dennoch bleibt die Medizin eine bedeutsame Bezugswissenschaft für die Ergotherapie, (Kap. 1.6) wie eine neue Expertise des Berufsverbandes aus dem Jahre 2005 zeigt. In ihr werden die vielfältigen gesetzlich festgelegten Verbindungen zwischen Ergotherapie und Medizin aufgezeigt (Brasseit u. Walter 2005).

1.7.2 Sozialwissenschaften

Die Sozialwissenschaften umfassen jene Wissenschaften, deren Gegenstand die Phänomene des persönlichen und gesellschaftlichen Lebens sind. Als Gegenstand sind in den Sozialwissenschaften „handelnde Subjekte" von Interesse. Zu den Sozialwissenschaften zählen vorrangig:

- Psychologie,
- Soziologie,
- Pädagogik,
- Anthropologie und
- Ethnologie.

! Nach heutigem Verständnis nimmt die Ergotherapie für sich in Anspruch, dass ihr Gegenstand die sinnbesetzte, menschliche Betätigung im Alltagsleben ist (Kap. 1.1). Unter dieser Perspektive wird deutlich, wie nahe die Ergotherapie den Sozialwissenschaften steht, da dort der Gegenstand des Interesses handelnde Subjekte sind.

Nun ist unter dem Begriff der Sozialwissenschaften eine Reihe von Wissenschaften eingereiht, die sich mit dem handelnden Subjekt befassen. Jede tut dies jedoch in einer besonderen Form. Im Folgenden sind drei Disziplinen ausgewählt und skizziert, auf die in der Ergotherapie häufig Bezug genommen wird: Psychologie, Soziologie und Pädagogik (inklusive Sonderpädagogik).

Psychologie

Die Psychologie befasst sich in erster Linie mit Wahrnehmung, Denken, Fühlen, Motivation, Lernen und Verhalten *von gesunden Menschen*. Erst auf nachrangiger Ebene und in Teilbereichen befasst sie sich mit abweichendem Verhalten, pathologischen Phänomenen (Klinische Psychologie) oder dem Menschen im medizinischen System (Medizinische Psychologie).

! Die Psychologie ist die Wissenschaft, die sich am stärksten mit dem Handeln des Menschen befasst hat, insofern wird sie für die Ergotherapie neben der Soziologie zur zentralen Bezugswissenschaft.

Sie trägt mit ihren Inhalten einen wesentlichen Teil zum Fundament des ergotherapeutischen Handelns bei und liefert der Ergotherapie durch eine Reihe spezifischer, theoretischer Ansätze Grundlagen und Begründungen für Vorgehensweisen in der Behandlung (Kap. 1.5.2 Bezugsrahmen). So sind z.B. psychologische Erkenntnisse für die Befundaufnahme, den Behandlungsprozess und für das Verständnis von Klienten im Rahmen der Ergotherapie außerordentlich bedeutsam. Die Ergotherapie integriert grundlegendes Wissen aus der Psychologie in ihre Handlungskonzepte und ihr Clinical Reasoning, so z.B. Wissen über Wahrnehmungs- und Denkprozesse, Wissen um Motivationsprozesse. Zu weiteren Ausführungen hinsichtlich psychologischer Inhalte wird auf Kapitel 6 verwiesen.

Soziologie

Die Soziologie befasst sich mit der Erforschung des sozialen Zusammenlebens in Gesellschaften und Gemeinschaften. Sie beschreibt und untersucht Struktur-, Funktions- und Entwicklungszusammenhänge in Gesellschaften, sozialen Gebilden (z.B. Institutionen, Organisationen) und Gruppen. Dabei fragt die Soziologie vor allem nach dem *Sinn und den Strukturen sozialen Handelns* und den damit verbundenen Rollen, Normen und Erwartungen.

> ***Soziales Handeln***: Tun oder Unterlassen (Handeln), das für den Akteur (Handelnden) subjektiv mit Sinn verbunden ist. Sinn meint, den vom Akteur verstandenen Sinn, für Außenstehende muss die Handlung jedoch nicht unbedingt sinnvoll erscheinen.

Der in der Ergotherapie in Deutschland gerade eingeführte Begriff der „bedeutungsvollen Tätigkeit" („meaningful occupation") greift diese Sichtweise auf.

Die Soziologie ist, ähnlich wie die Psychologie, in viele Teilbereiche gegliedert. Einige dieser Teilbereiche, die für die Ergotherapie besonders relevant sind, werden im Folgenden beispielhaft skizziert.

- *Familiensoziologie*: Wissen aus dem Gebiet der Familiensoziologie bietet für die Ergotherapie Möglichkeiten, Strukturen in den Familien ihrer Klienten zu verstehen. Therapeuten können z.B. die Lebensgeschichte und die damit einhergehenden Handlungsmöglichkeiten der Klienten in Vergangenheit und Zukunft richtig einordnen. (*Literaturtipp*: Schmidt 2002.)
- *Kommunikationssoziologie*: Ergotherapeuten stehen ständig in Kommunikationsprozessen. In der Therapie kommunizieren sie mit ihren Klienten oder deren Angehörigen oder sie arbeiten mit Gruppen, um die Effekte einer Gruppendynamik zu nutzen. Zum Verständnis von Kommunikationsprozessen trägt im hohen Maße die Kommunikationssoziologie (und auch die Sozialpsychologie) bei, mit ihren Erkenntnissen zur Gruppendynamik und Gruppenprozessen, zur Funktion und Bedeutung von Rollen oder zu Sozialisationsprozessen.
- *Kultursoziologie*: In den ergotherapeutischen Modellen wird stets auf den Aspekt der kulturellen Einbindung des Menschen bei seiner Betätigung verwiesen. Vor dem Hintergrund einer multikulturellen Gesellschaft, wie sie sich in Deutschland heute abzeichnet, ist es für Ergotherapeuten hinsichtlich ihrer interkulturellen Kompetenz besonders wichtig, sich mit kulturellen Fragen auseinander zu setzen, die für den Umgang mit Klienten aus anderen Nationen und Kulturen erforderlich sind. Hier kann die Kultursoziologie, der es darum geht, wie Menschen in ihrer jeweiligen Kultur ihren Alltag, ihr Leben und die Gesellschaft deuten und gestalten, einen Beitrag leisten.
- *Arbeitssoziologie*: In der deutschen Ergotherapie spielt traditionell die Arbeitstherapie eine gesonderte Rolle. In allen Praxismodellen wird als ein Bereich, in dem Menschen Aktivitäten ausführen müssen, stets die Arbeit (Produktivität) genannt. Die Arbeitssoziologie kann hier zu wichtigen Verknüpfungen anregen und uns z.B. Kenntnisse zur Verfügung stellen zur Bedeutung von Arbeit als Phänomen menschlicher und gesellschaftlicher Identität. Sie kann Antworten geben auf Fragen des Zusammenhangs von sozialem Status und Arbeit oder zu Fragen der Bewertung von Arbeitsmöglichkeiten in einer Gesellschaft (Auswirkungen von Arbeitslosigkeit auf das Individuum, Fragen zu Arbeitsstrukturen in Institutionen und Organisationen und deren Konsequenzen für das Individuum u.a.m. (Kap. 7).
- *Medizinsoziologie*: Als besonders bedeutsam wird die Medizinsoziologie (und -psychologie) eingeschätzt, die auch ein ergotherapeutisches Prüfungsfach ist. Die Medizinsoziologie kann definiert werden als ein Teilgebiet der Soziologie, das sich mit den Phänomenen von Krankheit und Gesundheit (Soziologie in der Medizin) sowie den Einrichtungen und Berufen des

Gesundheitswesens in ihrer Interaktion mit Patienten befasst (Soziologie der Medizin) (Siegrist 1988). Die Medizinsoziologie analysiert vor allem soziale Determinanten psychischer und somatischer Störungen beim Menschen, das Verhältnis von Krankheit und sozialer Lage sowie Vorstellungen von Krankheit und Gesundheit, die in verschiedenen Bevölkerungsschichten vorherrschen (Huppmann u. Wilker 1988). Im Vordergrund stehen Themen wie z.B. die
  - gesellschaftliche Bewertung von Krankheit,
  - Rolle von Kranken in einer Gesellschaft,
  - Rolle der Professionellen im Gesundheitssystem (Professionssoziologie),
  - Phänomene von Krankheitsbewältigung (Coping) und die
  - Patientenmitarbeit bei der Behandlung (Compliance).
- *Systemtheorie*: Als Letztes sei hier auf die Systemtheorie hingewiesen, eine der einflussreichsten Theorien der Soziologie in den letzten Jahrzehnten, die in vielen anderen Disziplinen inzwischen Berücksichtigung fand. Auch in der Ergotherapie wurde diese Theorie aufgegriffen und zu einem wesentlichen Bezugspunkt ihres Denkens gemacht. Auf systemtheoretische Sichtweisen wird – als eine der Kerntheorien für die Ergotherapie – in diesem Kapitel noch etwas näher eingegangen werden. (*Literaturtipp*: Baecker 2005.)

Pädagogik und Sonderpädagogik

Pädagogik (Erziehungswissenschaften) umreißt ein wissenschaftliches Gebiet, in dem man sich mit Prozessen von Erziehung und Bildung sowie mit Fragen des Unterrichtens und der Vermittlung befasst. Im Unterschied zur Erziehung, die auf äußere Steuerungsmittel zur Persönlichkeitsentwicklung zielt, bezieht sich Bildung eher auf Prozesse und Ergebnisse der individuellen Verarbeitung und Aneignung und ist weniger an einen bestimmten Zweck gebunden (s.u. Erziehung und Bildung).

Auch Ergotherapeuten sind im Umgang mit ihren Klienten an Prozessen von Erziehung oder Bildung beteiligt (Kap. 1.5.2 Lernorientierter Bezugsrahmen). In diesem Kontext kann auch die Frage nach dem Unterschied zwischen pädagogischen und therapeutischen Situationen gestellt werden. Eine Analyse dieser Frage kann in diesem Beitrag nicht geleistet werden. Innerhalb der Berufsgruppe ist sie bis heute erst ansatzweise diskutiert. (*Literaturtipp*: Oevermann 1996.)

Im Rahmen von Fragestellungen zum *Unterricht* und zur *Vermittlung* befasst sich Pädagogik u.a. mit methodisch-didaktischer Planung von Vermittlungssituationen, wie zum Beispiel Zielbestimmung, Auswahl von Lerninhalten, Strukturierung von Lernsituationen, Analyse von Lernvoraussetzungen. Des Weiteren setzt sie sich mit Fragen der optimalen Präsentation von Lerninhalten und Lernaufgaben, der Kontrolle und Steuerung von Lern- und Sozialverhalten sowie mit Fragen der Lernmotivation auseinander. Auch Fragen zu Maßnahmen zur Vermeidung oder Behebung von Lernschwierigkeiten und Beseitigung von Verhaltensproblemen stehen im Blickpunkt des Interesses. Schließlich fragt die Pädagogik auch nach Wegen und Möglichkeiten zur Bewertung von Lernleistungen.

Ergotherapeuten befassen sich bei ihrer Arbeit ständig mit Anleitungs- und Vermittlungssituationen. Vermittlungssituationen in der Therapie müssen inhaltlich nicht nur fachlich geplant werden, sondern sie müssen auch methodisch-didaktisch geplant und verwirklicht werden. Dazu muss sich jede Therapeutin die grundsätzlichen Fragen stellen:
- Was will ich vermitteln/anleiten?
- Wem will ich etwas vermitteln und/oder wen will ich anleiten?
- Wozu will ich etwas vermitteln oder wozu soll die Anleitung dienen?

Die Therapeutin muss hier ein Verständnis für methodisch-didaktische Strukturierung entwickeln, denn sie muss einen Zusammenhang zwischen den individuellen Zielen des Patienten und der Form der Anleitung oder Vermittlung herstellen. Außerdem muss sie einen Bezug zur individuellen Motivation und zum Lernvermögen des Patienten oder von Angehörigen herstellen. Dies alles erfordert Kenntnisse aus dem pädagogischen Kontext, die uns die Bezugswissenschaft Pädagogik liefern kann.

Ein Teilgebiet der Pädagogik ist die *Behindertenpädagogik*. Behindertenpädagogik ist Pädagogik für Menschen, die aufgrund individueller Eigenarten als Behinderte gelten. Es kann sich insbesondere um geistige, körperliche und psychische Behinderungen handeln. Behindertenpädagogik bezieht sich nicht nur auf Kinder, sondern auf Behinderte jeden Lebensalters.

Für die Ergotherapie bedeutsame Themen aus diesem Gebiet sind zum Beispiel die Situation von Familien mit behinderten Kindern, Einstellungs- und Erziehungsprobleme, die mit der Behinderung verbunden sein können, Fragen der Integration behinderter Menschen in Schule, Arbeit und

Beruf, Lernen und Behinderung und ihre besonderen Bedingungen und Voraussetzungen. Auch der Gesetzgeber hat daher der Behindertenpädagogik eine besondere Bedeutung beigemessen. Sie ist in der Ausbildungs- und Prüfungsverordnung für Ergotherapeuten als Fach gesondert ausgewiesen und wird im schriftlichen Examen geprüft.

Erziehung und Bildung

Exkurs

Brezinka (1971) versteht unter *Erziehung* soziale Handlungen, durch die Menschen versuchen, das Gefüge der Dispositionen anderer Menschen in irgendeiner Hinsicht dauerhaft zu verbessern oder seine als wertvoll beurteilten Komponenten zu erhalten. Erziehung wirkt also auf kognitive, psychische und soziale Prozesse bei der Persönlichkeitsbildung von außen regulierend ein. Nach Hobmair (1995) zielt Erziehung darauf ab, psychische Dispositionen aufzubauen, zu fördern, zu erhalten, zu ändern bzw. zu verhindern. Dabei hat Erziehung einen Versuchscharakter, d.h. es ist nicht gewährleistet, ob die Maßnahmen der Erziehung vom Individuum angenommen werden.

Der Begriff *Bildung* wird vom Bundesministerium für Bildung und Forschung wie folgt formuliert: „Bildung, so könnte man als allgemeine Zielbestimmung formulieren, hat eine autonome Lebensführung in möglichst allen Lebensbereichen in einem konkret gegebenen gesellschaftlich-kulturellen Kontext zum Ziel. Dies umfasst die eigenständige Lebensführung mit Blick auf eine berufliche Existenz ebenso wie mit Blick auf Partnerschaft, eigene Kinder, aber auch mit Blick auf die soziale Teilhabe, gesellschaftlichen Zusammenhalt sowie die Entwicklung der eigenen Persönlichkeit. Mit dem Begriff Bildung wird somit zweierlei bezeichnet: das normative Ziel und der Prozess auf dem Weg zu diesem Ziel. Dieser Prozess ist prinzipiell unabschließbar (BMBF 2005, Band 6).

Nachdem in groben Umrissen Bezüge zwischen Inhalten der drei Bezugswissenschaften und der Ergotherapie dargelegt wurden, soll in der Folge auf die eingangs erwähnten Kerntheorien (Kap.1.5, Abb. 1.6) eingegangen werden.

1.7.3 Kerntheorien

Handlungstheoretische, rollentheoretische und systemtheoretische Theorieansätze werden im Folgenden besonders hervorgehoben. Weshalb? Ausgangspunkt für ihre Auswahl waren die ergotherapeutischen Praxismodelle und die offiziellen Definitionen von Ergotherapie (Kap. 1.1) und drei wesentliche Gemeinsamkeiten, die sie aufweisen:

- Unstrittig steht überall die menschliche Betätigung im Zentrum aller Überlegungen zur Ergotherapie: handlungstheoretischer Ansatz.
- „Rollen" sind wesentliche Faktoren der menschlichen Betätigung: rollentheoretischer Ansatz (Mosey 1986, Kielhofner 2005, Chapparo u. Ranka 1997).
- Die Sichtweise auf die Wechselbeziehungen zwischen Person und Umwelt in komplexen Systemen ist eine weitere Gemeinsamkeit: systemischer Ansatz (Kielhofner 2004, Chapparo u. Ranka 1997). Kielhofner (2004) widmet dem systemischen Ansatz ein ganzes Kapitel. (Seine diesbezüglichen Darstellungen kritisiert die Fachwelt mitunter als zu verkürzt.)

In der ergotherapeutischen Literatur gibt es zwar theoretische Darlegungen zu den genannten Kerntheorien im Zusammenhang mit Ergotherapie, ein systematischer Überblick von Ursprungsquellen des Wissens aus den Sozialwissenschaften liegt bisher nicht vor. Dem Leser soll daher ein Einblick in die Wurzeln der jeweiligen theoretischen Aussagen gegeben werden. Dies kann helfen, das in anderen Fachbüchern Gelesene zu ordnen bzw. einzuordnen und evtl. Widersprüche zu verstehen. Da die Theorie aller drei Bereiche sehr umfangreich ist, kann an dieser Stelle jedoch nur ein grober Überblick gegeben und nur eine Auswahl wesentlicher Perspektiven dargestellt werden.

1.7.4 Kerntheorie: handlungstheoretische Ansätze

Die Sozialwissenschaften halten bereits einen reichen Fundus an Erkenntnissen zum Thema Handeln bereit. Allerdings geben die Sozialwissenschaften eher Antworten auf das Handeln beim gesunden Menschen. In den bekannten Handlungstheorien finden sich z.B. keine Aussagen über Handlungsstörungen oder über Handlung als therapeutischen Wirkfaktor. Die Sonderpädagogik hat sich bisher am intensivsten mit Handlung im Kontext von Krankheit und Behinderung befasst (Jetter u. Schönberger 1979, Pitsch 2002, 2003).

Für die deutsche Ergotherapie ist es wichtig, besonders in Ausbildung und Lehre, sich bereits vorhandenes Wissen über Handlung aus den Sozialwissenschaften zu erschließen und es in einen beruflichen Kontext zu übersetzen. Dazu müsste die Literatur hinsichtlich ihrer Relevanz durchforstet, aber auch festgestellt werden, welche Fragen noch nicht beantwortet wurden. (*Literaturtipps:* Volpert 1992, Treibel 2004, Lompscher 2004.)

Zur Begrifflichkeit von Betätigung, Aktivität und Handlung

Die Ergotherapie macht menschliches Handeln zum Mittelpunkt ihres Gegenstandes. Wir sprechen von Handlungskompetenz, von Handlungsdysfunktion oder Handlungsressourcen usw. Was versteht man aber unter dem Begriff Handlung? Neuerdings wird vielfach der Begriff Betätigung benutzt. Ist der Begriff „Betätigung", der sich in Deutschland als Übersetzung von „Occupation" eingebürgert hat, mit Handlung gleichzusetzen?

Eine Klarheit über den Bedeutungsgehalt von Begriffen erzeugt ein besseres Verständnis und ermöglicht eine bessere Verständigung. Deshalb sollen an dieser Stelle zentrale Begriffe kurz betrachtet werden.

Der Begriff Betätigung

Der Duden, Bedeutungswörterbuch (2002), beschreibt den Begriff „sich *betätigen*" als „in einer bestimmten Weise tätig sein" und verwendet die Begriffe „arbeiten, etwas tun, sich beschäftigen, u.a." synonym. Die deutsche Definition von *Betätigung*, die vom AOTA-Framework (Kap. 1.1) übernommen wurde, erweitert den Begriff und definiert Betätigung als die *Summe von Aktivitäten und Aufgaben* des täglichen Lebens, die durch Individuen und Kultur benannt, *strukturiert und mit Bedeutung* belegt sind.

In der Definition von COTEC und DVE wie auch im CMOP wird definiert, dass Ergotherapie Menschen ermöglichen soll *„bedeutungsvolle Betätigungen"* auszuführen. Als „bedeutungsvoll" werden Betätigungen dann angesehen, wenn sie *zielgerichtet* und von den Menschen als signifikant *sinnvoll* und *wertvoll* empfunden werden.

Der Begriff Aktivität

Die WFOT-Definition von Ergotherapie und das AOTA-Framework greifen Aspekte der ICF auf und sprechen von *„Teilnahme an Aktivitäten"*. Die deutsche Übersetzung der ICF definiert Aktivität als „die Durchführung einer Aufgabe oder einer Handlung (Aktion) durch einen Menschen" (DIMDI 2004).

Die *Durchführung einer Aufgabe oder Tätigkeit* wird in der angloamerikanischen Ergotherapie „Occupational-Performance" genannt und übersetzt als „die Ausführung und der Prozess, durch den der Mensch in seiner Betätigung mit der Umwelt verbunden ist und somit die Fähigkeit, sinnvolle kulturell bedingte und *altersentsprechende* Betätigungen *auszuwählen, zu organisieren und für sich selbst zufriedenstellend auszuführen* (Miesen et al. 2004, S.161).

Der Begriff Handlung

In der Gesamtschau aller Definitionsansätze in Bezug auf Aktivität und Betätigung finden sich Zuschreibungen wie: zielgerichtet, von eigenen Motiven und Bedeutungen besetzt, strukturiert, organisiert, ausgewählt, individuell und kulturell bedingt. Diese Zuschreibungen findet man auch für den in der *Psychologie* benutzten Begriff *„Handlung"* wieder. In der Psychologie wird „Handlung" beschrieben als bewusst gewählte, zielgerichtete Aktivität, die motivational und willentlich gesteuert und inhaltlich und zeitlich gegliedert ist sowie organisiert abläuft, um Veränderungen in der Umwelt bzw. einer bestehenden Situation herbeizuführen (Nolting u. Paulus 1990, Schüpbach 1997). Somit kann zunächst festgehalten werden, dass der Begriff Betätigung eine Ausdifferenzierung des Begriffs der Handlung darstellen soll, in dem das spezifische Denken der Ergotherapie deutlich wird.

! Es ist aber durchaus legitim, im generellen Sinne den Handlungsbegriff und den Betätigungsbegriff synonym zu benutzen.

Handlungstheoretische Konzepte

In Bezug auf handlungstheoretische Überlegungen lassen sich allgemein gesehen zwei Entwicklungslinien erkennen, die

- westliche, vor allem US-amerikanische Tradition und
- osteuropäische, vor allem sowjetische Tradition.

Im Folgenden werden beide Entwicklungen knapp skizziert. Auch hier kann auf Bezüge zur Ergotherapie nur exemplarisch am Ende des Abschnitts verwiesen werden. Eine vertiefende Beschäftigung ist unerlässlich, zumal die angeführten handlungstheoretischen Ansätze bislang noch nicht systematisch für die Entwicklung einer ergotherapeutischen Handlungstheorie herangezogen worden sind.

Westliche Forschungsansätze

Im Menschenbild der westlichen *Handlungstheorien* ist der Mensch ein *aktives*, zielgerichtetes Wesen, das sich bewusst mit seiner Umwelt auseinander setzt, auf diese durch sein Handeln einwirkt und gleichzeitig von ihr beeinflusst wird. Die Auseinandersetzung des Menschen mit der Umwelt wird als eine enge Verzahnung von Planen, Handeln und Rückmeldung beschrieben.

Wichtige Vertreter der westlichen Handlungsforschung zeigt **Tab. 1.9**. Diese Forschungsansätze zeichnen sich überwiegend durch eine beschreibende, eher wertneutrale Herangehensweise aus. Im Mittelpunkt stehen Fragen der

- *Handlungsmotivation*: Bei Fragestellungen zur Handlungsmotivation geht es darum, warum Menschen handeln/nicht handeln, etwas gern/ungern tun, was eine Person bewegt, in bestimmten Situationen zu handeln.
- *Handlungsplanung*: Fragen zur Handlungsplanung befassen sich mit Zielvorstellungen und Antizipation, mit der Vorbereitung von Handlungen und Maßnahmen der Entscheidungen sowie mit dem Ablaufen der Planung einschließlich der Planung von Teilschritten von Handlungen.
- *Handlungsstruktur oder -organisation*: Fragen der Handlungsstruktur und Handlungsorganisation geben Antworten zum Aufbau von Handlungen, z.B. wird unterschieden zwischen Tätigkeit, Handlung und Operation (Hacker 1998). Andere Autoren befassen sich mit grundsätzlichen Handlungseinheiten und der Frage, wie eine Handlung aufrechterhalten wird (Miller et al. 1991) oder wie der hierarchische Aufbau von Handlungen ist (Volpert 1982).
- *Handlungsregulation und -kontrolle*: Bei der Handlungsregulation und -kontrolle geht es um die kognitive Vorwegnahme des Handlungsresultats, des Tätigkeitsablaufs und der bedeutsamen Handlungsbedingungen. Ferner geht es um die Frage, was eine Handlung steuert und welche Prozessebenen an Handlungen beteiligt sind (Hacker 1999, Oesterreich 1981).

Tab. 1.9 Vertreter westlicher Forschungsansätze zur Handlungstheorie

Vertreter	Forschungsansatz
Vroom (1964)	VIE-Theorie (Valanz-Instrumentalität-Erwartung)
Porter und Lawler (1968)	Erwartungs-Valenz-Theorie
Cranach (1980) Volpert (1983)	Handlungsstrukturanalyse Sequenzielle Handlungsregulation
Oesterreich (1981)	Handlungskontrolle
Miller, Galanter und Prebram (1991)	TOTE-Modell (Test-Operate-Test-Exit)
Hacker (1997, 1999)	Handlungsregulationsmodell

Osteuropäische Forschungsansätze

Diese Handlungstheorien entspringen der sowjetischen Psychologie und der so genannten *kulturhistorischen Schule*, die auf die Entwicklung einer allgemeinen Psychologie auf marxistischer Grundlage abzielte, nach der ein Zusammenhang besteht zwischen menschlicher Tätigkeit und menschlichem Bewusstsein. Insbesondere interessierte die Forscher, wie sich das Bewusstsein durch soziale Tätigkeitsformen bildet, die innerhalb einer gesellschaftlichen Praxis üblich sind.

Vertreter der kulturhistorischen Schule sind der Meinung, dass das Individuum grundsätzlich nach Vervollkommnung seines Geistes, nach Meisterung des Selbst, nach Entwicklung der eigenen Kräfte strebt. Sie glauben, dass sich psychische Funktionen durch soziale Prozesse über Tätigkeit entwickeln und ausformen.

Die wichtigsten Vertreter dieser Schule zeigt **Tab. 1.10**. Nach den Vorstellungen der Vertreter der kulturhistorischen Schule sind Lernen und Entwicklung ein Prozess, der im Kontext mit kulturell-historischen Gewohnheiten und ihrer jeweiligen gesellschaftlichen Bedeutung zu sehen ist. Quelle der individuellen Entwicklung ist die Umwelt (Kultur), Triebkraft der Entwicklung sind die mannigfaltigen Widersprüche im Prozess der zwischenmenschlichen und gegenständlichen Tätigkeit. Hauptinhalt der Entwicklung des Bewusstseins sind soziale Entwicklungssituationen.

Tab. 1.10 Vertreter östlicher Forschungsansätze zur Handlungstheorie

Vertreter	Forschungsansatz
Wygotski (1964)	Theorie der Zone der nächsten Entwicklung
Leontjew (1977)	Tätigkeitstheorie
Luria (1986)	Theorie der funktionalen Systeme

Im Mittelpunkt der Theorien steht das so genannte *Interiorisierungskonzept*: Dieses Konzept postuliert, dass sich der Mensch spezifische, gesellschaftlich-historische Erfahrungen *durch aktive Tätigkeit aneignet*. Im Laufe der Entwicklungsgeschichte wurden von Menschen Werkzeuge geschaffen, um Tätigkeiten besser zu bewältigen. Dabei gilt die Sprache ebenfalls als ein wichtiges „Werkzeug". Die Art und Weise dieser Aneignung ist gesellschaftlich bedingt. Die Aneignung erfolgt jedoch nicht als passive, mechanische Übernahme, sondern als Ergebnis aktiver Tätigkeit (Selbstorganisation).

Die zunächst nach außen gerichteten Prozesse werden im Laufe der Zeit symbolisch verinnerlicht (interiorisiert) und zu inneren psychischen Denkprozessen verarbeitet. Denken wird also als verinnerlichtes, ursprünglich äußeres Handeln aufgefasst (Galperin 1980), wobei jede Handlung Etappen durchläuft und sich schließlich als „geistige Handlung" verinnerlicht. Die Sprache wird dabei zum Träger der verinnerlichten Handlung und Mittel des Ausdrucks und der Verständigung.

Nach der kulturhistorischen Schule spiegeln sich menschliche Tätigkeiten im Psychischen in Form von symbolischen Abbildern der objektiv realen Welt wider. Das Bewusstsein, als psychischer Prozess, ist deshalb mit der Tätigkeit des Menschen eng verbunden.

Anregungen aus der kulturhistorischen Schule sind mit großem Interesse in der Behindertenpädagogik aufgenommen worden und werden in neuerer Literatur lebhaft diskutiert. Mit handlungstheoretischen Hintergründen in Zusammenhang mit Behinderung befassten sich zum Beispiel Feuser (1984, 2002), Jantzen (1986, 2001) und Jetter (1979).

Aspekte der Handlungstheorien und ihr Bezug zur Ergotherapie

Die Sozialwissenschaften können uns mit ihren handlungstheoretischen Erkenntnissen eine Basis für praxisorientierte und theoretisch fundierende Überlegungen in der Ergotherapie bieten. Dies gilt für viele unterschiedliche Prozesse wie zum Beispiel der

- Zielsetzung, Motive und Handlungssteuerung,
- Handlungsorganisation und Handlungsregulation,
- Veränderung des Psychischen durch Handlungen,
- Wechselwirkung zwischen Umwelt/Kultur und Handlung.

Hierzu folgt eine kleine Auswahl von Beispielen. Ergotherapeuten sind in ihrer Arbeit mit den Klienten stets mit Fragen der *Motivation und der Zielfindung* befasst. Es ist für sie wichtig zu wissen, warum Menschen eine Handlung tun (wollen) oder sie unterlassen, was ausschlaggebend ist, dass eine Person in einer Situation handelt, in der anderen nicht. Sie müssen sich fragen, welche Bedeutung Ziele in Bezug auf die Handlung haben oder unter welchen Bedingungen eine Handlung als sinnvoll erfahren wird u.a.m.

Antworten auf solche Fragen geben zum Beispiel die „Erwartungs-mal-Werte-Theorien". Nach diesen Theorieansätzen ist die Motivation für Handlungen wesentlich von den Erwartungen bezüglich der Handlungsergebnisse und Handlungsfolgen abhängig. Entscheidungen sind geprägt durch die subjektive Bewertung einer Person.

Beispiele: VIE-Theorie (Valenz-Instrumentalität-Erwartung) nach Vroom 1964, Erwartungs-Valenz-Theorie nach Porter und Lawler 1968, 2-Faktoren-Theorie von Herzberg (1993, 2005).

Die Tätigkeitstheorie lehrt uns z.B., dass Motive aus Tätigkeiten entstehen. Wenn ein Gegenstand die Möglichkeit bietet, eine Tätigkeit anzuregen und zu steuern, so bildet er ein Motiv (Leontjew 1977). Dies zeigt uns, dass wir in der Ergotherapie Ausschau halten müssen nach „Gegenständen", die zu einer Handlung anregen. Gegenstände haben bei Leontjew mehrere Bedeutungen. Der *Gegenstand*

- zeichnet sich durch eine sachlich-stoffliche Realität, bestimmte physikalische und chemische Eigenschaften aus.
- ist Träger von sozialen Bedeutungen sowie kultureller Normen und ist in diesen Funktionen eingebettet in die soziale Interaktion.
- als Träger persönlicher Bedeutung und persönlichen Sinns: Hier findet sich die theoretische Begründung für den Einsatz von sinngebenden Tätigkeiten in der Ergotherapie.

Erklärungen für kognitive Aspekte von Handlungen geben die *Handlungsregulationstheorien*. Nach ihnen besteht eine Tätigkeit stets aus mehreren Handlungen und deren notwendigen „Operationen". Diese Handlungen müssen organisiert und reguliert werden, d.h. es muss ständig überprüft werden, ob man „auf dem richtigen Weg ist" und ob alle notwendigen Handlungen bedacht bzw. getätigt sind, um die Tätigkeit erfolgreich werden zu lassen. Dazu ist es unabdingbar notwendig, dass bewusst ein Ziel formuliert wird. Nur kraft des Ziels können Handlungen selbstständige, abgrenzbare Grundbestandteile oder Einheiten einer Tätigkeit sein (Hacker et al. 1982, S. 73). Mit der Zielformulierung ist auch immer die geistige Vorwegnahme der Handlungen verbunden. Ohne Ziel können die notwendigen Handlungsteile einer Tätigkeit nicht ermittelt werden und die Handlungen nicht entsprechend reguliert werden.

> ! Wenn Handlungen nur möglich sind, wenn sie zielgerichtet sind, und nur erfolgreich, wenn das Handlungsziel als Vorstellung vorher „im Kopf" vorweggenommen werden kann, müssen Ergotherapeuten der Zielbildung und der gedanklichen Planung von Handlung viel Bedeutung beimessen.

Um solche Vorgänge auch theoretisch zu beleuchten, kann unter anderem das *Konzept des „operativen Abbildsystems"* (Hacker 1978) hilfreich sein.

Nicht immer können Handlungen der direkten Bedürfnisbefriedigung dienen. Oft müssen Handlungen, die wir möglicherweise nicht so gerne haben, getan werden, um einem gesteckten Ziel näher zu kommen (z.B. putzen, um sich in seiner Wohnung wohl zu fühlen). Mitunter müssen wir auch Handlungen, die auf Bedürfnissen beruhen, zurückstellen, weil diese Handlung in diesem Moment sozial nicht toleriert würde. Mit solchen praktischen Problemstellungen haben Ergotherapeuten oft zu tun.

Der Aufschub von Handlungen oder das Tätigen von Handlungen zu einem bestimmten Zweck erfordert vom Menschen Energie. Diese Energie ist *der Wille*. Er wird stark beeinflusst von den Interessen, Bedürfnissen, Werten und auch vom Selbstbild des Menschen. Kielhofner et al. (2005) fasst diese Phänomene unter seinem Konstrukt der „Volition". In handlungstheoretischen Abhandlungen findet man dazu Aussagen unter den Stichwörtern der *Handlungssteuerung* und *Handlungsregulation*.

Klienten von Ergotherapeuten müssen Handlungen häufig neu oder anders lernen. Das heißt auch, sie müssen sie neu oder anders planen und strukturieren.

> ! Ergotherapeuten müssen deshalb wissen, wie Handlungen aufgebaut und strukturiert werden können, welche Handlungsvorbereitungen notwendig sind, wie sie einen Handlungsplan optimal organisieren können.

Mit solchen Fragen befassen sich die Handlungsregulationstheorien im Bereich der *Handlungsorganisation*. Wenn Handlungen neu organisiert werden müssen, dann ist das Gewohnheitssystem (Kielhofner et al. 2005) unterbrochen. Dies führt dazu, dass Klienten ihre Handlungen stärker bewusst steuern müssen. Hier stellen sich z.B. folgende Fragen:

- Was hilft Menschen, ihre Handlungen zu überprüfen?
- Was bringt sie dazu, Fehler zu erkennen und zu analysieren, ob die einzelnen Teilhandlungen zum gewünschten Ziel führen?

Schüpbach (1997 o.S.) postuliert diesbezüglich: „Die Fähigkeit, Handlungen auf allen Ebenen mehr oder weniger bewusst zu regulieren und sich mit dem Verhältnis von Zielen und Motiven bewusst auseinander zu setzen, ist ein wesentlicher Aspekt der Handlungsfähigkeit." Unter dem Stichwort *Handlungsregulation* finden sich hierzu theoretische Aussagen von Volpert, Hacker u.a. In der Ergotherapie stellt neuerdings Polatajko ein Behandlungskonzept (CO-OP) vor, das bei den o.g. Fragestellungen ansetzt (Polatajko u. Mandich 2004).

Ergotherapeuten glauben, dass sie durch den Einsatz von Betätigung die Betätigungskompetenz von Menschen positiv beeinflussen können. Sie glauben, dass durch den Umgang mit Gegenständen (Bieler Modell in: Marotzki 2002 und Kap. 1.11.2) oder durch gegenständliche Ergebnisse (Produkte oder Prozesse – auch aktuelle und habituelle langfristige) Selbstveränderungen des Klienten erreichen können.

Habituelle Selbstveränderungen resultieren aus tieferen Erfahrungen, aus Lern- oder Trainingseffekten. Sie wirken längerfristig in der Person: Sie verändern also die personalen Handlungsbedingungen und -voraussetzungen in Bezug auf weitere Handlungen. Durch Bewusstmachung und gedankliche Auseinandersetzung (Reflexion) von Erfahrungsergebnissen werden sie zu Lernergebnissen des Handelns (Schüpbach 1997).

> ! Für die Ergotherapie bedeutet dies: Handlungserfahrungen können nur dann zu wirklichen Lernerfahrungen werden, wenn sie durch den bzw. mit dem Klienten auch reflektiert werden. Darüber hinaus sind Rückmeldungen über Handlungsvorgänge die wichtigste Voraussetzung für die Entwicklung von Lernprozessen.

Diese Annahme wird zum Beispiel gestützt durch die ***Tätigkeitstheorie*** von Leontjew. In dieser Theorie ist eine der Kernaussagen, dass jede Tätigkeit die Umwelt verändert („Vergegenständlichung") und den tätigen Menschen („Aneignung").

Kritisch soll hier angemerkt werden, dass die bisher bestehenden theoretischen Ansätze zur Handlungstheorien sich auf erfolgreiches Handeln von gesunden Menschen beziehen. Bislang stehen Erkenntnisse über Handlungsstörungen und den Zusammenhang von Krankheit und Handlungsfähigkeit weitestgehend aus (Kap.1.1.3, Kap. 6.2.1).

1.7.5 Kerntheorie: rollentheoretische Ansätze

In allen Praxismodellen der Ergotherapie wird auf die Bedeutung der Rolle eines Menschen für seine Betätigung hingewiesen (Kielhofner et al. 2005, Chapparo u. Ranka 1997, Christiansen u. Baum 1997, Mosey 1986, Nieuwesteeg et al. 1998, Reed u. Sanderson 1993, Law et al. 1997).

Die Sozialwissenschaften, insbesondere die Soziologie, haben sich in vielfältiger Weise mit dem Phänomen „Rolle und menschliches Handeln“ auseinander gesetzt. Dabei lassen sich in den Hauptlinien mehrere Perspektiven erkennen, die in der Folge kurz dargestellt werden.

Funktionalistische Rollentheorie

Die funktionalistische Rollentheorie mit ihren wichtigen Vertretern Ralph Linton (1936), Talcott Parsons (1951), Ralf Dahrendorf (1958), Robert K. Merton (1973) u.a. fragt danach, wie soziales Handeln beschaffen sein muss, damit es die Funktionsfähigkeit der Gesellschaft fördert, daher das Attribut „funktionalistisch.“ Im Allgemeinen richtet dieser theoretische Ansatz den Blick auf charakteristisches Verhalten von Personen, die eine „soziale Position“ innerhalb eines stabilen sozialen Systems einnehmen.

Beispiel: In einer Klinik oder in einer Praxisgemeinschaft nimmt eine Ergotherapeutin eine bestimmte soziale Position ein.

Rollen werden verstanden als die von einer Gemeinschaft geteilten normativen Erwartungen an Verhalten in sozialen Positionen und Situationen. Die Akteure innerhalb eines sozialen Systems übernehmen diese Normen im Verlauf ihrer Sozialisation. Im Prozess der Sozialisation wird die Bereitschaft belohnt, die Erwartungen der sozialen Umgebung zu erfüllen, während das Versagen dieser Bereitschaft in vielfältiger Weise negativ sanktioniert wird.

Ralph Linton (1936) gilt als einer der Väter der funktionalistischen Rollentheorie. Er unterschied zwischen den statischen Aspekten von Rollenverhalten, die er als Position oder Status bezeichnete, und den dynamischen Aspekten, die er als Verhaltensmuster definierte und die von denjenigen erwartet oder ausgeführt werden, die einen bestimmte Position besitzen. Linton postulierte, dass eine Person jeweils *eine* Rolle – innerhalb vieler Positionen, die er haben kann – einnimmt. Somit nehmen Menschen gleichzeitig mehrere Rollen und mehrere Positionen ein.

Robert Merton (1973) modifizierte das Rollenkonzept. Er sprach von Rollensets und meinte damit, dass mit jeder Position (Status) mehrere Rolleninhalte assoziiert werden und verschiedene Rollensets existieren. „Rollensets“ produzieren ein Bewusstsein für die zahlreichen Möglichkeiten, mit denen Menschen in sozialen Situationen handeln (können). Merton beschäftigt sich auch damit, welche Konsequenzen widersprechende Verhaltenserwartungen für das Individuum haben (Rollenkonflikte) und inwiefern das Individuum einem Rollendruck ausgesetzt ist (Merton 1995).

Talcott Parsons ist ein weiterer wichtiger Vertreter der funktionellen Rollentheorie. Nach Parsons sind Rollen das Ergebnis von zweckmäßigen Regelungen für soziales Verhalten und des Zusammenspiels zwischen Persönlichkeitssystem, sozialem System und kulturellem System. Parsons verwies darauf, dass Rollen nicht nur Verpflichtungen enthalten, sondern durch sie auch Rechte eingefordert werden können. Darüber hinaus biete die Rolle einen Schutzraum, Sicherheit (Wiswede 1977). Parsons beschäftigte sich auch in besonderem Maße mit der Krankenrolle und der Rolle des Arztes (Parsons 1968, 1976).

Ralf Dahrendorf führte 1958 das Konzept des „Homo sociologicus“ (Dahrendorf 1977) in die deutsche Soziologie ein. Die Gesellschaft kennt für jede Art von Rollen bestimmte Verhaltensweisen, die der Einzelne annehmen muss, wenn er die Fürsprache der Gesellschaft nicht verlieren will. Dadurch gibt er aber die Attribute seiner Einzigartigkeit und seine Unabhängigkeit auf. Die Erwartungen, die der Einzelne in den Rollen zu erfüllen hat, unterscheidet Dahrendorf nach Kann-, Soll- und Muss-Erwartungen. Mit seinen Ausführungen wirft Dahrendorf vor allem die Frage auf nach dem Widerspruch zwischen dem von anderen beeinflussten Rollenhandeln einerseits und der Autonomie (Willensfreiheit und Gestaltungsfreiheit) des Individuums andererseits.

Exkurs: Willensfreiheit und Gestaltungsmöglichkeiten

Gefahren für die Willensfreiheit und Gestaltungsmöglichkeiten sieht auch Habermas als ein Vertreter symbolisch-interaktionistischer Sichtweisen (1973). Er unterscheidet drei Dimensionen von Un-Freiheitsgraden des Rollenhandelns: Repression, Rigidität von Rollen sowie soziale Verhaltenskontrolle. Nach Habermas bedarf es als Grundqualifikationen des Rollenhandelns der Ich-Identität: Diese zeichnet sich aus durch Empathie,

Frustrationstoleranz, Ambiguitätsbalance, Rollendistanz und als Basis Sprachfähigkeit (Tillmann 1989).

Symbolisch-interaktionistische Rollentheorien

Bei den symbolisch-interaktionistischen Rollentheorien steht der handelnde Mensch einer Gemeinschaft im Mittelpunkt der Überlegungen. Den Symbolischen Interaktionismus interessieren vor allem Fragen, wie der Mensch seine Rollen annimmt und aufrechterhält, wie Rollen durch Handlungen beeinflusst werden oder welche Formen Menschen wählen, um sich in den Rollen auszudrücken.

Bedeutende Vertreter der interaktionistischen Rollentheorie sind u.a. George Herbert Mead, Herbert Blumer, die als Väter des Symbolischen Interaktionismus gelten, Robert Moreno und Erving Goffman.

George Mead (1934) stellte das Konzept der „Rollenübernahme" vor. Im Mittelpunkt seiner Überlegungen stand die Frage der Entwicklung des Selbstkonzeptes eines Menschen. Er war der Meinung, dass Menschen den Grundstein für das Bewusstsein dessen, was sie sind, dadurch legen, dass sie sich mit Menschen identifizieren, die für sie bedeutsam sind. Bei diesem Prozess verinnerlicht der Mensch das Verhalten und die Erwartungen anderer so weit, dass sie ins eigene Verhaltensrepertoire aufgenommen werden, und lernt, sich selbst mit den Augen anderer zu sehen. Die Interaktion, die den Prozess in Gang setzt und unterhält, ist nach Mead eine Symbolische Interaktion (z.B. über verbale und nonverbale Kommunikation).

Herbert Blumer (1976), der Nachfolger und Schüler, setzte Meads Arbeit fort und differenzierte sie. Im Sinne des Symbolischen Interaktionismus befindet sich der Mensch stetig in Situationen, in denen er handeln und sich verhalten muss. Das Handeln ist dabei von der Wahrnehmungsmöglichkeit des Individuums bestimmt und geleitet. Es unterliegt somit einer situationsspezifischen subjektiven Wirklichkeitsbetrachtung und ist damit von unserer Deutung bzw. der *Bedeutung* abhängig, die wir Dingen und Handlungen (den eigenen und denen des Gegenüber) geben. Menschen handeln und verständigen sich durch Zeichen und Symbole, deren Bedeutung in einem gesellschaftlich kommunikativen Prozess dynamisch „ausgehandelt" wird. Dinge erhalten erst durch Handlungen ihre Bedeutung.

Beispiel: Das Ei, das zum Kochen verwendet wird, hat die Bedeutung eines Nahrungsmittels. Wenn es aber im Rahmen einer politischen Veranstaltung geworfen wird, kommt ihm die Bedeutung eines Mittels zum Ausdruck von Ärger oder Protest zu.

Die Bedeutung eines Objektes für eine bestimmte Person ergibt sich also aus dem Interaktionsprozess. Für den Symbolischen Interaktionismus sind Rollen Produkte sozialer Bedeutungen und werden mit ihren Inhalten (Aufgaben, Verhalten) in einem dynamischen Kommunikationsprozess fortlaufend neu ausgehandelt. Zwischen Person (Individuum) und Gesellschaft besteht dabei eine enge Wechselwirkung.

Robert Moreno (1934) griff das Rollenkonzept von Mead auf und entwickelte daraus eine therapeutische Technik, die dazu beitragen sollte, neues Verhalten zu lernen und Klienten anzuregen, die Perspektive anderer zu übernehmen. Vor dem Hintergrund von Morenos Überlegungen hat sich die heute noch bekannte Technik des Psychodramas entwickelt.

Erving Goffman (1959, 1973) interessieren die vielfältigen Ausdrucksformen von Menschen in ihren sozialen Rollen. Für Goffman sind Rollen Selbstdarstellungen, in denen der Einzelne die anerkannten Werte der Gesellschaft verkörpert. Er verglich menschliches Rollenhandeln mit einem Theaterspiel: Das Individuum verhält sich seinem jeweiligen Bezugssystem (Ensemble) nach einer „vorgegebenen" Rolle und „spielt" seine Rolle auf einer „Vorderbühne". Dieses Rollenverhalten unterscheidet sich vom „natürlichen" Verhalten der Person, von der „Hinterbühne".

In den 80er-Jahren des letzten Jahrhunderts wurden noch zahlreiche Arbeiten zu interaktionistischen Sichtweisen veröffentlicht. Danach ebbt das Interesse an der Rollentheorie ab (Joas 1978 und 1994).

Strukturelle Rollentheorien

Die Vertreter struktureller Rollentheorien schenken Normen und Erwartungen im Zusammenhang mit Rollen wenig Beachtung. Sie nehmen soziale Strukturen in den Blick. Strukturelle Rollentheorien versuchen, die verschiedenen Rollen innerhalb sozialer Einheiten zu analysieren. Die Bemühungen richten sich dabei weniger auf die Ausführung der Rollen durch das Individuum als vielmehr auf die Arten verschiedener Rollen innerhalb einer Gesellschaft. Es wird argumentiert, dass jede soziale Gruppe eine Sammlung von Rollen entwickelt. Es sei wichtig, die Art der Rollen, wie zum Beispiel Führungsrollen, Außenseiterrollen, geschlechtsspezifische Rollen u.a. zu betrachten (Levy 1952, Popitz 1967, Gerhardt 1971, Claessens 1974).

Kognitive Rollentheorien

Kognitive Rollentheorien beschäftigen sich mit Fragen, wie Normen und Erwartungen entstehen und wie sie sich verändern, sowie mit den Effekten, die Erwartungen auf die Person und auf andere haben. Ferner wird der Art, wie Personen Erwartungen in verschiedenen Situationen wahrnehmen, wie diese Wahrnehmungen Denken verändern und sich auf das Verhalten ausrichten, Beachtung geschenkt (Biddle 1979).

Nach kognitiven Rollentheorien sind Rollen Aktivitäten oder Qualitäten, die vom Inhaber einer Position erwartet werden bzw. die dem Inhaber einer Position zugeschrieben werden. Die Rolle besteht aus zwei Komponenten:

- Was der Akteur denkt, was in dieser Position *von ihm* selbst an Verhalten erwartet wird.
- Was der Akteur denkt, welche Position er *in den Augen der anderen* einnimmt.

Die Rolle besteht somit aus einem Konglomerat: aus dem (eigenen) Rollenkonzept des Akteurs (ego) und dem Rollenkonzepten von anderen Akteuren (alter) (Jonsson u. Westerlund 1982). Darüber hinaus wird davon ausgegangen, dass Rollenerwartungen auf mindestens drei Denkmodi aufbauen:

- der Vorstellung von gültigen Normen,
- persönlichen Überzeugungen,
- persönlichen Vorlieben.

Diese Rollenerwartungen können, oder können auch nicht, in einem gegebenen Kontext mit anderen geteilt werden. Jeder Denkmodus kann für sich gesehen Verhalten beeinflussen und alle sind bei der Generierung von Rollen involviert.

Zu den Vertretern der kognitiven Rollentheorien zählt unter anderem Sherif (1936) mit seinen Arbeiten zu Gruppennormen und Gruppenrollen (Sherif 1968, Sader 1998).

Rolle und Ergotherapie

Im Folgenden werden einige Beispiele für die Bezüge der Rollentheorie zur Ergotherapie aufgezeigt. Kielhofner (2004) misst der Rolle in seinem Konzept der menschlichen Betätigung große Bedeutung zu. Für ihn stellt jede Rolle eine Sammlung von Betätigungsverhalten dar, die kontextbezogen dieser Rolle zugeschrieben werden. Rollen beeinflussen demnach auf vielfältige Weise das menschliche Betätigungsverhalten. Sie beeinflussen z.B. Art, Inhalt und Stil unserer Interaktion mit anderen Menschen, haben Einfluss auf die Inhalte von Aufgaben oder Handlungen oder beeinflussen unsere Gewohnheiten (Kielhofner 2005).

Ergotherapeuten begegnen in ihrer Arbeit Menschen, die durch Krankheit und Behinderung in ihren Betätigungsmöglichkeiten eingeschränkt sind. Diese Einschränkung beinhaltet, dass sie Aufgaben und Tätigkeiten in unterschiedlichen Bereichen nicht mehr ausführen können (oder noch nicht ausführen können), die andere Menschen in ihrer Gesellschaft im gleichen Alter „normalerweise“ tun oder tun wollen. Sie beinhaltet auch, dass Gewohnheiten und Routinen innerhalb der Rollen nicht mehr aufrechterhalten werden können. Die Betroffenen können nicht mehr alle Erwartungen erfüllen, die sie selbst an sich stellen oder die ihnen die Gesellschaft vorgibt.

! Klienten erleiden häufig einen Rollenverlust, der umso schmerzlicher ist, je mehr die Rolle verinnerlicht ist.

Andererseits kann die Rolle des „Kranken“ unter Umständen ein Schutz sein, der alle Therapiebemühungen ins Leere laufen lässt (siehe dazu Definition der Patientenrolle durch Parsons 1968, 1979).

Unser Leben ist davon gekennzeichnet, dass von uns innerhalb unserer Kultur, Gesellschaft, Familie etc. ein jeweils altersentsprechendes Verhalten erwartet wird, das in der jeweiligen Bezugsgruppe als rollenkonform betrachtet wird. Ergotherapeuten dürfen deshalb bei ihrer Arbeit nicht ihre eigenen Vorstellungen von der Rolle des Patienten in den Vordergrund stellen.

! Ergotherapeuten müssen ergründen, wie der Patient seine Rolle deutet und welche Handlungsinhalte er ihr zuschreibt.

Jeder Mensch nimmt gleichzeitig unterschiedliche Rollen und Rollenaufgaben wahr und kommuniziert in verschiedenen Rollen unterschiedlich mit seinen jeweiligen Interaktionspartnern. So verhalten wir uns z.B. unterschiedlich, je nachdem, ob wir unseren Eltern, einem Lehrer, Arbeitskollegen, Geschwistern, Vorgesetzten etc. gegenüberstehen. Wenn eine Beeinträchtigung der Rolle durch den Eintritt einer Krankheit oder Behinderung auftritt, verändert sich in der Regel auch das Kommunikationsverhalten der Interaktionspartner untereinander.

> **!** Durch Krankheit und Behinderung bedingte Rollenkonflikte, Rollenunsicherheiten oder Rollendiffusionen müssen Ergotherapeuten erkennen und analysieren können, um ihren Klienten Hilfen anbieten zu können, wieder in eine stabile Rolle zu finden oder eine neue zu gestalten bzw. annehmen zu können.

Wie uns die Rollentherorie aufzeigt, kann die Einbindung in Rollen (vgl. Dahrendorf 1977, Habermas 1973) den Gestaltungsspielraum des Individuums gefährden. Dies gilt besonders dann, wenn die Rolle von rigiden Erwartungen geprägt ist.

> **!** Ergotherapeuten können über Handlungen Mittel und Wege suchen, damit sich Rollenbilder verändern.

Sie können Rollenbilder beeinflussen, wenn sie berücksichtigen, dass

- Rollen auch kognitive Konstrukte sind,
- Rollen der Deutung unterliegen und
- die Deutung im dynamischen Prozess der Interaktion Rollen und ihre Aufgaben verändern kann.

Beispiel: Bei der Arbeit mit Gruppen sind Ergotherapeuten in gruppendynamische Prozesse involviert, in denen es gilt, die jeweiligen Rollen in der Gruppe zu identifizieren und den Gruppenprozess zu analysieren. Dazu benötigen sie u.a. Wissen über die Entwicklung von Normen und Rollen in einer Gruppe, Wissen über Veränderungsprozesse im Verlauf der Zeit, Wissen um Einflüsse von Handlungen und Interaktionen und schließlich die Fähigkeit, die jeweiligen Rollenkonstruktionen gemeinsam mit den Klienten zu reflektieren.

1.7.6 Kerntheorie: systemtheoretische Ansätze

Systemtheoretische Ansätze finden sich heute als Denkweisen in vielen Disziplinen. Nachhaltig haben sich diese Ansätze im Bereich der Soziologie und der Psychologie etabliert. Man findet sie aber auch von den Wirtschaftwissenschaften bis hin zur Informatik.

Für die Ergotherapie wurde vor allen Dingen durch Kielhofner et al. ein systemischer Ansatz eingefordert (Kap. 1.12.2). In ihrem Modell der menschlichen Betätigung versuchen sie, einen Zusammenhang zwischen System und Betätigung darzustellen (2005). Kielhofner et al. bezogen sich dabei auf die so genannte allgemeine Systemtheorie nach Bertalanffy und ihre Weiterentwicklung.

Was sich heute unter dem Begriff „Systemtheorie" einordnet, ist eine Reihe von zum Teil heterogenen, zum Teil sich ergänzenden, interdisziplinär angelegten theoretischen Überlegungen. Am nachhaltigsten wurde die Systemtheorie jedoch durch den Soziologen Niklas Luhmann mit seiner Theorie der sozialen Systeme beeinflusst.

Die erste Bewegung hin zu einer Systemtheorie war die Ausformulierung der Differenz zwischen System und Umwelt durch den Biologen Bertalanffy in den 50er-Jahren. Die Biologie konnte Leben nicht länger ausschließlich auf chemisch-physikalische Vorgänge von Organismen reduzieren und musste einen neuen wissenschaftlichen Zugang finden, um Lebensvorgänge erklärbar zu machen. Die bis dahin traditionelle Beschreibung vom Ganzen und seiner Teile wurde ersetzt durch Vorstellungen der Beziehungen (Vernetzung) der Teile eines Ganzen untereinander.

Bertalanffy (1968) gilt als der Begründer der *„Allgemeinen Systemtheorie"*. Sie sieht das System als eine organisierte Komplexität, in dem die Einzelkomponenten nicht linear miteinander gekoppelt sind, sondern in Wechselwirkung zu und untereinander stehen (reziproke Vernetzung). Des Weiteren wird der Begriff des *offenen Systems* eingeführt. Im Gegensatz zum geschlossenen System, das auf Stabilität und Haltung eines Gleichgewichts ausgerichtet ist, befindet sich ein offenes System in einer ständigen Dynamik. Es kann nur stationär den Zustand von Gleichgewicht erreichen, der jedoch variabel und nur temporär ist. Ein offenes System ist ein solches, in dem ein Ein- und Ausfluss, ein Austauschprozess mit der Umwelt stattfindet: *Fließgleichgewicht*. Dabei gibt es jedoch keine lineare Kausalität zwischen System und Umwelt, denn offene Systeme zeichnen sich dadurch aus, dass sie ihre interne Organisation bei Umweltveränderungen in komplexer Weise selbst gestalten: *Selbstorganisation*.

Beispiel: Die Einwirkung gleicher Umwelteinflüsse kann bei verschiedenen Personen unterschiedlich ausfallen.

In den späten 60er-Jahren des letzten Jahrhunderts begann Niklas Luhmann seine *Theorie der sozialen Systeme* (Luhmann 2001, 1984) zu entwickeln. Grundlage bildete seine Kritik am funktional-strukturellen Systemansatz von Talcott Parsons.

Als System bezeichnet Luhmann alles wirklich Seiende, das sich teilweise aufgrund seiner eigenen

Ordnung, teilweise aufgrund von Umweltbedingungen in einer äußerst komplexen, veränderlichen und im Ganzen nicht beherrschbaren Umwelt identisch hält. Für Luhmann besteht ein System nicht nur aus Teilen, die miteinander in Beziehung stehen, sondern seine Teile sind vielschichtig angelegt, als eine unbestimmte Zahl von System-Umwelt-Differenzen. Dabei wird ein organisiertes Gesamtsystem zur Umwelt der Teilsysteme im System. An verschiedenen Schnittstellen werden die Teilsysteme und deren Umwelt wiederum zu einem Gesamtsystem. Die Grenzen dessen, was System und was Umwelt ist, sind somit nicht ohne weiteres zu bestimmen, jedoch ist stets etwas System und etwas Umwelt (Kneer u. Nassehi 2000).

Luhmann unterscheidet weiter zwischen sozialen und psychischen Systemen. Soziale Systeme operieren auf der Basis von Kommunikation, psychische Systeme operieren auf der Basis von Denken; das psychische System ist das Bewusstseinssystem einer Person. Im sozialen System unterscheidet er drei besondere Typen:

- *Interaktionssysteme*: Sie kommen dadurch zustande, dass (anwesende) Personen handeln bzw. miteinander handeln und sich gegenseitig wahrnehmen. Dieses System findet man im Kontext der Ergotherapie ständig.
- *Organisationssysteme:* Systeme, die so organisiert sind, dass die Mitgliedschaft in diesem System an bestimmte Bedingungen geknüpft ist und formelle Regelungen existieren (z.B. Schule, Verein, Firma).
- *Gesellschaftssystem:* Es ist für Luhmann das umfassendste System, ein System höherer Ordnung. Alle Interaktions- und alle Organisationssysteme gehören ihm an, ohne dass die Gesellschaft selbst ein Interaktions- oder ein Organisationssystem ist.

Neben strukturellen Fragen interessiert Luhmann, wie sich Systeme in Bezug zu ihrer Umwelt bilden und wie sie aufrechterhalten werden. Hier kommt er zu der Überzeugung, dass ein System sich eine „Beschreibung" seines Selbst, respektive seiner Identität, erzeugt und diese laufend mit der Umwelt abgleicht. So ist z.B. das psychische System, ein System, das in einem fortlaufenden Reproduktionsprozess seiner Elemente (Gedanken, Vorstellungen, Erwartungen usw.) sich selbst erzeugt und unterhält.

Luhmann greift bei dieser Erklärung auf das *„Autopoiesis-Konzept"* der Biologen Maturana und Varela zurück (Kneer u. Nassehi 2000). Autopoietische Systeme besitzen sich selbst erzeugende und selbst erhaltende Einheiten. Sie sind organisatorisch geschlossen und damit autonom, zugleich sind sie materiell und energetisch offen. Für Luhmann sind soziale und psychische Systeme voneinander unabhängige geschlossene Systeme und füreinander im Prinzip unerreichbar, sie können jedoch ohne gegenseitige Irritation nicht existieren. Sie beeinflussen sich gegenseitig und entwickeln sich so weiter. Dieses Phänomen wird unter dem Begriff der „strukturellen Koppelung" beschrieben.

Der Begriff „Mensch", als Einheit, hat bei Luhmann keinen (theoretischen) Platz. Für ihn besteht der Mensch aus verschiedenen autopoietischen Systemen, die strukturell miteinander gekoppelt sind.

Die Systemtheorie, von der hier nur einige zentrale Aussagen referiert wurden, hat in den letzten Jahren großen Einfluss auf viele Denkweisen ausgeübt und zur Entwicklung ganzer therapeutischer Konzepte geführt. Welche grundlegenden Denkweisen systemisches Denken auszeichnet, die sich zum Teil auch in der Ergotherapie zeigen, soll in der Folge kurz skizziert werden.

Systemisches Denken

„Systemisch" meint eine Denkhaltung, die den Ursprung des Menschlichen in der menschlichen Interaktion bzw. im menschlichen Miteinander sieht, also in sozialen Phänomenen. Soziale Phänomene setzen die Existenz und bedingte Funktionalität physikalischer, biologischer und psychischer Phänomene voraus.

Mit systemischem Denken verbindet sich die Erkenntnis, dass der Mensch zumindest unter dem Blickwinkel sozialer Interaktion ein im Wesentlichen geschlossenes System darstellt. Dies bedeutet u.a., dass kein Mensch einen unmittelbaren Zugang zu den Gedanken und Gefühlen seiner Mitmenschen hat. Gleichzeitig ist das menschliche System aber auch durchlässig, denn es nimmt Eindrücke aus der Umwelt in sich auf und verarbeitet sie in seinem System. Geschlossenheit und Offenheit sind keine Gegensätze.

Beispiel: Die menschliche Haut ist für den Körper Schutz, Hülle und Grenze (Geschlossenheit), trotzdem ist sie für Informationen durchlässig (Offenheit).

Das systemische Menschenbild geht von der Autonomie der Rat- und Hilfesuchenden aus und betrachtet diese als „Experten und Expertinnen ihrer selbst". Dabei wird das individuelle Erleben der Einzelnen als subjektive Verarbeitung ihrer lebensgeschichtlichen, affektiven und kognitiven Beziehungserfahrungen verstanden.

Nach systemischem Denken gibt es in komplexen Prozessen keine einfachen Ursache-Wirkungs-Zusammenhänge von Prozessen oder Erscheinungen (im Gegensatz z.B. zur Mechanik). Vielmehr bestimmen die wechselseitigen Beziehungen der Teilprozesse einen entsprechenden Ablauf.

Systemisches Denken in der Therapie nimmt Abstand von einem herkömmlichen Pathologie- und Problemdenken, das sich oft primär auf „Störungen" bezieht (Kap. 1.5, biophysiologischer Ansatz). Der Schwerpunkt des Interesses wird vielmehr auf den Zusammenhang und die Wechselwirkungen der Muster von problembesetzten Formen des Denkens, Handelns und Fühlens gesetzt. Damit verhindert systemisches Denken die Einengung auf ein krankheitsspezifisches Störungsbild und entsprechend individuell angelegte Behandlungsmethoden.

Probleme werden als Interaktionsphänomene des Einzelnen *mit anderen* oder auch mit sich selbst aufgefasst. So genannte „Störungen" haben aus dieser Sicht heraus auch oft einen Sinn, den es zu würdigen und nicht zu pathologisieren gilt. In einer Therapie sollen die Sichtweisen und Handlungsmöglichkeiten der Beteiligten erweitert und vorhandene Ressourcen genutzt werden. Veranschaulichung und Veränderung von Kommunikationsstrukturen sind somit ein wesentliches Ziel systemorientierter Therapie.

Systemische Vorgehensweisen haben, gemäß ihrem theoretischen Ansatz, nicht das Ziel, dass Therapeuten im Alleingang die Probleme des Klienten diagnostisch erkunden, klassifizieren und versuchen, das Problem „kausal" zu verändern. Der systemische Ansatz will im Dialog mit den Betroffenen Bedingungen von Problemen analysieren, sodass alle Beteiligten im System die Chance haben, ihre Möglichkeiten zu erweitern im Wahrnehmen, Denken und Handeln. Systemische Vorgehensweisen suchen nach Bedingungen, mit deren Hilfe die Klienten ihre eigenen Ressourcen aktivieren können, zu ihren Zielen gelangen zu können. Als bedeutende Vertreter systemischer Therapie gelten unter anderem Helm Stierlin, Virginia Satir, Harlen Anderson, Jürgen Kriz.

Im Hinblick auf Therapie muss aus systemischer Sicht weniger nach dem Individuum (Motivation, Emotion, Kognition, Bewusstsein usw.) gefragt werden als nach dem sozialen System, in dem sich das Individuum bewegt (Interaktionsmuster, Kommunikationsmuster usw.). Das bedeutet: Systemische Therapieansätze sind an den Beziehungsprozessen der Personen interessiert, die an der Entstehung und Aufrechterhaltung eines Problems beteiligt und daher auch für Veränderungs- und Lösungsprozesse von Bedeutung sind. Dazu gehören nicht unbedingt nur Familienmitglieder, auch andere Personen oder Institutionen können von Bedeutung sein. An diesen Aussagen wird deutlich, dass eine ausschließlich symptomgeleitete Sicht, die dazu verführt, lebensweltorientierte Zusammenhänge zu übersehen, oder die oft hilfreiche Einbeziehung weiterer relevanter Personen in die Behandlung verhindert, mit systemischen Denken nicht vereinbar ist.

In Bezug auf systemische Ansätze geht es in der Ergotherapie zum einen um die genannten Grundsätze, auf der anderen Seite um die Reflexion des Betätigungsverhaltens in einem System. Kielhofner et al. (2005 S. 30) schreiben: „Betätigungsverhalten entsteht nicht durch irgendeine mechanische Arbeitsweise, sondern durch einen dynamischen Prozess, in dem interne biologische und physiologische Faktoren mit der physikalischen und der soziokulturellen Welt interagieren, um Verhalten aufzubauen. Wenn wir handeln, nehmen wir am Entstehungsprozess des Systems teil. Wenn der Mensch Verhalten verändert, formt er sich selbst und schafft die Möglichkeiten, etwas Neues zu werden. Verhalten wird geformt durch unsere Betätigung."

1.7.7 Schlussbemerkungen

Mit diesem Abschnitt wurde versucht, dem Leser einen Eindruck zu verschaffen, in welchem Umfang und in welchen Bereichen sozialwissenschaftliche Erkenntnisse bedeutsam für die Ergotherapie sind. Was hier nur ansatzweise geleistet werden konnte, ist die umfangreiche Verknüpfung spezifischer Inhalte mit der unmittelbaren Relevanz für die Ergotherapie. Um diese Zusammenhänge umfassend zu erfassen und zu beschreiben, wäre eine differenziertere Analyse bestehender Theoriekomplexe, eine differenzierte Analyse der ergotherapeutischen Praxismodelle und der ergotherapeutischen Handlungspraxis vorzunehmen und die Bedeutungen im spezifischen Kontext herzustellen. Der vorliegende Text mag hierzu Anregungen geben. Aus den hier gemachten Ausführungen sollte nach Kapitel 1.5 ein weiteres Mal deutlich werden, dass die Sozialwissenschaften für die Ergotherapie stetig an Bedeutung gewonnen haben und dass sie in der Zukunft vermutlich mindestens einen ebenso starken Einfluss auf sie ausüben werden wie die Medizin.

1.8 Ergotherapeutische Mittel und Medien

Jürgen Fürhoff

Im folgenden Kapitel werden nach einer notwendigen Begriffsklärung die wesentlichen ergotherapeutischen Medien und Mittel im jeweiligen Kontext ihrer Anwendung kurz skizziert. Dabei verdeutlicht die große Palette der einsetzbaren Medien und Mittel die enorme Bandbreite ergotherapeutischer Möglichkeiten. Darüber hinaus spiegelt sie einen Teil der historischen Entwicklung des Berufes wider von eher funktionell orientierten zu lebens- und arbeitsweltbezogenen therapeutischen Konzepten (Marotzki 2004).

1.8.1 Definition

Sowohl der Begriff „ergotherapeutische Mittel" als auch der Begriff „ergotherapeutische Medien" finden sich im ergotherapeutischen Sprachgebrauch. Angelehnt an die allgemeine Bedeutung des Begriffes – „Etwas, was die Erreichung eines Zieles ermöglicht" (Müller 1985, S. 446) – geht es beim Gebrauch des Begriffes der therapeutischen Mittel in der Ergotherapie um all das, was zum Einsatz kommt zur Erreichung therapeutischer Ziele. Ähnlich wird auch der Begriff therapeutische Medien (meist im Plural) in der Ergotherapie verwendet, jedoch liegt dabei der Schwerpunkt etwas mehr auf der zu vermittelnden Funktion im Sinne einer Verbindung zwischen Gegenständen und Personen bzw. Handlungen (Lagemann 2003). Die beiden Begriffe werden im alltäglichen berufsinternen Gebrauch nicht deutlich voneinander unterschieden und häufig synonym gebraucht.

Die Begriffe therapeutische Mittel bzw. Medien werden in der Ergotherapie in einem sehr umfassenden Sinn verwendet.

- Zum einen sind darunter alle Materialien und Gegenstände zu verstehen, mit deren Hilfe therapeutische Ziele erreicht werden können. Dazu gehören:
  - Gegenstände zur Bewältigung des täglichen Lebens,
  - alle Werkzeuge und Werkstoffe, die im handwerklichen und gestalterischen Bereich eingesetzt werden,
  - Spiele,
  - Computer,
  - spezielle Therapie- und Übungsmaterialien,
  - an besondere Bedingungen des Klienten angepasste (adaptierte) Alltagsgegenstände.

  Diese Materialien werden in der Regel mit den Begriffen therapeutische Mittel bzw. Medien im Sinne von Gegenständen, die eine Handlung ermöglichen oder initiieren, zusammengefasst.
- Zum anderen werden neben dieser gegenständlichen Verwendung die beiden Begriffe gebraucht, um die Ergotherapie in ihrem Wesen zu charakterisieren. Hierbei wird die Betätigung des Patienten als das die Ergotherapie charakterisierende therapeutisch eingesetzte Mittel verstanden. Dabei erfüllt Betätigung zugleich in dreierlei Hinsicht therapeutische Zwecke. Betätigung
  - dient der Befunderhebung,
  - ist das zentrale Mittel zur Erreichung therapeutischer Ziele und
  - ist das Ziel der Therapie.

  Das ergotherapeutische Selbstverständnis basiert dabei auf folgenden drei Grundannahmen.

! Handlungen bzw. Betätigungen gehören zu den anthropologischen Grundbedürfnissen des Menschen (Gehlen 1983, 2004). Durch die Ausführung von Betätigung und den gezielten Einsatz gegenständlicher Medien und Mittel können Betätigungsfähigkeiten entwickelt, verbessert oder erhalten werden. Dem Patienten wird eine verbesserte Teilhabe am alltäglichen Leben ermöglicht.

1.8.2 Voraussetzungen für den Einsatz von Mitteln und Medien

Die Ergotherapie geht davon aus, dass Medien und Mittel in der Regel nicht von sich aus therapeutisch wirksam sind. Vielmehr sind einige Bedingungen zu berücksichtigen, um sie möglichst optimal auswählen und einsetzen zu können. Zu diesen Bedingungen gehören u.a.:

- Analyse der Mittel und Medien unter therapeutischen Aspekten (S. 91),
- Einschätzung der Fähigkeiten des Patienten (S. 91),
- Festlegung therapeutischer Ziele (S. 91),
- Berücksichtigung der Rahmenbedingungen.

Analyse der Mittel und Medien

Aus der großen Anzahl von Mitteln kann die Ergotherapeutin für eine therapeutisch wirksame und sinnvolle Betätigung gezielt auswählen, wenn geklärt ist,

- welche Anforderungen mit dem Einsatz der jeweiligen Mittel und Medien verbunden sind,
- was genau mit ihnen erreichbar ist und
- welchen kulturellen und sozialen Gehalt sie haben.

Dies setzt eine genaue Analyse der Mittel und Medien voraus. Auch die hochgradige Komplexität, die mit dem Einsatz von Mitteln im Rahmen von Betätigung verbunden ist, erfordert eine differenzierte Analyse, um möglichst viele Aspekte bewusst berücksichtigen zu können (Blaser Csontos 2004, Breines 1995, Föhres et al. 2005, Fürhoff 2005, Lamport et al. 2001, Watson 1997). Auch das in verschiedenen Lehrplänen und Curricula explizit erwähnte Thema der Handlungsanalyse unterstreicht seine Bedeutung (Berliner Lehrplan, Senatsverwaltung 2003, Frankfurter Curriculum, Götsch 2001).

Einschätzung der Fähigkeiten und Persönlichkeit des Patienten

Um einen sinnvollen Einsatz ergotherapeutischer Medien zu gewährleisten, muss in einem zweiten Schritt eine genaue Analyse der Fähigkeiten und Begrenztheiten des Patienten erstellt werden. Über die exakte Diagnostik des Arztes hinaus geht es hier um die ergotherapeutische Befunderhebung. Diese hat je nach Krankheitsbild sehr unterschiedliche Schwerpunktsetzungen. Grundsätzlich erfasst eine ergotherapeutische Befunderhebung die vorhandenen Betätigungsressourcen und -einschränkungen des Patienten sowie seine Bedürfnisse, Gewohnheiten, Vorlieben und Abneigungen im Rahmen seiner spezifischen Umweltfaktoren. Je nach Fachbereich gibt es hierzu die unterschiedlichsten Instrumentarien und Assessments (Kap. 4 – 8). Auf der Basis der durch einen Befund erhobenen Informationen und in Abstimmung mit dem Patienten werden Medien und Mittel für eine Betätigung gewählt, die bedeutsam für den Patienten sind. Inwieweit eine Betätigung für den Patienten subjektiv bedeutsam ist, ist sowohl vom Zeitpunkt der Therapie abhängig als auch vom sozialen und kulturellen Kontext.

! Die Mittel und Medien sollten mit dem Alltag des Patienten zu tun haben und vom ihm akzeptiert werden.

Bei einer davon abweichenden Entscheidung ist zu berücksichtigen, dass eine Übertragbarkeit der mit den eingesetzten Mitteln erreichten Ziele auf den Patientenalltag möglich sein sollte und die Betätigung zur Handlungsfähigkeit außerhalb der Therapie beiträgt. Voraussetzung hierfür ist, dass die Therapeutin dem Patienten die Gründe für die Wahl verdeutlichen kann.

Therapeutische Ziele und Rahmenbedingungen

Der letzte Schritt vor der Auswahl der Medien ist die Festlegung von therapeutischen Zielen. Diese geben die Richtung vor für das, was in der Therapie und darüber hinaus erreicht werden soll. Aus den Mitteln werden nun unter Berücksichtigung der damit verbundenen Anforderungen, der Persönlichkeit des Patienten sowie seiner Fähigkeiten und Einschränkungen diejenigen in Absprache mit dem Patienten ausgewählt, mit denen die therapeutischen Ziele am besten erreicht werden können.

Dabei muss die Therapeutin alle relevanten Rahmenbedingungen wie beispielsweise die zur Verfügung stehende Zeit (für die eigentliche Therapie und die notwendige Vorbereitungszeit) sowie die vorhandene Ausstattung berücksichtigen. Zur Betätigung des Patienten gehört innerhalb des therapeutischen Prozesses die therapeutische Begleitung, die von hoher Transparenz gekennzeichnet sein sollte und eine gemeinsame Auswertung der Betätigung beinhaltet.

1.8.3 Ergotherapeutische Mittel und Medien im Einzelnen

Gegenstände und Aktivitäten des täglichen Lebens

Zentrale Anliegen der Ergotherapie sind die weitgehende Selbstständigkeit des Patienten sowie seine soziale Partizipation und Teilhabe an den Aktivitäten des alltäglichen Lebens. Meist spricht man in diesem Zusammenhang von ADL (Activities of Daily Living) bzw. ATL (Aktivitäten des täglichen Lebens) sowie von IADL (Instrumental Activities of Daily Living). Beide werden im Folgenden zusammen behandelt (Reichel 2005).

Zu diesen Aktivitäten gehören Tätigkeiten wie Anziehen, Körperpflege, Einkaufen, Kochen und Essen, Kontakte zu Behörden, Umgang mit Geld, soziale Kontakte, Gestaltung des Wohnens, Strukturierung des Alltags (Schlaf-Wach-Rhythmus, Tagesplanung) und andere Alltagshandlungen wie z.B. die Fortbewegung im öffentlichen Raum. Als Medien und Mittel werden in diesem Zusammenhang alle gebräuchlichen Gegenstände des Alltags eingesetzt, sowohl in der gewöhnlichen Form als auch als adaptierte Gegenstände. Letztere werden als vorübergehende Hilfen eingesetzt oder um spezielle Behinderungen zu kompensieren.

Je nach Einschränkungen bzw. Bedürfnissen des Patienten, die durch den Befund oder die Sozialanamnese deutlich geworden sind, werden in der Ergotherapie Strategien entwickelt, wie die für die Bewältigung des Alltags bedeutsamen Defizite behoben werden können. Dies kann in einem ersten Schritt die Anbahnung einzelner Teilleistungen sein, die zur Bewältigung von ATL notwendig sind (z.B. das Halten und Führen einer Gabel), und geht in einem letzten Schritt so weit, dass alltagsrelevante Betätigungen im außerklinischen Kontext eingeübt werden (Götze et al. 2002). Bei nicht behebbaren Einschränkungen geht es darüber hinaus darum, mit dem Patienten störungsspezifische Kompensationsstrategien zu entwickeln, um eine weitgehende Selbstständigkeit bei der Bewältigung von alltäglichen Betätigungen zu erreichen. Dazu dienen die oben bereits erwähnten und unten weiter ausgeführten adaptierten Mittel und Medien.

Mittel für handwerkliche und gestalterische Techniken

Zu den handwerklichen und gestalterischen Mitteln als therapeutisch nutzbare Medien gehören im umfassenden Sinne sowohl die verschiedenen Materialien wie beispielsweise Ton, Holz, Papier, Pappe, Flechtmaterial, Stoff und Metall als auch die verschiedenen Bearbeitungs-, Herstellungs- und Gestaltungstechniken mit den dazu notwendigen Werkzeugen. Dabei werden sowohl klassische Handwerkzeuge eingesetzt als auch industrielle Werkzeuge wie beispielsweise Maschinen.

Für den Einsatz handwerklicher und gestalterischer Techniken in der Ergotherapie sind zwei Begründungszusammenhänge zu unterscheiden:

- Zum einen geht die Ergotherapie davon aus, dass handwerkliche und gestalterische Techniken durch die damit verbundenen Anforderungen viele Aspekte beinhalten, die therapeutische Wirkung haben und Lernerfahrungen ermöglichen.
- Zugleich sind grundsätzliche Erfahrungen in der Auseinandersetzung mit handwerklichen und gestalterischen Mitteln auf andere Betätigungen übertragbar. Dabei dient die handwerkliche oder gestalterische Betätigung einer modellhaften Auseinandersetzung mit Anforderungen des Alltags und zugleich als Auseinandersetzung mit den persönlichen Möglichkeiten und Ansprüchen des Patienten.

In den Anfängen der Ergotherapie war der Gebrauch von handwerklichen und gestalterischen Techniken in der Gesellschaft weiter verbreitet als er es heute ist. Daher griff der therapeutische Einsatz dieser Mittel in stärkerem Maße auf Techniken zurück, die den Patienten aus dem Alltag bekannt waren. Da dies heute nur noch selten der Fall ist, muss der Sinn des Einsatzes von handwerklichen und gestalterischen Mitteln dem Patienten vermehrt über ein begleitendes Erklären transparent und damit verständlich gemacht werden.

> **!** Ein Einsatz handwerklicher und gestalterischer Mittel kann zunehmend nur vertreten werden, wenn für den Patienten die zu erreichenden Ziele und die Übertragbarkeit des (Wieder-)Erlernten und Erfahrenen auf andere Betätigungen erkennbar sind.

Ansonsten besteht die Gefahr eines Missverständnisses: Für die Therapeutin ist die Betätigung therapeutisch sinnvoll, der Patient hingegen erlebt sie als nicht bedeutsam und wertet sie als Zeitvertreib ab.

Kennzeichen jeder handwerklichen oder gestalterischen Betätigung ist am Ende ein sichtbares Produkt. Mit dem Ergebnis einer handwerklichen oder gestalterischen Tätigkeit wird immer auch ein Stück Persönlichkeit des Tätigen mit seinen Möglichkeiten zur Gestaltung sichtbar. Beim Einsatz von handwerklichen und gestalterischen Mitteln in der Therapie rückt jedoch als ebenso bedeutsam der eigentliche Prozess, d.h. die Betätigung selbst, in den Mittelpunkt. Das Produkt dient eher als Erinnerungshilfe für den handwerklichen oder gestalterischen Prozess. Dieser Ansatz unterscheidet sich vom Einsatz handwerklicher und gestalterischer Techniken im Alltag. Dort hat das Produkt den höheren Stellenwert und der Herstellungsprozess dient lediglich dem Ergebnis. Diesen produktorientierten Ansatz findet man in der Ergotherapie deutlich seltener. Er gilt in erster Linie dann, wenn z.B. im Rahmen der Arbeitstherapie auch der Wert des Produktes im

Sinne der Verkaufbarkeit eine Rolle spielt bzw. die therapeutischen Ziele auch ein technisch möglichst gutes Produkt beinhalten. Dabei darf nicht unterschätzt werden, dass für viele Patienten das Produkt häufig die Motivation für eine handwerkliche oder gestalterische Betätigung ist. Auch hier ist demnach entscheidend, inwieweit die Therapeutin dem Patienten die therapeutische Zielsetzung über die Herstellung eines Produktes hinaus verdeutlichen kann (Becker u. Steding-Albrecht 2006, Breines 1995, Drake 1999, Steding-Albrecht 2003).

Spiele und Spielmaterialien

Das Spiel begleitet als Grunderscheinung die anthropologische und individuelle Entwicklung des Menschen. Es kann als eine besondere Form der Betätigung betrachtet werden. Der spielende Mensch ist insofern ganzheitlich angesprochen, als im Spiel neben den intellektuellen Kräften auch die emotionalen, kognitiven und sensomotorischen Bereiche aktiviert werden. Auf phänomenologischer Ebene kann Spiel verstanden werden als eine freiwillige Handlung innerhalb festgesetzter Grenzen von Zeit und Raum und freiwilliger, aber bindender Regeln bei offenem Ausgang des Ergebnisses. Dabei ist es verbunden mit dem Gefühl der Spannung, Freude und Lust und kann die Spielenden ganz gefangen nehmen. Spiel hat sein Ziel in sich selbst und unterscheidet sich vom „gewöhnlichen Leben" durch eine „Als-ob"-Situation, an die keine darüber hinaus gehenden Interessen geknüpft sind (Huizinga 2004).

Spiele lassen sich in verschiedene Kategorien einteilen: Spiele mit Wettkampfcharakter, Glücksspiele, kommunikative Spiele und darstellende Spiele. Darüber hinaus lassen sich bei Spielen motorische, kognitive sowie psychisch-emotionale Anforderungen unterscheiden. Meist handelt es sich bei Spielen um Mischformen der oben aufgeführten „Reinformen".

Funktion von Kinder- und Erwachsenenspielen

Für die Anwendung von Spielen in der Therapie ist es wichtig, wegen ihrer jeweils unterschiedlichen Funktion zwischen Kinder- und Erwachsenenspielen zu unterscheiden.

Für Kinder ist das Spiel eine der Hauptbeschäftigungen. Für sie haben Spiele je nach Form sowohl aneignende als auch angleichende Funktion (Piaget 2003a, b) und dienen damit der Entwicklung des Kindes. Darüber hinaus haben Spiele auf psychischer Ebene die Funktion des emotionalen Verarbeitens. Zugleich tragen sie in ihrer Sozialisationsfunktion bei zur Ausbildung von

- Ich-Identität,
- sozialer Identität,
- Rollendistanz und
- Empathieverhalten.

Somit eignen sie sich in vielerlei Hinsicht für den Einsatz in der Therapie.

Für Erwachsene dagegen steht der Aspekt des Ausgleichs und der Erholung beim Spielen im Mittelpunkt. Dabei können Rollenspiele auch das kreative Potenzial zur Entdeckung neuer Verhaltensmuster beinhalten. Hinzu kommt die psychoökonomische Bedeutung im Sinne einer Lustbefriedigung.

Spielen in der Therapie

Der Einsatz von Spielen und Spielmaterialien in der Ergotherapie geschieht unter dem Aspekt der therapeutischen Nutzbarkeit. Dabei greift die Ergotherapie auf allgemein erhältliche Spiele zurück, die sie unter Berücksichtigung therapeutischer Zielstellungen anwendet, abwandelt bzw. adaptiert.

Beim Einsatz von Spielen in der Ergotherapie muss darauf geachtet werden, dass es einen grundsätzlichen Widerspruch zwischen Spiel und Therapie gibt. Während die Therapie zielgerichtet und damit ergebnisorientiert ist, versteht sich Spiel als nicht zielgebunden und ergebnisoffen.

> ! Das mit dem Einsatz von Spielen verfolgte Ziel darf den spielerischen Charakter und die damit verbundene Atmosphäre nicht zu sehr beherrschen. Ansonsten wird das Spiel instrumentalisiert.

Maßgebend für die Einschätzung der Situation ist dabei das Erleben des Patienten, nicht die Einschätzung der Therapeutin (Kap. 6.5.3, Kayser u. Kayser 2001).

Computer

Der Einsatz des Computers als Medium in der Ergotherapie nimmt einen immer höheren Stellenwert ein. Dieser vermehrte Einsatz spiegelt den Gebrauch des Computers in der beruflichen und privaten Alltagswelt allgemein wider. Der selbstverständliche Umgang mit dem Computer und seinen verschiedensten Möglichkeiten (Informations- und Kommunikationszugang via Internet, Textverarbeitung, Datenverwaltung und Kalkulation, Spiele) wird in der Entwicklung hin zu einer Wissensgesellschaft in zunehmendem Maße erwartet. Zugleich bedeutet und ermöglicht die adäquate Nutzung des Computers auch eine gesellschaftliche Teilhabe für den Einzelnen. Aus diesen Gründen motiviert die meisten Menschen trotz eventueller Vorbehalte und Ängste die Möglichkeit, einen Computer adäquat und vielfältig zu gebrauchen. Diese Motivation kann in der Therapie bei der Arbeit mit dem Computer sinnvoll eingesetzt werden.

In der Ergotherapie findet der Computer in verschiedenen Zusammenhängen Verwendung. Da der Gebrauch eines Computers zunehmend alltagsrelevant wird, kann im geschützten Rahmen der Ergotherapie das Erlernen von Grundkenntnissen und Fertigkeiten im Umgang mit dem Computer den Patienten Partizipation ermöglichen, die ansonsten krankheits- oder behinderungsbedingt von der Teilhabe an dieser gesellschaftlichen Entwicklung ausgeschlossen blieben. Darüber hinaus finden spezielle therapeutische Computerprogramme Anwendung, z.B. Lernprogramme für Kinder und neuropsychologische Übungsprogramme wie Cogpack oder Rehacom, die unterschiedliche kognitive Leistungen fördern.

In der Arbeitstherapie wird der Computer eingesetzt, wenn er Arbeitsmittel an einem potenziellen Arbeitsplatz und die Fähigkeit des kompetenten Umgangs Ziel einer erfolgreichen beruflichen Rehabilitation ist. Dabei werden meist die handelsüblichen Softwareprogramme zur Textverarbeitung, Datenverarbeitung und Kalkulation eingesetzt. Ein weiteres Einsatzgebiet ist die Anwendung des Computers bzw. spezieller Softwareprogramme als Kompensationsmedium, z.B. als Kommunikationshilfe oder -anbahnungshilfe oder auch als audiovisuelle Anleitungs- und Vermittlungshilfe.

Der Einsatz von Computern ist in der Pädiatrie im Vergleich zu anderen ergotherapeutischen Handlungsfeldern kritischer zu beurteilen. Einerseits gehört er heute bereits zu den gebräuchlichen und bedeutsamen Gegenständen, mit denen Kinder groß werden. An diese Alltagserfahrungen kann in der Therapie angeknüpft werden. Andererseits besteht durch einen übermäßigen und ungesteuerten Gebrauch des Computers durch Kinder die Gefahr der Vernachlässigung wichtiger psychosozialer und sensomotorischer Entwicklungsschritte bis hin zum Missbrauch des Computers als Vermeidungsmittel von subjektiv als zu anstrengend eingeschätzten Anforderungen. In der pädiatrischen Ergotherapie sind Chancen und Risiken dieses Mediums im Einzelfall sorgsam abzuwägen (Bender et al. 2004, Heldmann 2004, Wolf 2003).

Spezielle Therapiemittel

Im Zuge der zunehmenden Entwicklung und Ausdifferenzierung der Ergotherapie entsteht ein immer größer werdender Markt für spezielle therapeutische Übungsmaterialien und -mittel, die ihren Ursprung in alltäglichen Dingen haben und aus Alltagsmaterialien abgeleitet sind. Diese Mittel fördern gezielt und systematisch spezifische Fertigkeiten. Dazu gehören z.B. alle Spiele, die so aufgebaut sind, dass dadurch einzelne Fertigkeiten gezielt gefördert werden können. Auch alle Programme, die neuropsychologische Funktionen anregen, wie z.B. Gedächtnistraining und spezielle Computerprogramme, gehören in diese Kategorie.

Schienen

Weitere spezielle Medien der Egotherapie sind Schienen für die oberen Extremitäten. Dabei geht es um die Herstellung, Anpassung und Anwendung unter Einsatz von speziellem Schienenmaterial. Sie dienen je nach Indikation der

- Stabilisierung und Korrektur,
- Entlastung und dem Schutz,
- Anbahnung von physiologischen Bewegungen (Kap. 4 Bomholt Andersen 1982, Sturzenegger 1991).

Hilfsmittel und Adaptionen

Über die bereits erwähnten speziellen Medien hinaus benutzt und verändert die Ergotherapeutin in der Alltagswelt existierende Mittel und passt sie den Bedürfnissen des Patienten an, um ihm die Betätigungsfähigkeit (wieder) zu ermöglichen. Hilfsmittel dienen dabei dem Ausgleich von Einschränkungen und ermöglichen eine möglichst große Selbstständigkeit in den unterschiedlichen Bereichen des Alltags, der Freizeit und Arbeit. Hierzu gehören für den motorischen Bereich Hilfsmittel wie beispielsweise Strumpfanziehhilfen, Frühstücksbretter für Einhänder, Rollatoren und Rollstühle. Im sensorischen Bereich sind es vor allem Hilfsmittel für Blinde oder sehbehinderte Menschen, die eingesetzt werden. Als Hilfsmittel für den kognitiven Bereich können Tagebücher als Erinnerungshilfe oder zur Kontrolle der Alltagsstruktur benutzt werden. Auch Zählhilfen aller Art werden bei kognitiven Einschränkungen eingesetzt.

Bei angepassten oder adaptierten Mitteln handelt es sich um Veränderungen an Gegenständen, um eine weitestgehende Nutzung und Selbstständigkeit zu ermöglichen. Dazu gehören beispielsweise Griffverdickungen, um Haltefunktionen trotz mangelnden Faustschlusses ausführen zu können, oder adaptierte Griffe für Rheumatiker, um Fehlhaltungen oder Fehlbelastungen zu verhindern. Auch Spiele können adaptiert werden, um sie trotz eingeschränkter körperlicher oder kognitiver Funktionen spielen zu können. Hilfsmittel sowie adaptierte Mittel und Medien sind z.T. standardisiert und als Fertigprodukte auf dem Markt der Therapiemittel erhältlich, z.T. werden sie aber auch für den individuellen Bedarf angepasst bzw. hergestellt (Kap. 8).

1.8.4 Schlussbemerkungen

Die dargestellte Vielfalt der ergotherapeutischen Mittel und Medien macht deutlich, welche unterschiedlichen Möglichkeiten zum Ziel der Handlungsfähigkeit des Patienten beitragen können. Keines der eingesetzten Medien und Mittel kann ausschließlich Selbstzweck sein. Die ergotherapeutischen Möglichkeiten beziehen sich stets auf mehrere der aufgeführten Gruppen von Mitteln. Dies findet seinen Niederschlag zunehmend auch in den Lehrplänen und Curricula der Ergotherapieausbildung, die einem erweiterten Therapiemittelverständnis Rechnung tragen (Götsch 2001, Berliner Lehrplan, Senatsverwaltung 2003).

Perspektivisch ist zu erwarten, dass es zunehmend zu einem Einsatz derjenigen Mittel kommen wird, die aus der Sicht des Patienten subjektiv bedeutsam erscheinen und von ihm akzeptiert werden. Dies entspricht dem klientenzentrierten Verständnis der heutigen Ergotherapie.

1.9 Internationale Klassifikation der Funktionsfähigkeit, Behinderung und Gesundheit (ICF)

Andreas Fischer

Im folgenden Abschnitt wird die Internationale Klassifikation der Funktionsfähigkeit, Behinderung und Gesundheit (ICF, deutsche Version: DIMDI 2004; englische Version: WHO 2002) vorgestellt. Es wird gezeigt, wie – ausgehend von einem aktuellen Verständnis von Gesundheit und Gesundheitsstörung – von der WHO ein biopsychosoziales Modell der Gesundheit (Kap. 1.5) entwickelt worden ist. Dieses Modell dient als Grundlage für die Entwicklung einer Klassifikation von Faktoren, die für die Beschreibung menschlicher Funktionen und Störungszustände verwendet werden kann. Die Klassifikation bildet eine weltweit vereinheitlichte Beschreibungssprache für Funktions- und Störungszustände des Menschen, die als berufsgruppenübergreifendes Kommunikationsmittel für die Gesundheitsberufe, Gesundheits- und Rehabilitationswissenschaftler dienen kann.

1.9.1 Veränderungen des Gesundheitsverständnisses

Wer in einem Gesundheitsberuf arbeitet, benötigt ein tieferes Verständnis dafür, was Gesundheit ist. Bei der Auseinandersetzung mit diesem Begriff wird schnell klar, dass dieser Begriff schwierig zu definieren ist und die Definitionen letztlich nur das Verständnis einzelner Personen, Berufs- oder Interessensgruppen widerspiegeln. Somit sind Definitionen nützlich, schränken aber auch unsere Sicht auf die Wirklichkeit ein.

Definitionen

Aus dem oben genannten Grund werden einige historische und moderne Definitionen vorgestellt, die uns das Verständnis für die Entwicklung und Bedeutung der Konzepte von Gesundheit ermöglichen. Gesundheit ist:

- ein Gleichgewicht von allen im Menschen wirkenden Kräften (Hippokrates 5. Jh.v.C).
- der ideale Zustand des „Schweigens der Organe" (Leriche, franz. Chirurg 1879 – 1955).
- der Zustand des vollkommenen körperlichen, psychischen und sozialen Wohlbefindens und nicht nur die Abwesenheit von Krankheit (WHO 1948).
- Laut ICF (2002) ist eine Person funktional gesund, wenn – vor dem Hintergrund ihrer Kontextfaktoren (Umwelt- und persönliche Faktoren) –
  - ihre körperliche Funktionen (einschließlich des mentalen Bereiches) und ihre Körperstrukturen denen eines gesunden Menschen entsprechen (Konzept der Körperfunktionen und -strukturen) und wenn sie
  - all das tun kann, was von einem Menschen ohne Gesundheitsproblem erwartet wird (Konzept der Aktivitäten), und wenn sie
  - ihr Dasein so entfalten kann, wie es von einem Menschen ohne gesundheitsbedingte Beeinträchtigung der Körperfunktionen oder -strukturen erwartet wird (Konzept der Partizipation [Teilhabe] an Lebensbereichen).

Während Hippokrates noch ein Gleichgewicht *aller* dem Menschen innewohnenden Kräfte als Gesundheit ansah und damit sicher mehr als nur körperliche Integrität meinte, wandelte sich im 19. Jahrhundert das Gesundheitsverständnis in Richtung der Wahrnehmung von Gesundheit als rein körperliches Phänomen. Modernere Versionen der Definition aus dem 19. Jahrhundert finden sich bis zum Ende des 20. Jahrhunderts oftmals in medizinischen Lehrbüchern („Abwesenheit von Krankheit", „störungsfreie Funktion der Organe") und haben dort in gewisser Weise durchaus ihre Berechtigung.

Wenn man das Entstehen von Krankheiten verstehen will oder individuelle rehabilitative Maßnahmen plant, stößt man mit dieser Definition aber schnell an Grenzen. Denn bei der Entstehung und dem Verlauf von Krankheiten spielen Umfeld und Lebensstil eindeutig eine Rolle. Krankheitsfolgen sind oftmals nicht beendet, wenn die Körperstrukturen und -funktionen so weit wie möglich wiederhergestellt sind.

1948 versuchte die WHO eine Erweiterung des Gesundheitsbegriffes, um der Tatsache Rechnung zu tragen, dass die Gesundheit auch eine psychische und soziale Komponente besitzt. Doch durch die Einführung des Begriffes des *vollkommenen* Wohlbefindens ergab sich die nächste Schwierigkeit, da diese Definition letztlich jeden zum Kranken macht, da Unwohlsein ein ständiger Begleiter des Lebens ist.

Genau hier setzt die Begriffsbestimmung der funktionalen Gesundheit (Funktionsfähigkeit) an, die als Grundlage der ICF dient. Hier wird deutlich gemacht, dass menschliche Gesundheit nicht nur auf der Ebene der Körperstrukturen und -funktionen betrachtet werden darf. Durch die Definition wird klar, dass Gesundheit ein Phänomen ist, das durch verschiedene Faktoren beeinflusst wird, von denen die Körperstrukturen und -funktionen nur einen Teil ausmachen. Die ICF erkennt an, dass unsere funktionale Gesundheit auch durch Kontextfaktoren beeinflusst wird. Weiterhin wird berücksichtigt, dass neben objektivierbaren Körperfunktionen und individuellen Einstellungen die *Erwartungen* anderer Menschen desselben Kulturkreises an Aktivitäten und Einbezogenheit in Lebenssituationen eine Rolle spielen. Inwieweit die Herabstufung individueller Ziele und Bedürfnisse und die starke Betonung gesellschaftlicher Normen hilfreich sind für das Verständnis menschlicher Gesundheit, muss sich noch zeigen.

1.9.2 Grundlagen der ICF

Klassifikation von Gesundheitszuständen

Die ICF klassifiziert Gesundheitszustände. Folgende Komponenten der Gesundheit bilden Dimensionen der ICF und werden in der ICF klassifiziert:
- Körperstrukturen und -funktionen,
- Aktivitäten und Partizipation,
- Umweltfaktoren (siehe Kernbegriffe).

> ***Klassifikationen:*** Ordnungssysteme, die auf dem Prinzip der Klasseneinteilung beruhen. In den Klassen werden Begriffe zusammengefasst, die mindestens in einem klassenbildenden Merkmal übereinstimmen. Mehrachsige (mehrdimensionale) Klassifikationen bestehen aus zwei oder mehreren Teilklassifikationen. Jede Achse hat einen eigenen Satz klassenbildender Merkmale.

Ziel der Klassifikation

Warum sollen Gesundheitszustände überhaupt klassifiziert werden? Durch eine einheitliche Klassifikation und die damit verbundene einheitliche Begriffsverwendung auf der Grundlage eines wissenschaftlich fundierten Konzepts von menschlicher Gesundheit
- soll eine diziplinenübergreifende, gemeinsame Sprache für die Erscheinungsformen der funktionalen Gesundheit und ihrer Beeinträchtigungen zur Verfügung gestellt werden.
- wird eine wissenschaftlich fundierte und praktische Hilfe für die Begutachtung von Zuständen der Funktionsfähigkeit, ihrem Verständnis sowie ihrer Beschreibung geboten.
- wird es ermöglicht, Datenvergleiche zwischen Ländern, Berufen im Gesundheitswesen und im Zeitverlauf (z.B. im Rehabilitationsprozess) auf der Basis eines einheitlichen Verschlüsselungssystems vorzunehmen.

Mit der ICF können Bereiche klassifiziert werden, in denen Behinderungen auftreten können. Außerdem können Profile menschlicher Funktionen und Störungen von Funktionen erstellt werden. Behinderung im Sinne der ICF sind alle Störungen der Funktionsfähigkeit, wobei ausdrücklich Bezug auf Kontextfaktoren genommen werden soll, die bei den Funktionsstörungen eine Rolle spielen.

Kernbegriffe der ICF

Im Folgenden sollen die Kernbegriffe der ICF beschrieben werden. Als grundlegende Teilaspekte (*Komponenten*) der Gesundheit werden die Körperfunktionen und -strukturen, Aktivitäten und Partizipation (Teilhabe) benannt. Weiterhin werden Kontextfaktoren beschrieben, die eine Person beeinflussen. Diese Kontextfaktoren sind Umweltfaktoren und individuelle personbezogene Faktoren. Die Partizipation ist dabei als Wechselwirkung einer Person mit ihren Umweltfaktoren zu verstehen. Die verwendeten Begriffe haben folgende Bedeutungen:
- *Körperfunktionen:* physiologische und psychologische Funktionen von Körpersystemen.
- *Körperstrukturen:* anatomische Teile des Körpers, wie Organe, Gliedmaßen und ihre Bestandteile.
- *Aktivität:* die Durchführung einer Aufgabe oder Handlung (Aktion) durch einen Menschen.
- *Partizipation (Teilhabe):* das Einbezogensein in eine Lebenssituation.

- *Kontextfaktoren:* Den Lebenshintergrund einer Person beschreiben Kontextfaktoren. Sie können als äußere (Umweltfaktoren) und individuelle innere (persönliche) Faktoren verstanden werden. Kontextfaktoren können sich positiv (*Förderfaktoren*) oder auch negativ auswirken (*Barrieren*, hemmende Faktoren). Die Kontextfaktoren gliedern sich in:
  - *Umweltfaktoren:* Sie bilden die materielle, soziale und einstellungsbezogene Umwelt ab, in der Menschen leben und ihr Dasein entfalten.
  - *Persönliche (personbezogene) Faktoren:* Sie betreffen die Attribute einer Person (z.B. Alter, Geschlecht, Ausbildung, Lebensstil, Motivation, genetische Prädisposition).

Da die persönlichen Faktoren zwar in der ICF als Einflussgröße benannt, aber nicht klassifiziert werden, beinhaltet die ICF keine präzisere Definition dieser Faktoren.

Modell der Funktionsfähigkeit und Behinderung

Um die bisher skizzierte, relativ komplexe Sicht auf die Gesundheit und ihre vielen Einflussgrößen besser verstehen zu können, wurde durch die WHO ein Modell erstellt, das den Zusammenhang zwischen den verschiedenen Komponenten der funktionalen Gesundheit veranschaulicht (**Abb. 1.9**).

> ***Modell:*** grafische Visualisierung eines konzeptuellen Systems oder einer Theorie, welche die Kernbegriffe der Theorie und ihre Beziehung zueinander darstellt. Ein Modell dient dazu, Beziehungen zwischen verschiedenen Kernbegriffen visuell zu veranschaulichen (Bortz 1993, Fischer 2002).

Im so genannten biopsychosozialen Modell der Funktionsfähigkeit und Behinderung (Kap. 1.5) werden die Kernkonstrukte des Konzeptes „funktionelle Gesundheit" und ihre Beziehung zueinander dargestellt. Es veranschaulicht die Wechselwirkungen zwischen den benannten Faktoren. So können die Kontextfaktoren der Umwelt und Person sowohl die Körperfunktionen und -strukturen beeinflussen als auch die Aktivitäten und Partizipation einer Person. Ein Gesundheitsproblem kann sich sowohl durch Störungen auf der Körperfunktions- oder -strukturebene als auch auf der Ebene der Aktivitäten oder Partizipation manifestieren. Erst durch die Gesamtschau aller sechs Komponenten kann ein Gesundheitsproblem völlig verstanden werden. Gesundheitsprobleme können durch Interventionen, die eine oder mehrere der sechs Komponenten betreffen, minimiert werden.

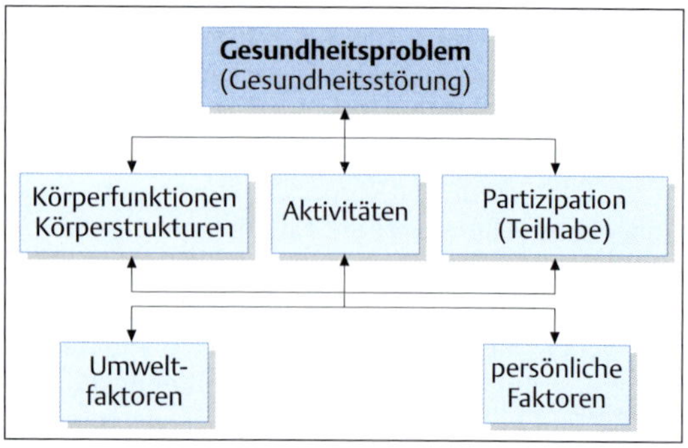

Abb. 1.9 Modell der Funktionsfähigkeit und Behinderung der ICF (DIMDI 2004).

Weitere Begriffe der ICF

In der ICF werden außerdem folgende Begriffe definiert:

- *Schädigungen:* Beeinträchtigungen einer Körperfunktion oder -struktur, wie z.B. eine wesentliche Abweichung oder ein Verlust.
- *Leistungsfähigkeit:* ein Konstrukt der ICF, das als Beurteilungsmerkmal das höchstmögliche Niveau der Funktionsfähigkeit angibt, das eine Person bei einer Aktivität erreichen kann. Die Leistungsfähigkeit wird in einer uniformen Standardumwelt gemessen und spiegelt daher das umweltadjustierte (der Umwelt angepasste) Leistungsvermögen wider.
- *Beeinträchtigungen der Aktivität (Aktivitätseinschränkungen):* Schwierigkeiten, die ein Mensch bei der Durchführung einer Aktivität haben kann.
- *Leistung:* ein Konstrukt der ICF, das als Beurteilungsmerkmal angibt, was Personen in ihrer gegenwärtigen tatsächlichen Umwelt tun, und deshalb den Gesichtspunkt des Einbezogenseins einer Person in Lebensbereiche berücksichtigt.
- *Beeinträchtigungen der Partizipation:* Probleme, die ein Mensch im Hinblick auf sein Einbezogensein in Lebenssituationen erleben kann.
- *Behinderung:* Im Sinne der ICF bezeichnet Behinderung die negativen Aspekte einer Person (mit einem Gesundheitsproblem) und ihre Kontextfaktoren (umwelt- und personbezogene Fak-

toren), die zu einer verminderten Funktionsfähigkeit bzw. verminderter Möglichkeit zur Teilhabe an Lebensbereichen führt. Behinderung ist ein Oberbegriff für Schädigungen (Funktionsstörungen oder Strukturschäden) *und* Beeinträchtigungen der Aktivität oder Partizipation.

1.9.3 Struktur der ICF

Die ICF besteht aus 2 Teilen:

- Teil 1: Funktionsfähigkeit und Behinderung einer Person mit den Komponenten
  - Körperfunktionen und -strukturen,
  - Aktivitäten und Partizipation.
- Teil 2: die Kontextfaktoren mit den Komponenten
  - Umweltfaktoren,
  - personbezogene Faktoren.

Mithilfe des ersten Teils kann man Funktions- und Störungszustände eines Menschen beschreiben. Mit Hilfe des zweiten Teils kann man den Einfluss der Kontextfaktoren auf jeden einzelnen Funktions- bzw. Störungszustand beschreiben.

Die im ersten Teil zu klassifizierenden Dimensionen der Funktionsfähigkeit bzw. Behinderung (Tab. 1.11) bestehen aus der Komponente „Körperfunktionen und –strukturen" und der Komponente „Aktivitäten und Partizipation". Konkret besteht der erste Teil aus drei Klassifikationsdimensionen:

- Körperfunktionen,
- Körperstrukturen,
- Aktivitäten und Partizipation.

Im zweiten Teil lassen sich nur die Umweltfaktoren klassifizieren, nicht jedoch die personbezogenen Faktoren. Typischerweise sollten für jede Kategorie aus Teil 1, für die eine Beurteilung durchgeführt wird, auch die beeinflussenden Umweltfaktoren beschrieben werden. Den Gesamtaufbau des Klassifikationssystems der ICF stellt (**Abb. 1.10**) dar.

1.9.4 Codierung von Gesundheitszuständen mit Hilfe der ICF

Wenn Gesundheitszustände mit Hilfe der ICF klassifiziert werden, muss der Funktionszustand eines Menschen auf der Ebene der Körperfunktionen und Strukturen sowie auf der Ebene der Aktivitäten und Partizipation beschrieben werden. Weiterhin kann der Einfluss verschiedener Umweltfaktoren auf diese Dimensionen der funktionalen Gesundheit beschrieben werden.

Die Klassifikationsdimensionen werden bei der Klassifizierung durch Buchstaben gekennzeichnet **(Tab. 1.11)**. Den Buchstaben b, s, d oder e folgt ein

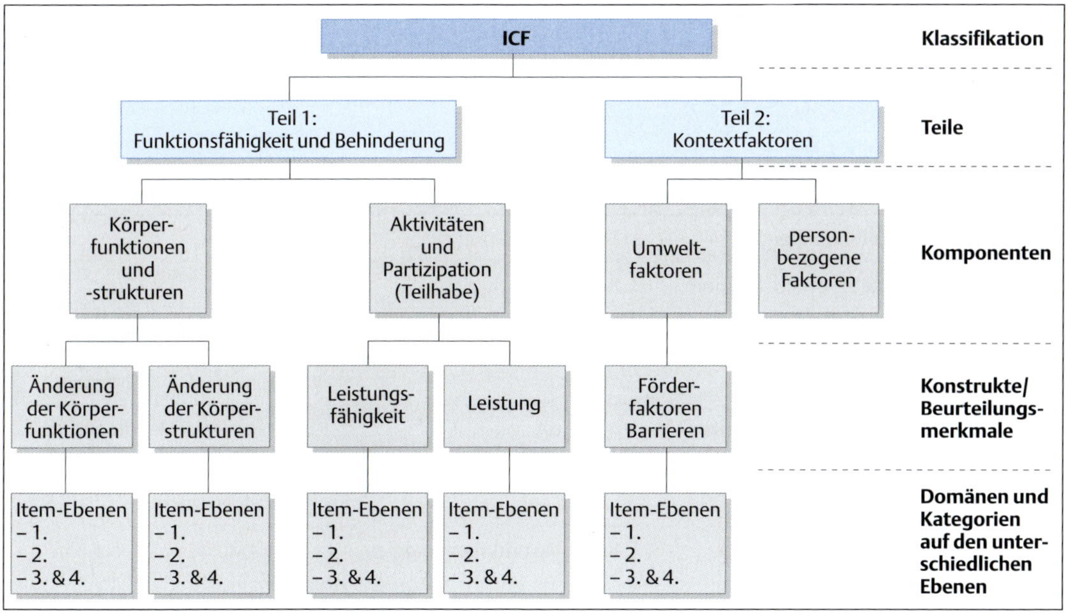

Abb. 1.10 Struktur der ICF (nach DIMDI 2004).

numerischer Code, der eine bis vier Ziffern umfasst und der typischerweise 3- oder 4- bis 5-stellig ist. Dieser numerische Code verweist auf die Kategorie der Dimension und die dazugehörige Definition dieser Kategorie.

Tab. 1.11 Kennzeichnung der Dimensionen in der ICF

Kennzeichnungen	Dimensionen
b	Körperfunktionen
s	Körperstrukturen
d	Aktivitäten und Partizipation
e	Umweltfaktoren

Die erste Stelle der Codierung bezeichnet das Kapitel (die oberste Gliederungsebene) einer ICF-Dimension. Die zweite und dritte Stelle bezeichnen die zweite Gliederungsebene der Kapitel. Die Kategorien der ersten Ebene, auf welche die dreistelligen Codes verweisen, bilden die *Kurzversion* der ICF. Die vierte Stelle entspricht der dritten Gliederungsebene der Kapitel und lässt eine differenziertere Betrachtung des Gesundheitszustandes zu. Eine fünfte Ziffer kann die vierte Gliederungsebene bilden. Die *Vollversion* der ICF umfasst die Codes aller vier Ebenen (**Tab. 1.12**). An den Verschlüsselungscode wird noch eine Kennziffer angehängt, die das Ausmaß der Störung bestimmt (Schuntermann 2005).

Um den Funktionszustand eines Menschen zu beschreiben, ist es nicht notwendig, sämtliche Kategorien in den ICF-Dimensionen zu beschreiben. Es ist hinreichend, wenn die im speziellen Fall relevanten Kategorien benannt werden. Aus der Tatsache, dass man nicht alle Kategorien verschlüsseln muss, ergibt sich aber ein Problem. Die ICF soll u.a. dazu dienen, Vergleichsdaten zwischen Kliniken bezüglich des Behandlungserfolges zu erheben. Wenn jede Klinik bei jedem Klienten unterschiedliche Daten erhebt, kann kein Vergleich durchgeführt werden. Folglich müssen Empfehlungen entwickelt werden, welche wichtigen Kategorien in einem bestimmten Arbeitsbereich typischerweise bei allen Klienten erhoben werden. Die Entwicklung dieser so genannten Core Sets ist momentan Hauptaufgabe der ICF-Forschung. Ein Beispiel eines Core Sets für die Rheumatologie, das unter Beteiligung der Ergotherapie entwickelt wurde, findet sich bei Stucki et al. (2004).

Die ICF ist kein Untersuchungs- oder Messinstrument für Gesundheitszustände. Sie soll nur dazu dienen, Gesundheitszustände zu beschreiben und eine einheitliche Sprache für diese Beschreibung zur Verfügung stellen. Praktisch bedeutet dies, dass man sich für jede ICF-Kategorie genau überlegen muss, wie man das Ausmaß der Funktionsstörung bestimmt.

Klassifikation von Körperstrukturen und -funktionen

Die Klassifikation der Körperstrukturen und -funktionen ist nach körperlichen Funktionseinheiten aufgebaut. Das heißt, es werden nicht einzelne anatomisch identifizierbare Körperstrukturen klassifiziert (z.B. Ischiasnerv, Schienenbein etc.), sondern funktionell zusammengehörige anatomische Einheiten beschrieben. Dies wird an den Kapitelüberschriften der beiden Dimensionen deutlich (**Tab. 1.13**).

Tab. 1.12 Codierbeispiele ICF

Code	Dimension	Kapitel	Ebene
b1	Körperfunktionen	1: Mentale Funktionen	–
d3	Aktivitäten & Partizipation	3: Kommunikation	–
s220	Körperstrukturen	2: Das Auge, das Ohr und mit diesen in Zusammenhang stehende Strukturen	2: Struktur des Augapfels
d440	Aktivität & Partizipation	4: Mobilität	2: Gegenstände tragen, bewegen und handhaben – feinmotorischer Handgebrauch
e1151	Umweltfaktoren	1: Produkte und Technologien	2: Produkte und Technologien für den persönlichen Gebrauch im täglichen Leben 3: Hilfsmittel und unterstützende Technologien

Tab. 1.13 Kapitelüberschriften der ICF-Dimensionen

Kapitel	Dimensionen			
	Körperstrukturen	**Körperfunktionen**	**Aktivität und Partizipation**	**Umweltfaktoren**
1	Strukturen des Nervensystems	Mentale Funktionen	Lernen und Wissensanwendung	Produkte und Technologien
2	Das Auge, das Ohr und mit diesen in Zusammenhang stehende Strukturen	Sinnesfunktion und Schmerz	Allgemeine Aufgaben und Anforderungen	Natürliche und vom Menschen veränderte Umwelt
3	Strukturen, die an der Stimme und dem Sprechen beteiligt sind	Stimm- und Sprechfunktionen	Kommunikation	Unterstützung und Beziehungen
4	Strukturen des kardiovaskulären, des Immun- und des Atmungssystems	Funktionen des kardiovaskulären, hämatologischen, Immun- und Atmungssystems	Mobilität	Einstellungen
5	Mit dem Verdauungs-, Stoffwechsel- und endokrinen System in Zusammenhang stehende Strukturen	Funktionen des Verdauungs-, des Stoffwechsel- und des endokrinen Systems	Selbstversorgung	Dienste, Systeme und Handlungsgrundsätze
6	Mit dem Urogenital- und dem Reproduktionssystem in Zusammenhang stehende Strukturen	Funktionen des Urogenital- und reproduktiven Systems	Häusliches Leben	
7	Mit der Bewegung in Zusammenhang stehende Strukturen	Neuromuskuloskeletale und bewegungsbezogene Funktionen	Interpersonelle Interaktion und Beziehungen	
8	Strukturen der Haut und Hautanhangsgebilde	Funktionen der Haut und Hautanhangsgebilde	Bedeutende Lebensbereiche	
9			Gemeinschafts-, soziales und staatsbürgerliches Leben	

Klassifikation von Aktivitäten und Partizipation
Im Gegensatz zu den Körperfunktionen und -strukturen werden die Aktivitäten und Partizipation gemeinsam in einer Dimension klassifiziert.

Klassifikation von Umweltfaktoren
Die Codierung der Umweltfaktoren kann einzeln geschehen. Idealerweise sollte aber der Einfluss der Umweltfaktoren auf einzelne Kategorien der verschiedenen Dimensionen angegeben werden. In diesem Fall wird die Codierung für die Umweltfaktoren direkt an die Codierung der Kategorie angefügt.

Um eine komplexe Klassifikation menschlicher Funktionszustände zu ermöglichen, kann eine Vielzahl unterschiedlichster Kombinationen von Kategorien der unterschiedlichen Dimensionen der ICF verwendet werden. Es ist sinnvoll, die erlaubten Kombinationsmöglichkeiten in der ICF selbst nachzulesen.

1.9.5 Bezug der ICF zur Ergotherapie

In diesem Abschnitt wird erläutert, welchen Nutzen und welche Beschränkungen die ICF aus ergotherapeutischer Sicht hat. Weiter werden Beispiele für die Anwendung und Nutzung der ICF durch Ergotherapeuten und therapeutische Teams gegeben.

Nutzen und Beschränkungen der ICF

Wie oben erwähnt stellt die ICF eine gemeinsame, disziplinenübergreifende Sprache zur Beschreibung von Gesundheitszuständen dar. Hieraus ergeben sich Stärken und Schwächen der ICF für die Ergotherapie.

Stärken
So erscheint es durchaus sinnvoll, die ICF-Terminologie für die interdisziplinäre Kommunikation und für die Kommunikation mit externen nichtergotherapeutischen Ansprechpartnern im Gesundheitswesen zu nutzen (von Garnier et al. 2005). Genau in diesem Bereich liegen auch die wesentlichen Anwendungsbereiche der ICF (Frommelt u. Grötzbach 2005). Besonders bemerkenswert in diesem Zusammenhang ist, dass der Verband der Rentenversicherer, der federführend für die Einführung der ICF in Deutschland ist, selbst erkannt hat, dass das Gesundheitsmodell der ICF sehr gerne für die interdisziplinäre Sicht auf den Klienten verwendet wird, die Einführung der Codierung von Funktionszuständen mittels der ICF aber eher schleppend verläuft.

Schwächen
In der Natur dieser übergeordneten Aufgabe der ICF liegt allerdings auch die Schwäche begründet.

- Eine Klassifikation, die Eigenarten und Interessenbereiche aller Gesundheitsberufe vollständig abdeckt, würde so umfangreich und komplex, dass sie nicht mehr handhabbar wäre.
- Durch die Konzentration auf die übergeordnete Aufgabe wird die ICF zwar praktisch nutzbar, kann aber eine Vielzahl von Faktoren nicht mehr sinnvoll beschreiben, die von Ergotherapeuten für das Verständnis der Ausführung von alltäglichen Handlungen als relevant betrachtet werden. Die detaillierten Ergebnisse einer Handlungsanalyse, die typischer zentraler Bestandteil des ergotherapeutischen Befundes ist, kann nicht mit der ICF verschlüsselt werden. Nur eine allgemeine Beurteilung einer Handlung (Ausmaß der Funktionalität) kann mit der ICF beschrieben werden.
- Ein weiterer wichtiger Punkt des ergotherapeutischen Befundes ist die Untersuchung des Zweckes und der Bedeutung einer Handlung. Diese sind den persönlichen Faktoren zuzuordnen, die zwar im Modell der Funktionsfähigkeit und Behinderung als wichtiger Kontextfaktor benannt sind, aber nicht in der ICF selbst klassifiziert werden können.
- Auch wenn die ICF durchaus als Kommunikationsmittel im Team und zur Bereitstellung von Daten für die Steuerung des Gesundheitssystems nützlich ist, so ist sie für das Verständnis der Klientenproblematik und für die Entwicklung von Therapieprogrammen aus Sicht der Ergotherapie nur bedingt geeignet (Hemmingson u. Jonsson 2005). So wird durch Haglund und Henriksson (2003) ausdrücklich festgestellt, dass die ICF nicht als professionelle Sprache für die Ergotherapie geeignet ist. Für diesen speziellen Zweck sind die ergotherapeutischen Praxismodelle (Kap. 1.10–1.12) wesentlich besser geeignet.

Letzteres wird besonders anschaulich am Occupational Therapy Practice Framework (AOTA 2002), in dem der amerikanische Verband der Ergotherapeuten Rahmenempfehlungen zur angewendeten Terminologie und zum Vorgehen in der Ergotherapie gibt (Kap. 1.11.2). Dort wird zur Beschreibung der Körperstruktur und -funktionen die ICF-Terminologie empfohlen. Die Dimensionen der Aktivität und Partizipation werden aber nicht übernommen. Stattdessen werden zur Anwendung empfohlen: die Dimensionen der Performanz (subjektive und objektive Ausführungsqualität), Performanzfertigkeiten (motorische, Verarbeitungs-, Kommunikations-, Interaktionsfertigkeiten), Performanzmuster (Gewohnheiten, Routinen, Rollen), Kontext (kulturell, physisch, sozial, persönlich, spirituell, zeitlich) und Aktivitätsanforderungen (Raum, sozial, Abfolgen, erforderliche Handlungen, Funktionen und Strukturen). Die Performanz wird dabei aus ergotherapeutischer Sicht als Maß für die Partizipation verstanden.

Anwendungsbeispiele aus der Praxis

Fallbeispiele zur Erläuterung der ICF-Anwendung am Klienten finden sich bei Schuntermann (2005) sowie Hirsch und Lorenzen (2002). Mittlerweile existieren einige Therapiedokumentationssysteme in der Physio- und Ergotherapie, die auf der ICF basieren (Hucke 2002a, Böttcher 2005, Ehrlich

2005). Zum Teil ist ihre Anwendung in der ergotherapeutischen Praxis und in sozialpädiatrischen Zentren (Ehrlich 2005) bzw. in der neurologischen Rehabilitation (Hucke 2002b) überprüft worden. Das durch Ehrlich beschriebene ICF-basierte Dokumentationssystem ist spezifisch den Bedürfnissen der verordnenden Ärzteschaft und der Praxismitarbeiter einer ergotherapeutischen Praxis angepasst und von den an einer Umfrage teilnehmenden Ärzten als nützlich beurteilt worden (Ehrlich 2005).

In vielen Bereichen, z.B. Neurorehabilitation (Frommelt u. Grötzbach 2003), Sozialpädiatrie (Häußler u. Straßburg 2003) und Rheumatologie (Stucki et al. 2004) scheint die ICF mittlerweile fester Bestandteil in einer Vielzahl von therapeutischen Abteilungen zu sein.

Durch den Autor wurde die ICF erfolgreich verwendet, um ein Instrument zu entwickeln, mit dem die Ausbildungsinhalte von Berufsfachschulen der Ergotherapie untersucht werden können (Fischer 2005b). Durch den Autor wurde weiterhin ein ergotherapeutisches Praxismodell entwickelt (Modell funktioneller Gesundheit durch Betätigung, Fischer 2005a), das die Grundkonzeption des Modells der Funktionsfähigkeit und Behinderung aufgreift und mit ergotherapeutischen Theorien verknüpft. Das Modell lässt sich zur ergotherapeutischen Befunderhebung und Therapieplanung sowie zur Entwicklung therapeutischer Angebote verwenden. Aufbauend auf dem Modell funktioneller Gesundheit durch Betätigung wurde z.B. eine Tätigkeitsbeschreibung für die Arbeit von Ergotherapeuten in der Lebensumwelt Schule entwickelt (Fischer 2005c).

Literaturtipp: Durch Schuntermann sind Ausbildungsunterlagen publiziert worden (Schuntermann 2005). Eine Liste aktueller Forschungsprojekte findet sich bei DIMDI (2005).

1.10 Praxismodelle in der Ergotherapie

Ulrike Marotzki

Im Folgenden wird ein Einblick in Aufgaben und Inhalte ergotherapeutischer Praxismodelle gegeben. Einen Überblick zu ausgewählten Praxismodellen gibt im Anschluss das Kapitel 1.11. Ein ausgewähltes Modell, das Model of Human Occupation, wird in Kapitel 1.12 vertiefend dargestellt.

1.10.1 Allgemeines zu Praxismodellen

Was sollen ergotherapeutische Praxismodelle grundsätzlich leisten?

Die Arbeit mit Modellen ist in Kunst und Wissenschaft wie im Alltag sehr verbreitet. Um einen komplexen Sachverhalt zu erklären, helfen Skizzen, die einen Zusammenhang bildhaft darstellen. Auch Ergotherapeuten beschäftigen sich in der Zusammenarbeit mit ihren Klienten mit einem sehr komplizierten Sachverhalt: der menschlichen Betätigung. Folgende Fragen zeigen, wie schwierig es ist zu erklären, was *Ergotherapie* ausmacht:

- Was befähigt den Menschen, sich zu betätigen?
- Wie hängen verschiedene Aspekte zusammen?
- Wie wird menschliche Betätigung durch Krankheit, Behinderung oder die Umwelt eingeschränkt?
- Welche individuellen Ressourcen spielen beim Bewältigen von Störungen und bei der Erhaltung von Handlungsfähigkeit und Gesundheit eine Rolle?
- Wie lässt sich therapeutisch hierauf eingehen?

Menschliche Betätigung und ergotherapeutische Aufgaben sind komplex und bestehen aus vielen miteinander in Beziehung stehenden Aspekten. Jede Ergotherapeutin hat hierzu ein eigenes Modell im Kopf – allerdings selten auf dem Papier. *Ergotherapeutische Praxismodelle versuchen in kompakter Form die oben gestellten Fragen zu beantworten.*

Creek und Feaver (1993) weisen auf drei Darstellungsformen hin, die in Praxismodellen Anwendung finden:

- Visualisierte Darstellung eines Zusammenhanges: in Form einer Grafik, eines Diagramms.
- Analogiebildung: Etwas wird aus einem anderen Bereich herangezogen, was den Sachverhalt stellvertretend erklärt (z.B. wird Gedächtnisleistung als Speicherfunktion analog zum Computer erklärt).
- Symbolische Darstellung: Ein Zeichen wird als Stellvertreter für einen Sachverhalt eingesetzt (z.B. Wirkverhältnisse als Pfeile).

> **!** Eine erste Funktion von Praxismodellen ist, die ergotherapeutische Sicht auf die menschliche Betätigung in Texten und Grafiken nachvollziehbar darzustellen. Insofern bilden ergotherapeutische Modelle Vorstellungshilfen für die berufliche Praxis. Sie verdeutlichen einen komplexen Zusammenhang. Allerdings vereinfachen sie ihn auch.

Grundverständnis der Profession als Kern und zentraler Impulsgeber für die Entwicklung von Praxismodellen

Kielhofner (2004) beschreibt, dass sich ergotherapeutische Praxismodelle in einem Spannungsverhältnis zwischen anschlussfähigen Theorien aus Bezugsdisziplinen und einem ergotherapeutischen Grundverständnis dynamisch entwickeln (**Abb. 1.11**).

Das *Grundverständnis* einer Profession ist nach Kielhofner (2004) meist unausgesprochen und hängt eng mit der Entstehungsgeschichte des Berufs, der Ausbildung, den wissenschaftlichen Aktivitäten und dem Austausch der Berufsmitglieder über ihre berufliche Identität zusammen. Es beinhaltet ein Set aus Prinzipien, Annahmen, Überzeugungen und Werten, mit dem jeder Berufsangehörige lebt

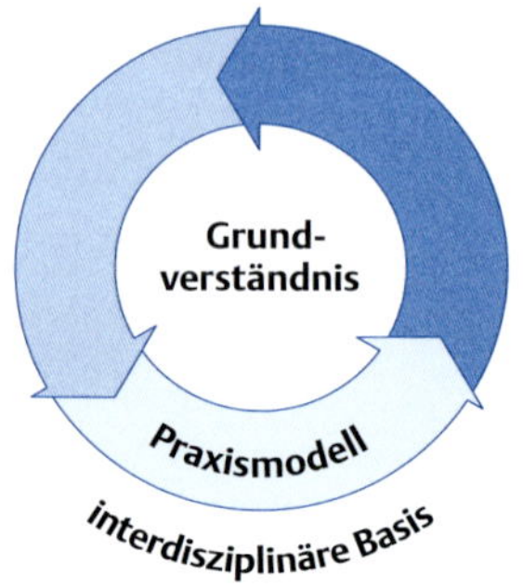

Abb. 1.11 Aufbau eines Praxismodells (nach Kielhofner 2004).

und handelt. Sie betreffen das selbstverständliche Selbst- und Weltbild der Profession, d.h. Berufsangehörige können sich an diesen Gemeinsamkeiten gegenseitig erkennen und sind für andere Professionen und Klienten daran identifizierbar, auch wenn diese Gemeinsamkeiten sprachlich schwer zu fassen sind. Das Grundverständnis schließt zudem das spezifische Verhältnis der Profession zu ihrem Auftrag innerhalb der Gesellschaft ein. Es unterliegt der kulturellen Prägung und stellt Orientierungspunkte für eine innerprofessionelle Denk- und Handlungskultur zur Verfügung.

Kielhofner spricht hier auch vom *professionellen Paradigma*. Von diesem gehen für die Entwicklung der Profession zentrale Impulse aus. Im Vergleich zu anderen Wissensbeständen der Profession stellt das Paradigma eine relativ überdauernde und gegen Veränderungen widerstandsfähige Struktur dar, die dafür sorgt, dass die besondere Perspektive der Profession auch in gesundheitspolitischen Umbrüchen erhalten bleibt.

In Kielhofners Formulierung besteht das professionelle Paradigma aus drei formalen Elementen:

- *Kernannahmen* bezüglich der Art und Weise des ergotherapeutischen Angebotes: z.B. dass Klienten ein Bedürfnis haben, ihr Leben aktiv zu gestalten, und Aktivitäten als Mittel der Therapie wirksam sind.
- *Grundposition*, die das ergotherapeutische Wissen organisiert und das Denken in bestimmte Richtungen orientiert: z.B. dass Betätigungsdurchführung als komplexe Beziehungen zwischen Person, Umwelt und Kultur verstanden wird. Die Grundposition vermittelt zudem einen berufsspezifischen Blick für Barrieren, Förderaspekte und Ressourcen menschlicher Betätigung.
- *Wertvorstellungen* davon, was eine gute ergotherapeutische Behandlung ausmacht, beispielsweise eine partnerschaftliche therapeutische Beziehung.

! Das professionelle Grundverständnis bzw. Paradigma bildet den Kern von Praxismodellen und ist für deren Entwicklung grundlegend (Kap. 1.10.3, Kennzeichen 1).

Begrifflichkeit und Beschreibung ergotherapeutischer Praxismodelle

Ergotherapeutische Autoren haben sich mit der Frage beschäftigt, was ein Praxismodell ausmacht. Hierzu stehen in der Literatur viele Sichtweisen und Definitionen nebeneinander. Einige Begriffe werden austauschbar gehandhabt: ergotherapeutisches Modell, Praxismodell, konzeptionelles Modell. Klare Definitionen liegen hierzu nicht vor (Fischer 2002, Hagedorn 2000, 2004a, b, Jerosch-Herold et al. 2004). Modellen werden unterschiedliche Kennzeichen zugeordnet, sie werden mit unterschiedlichen Fragestellungen untersucht (Christiansen u. Baum 1997, Kielhofner 2004, Marotzki 2002, Reed u. Sanderson 1999).

Im Folgenden wird zum einen auf Merkmale zurückgegriffen, die sich bei verschiedenen Autoren finden. Zum anderen orientieren sich die Ausführungen an den von Kielhofner (2004) aufgestellten Kennzeichen. Zwischen den Begriffen ergotherapeutisches Modell, Praxismodell und konzeptionelles Modell wird nicht unterschieden.

1.10.2 Funktionen der Praxismodelle für die konkrete Klientenarbeit

Praxismodelle stellen für Ergotherapeuten vielseitige Orientierungshilfen für die konkrete Klientenarbeit dar. Sie organisieren für die einzelne Therapeutin ergotherapierelevante *theoretische Annahmen und Konzepte* zwischen Bezugstheorien und ergotherapeutischem Grundverständnis (Abb. 1.11). Zudem stellen sie von ihrer Theorie abgeleitete *Anwendungshilfen* für die praktische Klientenarbeit zur Verfügung. Auf diese Weise verbinden sie für die konkrete Klientenarbeit Theorie und Praxis.

Theoretische Annahmen und Konzepte ergotherapeutischer Modelle sollen Praktiker mit spezifischem Wissen ausstatten und zum Verständnis der ergotherapeutischen Sicht und Arbeitsweise beitragen. Bspw. werden *Annahmen* des professionellen Grundverständnisses zur Natur des Menschen als tätigem Wesen aufgegriffen und formuliert: Im Zentrum steht hier der Drang des Menschen, sich zu betätigen und sich über Betätigung gesund erhalten zu können. In den Modellen finden sich grob zusammengefasst drei Ebenen, auf denen *Konzepte* organisiert werden:

- Zugrunde liegende Fähigkeiten und Fertigkeiten, z.B. der Wahrnehmung, Motorik, Kognition und Emotion, die zur Durchführung von Betätigungen notwendig sind (Performanzkomponenten),

- Betätigungsbereiche und -rollen mit der Unterscheidung nach Produktivität, Selbstversorgung und Freizeit (Performanzbereiche),
- Kontextfaktoren und Umweltaspekte wie Raum und Zeit, soziale, bauliche und kulturelle Umwelt (Kontext).

Zur Unterschiedlichkeit der Praxismodelle trägt bei, dass sich auf diesen Ebenen jeweils eigene Konzepte und Konstrukte finden (Kap. 1.11).

Konzepte, die mehr oder weniger deutlich aus Bezugswissenschaften entlehnt sind, thematisieren bspw. *Motivation*, *Gewohnheitsbildung* oder den *hierarchischen Aufbau von Handlungen* (Kap. 1.7). Konstrukte sind eher theoretische Neubildungen im Rahmen von Modellen, die nur noch schwer auf Bezugswissenschaften zurückzuführen sind. Als Beispiele seien hier *Doing, Knowing, Being* als Aspekte von Handlungsrollen im Australischen Modell genannt (Kap. 1.11).

Anwendungshilfen beziehen sich auf die Gestaltung der praktischen Arbeit mit den Klienten. In unterschiedlicher Ausarbeitung findet man in den Modellen ergotherapeutische *Prozessmodelle*, *Leitfragen* und *Erhebungsbögen*, die häufig auch Assessment genannt werden. In ihnen spiegeln sich die theoretischen Annahmen und Konzepte des jeweiligen Modells wider.

! Theoretische und anwendungsbezogene Anteile der ergotherapeutischen Praxismodelle unterstützen zusammen die therapeutische Arbeit in den verschiedenen Phasen des Ergotherapieprozesses von der Aufnahme bis zur Entlassung des Klienten.

1.10.3 Kennzeichen von Praxismodellen als Kriterien für deren Standard

Kennzeichen ermöglichen es, Praxismodelle strukturiert darzustellen und systematisch miteinander zu vergleichen. So lassen sich ihre Unterschiede gut erkennen. Bei den fünf jetzt vorzustellenden Kennzeichen folgen wir Kielhofner (2004). Diese Kennzeichen sollen gleichzeitig als Kriterien für einen Standard beschrieben werden, den Modelle erfüllen sollten. Die Idee, einen Standard für Praxismodelle aufzustellen, entstand in einer Lehrveranstaltung zur Theorie der Ergotherapie, in der sich Studierende intensiv mit den Möglichkeiten verschiedener Praxismodelle auseinander setzten. In Tabelle 1.10 am Ende der Ausführungen sind die Punkte zusammengefasst.

1. Kennzeichen: konzeptionelle Grundlagen auf interdisziplinärer Wissensbasis

Ergotherapeutische Modelle verfügen über konzeptionelle Grundlagen, die auf einer interdisziplinären Wissensbasis aufbauen. Die Ursprünge eines Modells und seine Bezüge zu anderen Wissenschaften und internationalen Klassifikationen wie bspw. der ICF (Kap. 1.9) sollten ausgewiesen und nachvollziehbar sein.

Damit ergotherapeutische Problemstellungen erkannt und Therapie durchgeführt werden kann, muss auf das Wissen anderer Disziplinen zurückgegriffen werden. In der ergotherapeutischen Ausbildung tragen hierzu bspw. medizinische und sozialwissenschaftliche Grundlagen, Behindertenpädagogik, Medizinsoziologie und Gerontologie, Didaktik und Beratungskonzepte bei (Kap. 1.5). Die interdisziplinäre Wissensbasis liefert unterschiedliche Erklärungshintergründe für das vielschichtige Phänomen menschlicher Betätigung, ihre gesundheitsförderlichen Aspekte und ihre möglichen Störungen. Ohne methodisch-didaktisches Wissen, wie man Lernprozesse anleitet, Bewältigungsprozesse begleitet, Beratung durchführt oder Daten systematisch erhebt und auswertet, könnte Ergotherapie nicht stattfinden.

Ergotherapeutische Modelle stützen sich überwiegend auf eine geistes- und sozialwissenschaftliche Basis, weniger auf *naturwissenschaftliche Grundlagen* (Kap. 1.5, 1.7). Dies hängt mit der Grundannahme des menschlichen Bedürfnisses nach Aktivität und Handeln zusammen, die Teil des professionellen Grundverständnisses ist und von der viele Modelle explizit ausgehen. Hiernach entwickelt sich der Mensch seinen Fähigkeiten entsprechend, wenn ihm die passende Anregung durch die Umwelt zuteil wird (Meyer 1922). Die Phänomene, die unter dieser Perspektive in den Blick geraten, haben also eher etwas mit der sozialen, kulturellen und psychologischen als mit der biologischen Natur des Menschen zu tun.

Sehr unterschiedlich wird in den ergotherapeutischen Modellen thematisiert, wie die eher naturwissenschaftliche Seite ergotherapeutischer Befunderhebung und Therapie, beispielsweise neurophysiologische und biomechanische Grundlagen und Behandlungskonzepte, in eine modellorientierte Ergotherapie zu integrieren sind. Berücksichtigt wird diese Seite der Ergotherapie in den Modellen, die dezidiert das schrittweise Vorgehen im ergotherapeutischen Prozess beschreiben. Zum Standard eines Modells sollte deshalb gehören, die

Schnittstellen zu den Bereichen ergotherapeutischer Praxis zu beschreiben, die eben nicht Inhalte der Modelle selbst sind. Hierzu gehören naturwissenschaftliche Grundlagen, Behandlungskonzepte und -methoden. Zu vielen ergotherapeutischen Fragestellungen würde es auch schwer fallen, etwas völlig Neues zu entwickeln, was nicht in annähernder bzw. anschlussfähiger Form schon in einem anderen Wissenschaftsbereich beschrieben wurde. Eine Profession stellt sich zudem ins Abseits, wenn sie die Bezüge zu anderen Disziplinen nicht beachtet.

! Wird dem Standardkennzeichen genügt, interdisziplinäre Bezüge ergotherapeutischer Modelle und die Schnittstellen zu anderen Wissensgrundlagen durch Quellenangaben deutlich zu machen, erleichtert dies die wissenschaftliche Auseinandersetzung und die Verständigung über Professionsgrenzen hinweg.

2. Kennzeichen: theoretische Annahmen zu Struktur und Funktion des Gegenstands

Dieses und das folgende dritte Kennzeichen charakterisieren für Kielhofner (2004) die Modellanteile, die im engeren Sinne mit ergotherapeutischer Theoriebildung einhergehen. Wie in Kapitel 1.10.2 beschrieben organisiert sich der konzeptionelle Rahmen eines Praxismodells zwischen interdisziplinärer Basis und Grundverständnis der Profession (Abb. 1.11). Ein Praxismodell sollte aber weit mehr sein als ein Sammelsurium unterschiedlicher Teilaspekte. Ein Modell sollte über die reine Beschreibung einzelner Konzepte und Konstrukte hinausgehen und erklären können, wie menschliche Betätigung aus ergotherapeutischer Perspektive *funktioniert* und auch, wie Betätigungsstörungen entstehen bzw. überwunden werden können.

! Zum Standardkennzeichen eines Praxismodells sollte neben der Herleitung und Beschreibung der in ihm organisierten Konzepte und Konstrukte gehören, ihren Zusammenhang logisch und nachvollziehbar zu erklären. Übersichtliche Grafiken sollten das Zusammenhangsverständnis unterstützen, können Erklärungen jedoch nicht ersetzen.

3. Kennzeichen: Beschreibung therapeutischer Vorgehensweisen im Behandlungsprozess

Mit diesem Kennzeichen rückt die praktische Anwendung der Modelle in den Blick. Im Rahmen der Beschreibung therapeutischer Vorgehensweisen wird bspw. auf die Herstellung der therapeutischen Beziehung, die Planung, Durchführung und Evaluation der Therapie, ihre institutionellen Bedingungen sowie auf spezifische Klientenbedarfe und ihre Berücksichtigung in der Therapie eingegangen. Hier steht die Frage im Mittelpunkt: Wie lässt sich die Arbeit mit einem Modell unter bestimmten Rahmenbedingungen implementieren und durchführen?

Eine wichtige Grundlage bildet hier die Beschreibung des *Ergotherapieprozesses*. Er betrifft die Schrittfolge bei Planung, Durchführung und Evaluation der Therapie. Auch die häufig in Modellen vertretene klientenzentrierte oder systemische Vorgehensweise bedarf genauerer Erklärungen bzw. eines *Leitfadens*, der die Klientenarbeit unterstützt. Schließlich fordert die Anwendung von Modellen, mehrperspektivisch mit Problemstellungen umzugehen. Hierin sollten Praktiker unterstützt werden: Es kommt beispielsweise vor, dass die Sicht des Klienten, die eines Verwandten und der objektive Befund bei der Entscheidung für ein therapeutisches Vorgehen berücksichtigt werden soll. Aber wie kann das konkret geschehen? Um dieser Anforderung gerecht zu werden, ist z.B. die Auseinandersetzung mit dem eigenen *klinischen Reasoning* (Kap. 1.13) zentral. Für den Kontext der Ausbildung stellt sich die Frage, wie das modellgeleitete Vorgehen Schülern didaktisch am besten zu vermitteln ist.

! Standard sollte sein, im Rahmen eines Praxismodells auf die Aufgaben bei Planung, Durchführung und Evaluation der Therapie einzugehen und mindestens zwei der folgenden Aspekte zu erläutern: Konzept- bzw. Programmentwicklung für ergotherapeutische Dienstleistungen, Leitfaden bzw. Leitfragen für die therapeutische Haltung, Didaktik der Modellvermittlung im Unterricht, klinisches Reasoning bei der Anwendung des Modells.

4. Kennzeichen: Bereitstellung von Anwendungshilfen

Kielhofner (2004) spricht von der *Technologie*, die ein Modell dem Anwender bereitstellt. Was wird konkret eingesetzt, wenn in Orientierung an einem Modell gearbeitet wird, was unterstützt und strukturiert die Arbeit? Das Vorhandensein von *Anwendungshilfen*, z.B. Assessments, Dokumentationsbögen, ist ein zentrales Kennzeichen für ein Praxismodell. Die Verbindung zwischen Theorie und Praxis wird ohne sie für praktisch arbeitende Ergotherapeuten nur unzureichend hergestellt. Praxismodelle werden dieser Anforderung allerdings sehr unterschiedlich gerecht. Dies hängt in besonderer Weise mit dem fünften Kennzeichen zusammen. Zu den Anwendungshilfen sollen auch gut lesbare und didaktisch aufbereitete Artikel und Handbücher gezählt werden, die die Theorie für Schüler, Lehrende und Praktiker nachvollziehbar vermitteln.

! Standard sollte sein, dass im Rahmen eines Praxismodells erprobte, leicht zu handhabende und valide, möglichst standardisierte Bögen zur Datenerhebung und Prozessdokumentation sowie gut aufbereitete Handbücher und Artikel bereitgestellt werden.

5. Kennzeichen: theoretische Fortentwicklung und empirische Forschung zur praktischen Anwendung

Die sich schnell ändernden Bedingungen im Gesundheitswesen, die komplexen Problemstellungen der Klienten sowie die sich verändernden Qualifikationen von Ergotherapeuten machen es erforderlich, Praxismodelle einer ständigen Überprüfung und Anpassung im Austausch mit Wissenschaftlern, Praktikern und Klienten auf wissenschaftlichem Niveau zu unterwerfen (**Tab. 1.14**). Hierzu gehört der Ausbau einer Forschungsinfrastruktur, sodass Theorieentwicklungen angrenzender wissenschaftlicher Disziplinen, Veränderungen in der Klientelstruktur und die Gesundheitspolitik systematisch beobachtet und theoretische sowie anwendungsbezogene Konsequenzen für die Revision der Praxismodelle gezogen werden können. Assessments und Fragebögen für die Klientenarbeit sollten wissenschaftlich überprüft und den sich wandelnden Anforderungen entsprechend verändert werden. Art und Umfang der Publikationen zu einem Modell sind aussagekräftige Indikatoren dafür, ob und wie Modellqualität gemanagt wird.

Tab. 1.14 Modellkennzeichen und Standards

Modellkennzeichen	Standard
Interdisziplinäre Wissensbasis und konzeptionelle Grundlagen	▪ Nachvollziehbarkeit der Bezüge zur interdisziplinären Wissensbasis ▪ Beschreibung der Schnittstellen
Theoretische Annahmen zu Struktur und Funktion des Gegenstands	▪ Erklärung des konzeptionellen Zusammenhangs ▪ Expliziertes Grundverständnis
Beschreibung therapeutischer Vorgehensweisen im Behandlungsprozess	Prozessmodell und zwei der folgenden Aspekte: ▪ Konzeptentwicklung ▪ Therapeutischer Leitfaden ▪ Methodisch-didaktischer Leitfaden für den Unterricht ▪ Leitfragen zum klinischen Reasoning
Bereitstellung von Anwendungshilfen	▪ Mindestens ein erprobtes, möglichst statistisch überprüftes Erhebungsinstrument ▪ Assessments für verschiedene Problemstellungen und Klientengruppen ▪ Dokumentationsbögen ▪ Gut aufbereitete Handbücher
Theoretische Fortentwicklung und empirische Forschung zur praktischen Anwendung	▪ Lebendige Publikations- und Forschungskulturdatenbank ▪ Kommunikationsnetzwerk ▪ Tagungen

! Zum Standard eines Modells sollte eine Publikations- und Forschungskultur rund um seinen Entwicklungsprozess gehören. Hierzu gehören Studien zu Implementierungsprozessen und Assessmententwicklung und -überprüfung. Eine zentrale Datenbank sowie ein Kommunikationsnetz und regelmäßige Tagungen für Forschende und Modellanwendende im interdisziplinären Austausch wären wünschenswert.

1.10.4 Funktionen der Praxismodelle für die Profession

Die Bedeutung von Praxismodellen, die obige Merkmale aufweisen und einen bestimmten Standard erfüllen, geht weit über die Unterstützung der einzelnen Ergotherapeutin in der Therapie hinaus. Feaver und Creek (1993) liefern eine ausführliche Analyse der Grenzen und Möglichkeiten der Modelle. Die folgenden drei Punkte sind an ihre Analyse angelehnt.

- Praxismodelle verdeutlichen den *einzigartigen Beitrag der Profession* im Vergleich zu anderen Gesundheitsberufen und klären über die Natur der ergotherapeutischen Dienstleistung auf. Sie verleihen der Profession Autonomie in unterschiedlichsten institutionellen Rahmenbedingungen (Großinstitution, Ergotherapeutin im multiprofessionellen Team). Indem sie konzeptionelle Sicherheit und einen stimmigen Erklärungsrahmen bereitstellen, können sie Schutz vor Vereinnahmungstendenzen anderer Abteilungen und Berufe bieten. Mit diesem Punkt sprechen die Autorinnen die Darstellungsfunktion von Praxismodellen vor allem nach außen an.
- Das Bereitstellen einer *einheitlichen Sprache*, die für Berufsangehörige einen Orientierungsrahmen bildet. Diese Sprache transportiert den professionseigenen Blick, indem Grundverständnis und komplexe Sachverhalte in Begriffen integriert und komprimiert werden.
- Praxismodelle sind *Prüfsteine* für die Profession, die ihren Mitgliedern bei aller Verschiedenheit Zusammenhalt ermöglichen. Die Autorinnen vertreten die Position, dass es nicht darum geht, eine einheitliche übergreifende Theorie der Ergotherapie zu entwickeln, sondern mit ausgewählten Praxismodellen zu arbeiten, die mit einem ergotherapeutischen Grundverständnis übereinstimmen. Praxismodelle sind somit Tests für konsistente ergotherapeutische Vorgehensweisen.

Eine weitere Funktion von Praxismodellen besteht darin, dass sie die Entwicklung des Berufes voranbringen. Mit ihrer Ausarbeitung gehen in vielen Ländern Forschungsprogramme einher, an denen Berufsangehörige aus Praxis und Wissenschaft beteiligt sind. Es werden Fragen aufgeworfen, die in einer größeren Fachöffentlichkeit kontrovers diskutiert werden und eng mit dem eigenen beruflichen Selbstverständnis verbunden sind. Schließlich haben Praxismodelle die Funktion, ergotherapeutisches Wissen kritisch zu entwickeln und zu vertiefen. Die veränderliche Komplexität von Problemstellungen hat einen nachhaltigen und langfristigen Einfluss auf die Praxis, sodass bei neu auf den Markt kommenden Techniken und Methoden zukünftig evtl. kritischer nach theoretischen und empirischen Nachweisen gefragt wird.

1.10.5 Grenzen der Praxismodelle

Ergotherapeutische Praxismodelle bilden Wissensmanagementsysteme für Ergotherapeuten: Sie wollen die praktische Arbeit optimieren und effektiver machen, indem sie eine theoretische Vorauswahl treffen, Verbindungen aufzeigen, prototypische Lösungen für Praxisprobleme entwerfen und konkrete Materialien an die Hand geben. Für den Modellanwender können hierdurch aufwendige Recherchen, Vergleiche und die Auseinandersetzung mit Grundsatzfragen entfallen. In der ergotherapeutischen Literatur finden sich Stellungnahmen, die sich kritisch mit den Grenzen, Paradoxien und Gefahren einer einseitigen und nicht kultursensiblen Modellanwendung auseinander setzen (Feaver u. Creek 1993, Hagedorn 1995, Mocellin 1992); auf sie sei an dieser Stelle verwiesen.

Das folgende Kapitel 1.11 gibt einen Überblick zu ausgewählten Praxismodellen. Es vergleicht sie u.a. hinsichtlich ihrer Verwendungszwecke.

1.11 Praxismodelle: Steckbriefe

Ulrike Marotzki, Kathrin Reichel

Dieses Kapitel stellt ausgewählte ergotherapeutische Praxismodelle nach einem einheitlichen Format vor, sodass Gemeinsamkeiten und Unterschiede sichtbar werden. Aus der Vielzahl an internationalen ergotherapeutischen Modellen wurde eine Auswahl getroffen (Kap. 1.11.1). Im Kapitel 1.11.2 werden steckbriefartig beschrieben: das *Occupational Therapy Practice Framework, Bieler Modell, Model of Human Occupation, Canadian Model of Occupational Performance* und *Model of Occupational Performance Australia*. Leser finden zu jedem Modell Internetressourcen, Beispiele zur praktischen Anwendung der Modelle finden sich in Marotzki 2002. Eine Schlussbemerkung (Kap. 1.11.3) beendet das Kapitel.

1.11.1 Modellauswahl und Beschreibungsformat der Modell-Steckbriefe

Drei Kriterien führten zur Auswahl der Modelle:

- *Bekanntheit im deutschsprachigen Raum*: Indikatoren hierfür sind deutschsprachige Publikationen, Fortbildungsveranstaltungen sowie die Thematisierung im Rahmen der ergotherapeutischen Ausbildung, speziell im Fach „Grundlagen der Ergotherapie" (Stade 2004).
- *Fachbereichsunabhängige Anwendbarkeit:* Die Modelle sind in jedem ergotherapeutischen Fachbereich einsetzbar.
- *Kennzeichen*: Die in Kap. 1.10.3 ausführlich beschriebenen Kennzeichen sind anwendbar.

Der erste Steckbrief gilt einer Publikation des US-amerikanischen Berufsverbandes (2002): dem *Occupational Therapy Practice Framework* (OTPF), das sich selbst *nicht* als Modell versteht. Da die Auswahlkriterien aber auch auf das OTPF zutreffen, haben wir uns entschieden, es in dieses Kapitel aufzunehmen.

Das *Beschreibungsformat* der Steckbriefe wurde auf der Basis der in Kapitel 1.10 dargestellten Standardkriterien entwickelt und noch um einige Punkte erweitert, die aus einem Modell-Deskriptor von Christiansen und Baum (1997) stammen. Das Beschreibungsformat für die Modelle umfasst:

- Teil A: Modelldaten,
- Teil B: Konzeptionelle Grundlagen und interdisziplinäre Basis,
- Teil C: Unterstützung therapeutischer Vorgehensweisen,
- Teil D: Anwendungshilfen,
- Teil E: Verbreitung, Forschung zum Modell,
- Teil F: Verwendungszwecke: Stärken, Besonderheiten.

Hierzu werden vorsichtige Beurteilungen zu den Modellen abgegeben. Stärken werden mit +, Besonderheiten mit • gekennzeichnet.

1.11.2 Modell-Steckbriefe

Occupational Therapy Practice Framework – OTPF

Teil A: Modelldaten

Letzte Revision

Das OTPF wurde im November 2002 im American Journal of Occupational Therapy (AJOT) veröffentlicht. Es ersetzt die Uniform Terminology for Occupational Therapy – 3rd Edition (UT-III, 1994).

Internetressource

http://www.aota.org

Entwickler

Die American Occupational Therapy Association (AOTA) initiierte für die Überarbeitung der „Uniform Terminology – Third Edition" eine Praxiskommission (1998 – 2002) aus 13 Ergotherapeutinnen unter dem Vorsitz von Mary Jane Youngstrom.

Ursprung des Frameworks

Die AOTA beauftragte nach Aufforderung des US-Gesundheitsministeriums ab den 70er-Jahren Expertenkommissionen, die zuerst eine einheitliche Terminologie für die Dokumentation ergotherapeutischer Leistungen erarbeiteten. Das OTPF ist das vierte und aktuellste in einer Reihe von Dokumenten der AOTA, die neben einer ergotherapeutischen Terminologie den zentralen Zuständigkeitsbereich der Profession darstellen. „Framework" bedeutet „Gerüst, Gestell, Rahmen".

Teil B: konzeptionelle Grundlagen und interdisziplinäre Basis

Philosophische und theoretische Annahmen zu Struktur und Funktion des Gegenstandes

Das OTPF baut auf dem professionellen Grundverständnis (Kap. 1.10) der US-amerikanischen Ergotherapie auf. Dem Framework nach konzentrieren sich Ergotherapeuten darauf, Menschen in ihren für sie bedeutungsvollen und sinnvollen Alltagsaktivitäten innerhalb ihrer Lebensbezüge zu unterstützen. Ergotherapeuten binden Klienten in Betätigungen ein, um Folgen von Krankheit und Behinderung zu beeinflussen und in der Alltagsbewältigung zu unterstützen. Veränderungen der Performanz sind darauf ausgerichtet, den Klienten in bedeutungsvolle Betätigungen einzubinden, was sich auf Gesundheit, Wohlbefinden und Lebenszufriedenheit auswirkt. *Betätigungen* sind demnach zentral mit der Identität und Kompetenz einer Person verbunden.

Interdisziplinäre Wissensbasis

Das OTPF bezieht sich ausschließlich auf Literatur von nordamerikanischen Ergotherapeuten und nimmt ausdrücklich auf die ICF der WHO als interdisziplinäre Klassifikation der Funktionsfähigkeit einer Person Bezug: Die Klientenfaktoren aus dem OTPF, die zur Betätigungsperformanz einer Person beitragen, stimmen mit der Definition der WHO von Körperfunktionen und -strukturen (aus der ICF) überein.

Konzepte und Konstrukte

Das *Eingebundensein in Betätigung, um die Partizipation im jeweiligen Kontext zu unterstützen*, wird als angestrebtes Ziel ergotherapeutischer Interventionen formuliert. **Tab. 1.15** zeigt, welche Elemente dieses Ziel im Einzelnen beinhaltet.

Unter den in der Tabelle aufgeführten Begriffen wird im Framework Folgendes verstanden:

- *Performanz in Betätigungsbereichen*: Ergotherapeuten richten ihr Fachwissen auf das Ausführen von Betätigungen.
- *Performanz-Fertigkeiten:* Fertigkeiten meinen im Vergleich zu Körperfunktionen oder Fähigkeiten kleine Einheiten von Performanz.
- *Performanz-Muster:* Elemente von Performanz, die sich über die Zeit entwickeln. Im Framework sind damit Gewohnheiten, Routinen und Rollen

Tab. 1.15 Gegenstandsbereich der Ergotherapie (AOTA 2002, Übers. Reichel, 2003)

Eingebundensein in Betätigung zur Unterstützung der Partizipation im Kontext

Performanz in Betätigungsbereichen
Aktivitäten des täglichen Lebens (ADL)*
Instrumentelle Aktivitäten des täglichen Lebens (IADL)
Bildung
Arbeit
Spiel
Freizeit
Soziale Partizipation

Performanz-Fertigkeiten	Performanz-Muster
Motorische Fertigkeiten	Gewohnheiten
Verarbeitungsfertigkeiten	Routinen
Kommunikations- und Interaktionsfertigkeiten	Rollen

Kontext	Aktivitätsanforderungen	Klientenfaktoren
Kulturell	Gebrauch von Objekten und deren Eigenschaften	Körperfunktionen
Physisch	Raumanforderungen	Körperstrukturen
Sozial	Soziale Anforderungen	
Persönlich	Abfolge und Zeit einteilen	
Spirituell	Erforderliche Handlungen	
Zeitlich	Erforderliche Körperfunktionen	
Virtuell	Erforderliche Körperstrukturen	

*Auch bezeichnet als Basic Activities of daily Living (BADL) oder Personal Actvities of daily Living (PADL).

gemeint. Auch sie sind durch den Kontext beeinflusst.

- *Kontext:* eine Vielzahl von Bedingungen innerhalb und außerhalb des Klienten, die seine Performanz beeinflussen.
- *Aktivitätsanforderungen:* Ergotherapeuten analysieren sie, um festzustellen, wie sie das Ausführen von Fertigkeiten beeinflussen.
- *Klientenfaktoren* (oder klientenbezogene Faktoren): Sie beeinflussen die Performanz. Es sind die dem Klienten innewohnenden Funktionen und Strukturen seines Körpers. Für die Definition dieser Faktoren wird im Framework die WHO-Definition aus der ICF übernommen (Kap. 1.9).

Schwerpunkt(e)

Schwerpunkt des OTPF ist die Klärung einer definierten Terminologie der Ergotherapie. Das OTPF hat zwei Teile:

- Die Beschreibung des Arbeits- oder Gegenstandsbereichs der Ergotherapie.
- Die Darstellung des ergotherapeutischen Prozesses in drei Phasen unterstützt durch Leitsätze.

Teil C: Unterstützung therapeutischer Vorgehensweisen

Ergotherapieprozess

Den ergotherapeutischen Prozess von Evaluation, Intervention und Outcome stellt **Abb. 1.12** dar. Anhand von fünf Leitsätzen wird der ergotherapeutische Prozess erläutert:

- Der Behandlungsprozess wird als dynamisch und interaktiv dargestellt. Der Prozess beginnt mit dem Betätigungsprofil des Klienten, wobei das Verständnis für dessen Anliegen und Probleme einen wesentlichen Eckpfeiler darstellt.
- Der Kontext hat umfassenden, grundlegenden Einfluss auf den Behandlungsprozess.
- Der Begriff ***Klient*** meint im Verständnis des Framework die Gesamtheit derjenigen, die Ergotherapie erhalten (Einzelpersonen, Bezugspersonen, Gruppen, Populationen).
- Ein klientenzentrierter Ansatz gilt für das gesamte Framework. Alle Interventionen konzentrieren sich auf die Prioritäten des Klienten.
- Das ***Eingebundensein in Betätigung*** wird als umfassendes Ergebnis bzw. Outcome des ergotherapeutischen Prozesses betrachtet.

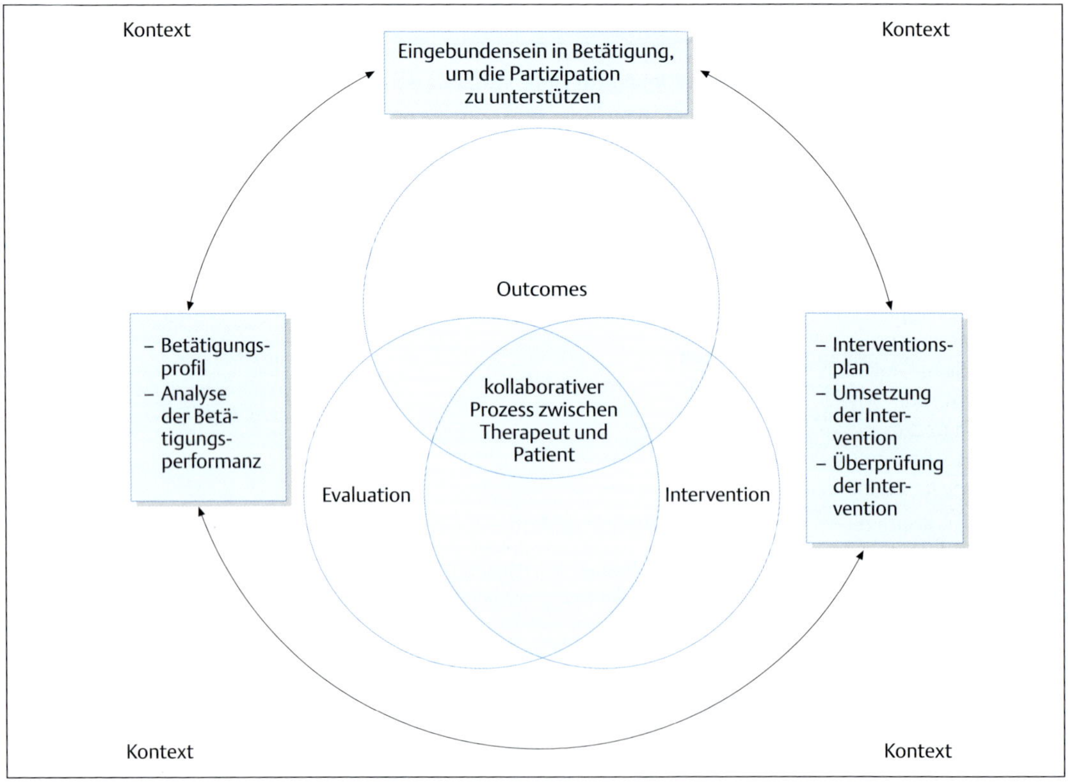

Abb. 1.12 Kollaboratives Prozessmodell des Framework (AOTA 2002, Übersetzung Reichel 2003).

Konzept- bzw. Programmentwicklung
Hierauf wird nicht gesondert Bezug genommen. Allerdings lassen sich aus dem besonderen Fokus auf Alltagsaktivitäten und Eingebundensein in Betätigungen zur gesellschaftlichen Teilhabe als Ziel der Ergotherapie und der Beschreibung des ergotherapeutischen Behandlungsprozesses Voraussetzungen für ein eigenverantwortliches Vorgehen von Ergotherapeuten ableiten.

Therapeutische Haltung
Alle Interventionen müssen sich von Beginn an auf die Prioritäten des Klienten konzentrieren. Von zentraler Bedeutung ist eine kollaborative Zusammenarbeit mit dem Klienten während aller Phasen des Behandlungsprozesses.

Didaktik
Wird nicht im Modell beschrieben.

Klinisches Reasoning
Besonders für die initiale Phase der Evaluation der Betätigungsperformanz sollen verfügbare Evidenzen und alle Aspekte des Clinical Reasoning (wissenschaftliches, narratives, pragmatisches, ethisches Reasoning, Kap. 1.13) eingesetzt werden, um einen oder mehrere Bezugsrahmen für die weitere Evaluations- und Informationssammlung auszuwählen. Für die verschiedenen Phasen des ergotherapeutischen Prozesses werden jeweils Leitfragen angegeben.

Teil D: Anwendungshilfen

Es existieren z.B. Leitfragen zum Betätigungsprofil zu Beginn der Ergotherapie:

- Wer ist der Klient (Einzelperson, Betreuungspersonen, Gruppen, Population)?
- Warum sucht der Klient Behandlung und was sind die gegenwärtigen Anliegen des Klienten bezogen auf das Eingebundensein in Betätigungen und Alltagsaktivitäten?
- Welche Betätigungsbereiche sind erfolgreich und welche Bereiche verursachen Probleme oder Risiken?
- Welche Kontexte unterstützen Eingebundensein in erwünschte Betätigungen und welche Kontexte verhindern dies?
- Was ist die Betätigungsgeschichte des Klienten (z.B. Lebenserfahrungen, Werte, Interessen, frühere Muster von Betätigungen und Alltagsaktivitäten und die Bedeutung, die damit verbunden ist)?
- Was sind die Prioritäten des Klienten und gewünschte, angestrebte Therapieergebnisse?

Assessments
Im OTPF selbst sind keine Assessments beschrieben. Auf der Grundlage der im Framework beschriebenen Prozess-Schritte und Kriterien können Assessments ausgewählt werden, um die einflussnehmenden Faktoren des Kontextes, der Aktivitätsanforderungen und der Klientenfaktoren (Körperfunktionen und -strukturen) zu bestimmen.

Dokumentation
Die Dokumentation der therapeutischen Intervention ist Bestandteil des ergotherapeutischen Prozesses. Das OTPF stellt allerdings keine besonderen Hilfen zur Verfügung.

Teil E: Verbreitung, Forschung zum Modell

Entwicklung und Verbreitung
Das OTPF wird regelmäßig auf Initiative der AOTA durch Expertenkommissionen weiterentwickelt, um den Veränderungen in der Berufspraxis Rechnung zu tragen. Die aktuellen Überarbeitungen werden sowohl in Curricula als auch in der aktuellen Literatur und in Lehrbüchern berücksichtigt und finden dadurch weite Verbreitung.

Ebenso wie die vorangegangenen Dokumente ist das OTPF Ergebnis eines innerhalb der US-amerikanischen Ergotherapie geführten Diskussionsprozesses über den zentralen Gegenstandsbereich, die Begrifflichkeiten und gedanklichen Konstrukte der ergotherapeutischen Profession.

Anpassung an deutsche Verhältnisse
Das OTPF liefert Anregungen für ein umfassendes Gegenstandsverständnis der Berufsgruppe, eine definierte Terminologie sowie ein Prozessmodell für die Ergotherapie (Reichel 2005). Eine Anpassung an deutsche Verhältnisse ist noch nicht erfolgt.

Forschung
Viele Beiträge nordamerikanischer Kolleginnen wurde in der Erarbeitung des OTPF berücksichtigt, insbesondere zum Verständnis von individuell bedeutungs- und sinnvollen Betätigungen.

Teil F: Verwendungszwecke: Stärken, Besonderheiten

Ausbildung

+ Das OTPF wird ausdrücklich zur Vermittlung des ergotherapeutischen Prozesses für ergotherapeutische Ausbildung und Studium empfohlen. Die verwendete und definierte Terminologie findet sich in den Publikationen nordamerikanischer Autorinnen wieder.
+ Eine Gegenüberstellung mit der Terminologie der ICF ist dem OTPF beigefügt.

Klientenarbeit

+ Bei der Entwicklung einer klientenzentrierten Haltung und der Durchführung des ergotherapeutischen Behandlungsprozesses bietet das OTPF Leitlinien und Hilfen für das therapeutische Vorgehen (Evaluation, Intervention und Ergebnisbewertung).

Bieler Modell

Teil A: Modelldaten

Letzte Revision

Das Modell wurde seit Anfang der 90er-Jahre entwickelt. Es existiert ein Handbuch zum Modell von 1998. Eine ausführliche Veröffentlichung zu Aufbau und Fallanwendung des Modells liegt von Nieuwesteeg und Somazzi aus dem Jahr 2002 vor.

Internetressource

http://www.ergotherapieschulebiel.ch/

Modellentwickler

Die Modellentwickler kommen überwiegend aus dem ergotherapeutischen Ausbildungsbereich. Zu ihnen gehören: Hilde Béguin, Susi Dreier, Marie-Theres Nieuwesteeg, Ursula Mosthaf, Heinz Schüpbach, Mario Somazzi, Gabrielle Versümer.

Ursprung des Modells

Das Modell wurde an der Schule für Ergotherapie Biel in der Schweiz als theoretische Grundlage und Strukturierung des therapeutischen Vorgehens entwickelt. Schülern sollte ein Arbeitsinstrument an die Hand gegeben werden, mit dem sie ihre Klientenarbeit strukturiert, zielgerichtet und gleichzeitig differenziert planen, durchführen und auswerten können. Einzelne Modellaspekte sollten definiert und dabei auf interdisziplinäre Theorien zurückgegriffen werden.

Teil B: Konzeptionelle Grundlagen und interdisziplinäre Basis

Philosophische und theoretische Annahmen zu Struktur und Funktion des Gegenstandes

Das Bieler Modell stellt die ***Handlungsfähigkeit*** ins Zentrum des ergotherapeutischen Auftrags. Grundannahme ist, dass ***Handlungsfähigkeit*** bestimmt wird durch die Wechselwirkung von ***personalen*** und ***lebensbereichsbezogenen Handlungsbedingungen***

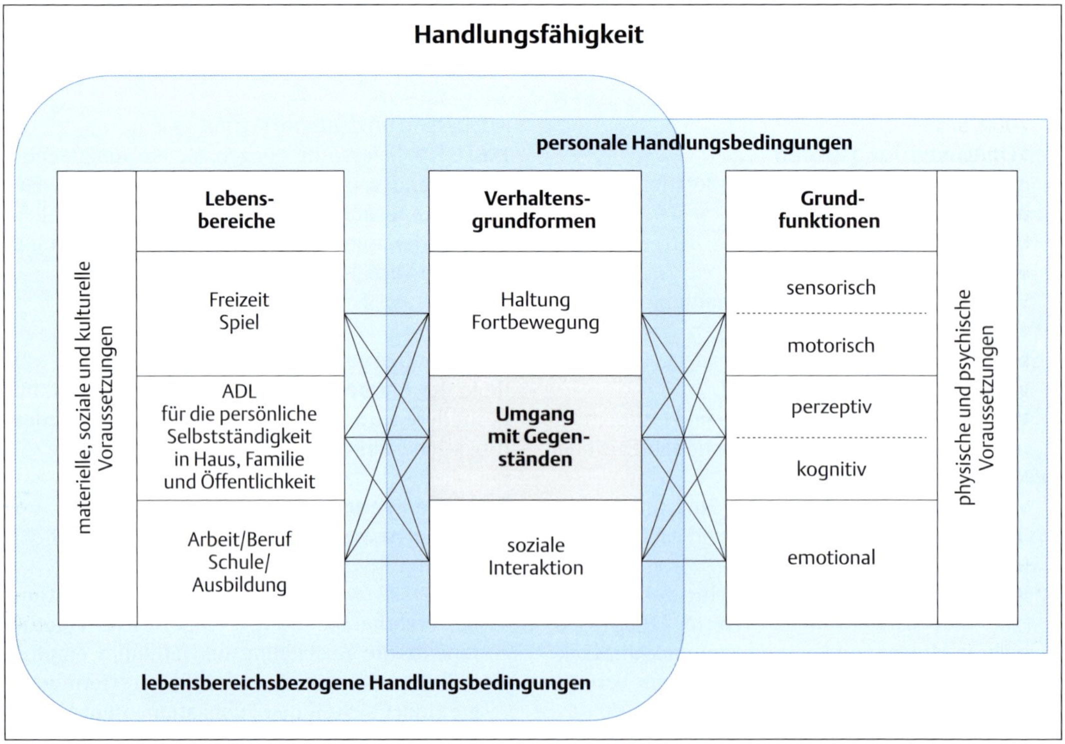

Abb. 1.13 Bieler Modell (Nieuwesteeg u. Somazzi 2002).

(**Abb. 1.13**). Aktivitäten, mit denen Menschen zielgerichtet und bewusst auf ihre Umwelt einwirken, werden *Handlungen* genannt. Handlungen sind motiviert und strukturiert. Sie sind selbst-, mit- oder fremdbestimmt. Handeln gestaltet Umwelt und Person. Die Handlungsfähigkeit eines Menschen entwickelt und verändert sich im Laufe eines Lebens. *Krankheit* und *Behinderung* sowie Über- und Unterforderung durch die Umwelt erschweren und beeinträchtigen die individuelle Handlungsfähigkeit.

Interdisziplinäre Wissensbasis

Als interdisziplinäre Wissensbasis des Modells wird auf Literatur von Autoren verschiedener Richtungen der Handlungs- und Arbeitspsychologie verwiesen. Hierzu gehören u.a.: W. Hacker, A. Leontjew, K. Lewin, H. Schüpbach, W. Volpert (Kap. 1.7).

Konzepte und Konstrukte

Im Bieler Modell wird Handlungsfähigkeit durch drei in Wechselwirkung stehende und aus mehreren Komponenten zusammengesetzte Konzepte definiert: Lebensbereiche, Grundfunktionen, Verhaltensgrundformen.

- *Lebensbereiche* sind „die situativen Anforderungen und Möglichkeiten in Form von Handlungsangeboten aus der Umwelt" (Nieuwesteeg u. Somazzi 2002, S. 33).
- *Grundfunktionen* beschreiben „die individuellen Möglichkeiten und Schwierigkeiten eines Menschen zu handeln" (Nieuwesteeg u. Somazzi 2002, S. 33).
- *Verhaltensgrundformen* werden im Bieler Modell ins Zentrum der Wechselwirkungen von personalen und lebensbereichsbezogenen Handlungsbedingungen und gleichzeitig in den Fokus der ergotherapeutischen Aufmerksamkeit gestellt. Sie sind „sichtbare, d.h. der Selbst- und der Fremdbeobachtung zugängliche Verhaltensweisen, die sowohl von der Umwelt geprägt als auch vom Individuum her bestimmt sind" (Nieuwesteeg u. Somazzi 2002, S. 34).

Der Zusammenhang der Hauptkonzepte, ihrer Komponenten und ihre Wechselwirkungen werden durch das Modell selbst nicht erklärt. Die Konzepte dienen in erster Linie als Ordnungssystem für die Daten, die im Rahmen der Therapie erhoben werden.

Modellschwerpunkt(e)

Das Modell ist ein Arbeitsinstrument. Es erleichtert, die Vielfalt ergotherapeutischer Problemstellungen und Maßnahmen zu erfassen, in die Praxis umzusetzen und zu evaluieren. Diese Grundlagen erleichtern Schülern, durch vorgegebene Strukturen den therapeutischen Prozess zu analysieren, Problemstellungen zu erarbeiten und entsprechende therapeutische Maßnahmen zu planen. Selbstverständlich kann das Modell zur Grundlage jeder ergotherapeutischen Arbeit werden. Die Autoren betonen, dass das Bieler Modell auch zur Entwicklung qualitätssichernder Maßnahmen geeignet ist.

Teil C: Unterstützung therapeutischer Vorgehensweisen

Ergotherapieprozess

Die Stationen des Ergotherapieprozesses werden Erfassung, Planung, Durchführung und Evaluation genannt. Besonders sorgfältig wird die *Erfassung* behandelt. Daten zu *Möglichkeiten* und *Schwierigkeiten* des Klienten werden hierbei den Modellkomponenten zugeordnet. Erfasst werden allgemeine und besondere Angaben zur Person sowie ergotherapierelevante Problemstellungen. Die *Planung* umfasst die Aufstellung von Behandlungsschwerpunkten und konkreten Behandlungszielen, die Beschreibung der Rahmenbedingungen und methodischen Maßnahmen. Für die *Durchführung* wird auf die Feinplanung von Einstiegs-, Tätigkeits- und Ausstiegsphase Bezug genommen. Die *Evaluation* legt den Schwerpunkt auf den Abgleich gestellter und bereits erreichter Behandlungsziele.

Klinisches Reasoning

Der Modellaufbau, die Beschreibung der Therapiestruktur und Dokumentationsbögen fördern in besonderer Weise das diagnostische und prozedurale Reasoning. Die Unterscheidung objektiver und subjektiver Daten und ihre jeweilige Erfassung durch bestimmte Reasoningformen sowie ihre jeweilige Bedeutungen für den Therapieprozess werden nicht behandelt.

Therapeutische Haltung

Das Modell bietet keine besonderen Leitlinien für die therapeutische Grundhaltung. Im Rahmen der Erfassung und auf den entsprechenden *Dokumentationsbögen* wird dazu angehalten, den Blick auf Ressourcen und Defizite des Klienten zu lenken und diese niederzuschreiben. Es wird hervorgehoben, dass die Therapeutin den Klienten dabei unterstützt, „Möglichkeiten zur Umweltbewältigung zu entwickeln" und „die Umweltgegebenheiten den jeweils konkreten Möglichkeiten des Patienten anzupassen" (Nieuwesteeg u. Somazzi 2002, S. 33).

Konzept- bzw. Programmentwicklung
Dieser Punkt wird in der Literatur zum Modell nicht behandelt.

Didaktik
Auf Fragen der Modellvermittlung im Rahmen der Ausbildung wird in der vorhandenen Literatur nicht eingegangen. Die umfangreichen Erfassungsbögen und die verschiedenen Fallbeispiele erleichtern es aber, Schüler an die Modellanwendung mit Klienten heranzuführen.

Teil D: Anwendungshilfen

Leitfragen
Leitfragen zur Arbeit mit dem Modell werden durch die Modellkonzepte nahe gelegt, jedoch nicht konkret formuliert.

Assessments
Das Modell stellt keine Assessments, jedoch Selbsteinschätzungsbögen zur Handlungsfähigkeit zur Verfügung.

Dokumentation
Das Bieler Modell verfügt über einen umfangreichen Katalog mit Dokumentationsbögen (75 Seiten), die den gesamten Therapieprozess in seiner Orientierung am Modell unterstützen.

Teil E: Verbreitung, Forschung zum Modell

Verbreitung
Das Bieler Modell ist von den Modellentwicklern auf Workshops und Kongressen im deutschsprachigen Raum vorgestellt worden und wird inzwischen auch an deutschen Schulen unterrichtet (Stade 2004). Eine englische Übersetzung ist auf der Homepage der Schule für Ergotherapie Biel einsehbar.

Anpassung an deutschsprachige Verhältnisse
Dieses Modell stellt das einzige genuin deutschsprachige Praxismodell dar, das zudem publiziert wurde. Somit sind keine besonderen sprachlich-begrifflichen oder kulturellen Anpassungen notwendig.

Forschung
Die Autoren sehen im Modell einen Beitrag zur Entwicklung einer einheitlichen deutschsprachigen Terminologie und zur strukturierten Therapiedokumentation als ersten Schritt in Richtung Forschung und Qualitätssicherung. Evaluationsstudien zur Modellanwendung in Therapie und Ausbildung wären wünschenswert.

Teil F: Verwendungszwecke: Stärken, Besonderheiten

Ausbildung
+ Das Bieler Modell gewährt einen umfassenden Überblick über Aspekte der ergotherapeutischen Arbeit auf der Basis überwiegend deutschsprachiger Bezugstheorien. Die *Terminologie* schließt einerseits an die deutsche Alltagssprache an und greift zentrale Begriffe eines deutschsprachig geprägten ergotherapeutischen Selbstverständnisses auf. Hierdurch ergibt sich für die Modellvermittlung an Schüler eine große Stärke.
+ Die *Einarbeitung in das Modell ist für Lehrende* nicht sehr aufwendig. Die Literatur ist überschaubar und die Fallbeispiele im Handbuch sind als Unterrichtsmaterialien verwendbar. Auch die umfangreichen Dokumentationsbögen können direkt als Lehrmaterialien verwendet werden, um mit den Schülern die *Erfassung* differenziert zu üben.
• Von Lehrenden ist zu beachten, dass das Bieler Modell noch nicht vollständig theoretisch ausgearbeitet ist. Der Text beschreibt die Komponenten der Handlungsfähigkeit und deren wechselseitige Beziehungen. Die Grafik erlaubt die Darstellung dieser Komplexität.
• Auch eine klientenzentrierte Grundhaltung wird durch das Modell selbst nicht vermittelt. Didaktische Hinweise zur Vermittlung werden nicht gegeben.
+ Die *Akzeptanz des Modells an Praktikumsstellen* wird gerade aufgrund der leicht erschließbaren Terminologie als relativ hoch eingeschätzt.

Klientenarbeit
+ Auch für Therapeuten ist die Einarbeitung in das Modell relativ schnell möglich.
+ Die *Befunderhebung* wird durch die Modellgrafik und die Dokumentationsbögen unterstützt.
• Zu einem *klientenzentrierten Vorgehen*, d.h. wo und wann man die Perspektive des Klienten in den Therapieprozess einfließen lässt, gibt das Modell selbst keine Hinweise.
+ Für die *interdisziplinäre Kommunikation* bringt die deutschsprachige Terminologie große Vorteile.

Occupational Performance Model Australia – OPM(A)

Teil A: Modelldaten

Letzte Revision

Das Modell wurde im Zeitraum von 1990 – 1996 entwickelt. Eine zusammenfassende Beschreibung legten die australischen Ergotherapeutinnen Chapparo und Ranka 1997 als inzwischen vergriffene Monografie vor. Sie ist auszugsweise auf der Internetseite zum Modell (s. u.) veröffentlicht und in Teilen vom Arbeitskreis Modelle und Theorien Wien 2004 ins Deutsche übersetzt worden. Speziell von österreichischen Ergotherapeuten liegen einige neuere Publikationen zur Modellanwendung vor (Holzer 1998, Jurkowitsch 2004, Padevit 1998, Stadler-Grillmaier 2002, Weigl 2002, 2004, Wiesinger 2004).

Internetressource

http://www.occupationalperformance.com

Modellentwickler

Die australischen Modellentwicklerinnen Christiane Chapparo und Judy Ranka lehren an der University of Sydney in der School of Occupation and Leisure Sciences.

Ursprung des Modells

Ausgangspunkt waren Veränderungen des curricularen Rahmens des Ergotherapiestudiums. Es sollten im Curriculum „sowohl die Natur des menschlichen Handelns als auch die ergotherapeutische Praxis adäquater reflektiert werden" (Arbeitskreis Modelle und Theorien 2004, S. 12). Das Modell integriert Ideen anderer ergotherapeutischer Modelle (Modell von Reed u. Sanderson, MOHO, CMOP) und der Occupational Science.

Teil B: konzeptionelle Grundlagen und interdisziplinäre Basis

Philosophische und theoretische Annahmen zu Struktur und Funktion des Gegenstandes

Das OPM(A) sieht sich als Beitrag zu einer in der Tradition Adolf Meyers (Kap. 1.1) stehenden ganzheitlichen Ergotherapie. Handeln vermittelt ein Gefühl von Realität, Kontrolle, Kompetenz, Autonomie und zeitlicher Organisation. Dies beinhaltet die Interaktion zwischen Menschen und ihrer Umwelt (Chapparo u. Ranka 2004). Gesundheit wird als kompetente und zufriedene Ausführung von Handlungsrollen verstanden. Das OPM(A) lehnt sich an die im kanadischen Modell stark vertretene Klientenzentrierung und Beachtung der Spiritualität an. Zudem werden systemische Ideen der Selbstorganisation aufgegriffen.

Interdisziplinäre Wissensbasis

Für das zentrale Modellkonstrukt der Handlungsrolle (Kap. 1.7) wird auf soziologische Literatur hingewiesen: auf Jackson, Sabrin und Allen. Zur Erläuterung der für das Modell sehr wichtigen subjektiven Seiten von Betätigung, der Dimension des individuellen Sinns, des Erlebens von Zeit und Raum und der Spiritualität wird psychologische und psychotherapeutische Literatur von Erich Fromm, Victor Frankl und Jerome Bruner genannt.

Konzepte und Konstrukte

Die Struktur des OPM(A) umfasst acht Konstrukte (**Abb. 1.14**):

- *Handlungsperformanz:* wird verstanden als „die *Fähigkeit, Rollen, Handlungsabläufe, Handlungsschritte und Handlungsteilschritte wahrzunehmen, zu wollen, ins Gedächtnis zu rufen, zu planen und auszuführen; zum Zweck der Selbsterhaltung, Produktivität und Erholung als Reaktion auf Anforderungen der internen* und/oder *externen Umwelt*" (Chapparo u. Ranka 2004, S. 17, Hervorhebung im Original).
- *Handlungsrollen:* werden als Teile eines interaktiven Systems verstanden. Sie bilden „*Verhaltensmuster*, die sich *aus Anordnungen von Handlungen der Selbsterhaltung, Produktivität, Freizeit und Erholung* zusammensetzen" (Chapparo u. Ranka 2004, S. 21). Eine Handlungsrolle lässt sich danach analysieren, was in ihnen getan [doing], für sie gewusst [knowing] und wie sich die Person mit ihr identifiziert [being]. Handlungsrollen sind strukturell und in der Zeit zusammengesetzte Einheiten aus: Handlungsabläufen, Handlungsschritten und Handlungsteilschritten.
- *Bereiche der Handlungsperformanz:* Handlungen der Selbsterhaltung, Produktivität und Schule, Freizeit und Spiel. Der zusätzliche Bereich der *Erholung* wird als „absichtsvolle Verfolgung einer Nicht-Aktivität" (Chapparo u. Ranka 2004, S. 22) verstanden.
- *Komponenten der Handlungsperformanz:* Sie tragen dazu bei, effiziente physische, psychische und soziale Funktionen aufrechtzuerhalten. Komponenten beschreiben *biomechanische, sensomotorische, kognitive, intrapersonale und interpersonale* Dimensionen. Gemeint sind hiermit sowohl entsprechende Fähigkeiten auf der Seite der Person als auch entsprechende Erfordernisse auf der Umweltseite (Chapparo u. Ranka 2004, S. 28).

- *Kernelemente der Handlungsperformanz:* Das Konstrukt charakterisiert die Körper-Geist-Seele-Einheit, von der in der Tradition einer ganzheitlich orientierten Ergotherapie ausgegangen wird. Jedes Element wird einzeln beschrieben.
- *Externe Umwelt:* Sie umfasst *physische, soziale, sensorische und kulturelle* Umwelten.
- *Raum:* Das Konstrukt bezieht sich auf den körperinneren und -externen Raum.
- *Zeit:* Dieses Konstrukt ist ebenfalls als physikalische und als empfundene Qualität zu verstehen.

Modellschwerpunkt(e)

Das OPM(A) sieht sein Hauptanliegen in der verbesserten Abstimmung der ergotherapeutischen Ausbildung auf die komplexen ergotherapeutischen Aufgaben. Das Modell bietet für die praktische Tätigkeit „eine hilfreiche Struktur zur Therapieplanung, hilft, bei therapeutischen Aufgabenstellungen Prioritäten zu setzen, und verstärkt die klientenzentrierte Perspektive" (Arbeitskreis Theorien und Modelle 2004, S. 8). Daneben stellt das Modell einen Bezugsrahmen für Forschung und Administration zur Verfügung.

Teil C: Unterstützung therapeutischer Vorgehensweisen

Ergotherapieprozess

Ein Ergotherapieprozessmodell wird im Rahmen des OPM(A) nicht beschrieben. Das Modell stellt hohe Analyseanforderungen in der Phase der Befunderhebung und der therapeutischen Prioritätensetzung. Wie hier im Rahmen des Modells vorzugehen ist, wie die Planung und Durchführung aufeinander folgender Schritte verlaufen, wird in den Praxisbeispielen von Jurkowitsch (2004), Wiesinger (2004) und Weigl (2002, 2004) nachvollziehbar.

Klinisches Reasoning

Der komplexe Modellaufbau, die Beschreibung der acht Konstrukte, ihre objektiv-physikalischen und subjektiv empfundenen Bedeutungsebenen fordern im besonderen Maße die ***phänomenologischen Reasoningformen*** heraus. Diese betreffen den Beziehungsaufbau und die Perspektivenübernahme in der therapeutischen Beziehung (Kap. 1.13).

Therapeutische Haltung

Das Modell betont eine klientenzentrierte und systemische therapeutische Grundhaltung. Dies machen Fragen deutlich, die sich die Therapeutin zu Beginn einer neuen Behandlung stellen soll:

- Wer ist hier eigentlich der Klient?
- Wer braucht also Therapie oder Beratung?
- Worin besteht das Problem?
- Wer hat ein Problem mit der Situation? (Weigl 2002, 65 – 66).

Konzept- bzw. Programmentwicklung

Wie auf der Basis des Modells ergotherapeutische Abteilungskonzepte oder zielgruppenspezifische Programme entwickelt werden können, wird auf der Internetseite unter dem Punkt „Using the OPM(A) to guide practice and research" angedeutet und im

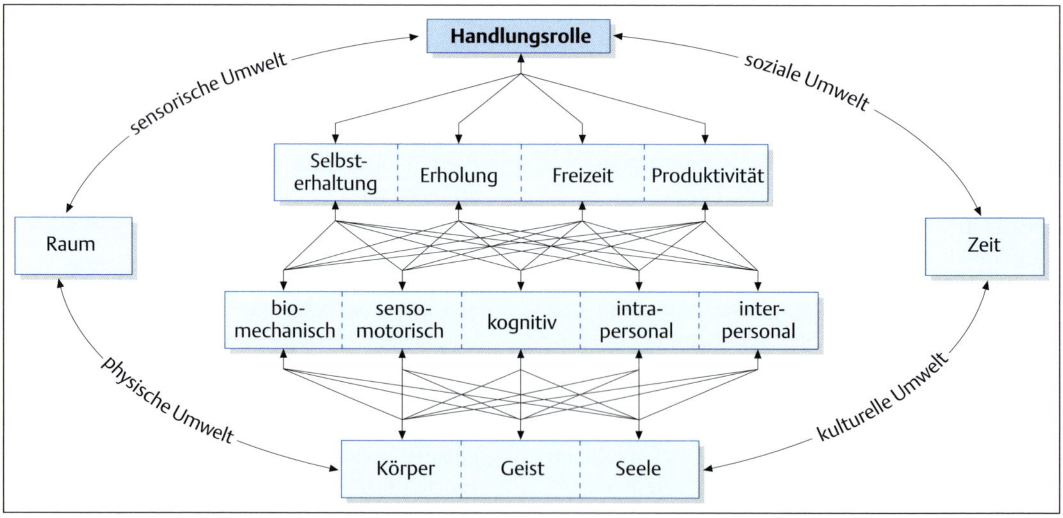

Abb. 1.14 Occupational Performance Model Australia (OPM(A), Arbeitskreis Modelle und Theorien 2004).

zweiten Teil der Monografie (Chapparo u. Ranka, 1997) ansatzweise behandelt.

Didaktik

Die Curriculumsentwicklung an der eigenen Hochschule wird in einem Beitrag der Autorinnen dargestellt (Chapparo u. Ranka 1997b). Die verschiedenen Praxisbeispiele erleichtern es, Schüler bzw. Interessierte an die Modellanwendung mit Klienten heranzuführen.

Teil D: Anwendungshilfen

Leitfragen

Auf der Internetseite unter dem Punkt „Using the OPM(A) to guide practice and research" werden sieben Leitfragen genannt. Sie machen deutlich, dass sich der Ergotherapieprozess an der Reihenfolge der dargestellten Konstrukte, beginnend mit der Analyse der Handlungsrollen, orientieren soll. Die letzten beiden Fragen betreffen die Auswahl der Behandlungsmethoden und -techniken zur Durchführung der Therapie.

Assessments

Die Modellautorinnen entwickelten *The Perceive: Recall: Plan: Perform (PRPP) System of Task Analysis* und führten erste Validierungsstudien zu diesem Analysesystem alltäglicher Handlungssituationen durch (Chapparo u. Ranka 1997c). Ausgehend von Informationsverarbeitungstheorien dient das alters- und diagnoseunabhängige Instrument der Identifizierung von Störungen beim Wahrnehmen, Erinnern, Planen und Durchführen von Alltagsaktivitäten.

Dokumentation

Das Modell bietet keine Dokumentationshilfen an.

Teil E: Verbreitung, Forschung zum Modell

Verbreitung

Das OPM(A) wird laut Internetseite in vielen Ländern angewandt. Es wird auf Workshops und Kongressen im deutschsprachigen Raum vorgestellt und an Schulen und Hochschulen unterrichtet. Gerade die deutschsprachigen Artikel zu Praxisbeispielen machen das Modell nachvollziehbar und tragen zur Verbreitung v.a. in der österreichischen Ergotherapie bei.

Anpassung an deutschsprachige Verhältnisse

Das OPM(A) mit seinen Begriffen und seinen zugrunde liegenden Annahmen wird vom Arbeitskreis Modelle und Theorien Wien (2004) als kulturunabhängig angesehen. Der Arbeitskreis übersetzt „Occupation" mit „Handlung", da der Begriff „Betätigung" in Österreich nicht gebräuchlich ist (Chapparo u. Ranka 1997b, S. 9).

Forschung

Auf der Internetseite des Modells finden sich Publikationen zu Modell- und Curriculumsentwicklung bis in das Jahr 1997.

Teil F: Verwendungszwecke: Stärken, Besonderheiten

Ausbildung

+ Das Modell vermittelt einen umfassenden Überblick über die Aspekte ergotherapeutischer Arbeit. Die Modellkonstrukte werden erklärt.
+ Die grafische Darstellung ermöglicht Orientierung in der Modellstruktur.
- Die Vielfalt der Konstrukte und Komplexität der Wechselbeziehungen ist jedoch nicht einfach zu durchschauen und bedarf der intensiven Beschäftigung mit dem Modell.
- Die Literatur gibt wenig Hinweise über die *praktische Anwendung des Modells in der Klientenarbeit*. Lehrenden wird empfohlen, Fortbildungsveranstaltungen zum Modell zu besuchen und die in deutscher Sprache vorliegenden Anwendungsbeispiele in den Unterricht einzubeziehen.
- Es ist zu vermuten, dass Anleiter an Praktikumsstellen ohne spezifische Kenntnisse genauere Erklärungen zum Verständnis des Modells benötigen.

Klientenarbeit

+ Das Modell gewährt eine große Offenheit für das therapeutische Vorgehen, die für erfahrene Therapeuten von Vorteil ist.
- Weniger erfahrene Therapeuten werden in diesem Modell v.a. Hilfestellungen für die Gestaltung des Ergotherapieprozesses vermissen.
+ Von den Modellautorinnen wurde ein Erhebungsinstrument, das *PRPP-System*, entwickelt, das einen Beitrag zur differenzierten Beurteilung von Störungen bei der Betätigungsdurchführung leistet.
- Hierfür wäre die Entwicklung eines Handbuches empfehlenswert.
+ Ergotherapeuten werden gefordert, systematisch eine klientenzentrierte Grundhaltung einzunehmen.
- Eine OPM(A)-bezogene Fallarbeit gibt Kollegen aus anderen Disziplinen Einblicke in den spezifisch ergotherapeutischen Ansatz.
- Konstrukte, die zunächst selbstverständlich erscheinen, sind jedoch genauer erklärungsbe-

dürftig, so beispielsweise das zentrale Konstrukt der Handlungsrolle.

Canadian Model of Occupational Performance – CMOP

Teil A: Modelldaten

Letzte Revision

Das Modell (Abb. 1.15) wurde im Zeitraum von 1980 bis 1997 entwickelt. Die derzeit gültige Fassung wurde in der Publikation *Enabling occupation: An Occupational Therapy Perspective* des kanadischen Berufsverbandes veröffentlicht (CAOT 1997).

Internetressource

Informieren kann man sich über http://www.caot.ca (kanadischer Berufsverband) und http://occupationaltherapy.dal.ca (Dalhousie University, Canada).

Modellentwickler

An der Entwicklung des Modells und seines Assessments waren beteiligt: das kanadische Ministerium für nationale Gesundheit und Soziales (DNHW), der kanadische Berufsverband (CAOT), Mary Law, Helene Polatajko, Anne Carswell und andere.

Ursprung des Modells

Das CMOP kann als Zwischenergebnis einer Qualitätssicherungskampagne für ergotherapeutische Dienstleistungen des DNHW und des kanadischen Berufsverbandes seit Ende der 60er-Jahre des letzten Jahrhunderts gesehen werden. Im Rahmen dieser Entwicklung entstanden *Leitlinien für eine klientenzentrierte Praxis* (CAOT 1991), das CMOP als konzeptioneller Rahmen für die ergotherapeutische Praxis und das Erhebungsinstrument *Canadian Occupational Performance Measure* (COPM). Das Modell trug somit gemeinsam mit den anderen Publikationen dazu bei, einen Standard ergotherapeutischer Dienstleistungen zunächst für das kanadische Gesundheitswesen zu beschreiben.

Teil B: konzeptionelle Grundlagen und interdisziplinäre Basis

Philosophische und theoretische Annahmen zu Struktur und Funktion des Gegenstandes

Das CMOP geht von einer dynamischen Beziehung zwischen Person, Umwelt und Betätigung aus. Ein erster zentraler Ausgangspunkt ist der *ethische Standpunkt*, dass therapeutische Arbeit eine Partnerschaft zwischen Therapeutin und Klient voraussetzt. Diese findet in der im Modell formulierten ergotherapeutischen *Klientenzentrierung* ihren Ausdruck (Kap. 2.3).

Ein zweiter Ausgangspunkt ist die *Betätigungsperformanz* (Occupational Performance). Sie ist „die Fähigkeit, sinnvolle kulturell bedingte und altersentsprechende Betätigungen auszuwählen, zu organisieren und zufrieden stellend auszuführen, um sich selbst zu versorgen, Freude am Leben zu haben und zum sozialen und ökonomischen Gefüge einer Gemeinschaft beizutragen" (Law et al. 2004, S. 138). Das Modell zielt darauf ab, mit Klienten die für sie sinnvollen Betätigungen in das Zentrum der gemeinsamen Arbeit zu stellen und die Zufriedenheit hierbei zu fördern.

Ein dritter Ausgangspunkt ist die Definition von *Betätigung* als „Gruppen von Aktivitäten und Aufgaben im täglichen Leben, die von den Individuen und ihrer Kultur bestimmt und strukturiert sowie mit Wert und Bedeutung belegt werden" (Law et al. 2004, S. 138).

Interdisziplinäre Wissensbasis

Die theoretischen Bezüge des Modells werden überwiegend zu englischsprachiger ergotherapeutischer Literatur und früheren Praxismodellen hergestellt (CAOT 1997). Auch die Bezüge zur klientenzentrierten Psychotherapie und zu ihrem Begründer Carl Rogers werden transparent gemacht. Zudem werden gesundheitswissenschaftliche Perspektiven in Anlehnung an Programme der Weltgesundheitsorganisation aufgegriffen.

Konzepte und Konstrukte

Die dynamische und interaktive Struktur der Betätigungsperformanz zeigt **Abb. 1.15**. Ihre Elemente werden dreidimensional als konzentrische Kreise (Umwelt) und Dreieck (Person) dargestellt. Vom Zentrum zur Peripherie sind dies:

- *Spiritualität* als das Wesentliche, Einzigartige einer Person und als Zugang zu ihrer Welt und ihren Betätigungen sowie ihren Motiven. Das Verständnis von Spiritualität geht über die religiöse Dimension hinaus.
- *Affektive, kognitive und physische Komponenten* kennzeichnen die Person mit ihren verschiedenen Fähigkeiten, die sie in die Lage versetzen, Betätigungen durchzuführen.
- *Selbstversorgung, Produktivität und Freizeit* kennzeichnen Betätigungen verschiedener Lebensbereiche.
- Die *Umwelt* von Betätigungen wird als *kulturelle, institutionelle, soziale* und *räumliche* beschrieben.

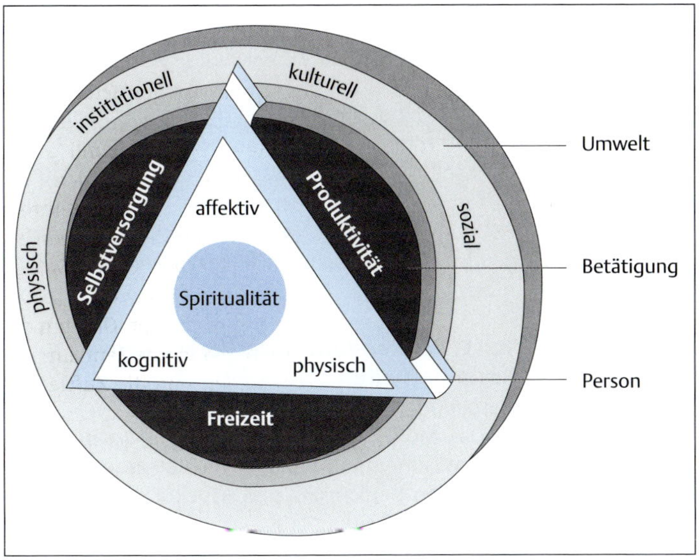

Abb. 1.15 Canadian Model of Occupational Performance (CMOP, CAOT 1997).

Modellschwerpunkt(e)
Zentrales Anliegen des Modells ist es, zur Qualitätsverbesserung der ergotherapeutischen Berufspraxis beizutragen. Darüber hinaus wird in der Publikation von 1997 aufgezeigt, wie sich die ergotherapeutische Perspektive um eine institutionelle und gesundheitspolitische Dimension erweitern lässt (CAOT 1997). Entsprechende Standpunkte und Strategien, die auf die Grundgedanken des Modells aufbauen, z.B. in Bezug auf Gesundheitsförderung, werden in jüngeren Publikationen deutlich (CAOT 2004a, b).

Teil C: Unterstützung therapeutischer Vorgehensweisen

Ergotherapieprozess
Dem CMOP ist ein eigenes Prozessmodell beigeordnet, das *Occupational Performance Process Model (OPPM,* Law et al. 2004). Es werden sieben Prozess-Schritte formuliert, die Therapeuten dabei unterstützen, eine betätigungsbezogene Problemstellung zu analysieren, Prioritäten zu setzen, therapeutische Ansatzpunkte zu finden, Methoden auszusuchen und die Ergebnisse zu evaluieren.

Klinisches Reasoning
Klinisches Reasoning wird durch Leitfragen zum ergotherapeutischen Vorgehen angeregt. Die Dilemmata, die gerade durch eine klientenzentrierte Haltung eintreten können, bspw. als Konflikt zwischen partnerschaftlicher und Expertenhaltung in der Therapie, werden nicht thematisiert (Kap. 2.3).

Therapeutische Haltung
Die CAOT-Publikation „Occupational Therapy Guidelines for Client-Centred Practice" von 1991 umfasst mehrere Leitlinien für die Gestaltung klientenzentrierter ergotherapeutischer Dienstleistungen.

Konzept- bzw. Programmentwicklung
Die institutionelle, gemeindenahe und klientengruppenbezogene Ausrichtung ergotherapeutischer Angebote, bspw. in der Gesundheitsförderung, wird als konsequente Fortsetzung des individuellen therapeutischen Ansatzes gesehen (siehe *Schwerpunkte des Modells*). Wie dies erfolgen kann, wird an Fallbeispielen demonstriert (CAOT 1997, Harth 2002).

Didaktik
Auf Fragen, die direkt mit der Modellvermittlung zusammenhängen, wird in der Literatur nicht eingegangen. Speziell die Leitlinien für eine klientenzentrierte Haltung unterstützen allerdings einen entsprechenden Unterricht. Vor allem im englischsprachigen Bereich sind hierzu einige Arbeitsbücher entstanden (Internetseite der Dalhousie University).

Teil D: Anwendungshilfen

Assessments
Das auf dem CMOP basierende *Canadian Occupational Performance Measure (COPM)* ist ein diagnoseunabhängiges teilstandardisiertes Interview, das Veränderungen in der Performanz und Zufriedenheit des Klienten bezüglich seiner Betätigungsperformanz misst. Es basiert auf dem klientenzentrierten Ansatz des CMOP. Das COPM bezieht den

Klienten von Anfang an systematisch in den ergotherapeutischen Prozess ein und will ihn so in seinem Engagement und seiner Eigenverantwortung für die angestrebte Veränderung fördern. Das Instrument wird überwiegend für den Erstbefund und die Therapieevaluation genutzt. Es verschafft einen Überblick über die Probleme, deren Ausmaß und die Prioritäten des Klienten. Die Fassung für Erwachsene und eine modifizierte Fassung für Kinder liegen in deutscher Sprache vor (Law et al. 1999, Strebel u. Sulzmann 2005). Ergebnis des Interviews ist die Eingrenzung der in der Therapie gemeinsam zu bearbeitenden Ziele. Eine zügige Durchführungsdauer beträgt ca. 30 min. Das Handbuch liegt in deutscher Übersetzung vor (Law et al. 1999).

Dokumentation

Das Modell bietet über das COPM hinausgehend keine Dokumentationshilfen an.

Teil E: Verbreitung, Forschung zum Modell

Verbreitung

Das CMOP und das COPM haben international als Impuls für qualitätsverbessernde Maßnahmen in der Ergotherapie in über 20 Ländern Beachtung gefunden (George 2002, Carswell et al. 2004). Die deutschsprachigen Publikationen v.a. zur praktischen Anwendung nehmen zu (George 2002, Erbsch et al. 1999, Harth 2002, Dehnhardt 2003, George et al. 2003, Strebel u. Sulzmann 2003, Flotho 2003, Knagge 2003). Das Erhebungsinstrument COPM ist in mehrere Sprachen übersetzt worden. Im deutschsprachigen Bereich findet es zusammen mit der Version für Kinder Anwendung (Dehnhardt 2004, Strebel u. Sulzmann 2005). Leitlinien, Modell und Assessment sind feste Bestandteile ergotherapeutischer Ausbildung in Kanada. In der deutschen Ausbildung an Ergotherapieschulen und Studiengängen gehören CMOP und COPM zu den häufig vermittelten Modellen und Assessments (Stade 2003). Das *COPM-Team Deutschland* systematisiert und koordiniert die Arbeit mit dem Modell in Deutschland. Informationen hierzu über B. Dehnhardt: ergo@bjdehnhardt.de

Anpassung an deutschsprachige Verhältnisse

Das CMOP mit seinen Begriffen und seinen zugrunde liegenden Annahmen sowie das COPM und dessen Version für Kinder sind ins Deutsche übertragen worden. Validierungsstudien zu den Übersetzungen stehen im deutschsprachigen Raum noch aus.

Forschung

Das Modell hat seit 1997 keine besondere Weiterentwicklung erfahren. Für die kanadische COPM-Version gelten die Testgütekriterien mit Ausnahme der Interrater-Reliabilität als belegt (George 2002). Carswell et al. (2004) präsentieren in ihrem Literatur- und Forschungsüberblick zum COPM insgesamt 88 Studien aus aller Welt, die dem COPM befriedigende bis ausgezeichnete Testgütekriterien bescheinigen.

Teil F: Verwendungszwecke: Stärken, Besonderheiten

Ausbildung

+ Das Modell vermittelt einen umfassenden und praxisorientierten Einblick in den ergotherapeutischen Denkansatz und Aspekte ergotherapeutischer Arbeit.
+ Die *Leitlinien zur Klientenzentrierung* bieten eine gute Basis für die Einübung einer entsprechenden therapeutischen Grundhaltung.
+ Die grafische Darstellung zum Modell ermöglicht einen nicht zu komplizierten Überblick über die Modellstruktur (Abb. 1.15).
+ Die *Terminologie* des Modells wird erklärt bzw. definiert und ist gut verständlich.
- Das Verständnis des Begriffs der *Spiritualität* bildet hier allerdings eine Ausnahme. Er ist sehr kulturabhängig und bedarf weiterer Erklärungen, die über das Modell hinausgehen.
- Anwendungsbezogene Artikel sollten für den Unterricht hinzugezogen werden (Sumsion 2002, George 2002, Harth 2001).
- *Lehrende* sollten selbst Erfahrung in klientenzentrierter Ergotherapie gesammelt haben bzw. Schüler entsprechende Schulung erfahren.
- Das klientenzentrierte Denken an den *Praktikumsstellen* wächst. Es ist zu vermuten, dass die Offenheit der Anleiter gegenüber Modell und Assessment in den kommenden Jahren zunimmt.

Klientenarbeit

+ *Befunderhebung* und *Therapieprozessplanung* werden durch die verschiedenen Publikationen rund um das Modell gut unterstützt. Das COPM wird im dazugehörigen Handbuch gut beschrieben.
- Schwierigkeiten in der Durchführung des Assessments, Herausforderungen an die Gesprächsführungskompetenzen sowie die Abwägung der praktischen Konsequenzen eines klientenzentrierten und mit dem COPM eingeleiteten Ergotherapieprozesses sind jedoch durch die Lektüre

allein nicht zu bewältigen. Zudem müssen bestehende Behandlungsroutinen und -haltungen in ihrer Gültigkeit überprüft und Angebote abgeändert werden. Dieser Prozess der Implementierung ist ohne Fallreflexion, eine begleitende Fortbildung oder Supervision schwierig.

+ Mit Sicherheit vermittelt eine CMOP-bezogene Fallarbeit Kollegen aus anderen Disziplinen den spezifisch ergotherapeutischen Ansatz zur menschlichen Betätigung. Gerade die klientenzentrierte Perspektive wird zum Verständnis der modellbasierten Arbeit beitragen, aber auch Diskussionsstoff bieten, inwieweit dies umsetzbar ist.

Model of Human Occupation

Teil A: Modelldaten

Letzte Revision

Das *Modell menschlicher Betätigung,* kurz MOHO, liegt in englischer Sprache in dritter überarbeiteter Fassung vor (Kielhofner 2002, Kap. 1.12).

Internetressource

http://www.moho.uic.edu

Modellentwickler

Hauptentwickler des Modells ist Gary Kielhofner. Zum Modell wurde von Kielhofner und anderen internationalen Autoren umfangreich publiziert.

Ursprung des Modells

Kielhofner entwickelte sein Modell auf der Grundlage von Mary Reillys *Human Behavior* und interdisziplinärem Wissen bspw. neueren systemtheoretischen Annahmen. Parallel dazu wurde die Seite der Anwendungshilfen für die ergotherapeutische Praxis schrittweise ausgebaut.

Teil B: konzeptionelle Grundlagen und interdisziplinäre Basis

Philosophische und theoretische Annahmen zu Struktur und Funktion des Gegenstandes:

Der Mensch wird als dynamisches, sich selbst organisierendes System verstanden, das sich in der Auseinandersetzung mit der Umwelt entwickelt und verändert (Kap. 1.12.2).

- *Menschliche Betätigung:* Sie wird als Grundbedürfnis und zentrale Quelle für Gesundheit, Wohlbefinden, Entwicklung und Veränderung des Menschen gesehen.
- *Betätigungsverhalten*: Es ist das Ergebnis der Interaktion zwischen Person und Umwelt. Betätigungsverhalten ist einem ständigen inneren und äußeren Anpassungsprozess unterworfen. Entwicklungen im Betätigungsverhalten ergeben sich durch neue Umweltbedingungen und Veränderungen der internen Organisation des menschlichen Systems.
- *Umwelt:* Sie ermöglicht und erzwingt Betätigungsverhalten.
- *Störungen im Betätigungsverhalten:* Sie gehen einher mit Einschränkungen im Wohlbefinden bis hin zum Verlust von Lebenssinn. Störungen im Betätigungsverhalten entstehen, wenn der Mensch seine Fähigkeiten nicht entsprechend seiner eigenen oder den Erwartungen der Umwelt in Betätigungen umsetzen kann.

Dieses Modell wird im nächsten Kapitel 1.12 ausführlich dargestellt. Auch weiterführende Literatur ist dort zu finden.

Interdisziplinäre Wissensbasis

Die interdisziplinäre Wissensbasis des Modells setzt sich aus Theorien der Psychologie, Soziologie, Anthropologie und Systemtheorie zusammen.

Konzepte und Konstrukte

Der sich betätigende Mensch wird im MOHO als System interagierender Komponenten verstanden. Zu diesen gehören *Volition*, *Habituation*, das *Performanzvermögen* sowie die *Umwelt* als ermöglichende Bedingungsstruktur menschlicher Betätigung.

- *Volition*: Sie setzt sich zusammen aus *Interessen*, *Werten* und *Selbstbild* des Menschen. Zusammengefasst werden hier Gefühle, Gedanken und Entscheidungen, die sich auf die Betätigung des Einzelnen auswirken.
- *Habituation*: Sie umfasst die *Gewohnheiten* und *Rollen* des Menschen. Diese repräsentieren die wiederkehrenden Verhaltensmuster des Menschen, zu deren Erhalt die verinnerlichte Bereitschaft und die von außen an den Einzelnen herangetragenen Erwartungen beitragen.
- *Performanzvermögen:* Es umfasst *Betätigungspartizipation*, *Betätigungsperformanz* und *Fertigkeiten*. Zum einen setzt es sich aus *objektiven Komponenten der Körperstrukturen und -funktionen* als mentale und körperliche Voraussetzungen für Betätigung zusammen. Zum anderen wird dem Performanzvermögen auch die *subjektive Erlebensseite* bzw. die *Leiberfahrung* zugeordnet. Hiermit trägt Kielhofner der Erlebnisperspektive der Betätigung ausführenden Person Rechnung.

- *Umwelt*: Sie beinhaltet *räumliche* und *soziale* Aspekte sowie *Betätigungsformen* (Kap. 1.12.3).

Modellschwerpunkt(e)
Das Modell hat mehrere Schwerpunkte. Ein *erster Schwerpunkt* ist in der Entwicklung einer Modelltheorie zu sehen, die über eine reine Beschreibung menschlicher Betätigung hinausgeht. Sie beinhaltet Erklärungen für Fragen der Entwicklung, Veränderung und Dysfunktion menschlicher Betätigung. Ein *zweiter Schwerpunkt* liegt in der Unterstützung der ergotherapeutischen Praxis durch die Entwicklung von Assessments, Prinzipien der klientenzentrierten Praxis und Programmentwicklung. Ein *dritter Schwerpunkt* ist in der Forschung und Weiterentwicklung theoretischer und anwendungsbezogener Grundlagen der Ergotherapie zu sehen.

Teil C: Unterstützung therapeutischer Vorgehensweisen

Ergotherapieprozess
MOHO bietet kein einheitliches Prozessmodell. Die Schritte des Ergotherapieprozesses werden jedoch in der Auseinandersetzung mit der *Klientenzentrierung bei der Anwendung* des MOHO aufgegriffen. Die Schritte der Befunderhebung werden dadurch unterstützt, dass aufgezeigt wird, mit welchen Assessments sich die Therapeutin anfangs einen Überblick über Problemstellungen des Klienten verschaffen kann und welche darauf aufbauend einen vertiefenden Einblick in einen spezifischen Bereich des Klienten geben können. Das *theorie-* und *klientenorientierte Vorgehen* wird durch ablauforientierte Leitfragen unterstützt. Der Ergotherapieprozess wird zudem unter der Perspektive der Programmentwicklung thematisiert (Kielhofner 2002).

Klinisches Reasoning
MOHO widmet dem klinischen Reasoning bei der Modellanwendung und Assessmentauswahl viel Raum. Auch die Frage der Modellkombination in der praktischen Arbeit wird behandelt (Kielhofner 2002).

Therapeutische Haltung
Die Frage der therapeutischen Haltung ist für das MOHO ein Theorie und Praxis gleichermaßen betreffendes Thema. Entsprechend finden sich in den Kapiteln immer wieder Leitfragen. Eine Art Leitfaden, wie man die verschiedenen Aspekte des MOHO mit Klienten erarbeiten kann, wird im aktuellen MOHO-Buch in einer umfangreichen Tabelle zur Verfügung gestellt (Kielhofner 2002).

Konzept- bzw. Programmentwicklung
In einem eigenen Kapitel (Kielhofner 2002) wird ausgeführt, wie auf der Basis des Modells Angebote für spezifische Klientengruppen entwickelt werden können. Hierbei wird dem Einbezug der Sichtweise der Klienten schon in der Planungsphase hohe Wichtigkeit beigemessen.

Didaktik
Auf Fragen der Modellvermittlung im Rahmen von Ausbildung, Studium und Unterricht wird in der vorhandenen Literatur nicht eingegangen.

Teil D: Anwendungshilfen

Leitfragen
Das Modell bietet zu den verschiedenen Anwendungszwecken umfangreiche Zusammenstellungen von Leitfragen (siehe *klinisches Reasoning* und *therapeutische Haltung*).

Assessments
Das Modell stellt eine große Vielfalt von derzeit insgesamt 20 Assessments zur Verfügung. Sie variieren in Bezug auf die *Fragestellung* (Überblick versus spezifische Problemstellung), *Erhebungsformen* (Interview, Beobachtung, Selbst- und Fremdbeurteilung) und *Altersgruppe* (Kinder, Erwachsene). Auf die Assessments wird ausführlich in Kapitel 1.12.5 eingegangen.

Teil E: Verbreitung, Forschung zum Modell

Verbreitung
Das MOHO wurde in viele Sprachen übersetzt. In einzelnen Ländern haben sich MOHO-Zentren gebildet, die die theoretische Entwicklung und praktische Umsetzung im eigenen Land koordinieren und evaluieren. An der theoretischen und anwendungsbezogenen Weiterentwicklung sind Ergotherapeuten aus Ländern aller Kontinente beteiligt.

Anpassung an deutschsprachige Verhältnisse
In deutscher Sprache liegt zu MOHO ein Theorieband vor (Kielhofner et al. 2005). Darüber hinaus sind einige Assessments ins Deutsche übersetzt worden (www.aha-netz.de/vitaactiva.htm, www.verlag-modernes-lernen.de). Das MOHO gehört zu den im Fach *Ergotherapeutische Grundlagen* häufig unterrichteten Modellen in Deutschland. Verbreitung findet das Modell auch über Schulungskurse und Workshops mit Gary Kielhofner und Christiane Mentrup. Erste systematische Anwendungen des Modells im Rahmen der Befunderhebung und Dokumentation von Suchtkliniken werden von Christiane Mentrup (2005) beschrieben. Terminologische

Vereinheitlichung und inhaltliche Anpassung der Assessments auf den deutschsprachigen Bereich stehen noch aus.

Forschung

Forschung und Weiterentwicklung, die sich auf Rückmeldungen aus der Praxis stützt, gehören zum Programm des Modells. An der University of Chicago (UIC) im *Center for Outcomes Research and Education* (CORE) werden Forschungsaktivitäten zum Modell auch international koordiniert und eine Literaturdatenbank gepflegt. Outcomes Research wird im CORE verstanden als koordinierter und methodisch vielfältiger Ansatz, der die Perspektiven der verschiedenen Beteiligten, Betroffenen und Interessengruppen systematisch einbezieht.

Teil F: Verwendungszwecke: Stärken, Besonderheiten

Ausbildung

+ Das Modell gewährt eine umfassende, theoretisch begründete Fundierung der ergotherapeutischen Arbeit auf der Basis aktueller Bezugstheorien und systemtheoretischer Ansätze. Konzepte aus Bezugswissenschaften werden zusammengefasst und in Logik und Aufbau des Modells eingegliedert. Lehrende, die das Modell vermitteln wollen, können anhand der Originalliteratur zum Modell die ursprünglichen Quellen weitgehend rekonstruieren und sich so auch in die Bezugstheorien selbst einarbeiten.
• Insbesondere für die systemtheoretischen Grundlagen des Modells wird eine Einarbeitung empfohlen, die über die Modellliteratur hinausgeht.
+ Das MOHO ist das einzige der in diesem Kapitel vorgestellten Modelle, das über die Beschreibung von Zusammenhängen menschlicher Betätigung hinausgeht und *Erklärungen* bspw. für das Entstehen von Dysfunktionen im Betätigungsverhalten anbietet. Hier liegt eine große Stärke des Modells.
• Die *Terminologie*, insbesondere die Bezeichnungen der Modellkomponenten (Volition, Habituation, Performanzvermögen), erschließen sich nicht selbstverständlich aus der Alltagssprache.
+ Die Terminologie wurde im Rahmen der dritten Auflage des Buches mit den Begrifflichkeiten der ICIDH-2 abgestimmt.
• Durch seinen komplexen Aufbau, die umfangreichen Publikationen, die Vielfalt der dargestellten Anwendungsbezüge und Assessments ist für Lehrende eine *gründliche Einarbeitung* in das Modell, ergänzt durch entsprechende Fortbildungen, angeraten. Für die Unterrichtssituation kann auf viele Fallbeispiele aus der englischsprachigen Modellpublikation zurückgegriffen werden.
• Die *Akzeptanz an den Praktikumsstellen* wird am größten sein, wo bereits Modellkenntnisse vorhanden sind bzw. die Bereitschaft besteht, sich selbst mit dem Modell zu befassen.

Klientenarbeit

• Therapeuten sollten die *Einarbeitung* in das Modell auf einen längeren Zeitraum hin anlegen und anfangs an einem Workshop teilnehmen. Für die vertiefte Beschäftigung mit der Theorie und zur Reflexion der Assessmentanwendung wird empfohlen, Arbeitsgruppen einzurichten.
+ Die *Befunderhebung* wird durch die verschiedenen Assessments sehr differenziert unterstützt. Die aktuellste MOHO-Publikation enthält einen Wegweiser durch die Assessments, der den schnellen Überblick und die konkrete Auswahl eines Assessments unterstützt (Kielhofner 2002). Fallbeispiele und Assessment-Handbücher helfen bei der Einarbeitung.
• Der *Behandlungsprozess* wird auf mehreren Ebenen thematisiert: bei der Theorieanwendung, Assessmentauswahl und Programmentwicklung. Es gibt keine Beschreibung eines allgemeinen Prozessmodells, weil davon ausgegangen wird, dass die jeweiligen Kontext- und Klientenfaktoren zu starken Variationen des Vorgehens führen (Kap. 1.12.6). Dies mag für einen Modellneuling verwirrend sein. Mit steigender Modellkenntnis kann dies auch als vorteilhaft gesehen werden.
+ Die Philosophie des Modells, seine Anwendungshilfen, die Vorstellungen zur Modellfortentwicklung und -forschung sind zutiefst von einem *klientenzentrierten Vorgehen* geprägt. Die systematische Integration der Klientenperspektive als Einzelperson oder Gruppe ist in allen Modellaspekten wieder zu finden.
• Dabei stößt der Versuch, den hochkomplexen Prozess der MOHO-basierten Klientenzentrierung über aufwendige Grafiken und Leitfragen nachvollziehbar zumachen, an Grenzen.
• In der *interdisziplinären Kommunikation* ist die MOHO-Terminologie zunächst erklärungsbedürftig. Allerdings können die Konzepte über Alltagsbeispiele schnell nachvollziehbar gemacht werden.

1.11.3 Schlussbemerkungen

Die vier Modelle und das AOTA-Framework machen deutlich, was für die Ergotherapie im Mittelpunkt steht. In ihrer *Theorie* unterscheiden sie sich:

- in Aufbau und Bezeichnung ihrer Konstrukte,
- in der Offenlegung und der Art ihrer interdisziplinären Bezüge,
- im Anspruch, ergotherapierelevante Aspekte umfassend beschreiben oder gar erklären zu wollen.

In ihrer Theorie ist ihnen gemeinsam:

- der Fokus auf menschliche Betätigung bzw. Handlungsfähigkeit,
- die Grundannahme eines menschlichen Bedürfnisses nach Betätigung und
- eine mehrdimensionale und interaktive Betrachtung des Zusammenhangs zwischen Person, Umwelt und Betätigung.

In Bezug auf die *therapeutischen Vorgehensweisen* und *Anwendungshilfen* unterscheiden sich die Modelle:

- in der Bereitstellung konkreter Leitfäden und Assessments,
- im Grad und in der Art, die Klientenzentrierung zum zentralen Merkmal ergotherapeutischer Arbeit zu machen, und
- in der Berücksichtigung didaktischer Aspekte der Modellvermittlung und Konzept- bzw. Programmplanung.

Gemeinsam ist ihnen das Anliegen:

- die Qualität der praktischen ergotherapeutischen Arbeit zu verbessern,
- in die Klientenarbeit die Vielfalt der ergotherapierelevanten Aspekte einfließen zu lassen und gleichzeitig
- für einen strukturierten, kommunizierbaren und dokumentierbaren Behandlungsprozess zu sorgen.

Auch *Fortentwicklung* und *Forschung* werden sehr unterschiedlich vorangetrieben. Dies ist immer eine Frage der verfügbaren finanziellen, institutionellen und personalen Ressourcen. Die nächsten Jahre werden zeigen, inwieweit das AOTA-Framework und die Modelle auch im deutschsprachigen Raum zunehmend Verbreitung finden und fort- bzw. neu entwickelt werden.

Dank und Literatur

Wir bedanken uns herzlich bei Marie-Theres Nieuwesteeg, Mario Somazzi, Roman Weigl und Wiebke Flotho für Korrekturen und Anmerkungen zu den Steckbriefen. Literatur zu den Modellen findet sich auf den angegebenen Internetseiten. Eine Literaturliste zum Kapitel ist über www.hawk-hhg.de zu beziehen.

1.12 Model of Human Occupation (MOHO)

Christiane Mentrup

Im Folgenden wird das *Model of Human Occupation* (Modell menschlicher Betätigung) vorgestellt, ein in den USA entwickeltes ergotherapeutisches Praxismodell, das exemplarisch aus einer Reihe weiterer Praxismodelle ausgewählt wurde (Kap. 1.11). Die aufgeführten Basisinformationen zu den Theorien und Befunderhebungsinstrumenten des Modells von Gary Kielhofner können durch Heranziehen weiterer Originaltexte vertieft werden. Die aktuelle Literaturliste finden Sie im Internet unter www.moho.uic.edu/. Diese beinhaltet auch Artikel zum Thema evidenzbasierte Praxis in Bezug auf das Modell.

1.12.1 Entstehung des Modells

Mary Reilly, die Leiterin der ergotherapeutischen Abteilung an der University of Southern California in Los Angeles, konzipierte in den 60er- und 70er-Jahren ein Modell, das sie *Human Behavior* (Menschliches Verhalten) nannte. Zu dessen zentralen Grundannahmen zählte die These, dass es der Zweck der Ergotherapie sei, die mithilfe der durch Physiotherapie erzielten motorischen Voraussetzungen eines Klienten in Handlung zu integrieren und damit weiterzuentwickeln. Berühmt wurde eine Aussage, die sie 1961 während eines Vortrages auf dem Kongress des US-amerikanischen Verbandes der Ergotherapeuten formulierte: „Der Mensch kann den Zustand seiner eigenen Gesundheit durch den Einsatz seiner Hände, angetrieben durch seinen Geist und Willen, beeinflussen“ (Miller 1993, S. 159).

Einige ihrer damaligen Schüler befassten sich mit der Weiterentwicklung dieser Theorien. Zu ihnen gehörte auch der deutschstämmige Gary Kielhofner. Beeindruckt durch die Beobachtung ergotherapeutischer Arbeit während seiner Zivildienstzeit hatte er sich zum Studium entschlossen, nachdem er an der Universität bereits umfangreiche Einblicke in die Bereiche Theologie und Ethnologie gewonnen und einen Bachelor's Degree im Fach Psychologie erworben hatte. Diese Vorerfahrungen, zusammen mit dem empfundenen Mangel an ergotherapiespezifischen Theorien, dem Wunsch nach der Festigung einer beruflichen Identität und dem Aufbau einer angemessenen Fachterminologie führten ihn zur Entwicklung des *Model of Human Occupation*, im Folgenden mit *MOHO* bzw. *Modell menschlicher Betätigung* bezeichnet.

Dieses Praxismodell wurde von ihm 1980 zum ersten Mal im American Journal of Occupational Therapy veröffentlicht und 1985 in dem Buch *A Model of Human Occupation: Theory and Application* in erweiterter Form vorgestellt. Mittlerweile liegt die dritte überarbeitete Ausgabe des Buches (1985, 1995, 2002) vor, in dem sich die umfangreichen neuen Entwicklungen innerhalb des Modells widerspiegeln. Dazu gehören Einflüsse interdisziplinärer Theorien, Erkenntnisse aus den Systemtheorien, stärkere Betonung der Umweltaspekte, Ergänzung des Konzepts der Betätigungsanpassung, -identität und -kompetenz und ein Überblick zur aktuellen Modellforschung.

Als Professor im Fachbereich Ergotherapie an der University of Illinois, Chicago (USA) ist Gary Kielhofner mittlerweile Koordinator einer umfangreichen Gruppe von internationalen Kollegen, die das Modell und die dazugehörigen Befunderhebungsinstrumente gemeinsam weiterentwickeln. Übersetzungen und kulturspezifische Anpassungen des Modells liegen in vielen europäischen Sprachen und zudem in Japanisch, Chinesisch und Hebräisch vor. Die Bemühungen der Arbeitsgruppe Modelle und Theorien in Deutschland (AG MoTheo) haben zu einer einheitlichen Übersetzung der MOHO-Terminologie und verwandter Begriffe in die deutsche Sprache beigetragen (Berding et al. 2004).

Bei der ursprünglichen Konzeptionalisierung des Modells ging es um folgende Fragen:

- Was motiviert einen Menschen, eine Handlung durchzuführen?
- Wie schematisieren Menschen Handlungen zu Routine und Lebensstil?
- Welche Elemente weist eine kompetente Handlung auf?
- Welchen Einfluss hat die Umwelt auf menschliches Handeln?

Aus diesen Leitfragen resultiert die Konzeptionalisierung der menschlichen Betätigung als ein Zusammenspiel der Komponenten

- Volition (volition),
- Habituation (habituation),
- Performanzvermögen (performance capacity); alle drei Komponenten befinden sich in ständiger Interaktion mit den
- Umweltbedingungen (environmental factors), zu denen auch die Betätigungsformen (occupational forms) gehören.

Kielhofner erklärt mithilfe dieses nichthierarchischen Systems gleichermaßen funktionierendes Handeln (*Betätigungsfunktion*; occupational functioning) wie auch auftretende Handlungsstörungen (*Betätigungsdysfunktion*, occupational dysfunction). Zudem bietet dieses Modell die Grundlage für eine Sammlung von mittlerweile 20 Befunderhebungsinstrumenten (assessments) zur Selbst- und Fremdeinschätzung. Dazu gehören Selbstbewertungsinstrumente, Interviews, Beobachtungsmethoden und gemischte Methoden zur Informationssammlung, von denen die meisten inklusive der Handbücher in deutscher Sprache vorliegen.

Das Modell menschlicher Betätigung ist fachbereichübergreifend konzipiert und bei Klienten aller Altersstufen anwendbar. MOHO lässt sich in der beruflichen Praxis gewinnbringend mit anderen Modellen bezogen auf theoretische Konzeption und Befunderhebungsinstrumentarium kombinieren. Dies ermöglicht einen breiten und differenzierten Zugang zum Problemverständnis des Klienten (*Klientenzentriertheit*).

1.12.2 Einfluss der Systemtheorie

Die Auseinandersetzung mit verschiedenen Ansätzen der Systemtheorie (Kap. 1.7.6) führte bei Kielhofner zu einem vertieften Verständnis menschlichen Betätigungsverhaltens (occupational behaviour), nach welchem dieses nicht nur durch intrinsische Faktoren beim Menschen beeinflusst wird, sondern als Resultat des Zusammenspiels des Menschen mit Betätigung und Umwelt gesehen wird. Aus dieser Sicht erklären sich der fließende, durch Spontaneität und Improvisation geprägte Charakter des Betätigungsverhaltens und die für Ergotherapeuten bestehende Notwendigkeit, bei der Analyse menschlicher Handlung in hohem Maße den Kontext des Individuums, die Lebensweltorientierung (Marotzki 2004), zu berücksichtigen. Betätigungsdurchführung gilt dabei genau wie innerhalb der anderen ergotherapeutischen Modelle gleichermaßen als Ziel und therapeutisches Mittel (Miesen et al. 2004).

Im Folgenden werden der Mensch mit seinen Komponenten, den Betätigungsformen in den theoretischen Grundlagen, den potenziellen Betätigungsfunktionen oder -dysfunktionen (Kap. 1.12.3) sowie die Umwelt (Kap. 1.12.4) vorgestellt. Das Ende des Kapitels bildet eine Übersicht der Befunderhebungsinstrumente zum Modell (Kap. 1.12.5).

1.12.3 Komponenten des Menschen

Um das Zusammenspiel zwischen Mensch, Umwelt und Betätigung darzustellen, formuliert Kielhofner innerhalb des Model of Human Occupation,

- wie Menschen Betätigung wählen (*Volition*),
- wie sie Betätigung strukturieren (*Habituation*) und
- wie sie diese durchführen (*Performanzvermögen*).

Für jede Komponente beschreibt er charakteristische Elemente und Einflussgrößen (**Abb. 1.16**).

Model of Human Occupation
Das menschliche System

Volition	• Interessen • Selbstbild • Werte
Habituation	• verinnerlichte Rollen • Gewohnheiten
Performanzvermögen	• motorische Fertigkeiten • prozesshafte Fertigkeiten • Kommunikations- und Interaktionsfertigkeiten

Abb. 1.16 Model of Human Occupation.

Komponente Volition (Betätigungsmotivation)

Der Modellautor argumentiert, dass Menschen bereits in einem sehr frühen Lebensalter Volition verspüren. Er beschreibt es als das intrinsische Bedürfnis zu handeln, mit der Umwelt in Kontakt zu treten. „Dass wir etwas betrachten, berühren, betreten, anfassen, halten und die Welt formen können, ist eine unwiderstehliche Einladung zum Handeln“ (Kielhofner 2002, S. 14). Die daraus resultierenden vielfältigen Interaktionen vermitteln ein intrinsisches wie auch ein extrinsisches Feedback. Der Mensch erkennt, inwieweit Aktivitäten sein Wohlbefinden beeinflussen, und fühlt sich gegenüber gewissen Handlungen zunehmend verpflichtet. Daraus ergeben sich sowohl ein Selbst- als auch ein Weltbild.

> ***Volition***: „… Gedanken- und Gefühlsmuster über einen selbst als Handelnden in der eigenen Welt, die sich ergeben, während jemand das eigene Tun erwartet, wählt, erfährt und interpretiert" (Kielhofner 2002, S. 25).

Das MOHO fasst unter den Begriff Volition die Bereiche:

- Interessen,
- Selbstbild,
- Werte.

Diese drei Aspekte bestimmen gemeinsam unsere Gefühle, Gedanken und Entscheidungen im Hinblick auf unsere Handlungen (**Abb. 1.17**).

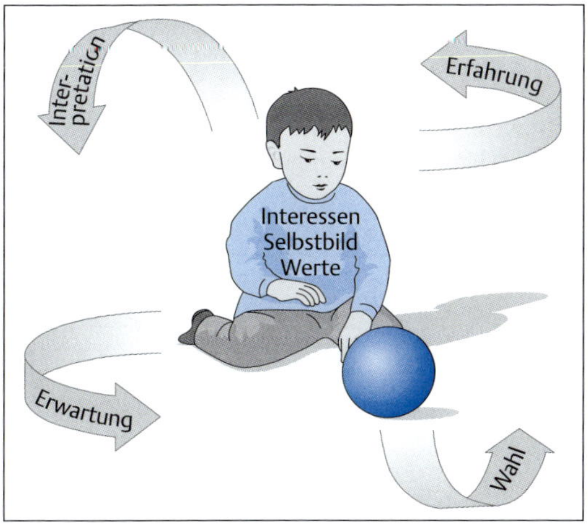

Abb. 1.17 Volition.

Erster Volitionsbereich: Interessen

„Interessen ergeben sich aus der Erfahrung von Freude und Zufriedenheit innerhalb von Betätigungsverhalten" (Matsuyuyu 1969, zit. n. Kielhofner 1995, S. 47). Darauf aufbauend bietet Kielhofner folgende Definition des Begriffes an.

> ***Interessen***: „Das, was jemand als erfreuliche und befriedigende Handlung erlebt" (Kielhofner 2002, S. 59).

Die „Flow-Theorien" von Michal Csikszentmihalyi (1990) werden von Kielhofner herangezogen, um die gesteigerte Form von Interesse zu erklären, wenn ein Mensch aufgrund eines optimalen Grades an Herausforderung eine ultimative Freude innerhalb von körperlichen, intellektuellen oder sozialen Betätigungen erfährt.

Die von einer Betätigung ausgehende Anziehung auf ein Individuum hängt nicht nur mit der Betätigung selbst zusammen, sondern ist häufig an die Begleitumstände gekoppelt. So kann es die Bewegungsmöglichkeit innerhalb einer Mannschaftssportart sein, die einen Menschen anzieht, aber genauso gut geht es bei dem Interesse möglicherweise um das mit der Betätigung verbundene Gefühl von Kameradschaft oder Wettbewerb.

Aus den bevorzugten Betätigungen können sich *Interessensmuster* eines Menschen ergeben, die Themen wie sportliche, kulturelle oder soziale Schwerpunkte widerspiegeln oder Präferenzen wie solitäre versus gesellige, aktive versus passive Interessen. Zu den einschneidenden Krankheitserfahrungen zählt Kielhofner den Verlust von Zufriedenheit und Freude bei der Durchführung von Betätigungen. Als weitere Dysfunktionen im Bereich der Interessen sind beispielsweise mangelnde Möglichkeiten, Interessen auszubilden oder zu verfolgen, Schwierigkeiten, Interessen zu identifizieren, oder ein Interessensverlust zu nennen (Mentrup u. Schulte 2003).

Zweiter Volitionsbereich: Selbstbild

Kielhofner argumentiert, dass der Mensch mit zunehmender Erfahrung ein immer umfassenderes Bild seiner Stärken und Schwächen im körperlichen, intellektuellen und zwischenmenschlichen Bereich entwickelt.

> ***Selbstbild***: „Wahrnehmung eigener Kompetenz und Wirksamkeit" (Kielhofner 2002, S. 59).

Die genannte *Kompetenz* bezieht sich auf die Selbsteinschätzung eigener körperlicher, intellektueller und sozialer Fähigkeiten. Die *Wirksamkeit* bezieht sich dagegen auf die Gedanken und Gefühle des Einzelnen im Zusammenhang der Fähigkeit, etwas bewirken zu können. Das Selbstbild leitet den Menschen maßgeblich in der Wahl seiner Betätigungen,

Ein adäquates Selbstbild drückt sich aus in einer angemessenen Selbsteinschätzung, der Wertschätzung der eigenen Person und der Fähigkeit, das Selbstbild gegebenenfalls anzupassen. Als Dysfunktionen können sich zum Beispiel ein Fehleinschätzen eigener Fähigkeiten, Versagens- und Schamgefühle, Schwierigkeiten, das Selbstbild anzupassen und das Versäumnis, Unterstützung anzufordern, ergeben (Mentrup u. Schulte 2003).

Dritter Volitionsbereich: Werte

Im Verlauf unserer Sozialisation werden wir mit unterschiedlichen sozialen Gruppen und deren Wertesystemen konfrontiert. Die Übernahme oder auch Ablehnung dieser Werte beeinflusst unser Tun und damit auch unseren Lebensstil.

> ***Werte***: „Was jemand als wichtige und bedeutungsvolle Handlung erlebt" (Kielhofner 2002, S. 59).

Dabei kann es sich um zentrale Themen wie Ehre, Rechtschaffenheit und Verantwortung handeln, die in den unterschiedlichen Kulturen und Subkulturen unter Umständen andersartig ausgelegt werden, wodurch möglicherweise unterschiedliche oder gar konträre Moralvorstellungen und Handlungsweisen entstehen.

Was wir als wichtige und richtige Handlungen erachten und die Ziele, die wir verfolgen, sind nach MOHO Ausdruck unseres persönlichen Wertesystems. Ein Verstoß gegenüber diesen Werten führt beim Menschen zum subjektiven Erleben von Unzulänglichkeit, Versagen und Schuld, während die Einhaltung der ethischen Standards ein Gefühl von emotionaler Stabilität, Integrität und Sicherheit fördert.

Betätigungsdysfunktion bezogen auf Werte kann sich ausdrücken in einer mangelnden Übereinstimmung zwischen eigenen Standards und Leistungen, der unreflektierten Übernahme von Werten, einer Werteverunsicherung, Schwierigkeiten, Prioritäten zu setzen und/oder neue Werte zu etablieren (Mentrup u. Schulte 2003).

Der lebensbegleitende Verlauf der Bildung und Anpassung von Betätigungsmotivation wird als *Volitionsprozess* bezeichnet. Dadurch bedingt unterliegt unser Betätigungswille einem kontinuierlichen Wandel. Kielhofner versteht darunter einen sich kreisförmig wiederholenden Ablauf aus vier Schritten. Dazu gehören die

- Erwartung,
- Wahl,
- Erfahrung und
- Interpretation einer Betätigung.

Komponente Habituation (Betätigungsstruktur)

Innerhalb des MOHO beschreibt der Begriff *Habituation* die Aktivitäten, die vom Individuum so regelmäßig durchgeführt werden, dass sie sich zu einem Muster bzw. einer Routine entwickeln.

> ***Habituation***: „Eine verinnerlichte Bereitschaft, gleichbleibende Verhaltensmuster zu zeigen, die durch unsere Gewohnheiten und Rollen geleitet werden und die zu den Charakteristika unserer üblichen zeitlichen, räumlichen und sozialen Umwelten passen" (Kielhofner 2002, S. 78).

Jeder Mensch verfügt über ein mehr oder weniger stark ausgeprägtes System sich wiederholender Betätigungen. Diese Muster stehen häufig in engem Zusammenhang mit den sozialen Positionen, die eine Person ausfüllt. Wir lernen schon früh, welche Erwartungen an diese jeweiligen Rollen geknüpft sind und welche Privilegien sie ermöglichen. *Gewohnheiten* und *verinnerlichte Rollen* bilden zusammen ein Gerüst, das es uns ermöglicht, uns in unserer Umwelt automatisch zurechtzufinden. Gleichzeitig beeinflusst unsere Umwelt die Gewohnheiten und verinnerlichten Rollen. Somit ist unsere Habituation in direkter Abhängigkeit zu unseren Umweltbedingungen zu betrachten.

Erster Habituationsbereich: Gewohnheiten

> ***Gewohnheiten***: „Erworbene Tendenzen, automatisch zu reagieren und sich in bestimmter Weise in bekannten Umwelten oder Situationen zu verhalten" (Kielhofner 2002, S. 78).

Wenngleich der Begriff „automatisch" vermuten lässt, dass es sich bei Gewohnheiten (habits) um einen vorgefertigten Handlungsablauf handelt, so geht es dennoch nicht um feste verinnerlichte Vorschriften, sondern eher um eine regulierte Art des Umgangs mit Umweltaspekten (Kielhofner 2002). Somit sind es keine strikten Verhaltensvorschriften, sondern Neigungen, Handlungen auf stets ähnliche Weise durchzuführen, wobei diese häufig weniger willkürliche Entscheidungen darstellen, sondern eher automatisiert ablaufen. Gewohnheiten bestimmen, wie der Einzelne seine Zeit nutzt, und führen zu einem gewissen Verhaltens- und Lebensstil (**Abb. 1.18**).

Unsere Gewohnheiten entwickeln sich aus vorangegangenen Handlungen in einer gegebenen Umwelt. Sie sind uns vertraut und Menschen empfinden es in der Regel als angenehm, immer gleiche Handlungsabläufe zu wiederholen, ohne im Einzelfall eine explizite Entscheidung treffen zu müssen. Das schafft bewusste Aufmerksamkeit für andere Details des Lebens. Dennoch sind diese Muster nicht zwangsläufig effektiv oder positiv für das Individu-

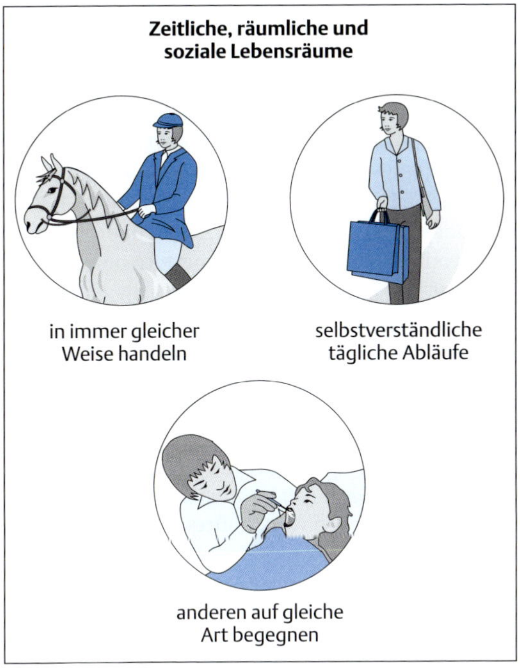

Abb. 1.18 Habituation.

um, sondern möglicherweise handelt es sich um Rituale, die sich im Leben eines Menschen (mittlerweile) als ungünstig erweisen, aber von denen er sich dennoch nicht lösen kann oder möchte.

Unsere Gewohnheiten ermöglichen uns, bereits auf geringfügige Reize hin eine Situation adäquat einzuschätzen und darauf zu reagieren. Sie machen uns zudem berechenbar für unsere Umwelt und verbinden uns mit spezifischen sozialen Gruppen von Menschen, die ähnliche Gewohnheiten verfolgen.

Ergotherapeuten identifizieren eine Reihe von Performanzbereichen (Lebensaspekte, in denen Betätigung durchgeführt werden), auf die sich die Berufsgruppe konzentriert. Kielhofner unterteilt in

- Arbeit,
- Freizeit,
- Selbstversorgung und
- Erholung.

Die Berufsgruppe geht davon aus, dass ein Mensch langfristig eine Balance zwischen diesen Bereichen einhalten sollte.

Eine Möglichkeit, die Gewohnheiten eines Menschen zu betrachten, ist, die Ausgewogenheit dieser Bereiche in seinem Leben zu untersuchen. Fehlt oder dominiert einer der Bereiche längerfristig, liegt häufig eine Betätigungsdysfunktion vor. Weiterhin beobachtbar sind eine fehlende Passung zwischen Umweltanforderungen und Gewohnheiten, eine Störung im Ausmaß der Gewohnheitsstruktur, ein inadäquates Zeitmanagement, eine Unterbrechung funktionsfähiger Gewohnheiten und ein Verlust gewohnheitsbezogener Fähigkeiten (Mentrup u. Schulte 2003).

Zweiter Habituationsbereich: verinnerlichte Rollen

Der Mensch erlebt sein Handeln zu einem Großteil in sozialen Positionen innerhalb sozialer Gruppen, wie z.B. als Arbeitender, Familienmitglied, Freund oder Hobbyist. Die Präsenz dieser und anderer Rollen schafft in unserem Leben ein gewisses Maß an Struktur und Regelmäßigkeit. Gleichzeitig erfahren wir über eine Vielzahl von Rollen auch eine große Bandbreite an Betätigungsmöglichkeiten und -wechsel. Zudem verschaffen uns Rollen eine gesellschaftliche Identität, die mit Rechten und Pflichten verbunden ist (Kap. 1.7.5).

> ***Verinnerlichte Rollen***: „Die Integration eines sozialen und/oder persönlich definierten Status und einer darauf bezogenen Häufung von Haltungen und Handlungen" (Kielhofner 2002, S. 78).

Nur wenn Menschen ihre Rollen entsprechend den kulturellen Erwartungen ausfüllen und in ihrem Handeln berechenbar bleiben, können soziale Systeme aufrechterhalten werden. Dennoch füllt jeder Mensch seine Rollen mit sehr individuellen Inhalten, d.h. er erwirbt ein individuelles *Rollenskript*. Dieses schafft intuitive Grundlagen für angemessenes Rollenverhalten, für die an die Rolle geknüpften Erwartungen und eine Vorstellung, mit welchem sozialen Umfeld der Rollenträger interagieren sollte. Es bietet keine detaillierten Handlungsweisen an, sondern lediglich Anhaltspunkte, innerhalb welcher die Person das eigene Vorgehen improvisiert.

Ein Rollenwechsel hat Auswirkungen auf bestehende Gewohnheiten, Anforderungen, Privilegien und Fähigkeiten einer Person. So muss sich z.B. ein Student, der neu in einen Beruf eintritt, auf die veränderten Arbeitszeiten einstellen und aus der zum Teil konsumierenden Studentenrolle heraus zum initiativen Mitglied eines Arbeitsteams werden. Die möglicherweise während des Studiums genossenen Freiheiten werden nun durch eine enge Einbindung in die neue Position ersetzt, die mit dem Bonus einer finanziellen Honorierung einhergeht. Wo bisher die Reproduktion von Fakten eine große Rolle spielte, ist nun eine flexible Transferleistung in den Berufsalltag gefordert.

Zu den potenziellen Betätigungsdysfunktionen im Bereich der verinnerlichten Rollen zählen Unsicherheiten beim Rollenskript, rigides Rollenverhalten, Rollenkonflikte, Rollenüberforderung, Mangel an Rollenbalance und Rollenverlust.

Abgesehen von den verinnerlichten Rollen und Gewohnheiten nehmen externe Faktoren, die soziale, räumliche, kulturelle und zeitliche Umwelt, maßgeblich Einfluss auf unser Verhalten. Habituation ermöglicht dem Menschen ein Durchschreiten von bekannten Prozessen mit einem relativ geringen Einsatz an mentaler Energie, sofern eine Kontinuität der Umwelt gegeben ist. Für Klienten, die ihre bisherige Habituation aufgrund von Funktionseinschränkungen als Konsequenz ihrer Erkrankung oder Behinderung nicht mehr einhalten können, ist ein wesentlich höherer Energieaufwand notwendig, da alle Abläufe bewusst geplant und durchgeführt werden müssen, solange sich keine neuen habituellen Strukturen entwickelt haben.

Performanzvermögen (Betätigungsfertigkeiten)

Die dritte Komponente des Menschen, das *Performanzvermögen*, befasst sich mit den Kapazitäten bei der Ausführung einer Betätigung. Dabei handelt es sich gleichermaßen um relativ einfache Handlungen, wie z.B. das Streichen einer Scheibe Brot, wie auch um komplexe Betätigungen wie den Bau einer Maschine.

> ***Performanzvermögen***: „Die Fähigkeit Dinge zu tun, ermöglicht durch zugrunde liegende objektive körperliche und mentale Komponenten und das entsprechende subjektive Erleben" (Kielhofner 2002, S. 97).

Um eine Handlung ausführen zu können, ist ein sehr komplexes und enges Zusammenspiel unterschiedlicher Anteile im skelettmuskulären, neurologischen, kardiopulmonaren und kognitiven Bereich notwendig. Kielhofner bezeichnet dies als die objektiven Komponenten (des Beobachters) von Performanzvermögen. Bei den subjektiven Komponenten dagegen handelt es sich um die Perspektive des Durchführenden. Gemeinsam bilden diese beiden Komponenten das komplette Bild der Betätigungsdurchführung. Man unterscheidet innerhalb des Modells drei Ebenen des Tuns:

- Betätigungspartizipation,
- Betätigungsperformanz und
- Fertigkeiten (Kielhofner 2005).

Die erste Ebene, Betätigungspartizipation, beschreibt die Teilnahme an Arbeits-, Freizeit und Selbstversorgungsaktivitäten, die im soziokulturellen Kontext eingebettet und für das eigene Wohlbefinden erwünscht und/oder notwendig sind. Hiermit wurde von Kielhofner der Partizipationsbegriff aus der International Classification of Functioning (ICF, Kap. 1.9) der World Health Organization übernommen. Die zweite Ebene, Betätigungsperformanz, bezieht sich auf die eigentliche Durchführung einer spezifischen Betätigungsform, wie zum Beispiel eine Runde Tennis zu spielen oder ein Kleidungsstück zu bügeln.

Während diese ersten beiden Ebenen den subjektiven Anteilen des Performanzvermögens zuzuordnen sind, geht es bei den Fertigkeiten um die objektiven Anteile. Dazu gehören Aspekte wie Sprechen, Greifen oder Lösen von auftretenden Problemen (**Abb. 1.19**).

Subjektive Anteile des Performanzvermögens: gelebter Körper

Die subjektive Sicht (Innensicht) der Betätigungsdurchführung bezeichnet Kielhofner in Anlehnung an die Arbeiten des Philosophen Merleau-Ponty (1962) als den *gelebten Körper*. Sich vom reduktionistischen Paradigma verabschiedend, das Menschen als eine Sammlung von maschinenähnlichen Einzelfaktoren betrachtet, sieht er den Körper im engen systemischen Zusammenhang mit der Umwelt. Die menschliche Betätigungserfahrung ist dabei maßgeblich erforderlich, um individuelle Betätigungsdurchführung zu verstehen.

Der *gelebte Körper* wird definiert als „Die Erfahrung des Seins innerhalb und das Wissen um die Welt durch einen bestimmten Körper." (Kielhofner 2002, S. 97). Dieses Konzept des gelebten Körpers beinhaltet zwei Grundannahmen:

- Körper und Geist sind nicht getrennt voneinander zu betrachten, sondern ein lebender Körper.
- Subjektive Durchführungserfahrungen sind fundamental für unser Handeln.

Kielhofner stellt die These auf, dass es keine exakten Handlungsvorgaben gibt, sondern der Mensch vielmehr über gewisse intuitive Eingaben verfügt („es fühlt sich richtig an"), die eine Betätigung leiten. Dies ermöglicht die selbstverständliche und häufig schon automatisierte Planung und Durchführung von Handlungen.

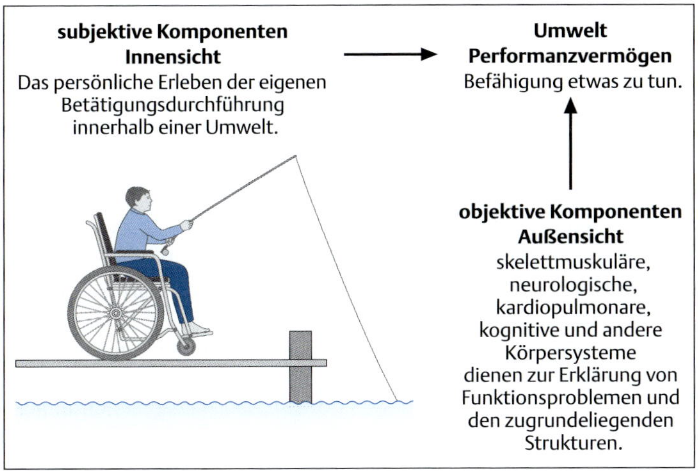

Abb. 1.19 Performanzvermögen.

Objektive Anteile des Performanzvermögens

Innerhalb der Außensicht (objektive Sicht) werden drei Arten von Fertigkeiten beschrieben, die zur Betätigungsdurchführung beitragen:

- motorische Fertigkeiten,
- prozesshafte Fertigkeiten,
- Kommunikations- und Interaktionsfertigkeiten (**Abb. 1.20**).

Diese Konzeptionalisierung des Aspektes Fertigkeiten findet sich in Anlehnung an das Model of Human Occupation auch im AOTA-Framework des amerikanischen Berufsverbandes der Ergotherapeuten wieder (Reichel 2005). Kielhofner definiert die drei genannten Fertigkeiten folgendermaßen:

- *Motorische Fertigkeiten:* „Bewegen des eigenen Körpers oder von Objekten innerhalb einer Aufgabe" (Kielhofner 2002, S. 117). Zu den motorischen Fertigkeiten gehören u.a. die Stabilisierung des Körpers, das Bücken, Gehen, Greifen oder das Beeinflussen von Objekten. Als Betätigungsdysfunktionen können zum Beispiel ungünstige Körperhaltung, unangemessener Grad an Mobilität, eingeschränkte Koordination, reduzierter Grad an Kraft und Anstrengung und geringgradige körperliche Energie auftreten.
- *Prozesshafte Fertigkeiten*: „Handlungen über Zeiträume hinweg in logischer Reihenfolge durchführen, angemessene Werkzeuge und Materialien einsetzen und die Durchführung anpassen, sofern sich Probleme ergeben" (Kiel-

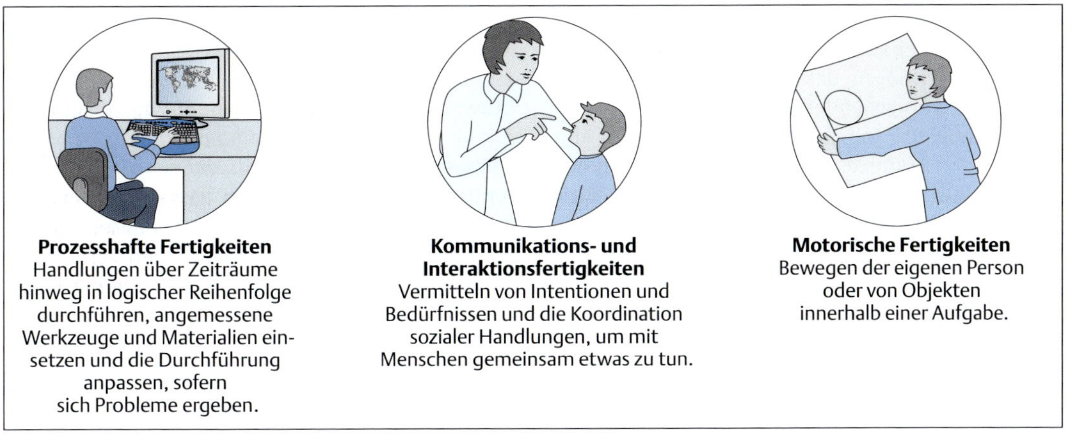

Abb. 1.20 Fertigkeiten.

hofner 2002, S. 117). Prozesshafte Fertigkeiten beinhalten zum Beispiel Aspekte wie den Einsatz von Wissen, die zeitliche Organisation und die Strukturierung von Raum und Objekten. Als Probleme können sich die Einschränkung der mentalen Energie, ungünstige zeitliche Organisation, unangemessener Grad an Durchhaltevermögen, fehlendes oder übermäßiges Einhalten von logischen Abläufen abzeichnen.

- *Kommunikations-* und *Interaktionsfertigkeiten*: „Vermitteln von Intentionen und Bedürfnissen und die Koordination sozialer Handlungen, um mit Menschen gemeinsam etwas zu tun." (Kielhofner 2002, S. 117). Zum Bereich der Kommunikations- und Interaktionsfertigkeiten zählt Kielhofner u.a. Gestiken, das Erbitten von Informationen oder die Kontaktaufnahme mit anderen. Diesbezüglich gibt es Betätigungsdysfunktionen wie z.B. unangemessener Blickkontakt, unpassendes Manövrieren des Körpers, fehlende körperliche Ausrichtung, unklare Sprachproduktion, unpassender Gefühlsausdruck, ineffektive Weitergabe von Informationen, unverständlicher Sprachgebrauch und Mangel an Zusammenarbeit.

1.12.4 Umwelt

Neben dem Menschen wird der Umwelt eine besondere Bedeutung im Model of Human Occupation zugeschrieben. Anders als die anderen aktuellen ergotherapeutischen Modelle aus dem angelsächsischen Raum ist das MOHO nicht auf den drei Grundsäulen Mensch, Umwelt und Betätigung aufgebaut, sondern die Betätigung wird in der aktuellen Ausgabe des Buches (Kielhofner 2002) der sozialen Umwelt zugeordnet (**Abb. 1.21**).

Die Betätigungsperformanz eines Menschen ist abhängig von der Volition, der Habituation und dem Performanzvermögen des Einzelnen, aber ebenso auch von den umgebenden Umweltfaktoren. Gleichzeitig nimmt das Individuum Einfluss auf die ihn umgebenden Kontexte, formt diese zusammen mit anderen. Das heißt, die Art, wie wir unsere Betätigungen durchführen, steht in engem Zusammenhang mit den Umweltfaktoren. Die soziale Umwelt sowohl innerhalb einer Gesellschaft als auch einer subkulturellen Gruppe hat maßgeblich Einfluss auf die Art und Weise, in der wir unsere Betätigungen durchführen. Zusätzlich werden kulturelle und zeitliche Umwelt benannt, wobei Letztere etwas nachgeordnet behandelt wird. Umweltfaktoren *ermöglichen* (afford) Betätigungen und/oder *erfordern*

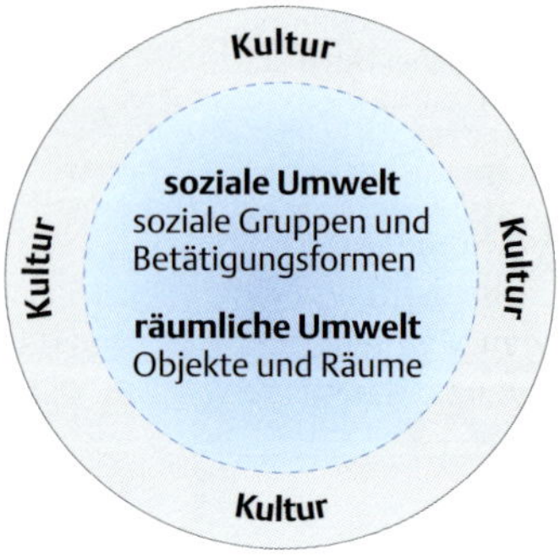

Abb. 1.21 Umwelt.

(demand) diese. Kielhofner bezeichnet dieses Phänomen als die *Umweltwirkung* (environmental impact). Bewegt sich das von der Umwelt eingeforderte Verhalten an der oberen Leistungsgrenze des Einzelnen, führt dies zu einem hohen Grad an Aufmerksamkeit und Beteiligung. Ist die Anforderung dagegen im unteren Leistungsbereich angesiedelt, können Desinteresse und mangelnde Aufmerksamkeit die Folge sein.

> ***Umwelt***: „Bestimmte räumliche und soziale Aspekte eines spezifischen Kontextes, die Einfluss nehmen auf die Art und Weise der dort stattfindenden Handlung eines Individuums" (Kielhofner 2002, S. 111).

Räumliche Umwelt

Betätigung findet in natürlichen und gebauten Räumen statt, die individuelle Handlungsvoraussetzungen anbieten. Innerhalb dieser räumlichen Umwelt begegnen wir einer Bandbreite an Objekten. Damit sind die vielfältigen natürlichen oder hergestellten Dinge gemeint, mit denen wir interagieren und deren Eigenschaften unser Tun beeinflussen. Räume wie auch Objekte können aufgrund ihres Vorhandenseins oder spezifischer Qualitäten die Betätigungsperformanz unterstützen oder auch behindern.

Soziale Umwelt

Zur sozialen Umwelt zählen innerhalb des Model of Human Occupation gleichermaßen Personengruppen und Betätigungsformen, denen sich der Einzelne verschreibt. Viele unserer Betätigungen finden zusammen mit anderen Menschen statt. Jede dieser Gruppen wie Familien, Freundeskreise, Sportgruppen oder Kollegien entwickelt eine eigene Subkultur, bietet den Mitgliedern Rollen an und beeinflusst das individuelle Rollenverhalten.

Betätigungsformen

Innerhalb von Kulturen haben sich über Generationen hinweg vielfältige Arten von Betätigungen entwickelt, die Kielhofner als Betätigungsformen bezeichnet und der sozialen Umwelt zuordnet. Betätigungsformen ermöglichen und erfordern, dass Tätigkeiten auf bestimmte Art und Weise durchgeführt werden.

> ***Betätigungsformen***: „Konventionelle Handlungsabfolgen, die gleichermaßen zusammenhängend, zweckorientiert, im kollektiven Wissen verankert, kulturell erkennbar und benannt sind" (Kielhofner 2002, S. 111).

Wenn ein Mensch unter für ihn optimalen Bedingungen eine Betätigung durchführt, die ihm wichtig ist, so kann man von einer Passung sprechen. Zu Betätigungsdysfunktionen im Sinne von fehlender Passung zwischen Mensch, Umwelt und Betätigung können Diskrepanzen zwischen Volition, Habituation und/oder Performanzvermögen sowie Umweltanforderungen und -möglichkeiten beitragen.

1.12.5 Befunderhebung

Zum Zweck der Befunderhebung, bezogen auf Betätigungsfunktion und -dysfunktion, wurden innerhalb des Modells zahlreiche Instrumente entwickelt, die Ergotherapeuten die zielgerichtete Sammlung und Interpretation von Daten ermöglichen. Die theoretischen Grundlagen des Modells liefern die Basis, um die individuelle Situation des Klienten zu explorieren und mit ihm gemeinsam im klientenzentrierten Sinne therapeutische Interventionen festzulegen.

Zu den 20 aktuellen MOHO-Assessments gehören Selbstbewertungsinstrumente, Interviews, Beobachtungsmethoden und Befunderhebungen mit gemischten Methoden zur Informationssammlung, Interventionsplanung und Evaluation.

Selbstbewertungsinstrumente

Zu den Selbstbewertungsinstrumenten gehören:

- *Betätigungsfragebogen* (Occupational Questionnaire, OQ): Mit Hilfe des Occupational Questionnaire (Smith et al. 1986) werden im halbstündigen Rhythmus die typischen Aktivitäten eines jugendlichen oder erwachsenen Klienten erfasst. Zudem wird überprüft, inwieweit diese Aktivitäten mit seinem Selbstbild, Werten und Interessen übereinstimmen.
- *Interessen-Checkliste* (Interest Checklist, IC): Bei der Interest Checklist (Matsuyuyu 1969, Kielhofner u. Neville 1983) handelt es sich um eine tabellarische Aufzählung von freizeitbezogenen Aktivitäten. Der jugendliche oder erwachsene Klient wird aufgefordert, den Grad des Interesses an diesen Aktivitäten in Vergangenheit und Gegenwart zu indizieren und potenzielle zukünftige Interessen zu benennen.
- *National-Institute-of-Health-Aktivitätenaufzeichnung* (NIH Activity Record, ACTRE): Innerhalb des NIH Activity Record (Furst et al. 1987) werden, ähnlich wie beim Occupational Questionnaire, die regelmäßigen Aktivitäten des Klienten erfasst. Er richtet sich vor allem an Personen mit körperlichen Einschränkungen und erfasst zusätzlich zum OQ noch Aspekte wie Schmerz, Müdigkeit und Betätigungsschwierigkeiten.
- *Occupational Self Assessment* (OSA): Anhand des Occupational Self Assessment (Baron et al. 2002) wird der Klient bzgl. der eigenen Einschätzung von Betätigungskompetenzen und der Auswirkung der Umwelt auf die Betätigungsdurchführung befragt. Anschließend indiziert der Klient den Wert, den er einzelnen Aspekten zumisst, und den Wunsch nach Veränderung. Klient und Therapeutin identifizieren die wichtigsten Themen und planen gleichermaßen Ziele wie auch ergotherapeutische Interventionen.
- *Child Occupational Self Assessment* (COSA): Das Child Occupational Self Assessment (Frederico u. Kielhofner 2002) ist das pädiatrische Äquivalent zum OSA, wobei der Bereich Umwelt nicht abgedeckt wird und das Format kindgerecht gestaltet ist.
- *Pädiatrische Interessenprofile* (Pediatric Interest Profiles, PIP): In Anlehnung an die Interest Checklist handelt es sich bei den Pediatric Interest Profiles (Henry 2000) um tabellarische Auflistungen

von Spiel- und Freizeitaktivitäten für die Altersgruppen von 6 bis 9 Jahren, 9 bis 12 Jahren und 12 bis 21 Jahren. Ergänzend zum Text werden Bilder und Symbole eingesetzt, um die Motivation und das Verständnis des Kindes/Jugendlichen zu sichern.

- *Rollen-Checkliste* (Role Checklist, RC): Innerhalb der Role Checklist (Oakley et al. 1985) gibt der jugendliche oder erwachsene Klient in tabellarischer Form Auskunft bezüglich der (regelmäßigen) Teilnahme an verinnerlichten Rollen in Vergangenheit, Gegenwart und Zukunft sowie der Wertschätzung dieser Rollen.

Interviews

Im MOHO werden folgende Interviews zur Befunderhebung eingesetzt:

- *Fragebogen zum Einfluss der Arbeitsumgebung auf den Stelleninhaber* (Work Environment Inventory Scale, WEIS): Das Work Environment Inventory Scale, ein semistrukturiertes Interview, dient der Sammlung von Daten zur Wahrnehmung der Arbeitsumgebung von körperlich oder psychisch beeinträchtigten Klienten.
- *Interview zur Rolle des Arbeitenden* (Worker Role Interview, WRI): Anhand des semistrukturierten Worker Role Interviews (Velozo et al. 1998) kann die Wahrscheinlichkeit prognostiziert werden, ob ein Klient nach Erkrankung oder Verunfallung an seinen bisherigen oder einen ähnlichen Arbeitsplatz zurückkehrt. Eine 4-Punkte-Skala dient der Erfassung von Ressourcen und Grenzen in Bezug auf die Arbeitsreintegration.
- *Occupational Circumstances Assessment Interview and Rating Scale* (OCAIRS): Das Occupational Circumstances Assessment Interview and Rating Scale (Haglund et al. 2005) bietet eine Struktur zur Sammlung von Daten bezogen auf die Fähigkeit eines jugendlichen oder erwachsenen Klienten, sich den Umwelt- und Betätigungsanforderungen anzupassen.
- *Occupational Performance History Interview-2* (OPHI-II): Das Occupational Performance History Interview-2 (Kielhofner et al. 1997) unterstützt die Sammlung von Informationen bezüglich der vergangenen und gegenwärtigen Betätigungsanpassung eines Klienten. Dazu bietet es ein semistrukturiertes Interview, eine Bewertungsskala und ein Format zur schematischen Erfassung der Lebensgeschichte des Klienten.
- *School Setting Interview* (SSI): Bei dem School Setting Interview (Hoffman et al. 1999) handelt es sich um ein semistrukturiertes Interview zur Erfassung der Bedürfnisse von körperlich beeinträchtigten Kindern und Jugendlichen im Schulkontext.

Beobachtungsinstrumente

Zu den Beobachtungsinstrumenten für die Befunderhebung gehören:

- *Assessment der Kommunikations- und Interaktionsfertigkeiten* (Assessment of Communication & Interaction Skills, ACIS): Das Assessment of Communication and Interaction Skills (Forsyth et al. 1998) ermöglicht die Bewertung der sozialen Kompetenzen eines Klienten im Zusammenhang mit einer Betätigungsdurchführung auf einer 4-Punkte-Skala. Die Betätigung kann in unterschiedlichen Kontexten stattfinden, die für den Klienten relevant und bedeutungsvoll sind.
- *Assessment der motorischen und prozesshaften Fertigkeiten* (Assessment of Motor & Process Skills, AMPS): Das Assessment of Motor & Process Skills (Fisher 1999) dient der Sammlung von Informationen über die alltäglichen Fertigkeiten eines Klienten innerhalb von ausgewählten Betätigungen. Es ist bei Klienten ab 3 Jahren einsetzbar und misst die motorischen und prozesshaften Fertigkeiten des Menschen anhand einer 4-Punkte-Skala. Es berücksichtigt bei der computergestützten Datenanalyse gleichermaßen den Schwierigkeitsgrad der gewählten Betätigung wie auch die Bewertungstendenz der jeweiligen Therapeutin.
- *Fragebogen zur Volition* (Volitional Questionnaire, VQ): Das Volitional Questionnaire (de las Heras et al. 2002) wird für Klienten eingesetzt, die z.B. aufgrund mangelnder Fähigkeiten zur Reflexion oder zum sprachlichen Ausdruck nicht in der Lage sind, selbst Auskunft über ihre Betätigungsmotivation zu geben. Sie werden innerhalb ihrer Betätigungen beobachtet und anhand einer 4-Punkte-Skala und der Möglichkeit zu Kommentaren in Bezug auf ihre kontextabhängige Volition bewertet.
- *Pädiatrischer Volitionsfragebogen* (Pediatric Volitional Questionnaire, PVQ): Das Pediatric Volitional Questionnaire (Geist et al. 2002) ist ähnlich wie das VQ aufgebaut und erfasst die Volitionsinformationen von Kindern ab 2 Jahren. Der Fragebogen kann auch bei Erwachsenen mit beträchtlichen Entwicklungsverzögerungen eingesetzt werden.

Gemischte Methoden

Bei der Befunderhebung dienen folgende gemischte Methoden zur Informationssammlung:

- *Assessment of Occupational Functioning* (AOF): Das Assessment of Occupational Functioning (Watts et al. 1999) kann als halbstrukturiertes Interview oder als Fragebogen eingesetzt werden. Bei der anschließenden Datenanalyse anhand einer Skala zeigen sich die Stärken und Grenzen des jugendlichen, erwachsenen oder auch betagten Klienten.
- *Model of Human Occupation Screening Tool* (MOHOST): Bei dem Model of Human Occupation Screening Tool (Parkinson et al. 2001) handelt es sich um ein Instrument zur Erstbefunderhebung, das tabellarisch die Beobachtungen des Therapeuten in Bezug auf Volition, Habituation, Performanzvermögen und Umwelt erfasst.
- *Short Child Occupational Profile* (SCOPE): Beim Short Child Occupational Profile handelt es sich um die pädiatrische Version des MOHOST.
- *Occupational Therapy Psychosocial Assessment of Learning* (OT PAL): Das Occupational Therapy Psychosocial Assessment of Learning (OT PAL, Townsend et al. 2001) ist ein Instrument, das der Beobachtung und Beschreibung dient. Zur Datensammlung dienen Interviews mit dem Schüler, den Eltern und Lehrern und Beobachtung gleichermaßen. Es überprüft die Passung zwischen Schüler und Schulumfeld.

1.12.6 Therapeutischer Prozess

Kielhofner beschreibt einen therapeutischen Prozess, der niemals geradlinig, sondern stets interaktiv ist. Er zeichnet sich aus durch das Sammeln und Auswerten von Daten, Festsetzen von Zielen und durch Interventionen, die wiederum mit weiterer Datensammlung und Anpassung der Zielsetzung einhergehen.

> **!** Den Ablauf des therapeutischen Prozesses sollte der Klient selbst mitbestimmen und gestalten.

Vor diesem Hintergrund ist es möglich, den Menschen individuell in seiner bisherigen und der Antizipation seiner zukünftigen Lebenssituation wahrzunehmen und Therapie als ein begrenztes Ereignis zu bewerten, das positiv auf den weiteren Lebensverlauf des Menschen einwirken kann: „Somit schlägt Ergotherapie eine Brücke zwischen dem Vorher und Nachher im Leben eines Klienten" (Kielhofner u. Forsyth 1997, S. 110).

1.13 Klinisches Reasoning: Fundament für die ergotherapeutische Praxis

Maria Feiler

Therapeuten sammeln, klassifizieren und analysieren Daten über ihre(n) Patienten und deren individuelle Lebenssituation. Sie definieren Probleme und Ziele, sie planen und führen Behandlungen durch. Sie reflektieren über ihre Maßnahmen und Ziele, die erreicht wurden bzw. warum sie nicht erreicht werden konnten. *All die Gedanken und Strategien* – der *gesamte mentale Prozess*, der den ergotherapeutischen Behandlungsprozess begleitet – wird als *klinisches Reasoning* bezeichnet (Rogers 1983, Parham 1987, Mattingly und Fleming 1994, Schell 1998, Chapparo u. Ranka 2000, Hagedorn 1995, 1998, Feiler 2003, Unsworth 2005).

Es ist keine Frage, *ob* wir Ergotherapeuten „klinisches Reasoning" bei unserem praktischen Arbeiten überhaupt durchführen, sondern vielmehr, *wie gut* wir dabei sind. Nach einem Blick auf die Entstehung des Begriffes werden die verschiedenen Formen des klinischen Reasoning skizziert, anschließend geht es um das Lehren und Erlernen von klinischem Reasoning.

1.13.1 Wie ist der Begriff klinisches Reasoning entstanden?

Rogers und Masagatani (1982) waren die ersten, die im Zusammenhang mit ergotherapeutischer Behandlung von klinischem Reasoning sprachen. Bei der Eleanor Clarke Slage Lecture, dem Festvortrag des Ergotherapiekongresses der US-amerikanischen Kollegen 1983 mit dem Titel „Clinical Reasoning, the Ethic, the Art and the Science" demonstrierte Joan C. Rogers, dass klinisches Reasoning beim therapeutischen Arbeiten mehr ist, als nur Probleme aufzuspüren und Lösungen zu suchen. Ihr Vortrag ist ein Stück Geschichte in der Entwicklung des klinischen Reasoning. Nach diesem Vortrag wurde eine groß angelegte Studie in Auftrag gegeben, deren Ergebnisse von Fleming und Mattingly, den beiden Leiterinnen der Studie, 1994 in einem Buch präsentiert wurde (Mattingly u. Fleming 1994).

Seither sind viele weitere Studien gefolgt. Vorrangig war zuerst die Identifizierung der verschiedenen Formen des klinischen Reasoning. Sprach Fleming (1991) anfänglich noch von „the therapist with the three track mind" – der Therapeutin mit dem dreigleisigen Denken (prozedural, interaktiv, konditional) –, so ergänzte sie 1994 diese drei Formen schon um eine vierte, das für Ergotherapeuten ganz typische narrative Reasoning. Über pragmatisches Reasoning haben besonders Schell und Chapparo in der zweiten Hälfte der 90er-Jahre des vorigen Jahrhunderts sehr viel geforscht. Die definierten Formen des klinischen Reasoning werden durch Untersuchungen immer wieder auf Aktualität überprüft (Unsworth 2001, 2005). Ein Aspekt dabei ist, ob die definierten Formen des klinischen Reasoning, die bisher in Einzeltherapie-Settings untersucht worden waren, auch für Gruppen gelten.

Ein anderer wesentlicher Aspekt der Forschung über klinisches Reasoning betraf das Vermitteln und Erwerben von klinischen Reasoning-Strategien. Schell (2003) analysierte dabei hauptsächlich, in welcher Reihenfolge eine Therapeutin (von der Anfängerin zur Expertin) klinische Reasoning-Fertigkeiten entwickelt. Neistadt (1989, 1996, 1998) veröffentlichte in ihren Artikeln Beispiele, die dazu beitragen sollen, Fertigkeiten (weiter) zu entwickeln.

1.13.2 Formen des klinischen Reasoning

Verschiedene Studien über klinisches Reasoning, bei denen Therapeuten gefilmt, beobachtet und anschließend befragt worden waren, zeigen, dass Ergotherapeuten eine ganze Reihe verschiedener Formen klinischen Reasonings verwenden, die alle ihre speziellen Vorgehensweisen haben. Jede einzelne Form des Reasoning spricht einen unterschiedlichen Aspekt der therapeutischen Praxis an. Eine Therapeutin verwendet diese verschiedenen Reasoning-Formen meist simultan. Manchmal steht eine Strategie im Vordergrund und die anderen erscheinen weniger wichtig. Wird jedoch eine oder gar mehrere Formen des klinischen Reasoning beim praktischen Arbeiten nicht beachtet, so werden Therapieziele mit Verzögerungen oder Komplikationen und manchmal überhaupt nicht erreicht, die therapeutische Beziehung ist sowohl für Patient als auch Therapeutin nicht befriedigend oder die Therapie wird meist unbegründet abgebrochen.

Scientific oder wissenschaftliches Reasoning

Die Therapeutin versucht mittels Scientific Reasoning, die Beeinträchtigung des Patienten durch die Krankheit/Behinderung zu erfassen und die für den Patienten individuell am besten geeigneten Behandlungsmaßnahmen auszuwählen. Es ist ein logischer Prozess, der mit einer wissenschaftlichen Untersuchung vergleichbar ist.

Dieser Prozess beinhaltet:

- Probleme zu erkennen,
- Ursachen für Probleme zu identifizieren und
- Problemlösungen zu suchen.

Kollegen, die Scientific Reasoning erforscht haben, unterschieden zwei Formen des Scientific Reasoning:

- *diagnostisches* (Rogers u. Holm 1991) und
- *prozedurales Reasoning* (Mattingly u. Fleming 1994).

Diagnostisches Reasoning beginnt bereits, bevor eine Therapeutin ihren Patienten gesehen hat. Informationen über die Diagnose, das Alter des Patienten, Untersuchungsergebnisse über Art und Schwere einer medizinischen Kondition, der Überweisungsgrund, all das lenkt das Denken einer Therapeutin in bestimmte Richtungen. Es lässt auch eine Erwartungshaltung entstehen (in der Literatur beschrieben als „problem sensing", Rogers u. Holm 1991, Chapparo u. Ranka 2000). Diagnostisches Reasoning leitet die Entscheidungen der Therapeutin, welche Informationen sie braucht, um einen ergotherapeutischen Befund zu erheben und die Behandlung zu planen. Aufgrund ihrer Erfahrung hat sie bereits Hypothesen bzgl. der in den Befunden genannten Probleme aufgestellt.

Wenn die Therapeutin ihren Patienten tatsächlich sieht, beginnt sie, das prozedurale Reasoning benützend, *gleichzeitig* tatsächliche vorhandene *Probleme zu identifizieren und für genau den Patienten geeignete Behandlungsmaßnahmen auszuwählen.*

Sie versucht, so viele für dieses Krankheitsbild typische Verhaltensmuster (pattern recognition) wie möglich zu erkennen. Manchmal probiert sie eine Idee im Zusammenhang mit einem Problem einfach aus, um herauszufinden, wie die Reaktion darauf ist. Sie setzt Testmethoden ein, um Informationen zu objektivieren und sie formuliert möglichst viele Hypothesen, die sie überprüfen will, ob sie Ursache des Problems sind. Erfahrene Therapeuten können meist sofort, wenn sie mit einem Patienten zusammentreffen, zwei bis vier Hypothesen über die Ursachen des Problems aufstellen. Sie können meist sogar noch mehr Vorschläge anführen, wie man an die Lösung eines Problems herangehen könnte. Die einzelnen Hypothesen werden einer kritischen Prüfung unterzogen.

Hagedorn beschreibt als eine weitere Form des Reasoning, das aufgrund ihrer Inhalte dem Scientific Reasoning zugeordnet werden kann, das Predictive Reasoning: „Dabei gebraucht der Ergotherapeut seine Erfahrung aus ähnlichen Situationen, um voraussagen zu können, was im aktuellen Fall (vermutlich) passieren wird" (1998, S. 35).

Interaktives Reasoning

„Unter interaktivem Reasoning versteht man ein durch Gefühle, Wahrnehmung und Beobachtung bestimmtes Denken" (Feiler 2003, S. 27). *Therapie ist ein interaktiver Prozess – ein miteinander etwas tun,* bei dem verbal und nonverbal kommuniziert wird. Die Forschung über klinisches Reasoning hat beobachtet, dass Therapeuten bestimmte Verhaltensweisen und Strategien bewusst der Situation entsprechend einsetzen, um eine gute Beziehung herzustellen, um Vertrauen aufzubauen, um den Patienten zu motivieren und ihn einfühlsam als Person zu verstehen. Diese Verhaltensweisen sind:

- Akzeptanz des Patienten,
- Empathie und aktives Zuhören,
- Herstellen einer Vertrauensbasis,
- Respekt und Optimismus,
- Humor.

Als ergotherapeutische Strategien konnten u.a. identifiziert werden:

- Anbieten von Auswahlmöglichkeiten,
- Erfolgsbestätigung,
- Austauschen persönlicher Geschichten und Erfahrungen,
- gemeinsames Arbeiten an Problemlösungen.

! Verhaltensweisen und Strategien vermitteln dem Patienten, dass seine Behandlung individuell auf ihn und seine Bedürfnisse abgestimmt ist.

Konditionales Reasoning

Fleming (1994) beschreibt als weitere Form das konditionale Reasoning.

Fallbeispiel

„Wenn mir meine 68-jährige Patientin Frau H. erzählt (sie ist an einer progredient chronischen Polyarthritis Stadium III erkrankt), dass es für sie so besonders wichtig ist, ihre fünf Kinder, die einmal im Monat mit ihren Familien zu ihr zu Besuch kommen, zu bekochen, dann stelle ich mir *bildhaft* (ich sehe sie in meinen Bildern in der Küche stehen, wie sie mit Geschirr hantiert, wie sie alles wie ergonomisch arrangieren könnte usw.) vor: *wie* sie diese Familienfeste plant und vorbereitet, *welche* Tätigkeiten sie dabei wie durchführen könnte, *wie viel* Zeit sie dazu bräuchte und welche Unterstützung sie sich wie beschaffen müsste.

Dann bedenke ich noch einmal ganz genau, welche funktionellen Probleme sie aufgrund ihrer Krankheit hat (wie sich diese in den nächsten Jahren verändern können) und in welcher Reihenfolge wir an welchen Handlungsschritten arbeiten müssen, damit sie fähig ist, erfolgreich diese Familienfeste zu bestreiten. Ich erzähle ihr von meinen Vorstellungen und Überlegungen, und gemeinsam beginnen wir daran zu arbeiten, die einzelnen Bilder unserer Vorstellung zu verwirklichen" (Fleming 1994, S. 197).

Fleming definiert den Begriff konditional durch drei Bereiche:

- Zuerst wird der *Gesamtzustand des Patienten* erfasst (seine Krankheit, seine dadurch bestimmten Möglichkeiten und Grenzen, die gesamte Lebenswelt des Patienten).
- Die Therapeutin braucht eine/verschiedene *Vorstellungen, wie die Konditionen sich verändern können* und vor allem was durch die veränderten Konditionen erreicht werden soll.
- Mit dem Wissen, dass *Erfolg bzw. Misserfolg vom aktiven Mittun des Patienten* abhängt, versucht die Therapeutin, die *Vorstellung der veränderten Kondition* zu visualisieren und den Patienten zu motivieren, sich an der Verwirklichung dieser Visionen zu beteiligen. Der Patient muss sich nicht nur bei den verschiedenen therapeutischen Aktivitäten beteiligen, sondern dabei die Zukunftsbilder, die er möglich machen kann, wirklich vor Augen haben.

Fleming führt aus, dass konditionales Reasoning nicht strikt ein kognitiver Prozess ist, bei dem man vorrangig bewusst an bestimmte Ergebnisse oder Lösungen denkt. Diese Art des Denkens greift zurück auf ganz persönliches Wissen, mit dem man sein eigenes Weltbild aufgebaut hat, das ermöglicht, soziale und kulturelle Zusammenhänge zu verstehen und zu erklären.

Wenn Therapeuten „konditional" denken und überlegen, dann wollen sie ganz bewusst die Erfahrungen und Ängste, Vorlieben und Interessen ihres Patienten wahrnehmen. Sie wollen wissen, was für ihn Wert hat, und das bei der Therapie berücksichtigen.

Aktivitäten sind die *Behandlungsmittel der Ergotherapie*. Um Konditionen zu verändern, sind Aktivitäten notwendig. Diese müssen für den Patienten sinnvoll sein. Es muss für ihn nachvollziehbar sein, dass sie für das Erreichen eines persönlich wichtigen Zieles wichtig sind.

Narratives Reasoning – Denken in und durch Geschichten

Zu Beginn jeder Therapie stellt sich eine Therapeutin die Frage: *In welche Geschichte/Lebensgeschichte bin ich da hineingeraten?* Diese Frage ist notwendig, denn sie drückt den Wunsch der Therapeutin aus, ihren Patienten und seine Situation, seine Sicht der Krankheit und Behinderung zu verstehen. Sie regt an zum Nachfragen, um „viele Geschichten" des Patienten zu erfahren. Die Informationen, die sie erhält, befähigen sie zum Interpretieren der Situation und in der Folge zum Auswählen von patientenspezifischen Behandlungsmaßnahmen.

Die gemeinsame Zeit der Therapie wird zur *gemeinsamen Geschichte*. Ergotherapeuten bemühen sich dabei um eine *positive Geschichte*. Sie tun dies, indem sie nicht ständig auf Probleme und Defizite hinweisen, sondern ganz bewusst Fähigkeiten und schon Erreichtes herausstreichen.

Fallbeispiel

„Können Sie sich erinnern, Frau Weber, in unserer ersten Stunde sind wir bis zum Briefkasten gegangen, um Post zu holen, in der dritten Stunde haben Sie es schon geschafft, bis zur Bäckerei zu gehen und einen Kuchen zum Nachmittagskaffee zu kaufen, und heute sind wir bis zum Bus gegangen und bis zur Bank gefahren. Sie haben alle Erledigungen in der Bank geschafft. Wir sind wieder den gleichen weiten Weg zurück gefahren und gegangen – und das trotz Regens und starken Windes."

Ergotherapeuten erzählen bei ihrer Therapie gerne selbst Geschichten. In diesen Geschichten bieten sie Lösungsmöglichkeiten, neue Sichtweisen und manchmal Erfahrungen von anderen Patienten an.

Fallbeispiel

„Ich habe eine Patientin, die sehr gerne ihre Familie bekocht. Da sie schweres Rheuma hat, geht das nicht mehr so wie früher. Vor allem das Einkaufen und Nachhauseschleppen schafft sie nicht. Sie wird nun von einer Tiefkühlfirma beliefert. Sorgfältig plant sie anhand des Kataloges, welche Speisen sie auf den Tisch bringen will. Diese würzt sie dann entsprechend ihrem Geschmack nach. Die Familie ist begeistert – ja, ich glaube, die hat noch nicht einmal mitbekommen, dass sie nicht mehr selbst kocht."

Diese Geschichten tragen dazu bei, dass der Patient sich bildhaft vorstellen kann, wie er Aktivitäten wieder erfolgreich durchführen kann. Diese Bilder Wirklichkeit werden zu lassen ist das tatsächliche Therapieziel des Patienten. Er sieht sich wieder als eigenverantwortliches und produktives Wesen.

Wenn Ergotherapeuten (Geschichten) *über ihre Patienten erzählen*, berichten sie einerseits sachlich über Symptome, Defizite und Verbesserungsgrade. Merkmal ihrer Berichte ist jedoch, dass sie Verbesserungen durch konkrete Darstellungen einer bestimmten Leistung, die der Patient geschafft hat, Meinungen oder Erzählungen, die er geäußert hat, weitergeben. Diese Darstellungen verdeutlichen, wie der Patient mit seiner Krankheit umgeht. Es ist ihnen ein Anliegen, ein besseres Verständnis für den Patienten und seine individuelle Situation zu erreichen.

Pragmatisches Reasoning

Pragmatisches Reasoning geht über die unmittelbare Beziehung zwischen Therapeutin und Patient hinaus. Dabei werden der Praxiskontext und der persönliche Kontext der beteiligten Personen überlegt. Als Praxiskontext werden die Rahmenbedingungen der Therapie beschrieben, z.B. ob die Therapie im Akutkrankenhaus, Rehabilitationszentrum, in der Wohnung zu Hause usw. stattfindet (Schell u. Cervero 1993, Schell 1998, Feiler 2003, Lyons u. Crepeau 2001 nennen diese Form des pragmatischen Reasoning „Management Reasoning"). Der Ort, an dem eine Therapie durchgeführt wird, gibt u.a. bauliche, organisatorische und gesundheitspolitische Bedingungen vor. Ökonomische Bedingungen wie Ressourcen (z.B. die Möglichkeit, Hilfsmittel zu kaufen; bauliche Veränderungen vorzunehmen; Hilfs- und Pflegedienste, die das Therapieangebot ergänzen) und finanzielle Sicherstellung (Rückvergütung von Therapien, Entschädigungszahlungen, Deckung von Auslagen usw.) sind wichtige Details des Praxiskontextes.

Als persönlichen Kontext beschreiben Schell und Cervero Fakten, die die Therapeutin und den Patienten betreffen:

Ausbildung und Spezialisierung, Motivation, miteinander zu arbeiten, Interaktionsfähigkeit und Verhandlungsgeschick, die Motivation, unter den gegebenen Rahmenbedingungen zu arbeiten etc.

Hinter vielen pragmatischen Tatsachen verbergen sich Haltungen und Wertvorstellungen. Diese Erkenntnis führt uns zu einer weiteren Form klinischen Reasoning, dem ethischen Reasoning.

Ethisches Reasoning

Nach Hagedorn (1998, S. 35) „beurteilt der Ergotherapeut beim ethischen Reasoning, ob vorgeschlagene Handlungen moralisch, im besten Interesse und vorteilhaft für den Patienten sind."

Feiler (2005) führt an, dass ethisches Reasoning durch die ganz persönliche Ethik jeder einzelnen Therapeutin und durch Richtlinien, die uns als Leitgedanken durch die Zugehörigkeit zu unserem Beruf vorgegeben sind, beeinflusst ist (WFOT 2002). An qualifizierte Gesundheitsberufe gibt es ganz bestimmte Erwartungen – mit anderen Worten (ethische) Haltungen und Werte, die ihnen zugeschrieben werden (Kap. 1.4). Es ist Teil der Berufsausbildung, sie kennen zu lernen und sich mit ihnen auseinander zu setzen. Einer Berufsgruppe anzugehören verpflichtet dazu, diese Richtlinien als Leitgedanken für die tägliche Arbeit anzuerkennen und zu vertreten. Ethisches Reasoning wird durch diese Gedanken geleitet.

Beispiele: vertraulicher Umgang mit Patientendaten, Information über Interventionsmöglichkeiten, Einholung der Zustimmung des Klienten zu Erhebungs- und Interventionsprozessen usw.

Unsere persönliche Ethik basiert auf Fragen und Überlegungen, die wir uns über menschliche Belange machen: Ab wann existiert Leben? Soll Sterbehilfe erlaubt sein? Gibt es „unwertes" Leben? Jede Therapeutin hat zu diesen Fragen ihre ganz persönliche Sichtweise und Antworten abhängig von ihrem persönlichen und sozialen Hintergrund. Die Antworten können sich durch neue Lebenserfahrungen, persönliche Weiterentwicklung und neues Wissen sowie durch die Begegnung mit anderen Kulturen ändern.

! Das, was wir glauben, die Meinungen und Haltungen, von denen wir persönlich überzeugt sind, haben einen starken Einfluss auf unser praktisches Arbeiten und darauf, welche Alternativen wir bevorzugen.

So wie Therapeuten haben auch Patienten und Angehörige eine ganz persönliche Ethik. Das Aufeinandertreffen von unterschiedlichen Werten und Haltungen bringt Therapeuten oft in ein Dilemma, das es zu erkennen und zu analysieren gilt, um einen Konsens zu finden. „Konsens bedeutet Wege zu finden, die Handlungsfähigkeit ermöglichen, ohne dass auch nur einer der Beteiligten sein Gesicht verliert oder wider seine persönlichen Überzeugungen handeln muss" (Feiler 2005, S. 17).

1.13.3 Lehren und Erlernen von klinischem Reasoning

Als Basis für das Erlernen von klinischen Reasoning-Fertigkeiten ist ein Verständnis dafür zu entwickeln,

- welche Beobachtungen gemacht werden müssen,
- wie Zusammenhänge zwischen Beobachtung und Wissen hergestellt werden können,
- welche Denkvorgänge dabei eingesetzt werden und
- dass bei diesem komplexen Denken und Tun der Patient im Mittelpunkt steht (**Tab. 1.16**).

Beim klinischen Reasoning

- soll *Wissen angewandt* werden, um ein Problem umfassend zu erkennen.
  - Was genau weiß ich?
  - Warum weiß ich das – welche Beobachtungen habe ich gemacht, um es zu wissen (Verhaltensweisen, Bewegungsmuster, verbale Äußerungen und Beschreibungen usw.)?
  - Was muss ich zusätzlich noch wissen?
  - Wen kann ich fragen, wo kann ich nachlesen?
- sollen *Theorien angewandt* werden, um ein Bild zu vervollständigen. Hagedorn drückt dies so aus: „Modelle können uns helfen, indem sie uns einen strukturierten Rahmen für die Reasoning-Prozesse bieten" (1998, S. 36). Der Gebrauch eines Modells (Kap. 1.10) wurde von der Autorin als „prozessbestimmt" beschrieben: Die Therapeutin benutzt die Struktur des ergotherapeutischen Prozesses, um das Problem zu definieren und zu entscheiden, was zu tun ist.
- sollen *persönliche Erfahrungen genutzt* und eingebracht werden.

Tab. 1.16 Beispielhafte Fragen des klinischen Reasoning

Scientific	Interaktiv	Konditional	Narrativ	Pragmatisch	Ethisch
▪ Wie ist der Zustand meines Patienten? ▪ Was ist sein Problem? ▪ Was kann mit welchem Ziel getan werden?	▪ Wie ist die Beziehung zwischen Therapeutin und Patient? ▪ Welche Verhaltensmuster und Strategien werden eingesetzt, um die Beziehung zu optimieren?	▪ Welche Zukunftsszenarien sind für meinen Patienten möglich? ▪ Können sie für ihn vorstellbar visualisiert werden? ▪ Welche Maßnahmen werden eingesetzt, um sie zu verwirklichen?	▪ Verstehe ich, was die Krankheit für meinen Patienten bedeutet? ▪ Kenne ich seine Lebensgeschichte? ▪ Welche Geschichten erzähle ich über meinen Patienten? ▪ Wie ist unsere gemeinsame Geschichte?	▪ Wie ist die pragmatische Situation meines Patienten? ▪ Wie sind seine Lebensumstände, Beziehungen, Rollen, Ressourcen usw.? ▪ Wo, wann, wie und warum findet Therapie statt? ▪ Wie sind meine Ressourcen als Therapeutin?	▪ Was muss getan werden? ▪ Was sind meine persönlichen Haltungen und Werte in Bezug auf dieses Problem? ▪ Was wird von mir als Therapeutin erwartet? ▪ Was sind meine Grenzen? ▪ Wie gehe ich mit Schwierigkeiten und Problemen um?

- In welchem Zusammenhang war ich schon einmal mit einem ähnlichen Problem konfrontiert?
- Wie wurde es damals gelöst?
- Wie war das Ergebnis?
- Was ist ähnlich, was unterschiedlich?

Lehrer sind nicht mehr nur reine Wissensvermittler. Vielmehr sollen sie durch ständiges Hinterfragen anleiten zum: Reflektieren, Finden von Alternativen, Automatisieren von Denkvorgängen etc.

Geschicktes Erfragen und Fragen nach Schlussfolgerungen kann angeregt werden z.B. durch:

- Wie kommst Du zu diesem Ergebnis?
- Du denkst das, weil …?
- Erzähle mir Fakten (Daten), die Du hast.
- Was ist wichtig an …?
- In welchem Zusammenhang steht das mit ...?
- Zu welchen Überlegungen führt Dich das?
- Wie würdest Du dein Verhalten ändern, wenn du wüsstest, dass …?

Kirstaedter (2004) fasst folgende Methoden zusammen, die in Unterrichtssituationen angewandt werden können:

- *Schriftliche Beschreibungen*: Studenten beschreiben nicht nur Untersuchungs- und Behandlungsplanungen, sondern ihre Gedanken, gedanklichen Verbindungen, Handlungs- und Entscheidungsvorgänge im Sinne des klinischen Reasoning.
- *Mindmappings*: Gedanken werden in Bildern visualisiert, Beziehungen und Verbindungen werden so deutlich.
- *Rollenspiele*: Die Lehrperson bereitet Regieanweisungen vor – Studenten simulieren Situationen zwischen Therapeuten und Patienten.
- *Fallbeispiele*: Es werden schriftliche Basisinformationen über einen Patienten geliefert. Für das weitere Vorgehen wird zwischen drei Methoden unterschieden.
  - Stable case study: Den Studenten werden Fragen gestellt, wie sie zu den Daten kommen, was die Daten bedeuten usw.
  - Dynamic case study: Als Erweiterung überlegen die Studenten, welche weiteren Fragen sich aus den Fragen oder Daten ergeben könnten.
  - Dynamic case study with expert feed back: Während des Fragens wird unmittelbar geantwortet und eine Entscheidungsmöglichkeit abgeleitet.
- *Siebensprung* des Problems: In einer Kleingruppe wird nach sieben vorgegebenen Schritten systematisch ein Problem erarbeitet.
- *Zwei-Schüler-ein-Patient-Behandlung*: Zwei Studenten behandeln einen Patienten. Das Wahrnehmen und Erkennen wird verdoppelt, es gibt mehr Beobachtungen, Informationen und daher mehr Problemlösestrategien.
- *Supervision*: Bei der Behandlung wird gezielt unterbrochen, damit der Student resümieren und sich über das weitere Vorgehen Gedanken machen kann.
- *Vorbehandlung* oder *Mitbehandlung*: Eine Lehrkraft behandelt oder analysiert eine Behandlung, erklärt und kommentiert Gedankengänge und Handlungsabfolgen – Zwischenfragen können jederzeit gestellt werden. Es muss darauf hingewiesen werden, dass es ein Patientenbeispiel ist und dass genau dieselbe Handlung bei einem anderen Patienten nicht automatisch wiederholt werden kann, sondern dass jeder Patient als Individuum gesehen werden muss.

Zusammenfassend ist festzustellen, dass klinisches Reasoning weniger gelehrt werden kann, als es gelernt wird. Schell (2003) führt an, dass ein Zeitrahmen an gemachten Erfahrungen und permanentes zusätzliches Reflektieren über diese Erfahrungen notwendig sind, um ein Experte zu werden. Therapeuten machen eine Entwicklung an Erfahrungen durch. Dabei sind fünf verschiedene Phasen zu beobachten: Anfänger, leicht fortgeschrittener Anfänger, kompetenter Therapeut, Meister, Experte (Schell 2003). Auf jeder Stufe erarbeiten sich Therapeuten einen neuen Aspekt des klinischen Reasoning. Experten können alle Formen sicher anwenden. Trotzdem ist weiterhin sorgfältiges Reflektieren unerlässlich, um neues Wissen und persönliche Erfahrungen bei Entscheidungen einzubeziehen.

1.14 Wissenschaftlichkeit in der Ergotherapie

Sabine Mangold

Die Wissenschaftlichkeit der Ergotherapie ist in den letzten Jahren im deutschsprachigen Raum vermehrt thematisiert worden und gewinnt im nationalen und internationalen Rahmen zunehmend an Bedeutung. Was verbirgt sich hinter dem Begriff „Wissenschaftlichkeit"? Welchen Nutzen hat sie für die Ergotherapie? Antworten auf diese Fragen sind das Ziel dieses Beitrages. Praktische Beispiele aus dem therapeutischen Bereich veranschaulichen die Ausführungen.

Kapitel 1.14.1 erklärt einführend, was Wissenschaft ist, indem es Aufgaben und Merkmale der Wissenschaft beschreibt. Anschließend werden drei wesentliche wissenschaftliche Elemente definiert und erläutert: wissenschaftliche Hypothesen (Annahmen), Theorien und Modelle (Kap. 1.14.2). Da die Wissenschaft der ergotherapeutischen Praxis dienen soll, wird im Zusammenhang dieser wissenschaftlichen Elemente die Vernetzung zwischen Theorie und Praxis aufgezeigt (Kap. 1.14.3). Nachfolgend beschreibt Kapitel 1.14.4, warum ergotherapeutische Wissenschaft notwendig ist. Einerseits führt es Gründe der Ergotherapeuten auf, andererseits geht es auf gesetzliche Forderungen ein. Zusätzlich thematisiert es Probleme, die mit Wissenschaft in der Ergotherapie verbunden sind. Einen praktischen Nutzen kann der Leser im Kapitel 1.14.5 aus den aufgeführten wissenschaftlichen Datenbanken im Internet ziehen. Abschließend informiert Kapitel 1.14.6 über die Ausbildung in Deutschland hinsichtlich wissenschaftlicher Inhalte und Ziele.

Diese kurze Übersicht zum Thema Wissenschaft ersetzt keine systematische Einführung. Für vertiefende Aspekte wird auf Kapitel 1.16 „Forschung in der Ergotherapie" verwiesen. Zur intensiveren Auseinandersetzung mit der Thematik finden sich am Schluss entsprechende Empfehlungen in der Literaturliste.

1.14.1 Was ist Wissenschaft?

Aufgaben und Merkmale der Wissenschaft werden im Folgenden besprochen.

> ***Wissenschaft***: Erkenntnisse gewinnen, ordnen und verbreiten, indem anerkannte systematische Vorgehensweisen zur Erkenntnisgewinnung, Verarbeitung der Erkenntnisse und Veröffentlichung eingehalten werden.

Aufgaben der Wissenschaft

In der Wissenschaft werden neue Erkenntnisse erzeugt und unter Einbettung in bestehendes, möglichst gesichertes Wissen verarbeitet. Weiter zählen wissenschaftlich fundierte Entwicklungen neuer Methoden wie Therapiekonzepte oder Messinstrumente zu ihren Aufgaben. Die Wissenschaft sorgt dafür, dass die Öffentlichkeit Zugang zu neuen Erkenntnissen und Entwicklungen erhält. Diese verschiedenen Aufgaben werden nun näher erläutert.

Erzeugung von Wissen

Ein grundsätzliches Ziel der Wissenschaft ist es, mittels anerkannter, systematischer Vorgehensweisen gesichertes Wissen zu schaffen, d.h. Gesetzmäßigkeiten zu erkennen, um zuverlässige Vorhersagen und sinnvolle Entscheidungen treffen zu können. Dabei gibt es zwei grundlegende Methoden, um Wissen zu schaffen, die hier kurz und in Kapitel 1.16 ausführlicher besprochen werden: *quantitatives* und *qualitatives* Forschen.

Quantitatives Forschen: Ausgehend von bestehendem Wissen aus der Literatur und/oder Beobachtungen in der Praxis werden Annahmen (Hypothesen) über Zusammenhänge bzw. Gesetzmäßigkeiten formuliert und in der Realität mit Hilfe wissenschaftlicher Vorgehensweisen überprüft.

Beispiel: Eine Ergotherapeutin beobachtet, dass bei vielen Patienten mit einem bestimmten Krankheitsbild ein Heimprogramm nicht zum Erfolg führt. Sie vermutet, dass die bisher empfohlene „Dosis", also die Häufigkeit, das Programm durchzuführen, zu niedrig ist. An der betreffenden Patientengruppe wird wissenschaftlich überprüft, wie häufig das Heimprogramm durchgeführt werden muss, damit es wirksam ist.

Wenn so vorgegangen wird, spricht man von *quantitativer Forschung*. Quantitativ bedeutet, dass Daten in Form von Zahlen vorliegen, welche mit Hilfe statistischer Verfahren ausgewertet werden.

Qualitatives Forschen: Bei der Erzeugung von Wissen kann es sich auch um Fragestellungen handeln, die komplexere Beziehungen als den einfachen Zusammenhang zwischen Dosis und Wirkung aufzeigen sollen.

Beispiel: Es soll herausgefunden werden, was sich bei Patienten mit Morbus Parkinson im Alltag besonders positiv auf ihre Lebensqualität auswirkt. Da es zu viele Faktoren gibt, wie soziale Kontakte, kulturelle Interessen, Arbeit, Hobbys, körperliche und psychische Aspekte etc., die eine Rolle spielen könnten, formuliert der Wissenschaftler keine Annahmen. Die Patienten werden mit Hilfe bestimmter Vorgehensweisen befragt, damit sie diese Faktoren aufdecken. Anhand wissenschaftlicher Auswertungsmethoden werden die Antworten der Patienten analysiert.

Diese Form der Wissenschaft gehört zum Bereich der *qualitativen Forschung*. Qualitativ heißt, Daten zu gewinnen und auszuwerten, durch welche Eigenschaften, Merkmale, Beziehungen etc. beschrieben und interpretiert werden können, ohne Zahlen zu nennen. Ziel der qualitativen Forschung ist, einen komplexen Untersuchungsgegenstand besser verstehen zu können, und nicht, ihn in Zahlen zu fassen.

Aufbereitung (Vernetzung) von Wissen

Eine wichtige Aufgabe der Wissenschaft ist es, neue Erkenntnisse sowohl untereinander als auch mit bereits bestehendem Wissen zu vernetzen und verständlich darzustellen. Häufig werden daraus Theorien und Modelle gebildet (Kap. 1.14.2).

In Bereichen, in denen es viele wissenschaftliche Studien gibt, ist es notwendig, wissenschaftliche Artikel bereitzustellen, die eine systematische, zusammenfassende Übersicht bieten. Zu solchen wissenschaftlichen Arbeiten zählen systematische Übersichtsartikel und Metaanalysen (Kap. 1.16).

Entwicklung

Neben dem Schaffen und Vernetzen von Wissensinhalten gilt die Entwicklung neuer, wissenschaftlich fundierter Methoden wie z.B. Behandlungskonzepte, therapeutische Messinstrumente oder Hilfsmittel als weitere Aufgabe der Wissenschaft. Entwicklungen sollen die Vielfalt an effizienten Methoden zum gezielten Vorgehen am Patienten erweitern. Als Beispiel sei hier die Entwicklung des klientenzentrierten Messinstrumentes Canadian Occupational Performance Measure (COPM) genannt (Law et al. 1998).

Veröffentlichung

Die Früchte der Wissenschaft, d.h. die Erkenntnisse und wissenschaftlich entwickelten Methoden, dürfen nicht „in der Schublade" verschwinden, sondern müssen allen Interessenten zugänglich sein. In der Wissenschaft wird daher dafür gesorgt, dass der Zugang zum jeweils aktuellen Wissensbestand durch Veröffentlichungen v.a. in wissenschaftlichen Fachzeitschriften gewährleistet ist und dass die Literatur effizient aufgespürt werden kann (Kap. 14.5). Die Verbreitung findet zudem in der Lehre, auf Konferenzen und Kongressen statt. Große Bedeutung haben Letztere, da Arbeiten präsentiert und mit dem Fachpublikum diskutiert werden.

Beispiele: Auf dem deutschen, österreichischen und Schweizer Kongress können wissenschaftliche Arbeiten veröffentlicht werden. Neben den nationalen Kongressen gibt es den europäischen Ergotherapie-Kongress und den Kongress der WFOT. Beide werden alle vier Jahre veranstaltet. Zudem gibt es interdisziplinäre Kongresse verschiedener Fachgebiete.

Bei der Erfüllung dieser Aufgaben gilt es, verschiedenen wissenschaftlichen Merkmalen Folge zu leisten, die im nächsten Abschnitt beschrieben werden.

Merkmale der Wissenschaft

Wissenschaft stellt die Ansprüche, systematisch, im Vorgehen nachvollziehbar, transparent und im Ergebnis überprüfbar, logisch, ergebnisoffen, kritisch hinterfragend und ethisch verantwortbar zu sein. Die Einhaltung dieser Merkmale soll dazu dienen, dass möglichst objektives, gesichertes Wissen in die Öffentlichkeit gelangt. Was ist unter diesen Merkmalen genauer zu verstehen?

Systematisch: Wird ein Wissensbedarf erkannt, z.B. ein Mangel an Kenntnissen, ob eine Behandlungsmethode wirklich effizient ist oder ob es ein geeignetes, zuverlässiges Erfassungsinstrument für eine bestimmte Patientengruppe gibt, so folgt eine Reihe systematischer wissenschaftlicher Schritte: Zunächst wird überprüft, ob bereits genügendes Wissen besteht. Zur gezielten Suche werden wissenschaftliche Datenbanken benützt (Kap. 1.14.5). Wird festgestellt, dass noch keine ausreichenden Kenntnisse existieren, werden überprüfbare Annahmen (Hypothesen) oder offene Fragen formuliert, Daten gesammelt, ausgewertet und – unter Einbettung in bereits bestehendes gesichertes Wissen – interpretiert. Verschiedene Methoden und Gütekriterien für die Datensammlung und wissenschaftliche Auswertung finden sich in Kapitel 1.16.

Im Vorgehen nachvollziehbar, transparent und im Ergebnis überprüfbar: Damit eine wissenschaftliche Arbeit nachvollziehbar und transparent ist, müssen Ziele und/oder Hypothesen, Vorgehensweise, verwendete Quellen, Ergebnisse und der Kontext der Arbeit (z.B. finanzielle Vorteile, die durch ein bestimmtes Resultat erreicht würden) sorgfältig dokumentiert werden.

! Das Vorgehen und die Ergebnisse müssen so genau beschrieben werden, dass der Leser, wenn er wollte, die Arbeit wiederholen könnte und unter gleichen Bedingungen zu gleichen Ergebnissen gelangen würde.

Logisch: Der Anspruch auf Logik (Prinzipien des schlüssigen Denkens und Beweisführens) zieht sich durch die gesamte wissenschaftliche Arbeit. Werden Annahmen (Hypothesen) formuliert, so müssen sie aus dem bestehenden Wissen und/oder aus Beobachtungen in der Praxis logisch abgeleitet werden und dürfen nicht „aus der Luft gegriffen" sein. Für die Datenerfassung und -auswertung müssen passende Instrumente und Methoden gewählt werden. Bei der Interpretation der Daten darf der Autor einer wissenschaftlichen Arbeit nicht wild spekulieren, sondern die Ergebnisse müssen untereinander und mit bestehendem Wissen in einen logischen Zusammenhang gebracht werden. Besonders wichtig ist auch, dass die Schlussfolgerungen, die aus den Daten und deren Interpretation gezogen werden, logisch sind.

Ergebnisoffen und kritisch hinterfragend: Wissenschaftler haben oft begründete Vorstellungen, welche Ergebnisse zu erwarten sind, z.B. dass sich ein neuer Therapieansatz aus bestimmten physiologischen Gründen vermutlich günstig auswirkt. Seriöse Wissenschaftler bemühen sich jedoch darum, bei der Datensammlung, -auswertung und -darstellung neutral zu bleiben, damit sie für Ergebnisse offen bleiben, die sie nicht erwartet haben.

! Die kritische Haltung gegenüber eigenen und fremden Ergebnissen ist ein Merkmal ernsthafter Wissenschaft. Jede wissenschaftliche Arbeit weist Stärken und Schwächen auf. Diese müssen kritisch reflektiert werden, damit die Ergebnisse realistisch eingeordnet werden können.

Ethisch verantwortbar (Ethik als Sollensforderung): Das Ziel, die konkrete Fragestellung oder Annahme, die einer wissenschaftlichen Arbeit zugrunde liegt, und die Vorgehensweise müssen ethisch verantwortbar sein. Für den klinischen Bereich wurden ethische Grundsätze in der Deklaration von Helsinki und deren Nachfolgeversionen (Weltärztebund 2004) festgelegt. Vier zentrale ethische Forderungen sind

- Schutz der körperlichen und seelischen Unversehrtheit,
- Sicherung des Selbstbestimmungsrechts des Patienten,
- Sicherung der Patienteninformation,
- Datenschutz.

Inzwischen wird zunehmend vorgeschrieben, vor Beginn einer wissenschaftlichen Arbeit mit Patienten einen Antrag an eine Ethikkommission zu stellen. In Deutschland gibt es beispielsweise über 50 öffentlich-rechtliche Kommissionen, die solche Anträge bearbeiten. Mitglieder der Kommission begutachten die geplante Studie unter Berücksichtigung der Vorgaben der Deklaration von Helsinki (und Nachfolgeversionen), beraten und geben ihr zustimmendes oder ablehnendes Votum ab. (Genauere Informationen und eine Liste der Kommissionen finden sich unter: http://www.ak-med-ethik-komm.de/struktur_main.html.)

Ob diese Kriterien von Wissenschaftlern eingehalten werden, muss deren Veröffentlichungen entnommen werden. Bei den Merkmalen Systematik, Nachvollziehbarkeit und Logik kann sich der Leser z.B. aus der Beschreibung der Vorgehensweise und Dateninterpretationen eine Meinung über die Güte einer Arbeit bilden. Ob die Arbeit bei einer Ethikkommission eingereicht wurde, wird zunehmend von den Autoren direkt deklariert.

Bei der Beschreibung der Aufgaben und Merkmale der Wissenschaft sind die Begriffe Hypothese, Theorien und Modelle gefallen. Sie bilden Kernstücke des wissenschaftlichen Arbeitens. Deshalb werden diese Begriffe im Folgenden definiert und erklärt.

1.14.2 Wissenschaftliche Hypothesen, Theorien und Modelle

„Hypothese", „Theorie" und „Modell" sind Wörter, die auch in der Alltagssprache anzutreffen sind und von denen man meist individuelle, „intuitive" Vorstellungen hat. Hier wird nun vorgestellt, was unter den drei Begriffen zu verstehen ist.

Wissenschaftliche Hypothesen

Hypothesen: Annahmen oder Vermutungen über Gesetzmäßigkeiten.

Beispielsweise führt die Behandlungsmethode A im Vergleich zur Behandlungsmethode B bei Patienten mit einer akuten Hemiplegie zu einer stärkeren Verbesserung in der Selbstständigkeit bei der Körperhygiene.

Hypothesen werden aufgestellt, um sie in der Realität zu überprüfen, in diesem Beispiel an Patientengruppen. Stellt sich heraus, dass sich die Patienten mit der Behandlung A in ihrer Selbstständigkeit tatsächlich stärker verbessern als die Patienten mit der Methode B, so ist die Hypothese bestätigt und wird „vorläufig akzeptiert". „Vorläufig" deshalb, weil evtl. spätere wissenschaftliche Arbeiten die Hypothese widerlegen (Popper 1994).

Gibt es keine Unterschiede zwischen den Gruppen oder sind die Ergebnisse bei Methode B besser als bei Methode A, so ist die Hypothese widerlegt (falsifiziert) und wird abgelehnt.

! Die Überprüfung einer Hypothese führt zu Wahrscheinlichkeitsaussagen, nicht zu absoluter Sicherheit, ob die Hypothese tatsächlich wahr oder falsch ist.

Die Forderung nach der Überprüfung von Hypothesen bringt es mit sich, dass Hypothesen eine überschaubare Anzahl an Größen (darunter versteht man z.B. Selbstständigkeit, Alter, soziale Kontakte, Schmerzen, Motivation) enthalten dürfen, deren Beziehungen untereinander untersucht werden sollen. Anderenfalls weiß man am Schluss nicht, welchen Einfluss welche Größe hatte. Hypothesen untersuchen in der Regel also nur einen kleinen Ausschnitt des Ganzen. Zur wesentlichen Vergrößerung des Untersuchungsgegenstandes werden Theorien und Modelle gebildet, wie die folgenden Abschnitte zeigen.

Wissenschaftliche Theorien

Wissenschaftliche Theorien werden aufgestellt, um vielschichtige Phänomene wie Lernen, Verhalten oder Entwicklung zu erklären und um Vorhersagen treffen zu können. Beispiele für Theorien sind Lern-, Verhaltens- oder Entwicklungstheorien.

> ***Theorie***: Ausreichend großes Netzwerk wissenschaftlich begründeter Aussagen bzw. Hypothesen, um ein Phänomen zu beschreiben und zu erklären und um Gesetzmäßigkeiten aufzuzeigen.

Zur Verdeutlichung soll ein Beispiel aus der Theorie zum Model of Human Occupation (MOHO) dienen (Kap. 1.12). Um menschliches Betätigungsverhalten erklären zu können, werden mehrere Hypothesen aufgestellt (Kielhofner 2002, S. 524):

- Werte, Interessen und Selbsterkenntnis eines Menschen führen zu Aktivitäts- und Betätigungswahl.
- Mit der Zeit führt die Betätigungswahl zu einem Muster der Betätigungspartizipation (Teilhabe an Arbeit, Spiel oder Aktivitäten des täglichen Lebens).

Diese und weitere Hypothesen werden zur Theorie des menschlichen Betätigungsverhaltens verknüpft.

Wie sicher ist aber, dass eine Theorie auch stimmt? Grundsätzlich gilt für eine wissenschaftliche Theorie ebenfalls das Kriterium der Widerlegbarkeit (Falsifizierbarkeit). Theorien können jedoch aufgrund der Komplexität nicht als Ganzes überprüft werden, sondern nur ihre zugrunde liegenden Hypothesen. Wie gut eine Theorie ist, hängt folglich davon ab, ob die Hypothesen den wissenschaftlichen Untersuchungen standhalten. Außerdem muss eine gute Theorie in sich widerspruchsfrei sein und darf keine Widersprüche zu anerkannten Theorien aufweisen.

Theorien sind häufig einem Änderungsprozess unterworfen. Erstens können sich bestimmte Hypothesen als falsch erweisen, so dass die Theorie entsprechend angepasst werden muss. Zweitens sollen Theorien Vorhersagen und das Ableiten neuer, sinnvoller Hypothesen ermöglichen. Letztere müssen wiederum überprüft werden (Bortz et al. 2002). Aufgrund der neuen Erkenntnisse wird die Theorie angepasst, z.B. in Form einer Erweiterung des Anwendbarkeitsbereiches.

Obwohl es, um den berühmten Wissenschaftler Albert Einstein zu zitieren, nichts „Praktischeres als eine gute Theorie" gibt, ist die direkte Anwendbarkeit nicht immer offensichtlich oder möglich. Um eine Brücke zwischen Theorie und Praxis zu schlagen, werden Modelle gebildet, deren grundsätzliche Eigenschaften im Folgenden beschrieben werden.

Wissenschaftliche Modelle

Wissenschaftliche Modelle definieren sich durch vier Eigenschaften (Kap. 1.10.1):

- *Abbildungscharakter*: Modelle bilden anhand der zugrunde liegenden Theorien ein Phänomen oder mehrere bzw. wichtige Elemente ab. Sie stellen die Beziehungen untereinander dar (z.B. MOHO, Hagedorn 2000). Dieser Abbildungscharakter hilft, Theorien zu verstehen und für die Praxis zu nutzen.

- *Vereinfachung*: Modelle vereinfachen die Realität, denn es werden nur zentrale Eigenschaften dargestellt.
- *Praxisorientiertheit*: Modelle orientieren sich am Nützlichen, um der Anwendung in der Praxis zu dienen. Dazu übersetzen sie den theoretischen Hintergrund in praktische Vorgehensweisen, in der Ergotherapie beispielsweise in Form konkreter Erfassungsinstrumente oder Behandlungsansätze.
- *Wissenschaftliche Überprüfung*: Modelle müssen sich einer wissenschaftlichen Überprüfung unterziehen. Ein Modell lässt sich – analog zu den Theorien – nicht als Ganzes überprüfen. Vielmehr werden einzelne Beziehungen, aus denen das Modell aufgebaut ist, wissenschaftlich auf ihre Richtigkeit hin untersucht.

In der Ergotherapie wurden in den letzten Jahrzehnten verschiedene Modelle für die Praxis entwickelt. Bisher wurden sie kaum wissenschaftlichen Überprüfungen unterzogen. Ausnahmen bilden z.B. das MOHO, über das bereits mehr als 80 Studien durchgeführt wurden (Kielhofner et al. 2002) und das Modell der kognitiven Behinderung (Hagedorn 2000). Einen Einblick in Aufbau und Funktion ergotherapeutischer Praxismodelle bieten Kapitel 1.10 und 1.11 sowie die Fachliteratur von Jerosch-Herold et al. (2004) und Hagedorn (2000).

Modelle können anhand von Theorien gebildet werden, umgekehrt sind Modelle an der Theoriebildung beteiligt. Modelle und Theorien beeinflussen sich damit gegenseitig. Nicht nur Theorien, sondern auch Modelle sind somit einem Wandel unterworfen.

Da Modelle (aber auch Theorien) für die Praxis entwickelt werden, ist es wichtig, Wissenschaft und Praxis bzw. Wissenschaftler und Praktiker zu vernetzen. Die Wechselbeziehungen werden im folgenden Abschnitt aufgezeigt. Besonderes Augenmerk gilt der Rolle des Praktikers. Hat er einen Einfluss auf Wissenschaft? Kann er überhaupt davon profitieren?

1.14.3 Vernetzung von Wissenschaft und Praxis

Nicht selten taucht das Bild von der Wissenschaft im Elfenbeinturm auf, d.h. Wissenschaft fernab der Realität, Verständlichkeit oder sogar Nützlichkeit. Die enge Vernetzung von Wissenschaft und Praxis wirkt dem entgegen. Wie treffen Wissenschaft und Praxis aber zusammen?

Zunehmend gibt es Therapeuten, die sowohl praktizieren als auch als Wissenschaftler arbeiten. Immer mehr Therapeuten beteiligen sich an wissenschaftlichen Projekten, indem sie z.B. innerhalb wissenschaftlicher Projekte die Behandlungen, Erfassungen und Dokumentationen durchführen. Dabei können sie die Projekte inhaltlich mitgestalten. Möglichkeiten zum intensiven Austausch zwischen praktizierenden Therapeuten und Wissenschaftlern bieten z.B. Kongresse und Fachtagungen (s.o.). Inwiefern profitieren Wissenschaft und Praxis voneinander?

Die Wissenschaft soll u.a. praxisrelevante wissenschaftliche Projekte bearbeiten. Daher benötigt sie Ideen aus der Praxis. Unter Ideen sind beispielsweise Hypothesen oder potenzielle Bausteine für Modelle und Theorien gemeint, die z.B. durch Beobachtungen in der Praxis identifiziert werden. Oder es sollen neue, in der Praxis entstandene Behandlungskonzepte und Hilfsmittel hinsichtlich ihrer Wirksamkeit wissenschaftlich überprüft werden.

Die Wissenschaft nützt der Praxis ihrerseits, indem sie Projekte aufnimmt, bearbeitet und die daraus entstehenden wissenschaftlichen Erkenntnisse für die Integration in die Praxis zur Verfügung stellt. Die praktizierende Therapeutin kann ihre Arbeit daher auf fünf Säulen stützen:

- wissenschaftliche Forschungsarbeiten,
- wissenschaftlich fundierte Neuentwicklungen,
- praxisrelevante Modelle,
- Theorien und
- eigene praktische Erfahrungen.

> **!** Da sich die wissenschaftlichen Erkenntnisse in der Praxis bewähren müssen, ist es notwendig, dass praktizierende Therapeuten sie in der Praxis überprüfen. Dadurch schließt sich der Kreis.

Alle Erkenntnisse, Theorien und Modelle sollen der praktischen Arbeit nützen. Obwohl die Praxis im Zentrum steht, ist das „wissenschaftliche Gebäude" relativ groß. Lohnt es sich wirklich, so einen Aufwand zu betreiben? Ließe es sich nicht als Berufsgruppe besser damit leben, auf praktischen Erfahrungen beruhende Behandlungen durchzuführen und auf ergotherapeutische Wissenschaft zu verzichten? Geht das – rechtlich gesehen – heutzutage überhaupt noch? Antworten auf diese Fragen werden in den folgenden Ausführungen gegeben.

1.14.4 Ergotherapie als Wissenschaft

Ergotherapie als wissenschaftliche Disziplin bzw. die Forderung nach einer wissenschaftlichen Fundierung ihrer Behandlungsmethoden besteht im deutschsprachigen Raum noch nicht sehr lange (Kap. 1.1). Genauer betrachtet ist festzustellen, dass es insbesondere wissenschaftlich basierte Behandlungskonzepte, Testverfahren und Modelle aus dem angelsächsischen Raum waren, die z.T. in die therapeutische Literatur, Berufspraxis und teilweise bereits in die Ausbildungen der deutschsprachigen Länder Eingang gefunden haben. Zu nennen sind hier beispielsweise COPM (Law et al. 1998, Kap. 1.11 CMOP) oder MOHO (Kap. 1.12).

Wissenschaft hat ihren Preis: Sie stellt höhere Anforderungen an die Ausbildung und erfordert Zeit, Infrastruktur und entsprechend qualifiziertes Personal. Daher muss es triftige Gründe geben, warum sie sich in anderen Ländern bereits etabliert hat und im deutschsprachigen Raum zunehmend Einzug hält. In den folgenden Abschnitten werden Gründe für und Forderungen nach Wissenschaft sowie damit verbundene Probleme vorgestellt.

Gründe der Therapeuten

Ergotherapeutische Wissenschaft zu betreiben begründet sich vor allem darin, nachweislich wirksame therapeutische Interventionen (Behandlungskonzepte, Erfassungsinstrumente etc.) zu identifizieren und zu entwickeln, um den Behandlungserfolg steigern zu können. Ergotherapeuten nehmen vielfältige Aufgaben wahr, zu denen die Erfassung, Behandlung, Beratung, Verlaufsdokumentation und Evaluation gehören. Daher ist es beispielsweise wichtig,

- einen effizienten, aussagekräftigen Befund erstellen zu können,
- für die Erfassung zuverlässige und genaue ergotherapeutische Tests zur Verfügung zu haben,
- für eine bessere Therapieplanung zu wissen, welche Prognose der Patient hat, um für den optimalen Behandlungserfolg einen wirksamen Therapieansatz wählen zu können.

Die wissenschaftliche Fundierung dieser und weiterer Aspekte gibt Ergotherapeuten mehr Sicherheit, richtige Entscheidungen im Therapieprozess zu treffen. Sie hilft ihnen, ihre vielfältigen Aufgaben professionell zu gestalten und Vor- und Nachteile ihres Vorgehens besser abzuwägen, um ihre therapeutische Arbeit gemäß jeweils aktuellem wissenschaftlichem Erkenntnisstand zu optimieren. Die wissenschaftliche Fundierung ermöglicht Ergotherapeuten zudem, ihre Arbeit gegenüber Klienten, Leistungsträgern (z.B. Kranken- und Unfallversicherungen) und in der Zusammenarbeit mit anderen Fachdisziplinen auf einem hohen professionellen Niveau zu begründen, sodass sie zu gleichberechtigten Kooperationspartnern im multidisziplinären Team werden.

Als Sekundäreffekt lassen sich Klärung und Vertiefung des beruflichen Selbstverständnisses durch die Wissenschaftlichkeit nennen. Dazu dienen zum einen Praxismodelle (s.o.), zum anderen aber auch wissenschaftliche Untersuchungen, die sich mit dem Beruf auseinander setzen, z.B. in Form von Fragen nach den Schwerpunkten oder Ausbildungsstrukturen des Berufes und deren Auswirkungen auf die Praxis.

Wissenschaft zu betreiben wird nicht nur von Ergotherapeuten als Notwendigkeit erachtet, sondern die wissenschaftliche Fundierung wird auch gesetzlich gefordert. Damit beschäftigt sich der nächste Abschnitt.

Gesetzliche Forderungen

Deutschland: Um sich ein Bild über die rechtlichen Grundlagen zu verschaffen, ist es zunächst wichtig, die Ergotherapie in den gesetzlichen Rahmen einzuordnen. Ergotherapeuten gehören gemäß deutschem Sozialgesetzbuch, fünftes Buch (SGB V 2005), zu den „Leistungserbringern von Heilmitteln" (SGB V, § 124). „Heilmittel" sind dabei laut Kassenärztlicher Bundesvereinigung (KBV) die einzelnen therapeutischen Maßnahmen, d.h. motorisch-funktionelle Behandlungen, sensomotorisch-perzeptive Behandlungen, Hirnleistungstraining/neuropsychologisch orientierte Behandlungen, psychisch-funktionelle Behandlungen und die Thermotherapie als ergänzende Maßnahme (KBV 2004, Kap. 1.4).

Die Forderungen an die Leistungserbringer nach Wissenschaftlichkeit sind gesetzlich verankert: „Die Leistungen müssen dem jeweiligen Stand der wissenschaftlichen Erkenntnisse entsprechen" (SGB V, § 135a Abs. 1 Satz 2). Der Gemeinsame Bundesausschuss „kann dabei die Erbringung und Verordnung von Leistungen oder Maßnahmen einschränken oder ausschließen, wenn [...] der diagnostische oder therapeutische Nutzen [...] nicht nachgewiesen sind" (SGB V § 92 Abs. 1).

! Nicht nur für bestehende, sondern auch für die Aufnahme neuer therapeutischer Maßnahmen in die Berufspraxis fordert das Gesetz Nachweise (SGB V, § 138).

Wie kann nun herausgefunden werden, ob eine therapeutische Maßnahme oder ein Behandlungskonzept gesetzlich akzeptiert ist bzw. abgelehnt wurde? Über diese Frage geben die Richtlinien über die Verordnung von Heilmitteln Auskunft (KBV 2004). Der erste Teil dieser Heilmittel-Richtlinien führt u.a. die therapeutischen Maßnahmen auf. Sie sind für die Ergotherapie aber allgemein gehalten und nennen keine konkreten Behandlungskonzepte. In der Anlage lassen sich die nicht verordnungsfähigen Heilmittel einsehen, die z.B. auf diese Liste gesetzt wurden, weil ein Nachweis des therapeutischen Nutzens fehlt. Hier werden konkrete Maßnahmen genannt. Momentan (KBV 2004) stehen noch keine in der Ergotherapie etablierten Behandlungskonzepte auf dieser Liste.

Schweiz: Auch in der Schweiz wird die Wissenschaftlichkeit gesetzlich verlangt. In Art. 32 des Bundesgesetzes über die Krankenversicherung (KVG 2005) wird gefordert, dass die Leistungen wirksam, zweckmäßig und wirtschaftlich sein müssen. Die Wirksamkeit muss nach wissenschaftlichen Methoden nachgewiesen sein.

Nachdem die Gründe und Forderungen nach Wissenschaft dargelegt wurden, werden nun Probleme aufgezeigt, die mit Wissenschaft verbunden sind.

Mit Wissenschaft verbundene Probleme

Ein aktuelles Problem ist vermutlich – neben den Kosten, die mit Wissenschaft verbunden sind – die Befürchtung der Therapeuten, wissenschaftliche Arbeiten nicht verstehen zu können oder überfordert zu sein, wenn sie bei wissenschaftlichen Projekten assistieren sollen. Die Mithilfe bei solchen Projekten sollte Ergotherapeuten allerdings nicht schwer fallen, wenn es darum geht, die Patienten nach einer bekannten oder durch Schulung erlernten Methode zu behandeln und ergotherapeutische Tests zur Datenerhebung beim Patienten anzuwenden und sorgfältig zu dokumentieren. In diesem Fall sind Fähigkeiten verlangt, die zum normalen Therapiealltag gehören. Wenn bei der Mitarbeit darüber hinausgehende Fähigkeiten notwendig sind, sollten diejenigen Therapeuten angefragt werden, die z.B. ein Bachelorstudium an einer Fachhochschule oder Masterstudium absolviert haben und entsprechend vorbereitet sind (Kap. 1.14.6).

Die Ergebnisse wissenschaftlicher Arbeiten zu verstehen und in den Praxisalltag zu integrieren ist für alle Therapeuten wichtig. Die AOTF (American Occupational Therapy Foundation) geht von der Annahme aus, dass jeder Praktiker vorbereitet sein sollte, ein „wissenschaftlicher Konsument" zu sein (AOTF 1999). Um wissenschaftliche Arbeiten verstehen zu können, ist es notwendig, mit wissenschaftlichen Grundbegriffen vertraut zu sein. Dieses Basiswissen sollte in der Grundausbildung vermittelt werden (s.u.). Bereits ausgebildete Ergotherapeuten können es nachträglich in Fortbildungskursen erwerben. Eine weitere Voraussetzung, wissenschaftliche Artikel zu lesen, sind ausreichende Englischkenntnisse, da die meisten Arbeiten in englischer Sprache verfasst sind. Dadurch sollte sich niemand abschrecken lassen: Aller Anfang ist schwer, aber mit etwas Übung lassen sich wissenschaftliche Veröffentlichungen leichter und schneller lesen.

Wissenschaftliche Arbeiten müssen gezielt aufgespürt werden können. Welche Hilfen es zur effizienten Suche gibt, behandelt der nächste Punkt.

1.14.5 Ressourcen in der Ergotherapie und ihr Zugang

Wissenschaftliche Arbeiten werden in Form von Monografien und Artikeln in wissenschaftlich orientierten ergotherapeutischen Fachzeitschriften v.a. im angelsächsischen und skandinavischen Raum publiziert. Seit 2000 gibt es im deutschsprachigen Raum die erste entsprechende Fachzeitschrift. Ebenfalls wertvolle Artikel für Ergotherapeuten bieten wissenschaftliche Zeitschriften z.B. der Physiotherapie. Daneben sind medizinische Publikationen wichtige Quellen, die manchmal Untersuchungen über ergotherapeutische Praxisverfahren unter Anwendung funktioneller Tests beinhalten.

Damit die Artikel zu einem bestimmten Thema gezielt und effizient aufgespürt werden können, gibt es verschiedene Datenbanken (**Tab. 1.17**). Die Suche erfolgt durch Eingabe englischer Stichwörter, z.B. „brain injury" (die Gänsefüßchen sind häufig hilfreich, da dann nach der Wortkombination gesucht wird). Im PubMed empfiehlt sich häufig, zusätzlich „occupational therapy" einzugeben.

> ***Datenbank***: Elektronische Form einer Sammlung von Fakten, die aus Sicht des Benutzers/Anbieters zusammengehören.

Literaturtipp: Unter OTdirect (http://www.otdirect.co.uk/resmain.html) und de Bie et al. (2004) finden

Tab. 1.17 Datenbanken für die wissenschaftliche Literaturrecherche

Datenbank	Schwerpunkt	Kostenloser Zugang?
OTseeker: http://www.otseeker.com/search.aspx	Ergotherapie	Ja
OTDBASE: http://www.otdbase.org/	Ergotherapie	Nein*)
OT Search: http://www.aota.org/otsearch/	Ergotherapie	Nein
PubMed: http://www.pubmed.de/data/nlm.link.html	Medizin, auch Ergotherapie	Ja
CINAHL (*Cumulative Index to Nursing and Allied Health Literature*): http://www.cinahl.com/cdirect/cdirect.htm	Pflege, auch Ergotherapie	Nein
PEDro: www.pedro.fhs.usyd.edu.au	Physiotherapie, auch Ergotherapie	Ja

*) Mitglieder des DVE haben verbilligten Zugang.

sich genauere Beschreibungen der Datenbanken. Bei OTdirect sind noch weitere wissenschaftliche Ressourcen für die Ergotherapie aufgeführt.

1.14.6 Wissenschaft in der Fachausbildung

Damit praktizierende Ergotherapeuten wissenschaftliche Arbeiten gezielt suchen, lesen und die Erkenntnisse in die Praxis umsetzen können, müssen sie entsprechende Grundkenntnisse erlangen. Therapeuten, die auf höherem Niveau bei wissenschaftlichen Projekten mitarbeiten wollen, müssen zusätzliches Wissen erwerben. Welche Kenntnisse vermitteln nun ergotherapeutische Ausbildungen? Die folgenden Ausführungen beziehen sich auf den momentanen Stand in Deutschland, differenziert in die Grundausbildung und das Studium auf Bachelor- und Masterniveau.

Wissenschaftlichkeit in der Grundausbildung

In der Ausbildungs- und Prüfungsverordnung für Ergotherapeutinnen und Ergotherapeuten (ErgThAPrV 2005) ist für den Bereich „Fachsprache, Einführung in das wissenschaftliche Arbeiten" insgesamt ein Umfang von 80 Stunden festgelegt. Zwei der acht Unterpunkte lassen sich direkt den wissenschaftlichen Grundlagen zuordnen: „Einführung in die Statistik und fachbezogene Anwendung" (Kap. 1.16, Statistik und Gütekriterien) und „Fachenglisch". Sie helfen den angehenden Ergotherapeuten, wissenschaftliche Artikel leichter zu lesen und zu verstehen.

Die restlichen Unterpunkte wie z.B. „Berichten und Beschreiben" lassen offen, wie sehr sie sich direkt auf Wissenschaft beziehen müssen. Wünschenswert ist, dass auch diese Punkte so viele wissenschaftliche Aspekte wie möglich aufgreifen. Beim Unterpunkt „Berichten und Schreiben" könnte beispielsweise der Aufbau wissenschaftlicher Arbeiten besprochen werden. Zum einen trägt diese Kenntnis dazu bei, wissenschaftliche Artikel leichter und schneller zu lesen. Zum anderen hilft sie den Schülern, schriftliche Abhandlungen auf der Grundlage einer Problemuntersuchung wissenschaftlich strukturiert zu schreiben. Als Hilfe für die Planung des wissenschaftlichen Unterrichts eignet sich m.E. das Frankfurter Curriculum (Götsch 2001).

Wissenschaftliche Kompetenzen auf Bachelor- und Masterniveau

Das Fachhochschulstudium setzt in Deutschland bisher noch eine ergotherapeutische Grundausbildung voraus und baut auf den darin vermittelten wissenschaftlichen Grundkenntnissen auf. Einige Fachhochschulen bieten Zusatzmodule für Schüler kooperierender Berufsfachschulen an, wodurch sie sich bereits während ihrer Grundausbildung Aufbauwissen aneignen können. Nach erfolgreichem Abschluss steht ihnen der Einstieg in ein höheres Semester eines Bachelorstudiengangs der Fachhochschule offen.

Die Kultusministerkonferenz (KMK) verabschiedete im April 2005 einen „Qualifikationsrahmen für Deutsche Hochschulabschlüsse“, in dem u.a. wissenschaftliche Kompetenzen auf Bachelor- und Masterniveau beschrieben sind (KMK 2005). Kompetenzen auf Bachelor-Ebene sind zum einen das Wissen und Verstehen wissenschaftlicher Grundlagen und vertieftes Wissen im Bereich der aktuellen Forschung. Zum anderen liegen sie darin, relevante Informationen zu sammeln und zu beurteilen, daraus wissenschaftlich fundierte Urteile abzuleiten und die Erkenntnisse auf die Tätigkeit übertragen zu können. Der Absolvent eines Bachelorstudiums lässt sich daher als Forschungskonsument und wissenschaftlich reflektierter Praktiker bezeichnen. Im Masterstudium, das auf dem Bachelorstudium aufbaut, erfolgt u.a. eine Wissensverbreiterung und -vertiefung. Es befähigt Absolventen, eigenständige forschungsorientierte und anwendungsorientierte Projekte weitgehend selbstgesteuert durchzuführen.

Absolventen von Bachelor- und Masterstudiengängen können als „wissenschaftliche Multiplikatoren“ dienen. Sie können bei wissenschaftlichen Projekten mitarbeiten und/oder als Forschungskonsumenten mithelfen, wissenschaftliche Erkenntnisse ihres Fachgebiets zu verarbeiten und zu verbreiten, indem sie ihre Kenntnisse z.B. in Form verständlicher Zusammenfassungen anderen weitervermitteln. Wenn sie sich dafür engagieren, sind sie eine große Hilfe, die ergotherapeutische Wissenschaft im deutschsprachigen Raum zu etablieren.

1.15 Evidenzbasierte Praxis

Sebastian Voigt-Radloff

Ergotherapeuten sollen gemäß der Ausbildungs- und Prüfungsverordnung in das wissenschaftliche Arbeiten eingeführt werden und ein Grundverständnis für die Nutzung deutscher und internationaler Literatur erwerben. Das Verstehen von wissenschaftlicher Literatur ist notwendig, um später im Beruf evidenzbasierte Praxis (EBP) umzusetzen. Kapitel 1.15.1 erklärt, was EBP ist. In Kapitel 1.15.2 werden Argumente für und gegen EBP diskutiert. Kapitel 1.15.3 vermittelt, wie EBP im ergotherapeutischen Arbeitsalltag und im Unterricht umgesetzt werden könnte. Eine zusammenfassende Beurteilung enthält Kapitel 1.15.4.

1.15.1 Was ist Evidenz?

Der Begriff der Evidenz (engl. „evidence“ = Nachweis, Beweis, Hinweis) ist zu erläutern, bevor erklärt werden kann, was EBP bedeutet. Raspe und Stange (1998) stellen drei Aspekte der Evidenz heraus:

- Zweckmäßigkeit (1),
- Stärke der Therapie-Effekte (2),
- Kausalität (3).

Die Wirksamkeit einer (ergo)therapeutischen Intervention gilt als evident, d.h. wissenschaftlich belegt, wenn durch möglichst hochwertige wissenschaftliche Studien belegt ist:

- dass die Intervention ihren Zweck (1), nämlich das gesetzte therapeutische Ziel erreicht,
- sie eine möglichst große positive Wirkung hat (2),
- diese positive Wirkung nicht durch interventionsfremde Faktoren mit verursacht wird (3).

Beispiel: Cumming et al. (1999) haben in ihrer Studie gezeigt, dass Hausbesuche mit Wohnraumadaptation durch Ergotherapeuten (Intervention) das Sturzrisiko mindern (therapeutisches Ziel). Bei Patienten mit Sturz im Vorfeld reichten durchschnittlich vier Hausbesuche aus, um einen Sturz im Folgejahr zu vermeiden (Ausmaß der positiven Wirkung). In den zwei für die Studie gebildeten Gruppen waren die Bedingungen bis auf die Intervention sehr ähnlich. In der Gruppe mit Hausbesuchen sind 42 % der Patienten im Folgejahr gestürzt, in der Kontrollgruppe ohne Intervention 65 %. Dadurch, dass die Gruppen sich nur durch die Hausbesuche unterschieden, kann das bessere Ergebnis in der Interventionsgruppe mit hoher Wahrscheinlichkeit kausal auf die ergotherapeutische Intervention zurückgeführt werden (Kausalität). Mit welcher Sicherheit ein positives Ergebnis tatsächlich auf die Intervention und nicht auf irgendwelche zufälligen Nebeneffekte zurückgeführt werden kann, hängt von der forschungsmethodischen Qualität der Studie ab.

Hohe forschungsmethodische Qualität erreicht man, indem man eine Kontrollgruppe hat, die nicht oder nach herkömmlicher Methode behandelt wird, und eine Interventionsgruppe, bei der die neue zu untersuchende Behandlungsmethode zum Einsatz kommt. Wenn die Aufteilung der Klienten in Interventions- und Kontrollgruppe nach dem Zufallsprinzip geschieht (randomisiert), werden dabei gleichzeitig die unbekannten Faktoren, die Nebeneffekte erzielen könnten (die so genannten Confounder), zufällig verteilt. Man weiß, dass eine zufällige Verteilung bei größeren Studien einer gleichmäßigen Verteilung sehr nahe kommt. Daher ist es wahrscheinlich, dass die Confounder bei einer zufälligen Gruppeneinteilung gleichmäßig verteilt sind und sowohl in der Interventions- als auch in der Kontrollgruppe wirken, und zwar etwa gleich stark. Kommt es in der Interventionsgruppe trotzdem zu besseren Ergebnissen als in der Kontrollgruppe, dann liegt es wahrscheinlich hauptsächlich an der Intervention, denn die Confounder wirken ja in beiden Gruppen gleich.

Externe Evidenz

Die durch Studien belegte Wirksamkeit einer Maßnahme wird als externe Evidenz bezeichnet und gibt Hinweise, welche Ziele bei welchen Klienten durch welche Intervention erreicht werden können.

Beispiel: Bei älteren Patienten mit Sturzereignis im Vorfeld kann eine ergotherapeutische Wohnraumberatung das Sturzrisiko mindern.

Es gibt verschiedene Stufen externer Evidenz, die von der Menge, den Ergebnissen und der forschungsmethodischen Qualität der relevanten Studien abhängen. Beispielsweise wird die Beweiskraft mehrerer großer kontrollierter Studien mit gleichem Ergebnis zu einem Thema höher eingestuft als die Evidenz weniger, kleinerer und sich widersprechender Studien.

Die Einteilung der *Evidenzstufen* unterliegt dem wissenschaftlichen Diskurs. Für eine vereinfachte Darstellung siehe Beyermann (2002). Eine komplexere Zusammenschau und kritische Einwände zur Einteilung aus wissenschaftlicher Sicht finden sich unter:

- http://www.bqs-qualitaetsreport.de/2004/grundlagen/Recherche/bewertung/document_view (15.11.2005),
- http://www.bqs-qualitaetsreport.de/2004/grundlagen/Recherche/kritische_aspekte/document_view (15.11.2005),
- http://www.ebm-netzwerk.de/ebm/grundlagen/images/evidenzklassierungen.pdf (15.11.2005).

Interne Evidenz

Die Fragen, ob für einen konkreten Klienten die Minderung des Sturzrisikos derzeit das zentrale therapeutische Ziel ist, ob dies durch Gangschulung, Angehörigenschulung, Hüftprotektoren oder Wohnraumberatung zu erreichen ist und welche Studienergebnisse zur Behandlungsbegründung herangezogen werden, ist eine konkrete Einzelfall-Entscheidung des Therapeuten vor Ort. Man spricht bei diesen kontextbezogenen Individualentscheidungen auch vom Bereich der *internen Evidenz*.

> ***Evidenzbasierte Medizin*** (EBM): „ist der gewissenhafte, ausdrückliche und vernünftige Gebrauch der gegenwärtig besten externen, wissenschaftlichen Evidenz für Entscheidungen in der medizinischen Versorgung individueller Patienten" (Sackett et al. 1996).
> ***Evidenzbasierte Praxis*** (EBP): Therapeuten berücksichtigen im konkreten Fall, um einen Behandlungsansatz zu wählen, sowohl ihre klinische Erfahrung und die individuellen Bedürfnisse des Klienten als auch Studienergebnisse der systematischen Forschung.

Die EBP wurde zunächst als EBM im ärztlichen Bereich entwickelt. Sackett ist Mediziner und gilt als Begründer der EBM. Andere Gesundheitsberufe wie Pflege, Physiotherapie, Ergotherapie u.a. nahmen die Entwicklung auf und prägten den Begriff EBP.

1.15.2 Kritische Diskussion

Sowohl Vor- als auch Nachteile der EBP werden in der medizinischen und internationalen ergotherapeutischen Literatur umfassend diskutiert (Ballinger u. Wiles 2001, Biblis 1999, Beyermann 2002, Christiansen u. Lou 2001, Dubouloz et al. 1999, Fischer 2001, Hammell 2001, Haynes 2002, Holm 2000, Jerosch-Herold 2000, Ottenbacher u. Maas 1999, Pientka u. Friedrich 2000, Raspe 2000, Raspe u. Langenberg 2000, Raspe u. Windeler 2000, Sackett et al. 1996, Schmacke 2002, Stamm 2002, Taylor u. Savin-Baden 2001, Tse et al. 2000, Voigt-Radloff 2004, von Zweck 1999).

Argumente für evidenzbasierte Praxis

Für die Ergotherapie im englischsprachigen Raum zeigen Carlson et al. (1996), Cohn und Cermak (1997) und Ottenbacher und Maas (1999) in den Einleitungen ihrer Übersichtsarbeiten auf, dass Evidenz die Entscheidungen im Gesundheitswesen beeinflusst. Auch in Deutschland wird die Entscheidung für oder gegen eine spezifische therapeutische Intervention immer mehr von der Evidenz, d.h. vom Nachweis ihrer Wirksamkeit abhängen. Für diese These finden sich folgende Anhaltspunkte.

Leitlinien und Evidenz

In Leitlinien empfehlen Fachgesellschaften, Verbände oder Experten, wie bestimmte Krankheiten (z.B. Schlaganfall oder chronische Rückenschmerzen) nach aktuellen wissenschaftlichen Erkenntnissen diagnostiziert und therapiert werden sollten. Leitlinien dienen Ärzten als Entscheidungshilfe für oder gegen eine medizinische Maßnahme. Sie werden von Experten durch einen aufwendigen systematischen und transparenten Abstimmungsprozess erarbeitet (AWMF 2000). Bei der Erstellung der Leitlinien werden klinische Erfahrung der Experten und wissenschaftliche Evidenz berücksichtigt. Wieweit Ergotherapie in Leitlinien empfohlen wird, hängt also zum großen Teil von der Existenz und den Ergebnissen entsprechender ergotherapiebezogener Wirksamkeitsstudien ab (Studienüberblick: Steultjens et al. 2005). Ollenschläger et al. (2000) erläutern die Bedeutung von Leitlinien allgemein und speziell als Steuerungsinstrument für Qualitätsmanagement im deutschen Gesundheitswesen. Weitere Informationen zu Leitlinien finden sich auf der Homepage der Ärztlichen Zentralstelle Qualitätssicherung (2000) oder auf www.Leitlinien.de.

Richtlinien und Evidenz

Im Gegensatz zu den Leitlinien haben Richtlinien nicht nur empfehlenden Charakter, sondern den Status von „untergesetzlichen Rechtsnormen" (Jung 1999). Der Bundesausschuss der Ärzte und Krankenkassen gibt Richtlinien z.B. zu den Heilmitteln heraus (www.heilmittelrichtlinien.de). Diese sind bindend für Vertragsärzte, Krankenkassen und Heilmittelerbringer. Richtlinien durchlaufen einen ähnlich Abstimmungsprozess wie die Leitlinien, auch hier fließen Expertenwissen und externe Evidenz ein (Biblis 1999). Wieweit Ergotherapie im Rahmen der Richtlinienentwicklung als indiziert berücksichtigt ist, wird beeinflusst durch in Deutschland etablierte Expertenmeinungen und Ergebnisse internationaler Wirksamkeitsforschung.

Zuweisungen und Evidenz
Die Cochrane Collaboration (Deutsches Cochrane Zentrum 2000) hat sich u.a. zum Ziel gesetzt, Medizinern in ihrem Arbeitsalltag schnellen elektronischen Zugriff auf wissenschaftliche Übersichtsarbeiten zur Wirksamkeit therapeutischer Verfahren zu ermöglichen. Dadurch wird es für Ärzte in Zukunft einfacher, vor der Verordnung von Ergotherapie deren Wirksamkeit per Mausklick zu überprüfen, vorausgesetzt, entsprechende ergotherapiespezifische Studien liegen vor. Solche Informationen zur Evidenz werden in Datenbanken per Internet zur Verfügung gestellt. Zukünftig werden sie konkrete Zuweisungsentscheidungen der Ärzte beeinflussen.

Patiententenentscheidung und Evidenz
Die 72. Gesundheitsministerkonferenz der deutschen Bundesländer (1999) hat Ziele für eine einheitliche Qualitätsstrategie im Gesundheitswesen beschlossen. Diese Zielvereinbarung ist mit Experten und Spitzenorganisationen abgestimmt und enthält als ersten Punkt die „konsequente Patientenorientierung". Hier wird u.a. als konkretes Ziel formuliert: „Bis zum 1.1.2003 sind neutrale Patienteninformationssysteme über die Einrichtungen des Gesundheitswesen für die Bevölkerung aufzubauen und vorzuhalten" (o.S.). Dazu sollen die Ergebnisse wissenschaftlicher Studien interessierten Betroffenen von neutraler Stelle zur Verfügung gestellt werden (Lerch et al. 2000, ÄZQ 2000). Lerch et al. (2000) schreiben zum Thema der Patientenorientierung: „Eine zentrale Rolle bei der Beteiligung des Patienten an Entscheidungen über seine Behandlung spielen gute Patienteninformationen. Qualitativ gute Patienteninformationen über Behandlungsalternativen müssen genau sein und auf der besten und aktuellsten wissenschaftlichen Evidenz basieren" (S. 1). Auch in den Patienten-Informationen spielt Evidenz eine wichtige Rolle und kann somit mittelbar die Entscheidung des Patienten für oder gegen eine bestimmte Behandlungsmaßnahme beeinflussen.

Zusammenfassung
Zusammenfassend können folgende Pro-Argumente für die EBP angeführt werden:

- Im Sozialgesetzbuch V § 135a (Verpflichtung zur Qualitätssicherung) fordert der Gesetzgeber, dass die Behandlungen der Leistungserbringer im Gesundheitswesen dem jeweils aktuellen Stand der wissenschaftlichen Erkenntnisse entsprechen (siehe Richtlinien und Evidenz). Angesichts der derzeitigen Verdoppelung des gesamten medizinischen Wissens im Zeitraum von rund 5 Jahren bedarf es zur Unterstützung der Gesundheitsberufe einer Qualitätsbeurteilung und Zusammenfassung der publizierten wissenschaftlichen Erkenntnisse.
- Mündige und informierte Klienten erwarten begründete Therapie nach dem neuesten Stand der Wissenschaft (siehe Patienteninformationen und Evidenz).
- Gegenüber Leistungsträgern, Zuweisern und Mitbehandlern gilt es kontinuierlich die Fundiertheit der Ergotherapie zu belegen (siehe Leitlinien und Evidenz).
- Es ist ein Merkmal von Professionalität, wenn Ergotherapeuten ihre Entscheidung wissenschaftlich begründen können (siehe Zuweisung und Evidenz).
- Zur innovativen Weiterentwicklung der praktischen Ergotherapie müssen stetig neue Erkenntnisse der Wissenschaft in die tägliche Arbeit integriert werden.

Kritische Aspekte der evidenzbasierten Praxis

Im Folgenden werden Argumente referiert, die in der o.g. Literatur als kritische Aspekte der EBP angeführt werden.

- Es ist noch nicht umfassend durch methodisch hochwertige kontrollierte Studien untersucht worden, ob die Umstellung von traditioneller erfahrungsbasierter Praxis auf EBP tatsächlich zu besseren Ergebnissen führt. Dies gilt sowohl für therapeutische Ergebnisse (z.B. Selbstständigkeit im Alltag) als auch für die Zufriedenheit der Klienten oder gesundheitsökonomische Effekte.
- Es gibt seltenere Krankheitsbilder, Klientenpopulationen (z.B. Hochbetagte) oder Therapieverfahren (z.B. die der Berufsgruppen, die im deutschsprachigen Raum noch nicht akademisiert sind), für die kaum Studien vorliegen.
- Es besteht die Gefahr, dass die EBP für eine Kostenreduktion im Gesundheitswesen instrumenta-

lisiert wird. Dies kann geschehen, wenn Leistungsträger diejenigen Therapien nicht mehr finanzieren, für die nicht genügend oder forschungsmethodisch nur geringwertige Studien vorliegen.

- Es ist aufwendig, sich in EBP einzuarbeiten, da meist englischsprachige wissenschaftliche Artikel gesucht, gelesen und verstanden werden müssen.
- Die Rahmenbedingungen bei wissenschaftlichen Studien wie z.B. Zeit- und Finanzressourcen, Ausbildungsstand der behandelnden Therapeuten oder engmaschige Kontrolle der Intervention sind nur selten auf die Arbeit unter Routinebedingungen übertragbar. Studienergebnisse werden oft unkritisch als Maß für die tägliche Routine gesehen, obwohl sie in anderen Kontexten entstanden sind.
- Viele Ärzte und Therapeuten kritisieren, dass mit der EBP die „Kochbuchmedizin" eingeführt wird. Der Spielraum für individuelle und kreative Behandlung sei zu stark eingeengt durch die Vorgabe, die Wahl für oder gegen eine Therapie stets durch Studien belegen zu müssen. Ergotherapeuten kritisieren, dass EBP als „von oben" verschriebene und kontrollierte Methode möglicherweise die Rolle der Forscher, Politiker und Entscheidungsträger im Gesundheitswesen stärkt. Dadurch kann die Autonomie der Klienten und Therapeuten, sich im Rahmen der klientenzentrierten Ergotherapie individuell und gemeinsam für einen Therapieansatz zu entscheiden, eingeschränkt werden.
- Die individuelle Lebenssituation der Klienten, ihre kulturelle Unterschiedlichkeit und die subjektive Bedeutsamkeit von Betätigung werden in der traditionellen Wirksamkeitsforschung zu wenig berücksichtigt.
- Fachpraktiker neigen dazu, sich eher auf ihre persönliche Berufserfahrung als auf Studienergebnisse zu verlassen.
- Klienten verhalten sich nicht immer rein rational. Insbesondere Betätigung ist geprägt von Gewohnheiten, Interessen und persönlichen Werten. Diese können einem vernünftigen und „studienkonformen" Verhalten entgegenwirken.

Schlussfolgerungen

EBP setzt wissenschaftliche Erkenntnisse kontinuierlich in die Praxis um und sorgt damit für Innovationen. Die Anwendbarkeit von Studienergebnissen im Einzelfall sollte dabei aber kritisch reflektiert werden und im Entscheidungsspielraum des Therapeuten und Klienten liegen.

EBP in der Ergotherapie ist auch international gesehen eine relativ neue Entwicklung. Ergotherapeutische Forschungsbemühungen finden z.B. im Vergleich zur Pharmakologie in Deutschland bisher keine Unterstützung durch die Wirtschaft. Auch Politik oder Sozialkassen finanzieren kaum ergotherapiespezifische Forschungsprojekte. Ein weiteres Problem bei Wirksamkeitsnachweisen ist die Komplexität von Betätigung als Hauptintervention der Ergotherapie. So kommt es, dass für viele ergotherapeutische Verfahren keine Wirksamkeitsstudien vorliegen. Die Ergotherapie ist also derzeit zumindest im deutschsprachigen Raum noch nicht in der Lage, die Beweislast zu tragen, nach der nur finanziert wird, was sich wissenschaftlich als wirksam erwiesen hat.

> **!** Solange ausreichende Studien für die Ergotherapie fehlen, sollte der Grundsatz gelten, dass in der Praxis bewährte, ergotherapeutische Maßnahmen finanziert werden, bis sich deren Unwirksamkeit in hochwertigen Studien erwiesen hat. Damit läge die Beweislast für die Nichtfinanzierung beim Leistungsträger.

1.15.3 Wie kann die evidenzbasierte Praxis in der Ergotherapie umgesetzt werden?

Mindestens zwei Schritte erscheinen wesentlich für die Umsetzung der EBP im deutschsprachigen Raum. Zum einen müssen evidenzbasierte Verfahren aus der internationalen (inkl. wachsender deutschsprachiger) Literatur identifiziert, für deutschsprachige Fachpraktiker zur Verfügung gestellt und an die deutschen Bedingungen adaptiert werden. Zum Zweiten müssen die Fachpraktiker diese Verfahren tatsächlich in der täglichen Routine anwenden. Hierfür sollten die Schüler die Grundzüge schon in der Ausbildung lernen.

Verfügbarmachen spezifisch ergotherapeutischer Evidenz

Ziel sollte sein, internationale Studien mit hoher Relevanz für die Ergotherapie zu identifizieren. Diese Studien müssen kritisch und mit wissenschaftlichem Sachverstand in Bezug auf methodische Qualität sowie ergotherapeutische Theorie und Praxis bewertet werden. Zusammenfassungen der Studien und ihre Bewertungen sollten in Form von abrufbaren Datenbanken oder Veröffentlichungen an Fachpraktiker und Schüler herangetragen werden. Und sie sollten permanent und problemorientiert recherchierbar für Ergotherapeuten zur Verfügung stehen.

Folgendes strategisches Vorgehen ist denkbar: Fachhochschulen, Fachzeitschriften und Berufsverbände der drei deutschsprachigen Länder könnten offizielle Ziele vereinbaren, wie viele deutschsprachige Bewertungen internationaler Studien jährlich von Bachelor-Studenten durchgeführt, von Journalen veröffentlicht und durch die Verbände an Mitglieder, Schulen und Fortbildungsinstitute aktiv herangetragen werden sollten. Der kontinuierliche Zugang zu den Informationen könnte durch eine deutschsprachige Datenbank via Internet gewährleistet werden.

Dieses Vorgehen könnte die Sprach-, Wissenschafts- und Zugangsbarrieren der Fachpraktiker gegenüber Studien reduzieren. Qualitätsgeprüfte, deutschsprachige Informationen wären verständlich aufbereitet statt in Expertensprache und problemorientiert von jedem (Internet-)Arbeitsplatz aus abzurufen. Die umfangreichen Recherche-, Übersetzungs- und Forschungsarbeiten, die für den Input in die Datenbanken notwendig sind, könnten im Rahmen von Abschlussarbeiten der ergotherapeutischen (Weiterbildungs-)Studiengänge geleistet werden. Der Zugriff auf die Datenbanken könnte eventuell kostenpflichtig werden. Als Beispiel für den möglichen Inhalt einer solchen Datenbank ist eine Kurzzusammenfassung einer Studienbewertung von Voigt-Radloff (2001) in **Tab. 1.18** dargestellt.

Anwendung der evidenzbasierten Praxis in Ausbildung und Berufsalltag

Neue Verfahren in der Praxis anzuwenden bedeutet für die Fachpraktiker oftmals, dass sie ihr Verhalten oder organisatorisches Umfeld verändern müssen. Dabei gibt es einige Schwierigkeiten wie etwa die Trägheit der Organisation und der persönlichen Gewohnheiten, hoher Zeitdruck, geringe Unterstützung seitens der Abteilungs- oder Institutionsleitung und den Unterschied zwischen theoretischen Studienbedingungen und tatsächlichen Bedingungen in der Praxis (Cusick u. McCluskey 2000; Roberts u. Barber 2001, Humphris et al. 2000, Schreyögg 1993). Um „evidenzbasierte berufliche Sozialisation und Gewohnheiten" systematisch zu fördern, sollte beim Lehren von Behandlungs- oder Diagnostikverfahren die jeweils verfügbare Evidenz vermittelt werden.

Um die Theorie an die Praxis anzunähern, dem Zeitdruck zu begegnen, gute Argumente für die Diskussion im interdisziplinären Team und mit der Institutionsleitung zu haben, könnte ein evidenzbasiertes Konzept für ergotherapeutische Verfahren in der jeweiligen Abteilung dokumentiert werden. Dazu wären Informationen aus der o.g. Datenbank und interdisziplinären Leitlinien heranzuziehen und für das Setting und die Klientel der jeweiligen Einrichtung zu adaptieren. An Berufsfachschulen könnten die Schüler in den Gebrauch von speziellen Datenbanken wie PEDRO oder OT-Seeker eingewiesen werden (Kap. 1.14.5). Sie sollten lernen, zu einem in der praktischen Ausbildung relevanten Behandlungsverfahren eine recherchierbare Fragestellung zu formulieren und eine entsprechende Informationssuche exemplarisch vorzunehmen. Eines der gefundenen Ergebnisse könnte dabei aus dem Englischen übersetzt und in eigenen Worten zusammengefasst werden.

In Bachelor-Studiengängen für Ergotherapie könnten Studierende z.B. im Rahmen ihrer Bachelorarbeit internationale Literatur zu bestimmten Behandlungsverfahren sichten, relevante Studien bewerten und die Ergebnisse Fachpraktikern systematisch und auf verständliche Art und Weise nahe bringen, indem sie diese in die o.g. Datenbank einstellen.

1.15.4 Schlussbemerkungen

Evidenzbasierte Praxis steht in der deutschsprachigen Ergotherapie ganz am Anfang. Sie ist aber notwendig, um eine effiziente Patientenbehandlung auf einer wissenschaftlich nachweisbaren Basis zu etablieren und die Ergotherapie als fundierte und sinnvoll wirkende Profession gegenüber Partnern und Entscheidungsträgern im Gesundheitswesen darzustellen. Eine wissenschaftlich fundierte Außendarstellung kann zu mehr „internem" Spielraum im Umgang mit Patienten, aber auch zur Wertschätzung des Berufes führen. Denn wenn gezeigt wird, dass Ergotherapie ihre Behandlungsentscheidungen grundsätzlich auf der Basis aktueller wissenschaftlicher Studien trifft, so erarbeitet sie sich Vertrauen bei Entscheidungen über Maßnahmen, für die noch kein wissenschaftlicher Nachweis vorliegt. Somit kann EBP auch Freiraum für individuelles therapeutisches Handeln schaffen. Der Aus- und Weiterbildung kommt für die Weiterverbreitung von EBP eine zentrale Funktion zu. Dabei sollten sowohl Chancen als auch kritische Aspekte der EBP vermitteln werden.

Tab. 1.18 Kurzzusammenfassung einer Studienbewertung (Voigt-Radloff 2001)

Publikation: Walker et al. (1999) Großbritannien	
Klientel	▪ Patienten in Großbritannien mit akutem Schlaganfall, die so leicht betroffen waren, dass sie nicht in ein Krankenhaus eingewiesen wurden ▪ Altersdurchschnitt: 74 Jahre
Behandlungsmethode	▪ Ambulante Ergotherapie: 5 Monate mit insgesamt durchschnittlich ca. 6 Einheiten à knapp 1 h Behandlungszeit ▪ Individuell durchgeführte Hausbesuche mit aktivierendem Charakter, wenn möglich spezifisches Eigentraining zur gezielten Verbesserung der Selbstständigkeit in den personellen und instrumentellen Aktivitäten des täglichen Lebens ▪ *Keine nähere Beschreibung des Behandlungsprogramms*[1]
Methodische Qualität der Studie	▪ Randomisiert kontrollierte Studie mit einfachem Pretest-Posttest-Design[2] ▪ Stichprobengröße = 185 ▪ Einsatz von 6 etablierten Messverfahren[3]: – Barthel-Index – Extended activities of daily living scale – Rivermead Motor Assessment – General health questionnaire 28 – Carer strain index – London handicap scale ▪ *Keine weitere Untersuchung 6 oder 12 Monate nach der Intervention* ▪ *Wissenschaftliche Testgütekriterien der Messverfahren sind nur teilweise identifizierbar*
Ergebnisse	Signifikant[4] positive Veränderungen in folgenden Bereichen: ▪ Personelle Aktivitäten des täglichen Lebens ▪ Instrumentelle Aktivitäten des täglichen Lebens ▪ Motorische Fähigkeiten ▪ Angehörigenbelastung ▪ Beeinträchtigung (Handicap) Keine signifikanten Veränderungen bei der ▪ *Stimmung der Patienten* ▪ *Stimmung der Angehörigen*
Anwendbarkeit	▪ Behandlungsmethode ist direkt umsetzbar ▪ Im deutschsprachigen Raum sollte der Zuweisungsgrad von Patienten mit leichtem Schlaganfall ohne Krankenhausaufenthalt zur ambulanten Ergotherapie überprüft und ggf. erhöht werden ▪ Die Studienergebnisse sprechen für die Zuweisung

1 Kritikpunkte sind *kursiv* gesetzt.

2 Das Pretest-Posttest-Design ist eine Studienanordnung bei der vor (pre) und nach (post) der Intervention die Leistung/Situation der Probanden gemessen wird (Kap. 1.16.4).

3 Ein Messverfahren im Zusammenhang mit therapeutischen Wirksamkeitsstudien hat die Aufgabe, quantitative bzw. statistisch auswertbare Ergebnisse zu liefern. Messverfahren lassen sich grundsätzlich in drei verschiedene Arten aufteilen: (1) Durchführungstests, bei denen der Proband vorgegebene Aufgaben ausführen muss, (2) Selbsteinschätzungsbögen, bei denen Klienten ihre eigene Leistung, ihr Verhalten, ihr Erleben o.Ä. anhand von vorgegebenen Skalen einschätzen, und (3) Fremdbeurteilungsinstrumente, bei denen Außenstehende wie z.B. Therapeuten/Angehörige ein bestimmtes Patientenverhalten o.Ä. anhand von vorgegebenen Skalen beurteilen.

4 Die Signifikanz hat mit der Fehlerwahrscheinlichkeit bei statistischen Vergleichen zu tun. Wenn man zwei Gruppen statistisch miteinander vergleicht, so kann man fälschlicherweise einen Unterschied zwischen Interventions- und Kontrollgruppe messen, obwohl der Unterschied in Wirklichkeit nicht besteht (falsch-positives Ergebnis, Fehler 1. Art, auch alpha-Fehler genannt). Es hängt von der Fragestellung der Studie ab, in wie viel Prozent der Fälle man diesen Fehler machen darf, damit man noch aussagefähige Ergebnisse erhält. Cohen (1988) empfiehlt eine Zahl von 5 %. In diesem Fall spricht man von einem Signifikanzniveau, das bei $p = 0{,}05$ liegt. Umgekehrt bedeutet dies, dass in 95 % der Fälle richtigerweise kein Unterschied angenommen wird, weil auch tatsächlich keiner vorhanden ist. Je kleiner der Fehler 1. Art ist (z.B.: $p = 0{,}001$), desto unwahrscheinlicher kann ein gemessener Unterschied zwischen Interventions- und Kontrollgruppe falsch sein. Der Unterschied gilt dann als hoch signifikant.

1.16 Forschungsprozess

Andreas Fischer

In diesem Beitrag werden die Phasen und Merkmale eines wissenschaftlich fundierten *Forschungsprozesses* vorgestellt. Anschließend werden zwei wesentliche Vorgehensweisen zur Datengewinnung diskutiert: quantitative und qualitative Forschungsmethodik.

Forschungsprozess und Therapieprozess sind *Problemlösungsprozesse*, ihre Grundstrukturen ähneln sich daher. Systematik, Methodik und Dokumentation sind jedoch zum Teil den jeweiligen Bedürfnissen und Notwendigkeiten angepasst. Tabelle 1.19, S. 164 zeigt Parallelen zwischen Forschungs- und Therapieprozess. Der Forschungsprozess besteht aus folgenden Phasen:

- Problemidentifikation und Formulieren einer Fragestellung,
- Erkunden des Problems und Präzisieren der Fragestellung,
- Formulieren einer Hypothese,
- Auswahl einer geeigneten Untersuchungsmethode,
- Entwickeln eines Untersuchungsplans (Forschungsdesigns),
- Durchführen von Untersuchungen und Erheben von Daten,
- Auswerten und Bewerten.

1.16.1 Probleme identifizieren und erkunden

In der Ergotherapie können Probleme, die zu Erkundungs-(Recherche-)bedarf führen, verschiedenste Ursachen haben. Hintergründe und Ursachen von Betätigungsproblemen werden im Befund untersucht. Im Forschungsprozess ist dagegen der Themenbereich der Erkundung im Vorfeld einer Untersuchung relativ unbestimmt. Wenn das Problem grob beschrieben ist, wird üblicherweise versucht, sich Hintergrundinformationen zu beschaffen, die zur Lösung des Problems bzw. zur Vorbereitung der Lösung notwendig sind. Zur Literaturrecherche siehe Kapitel 1.14. Weitere Informationen zur Literaturrecherche findet man bei Fischer (2000) und Häussler (2000), Informationen zu Fachpublikationen bei Fischer (2003).

1.16.2 Präzisieren einer Fragestellung und Hypothesenbildung

Fragestellungen, die im Rahmen von Therapieprozessen oder der internen Qualitätssicherung bzw. in Forschungsprozessen untersucht werden sollen, sollten möglichst präzise formuliert sein. Günstig ist, die Forschungsfrage in eine Aussage (Hypothese) zu überführen, die mit Hilfe geeigneter Verfahren auf Richtigkeit oder Unrichtigkeit überprüft werden kann.

Fallbeispiel

In einer geriatrischen Rehabilitationsklinik werden häufig Patienten mit Schlaganfall behandelt, die außerdem kognitive Einschränkungen im Sinne einer leichten Demenz aufweisen. Eine Therapeutin hat gerade an einer Fortbildung, „Kognitive Übungen nach C. Perfetti", teilgenommen. Im Team entsteht nun eine Diskussion, für welche Klientel die Methode geeignet sei. Die Kernfrage ist: Sind die kognitiven Übungen nach Perfetti bei Patienten mit Schlaganfall und leichter Demenz sinnvoll anwendbar? Eine Literaturrecherche mit den Stichworten *Perfetti*, *Demenz*, *Schlaganfall* und geeigneten Alternativbegriffen führt sowohl auf nationaler als auch auf internationaler Ebene zu keinen Ergebnissen. Die Frage lässt sich also nicht aus der Literatur beantworten. Die Leiterin des therapeutischen Teams schlägt deshalb vor, die Methode testweise einzuführen. Hierzu wird die Frage zuerst präzisiert: „Lässt sich bei Patienten mit Schlaganfall und leichter Demenz durch eine Kombinationsbehandlung aus unserem bisherigen ADL-Training und den kognitiven therapeutischen Übungen nach Perfetti eine bessere Ausführung von Alltagshandlungen erreichen als nur durch ADL-Training?"

Das Team erkennt, dass die Ausführung von Alltagshandlungen mit Hilfe des Canadian Occupational Performance Measure (CAOT 1998) durch Befragung von Angehörigen und Klienten leicht quantitativ zu beurteilen ist. Außerdem liegt eine deutsche validierte Version vor. Die Frage wird daher in eine Hypothese umformuliert: „Bei älteren Klienten mit Betätigungsproblemen nach Schlaganfall, die eine leichte Demenz aufweisen, wird durch eine Kombination aus ADL-Training und kognitiven therapeutischen Übungen nach Perfetti eine größere Zufriedenheit der Angehörigen mit den Alltagsfertigkeiten des Klienten erreicht."

1.16.3 Auswahl einer Untersuchungsmethode

In der empirischen Forschung werden objektive Gegebenheiten (wie Familiengrößen, Einkommenssituationen), subjektive Faktoren (wie Werte und Meinungen) und Verhaltensweisen (wie die Ausführung von Tätigkeiten) untersucht. Bei dieser Form von Untersuchungen spricht man von Erhebungen oder Studien. Grundsätzlich kann man zwischen qualitativen und quantitativen Untersuchungsansätzen unterscheiden (Kap. 1.14).

Qualitative und quantitative Untersuchungsmethoden

Der Vorteil quantitativer Methoden liegt darin, dass sich die Messergebnisse mit statistischen Methoden weiter verarbeiten lassen. Quantitativ ausgerichtete Sozialforschung orientiert sich meistens an der Überprüfung von Hypothesen oder Theorien (Deduktion).

> ***Deduktion***: Das Besondere und Einzelne vom Allgemeinen ableiten.

Die qualitative Forschung zielt mehr darauf ab, individuelle Sinnstrukturen und Bedeutungen sichtbar zu machen bzw. Ausgangsmaterial für die Entwicklung von Theorien zu generieren. Ausgangspunkt für diese Forschung ist dabei oft nicht die wissenschaftliche Hypothese, sondern eine Fragestellung oder ein abgegrenzter Gegenstandsbereich, über den erst noch eine Theorie zu gewinnen ist (Induktion).

> ***Induktion***: Vom besonderen Einzelfall auf das Allgemeine schließen.

Quantitative und qualitative Verfahren ergänzen sich in Abhängigkeit von Problem und Ziel des Problemlösungsprozesses. Während qualitative Verfahren einen breiteren Einsatzbereich haben (Erkunden von Bereichen, Generierung von Theorien, Überprüfen von Hypothesen, Erkunden des subjektiven Erlebens) haben quantitative Verfahren einen engeren Einsatzbereich (Überprüfen von Hypothesen, Untersuchungen in Bereichen, in denen geeignete Theorien existieren und quantitative Instrumente vorliegen), sind aber im alltäglichen Einsatz oftmals schneller und einfacher zu handhaben und ermöglichen vor allem den einfacheren Umgang mit großen Datenmengen, die auch leichter kategorisierbar und digitalisierbar sind. Quantitative Daten sind schnell und leichter dokumentierbar, passen leichter auf vorgefertigte Formulare und eignen sich besser zur Verlaufskontrolle. Viele individuelle Merkmale, die für Therapieprozesse relevant sind, gehen allerdings bei der Anwendung quantitativer Verfahren verloren.

Im Bereich des individuellen Erlebens und des Verstehens von Bedeutungen von bestimmten Aktivitäten im Kontext des Klientenlebens können in der Regel nur durch explorative (erkundende) qualitative Verfahren erschlossen werden. Eine typische Domäne qualitativer Verfahren im Therapieprozess sind deshalb die frühen Schritte der ergotherapeutischen Befunderhebung. Dort geht es um das subjektive Erleben hinsichtlich problematischer Tätigkeiten und darum, ein besseres Verständnis für die individuellen Betätigungsziele und Bedeutungen zu erhalten, das die Basis für die Auswahl geeigneter therapeutischer Interventionen ist.

Hypothesen können quantitativ oder qualitativ überprüft werden. Für beide Wege sind anerkannte Vereinbarungen zur Hypothesenüberprüfung vorhanden. Quantitative Verfahren haben aber – wenn sie für eine bestimmte Fragestellung existieren – den Vorteil, dass sie oftmals leichter und effektiver anzuwenden und kleinere Unterschiede sicherer zu bestimmen sind. Außerdem lassen sich mittels statistischer Verfahren Maßzahlen für die Sicherheit getroffener Aussagen generieren (Bortz u. Döring 1995, Flick et al. 2003).

1.16.4 Quantitative Studiendesigns, Datenerhebung und Auswertung

Einen großen Stellenwert haben quantitative Studiendesigns in der Wirksamkeitsforschung (Kap. 1.15), welche die Grundlage für die wissenschaftlich fundierte Auswahl geeigneter Therapiemethoden ist. In Abhängigkeit von der Fragestellung und Zielsetzung, den technischen Möglichkeiten und der finanziellen Ausstattung des Untersuchers sowie der gewünschten Aussagekraft stehen unterschiedliche Studiendesigns zur Auswahl. Untersuchungen können an einzelnen Klienten (*Einzelfall*studien) oder an Gruppen von Klienten (*Gruppen*studien) durchgeführt werden. Einzelfälle ergeben natürlich immer nur das Bild eines einzelnen Klienten und daher keine verallgemeinerbaren Aussagen. Die Untersuchung von Gruppen erlaubt eher eine Verallgemeinerung der Ergebnisse.

Untersuchen von Veränderungen und Unterschieden

Um Veränderungen im Therapieprozess oder in der Wirksamkeitsforschung zu erkennen, benötigt man immer mindestens zwei Messungen. Zum einen können Unterschiede im Laufe der Zeit vor und nach einer bestimmten Anzahl von Therapieeinheiten (*Prä-Post-Design*) untersucht werden. Zum anderen können Unterschiede zwischen zwei Gruppen untersucht werden, zum Beispiel zwischen einer Gruppe, die Therapie erhalten hat, und einer anderen, die keine Therapie erhalten hat (*Gruppenvergleich*).

Oftmals werden Prä-Post-Designs zur Verlaufskontrolle im Therapieprozess eingesetzt. In diesem Fall spricht man von einer *Einzelfallstudie im Prä-Post-Design*. Dieses Design kann als Mindestanforderung im Therapieprozess angesehen werden.

Ausschluss von Störgrößen

Ein typisches Problem im Rahmen von Wirksamkeitsuntersuchungen ist die Frage, ob die gemessenen Unterschiede zwischen zwei Messpunkten tatsächlich auf eine vermutete Einflussgröße zurückzuführen sind oder ob weitere nicht berücksichtigte Faktoren (*Störgrößen*) die Therapie beeinflusst haben. Aus diesem Grund nutzt man im Rahmen von Studien häufig so genannte *Kontrollgruppen*, die sich möglichst nur in der zu untersuchenden Einflussgröße unterscheiden. So ist üblicherweise eine Kontrollgruppe, die keine Therapie oder eine völlig andere Therapie erhält, möglicherweise nicht geeignet, da so eine Vielzahl von potenziellen Einflussgrößen verändert wird, die möglicherweise zum Teil noch nicht bekannt sind. Durch geeignete Auswahl der Kontrollgruppe werden also Störgrößen minimiert.

Wenn die Werte von Gruppen vor und nach der Therapie verglichen werden, spricht man von einem *Prä-Post-Gruppendesign*. Die Verwendung von Einzelfall- oder Gruppenuntersuchungen im Prä-Post-Design impliziert die Annahme, dass Veränderungen zwischen den zwei Messzeitpunkten auf die Therapie zurückzuführen sind. Diese Annahme ist natürlich in vielen Fällen nur eine sehr grobe Annahme und oftmals überhaupt nicht berechtigt (z.B. wenn die Klienten weitere Therapien erhalten, die den gleichen Problembereich ansprechen). Um diese Effekte auszuschließen, werden in Wirksamkeitsstudien in der Regel *Gruppendesigns mit Kontrollgruppe* verwendet, wobei die Kontrollgruppe so aufgebaut ist, dass auch eine ähnliche Verteilung und Häufigkeit von Alter, Geschlecht etc. gegeben ist.

Wenn Vergleiche zwischen Gruppen gemacht werden, ist es notwendig, dass die Klientel in beiden Gruppen möglichst ähnlich ist, da sonst möglicherweise die Ergebnisse aufgrund von Gruppenunterschieden schwer interpretierbar werden. Mögliche Unterschiede im Therapieverlauf könnten sonst möglicherweise nicht auf die unterschiedliche Therapie, sondern auf unterschiedliche Eigenschaften der Gruppen zurückzuführen sein. Nicht entdeckte Gruppenunterschiede können sich durch unterschiedliche Ausgangswerte zwischen den beiden Gruppen bemerkbar machen, müssen dies aber nicht. Um dass Risiko von Unterschieden zwischen Gruppen zu minimieren, kann man verschiedene Verfahren anwenden: das Matching und die Randomisierung. Beim *Matching* wird versucht, dass in beiden Gruppen möglichst weitgehend Gleichheit soziodemografischer Daten und weiterer Parameter vorliegt (z.B. gleiche Anzahl Frauen und Männer, gleiche Altersstruktur, Gleichverteilung aller relevanten Einflussgrößen, …) Dies ist mit erheblichem Aufwand verbunden und oftmals nicht praktikabel. Matching hat sich dadurch eher als Verfahren für den Aufbau einer Referenz-Messgruppe durchgesetzt, die als Norm- und Vergleichsgruppe bei Test-Auswertungen dienen soll (s.u.). Das alternative Verfahren ist die *Randomisierung*. Hierbei wird einfach sichergestellt, dass die Verteilung der Klienten auf die Gruppen rein zufällig ist.

Vergleiche mit Normgruppen

Unterschiede können auch zwischen einer Person oder Personengruppe und einer Vergleichsgruppe (*Normgruppe*) untersucht werden. Hierbei werden mit geeigneten Instrumenten Daten einer Vergleichsgruppe (Normgruppe) aufgenommen. Durch den Vergleich der individuellen Messwerte eines Klienten mit den Ergebnissen der Normgruppe hat man die Möglichkeit zu erkennen, ob sich ein bestimmtes Verhalten im Vergleich mit dieser Gruppe im Normbereich bewegt oder ob sich die Person außerhalb des normalen Bereichs bewegt. Dieses Prinzip der Untersuchung wird in vielen Tests angewendet. Besonders wichtig ist die Existenz von Normgruppen bei der Untersuchung von Kindern (z.B. Entwicklungstests), da sonst nicht unterschieden werden kann, ob die beobachteten Veränderungen während einer Therapie auf die normale Entwicklung des Kindes oder auf andere Einflussgrößen zurückzuführen sind.

Möglichkeiten zur quantitativen Datenerhebung

Quantitative Daten können auf verschiedene Arten gewonnen werden. Zum einen können Klienten (oder deren Angehörige, Pflegende, Erziehende, ...) durch *mündliche* oder *schriftliche Befragung* befragt werden. In beiden Fällen liegt in der Regel ein Fragebogen mit skalierten (in Zahlenwerte umwandelbare) Antwortmöglichkeiten zugrunde. Zum anderen kann der Klient beobachtet werden. Dies kann direkt oder indirekt durch das Auswerten von Bild- oder Videomaterial geschehen. Im Falle der Beobachtung wird in einer vorgegebenen Beobachtungssituation anhand vorgegebener Kriterien die Häufigkeit, Intensität, Qualität oder Art des Verhaltens beurteilt. Weiterhin gibt es die Möglichkeit, Messgeräte zur Datenerhebung einzusetzen (z.B. zur Bestimmung der maximalen Hebekraft, Messung der Schreibgeschwindigkeit).

Standardisierte Untersuchungsinstrumente

Das standardisierte Messinstrument ist ein Instrument zur Datenerhebung, mit dem besondere Vorgaben für die Nutzung verbunden sind (Anastasi 1988, Amelang u. Zielinski 1997, Asher 1996).

> ***Standardisiertes Messinstrument:*** Die Prozedur (das Anwendungsverfahren), die verwendeten Apparate und die Wertzuweisung (Scoring) sind so festgelegt, dass dieselben Verfahrensweisen in jedem Anwendungsfall exakt befolgt werden können. Das Ziel standardisierter Instrumente ist, eine größtmögliche Güte (Reliabilität und Validität) der erhobenen Daten zu sichern.

Diese Beschreibung kann auf unterschiedliche Messinstrumente zutreffen, wie
- standardisierte Interviews,
- standardisierte Beobachtungen,
- standardisierte Tests.

Gütekriterien für standardisierte Messinstrumente

Ein Maß für die Genauigkeit bei Wiederholungsmessungen ist die *Reliabilität*. Die Standardisierung eines Instruments soll so durchgeführt werden, dass bei der Anwendung des Untersuchungsinstrumentes
- durch den gleichen Untersucher bei mehreren Wiederholungen des Tests bei unverändertem Klienten oder
- durch unterschiedliche Untersucher beim gleichen unveränderten Klienten

möglichst ähnliche Ergebnisse erzielt werden (*Intra-Rater-Reliabilität* bzw. *Inter-Rater-Reliabilität*).

Als weiteres Gütekriterium für Untersuchungsinstrumente und Untersuchungsverfahren gibt die *Validität* ein Maß dafür, inwiefern das Untersuchungsinstrument oder -verfahren tatsächlich das misst, was es messen soll, und Aussagen zum Konstrukt erhalten werden, das durch das Untersuchungsinstrument untersucht werden soll.

Die Validität quantitativer Verfahren wird durch verschiedene Maßnahmen belegt:
- Plausibilitätsüberprüfung des Aufbaus und des Inhalts des Untersuchungsverfahrens (Anscheinsvalidität),
- Vergleich der Ergebnisse mit den Ergebnissen anderer Instrumente (konkurrente Validität),
- Überprüfung des theoretischen Konstruktes mit Hilfe spezieller mathematischer Verfahren (Konstruktvalidität),

Die Validität eines qualitativen Untersuchungsergebnisses gibt an, inwieweit die Aussagen, die der Untersucher in Bezug auf den Klienten abgeleitet hat, auch tatsächlich der Erlebenswelt des Klienten entsprechen. Für qualitative Verfahren bestehen im Prinzip drei Wege der Validierung:
- Plausibilitätsüberprüfung der Schlussfolgerungen durch andere Experten,
- Validierung der Ergebnisse durch die Befragten,
- Bearbeitung der Fragestellung mit anderer Methodik und abschließender Untersuchung der Übereinstimmung der Schlussfolgerungen (Triangulation).

Validität und Reliabilität bilden die so genannten *Hauptgütekriterien*. Weiterhin gibt es so genannte *Nebengütekriterien*, auf die hier nicht näher eingegangen wird:
- Normierung,
- Ökonomie,
- Nützlichkeit,
- Sensitivität und
- Spezifität (Bortz 1993).

Tests

Test: systematisches Beobachten des Verhaltens einer Person und Beschreiben des Verhaltens mit Hilfe numerischer Zahlen oder Kategorie-Systemen (Cronbach 1979).

Beispiele für verschiedene *Testarten* sind:
- Papier- und Bleistift-Tests,
- mündliche Tests (inkl. Interviews),
- apparative Tests mit Hilfe von Messgeräten,
- Ausführungstests, bei denen eine nichtverbale Aufgabe gelöst werden muss.

Der Grad der Standardisierung und die Applikationsform (schriftlich, mündlich) können kombiniert und zu einer Vielzahl von Mischformen verbunden werden. Standardisierte, halb- und teilstandardisierte Vorgehensweisen können auch ergänzend zu offeneren Interaktionsformen verwendet werden.

Bei *normorientierten Tests* werden Merkmale quantitativ erfasst und mit dem Durchschnitt einer Vergleichsgruppe (Normstichprobe) in Relation gesetzt (s.o.). Bei *kriteriumsbasierten Tests* werden keine Vergleiche an Normgruppen aufgestellt. Vielmehr werden im Rahmen der Evaluation durch den Klienten oder die Therapeutin Kriterien für das gewünschte Outcome aufgestellt und die Veränderungen während der Therapie im Rahmen der Re-Evaluation anhand dieser Kriterien bestimmt. Kriteriumsbasierte Tests sind in der Therapie häufig wesentlich hilfreicher als normorientierte Tests. Auf der Ebene der Ausführungsqualität oder der Ebene subjektiver Zufriedenheit mit persönlichen Leistungen wären normorientierte Tests sinnlos.

Beispiel: Für die Evaluation der Ausführungskompetenz beim morgendlichen Anziehen könnte z.B. ein etabliertes Kriterium für das „funktionelle Anziehen" so definiert werden, dass der Klient erfolgreich Unterwäsche, Hemd, Hose, Socken und Schuhe anzieht sowie alle Verschlüsse in einem Zeitraum von weniger als 15 Minuten schließt.

Auswertung quantitativer Daten

Für die Auswertung quantitativen Datenmaterials hat sich eine Vielzahl unterschiedlicher statistischer Verfahren etabliert.

Statistik: das Verwenden mathematischer Verfahren zur Sammlung, Ordnung und Interpretation von empirischen (d.h. durch Befragung oder Beobachtung gewonnener) Daten.

Das Ziel der Statistik sind die Beschreibung charakteristischer Eigenschaften eines Datensatzes (*deskriptive Statistik*) und das Erkennen von Unterschieden zwischen Datensätzen (*hypothesenprüfende* oder *Inferenzstatistik*). (*Literaturtipps*: Berechnungsgrundlagen für die deskriptive und hypothesenprüfende Statistik finden sich bei Bortz (1993), Bortz und Döring (1995) sowie in anderen Statistiklehrbüchern.)

1.16.5 Qualitative Studiendesigns, Datenerhebung und Auswertung

Qualitative Verfahren werden häufig zum Entwickeln neuer Konzepte und Theorien angewendet. Weiterhin sind sie das Mittel der Wahl, wenn es um das Verstehen der inneren Erlebniswelt einer Person und das Erschließen von Lebenszielen und Bedeutungen von Tätigkeiten geht. Qualitative Verfahren können beim Entschlüsseln von Zielen und Motiven helfen sowie beim Klienten einen Prozess der Bewusstwerdung der Bedeutungsinhalte seines Lebens anregen.

In den folgenden Abschnitten werden einige wichtige Methoden zur Datenerhebung und Auswertung vorgestellt. *Literaturtipps*: Vertiefende Darstellungen des Themas mit weiteren Literaturreferenzen finden sich bei Flick et al. (2003), Flick (2002), Mayring (2002a, 2002b), Patton (2002), Stern (2001), FQS (2005) und Berth (2005).

Qualitative Datenerhebungsmethoden

Qualitative Datenerhebungsmethoden sind die qualitative Befragung und die qualitative Beobachtung. Formen der qualitativen Datenerhebung im Rahmen ergotherapeutischer Studien können z.B. sein:
- mündliche und schriftliche qualitative Interviewformen (unterschiedlich stark strukturiert),
- Delphi-Methode (Methode zur Expertenbefragung),
- Fokusgruppe (themenspezifisches Gruppeninterview),
- narratives Interview (eine offene Erzählform zur Erkundung des subjektiven Erlebens).

Für die qualitative Befragung gibt es eine Vielzahl an Formen, die oftmals im Kontext einer konkreten Fragestellung neu entwickelt oder angepasst werden. Verweise zu den verschiedenen Methoden finden sich bei Flick et al. (2005), eine Internet-Referenzliste zu qualitativen Datenerhebungsmethoden kann bei FQS (2005) eingesehen werden.

Analyse und Auswertung qualitativer Daten

Typische Methoden zur qualitativen Auswertung sind die qualitative und quantitative Inhaltsanalyse sowie die Diskursanalyse (Flick et al. 2005). Weil die *Inhaltsanalyse* einen besonderen Stellenwert hat, wird diese im Folgenden kurz beschrieben. Unter qualitativer Inhaltsanalyse werden verschiedene Methoden zusammengefasst, mit denen aus individuellen Äußerungen im Rahmen eines schrittweisen Prozesses grundlegende Antwortmuster erkannt und zu Kategorien zusammengefasst werden können. Bei der qualitativen Inhaltsanalyse wird zwischen dem induktiven und dem deduktiven Ansatz unterschieden.

Bei der induktiven Analyse wird in einem mehrschrittigen Verfahren das Datenmaterial systematisch mit Methoden reduziert, die im Rahmen der Psychologie der Textverarbeitung entwickelt wurden. Der Grundgedanke ist dabei, anhand der Interviewtexte aus der Fragestellung der Studie heraus Kriterien (Kategorien) zu entwickeln, durch die es möglich ist zu bestimmen, welche Textpassagen relevant sind. Das Material wird also auf entsprechende Textstellen untersucht. In einem schrittweisen Prozess werden die gefundenen Textpassagen einer Reliabilitätsüberprüfung unterzogen und in generalisierten Kategorien (Themenbereiche) zusammengefasst (Mayring 2000).

Bei der deduktiven Analyse werden vorab bereits festgelegte, theoretisch begründete Auswertungskategorien verwendet. Das Textmaterial wird daraufhin gesichtet, ob der Text geeignet ist, die verwendeten Kategorien abzusichern. Kernstück sind hier die genaue Definition der vorgegebenen Kategorien und die Festlegung von inhaltsanalytischen Regeln, wann ihnen eine Textstelle zugeordnet werden kann (Mayring 2000). *Literaturtipp*: Ein Verzeichnis deutschsprachiger Literatur zur Inhaltsanalyse findet sich bei Berth (2005).

Gütekriterien qualitativer Verfahren

Die Reliabilität der Kategorienbildung wird während des Auswertungsprozesses untersucht. Zum einem wird nach einem Teildurchgang der Textmaterialien überprüft, ob die verwendeten Kategorien vollständig und sinnvoll sind und ggf. erweitert oder verändert werden müssen. Dieser Prozess wird zum Abschluss des Analyseprozesses wiederholt.

Für die qualitative Analyse gibt es zwei prinzipielle Wege, nach denen die Validität der Schlussfolgerungen aus der Analyse überprüft werden kann. Zum einen besteht die Möglichkeit, eine Zusammenfassung der Ergebnisse den befragten Klienten vorzulegen. Die Klienten werden gefragt, inwiefern die getroffenen Analysen und Aussagen ihrem eigenen Erleben entsprechen. Zum anderen werden Aussagen dadurch validiert, dass sie durch verschiedene Untersuchungsdesigns auf unterschiedlichen Wegen erschlossen werden. Wenn diese Verfahren in der Auswertung übereinstimmende Ergebnisse liefern, gilt dies als Beweis der vermutlichen Gültigkeit der Aussagen.

Forschungs- und Therapieprozess

Abschließend zeigt **Tab. 1.19** die eingangs erwähnten Parallelen zwischen empirischen Forschungs- und Therapieprozessen, die der Autor hier zur Diskussion stellt.

Tab. 1.19 Parallelen zwischen Forschungsprozess und therapeutischen Prozessen

Forschungsprozess	Befunderhebungsprozess	Gesamttherapieprozess
Problemidentifikation und Formulieren einer Fragestellung (1)	*Welches sind die Ursachen für das Betätigungsproblem des Klienten?* ▪ Identifikation von Betätigungsproblemen und ihren Bedeutungen sowie Stellenwerten im Kontext des Klientenlebens ▪ Benennen der kritischen Tätigkeiten des Klienten	Identifizieren eines Betätigungsproblems und der kritischen Teilbereiche, die im spezifischen Klientenfall eine Rolle spielen (identisch mit Befunderhebungsprozess)

Tab. 1.19 Fortsetzung

Forschungsprozess	Befunderhebungsprozess	Gesamttherapieprozess
Erkunden des Problems und Präzisieren der Fragestellung (2)	▪ Welche anfänglichen Hinweise werden durch die Exploration erhalten? ▪ Welche Faktoren könnten bei dem Betätigungsproblem eine Rolle spielen? ▪ Welche Theorien könnten am besten geeignet sein, um die Klientenprobleme zu erklären?	Welches sind die wirksamsten Maßnahmen und/oder Methoden, die bei einer Klientel mit denselben Merkmalen wie der betreffende Klient zur Behebung der identifizierten Betätigungsstörung führen können? (Therapiemethodenevidenz)
Formulieren einer Hypothese (3)	*Faktor X ist eine Ursache für Betätigungsproblem Y* (z.B. das Greifen feiner Gegenstände ist so schwierig, dass der Klient die Tasse nicht halten kann; die feinmotorische Problematik ist primär durch pathologische Irradiationen/nicht effektive sensorische Verarbeitung ausgelöst)	Durch Methode X wird die Betätigungsstörung Y des Klienten Z mit seinen besonderen Eigenarten verbessert
Auswahl einer geeigneten Untersuchungsmethode (4)	Festlegung der *Untersuchungsmethodik* (z.B. Handlungsanalyse oder Untersuchung der Handmotorik)	Welches sind die geeigneten *Evaluationsinstrumente*, mit denen die Wirksamkeit der Methode, d.h. die Verbesserung der identifizierten Betätigungsstörung überprüft werden kann (Assessmentevidenz)? Festlegen der Therapiemethode
Entwickeln eines Untersuchungsplans/Forschungsdesigns (5)	*Auswahl* der ▪ *Untersuchungssituation* ▪ *Untersuchungsinstrumente* (z.B. nach Perfetti (1995) Untersuchung der Handmotorik), die geeignet sind, Informationen über Faktor X in der Betätigungssituation Y zu erhalten ▪ *Vorgehensweisen* zur Datenerhebung und Auswertung (siehe Handbücher und Fortbildungsprogramme)	Auswahl von ▪ *Therapieform* ▪ *Therapiefrequenz* ▪ *Therapiedauer* ▪ *Konkretes Setting,* ▪ *Kriterien für den Erfolg der Therapie* ▪ *Evaluationsinstrumente und -zeitpunkte*
Durchführen von Untersuchungen und Erheben von Daten (6)	*Anwendung* der Instrumente und Verfahren (siehe Handbücher und Fortbildungsprogramme)	Therapie- und Therapieverlaufskontrolle (Evaluation, Anwendung des ausgewählten Untersuchungsinstruments)
Auswerten und Bewerten (7)	▪ *Auswerten*: Datenmaterial sinnvoll darstellen ▪ *Bewerten*: Rückschlüsse ziehen (Bestätigung/Verneinung der Befunderhebungshypothesen) – Verneinung: Faktor X ist nicht Ursache des Betätigungsproblems Y: alternative Erklärungsmuster suchen (zurück zu 2) – Bejahung: Faktor X ist tatsächlich die Ursache für das Betätigungsproblem Y ▪ Kann ich das Betätigungsproblem des Klienten vollständig erklären? – Wenn nein: weitere Hypothesen ableiten (zurück nach 2) – Wenn ja: Welche Schlussfolgerungen ergeben sich für die Therapie?	▪ *Auswerten* ▪ *Bewerten* des Therapieverlaufes: Schlussfolgerungen/Feststellungen über die Richtigkeit/Verneinung der Therapiehypothese ▪ Schlussfolgerungen für den Therapieprozess

Literatur

Definition, Systematik und Wissenschaft der Egotherapie

Beyermann G. Woher – Wohin. Idstein: Schulz Kirchner; 2001.

Blair SE. The Centality of Occupation during Life Transitions. British Journal of Occupational Therapy. May 2000; 231–237.

Blanche E, Henny-Kohler E. Philosophy, science and ideology: A proposed relationship for occupational science and occupational therapy. Occupational Therapy international 2000; Whurr Publisher Ltd. 7(2) 99–110.

Canadian Association of Occupational Therapists. Enabling Occupation: an occupational Therapy Perspective. Ottawa, Ontario: CAOT Publications ACE; 1997.

Christiansen CH, Baum C. Occupational Therapy, Enabling Function and Well Being. Slack Inc.; 1997.

Clark F, Wood W, Larson E. Occupation science: Occupational therapy's legacy for the 21st century. In: M. Neistadt & E. Crepeau, Eds. Willard and Spackman's Occupational Therapy. Philadelphia: Lippincott; 1998.

Clark F. Occupation embedded in a real life: Interweaving occupational science and occupational therapy. American Journal of Occupational Therapy. 1993;47(12): 1067–1078.

Duden – Das Fremdwörterbuch. 5. Auflage. Mannheim: Dudenverlag; 1990.

Erlandsson LK, Rögnvaldsson T, Eklund M. Recognition of Similarities: A methodological Approach to Analysing and Characterising Patterns of Daily Occupations. Journal of Occupational Science. 2004; 1: 3–13.

Götsch K. Beschäftigungs- und Arbeitstherapeut/Beschäftigungs- und Arbeitstherapeutin. In: Bundesanstalt für Arbeit, Hrsg. Blätter zur Berufskunde 2-II A 23. Bielefeld: Bertelsmann-Verlag; 1994.

Götsch K. Ergotherapeut/Ergotherapeutin. In: Bundesanstalt für Arbeit, Hrsg. Blätter zur Berufskunde 2-II A 23. Bielefeld: Bertelsmann-Verlag; 2000.

Götsch K. Occupational Therapy. Die Entwicklung in den Vereinigten Staaten. Ergotherapie & Rehabilitation. 1993; 5: 422–424.

Hacker W. Regulation und Struktur von Arbeitstätigkeiten. In: Hoyos CG, Frey D, Hrsg. Arbeits- und Organisationspsychologie. Ein Lehrbuch. Weinheim: Psychologie Verlags Union; 1999: 385–397.

Hagedorn R. Ergotherapie – Theorien und Modelle. Stuttgart, New York: Thieme Verlag; 2000.

Hocking C. Occupational Science: A stock take of accumulateted insights. Journal of Occupational Science. 2000; 2: 58–67.

Ilott I, Mounter C. Occupational Science: an impossibile dream or an agenda for action. British Journal of Occupational Therapy. 2000; 5: 238–240.

Jerosch-Herold C, Marotzki U, Hack BM, Weber P. Konzeptionelle Modelle für die ergotherapeutische Praxis. Berlin, Heidelberg: Springer Verlag; 2004.

Kielhofner G, Marotzki U, Mentrup C. Model of Human Occupation (MOHO). Berlin, Heidelberg: Springer Verlag; 2005.

Kielhofner G. Conceptial Foundation of Occupational Therapy. Philadelphia: F.A. Davis; 1992.

Kielhofner G. Model of Human Occupation. Second Edition. Baltimore: Williams & Wilkins; 1995.

Kielhofner G. Model of Human Occupation. Third Edition. Lippincott Williams & Wilkins; 2002.

Kuhn T. Die Struktur wissenschaftlicher Revolutionen. Frankfurt/Main: Suhrkamp; 2002.

Lausen I. Beschäftigungstherapeut(in) Berufsbild/Ausbildung im Annastift, Hannover-Kleefeld. In: Bundesanstalt für Arbeitsvermittlung und Arbeitslosenversicherung, Hrsg. Blätter für Berufsberatung, Beilage zur Berufskunde. Nr. 3 Blatt 14, Nr. A 6341. Bielefeld: Bertelsmann-Verlag; 1953.

Marquardt M. Die Entwicklung der Beschäftigungs- und Arbeitstherapie in der Bundesrepublik Deutschland, Teil 1. In: Dozentenbrief für Lehrende an Schulen und Ausbildungsstätten für das Gesundheitswesen, 4. Jahrgang, Nr. 1. München: Bardtenschlager Verlag; 1987.

Marquardt M. Geschichte der Ergotherapie von 1954 bis 2004. Idstein: Schulz Kirchner; 2004.

Marquardt M. Geschichte und Aufgaben des Verbandes der Beschäftigungs- und Arbeitstherapeuten (Ergotherapeuten) e.V. Wiesbaden: Wirtschaftsverlag; 1988.

Miesen M, Hrsg. Berufsprofil Ergotherapie. Idstein: Schulz Kirchner; 2004.

Mosey A. Psychosocial Components of Occupational Therapy. Raven Press; 1986.

Mountner C, Ilot I. Occupational science: Updating the United Kingdom journey of discovery. Occupational therapy International. 2000; 7 (2): 11–120.

Pierce D. Occupation by Design: dimensions Therapeutic Power and creative Process. The American Journal of Occupational Therapy. 2000; 3: 249–259.

Reed KL, Sanderson SR. The beginnings of occupational therapy. 8th ed. In: Willard's and Spackman's Occupational Therapy. Philadelphia: Lippincott; 1993.

Reichel K. AOTA Framework als Beitrag zur Systematisierung der deutschen Ergotherapie. Unveröffentlichte Bachelor-Arbeit. Fachhochschule Hildesheim/Holzminden; 2003.

Reichel K. Ergotherapie systematisch beschreiben und erklären – das AOTA Framework als Beitrag zur Systematisierung der deutschen Ergotherapie. Idstein: Schulz Kirchner; 2005.

Unbekannter Autor: Introducing the Institute for the Study of Occupation and Health. American Journal for Occupational Therapy. 2001; 6: 693–694.

WFOT. Definitions of Occupational Therapy, Draft 7, August 2005, WFOT Secretariat, PO Box 30, Forrestfield, Western Australia, Australia. Abgerufen: Nov. 2005.

Wilcock A. A theory of the human need for occupation. Journal of Occupational Science: Australia. 1993; 1(1): 17–24.

Wilcock A. An Occupational Perspective of Health. Thorofare: Slack; 1998.

Yerxa EJ, Clark F, Jackson G, Parham D, Pierce D, Stein C, Zemke R. An introduction to Occupational Science, a Foundation for Occupational Therapy in the 21th century. Occupational Therapy in Health Care. 1989; 6 (4): 1–17.

Yerxa EJ. Occupational science: A renaissance of service to humankind through knowledge. Occupational International. 2000; 7 (2): 87–98.

Youngstrom MJ. The Occupational Therapy Practice Framework: The Evolution of our Professional Language. Am J Occup Ther. 2002; 56(6): 609–639.

Zemke R, Clark F, Eds. Occupational Science: The Evolving Discipline. Philadelphia: FA Davis; 1996.

Vertiefende Literatur

Kuhn T. Die Struktur wissenschaftlicher Revolutionen. Frankfurt/Main: Suhrkamp; 2002.

Leontjew AN. Tätigkeit, Bewusstsein. Stuttgart: Klett; 1977.

Piaget J. Das Erwachen der Intelligenz beim Kinde, Bd. 1. Stuttgart: Klett-Cotta; 2002.

Piaget J. Das Weltbild des Kindes. München: Deutscher Taschenbuch Verlag; 1988.

Volpert W, Oesterreich R, Gablenz-Kolakovic S. Verfahren zur Ermittlung von Regulationserfordernissen in der Arbeitstätigkeit (VERA). Köln: Verlag TüV Rheinland; 1983.

Volpert W. Wie wir handeln – was wir können. Heidelberg: Asanger; 1992.

Internet

AOTA. The American Occupational Therapy Association. Occupational Therapy Practice Framework – Domain and Process Draft XVIII.Final–February 2002 http://www.unc.edu/courses/2003spring/occt/251/001/OTPFframe.pdf. Abgerufen: 14.8.2005.

COTEC. Definition 2000 What is Occupational Therapy: http://www.cotec-europe.org/Abgerufen: 3.10.2005.

CSOS, Canadian Society for Occupational Scientists: What is Occupational Science? http://www.csos2006.ca/index.htm. 3.10.2005.

ICF finals draft: http://www.dimdi.de/static/de/klassi/ICF/icf_dimdi_final_draft_1.pdf. Abgerufen: 5.1.2006.

Journal of Occupational Science: Journal contents http://www.jos.edu.au/contents.asp. Abgerufen: 4.1.2006.

Mayers Ch. Philosophy of Occupational Therapy and its relevance to clientcentred practice in the 21st century, faglig Ergoterapeuten 09.2003 http://www.netf.no/artikler/0903_side20_24.pdf. Abgerufen: 27.11.2005.

WFOT: Definitions of Occupational Therapy from Member Countries, August 2005, www.wfot.org./Document_Center/default.cfm. Abgerufen: November 2005.

Geschichte der Ergotherapie in Deutschland

Aktion Psychisch Kranke, Hrsg. 25 Jahre Psychiatrie-Enquete, Bd. 1. Bonn: Psychiatrie-Verlag; 2001.

Bundesanstalt für Arbeit, Hrsg. Blätter zur Berufskunde: Ergotherapeut/Ergotherapeutin, Diplom-Ergotherapeut/Diplom-Ergotherapeutin (FH); 2-II A 23. 1. Aufl. Bielefeld: Bertelsmann; 2000.

Deutscher Verband wird 40 Jahre. Ergotherapie und Rehabilitation. 1994;1: 92–93.

Ferber R, Gans M. Indikationskatalog Ergotherapie. Idstein: Schulz Kirchner; 2004.

Ferber R. Indikationskatalog Ambulante Ergotherapie. Idstein: Schulz Kirchner; 2001.

Greenberg Harris R. A Chronicle of the World Federation of Occupational Therapists, Part 2: 1982–1992 In: WFOT, Hrsg. http://www.wfot.org/office-files/chronicle1.pdf 2005. Abgerufen: 13.6.2005.

Günter M. Gestaltungstherapie: Zur Geschichte der Mal-Ateliers in psychiatrischen Kliniken. Bern: Huber; 1989.

Häfner H. Die Psychiatrie-Enquete – historische Aspekte und Perspektiven. In: Aktion Psychisch Kranke, Hrsg. 25 Jahre Psychiatrie-Enquete, Bd. 1. Bonn: Psychiatrie-Verlag; 2001.

Hohm H. Berufliche Rehabilitation von psychisch Kranken: Kritische Bestandsaufnahme, neue Konzepte und Praxisversuche. Weinheim: Beltz; 1977.

Jehn P. Berufsentwicklung und Hochschulstudiengänge in den Gesundheitsfachberufen. Kriterien und Perspektiven. In: Walkenhorst U, Klemme B, Hrsg. Interdisziplinäres Arbeiten in der Ergo- und Physiotherapie – Beiträge aus Workshopveranstaltungen an der FH Bielefeld. Dortmund: Borgmann; 2006.

Jentschura G. Beschäftigungstherapie – Einführung und Grundlagen. Stuttgart: Thieme; 1959.

Kayser H, Krüger H, Damaschke K, Haerlin C, Holland-Moritz-Krüger K, Lellau E, Mävers W, Petersen P, Rohde M, Rose HK, Theine G, Veltin A, Zumpe V. Gruppenarbeit in der Psychiatrie. 2. überarb. u. erw. Aufl. Stuttgart: Thieme; 1980.

Kielhofner G. Model of Human Occupation: Theory and Application. 2nd ed. Baltimore: Williams & Wilkins; 1995.

Linke-Vieten E. Theoretischer Bezugsrahmen ergotherapeutischer Methoden in der Psychiatrie. Neue Reihe Ergotherapie. Reihe 1: Fachbereich Psychiatrie, Bd. 3. Idstein: Schulz Kirchner; 1996.

Marotzki U. Zwischen medizinischer Diagnose und Lebensweltorientierung, Idstein: Schulz Kirchner; 2004.

Marquardt M. Geschichte der Ergotherapie. 1954 bis 2004. Idstein: Schulz Kirchner; 2004.

Mendez MA. A Chronicle of the World Federation of Occupational Therapists, Part 1: 1952–1982. In: WFOT, Hrsg. http://www.wfot.org/officefiles/chronicle1.pdf 2005. Abgerufen: 13.6.2005.

Raps W. Gesetz über den Beruf der Ergotherapeutin und des Ergotherapeuten und Ausbildungs- und Prüfungsverordnung. Neu überarb. Aufl. Remagen: Reha-Verlag; 2004.

Schaal M. Ein Beitrag zur Geschichte der psychiatrischen Beschäftigungs- und Arbeitstherapie. Beschäftigungstherapie und Rehabilitation. 1986;5: 267–269.

Scheiber I. Ergotherapie im Spannungsfeld zwischen Sozialpsychiatrie, Gesundheitsreform und Professionalisierungswünschen. Sozialpsychiatrische Information. Sonderdr. 1994;24: 2–4.

Schücking B, Huchthausen G. Leitfaden der Beschäftigungs- und Arbeitstherapie. Darmstadt: D. Steinkopf; 1961.

Zentralstelle für ausländisches Bildungswesen im Sekretariat der Kultusministerkonferenz, Hrsg. Becker-Dittrich G. Die Anerkennung beruflicher Qualifikationen in Europa. Deutsche Qualifikationen in den Medizinalfachberufen, Symposium der AG MTG, Bonn, 1.2.2006. www.agmtg.de – Symposium 1.2.2006, Download Vortrag Becker-Dittrich. Abgerufen: 04.3.2006.

Zerchin S. Auf der Spur des Morgensterns: Psychose als Selbstfindung. München: List; 1990.

Berufsausbildung in der Ergotherapie

AG MTG, Hrsg. Positionspapier d. AG MTG zur Akademisierung d. Medizinalfachberufe in Therapie und Geburtshilfe, 2003; Eckpunkte d. AG MTG zur Konzipierung und Akkreditierung in Bachelorstudiengängen. 2004. www.agmtg.de/. Abgerufen: 26.11.2005.

Akkreditierungsrat. www.akkreditierungsrat.de. Abgerufen: 31.1.2006.

Amtsblatt für Berlin Nr. 19 v. 30.4.64, S. 414.

Arbeitsstab Forum Bildung i. d. Geschäftsstelle d. Bund-Länder-Kommission. Kompetenzen als Ziele von Bildung und Qualifikation, 2001. www.forum-bildung.de/bib/material/ex-bericht-bq.pdf. Abgerufen: 12.3.2006.

Bader R, Schröder, B Studium f. d. Lehramt an berufsbildenden Schulen, in: D. berufsbildende Schule 57 (2005), 5, 111–117.

Bals T. Bachelor-/Masterstudiengänge für „Gesundheit und Pflege". In: Schulz, R/ Becker, M/ Dreher, R, Hrsg. Bachelor u. Master für d. Lehramt an beruflichen Schulen. Auswirkungen auf d. Referendariat. Kronshagen 2004, 97–108.

Bals T. Berufsbildung d. Gesundheitsfachberufe. Einordnung – Strukturwandel – Reformansätze. Hochschule & Berufliche Bildung. Bd. 32. Alsbach: Leuchtturm; 1993.

Bayerisches Staatsmin. für Unterricht u. Kultus, Hrsg. Lehrpläne für d. Berufsfachschule f. Ergotherapie. München: Hintermaier; 2001.

Becker H. Lehren in der Praxis – in der Praxis lernen. Erwachsenengerechte u. lernzielorientierte Praktikumsbegleitung am Beispiel d. Ergotherapie. Idstein: Schulz-Kirchner-Verlag; 2001.

Bellenberg G, Thierack A. Bestandsaufnahme u. Diskussion zu lehramtsspezifischen BA-MA-Konzepten in d. Bundesrepublik, Stand: August 2004, Bochum/Dortmund 2004. www.fk-reha.uni-dortmund.de/Soziologie/Qualitaet/Homepages/Teil%20I%20Text.pdf. Abgerufen: 01.02.2006.

Beyermann G. Woher – Wohin. Idstein: Schulz Kirchner; 2001.

CAIPE UK Center for the Advancement of Interprofessional Education, Auf d. Weg zu e. europ. Weiterentwicklung d. Ausbildung in den Gesundheitsberufen im 21. Jh. London 2001 (dt. Übers.).

Cortina KS, Baumert J, Leschinsky A, Mayer KU, Trommer L, Hrsg. D. Bildungswesen in d. Bundesrepublik Deutschland. Reinbek: Rowohlt; 2005.

Dt. Bildungsserver, Bologna-Prozess www.bildungsserver.de/zeigen.html?seite=1824. Abgerufen: 13.3.2006.

DVE, Deutscher Verband d. Ergotherapeuten e.V. Ausbildungsstandards, Bildungsplan, Zertifikat 2000, Qintern: www.ergotherapie-dve.de. Abgerufen: 13.3.06.

DVE/VDES, Hrsg. Empfehlung z. Durchführung d. Staatl. Prüfung an Schulen für Ergotherapie. Karlsbad, Stand: 5/2002.

ECOTROS, European Cooperation in Occupational Therapy Research & Occupational Science, s. ENOTHE. www.enothe.hva.nl/cer/research/htm. Abgerufen: 7.2.06.

ENOTHE, Hrsg. Occupational Therapy Education in Europe: Curriculum Guidelines, Amsterdam: 2000.

ENOTHE. Tuning and Quality: Tuning in Occupational Therapy Education. www.enothe.hva.nl/tq/tuning_education.htm. Abgerufen: 14.3.06.

Gemeinsame Kommission (Schulkommission) der Ständigen Konferenz der Schul- und Ausbildungsleiter der Schulen für Beschäftigungs- und Arbeitstherapie sowie des Verbandes der Beschäftigungs- und Arbeitstherapeuten (Ergotherapeuten) e.V., Hrsg. Wege zur Qualitätssicherung i. d. Ausbildung z. Beschäftigungs- u. Arbeitstherapeuten (ohne Ort u. Verlag); 1988.

Göpel E, Hölling G, Schmithals F. Kultureller Wandel und Veränderungen gesundheitsbezogener Berufsbilder. Ein Memorandum zur Ausbildung in den Gesundheitsberufen. Bielefeld: (ohne Verlag); 1996.

Götsch K. Ausbildungskonzept Ergotherapie. Frankfurter Curriculum. Idstein: Schulz-Kirchner; 2001.

Götsch K. Empfehlungen zur Durchführung der praktischen Ausbildung an Schulen für Ergotherapie, Idstein:Schulz-Kirchner; 2004.

Gräsel C. Problemorientiertes Lernen. Göttingen: Hogrefe; 1997.

Jehn P. Berufsentwicklung und Hochschulstudiengänge in den Gesundheitsfachberufen. Kriterien und Perspektiven. In: Walkenhorst U, Klemme B, Hrsg. Interdisziplinäres Arbeiten in der Ergo- und Physiotherapie – Beiträge aus Workshopveranstaltungen an der FH Bielefeld. Dortmund: Borgmann; 2006.

Kälble K. Gesundheitsberufe unter Modernisierungsdruck – Akademisierung, Professionalisierung und neue Entwicklungen durch Studienreform und Bolognaprozess. In: Pundt J, Hrsg. Professionalisierung im Gesundheitswesen Positionen–Potenziale–Perspektiven. Bern: H. Huber Hogrefe, 2006.

KMK-Beschluss v. 10.10.03, i.d.F. v. 21.4.05. „Ländergemeinsame Strukturvorgaben gemäß § 9 Abs. 2 HRG f. d. Akkreditierung von Bachelor- und Masterstudiengängen. In: Hochschulrektorenkonferenz, Hrsg. Bologna-Reader. Service-Stelle Bologna, Beiträge z. Hochschulpolitik. 2004; 8: 21.

KMK-Beschluss v. 12.5.95. Rahmenvereinbarung über die Ausbildung und Prüfung für ein Lehramt für die beruflichen Fächer d. Sekundarstufe II oder für d. beruflichen Schulen, als Anl. 3 enthalten in: KMK-Beschluss 5.12.97.

KMK-Beschluss v. 15.9.00. Handreichungen f. d. Erarbeitung v. Rahmenlehrplänen d. KMK f. d. berufsbezogenen Unterricht i. d. Berufsschule u. ihre Abstimmung mit Ausbildungsordnungen des Bundes f. anerkannte Ausbildungsberufe.

KMK-Beschluss 28.2.97 i. d. Fassung vom 22.10.04. Rahmenvereinbarung über d. BFS; http://www.kmk.org/doku/home.htm?beschl. Abgerufen: 22.1.06.

KMK-Beschluss v. 5.12.97. Bericht der Gemeinsamen Arbeitsgruppe KMK/GMK/ASMK „Studiengänge im Tätigkeitsfeld Gesundheitswesen" (mit 3 Anlagen), zur Kenntnis genommen durch die 71. GMK am 18./19.6.98.

KMK-Beschluss vom 28.6.02. „Anrechnung von außerhalb des Hochschulwesens erworbenen Kenntnissen und Fähigkeiten auf ein Hochschulstudium", KMK-Beschluss 12.6.03: 10 Thesen zur Bachelor- und Masterstruktur in Deutschland; KMK-Beschluss vom 21.4.05: „Qualifikationsrahmen für deutsche Hochschulabschlüsse"; KMK-Beschluss v. 3.6.05: Eckpunkte f. d. gegenseitige Anerkennung von Bachelor- u. Masterabschlüssen in Studiengängen, mit denen d. Bildungsvoraussetzungen für ein Lehramt vermittelt werden. http://www.kmk.org/hschule/home.htm?pub. Abgerufen: 21.12.05.

Körner W. Ausbildung für die Gesundheitsfachberufe auf Fachhochschulniveau. Derzeitige Möglichkeiten, Grenzen und Chancen. In: AG MTG, Hrsg. Hochschulausbildung der Medizinalfachberufe – hat die Zukunft schon begonnen? Symposium der AG MTG am 20.11.01, o. O., 2002, 65–70.

Marquardt M. Geschichte der Ergotherapie von 1954 bis 2004. Idstein: Schulz Kirchner; 2004.

Miesen M, Hrsg. Berufsprofil Ergotherapie. Idstein: Schulz Kirchner; 2004.

Miesen M. Das DVE-Qualitätsmanagementkonzept im Ausbildungsbereich, Ergotherapie & Rehabilitation. 2004a; 9: 30.

Nauerth A, Walkenhorst U. In: FH Bielefeld, Fachbereich Pflege und Gesundheit, Hrsg. Workshop-Reader Nr. 20 Delphi-Studie z. Forschungsbedarf i. d. ergotherapeutischen Praxis. 27.4.04.

Niedersächsisches Kultusministerium, Hrsg. Rahmenrichtlinien für das Fach Berufsbezogener Unterricht d. Berufsfachschule Ergotherapie, Stand Mai 2002. Hannover. www.nibis.ni.schule.de/haus/dez3. Abgerufen: 11.3.06.

Orth H. Schlüsselqualifikationen an deutschen Hochschulen. Neuwied/Kriftel/Berlin: UVW; 2002.

Räbiger J. Chancen und Grenzen der Integration am Beispiel von BA-Studiengängen für Pflege- und Therapieberufe. HRK-Tagung 14./15.10.05: www.hrk.de/bologna/de/download/dateien/raebiger.pdf. Abgerufen: 8.2.06.

Raps W. Gesetz über den Beruf der Ergotherapeutin und des Ergotherapeuten und Ausbildungs- und Prüfungsverordnung. Neu überarb. Aufl. Remagen: Reha-Verlag; 2004.

Sächs. Staatsmin. f. Kultus, Lehrpläne f. d. Berufsfachschule Ergotherapeut/in Berufsbezogener Bereich (Erprobungslehrplan) August 2004. www.sachsen-macht-schule.de. Abgerufen: 2.11.05.

Sachverständigenrat f.d. Konzertierte Aktion im Gesundheitswesen (2005). Koordination und Qualität im Gesundheitswesen. Kurzfassung. http://www.svr-gesundheit.de/Gutachten/Gutacht05/Kurzfassung.pdf. Abgerufen: 2.4.06.

Schneider K. Das Lernfeldkonzept – zwischen theoretischen Erwartungen und praktischen Realisierungsmöglichkeiten. In: Schneider K, Brinker-Meyendriesch E, Schneider A. Pflegepädagogik. 2. Auflage. Heidelberg: Springer; 2005.

Schücking B, Huchthausen G. Leitfaden der Beschäftigungs- und Arbeitstherapie. Darmstadt: D. Steinkopf; 1961.

Seelos HJ. Definitionen zur Qualitätssicherung in der Krankenhausmedizin. Das KrankenhauS. 1988; 11: 529.

Senatsverwaltung für Gesundheit, Soziales und Verbraucherschutz, Hrsg. Berliner Lehrplan f. d. Ergotherapieausbildung. Berlin: 2003.

Steinhöfel H, Hrsg. Chemnitzer Curriculum Teil I–III Zwickau 2001.

Thierack A. BA- und MA-Konzepte i. deutschen Lehramtstudium – strukturelle Entwicklungen, offene Fragen, aktuelle Folgen (Vortrag 1/2006). Service-Stelle Bologna der HRK. www.hrk-bologna.de/bologna/de/home/1945_2538.php. Abgerufen: 2.2.06.

Verband deutscher Ergotherapieschulen (VDES), Satzung. www.vdes.de. Abgerufen: 12.3.06.

Walkenhorst U. Aufbau einer ergotherapeutischen Forschung – Theoretische und empirische Grundlagen, Teil I Theoretische Grundlagen, Ergotherapie & Rehabilitation H. 8, 2005, 22–25; Teil II: Empirische Grundlagen. Ergotherapie & Rehabilitation. 2005; 9: 18–21.

Walkenhorst U. Ergotherapie, Physiotherapie und Logopädie auf dem Weg zur Professionalisierung. In: Pundt J, Hrsg. Professionalisierung im Gesundheitswesen. Bern: Huber; 2006.

Walkenhorst U. In: FH Bielefeld, Fachbereich Pflege und Gesundheit, Hrsg. Workshop-Reader Nr. 16 Dokumentation d. Arbeitskreises Entwicklung einer Fachdidaktik Ergotherapie. 2005a.

Weber B. Kompetenzentwicklung: Welche Möglichkeiten und Grenzen bietet diese für ein Studium der Ergotherapie? Abschlussarbeit Univ. Kaiserslautern, Zentrum f. Fernstudien z. Univers. Weiterbildung 2004.

Wex P. Bachelor und Master. Die Grundlagen des neuen Studiensystems in Deutschland. Berlin: Duncker & Humblot; 2005.

WFOT Revidierte Mindeststandards für die Ausbildung von Ergotherapeuten 2002 (Clare Hocking/Nils Erik Ness), Deutsche Übersetzung durch den DVE 2002, Karlsbad o.J.

WFOT, World Federation of Occupational Therapists. Revised Minimum Standards for the Education of Occupational Therapists, 2002. WFOT Sample Curriculum – BSc-Program Ergotherapie der Universität Hongkong. www.wfot.org. Abgerufen: 31.1.2006

Wissenschaftsrat, Hrsg. Empfehlungen zur Entwicklung der Fachhochschulen in den 90er-Jahren. Köln: Selbstverlag; 1991.

Zentralstelle für ausländisches Bildungswesen im Sekretariat der Kultusministerkonferenz, Hrsg. Becker-Dittrich G. Die Anerkennung beruflicher Qualifikationen in Europa. Deutsche Qualifikationen in den Medizinalfachberufen, Symposium der AG MTG, Bonn, 1.2.2006. www.agmtg.de – Symposium 1.2.06, Download Vortrag Becker-Dittrich. Abgerufen: 04.03.06.

Berufsausbildung in der ehemaligen DDR (1959–1991)

Böttcher R. Entwicklung des Berufsbildes Arbeitstherapeut, 1. Zentrale Fortbildungstagung f. Arbeitstherapeuten v. 2.4.–4.4.85 Manuskriptfassung 1985 (im Besitz v. P. Jehn).

Böttcher R. Zum 80. Geburtstag von Prof. Dr. med. Wolfgang Presber. Ergotherapie & Rehabilitation. 2000; 1: 5.

DVE. Unveröffentlichte Schulstatistik des DVE; 31.12.2005.

Günnel K. Die Rehabilitation in der Deutschen Demokratischen Republik – am Beispiel der Arbeitstherapie. Bachelorarbeit FH Hildesheim/Holzminden/Göttingen; 2005.

Jehn P. Laudatio Dr. Ursula P. Katzenstein. Ergotherapie & Rehabilitation. 1996; 3: 211.

Katzenstein UP. Einführung. In: Presber W, de Nève W, Hrsg. Grundlagen und Techniken der Ergotherapie. Berlin Verlag Gesundheit GmbH; 1990.

Marquardt M. Geschichte der Ergotherapie von 1954 bis 2004. Idstein: Schulz Kirchner; 2004.

Ministerrat der Deutschen Demokratischen Republik. Ministerium f. Gesundheitswesen. Spezielle Lehrprogramme für die theoretische u. praktische Ausbildung i. d. Fachrichtung Arbeitstherapie, Teil 1; 1987 (o.O.). Praktikumsprogramm f. d. Berufspraktikum im 6. Semester i. d. Fachrichtung Arbeitstherapie, Teil 2; 1987.

Presber W, Katzenstein, UP. Entwicklung und Organisation der Arbeitstherapie in der Deutschen Demokratischen Republik. 2. Aufl. Potsdam: k.A. 1969.

Presber W, de Nève W. Hrsg. Ergotherapie – Grundlagen und Techniken. 4. Aufl. München, Jena: Urban & Fischer bei Elsevier; 2004.

Schränkler W. Rechtlicher Kontext. In: Miesen M, Hrsg. Berufsprofil Ergotherapie. Idstein: Schulz Kirchner; 2004.

Ergotherapie im Kontext deutscher Rahmenbedingungen

Ausbildungs- und Prüfungsverordnung für Ergotherapeutinnen und Ergotherapeuten (ErgThAPrV). http://www.ergotherapie-dve.de/bildungswege/ausbildungsverordnung. Abgerufen: 1.12.2005.

Brasseit U, Walter U. Rechtliche Rahmenbedingungen, Wahrnehmung und Umsetzung ergotherapeutischer Behandlungstätigkeit in Deutschland. Ergotherapie & Rehabilitation: 2005; 11:6–10.

BMGS (Bundesministerium f. Gesundheit u. Soziale Sicherung). Vorläufige Rechnungsergebnisse der gesetzl. Krankenversicherung (1. + 2. Quartal 2005): www.bmg.bund.de/cln_040/nn_601102/DE/Datenbanken-Statistiken/ Abgerufen: 27.12.05.

Bundesarbeitsgemeinschaft für Rehabilitation (BAR), Hrsg. Rahmenempfehlungen zur ambulanten neurologischen Rehabilitation. Frankfurt am Main: BAR; 2000.

DVE. Aktuell – Mitgliederzeitschrift. 2005a; 9.

DVE. DVE – aktuell/Praxen. Spezial; März 2006.

DVE, Deutscher Verband der Ergotherapeuten e.V., Hrsg. Indikationskatalog Ergotherapie. Idstein: Schulz-Kirchner; 2004.

DVE. Ethikkodex und Standards zur beruflichen Praxis der Ergotherapie 2005b (enthält 1. Ethikkodex des WFOT (Stand Oktober 2005) 2. COTEC-Standards zur beruflichen Praxis (Stand 1996). www.ergotherapie-dve.de/informationen/ueber_den_dve/ethik.php. Abgerufen: 15.1.2006.

Gans M. Qualitätsmanagement im Krankenhaus. In: Miesen M, DVE, Hrsg. Berufsprofil Ergotherapie 2004. Idstein: Schulz-Kirchner; 2004.

Gemeinsame Empfehlungen der Spitzenverbände der Krankenkassen gemäß § 124 Abs. 4 SGB V zur einheitlichen Anwendung der Zulassungsbedingungen nach § 124 Abs. 2 SGB V für Leistungserbringer von Heilmitteln, die als Dienstleistung an Versicherte abgegeben werden. In der Fassung vom 17.1.2005.

Gesundheitsmodernisierungsgesetz (GMG). http://www.diakonie-portal.de/Members/Prange/Web-Praesenz_VEBA/Downloads/Gesundheitsmodernisierungsgesetz.pdf/view. Abgerufen 15.1.2006.

Hack BM, Zotter RM. Ethische Erwägungen. In: Miesen M, DVE, Hrsg. Berufsprofil Ergotherapie 2004. Idstein: Schulz-Kirchner; 2004.

IQH Exellence-Modell. http://www.iqhv.de/html/iqh.htm. Abgerufen 15.1.2006.

Kassenärztliche Bundesvereinigung (KBV). Heilmittel-Richtlinien. http://www.kbv.de/themen/5884.html; 2004. Abgerufen: 15.1.2006.

Marquardt M. Geschichte der Ergotherapie. Idstein: Schulz-Kirchner; 2004.

Miesen M, DVE Hrsg. Berufsprofil Ergotherapie 2004. Idstein: Schulz-Kirchner; 2004.

Riedel R, Schmidt J, Hefner H, Hrsg. Leitfaden zur Integrierten Versorgung aus der Praxis. Rechtliche Grundlagen, Pfaderstellung, Konzeption und Mustervertrag, Köln 2004. www.gesundheitspolitik.net/.../integrierte-versorgung/iv-informationen/leitfaden_integrierte_versorgung.pdf. Abgerufen: 27.10.2005.

Schränkler W. Rechtlicher Kontext. In: Miesen M, DVE, Hrsg. Berufsprofil Ergotherapie 2004. Idstein: Schulz-Kirchner; 2004.

Sozialgesetzbuch, fünftes Buch (SGB V) (Gesetzliche Krankenversicherung) http://db03.bmgs.de/Gesetze/gesetze.htm. Abgerufen: 15.1.2006.

Tarifvertrag öffentlicher Dienst. www.dve.info/Service/Tarife.de oder www.verdi.de. Abgerufen: 30.11.2005.

Bezugswissenschaften und Bezugsrahmen der Ergotherapie

Arbeitsgemeinschaft ergotherapeutischer Schulen: Psychosoziale Behandlungsverfahren in der Ergotherapie. Idstein: Schulz Kirchner; 1995.

Arbeitsgemeinschaft ergotherapeutischer Schulen: Grundlagen der Ergotherapie. Idstein: Schulz Kirchner; 2001.

Ausbildungs- und Prüfungsverordnung für Ergotherapeutinnen und Ergotherapeuten (ErgThAPrV) v. 02.08.1999 (BGBl. I S. 1731), zuletzt geändert durch Artikel 5 d. Gesetzes v. 23.03.2005 (BGBl. I S. 931).

Bandura A. Sozial-kognitive Lerntheorien. Stuttgart: Klett Verlag; 1979.

Bandura A. Self-efficacy, The exercise of control. New York: Freeman; 1997.

Bengel J, Koch U. Grundlagen der Rehabilitationswissenschaften. Berlin, Heidelberg: Springer Verlag; 2000.

Berliner Lehrplan für die Ergotherapieausbildung 2003. Senat für Gesundheit, Soziales und Verbraucherschutz, Berlin.

Bertalanffy L von. General System Theory. New York: Wiley & Sons 1979.

Blumer H. Der methodologische Standort des symbolischen Interaktionismus. In: Arbeitsgruppe Bielefelder Soziologen, Hrsg. Alltagswissen, Interaktion und gesellschaftliche Wirklichkeit, Bd. 1. Reinbek bei Hamburg: Rowohlt; 1973.

Bruner J. Towards a theory of instruction. Cambridge: Harvard University Press; 1966.

Bruner J. Der Akt der Entdeckung. In: Neber H. Entdeckendes Lernen. Weinheim: Beltz Verlag; 1981.

Bruner J. The Culture of Education. Cambridge: Harvard Universitiy Press; 1996.

Geyer C. Hirnforschung und Willensfreiheit. Zur Deutung der neuesten Experimente. Frankfurt/Main: Suhrkamp Verlag; 2004.

Hack B. Ethik in der Ergotherapie. Berlin, Heidelberg: Springer Verlag; 2004.

Hagedorn R. Occupational Therapy, Foundations for Practice. Edinburgh: Churchill Livingstone; 1992.

Hagedorn R. Ergotherapie – Theorien und Modelle. Stuttgart: Thieme Verlag; 2000.

Hurrelmann K, Laaser U. Handbuch Gesundheitswissenschaften. Weinheim: Juventa Verlag; 1998.

Jerosch-Herold C, Marotzki U, Hach BM, Weber P. Konzeptionelle Modelle für die ergotherapeutische Praxis. Berlin, Heidelberg: Springer Verlag; 2004.

Kielhofner G. Model of Human Occupation. 3rd ed. Philadelphia: Lippincott, Williams & Wilkins; 2002.

Koschnick W. Kompaktwörterbuch der Sozialwissenschaften. München: Schäffer-Poeschel-Verlag; 1995.

Lexikon der Psychologie. Heidelberg: Spektrum Akademischer Verlag; 2002.

Libet B. Do we have a free will? In: Kane R, Hrsg. The Oxford handbook of free will. Oxford: 2002.

Luhmann N. Soziale Systeme. Frankfurt a.M.: Suhrkamp; 1984.

Marotzki U, Hack BM. Zum Fortgang der Professionalisierung der deutschen Ergotherapie – eine Fiktion. In: C, Marotzki U, Hach BM, Weber P. Konzeptionelle Modell für die ergotherapeutische Praxis. Berlin, Heidelberg: Springer; 1999.

Miesen M, Hrsg. Berufsprofil Ergotherapie 2004. Idstein: Schulz Kirchner; 2004.

Mosey A. Occupational Therapy, Configuration of a profession. New York: Raven Press; 1981.

Mosey A. Psychosocial Components of Occupational Therapy. New York: Raven Press; 1986.

Mosey A. The concept and use of developmental groups. American Journal of Occupational Therapy. 1970; 24: 272–275.

Piaget J. Psychologie der Intelligenz. Stuttgart: Klett-Cotta; 1980.

Roth G. Das Gehirn und seine Wirklichkeit. Frankfurt/Main: Suhrkamp Verlag: Frankfurt/Main; 2000.

Roth G. Fühlen, Denken, Handeln. Frankfurt/Main: Suhrkamp Verlag; 2003.

Saemmer G. Paradigmen der Psychologie. Eine wissenschaftstheoretische Rekonstruktion paradigmatischer Strukturen im Wissenschaftssystem der Psychologie. Dissertation Fachbereich Erziehungswissenschaften der Martin-Luther-Universität Halle-Wittenberg: 1999, Kap. 8: Das Paradigma des Kognitivismus. http://www.saemmer.de/dis/disdownload.htm. Abgerufen: 5.2. 2005.

Satir V, Banmen J, Gerber J, Hrsg. Das Satir-Modell – Familientherapie und ihre Erweiterung. Paderborn: Junfermann-Verlag; 2000.

Scheiber I. Ergotherapie in der Psychiatrie. Troisdorf: Stam-Verlag; 1995.

Schönpflug W, Schönpflug U. Psychologie. Weinheim: Beltz; 1995.

Singer W. Ein neues Menschenbild? Frankfurt/Main: Suhrkamp Verlag; 2003.

Turner A, Hrsg. The Principal skills and practice of Occupational Therapy. 3rd ed. Edinburgh: Churchill Livingstone; 1992.

Bedeutung medizinischen Grundwissens für die Ergotherapie

Becker GE. Planungsmodelle für Unterricht. Krankengymnastik (KG). 1991; 1.

Behrendt B, Voss HP, Wildt J, Hrsg. Neues Handbuch der Hochschullehre. Lehren und Lernen effizient gestalten. Berlin: Raabe, 2002.

Beyermann G. Curriculumentwicklung und Professionalisierung. Ergotherapie & Rehabilitation, 1993;2.

Beyermann G. Woher – Wohin. Idstein: Schulz Kirchner; 2001.

DVE, Deutscher Verband der Ergotherapeuten e.V., Hrsg. Indikationskatalog Ergotherapie. Idstein: Schulz-Kirchner; 2004.

ENOTHE, Hrsg. Occupational Therapy Education in Europe: Curriculum Guidelines, Amsterdam: 2000.

Galbraith TD. Opening Speech – Proceedings of the First International WFOT Congress. Edinburgh: C.J. Cousland & Sons; 1954.

Gerdes N, Weis J. Ein Theoriemodell der Rehabilitation. In: Bengel J, Koch U, Hrsg. Grundlagen der Rehabilitationsforschung. Berlin-Heidelberg: Springer 2000, S. 47 ff.

Göpel E. Neue Berufsbilder in der Prävention und Gesundheitsförderung. In: Prävention 3, 24. 2001.

Götsch K. Ausbildungskonzept Ergotherapie. Frankfurter Curriculum. Idstein: Schulz-Kirchner; 2001.

Harden RM, Crosby J. The good teacher is more than a lecturer – the twelve roles of the teacher. AMEE Guide No. 20 in: Medical Teacher, Vol. 22, No. 4, 2000.

Heinz C. Rehabilitationsmedizin im Spannungsfeld von Schulmedizin und Alternativmedizin. Mosaik, Schweizerische Aerztezeitung. 1992; 39 (73).

Hoffmann-Markwald A, Jehn P. „Public Health" – Perspektiven der Prävention. Ergotherapie & Rehabilitation. 1994;3: 290–292.

Jehn P. Berufsentwicklung und Hochschulstudiengänge in den Gesundheitsfachberufen. Kriterien und Perspektiven. In: Walkenhorst U, Klemme B, Hrsg. Interdisziplinäres Arbeiten in der Ergo- und Physiotherapie – Beiträge aus Workshopveranstaltungen an der FH Bielefeld. Dortmund: Borgmann; 2006.

Jerosch-Herold C. Hochschulausbildung in den Gesundheitsberufen in Europa: Zum Beispiel Großbritannien. In: AG MTG, Hrsg. Hochschulausbildung der Medizinalfachberufe – hat die Zukunft schon begonnen? Bonn: 2001.

Kiefer L. Selbstgesteuerte Lernprozesse in der Ergotherapie-Ausbildung. Ergotherapie & Rehabilitation. 2004;7.

Marks F, Thömen D. Die Moderation des Problemorientierten Lernens (POL). In: Behrendt B, Voss HP, Wildt J, Hrsg. Neues Handbuch der Hochschullehre. Lehren und Lernen effizient gestalten. Berlin: Raabe, 2002.

Raps W. Gesetz über den Beruf der Ergotherapeutin und des Ergotherapeuten und Ausbildungs- und Prüfungsverordnung. Neu überarb. Aufl. Remagen: Reha-Verlag; 2004.

Schewior-Popp S. Handlungsorientiertes Lehren und Lernen in Pflege und Rehabilitationsberufen. Stuttgart: Thieme; 1998.

Schipperges H. Der Arzt von morgen: von der Heiltechnik zur Heilkunde. Berlin: Severin und Siedler; 1982.

Schneider K. Das Lernfeldkonzept – zwischen theoretischen Erwartungen und praktischen Realisierungsmöglichkeiten. In: Schneider K, Brinker-Meyendriesch, Schneider A. Pflegepädagogik, 2. Aufl. Heidelberg: Springer; 2005.

Schneider W. Der Arztunterricht an der Krankenpflegeschule – Eine Situationsanalyse und ein Vorschlag. ROCOM Monitor. 1980; 4.

Schröder K, Schwarzer R. Bewältigungsressourcen. In: Tesch-Römer C, Salewski Ch, Schwarz G, Hrsg. Psychologie der Bewältigung. Weinheim: Beltz; 1997.

Schwarz M. Behandeln lernen heißt Handeln lernen – Gedanken zur Qualitätssicherung therapeutischer Kompetenzen. Physiotherapie. 1995;1.

Schwarz M. Wirkfaktoren beim Werken: Intuition oder Fakten? Gedanken zum Beweis-Notstand einer zentralen Berufsthese. Ergotherapie. 2000,1.

Siebert H. Didaktisches Handeln in der Erwachsenenbildung. 2. Aufl. Berlin: Luchterhand; 1997.

Waller H. Gesundheitswissenschaft: eine Einführung in Grundlagen und Praxis. Stuttgart: Kohlhammer; 1996.

WFOT Revidierte Mindeststandards für die Ausbildung von Ergotherapeuten 2002 (Clare Hocking/Nils Erik Ness), Deutsche Übersetzung durch den DVE 2002, Karlsbad o.J.

Bedeutung der Sozialwissenschaften für die Ergotherapie

American Occupational Therapy Association (AOTA) 12.557 Z. Inc.: Occupational Practice Framework, Domain and Process Draft XVIII. Final–February 2002.

Baecker D, Hrsg. Schlüsselwerke der Systemtheorie. Wiesbaden: VS Verlag für Sozialwissenschaften; 2005.

Bertalanffy L von. General System Theory. New York: George Braziller; 1968.

Beyermann G. Woher – Wohin. Idstein: Schulz-Kirchner; 2001.

Biddle BJ, Thomas EJ, Eds. Role Theory: Concepts and Research. Huntington, New York: Robert E. Krieger Publishing Co; 1979.

Biddle BJ. Role Theory: Expectations, Identities, and Behaviours. New York: Academic Press; 1979.

Blumer H. Der methodologische Standort des symbolischen Interaktionismus. In: Arbeitsgruppe Bielefelder Soziologen, Hrsg. Alltagswissen, Interaktion und gesellschaftliche Wirklichkeit, Bd. 1: Symbolischer Interaktionismus und Ethnomethodologie. Hamburg 1976.

Brasseit U, Walter U. Rechtliche Rahmenbedingungen, Wahrnehmung und Umsetzung ergotherapeutischer Behandlungstätigkeit in Deutschland-Expertise im Auftrag des DVD. Durchgeführt vom August bis Februar 2005. Medizinische Hochschule Hannover, Abt. Epidemiologie, Sozialmedizin und Gesundheitssystemforschung; 2005.

Brezinka W. Von der Pädagogik zur Erziehungswissenschaft. Eine Einführung in die Metatheorie der Erziehung. Weinheim: 1971.

Canadian Association of Occupational Therapists (CAOT). Enabling occupation: an occupational therapy perspective. Ottawa: 1997.

Chapparo C, Ranka J. Occupational Performance Model (Australia). School of O.T, University of Sydney: 1997.

Christiansen C, Baum C. Occupational Therapy, Enabling Function and Well Being. Thorofare, NJ: Slack Inc.; 1997.

Claessens D, Claessens K. Gesellschaft, Lexikon der Grundbegriffe. Hamburg: 1992.

Claessens D. Rolle und Macht. München: Coser; 1974.

Cranach M, Kalbermatten U, Indermühle K, Gugler B. Zielgerichtetes Handeln. Bern, Stuttgart, Wien: Huber; 1980.

Dahrendorf R. Homo Sociologicus. Opladen: Westdeutscher Verlag; 1977 (1. Aufl. 1958).

Duden Bedeutungswörterbuch, Bd. 10. Mannheim: Bibliographisches Institut & E.A. Brockhaus; 2002.

Etzrod C. Sozialwissenschaftliche Handlungstheorien. Stuttgart: UTB 2411; 2003.

Fearing V, Law M, Clark M. An Occupational Performance Process model. Fostering client and therapists alliances. Canadian Journal of Occupational Therapy. 1997; 64: 7-15.

Feuser G, Jantzen W. Behindertenpädagogik: Fragen zur Zeit und zum Zeitgeist. In: Feuser G, Berger E, Hrsg. Erkennen und Handeln. Momente einer kulturhistorischen (Behinderten-)Pädagogik und Therapie. Berlin: Pro Business Verlag; 2002.

Feuser G. In: Reichmann E, Hrsg. Handbuch der kritischen und materialistischen Behindertenpädagogik und ihrer Nebenwissenschaften. Solms-Oberbiel: 1984.

Galperin PJ. Zu Grundfragen der Psychologie. Köln: Pahl-Rugenstein; 1980.

Gerhardt U. Rollenanalyse als kritische Soziologie. Berlin: Neuwied; 1971.

Girod B, Rabenstein R, Senge A. Einführung in die Systemtheorie. München: Teubner Verlag; 2005.

Goffman E. Wir alle spielen Theater. 7. Auflage. München: Piper; 1998.

Goffman E. Wir alle spielen Theater. München: Piper Verlag; 1973 (Erstauflage 1959).

Gordon C, Gordon P. Changing Roles, Goals, and Self-Conceptions: Process and Results in a Program for Women's Employment. In: Ickes W, Knowles ES, Ed. Personality, Roles, and Social Behavior. New York: Springer; 1982.

Gordon C. Development of Evaluated Role Identities. Annual Review of Sociology. 1976; 2: 405–33.

Götsch K. Bedeutung der Sozialwissenschaften für die Ergotherapie. In: Scheepers C, Steding-Albrecht U, Jehn P, Hrsg. Ergotherapie von Handeln zum Behandeln. 2. Auflage. Stuttgart: Thieme; 2000.

Grubitsch S, Hrsg. Psychologie – Theorien, Methoden und Arbeitsfelder. Reinbek: Rowohlt; 1998.

Habermas J. Erkenntnis und Interesse. Frankfurt am Main: Suhrkamp Taschenbuch; 2003.

Habermas J. Kultur und Kritik. Frankfurt: Suhrkamp; 1973.

Hacker W. Allgemeine Arbeitspsychologie. Psychische Struktur und Regulation von Arbeitstätigkeiten. Bern, Stuttgart, Toronto: Huber; 1998.

Hacker W. Allgemeine Arbeits- und Ingenieurspsychologie, Psychische Struktur und Regulation von Arbeitstätigkeit. Bern: Huber Verlag; 1978.

Hacker W. Regulation und Struktur von Arbeitstätigkeiten. In: Hoyos CG, Frey D, Hrsg. Arbeits- und

Organisationspsychologie. Ein Lehrbuch. Weinheim: Psychologie Verlags Union; 1999, 1982.

Hacker W, Volpert W, Cranach M von, Hrsg. Kognitive und motivationale Aspekte der Handlung. Bern, Stuttgart, Toronto: Huber; 1982.

Herzberg F, Mausner B, Bloch-Syndermann B. The Motivation of work. New Brunswick, NJ: Transaction Publisher; 1993.

Hobmair H, Hrsg. Pädagogik. Essen: Stamm Verlag; 1995.

Hobmair H, Hrsg. Psychologie. Essen: Stamm Verlag; 1995.

Huppmann G, Wilker FW. Medizinische Psychologie – medizinische Soziologie. München: Urban & Schwarzenberg; 1988.

Jantzen W, Hrsg. Die neuronalen Verstrickungen des Bewußtseins. Zur Aktualität von A. R. Lurijas Neuropsychologie. Münster/Hamburg: 1994.

Jantzen W, Manske C. Jeder Mensch kann lernen – Perspektiven einer kulturhistorischen (Behinderten-)Pädagogik. München: Luchterhand; 2001.

Jantzen W. Abbild und Tätigkeit. Studien zur Entwicklung des Psychischen. Solms: Oberbiel; 1986.

Jantzen W. Psychologischer Materialismus – Tätigkeitstheorie – Marxistische Anthropologie. Hamburg; Argument; 1991.

Jetter KH, Schönberger F, Hrsg. Verhaltensstörung als Handlungsveränderung. Bern: Hans Huber Verlag; 1979.

Joas H. Die gegenwärtige Lage der soziologischen Rollentheorie. 3. Auflage. Berlin: Akademische Verlagsgesellschaft; 1978.

Joas H. Die Kreativität des Handelns. 2. Auflage. Frankfurt: Suhrkamp; 1996.

Joas H. Rollen und Interaktionstheorien in der Sozialisationsforschung. In: Hurrelmann K, Ullrich D, Hrsg. Neues Handbuch der Sozialisationsforschung. Weinheim: Beltz-Verlag; 1994.

Jonsson C, Westerlund U. Role Theory in Foreign Policy Analysis. In: Jonsson C, Ed. Cognitive Dynamics and International Politics. New York: St. Martin's Press; 1982.

Kelly GA. Die Psychologie der persönlichen Konstrukte. Paderborn: Junfermann; 1986.

Kielhofner G, Marotzki U, Mentrup C. Model of Human Occupation. New York: Springer Verlag; 2005.

Kielhofner G. Conceptual Foundations of Occupational Therapy. 2nd ed. Philadelphia: F.A. Davis Company; 1997.

Kielhofner G. Model of Human Occupation, Theory and Application. 2nd ed. Baltimore: Williams and Wilkins; 1995.

Kielhofner G. Model of Human Occupation. Third ed. Baltimore: Lippincott Williams & Wilkins; 2002.

Kneer G, Nassehi A. Niklas Luhmanns Theorie sozialer Systeme. UTB für Wissenschaft. München: Fink Verlag; 2000.

Krieger, D. Einführung in die allgemeine Systemtheorie. UTB Taschenbuch. München: Fink Verlag; 1996.

Law M, Polatajko H, Baptiste S, Townsend E. Core concepts of occupational Therapy, Enabling Occupations CAOT. Ottawa: ACE Publication; 1997.

Leontjew AN. Tätigkeit, Bewußtsein, Persönlichkeit. Stuttgart: Klett; 1977.

Levy MJ. The Structure of Society. Princeton, NJ: Princeton University Press; 1952.

Linton R. Mensch, Kultur Gesellschaft. Stuttgart: 1979 (Original 1936).

Linton R. Rolle und Status. In: Hartmann H. Moderne amerikanische Soziologie. Stuttgart: Enke; 1967.

Lompscher J. Lernkultur Kompetenzentwicklung aus kulturhistorischer Sicht. Lernen Erwachsener im Arbeitsprozess. Band 7. Berlin: Lehmanns; 2004.

Luhmann N. Soziale Systeme. 11. Auflage. Frankfurt/Main: Suhrkamp Taschenbuch; 2001 (1. Auflage 1984).

Luria AR. Die historische Bedingtheit individueller Erkenntnisprozesse. Weinheim: VCH; 1986.

Marotzki U, Hrsg. Ergotherapeutische Modelle praktisch angewandt. Berlin, Heidelberg: Springer Verlag; 2002.

Marquardt M. Geschichte der Ergotherapie von 1954 bis 2004. Idstein: Schulz Kirchner; 2004.

Mead GH. Mind, Self and Society. Chicago: University of Chicago Press; 1934.

Merton RK. Der Rollen-Set: Probleme der soziologischen Theorie. In: Hartmann H, Hrsg. Moderne amerikanische Soziologie. 2. Auflage. Stuttgart: Enke; 1973.

Merton RK. Soziologische Theorie und soziale Struktur. Berlin: de Gruyter; 1995.

Miesen M, Hrsg. Berufsprofil Ergotherapie 2004. Idstein: Schultz-Kirchner Verlag; 2004.

Miller G, Galanter E, Pribram K. Strategien des Handelns. Pläne und Strukturen des Verhaltens. 2. Auflage. Stuttgart: Klett-Cotta; 1991.

Moreno JL. Who Shall Survive? Washington, D.C. Nervous and Mental Disorder Publ.: 1934.

Mosey A. Configuration of a Profession. New York: Raven Press; 1981.

Mosey A. Psychosocial Components of Occupational Therapy. New York: Raven Press; 1986.

Nieuwesteeg MT, Schüpbach H. et al. Das Bieler Modell, unveröffentlichtes Skript; 1998.

Nolting P, Paulus P. Psychologie lernen. Weinheim: Beltz Verlag; 1990.

Oesterreich R. Handlungsregulation und Kontrolle. München: Urban & Schwarzenberg; 1981.

Oevermann U. Theoretische Skizze einer revidierten Theorie des professionellen Handelns – Der Fokus Therapie. In: Combe, Helsper, Hrsg. Pädagogische Professionalität. Frankfurt; Suhrkamp: 1996.

Parsons T. Definition von Krankheit und Gesundheit. In: Mitscherlich, Alexander u. a. (Hrsg.): Der Kranke in der modernen Gesellschaft. Köln und Berlin 1979, S 57–58.

Parsons T. Sozialstruktur und Persönlichkeit. Frankfurt/Main: Europäische Verlagsanstalt; 1968.

Parsons T. The Social System. Chapter X: Social Structure and Dynamic Process. The Case of Modern Medical Practice, 4. Auflage 1968, Free Press, New York.

Parsons T. The Social System. Glencoe, IL: Free Press; 1951.

Parsons T. Zur Theorie sozialer Systeme. Opladen: Westdeutscher Verlag; 1976.

Pitsch HJ. Zur Entwicklung von Tätigkeit und Handeln Geistigbehinderter. Oberhausen: Athena-Verlag; 2002.

Pitsch HJ. Zur Methodik der Förderung der Handlungsfähigkeit Geistigbehinderter. Oberhausen: Athena-Verlag; 2003.

Polatajko H, Mandich A. Enabling Occupation in Children: The COOP Approach. Canadian Association of Occupational Therapists; 2004.

Popitz H. Der Begriff der sozialen Rolle als Element der soziologischen Theorien. Tübingen; 1967.

Porter LW, Lawler EE. Managerial attitudes and performance. Homewood IL: Irwin-Dorsey; 1968.

Reed KL, Sanderson SR. The beginnings of occupational therapy. In: Willard's und Spackman's Occupational Therapy. 8th ed. Philadelphia: Lippincott; 1993.

Reilly M, The educational Process. Am. Journal of Occupational Therapy. 1969; 23: 303.

Rotter JB. Social Learning and Clinical Psychology. Englewood Cliffs, NJ: Prentice-Hall; 1954.

Sader M. Psychologie der Gruppe – Grundlagentexte der Psychologie. 6. überarbeitete Auflage. Weinheim, München: Juventa; 1998.

Schmidt U. Deutsche Familiensoziologie. Entwicklung nach dem 2. Weltkrieg. Opladen: Westdeutscher Verlag; 2002.

Schüpbach H. Einführung in die Arbeit- und Organisationspsychologie. Skript zur Vorlesung WS 96/97. Universität Freiburg: Institut für Psychologie.

Schüpbach H. Grundlagen der psychologischen Handlungstheorien für die Ergotherapie. Unveröffentlichtes Skript; 1997.

Sherif M, Sherif C. Group Formation. In: International Encyclopaedia of the Social Sciences. Vol 6. London: Elsevier; 1968.

Sherif M. The Psychology of Social Norms. NY: Harper Press; 1936.

Siegrist J. Medizinische Soziologie. 4. völlig neu bearbeitete Auflage. München: Urban & Schwarzenberg; 1988.

Sumsion T. Klientenzentrierte Ergotherapie. Stuttgart: Thieme; 2002.

Tillmann KJ. Sozialisationstheorien. Reinbek: Rowohlt TB; 1989.

Treibel A. Einführung in die soziologischen Theorien der Gegenwart. Stuttgart: UTB; 2004.

Vliert E van de. A Three-step Theory of Role Conflict Resolution. Journal of Social Psychology. 1981; 113: 77–83.

Volpert W, Oesterreich R, Gablenz-Kolakovic S. Verfahren zur Ermittlung von Regulationserfordernissen in der Arbeitstätigkeit (VERA). Köln: Verlag TüV Rheinland, 1983.

Volpert W. Das Modell der hierarchisch sequentiellen Handlungsregulation. In: Hacker W, Volpert W, Cranach M, Hrsg. Kognitive und motivationale Aspekte der Handlung. Bern: Huber; 1982.

Volpert W. Handlungsstrukturanalyse als Beitrag zur Qualifikationsforschung. 2. Auflage. Köln: Pahl-Rugenstein; 1983.

Volpert W. Wie wir handeln – was wir können. Ein Disput als Einführung in die Handlungspsychologie. Heidelberg: Asanger; 1992.

Vroom V. Work and Motivation. Chichester: John Wiley; 1964.

Walkenhorst U. et al. Dokumentation des Arbeitskreises Entwicklung einer Fachdidaktik Ergotherapie. FH Bielefeld: FB Pflege und Gesundheit; 2005.

West W. Professional responsibility in time of change. Am. Journal of Occupational Therapy. 1968; 22:4.

West W. Professional responsibility in times of chance. Am. Journal of O.T. 1968; 22: 41967.

Wiswede G. Rollentheorie. Stuttgart, Berlin Mainz: Kohlhammer; 1977.

Wygotski LS. Denken und Sprechen. Berlin: Akademie-Verlag; 1964.

Internet

Allefeld C. Erkenntnistheoretische Konsequenzen der Systemtheorie. Die Theorie selbstreferentieller Systeme und der Konstruktivismus. Magisterarbeit. Freie Universität Berlin: Fachbereich Philosophie und Sozialwissenschaften I; 1999. http://www.murfit.de/eks.pdf. Abgerufen: 27.12.2005.

Arnold R. Systematische Zusammenfassung der Theorie des Symbolischen Interaktionismus. http://www2.rz.hu-berlin.de/mikrosoz/inhalte/lit/Rose.pdf. Abgerufen: 19.12. 2005.

Beushausen J. Die Konstruktion von Gesundheit und Krankheit im sozialen System Familie – Theorie und Empirie Dissertation, FB Sozialwissenschaften Universität Oldenburg, 2002. http://www.archido.de/eldok/diss/jb02/inhalt.htm. Abgerufen: 27.12.2005.

Blumer H. Der methodologische Standort des symbolischen Interaktionismus. http://www2.rz.hu-berlin.de/mikrosoz/inhalte/lit/Blumer.pdf. Abgerufen:19.12. 2005.

BMBF (Bundesministerium für Bildung und Forschung), Referat Publikationen; Internetredaktion: Bildungsreform Band 6: Konzeptionelle Grundlagen für einen Nationalen Bildungsbericht – Non-formale und informelle Bildung im Kindes- und Jugendalter. Januar 2004. http://www.bmbf.de/pub/nonformale_und_informelle_bildung_kindes_u_jugendalter.pdf. Abgerufen: 17.12.2005.

DIMDI, Deutsches Institut für Medizinische Dokumentation und Information, Hrsg. Internationale Klassifikation der Funktionsfähigkeit, Behinderung und Gesundheit. Final Draft 2004. http://www.dimdi.de/static/de/klassi/ICF/icf_dimdi_final_draft_1.pdf.

Herzberg F. Was Mitarbeiter in Schwung bringt, Harvard Business Manager, April 2003 s. 50–62. http://www.motivatoren.de/pdf/Herzberg_One-more-time.pdf.

Joas H. Rollen und Interaktionstheorien in der Sozialforschung. http://www2.rz.hu-berlin.de/mikrosoz/inhalte/lit/Joas.pdf. Abgerufen:12.12. 2005.

Leontjew AN. Tätigkeit, Bewußtsein, Persönlichkeit Studien zur Kritischen Psychologie Köln 1982. http://userpage.fu-berlin.de/~zosch/leotbp/. Abgerufen:18.12.2005.

Merton R. Auszug aus „The role Set". http://www2.rz.hu-berlin.de/mikrosoz/inhalte/lit/Merton.pdf. Abgerufen: 12.12.2005.

Ergotherapeutische Mittel und Medien

Becker H, Steding-Albrecht U, Hrsg. Ergotherapie im Arbeitsfeld Pädiatrie. Stuttgart: Thieme; 2006.

Bender S, Dittmar-Balcar A. et al. Subjektives Erleben eines computergestützten kognitiven Trainings durch Patienten mit Schizophrenie. Nervenarzt. 2004;75: 44–50.

Blaser Csontos M. Handlungsfähigkeit in der Ergotherapie. Berlin, Heidelberg: Springer; 2004.

Bomholt Andersen A. Orthopädische Behandlungsschienen. Stuttgart, New York: G. Fischer; 1982.

Breines EB. Occupational Therapy Activities from Clay to Computers. Theory and Practice. Philadelphia: F.A.Davis; 1995.

Drake M. Crafts in Therapy and Rehabilitation. 2nd ed. Thorofare: Slack; 1999.

Föhres F, Kleffmann A. et al. Arbeitsmaterialien für das Verfahren MELBA. 6. Auflage. Siegen: Miro GmbH; 2005.

Funke-Paulsen M. Fachkunde Handwerk – Eine Curriculumerarbeitung und Curriculumerstellung. 5. Auflage. Idstein: Schulz-Kirchner; 1998.

Fürhoff J. Analyse handwerklicher und gestalterischer Techniken aus therapeutischer Sicht. 3. Auflage. Idstein: Schulz-Kirchner; 2005.

Gehlen A. Der Mensch. Seine Natur und seine Stellung in der Welt. 14. Auflage. Wiebelsheim: Aula; 2004.

Gehlen A. Philosophische Anthropologie und Handlungslehre Gesamtausgabe, Band 4. Frankfurt/Main: Klostermann; 1983.

Götsch K. Ausbildungskonzept Ergotherapie. Frankfurter Curriculum. Idstein: Schulz-Kirchner; 2001.

Götze R, Höfer B, Hrsg. Alltagsorientierte Therapie bei Patienten mit erworbener Hirnschädigung. Stuttgart: Thieme; 1999.

Heldmann B. Vergleich zweier computergestützter Therapieverfahren basaler vs. komplexer kognitiver Funktionen für schizophren erkrankte Patienten (elektr. Ressource). Dissertation Technische Universität München; 2004.

Huizinga J. Homo ludens: vom Ursprung der Kultur im Spiel. 19. Auflage. Reinbek bei Hamburg: Rowohlt Taschenbuch; 2004.

Kayser A, Kayser E. Spiel, Spiele, Therapie. Eine Theorie der Spiele und ihre Anwendung auf das Spiel in der Ergotherapie. Idstein: Schulz-Kirchner; 2001.

Lagemann H. Ergotherapeutische Behandlung. In: Kubny-Lüke B, Hrsg. Ergotherapie im Arbeitsfeld Psychiatrie. Stuttgart: Thieme; 2003.

Lamport NK, Coffey MS, Hersch GI. Activity Analysis and Application. Thorofare: Slack; 2001.

Leidag T, Pfeiffer A, Thapa-Görder N. Computerunterricht an Ergotherapieschulen. Empfehlungen für den Unterricht. Dortmund: Modernes Lernen; 2001.

Marotzki U. Zwischen medizinischer Diagnose und Lebensweltorientierung. Eine Studie zum professionellen Arbeiten in der Ergotherapie. Idstein: Schulz-Kirchner; 2004.

Müller W, Hrsg. Duden Bedeutungswörterbuch. 2. Auflage. Mannheim: Bibliographisches Institut; 1985.

Piaget J. Das Erwachen der Intelligenz beim Kinde. 5. Auflage. Stuttgart: Klett-Cotta; 2003a.

Piaget J. Meine Theorie der geistigen Entwicklung. Weinheim: Beltz; 2003b.

Reichel K. Ergotherapie systematisch beschreiben und erklären – das AOTA Framework als Beitrag zur Systematisierung der deutschen Ergotherapie. Idstein: Schulz-Kirchner; 2005.

Senatsverwaltung für Gesundheit, Soziales und Verbraucherschutz, Hrsg. Berliner Lehrplan f. d. Ergotherapieausbildung. Berlin: 2003.

Steding-Albrecht U, Hrsg. Das Bobath-Konzept im Alltag des Kindes. Stuttgart: Thieme; 2003.

Sturzenegger M, Bohli E. Schienenbehandlung an der Hand. Bern: Huber; 1991.

Watson DE. Task Analysis. An Occupational Performance Approach. Bethesda: AOTA; 1997.

Wolf M. A computer-based self-treatment for socialphobia development, evaluation and a controlled treatment study. Dissertation Universität Tübingen; 2003.

Internationale Klassifikation der Funktionsfähigkeit, Behinderung und Gesundheit (ICF)

Bortz J. Statistik. Berlin: Springer; 1993.

Böttcher N. Entwicklung eines ICF-basierten Dokumentationssystems für die Physiotherapie. Bachelorarbeit Fachhochschule Osnabrück; 2005.

Dahl T, Vik K. Die ICIDH-2: Für die Ergotherapie und Ergotherapeutinnen wichtig und verwendbar? Ergotherapie & Rehabilitation. 2001; 1 (40): 7–14.

DIMDI. Deutsches Institut für medizinische Dokumentation und Information, DIMDI, Hrsg. Internationale Klassifikation der Funktionsfähigkeit, Behinderung und Gesundheit (ICF) der Weltgesundheitsorganisation (WHO), deutschsprachige Fassung. www.dimdi.de; 2004. Abgerufen: 28.12.2005.

DIMDI. ICF-Projekte im deutschsprachigen Raum. Deutsches Institut für medizinische Dokumentation und Information. www.dimdi.de/statc/de/klassi/ICF/ICF_Projekte.html. Abgerufen: 28.12.2005.

Ehrlich A. Eine Umfrage zur Anwendbarkeit der International Classification of Functioning, Disability and Health (ICF) als Kommunikationsmittel zwischen Ärzten und Ergotherapeuten in der Pädiatrie. Bachelorarbeit Fachhochschule Osnabrück; 2005.

Fischer A. Beitrag zur Entwicklung einer deutschsprachigen ergotherapeutischen Terminologie. Ergotherapie – Zeitschrift für angewandte Wissenschaft 7, 12–30; 2002.

Fischer A. Das Modell funktionelle Gesundheit durch Betätigung. Osnabrück; 2005. http://www.wiso.fh-osnabrueck.de/11601.html. Abgerufen: 28.12.2005a.

Fischer A. Die Wahrnehmung von Ausbildungsinhalten im Berufsfachschul-Unterricht. Ergotherapie-Zeitschrift für angewandte Wissenschaft 6/2, 31–42. 2005; http://www.wiso.fh-osnabrueck.de/11601.html. Abgerufen: 28.12.2005b.

Fischer A. Ergotherapie in Bildungsumwelten. Vortrag auf dem Jahreskongress des Deutschen Verbandes der Ergotherapeuten (DVE). 2005b. Reader und Vortragsfolien: http://www.wiso.fh-osnabrueck.de/11601.html. Abgerufen: 28.12.2005c.

Frommelt P, Grötzbach H. Verwendung der ICF in der interdisziplinären Neurorehabilitation. Schauflinger ICF-Brief Heft 3, 2003. www.icf-schaufling.de/_newsletter/icfbrief3.pdf. Abgerufen: 28.12.2005.

Garnier K von, Limm H, Ewert T, Stucki G. Die exemplarische Anwendung der Internationalen Klassifikation der Funktionsfähigkeit, Behinderung und Gesundheit (ICF) in der Ergotherapie. Phys. Rehab. Kur. Med. 2005; A72.

Häßler M, Straßburg HM. International Classification of Functioning, Disability and Health (ICF) – Bedeutung für die Sozialpädiatrischen Zentren. Kinderärztliche Praxis. 2003; 4: 251 – 258.

Haglund L, Henriksson C. Concepts in occupational therapy in relation to the ICF. Occupational Therapy International. 2003; 4 (10), 253-68.

Hemmingson H, Jonsson H. An occupational perspective on the concept of participation in the International Classification of Functioning, Disability and Health – some critical remarks. AJOT. 2005: 5 (59), 569-76.

Hirsch T, Lorenzen H. Die ICF in der deutschen Ergotherapie. Bachelorarbeit Hogeschool Zuyd, Heerlen; 2002.

Hucke B. Ergotherapeutischer Befund/Status. Unveröffentlichter Befundbogen; 2002a.

Hucke B. Wie kann die ICF Checkliste für die explorative Statuserhebung und Dokumentation eingesetzt oder adaptiert werden – eine explorative Studie. Bachelorarbeit Fachhochschule Hildesheim; 2002b.

Leiner F, Gaus W, Haux R, Knaup-Georgi, Pfeiffer KP. Medizinische Dokumentation- Grundlagen einer qualitätsgesicherten Krankenversorgung. Stuttgart: Schattauer; 2003.

Rentsch HP, Bucher PO. ICF in der Rehabilitation: Die praktische Anwendung der Internationalen Klassifikation der Funktionsfähigkeit, Behinderung und Gesundheit im Rehabilitationsalltag. Idstein: Schulz-Kirchner; 2005.

Schuntermann MF. Einführung in die ICF. Landsberg: Ecomed; 2005.

Stucki G, Cieza A, Battistella L, Lloyd J, Symmons D, Kostanjsek N, Scouten J. ICF Core sets for rheumatoid arthritis. Journal of Rehabilitation medicine. 2004; 44 (suppl.): 87-93.

WHO. Preamble to the Constitution of the World Health Organization as adopted by the International Health Conference, New York, 19-22 June, 1946; signed on 22 July 1946 by the representatives of 61 States (Official Records of the World Health Organization, no. 2, p. 100) and entered into force on 7 April 1948. www.who.int./about/definition/en/. Abgerufen: 28.12.2005.

WHO. World Health Organisation: International Classification of Functioning, Disability and Health – ICF. Geneva, 2001. www.who.int/classification/icf/; 2002. Abgerufen: 28.12.2005.

Praxismodelle in der Ergotherapie

Christiansen C, Baum C. Occupational Therapy – Enabling Function and Well-Being. Thorofare: Slack; 1997.

Creek J, Feaver S. Models for Practice in Occupational Therapy. Part 1: Defining terms. British Journal of Occupational Therapy. 1993; 2:4–6.

Feaver S, Creek J. Models for Practice in Occupational Therapy. Part 2: What use are they? British Journal of Occupational Therapy. 1993; 2:59–62.

Fischer A. Beitrag zur Entwicklung einer deutschsprachigen ergotherapeutischen Terminologie. Ergotherapie. Zeitschrift für angewandte Wissenschaft. 2002; 3:12–30.

Hagedorn R. Occupational Therapy – Perspectives and Processes. Edinburgh: Churchill Livingstone; 1995.

Hagedorn R. Ergotherapie – Theorien und Modelle. Stuttgart: Thieme; 2000.

Hagedorn R. Praxismodelle der Ergotherapie. In: Jerosch-Herold C. et al. Hrsg., S. 15-28, 2004a.

Hagedorn R. Umsetzung von Modellen in die Praxis. In: Jerosch-Herold C. et al. Hrsg., S. 29–43, 2004b.

Jerosch-Herold C, Marotzki U, Hack B, Weber P, Hrsg. Konzeptionelle Modelle für die ergotherapeutische Praxis. 2. Auflage. Heidelberg: Springer; 2004.

Kielhofner G. Conceptual Foundations of Occupational Therapy. 3rd ed. Philadelphia: F.A. Davis Company; 2004.

Kielhofner G. Model of Human Occupation: Theory and Application. 3rd ed. Baltimore: Lippincott Williams & Wilkins; 2002.

Kielhofner G, Marotzki U, Mentrup C. Model of Human Occupation. Grundlagen für die Praxis. Heidelberg: Springer-Verlag; 2005.

Marotzki U. Ergotherapeutische Modelle praktisch angewandt. Eine Fallgeschichte – vier Betrachtungsweisen. Heidelberg: Springer-Verlag; 2002.

Meyer A. Philosophy of Occupational Therapy. American Journal of Occupational Therapy. [Reprint from Archives of Occupational Therapy, 1922;1: 1–10] American Journal of Occupational Therapy 1977; 10: 639–642.

Mocellin G. An Overview of Occupational Therapy in the context of American influence on the profession, Part 2. British Journal of Occupational Therapy. 1992; 2:55–60.

Reed KL, Sanderson SN. Concepts of Occupational Therapy. 4th Ed. Philadelphia: Lippincott Williams & Wilkins; 1999.

Praxismodelle: Steckbriefe

Literaturliste zum Kapitel: www.hawk-hhg.de.

Model of Human Occupation (MOHO)

Baron K, Kielhofner G, Iyenger A, Goldhammer V, Wolenski J. The Occupational Self Assessment. Chicago: Model of Human Occupation Clearinghouse. 2002.

Berding J, Bodelschwingh von A, Dehnhardt B, Fischer A, Mentrup C, Reichel K, Rode A, Scheffler J. Fachwörterbuch Ergotherapie. Idstein: Schulz-Kirchner Verlag: 2004.

BTZ Köln Homepage. Schriftenreihe & Publikationen. www.btz-koeln.de/

Csikszentmihalyi M. Flow: The experience of Optimal Experience. New York: Harper Collins 1990. Dt. Flow: Das Geheimnis des Glücks. Stuttgart: Klett Cotta; 2001.

Fisher AG. Assessment of motor and process skills 3rd ed. Ft. Collins, CO: Three Star Press; 1999.

Forsyth K, Salamy M, Simon S, Kielhofner G. The Assessment of Communication and Interaction Skills. Chicago: Model of Human Occupation Clearinghouse; 1998.

Frederico J, Kielhofner G. The Child Occupational Therapy Assessment. Chicago: Model of Human Occupation Clearinghouse; 2002.

Furst G, Gerber L, Smith C, Fisher S, Shulman B. A program for improving energy conservation behaviors in adults with rheumatoid arthritis. American Journal of Occupational Therapy. 1987; 41: 102-111.

Geist R, Kielhofner G, Basu S, Kafkes A. The pediatric volitional questionnaire 2.0. Model of Human Occupation Clearinghouse. University of Illinois at Chicago; 2002.

Haglund L, Henriksson C, Crisp M, Freidheim L, Kielhofner G. The occupational circumstances assessment interview and rating scale 4.0. Chicago: Model of Human Occupation Clearinghouse. University of Illinois at Chicago; 2005.

Henry AD. The pediatric interest profiles: Surveys of play for children and adolescents. San Antonio, Texas: Skill Builders; 2000.

Hemmingsson H, Egilson S, Hoffman O, Kielhofner G. The school setting interview 3.0. Chicago: Model of Human Occupation Clearinghouse. University of Illinois at Chicago; 2000.

Heras CG de las, Geist R, Kielhofner G, Li Y. The Volitional Questionnaire. Chicago: Model of Human Occupation Clearinghouse; 2002.

Hoffman OR, Hemmingsson H, Kielhofner G. The School Setting Interview (SSI) (Version 2.0) Chicago: The Model of Human Occupation Clearinghouse. Department of Occup. Therapy. College of Applied Health Sciences. University of Illinois at Chicago; 1999.

Kielhofner G. A model of human occupation. Part two Ontogenesis from the perspective of temporal adaptation. American Journal of Occupational Therapy. 1980; 34: 657–663.

Kielhofner G. A model of human occupation. Part three. Benign and vicious circles. American Journal of Occupational Therapy. 1982; 34: 731–737.

Kielhofner G, Neville A. The modified interest checklist. Unpublished manuskript. University of Illinois at Chicago; 1983.

Kielhofner G. Model of Human Occupation. 2nd ed. Baltimore: Lippincott Williams & Wilkins; 1995.

Kielhofner G, Mallinson T, Crawford C, Nowak M, Rigby M, Henry A, Walens, D. A user's guide to the Occupational Performance History Interview-II. Chicago: Model of Human Occupation Clearinghouse; 1997.

Kielhofner G, Mentrup C, Niehaus A. Das Model of Human Occupation: Eine Übersicht zu den grundlegenden Konzepten und zur Anwendung. In: Jerosch-Herold C, Marotzki U. Konzeptionelle Modelle für die ergotherapeutische Praxis. Berlin: Springer Verlag; 1999.

Kielhofner G. Conceptual Foundations of Occupational Therapy 2nd ed. Philadelphia: FA. Davis; 2000.

Kielhofner G. Model of Human Occupation. 3rd ed. Baltimore: Lippincott Williams & Wilkins; 2002.

Kielhofner G, Marotzki U, Mentrup C. Model of Human Occupation (MOHO): Grundlagen für die Praxis. Heidelberg: Springer Verlag; 2005.

Law M. Client-centred occupational therapy. Thorofare: Slack Incorporated.

Marotzki U. Zwischen medizinischer Diagnose und Lebensweltorientierung: Eine Studie zum professionellen Arbeiten in der Ergotherapie. Idstein: Schulz-Kirchner Verlag; 2004.

Matsutsuyuyu J. The Interest Checklist. American Journal of Occupational Therapy, 23 323-328. 1969.

Mentrup C. Das Model of Human Occupation. In: Marotzki U. Ergotherapeutische Modelle praktisch angewandt. Berlin: Springer Verlag; 2002.

Mentrup C. Schulte D. Model of Human Occupation: eine psychosoziale Perspektive. In: Ergotherapie im Arbeitsfeld Psychiatrie. Stuttgart: Thieme Verlag; 2003.

Merleau-Ponty M. Phenomenology of perception. London: Routledge Kegan Paul; 1962.

Miesen M, Christopher A, Mentrup C. Begriffsbestimmung Ergotherapie. In: Miesen M. Berufsprofil Ergotherapie 2004. Idstein: Schulz-Kirchner Verlag; 2004.

Miller RJ, Walker KF. Perspectives on theory for the practice of occupational therapy. Gaithersburg: Aspen Publication; 1993.

MOHO. Clearinghouse homepage www.moho.uic.edu. Abgerufen: 15.1.06.

Moore-Corner R, Kielhofner G, Olson L. Work Environment Impact Scale. Chicago: Model of Human Occupation Clearinghouse; 1998.

Oakley F, Kielhofner G, Barris R, Reichler RK. The role checklist: development and empirical assessment of reliability. Occupational Therapy Journal of Research. 1986; 6: 157–170.

Parkinson S, Forsyth K, Kielhofner G. The model of human occupation screening tool 1.1. Chicago: Model of Human Occupation Clearinghouse. University of Illinois at Chicago; 2001.

Reichel K. Ergotherapie systematisch beschreiben und erklären – das AOTA Framework als Beitrag zur Systematisierung der deutschen Ergotherapie. Idstein: Schulz-Kirchner Verlag; 2005.

Rogers C, Lewis M, Sklien J, Wood J. Therapeut und Klient: Grundlagen der Gesprächspsychotherapie. München: Kindler; 1982.

Rogers C. Die klientenzentrierte Gesprächspsychotherapie. Frankfurt: Fischer TB; 2000.

Smith NR, Kielhofner G, Watts J. The relationship between volition, activity patterns, and life satisfaction in the elderly. American Journal of Occupational Therapy. 1986; 40: 278–283.

Sumsion T. Client-centred practice in occupational therapy. Edinburgh: Churchill Livingstone; 1999. Dt. Klientenzentrierte Ergotherapie. Stuttgart: Thieme Verlag; 2002.

Townsend S, Carey P, Hollins N, Helfrich C, Blondis M, Hoffman A, Collins L, Knudson J, Blackwell A. The occupational therapy psychosocial assessment of learning 2.0. Chicago: Model of Human Occupation Clearinghouse. University of Illinois at Chicago; 2001.

Velozo C, Kielhofner G, Fisher G. A user's guide to the worker role interview. Chicago: Model of Human Occupation Clearinghouse; 1998.

Watts JH, Kielhofner G, Bauer D, Gregory M, Valentine D. The assessment of occupational functioning: A screening tool for use in long-term care. American Journal of Occupational Therapy. 1986; 40: 231–240.

Wilcock A. An Occupational Perspective of Health. Thorofare: Slack Incorporated; 1998.

World Health Organisation. International classification of functioning, disability and health. Homepage: www3.who.int/icf/icftemplate.cfm. Abgerufen: 15.1.06.

Klinisches Reasoning: Fundament für die ergotherapeutische Praxis

Chapparo C. Influences on clinical reasoning in occupational therapy. PhD thesis Macquarie University Australia; 1997.

Chapparo C, Ranka J. Clinical reasoning in occupational therapy. In: Higgs J, Jones M. Clinical reasoning in the health professions. 2nd ed. Oxford: Butterworth-Heinemann; 2000.

Chapparo C, Ranka J. Teaching clinical reasoning to occupational therapists. In: Higgs J, Jones M. Clinical reasoning in the health professions. 2nd ed. Butterworth-Heinemann; 2000.

Feiler M. Klinisches Reasoning in der Ergotherapie – Überlegungen und Strategien im therapeutischen Handeln. Berlin: Springer-Verlag; 2003.

Feiler M. Ethisches Reasoning in der Ergotherapie. Fachzeitschrift der ErgotherapeutInnen Österreichs. 2005; 4: 14.

Fleming MH. The Therapist with the three track mind. Am J Occup Ther. 1991; 45:1007.

Fleming MH. The therapist with the three track mind. In: Clinical reasoning: forms of inquiry in therapeutic practice. Philadelphia: F.A. Davis; 1994.

Fleming MH. Conditional reasoning: Creating meaningful experiences Clinical reasoning: forms of inquiry in therapeutic practice. Philadelphia: F.A. Davis; 1994.

Hagedorn R. Perspectives and processes. Edinburgh: Churchill Livingstone; 1995.

Hagedorn R. Umsetzung von Modellen in die Praxis. In: Marotzki et al. Ergotherapie – Reflexion und Analyse Konzeptionelle Modelle für die ergotherapeutische Praxis. Berlin: Springer Verlag; 1998.

Hopkins HL, Tiffany EG. Occupational Therapy – a problem solving process. In: Hopkins HL, Smith HD, eds. Willard and Spackman's occupational therapy. 7th ed. Philadelphia: Lippincott; 1988.

Kellegrew DH. The evolution of evidence based practice; Strategies and resources for busy practitioners. OT Practice. 2005;10, 12: 11.

Kirstaedter U. Der Clinical Reasoning Prozess in der Ausbildung von Schülern der Physiotherapie oder Clinical Reasoning als Schlüsselqualifikation in der Physiotherapieausbildung. Z. f. Physiotherapeuten. 2004; 1: 1.

Line J. Case methods as a scientific form of clinical thinking. Am J Occup Ther. 1969; 23: 308.

Lyons KD, Crepeau EB. The clinical reasoning of an occupational therapy assistant. Am J Occup Ther. 2001; 55: 577.

Mattingly C, Flemming MH. Clinical reasoning: forms of inquiry in therapeutic practice. Philadelphia: F.A. Davis; 1994.

Neistadt ME. Teaching strategies for the development of clinical reasoning. Am J Occup Ther. 1996; 50: 676.

Neistadt ME, Wright JW, Mulligan SE. Clinical reasoning case studies as teaching tools. Am J Occp Ther. 1989; 52: 125.

Neistadt M. Teaching clinical reasoning as a thinking frame. Am J Occup Ther. 1998; 52:221.

Parham D. National speaking – toward professionalism: The reflective therapist. Am J Occup Ther. 1987; 41: 555.

Polanyi M. The tacit dimension. Garden City: Doubleday; 1966.

Rogers JC, Holm MB. Occupational therapy diagnostic reasoning: a component of clinical reasoning. Am J Occup Ther. 1991; 45: 1045.

Rogers JC. Eleanor Clarke Slagle Lectorship 1983; clinical reasoning: the ethics, science, and art. Am J Occup Ther. 1983; 37: 601.

Rogers JC, Masagatani G. Clinical reasoning of occupational therapists during the initial assessment of physically disabled patients. Occupational Therapy Journal of research. 1982; 2: 195.

Schell BA, Cervero RM. Clinical Reasoning in occupational therapy: An integrative review. Am J Occup Ther. 1993; 47: 605.

Schell BA. Clinical reasoning. In: Neistadt ME, Crepeau EB, eds. Willard and Spackman's occupational therapy. 9th ed. J.B. Philadelphia: Lippincott; 1998.

Schell BA. Entwicklung von klinischen Reasoningfertigkeiten. Vom Anfänger zum Experten. In: Klinisches Reasoning in der Ergotherapie – Überlegungen und Strategien im therapeutischen Handeln. Berlin: Springer-Verlag; 2003.

Schön DA. The reflective practitioner: how professionals think in action. New York: Basic Books; 1983.

Schön DA. Educating the reflective practitioner. San Francisco: Jossey-Bass; 1991.

Tickle-Degnen L. Organizing, evaluating and using evidence in occupational therapy practice. Am J Occup Ther. 1999; 53: 537.

Unsworth CA. Clinical reasoning of novice and expert occupational therapists Scand. J Occup Ther. 2001; 8: 163.

Unsworth CA. Using a head mounted video camera to study clinical reasoning Am J Occup Ther. 2001; 55: 582.

Unsworth CA. Using a head mounted video camera to explore current conceptualisations of clinical reasoning in Occupational therapy. Am J Occup Ther. 2005; 59: 31.

WFOT, Hrsg. Revidierte Mindeststandards für die Ausbildung von Ergotherapeuten. Deutsche Übersetzung, Deutscher Verband der Ergotherapeuten, Hrsg. Karlsruhe; 2002.

Wissenschaftlichkeit in der Ergotherapie

AOTF (American Occupational Therapy Foundation). Research competencies for occupational therapy. http://www.aotf.org/html/competencies.html; 1999. Abgerufen: 4.11.2005.

Bortz J, Döring N. Forschungsmethoden und Evaluation für Human- und Sozialwissenschaftler. Berlin: Springer; 2002.

Bie R de, Kool J. Wissenschaftliches Arbeiten. In: Hüter-Becker A, Dölken M, Hrsg. Beruf, Recht, wissenschaftliches Arbeiten. Stuttgart, New York: Georg Thieme; 2004, S. 133–231.

ErgThAPrV. Ausbildungs- und Prüfungsverordnung für Ergotherapeutinnen und Ergotherapeuten. http://www.ergotherapie-dve.de/bildungswege/ausbildungsverordnung/;2005. Abgerufen 4.11.2005.

Götsch K. Ausbildungskonzept Ergotherapie, Frankfurter Curriculum. Idstein: Schulz-Kirchner; 2001.

Hagedorn R. Ergotherapie – Theorien und Modelle (übersetzt ins Deutsche von Dehnhardt B, Dehnhardt J). Stuttgart, New York: Georg Thieme; 2000.

Jerosch-Herold C, Marotzki U, Hack BM, Weber P. Konzeptionelle Modelle für die ergotherapeutische Praxis. 2. Aufl. Berlin, Heidelberg, New York: Springer; 2004.

KBV (Kassenärztliche Bundesvereinigung). Heilmittel-Richtlinien. http://www.kbv.de/themen/5884.html; 2004. Abgerufen: 4.11.2005.

Kielhofner G, Iyenger A. Research: Investigating MOHO. In: Kielhofner G. A model of human occupation: theory and application. 3rd ed. Baltimore, Philadelphia: Lippincott Williams & Wilkins; 2002, pp. 520–545.

KMK (Kultusministerkonferenz). Qualifikationsrahmen für Deutsche Hochschulabschlüsse. http://www.kmk.org/doc/beschl/BS_050421_Qualifikationsrahmen_AS_Ka.pdf; 2005. Abgerufen: 27.11.2005.

KVG (Krankenversicherungsgesetz). Bundesgesetz über die Krankenversicherung. http://www.admin.ch/ch/d/sr/832_10/index.html; März 1994, Stand 22. Februar 2005. Abgerufen: 27.11.2005.

Law M, Baptiste S, Carswell A, McColl MA, Polatajko H, Pollock N. Canadian Occupational Performance Measure. CAOT Publications ACE; 1998. Lizenzierte deutsche Ausgabe, übersetzt von Dehnhardt B, Harth A, Meyer A. Aha, Initiative für Information, Fortbildung und Entwicklung im DVE; 1999.

Popper K. Logik der Forschung. Tübingen: Mohr/Siebeck; 1994.

SGB V (Sozialgesetzbuch, fünftes Buch). Gesetzliche Krankenversicherung. http://www.bmgs.bund.de/download/gesetze_web/sgb05/sgb05xinhalt.htm; 2005. Abgerufen: 4.11.2005.

Weltärztebund. Deklaration des Weltärztebundes von Helsinki: Ethische Grundsätze für die medizinische Forschung am Menschen. http://www.bundesaerztekammer.de/20/05Rechte/DeklHelsinki.pdf; 2004. Abgerufen: 8.3.2006.

Weiterführende Literatur zum wissenschaftlichen Arbeiten

Bortz J, Döring N. Forschungsmethoden und Evaluation für Human- und Sozialwissenschaftler. Berlin: Springer; 2002.

Dieses Buch erläutert Wissenschaft und beschreibt viele verschiedene Methoden der qualitativen und quantitativen Forschung (mit ausführlichem Statistikteil). Es wurde u.a. für Sozialwissenschaftler geschrieben, ist aber gut auf den therapeutischen Bereich übertragbar. Es ist ein Buch, welches sowohl in die Breite als auch in die Tiefe geht. Als Einstiegsliteratur ist es m.E. jedoch eher schwer verständlich.

de Bie R, Kool J. Wissenschaftliches Arbeiten. In: Hüter-Becker A, Dölken M (Hrsg.). Beruf, Recht, wissenschaftliches Arbeiten. Stuttgart, New York: Georg Thieme; 2004, S. 133–231.

Das Buchkapitel begründet wissenschaftliches Arbeiten in der (Physio-) Therapie, beschreibt wissenschaftliche Datenbanken und gibt Tipps zur Literaturrecherche. Es erläutert die evidenzbasierte Praxis, beschreibt Methoden der quantitativen Forschung und gibt eine anschauliche Einführung in wichtige Begriffe der Statistik. Das Kapitel ist als Einstiegsliteratur m.E. sehr empfehlenswert.

DePoy, E, Gittlin, LN. Introduction to Research: Understanding and Applying Multiple Strategies. 3nd ed. St. Louis: Elsevier/Mosby; 2005.

Das in englischer Sprache verfasste Buch bewegt sich zum Teil im größeren Rahmen der Wissenschaft, der Schwerpunkt liegt jedoch – wie der Titel ankündigt – in der Forschung. Das Buch geht eher in die Breite als in die Tiefe und eignet sich m.E. als Einstiegsliteratur, da ein guter Einblick in verschiedene wichtige Methoden (qualitativ und quantitativ) und deren Durchführungsprozesse (z.B. Datensammlung und -auswertung) auf verständliche Weise gewährt wird.

Fachhochschule Hildesheim/Holzminden/Göttingen, Fakultät für Soziale Arbeit und Gesundheit. Verfassen wissenschaftlicher Arbeiten. http://www.fh-hildesheim.de/FBE/FBS/download/Medizinal/WissenschaftlArbeiten.pdf; 2003. Abgerufen: 27.11.2005.

Die Quelle bietet Hilfe, sich mit einem wissenschaftlichen Text gezielt auseinander zu setzen und eigene wissenschaftliche Texte zu verfassen (u.a. Grobstruktur, wissenschaftliche Formen des Zitierens).

Evidenzbasierte Praxis

Alle Internet-Links wurden am 15.11.2005 auf Gültigkeit geprüft.

72. Gesundheitsministerkonferenz der Länder. Ziele für eine einheitliche Qualitätsstrategie im Gesundheitswesen. 1999; http://www.gesetzeskunde.de/Rechtsalmanach/Gesundheitswesen/gesundheitsministerkonferenz.htm.

Ärztliche Zentralstelle Qualitätssicherung – ÄZQ. http://www.leitlinien.de oder Patienten-Informationsdienst. 2000; http://www.patienten-information.de.

AWMF – Arbeitsgemeinschaft der Wissenschaftlichen Medizinischen Fachgesellschaften. Erarbeitung von Leitlinien für Diagnostik und Therapie – Methodische Empfehlungen. 2000; http://www.uni-duesseldorf.de/AWMF/ll/ll_metho.htm.

Ballinger C, Wiles R. A critical look at evidence-based practice. British Journal of Occupational therapy. 2001; 64(5): 253–5.

Beyermann G. Evidence based practice als Herausforderung für die Ergotherapie. Ergotherapie & Rehabilitation. 2002; 10: 19–26.

Biblis G. Der Bundesausschuss der Ärzte und Krankenkassen – Welche Evidenz(en) braucht er? Vortrag auf dem internationalen Public Health-Kongress Oktober 1999 in Freiburg, Abstract in: Das Gesundheitswesen 1999; 61: A78.

Carlson M, Fanchiang SP, Zemke R, Clark F. A meta-analysis of the effectiveness of occupational therapy for older persons, American Journal of Occupational Therapy. 1996; 50(2): 89–98.

Christiansen C, Lou JQ. Ethical considerations related to evidence-based practice. American Journal of Occupational Therapy. 2001; 55(3): 345–9.

Cohen J. Statistical Power Analysis for the Behavioral Science. New York: Academic Press; 2000.

Cohn ES, Cermak SA. Including the family perspective in sensory integration outcomes research, American Journal of Occupational Therapy. 1998; 52(7): 540–6.

Cumming RG, Thomas M, Szonyi G, Salkeld G, O'Neill E, Westbury C, Frampton G. Home visits by an occupational therapist for assessment and modification of environmental hazards: a randomized trial of falls prevention, Journal of the American Geriatrics Society. 1999; 47(12): 1397–402.

Cusick A, McCluskey A. Becoming an evidence-based practitioner through professional development. Australian Occupational Therapy Journal. 2000; 47: 159–70.

Deutsches Cochrane Zentrum. Verfassen, Aktualisieren und Verbreiten systematischer Übersichtsarbeiten in der Medizin. 2000; http://www.cochrane.de.

Deutsches Netzwerk Evidenzbasierte Medizin e.V. Erklärungen und Definitionen von und zu EbM. 2002; http://www.ebm-netzwerk.de.

Dubouloz CJ, Egan M, Vallerand J, Zweck C von. Occupational therapists' perceptions of evidence-based practice. American Journal of Occupational Therapy 1999; 53(5), 445–53.

Dysart AM, Tomlin GS. Factors related to evidence-based practice among U.S. occupational therapy clinicians. Am J Occup Ther 2002; 56(3): 275–84.

Fischer A. Evidenz von was? – Thesen zur Wirksamkeitsforschung ergotherapeutischer Interventionen. In: Voigt-Radloff S, Fischer A, Marotzki U, Häusler U. Mut zur Forschung mit ergotherapeutischem Profil. Ergotherapie & Rehabilitation. 2001; 3: 21–3.

Hammell KW. Using qualitative research to inform the client-centred evidence-based practice of occupational therapy. British Journal of Occupational therapy. 2001; 64 (5): 228–34.

Haynes RB. What kind of evidence is it that Evidence-Based Medicine advocates want health care providers and consumers to pay attention to? BMC Health Serv. Res. 2002; 2 (1): 3.

Holm MB. The 2000 Eleanor Clarke Slagle Lecture. Our mandate for the new millennium: evidence-based practice. American Journal of Occupational Therapy. 2000; 54(6): 575–85.

Humphris D, Littlejohns P, Victor C, O'Halloran P, Peacock J. Implementing evidence-based practice: Factors that influence the use of research evidence by occupational therapists. British Journal of Occupational therapy. 2000; 63 (2): 516–22.

Jerosch-Herold C. Evidenz-basierte Praxis – Wie beweisen wir als Ergotherapeuten unsere klinische Wirksamkeit? Ergotherapie & Rehabilitation. 2000; 5: 13–19.

Jung K. Arzneimittelrichtlinien des Bundesausschuss der Ärzte und Krankenkassen in der Diskussion – Interview mit dem Vorsitzenden K. Jung. Gesundheitsökonomie und Qualitätsmanagement. 1999; 4: 94–96.

Lerch M, Dierks ML, Ollenschläger G. discern online – Qualitätskriterien für Patienteninformationen: 2000; http://www.discern.de/hintergrund.htm.

Ollenschläger G, Thomeczek C, Kirchner H, Oesingmann U, Kolkmann FW. Leitlinien und Evidenzbasierte Medizin in Deutschland. Zeitschrift für Gerontologie und Geriatrie. 2000; 33: 82–9.

Ottenbacher KJ, Maas F. How to detect effects: statistical power and evidence-based practice in occupational therapy research. American Journal of Occupational Therapy. 1999; 53 (2): 181–8.

Pientka L, Friedrich C. Evidenz-basierte Medizin: Probleme und Anwendung in der Geriatrie. Zeitschrift für Gerontologie und Geriatrie. 2000; 33: 102–110.

Raspe H. Evidenz-basierte Medizin: eine Einführung für klinisch Tätige. Zeitschrift für Gerontologie und Geriatrie. 2000; 33: 78–81.

Raspe H, Langenberg C. Finale und kausale Begründungen ärztlichen Handelns – zwei Leistungen Evidenz-basierter Medizin. 2000; http://www.ebm-netzwerk.de/ebm/grundlagen/splitter_allgemein#splitter2.

Raspe H, Stange EF. Evidence based medicine – Kontext und Relevanz „Evidenz-gestützter Medizin". 1998; http://www.ebm-netzwerk.de/termin/dateien/ebm.pdf.

Raspe H, Windeler J. Wie messe ich die Effektivität einer Therapie? Stärken und Schwächen der "Number needed to treat" (NNT). http://www.ebm-netzwerk.de/grundlagen/splitter_allgemein. Abgerufen: 30.12.2005.

Roberts AEK, Barber G. Applying research evidence to practice. British Journal of Occupational therapy. 2001; 64 (5): 223–27.

Sackett DL, Rosenberg WM, Gray JA, Haynes RB, Richardson WS. Evidence based medicine: what it is and what it isn't. BMJ. 1996; 312 (7023): 71–72.

Schmacke N. Evidenzbasierte Medizin: Fundament zur Vereinbarung individueller Therapieziele. GGW. 2002, 4: 16–25. http://www.ebm-netzwerk.de/ebm/grundlagen/grundlagen/images/ebmggpdf.pdf.

Schreyögg G. Wirtschaftswissenschaftlicher Lehrbrief im Fach Organisation und Planung: Organisatorischer Wandel. Fernuni Hagen; 1993.

Stamm T. Evidence-based practice. Ergotherapie. 2002; 2: 22–25.

Steultjens EM, Dekker J, Bouter LM, Leemrijse CJ, Ende CH van den. Evidence of the efficacy of occupational therapy in different conditions: an overview of systematic reviews. Clin Rehabil. 2005; 19(3): 247–54.

Taylor C, Savin-Baden M. Whose „evidence" are we applying? British Journal of Occupational therapy. 2001; 64 (5): 213.

Tse S, Blackwood K, Penman M. From rhetoric to reality: Use of randomised controlled trials in evidence-based occupational therapy. Australian Occupational Therapy Journal. 2000; 47: 181–5.

Voigt-Radloff S. Evidenz und Qualitätsmanagement – Ergotherapeutische Forschungs- und Entwicklungsaufgabe bei knappen Ressourcen. Ergotherapie – Zeitschrift für angewandte Wissenschaft. 2004; 5(1): 11–20.

Voigt-Radloff S. Studien zur Wirksamkeit von Ergotherapie. Ergotherapie & Rehabilitation. 2001; 6/1: 7–24.

Walker MF, Gladman JR, Lincoln NB, Siemonsma P, Whiteley T. Occupational therapy for stroke patients not admitted to hospital: a randomised controlled trial. Lancet. 1999; 354 (9175): 278–80.

Zweck C von. The promotion of evidence-based occupational therapy practice in Canada. Canadian Journal of Occupational Therapy. 1999; 66(5): 208–13.

Forschungsprozess

Amelang M, Zielinski W. Psychologische Diagnostik und Intervention. Berlin: Springer; 1997.

Anastasi A. Psychological Testing. New York: MacMillan; 1988.

Asher IA. Occupational Therapy Assessment Tools: An annotated index – second edition, Bethesda, USA: The American Occupational Therapy Association, Inc.; 1996.

Berth H. Inhaltsanalyse.de; 2005. www.inhaltsanalyse.de. Abgerufen: 30.12. 2005.

Bortz J. Statistik. Berlin: Springer; 1993.

Bortz J, Döring N. Forschungsmethoden und Evaluation. Berlin: Springer; 1995.

CAOT: Canadian Occupational Performance Measure. Dritte Auflage. 1998. Lizenzierte deutsche Ausgabe 1999, Übersetzung: B. Dehnhardt B, Harth A, Meyer A, Edition Vita Activa, http://www.aha-netz.de. Abgerufen: 30.12.05.

Cronbach LJ. Test validation. In: Thorndike RL Hrsg. Educational Measurement, 2. Aufl. Washington DC; American Council on Education, S. 443–507, 1979.

Fischer A. Informationsbeschaffung für Ergotherapeuten. Ergotherapie – Zeitschrift für angewandte Wissenschaft. 2000; 1(1): 1.

Fischer A. Anforderungen an die Inhalte und den Begutachtungsprozess von wissenschaftlich orientierten, theoriegeleiteten Bachelor-Arbeiten in Therapiestudiengängen, welche mit dem Bachelor of Science abschließen. Ergotherapie, Zeitschrift für angewandte Wissenschaft. 2003; 4(1): 36.

Fischer A, Frey A. Quantitative Verfahren für die Therapieberufe. Manuskript in Vorbereitung; 2006.

Flick U. Qualitative Sozialforschung – Eine Einführung. Reinbek: Rowohlt; 2002.

Flick U, Kardorff E von, Steinke I, Hrsg. Qualitative Forschung – Ein Handbuch. Rowohlts Enzyklopädie. Reinbek: Rowohlt; 2003.

FQS, Forum Qualitative Sozialforschung. www.qualitative-research.net. Abgerufen: 30.12.2005.

Häussler U. Literatursuche und Wissensbeschaffung. Ein Tutorial. Journal für ergotherapeutische Forschung und Lehre (JEFL). 2000; 1. http://www.ergotherapy.de/J2Nr1txt.html. Abgerufen: 30.12.2005.

Mayring P. Einführung in die qualitative Sozialforschung. Mannheim: Beltz; 2002a.

Mayring P. Qualitative Inhaltsanalyse. Mannheim: Beltz; 2002b.

Mayring P. Qualitative Inhaltsanalyse. Forum qualitative Sozialforschung. 2000; 1/2. www.qualitative-research.net. Abgerufen: 30.12.2005.

Patton MQ. Qualitative research & evaluation methods. 3rd edition. Thousand Oaks, USA: Sage Publications; 2002.

Perfetti C. Der hemiplegische Patient. München: Pflaum; 1995.

Stern P. Occupational therapists and research: Lessons learned from a qualitative research course. American Journal of Occupational Therapy. 2001; 55(1); 102.

2 Ergotherapeutischer Behandlungsprozess

Inhalt:

2.1 Grundlagen des Behandlungsprozesses

Felix C. Haase

Ergotherapie befasst sich mit den Einschränkungen, die ein Klient durch Krankheit oder Behinderung in der Bewältigung seines normalen beruflichen, privaten oder familiären Alltags erfährt. Ergotherapeuten möchten erreichen, dass Klienten durch eine Verbesserung ihrer funktionellen Fähigkeiten, durch Erarbeiten von Kompensationsmöglichkeiten oder durch den Einsatz von Hilfsmitteln und Adaption der Umgebung erweiterte Handlungsmöglichkeiten erlangen, um die Anforderungen ihres Alltags selbstständig und zufrieden stellend bestreiten zu können. Um eine Verbesserung der Selbstständigkeit und aller dazugehörigen Funktionen erreichen zu können, ist es notwendig, zu Beginn der Therapie einen Iststand, den Befund, zu erheben. Auf der Basis eines differenzierten Befundes können anschließend gemeinsam mit dem Klienten Behandlungsziele festgelegt und therapeutische Maßnahmen geplant werden. Nach der Durchführung einer Therapiesequenz wird überprüft, ob der Sollstand erreicht wurde und die Therapie beendet werden kann oder eine Anpassung des Behandlungsplans vorgenommen werden sollte.

Jede Therapeutin wendet also vom ersten Patientenkontakt bis zum Therapieende bewusst oder unbewusst ein Schema von Aktionen an, das den Behandlungsverlauf in ein wieder erkennbares Muster von Prozess-Schritten gliedert und systematisch strukturiert. Dieser Prozess wird *„therapeutischer Prozess"*, *„Problemlösungsprozess"* oder *„ergotherapeutischer Prozess"* genannt (AOTA 2002, Berding u. Winkelmann 2004, Reed u. Sanderson 1999, Hagedorn 2000b). Da die Schritte dieses Prozesses von vielen Berufen des Gesundheitswesens angewendet werden, sind spezielle Inhalte notwendig, die dem Prozess die ergotherapeutische Spezifität verleihen. Übergeordnete Ziele der Ergotherapie, wie das Erreichen von Alltags- oder Handlungskompetenz und die Partizipation (Teilhabe) an der Gesellschaft, machen aus der Therapie wirklich *Ergo*therapie und spielen eine entscheidende Rolle in der Gestaltung des ergotherapeutischen Prozesses (Kap. 2.2).

Diese übergeordneten Ziele der Ergotherapie können von Anfang an im Vordergrund des Prozesses stehen, um das Vorgehen *handlungsorientiert* zu gestalten. Manchmal ist aber auch ein *funktionsorientiertes* Vorgehen sinnvoll, das erst funktionelle Störungen und darauf aufbauend übergeordnete Ziele berücksichtigt. Diese beiden gegensätzlichen Ansätze werden als Top-down- und Bottom-up-Ansatz des ergotherapeutischen Prozesses bezeichnet und sollten bewusst voneinander abgegrenzt und ausgewählt werden (Kap. 2.3).

Im Mittelpunkt des ergotherapeutischen Prozesses stehen die Bedürfnisse des Klienten. Im Therapieprozess spricht man von einem *klientenzentrierten Ansatz*, der die Gleichberechtigung von Therapeutin und Klient in einem partnerschaftlichen Verhältnis betont und den Klienten als mündigen Experten seiner Lebensbedingungen anerkennt (Kap. 2.4).

Die Forderung nach qualitätssichernden Maßnahmen im Gesundheitswesen betrifft auch die therapeutischen Berufe und ist inzwischen gesetzlich verankert (§ 125 SGB V, Rahmenempfehlungen §§ 9–16). Gefordert ist eine Auseinandersetzung mit *Qualitätsmanagement* in allen ergotherapeutischen Einrichtungen oder Abteilungen (Kap. 2.5). Qualitätsmanagement optimiert Prozesse bzw. Abläufe, es hilft, Fehler zu vermeiden und Kosten zu senken. Ziel des Qualitätsmanagements ist ein zufriedener Kunde (Klient): ein Kunde, der wiederkommt.

2.2 Phasen des Therapieprozesses

Felix C. Haase

Verschiedene Autoren haben den ergotherapeutischen Prozess beschrieben und in unterschiedliche Phasen unterteilt. Einige Autoren stellen den Prozess eher als zirkularen Kreislauf dar (Hagedorn 2000b, AOTA 2002), andere benutzen eine lineare Darstellung, die einem Flussdiagramm mit festgelegtem Anfang und Ende ähnelt (Christiansen u. Baum 1997, Reed u. Sanderson 1999). Alle Prozess-Schemata lassen sich auf drei ineinander übergehende Phasen reduzieren **(Abb. 2.1)**:

- Befunderhebung und Festlegung von Zielen am Anfang und während der Therapie,
- Therapieplanung und Durchführung therapeutischer Maßnahmen,
- Bewertung der Behandlungsergebnisse.

Der US-amerikanische Berufsverband AOTA (2002) nennt diese Phasen, die in den nächsten Abschnitten ausführlich beschrieben werden, *Evaluation, Intervention* und *Outcome* (Reichel 2005). Allgemeiner Konsens besteht in der Annahme, dass die einzelnen Phasen des Prozesses nicht in strikter Reihenfolge durchlaufen werden müssen, sondern als *dynamischer Prozess* aufgefasst werden, „in welchem der Therapeut während des gesamten Therapieverlaufes zwischen den einzelnen Phasen wechseln kann und muss, wenn es die Situation erfordert" (Berding u. Winkelmann 2004, S. 192). So findet beispielsweise eine Befunderhebung, also eine Beurteilung der Fähigkeiten, Störungen und Einflussfaktoren des Betätigungsverhaltens eines Klienten, nicht nur zu Beginn der Therapie, sondern im Grunde genommen in jeder Behandlungseinheit statt. Anfangs aufgestellte Ziele und Therapiepläne

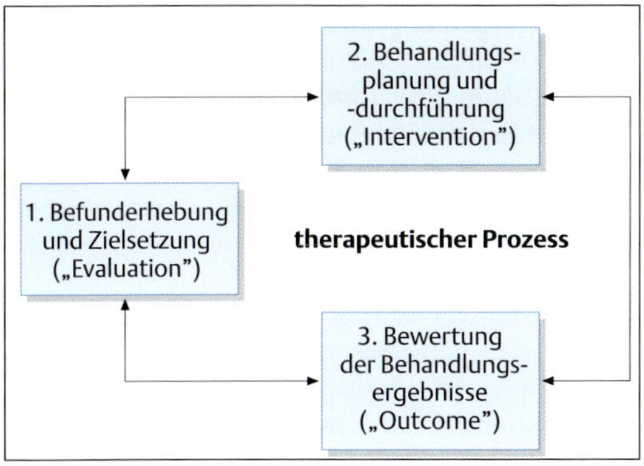

Abb. 2.1 Phasen des ergotherapeutischen Prozesses.

können so laufend Veränderungen unterliegen und sollten aktuellen Gegebenheiten angepasst werden.

Die o.g. Schritte sind von verschiedenen Berufen im Gesundheitsbereich anwendbar und weisen noch keine ergotherapeutische Spezifität auf. Typisch für Ergotherapie wird der Prozess, wenn die einzelnen Schritte auf speziell ergotherapeutische Ziele ausgerichtet sind. Neben einer für Ergotherapie typischen klientenzentrierten Grundhaltung ist es vor allem der „Fokus auf Betätigung" (Reichel 2005, S. 71), der den Prozess spezifisch ergotherapeutisch macht.

> ***Ergotherapeutischer Prozess***: Er spiegelt ein bewusst oder unbewusst ablaufendes Schema von Aktionen, das den Therapieverlauf strukturiert und in ein wieder erkennbares Muster gliedert. Die Schritte Evaluation (Befunderhebung und Zielsetzung), Intervention (Behandlungsplanung und -durchführung) und Outcome (Überprüfung der Behandlungsergebnisse) werden von einem klientenzentrierten Ansatz geleitet und sind auf übergeordnete ergotherapiespezifische Ziele ausgerichtet.

2.2.1 Evaluation – Befunderhebung und Zielsetzung

Zu Beginn sei darauf hingewiesen, dass einige Autoren den Begriff Evaluation (Bewertung) nicht wie hier für Befunderhebung, sondern für die Auswertung der Ergebnisse am Ende des Therapieprozesses (Phase 3) verwenden.

Befunderhebung

Die Befunderhebung eines Klienten bzw. seiner ergotherapierelevanten Probleme ist vielleicht der wichtigste Schritt im therapeutischen Prozess, da von seinen Ergebnissen maßgeblich die Richtung der nachfolgenden Schritte bestimmt wird. Informell beginnt diese Phase bereits in dem Moment, in dem die Therapeutin eine Verordnung oder Überweisung des Klienten in den Händen hält, ohne ihn bisher persönlich gesehen zu haben. Anhand der Diagnose, des Alters und Geschlechts des Klienten entwickelt jede Therapeutin Erwartungen hinsichtlich der Probleme und Einschränkungen des Betroffenen, die durch eventuelle Berichte von Ärzten, bisherigen Therapeuten oder durch ein Telefongespräch mit dem Klienten bzw. Angehörigen abgerundet werden.

Vor dem ersten Klientenkontakt hat sich die Therapeutin also in den meisten Fällen schon ein diffuses vorläufiges Bild über die Situation des Klienten gemacht. Dieses gilt es nun in der formellen Befunderhebung zu bestätigen (oder zu widerlegen) und weiter zu differenzieren. Im AOTA-Prozess wird diese Phase der Evaluation in zwei Elemente unterteilt:

- *Erstellen* eines *Betätigungsprofils* und
- *Analyse* der *Betätigungsperformanz* (Reichel 2005).

Während die Analyse der Betätigungsperformanz konkret darauf abzielt, spezielle Fähigkeiten, Einschränkungen und Rahmenbedingungen von Betätigungen zu erfassen (z.B. motorische, sensorische oder kognitive Funktionen, sozialer Hintergrund, Anforderungen am Arbeitsplatz etc.), beschreibt das Betätigungsprofil eher subjektive Aspekte des Betätigungserlebens des Klienten wie Biografie, Erfahrungen, Wünsche und Bedürfnisse, vor deren Hintergrund Betätigung stattfindet.

Für beide Aspekte gibt es verschiedene Arten von Messinstrumenten, die im folgenden Abschnitt beschrieben werden. Während der Begriff Evaluation den gesamten Prozess des Sammelns und Auswertens von Informationen bis hin zur gemeinsamen Zielfestlegung mit dem Klienten bezeichnet, werden die verschiedenen Verfahren und Instrumente, die die Therapeutin in der Sammlung von Informationen leiten, als *Assessments* bezeichnet (Cohn et al. 2003). Assessmentverfahren lassen sich je nach Art der Datenerhebung in *Interviews, Beobachtung* und *Tests* einteilen. Eine Sonderform der Befunderhebung ist das *Screening*.

Interviews

Das Interview ist eine Befragung des Klienten, Angehöriger oder anderer an der Behandlung beteiligter Berufsgruppen. Eine Befragung kann entweder als *Interviewgespräch* oder *Fragebogenerhebung* durchgeführt werden. Dabei lassen sich freie und spezifische Befragung unterscheiden (Kolster u. Habermann 2000). Während in der *freien Befragung* allgemeine Informationen zum Betätigungsverhalten, Stärken und Schwächen oder Umwelteinflüssen gesammelt werden, findet die *spezifische Befragung strukturiert* oder *halbstrukturiert* statt. Anhand eines Interviewleitfadens oder eines Fragebogens werden spezielle Aspekte der Betätigungsperformanz eines Klienten erhoben. Fragebögen sind häufig durch wissenschaftliche Studien evaluiert worden und erfüllen bestimmte Gütekriterien (S. 191).

Beispiel: Das COPM (Canadian Occupational Performance Measure) ist ein halbstrukturiertes Interview, mit dem die Therapeutin Alltagsprobleme und Zufriedenheit ihres Klienten bei der Ausführung von Alltagsbetätigungen erfragt (Kap. 1.11). Das Instrument gibt Rahmen und Struktur für das Interview vor, enthält aber keine konkreten Fragen an den Klienten. Die Therapeutin hat die Aufgabe, aus den vorgegebenen Themenbereichen und Aspekten des Instruments ein Interview/Gespräch zu entwickeln.

Die Vorteile der Datenerhebung durch Interviews oder Fragebögen liegen darin, dass die Therapeutin ein subjektives Bild von der Situation eines Klienten und seinen Erfahrungen erhält. Diese Subjektivität und z.T. schlechte Überprüfbarkeit der Angaben, die von der Bereitwilligkeit und kognitiven Fähigkeiten des Klienten abhängen, stellen aber auch den Schwachpunkt dieser Form der Informationsgewinnung dar (Reed u. Sanderson 1999).

Beobachtung

Beobachtung ist eines der Hauptverfahren zur ergotherapeutischen Befunderhebung. Eine Therapeutin beobachtet kontinuierlich während des ganzen Therapieprozesses und im Verlauf jeder einzelnen Therapieeinheit, welche funktionellen Störungen, Störungen in der Bewältigung von komplexen Situationen oder Reaktionen auf Umwelteinflüsse ein Klient zeigt. Zur Beobachtung ist prinzipiell nichts weiter nötig als das geschulte Auge der Therapeutin. Neben der *freien Beobachtung*, deren Vorteil im natürlichen, normalen Kontext einer Aktion liegt, kann Beobachtung auch in künstlichen Situationen stattfinden, in denen die Therapeutin systematischer spezifische Verhaltensweisen, Probleme und Schwächen des Klienten beobachten kann. Ein Spezialfall dieser *strukturierten Beobachtung* sind *standardisierte Beobachtungsverfahren*. Spezifische Beobachtungssituationen sind hierfür an einer großen Gruppe von Klienten erprobt und normiert worden, um wissenschaftlichen Gütekriterien zu entsprechen und eine Vergleichbarkeit der Daten zu gewährleisten.

Beispiel: Ein ergotherapeutisches Beobachtungsverfahren sind z.B. „gezielte Beobachtungen", ein zentrales Befundinstrument der Sensorischen Integrationstherapie (Kolster u. Habermann 2000).

Testverfahren

Testverfahren sind die objektivste Methode der Befunderhebung, da sie zumeist wissenschaftlich evaluiert wurden und die Durchführung streng geregelt (standardisiert) ist, um eine Vergleichbarkeit der Daten zu ermöglichen.

Während Interview und Beobachtung zwar ein weites Spektrum an Kriterien erheben, aber kaum wissenschaftliche Akzeptanz besitzen, zeichnen sich Testverfahren durch eine wissenschaftliche Anerkennung aus. Tests beschränken sich in der Regel auf ein eng gefasstes Anwendungsgebiet, unterliegen für diesen Anwendungsbereich aber strengen *Testgütekriterien*:

- *Objektivität* (Unabhängigkeit): Ein Testergebnis ist als objektiv zu bezeichnen, wenn es unabhängig vom jeweiligen Untersucher ist, wenn also unterschiedliche Testleiter bei gleicher Durchführung zu denselben Ergebnissen kommen würden. Objektivität wird z.B. erreicht durch den vorgegebenen Wortlaut der Instruktionen oder konkrete Angaben, wie der Untersucher auf Nachfragen reagieren soll (Durchführungsobjektivität), und durch klare Kriterien der Einstufung von Testergebnissen (Auswertungs- und Interpretationsobjektivität) (Buser et al. 2003).
- *Reliabilität* (Zuverlässigkeit): Reliabilität bezeichnet die Genauigkeit oder Stabilität der Testergebnisse. Ein Test ist dann reliabel, wenn bei einer Wiederholung zu einem späteren Zeitpunkt identische Ergebnisse erzielt werden (sofern die gemessene Eigenschaft sich nicht in der Zwischenzeit ohnehin verändert haben soll).
- *Validität* (Gültigkeit): Die Validität eines Tests gibt an, ob ein Test tatsächlich das misst, was er zu messen behauptet. Sie wird in der Regel anhand eines Außenkriteriums überprüft, meist durch einen bereits vorhandenen Test.

Beispiel: Die Blutdruckmessung nach der Riva-Rocci-Methode wurde als *valide* erklärt, nachdem die Werte mit den Resultaten bei Messungen innerhalb der Gefäße, der so genannten „blutigen Messung", verglichen wurden (Buser et al. 2003, S. 54). Die Riva-Rocci-Methode misst also tatsächlich den wahren Blutdruck in den Gefäßen, sie ist valide.

Neben den Gütekriterien zeichnen sich Testverfahren noch durch zwei weitere Merkmale aus. Um die Ergebnisse möglichst eindeutig interpretierbar zu machen, sind Tests *standardisiert* und *normiert*. Standardisierung bezieht sich auf Merkmale der Durchführung wie bestimmte Formulierungen, Zeitspannen, Zeitpunkt und Setting der Testdurchführung etc. und dient der Steigerung der Durchführungsobjektivität (s.o.). Normierung bedeutet das Erstellen von statistischen Vergleichswerten, anhand derer sich ein Testergebnis mittels Alter, Geschlecht etc. des Getesteten in Relation zu einer definierten Vergleichsgruppe stellen lässt.

! Tests zeichnen sich dadurch aus, dass sie in ihrem Vorgehen standardisiert und ihre Ergebnisse normiert sind. Zudem unterliegen sie den Gütekriterien Objektivität (Unabhängigkeit), Reliabilität (Zuverlässigkeit) und Validität (Gültigkeit).

Beispiel: Ein häufig in der Ergotherapie angewandtes Testverfahren ist der DTVP-2 (Developmental Test of Visual Perception), der differenziert die visuelle Wahrnehmung und Visuomotorik von Kindern überprüft. Entsprechend den genannten Kriterien sind der genaue Wortlaut der Aufgabenstellungen und genaue Zeitintervalle zur Bearbeitung der Aufgaben vorgegeben. Die Ergebnisse lassen sich anhand klarer Kriterien quantitativ ausdrücken. Bei korrekter Durchführung, die eine intensive Schulung und Einarbeitung erfordert, werden also verlässliche Werte über die visuelle Wahrnehmung eines Klienten erzielt, die häufig zur Entwicklung ergotherapeutischer Ziele führen und den Erfolg der Therapie bei einer Wiederholung des Tests sichtbar machen.

Screening

Das Screening (durchsieben, überprüfen) gibt der Therapeutin Aufschluss, ob überhaupt eine ergotherapeutische Behandlung notwendig ist bzw. in welchen Bereichen es Probleme gibt, die genauer befundet werden sollten (Reed u. Sanderson 1999). Ein Screening ist also eine Art Vorsortieren oder -sondieren in der Befunderhebung. Dieser grobe Befund leitet die Therapeutin, gezielte Assessmentmethoden anzuwenden. Als Screeningverfahren können einige der oben vorgestellten Methoden eingesetzt werden (z.B. freie Befragung, Durchführung des COPM) oder spezielle Instrumente wie z.B. das MOHOST (MOHO Screening Tool, Parkinson et al. 2005).

Ergotherapeutische Zielsetzung

Spätestens nach der Erstellung eines Befundes sollten konkrete ergotherapeutische Ziele erkennbar sein und mit dem Klienten gemeinsam festgelegt werden. Obwohl die Therapieziele für erfahrene Therapeuten häufig offensichtlich sind, sollten sie mit den Vorstellungen des Klienten (im engeren Sinne „Kunde“ bzw. Auftraggeber der Behandlung) abgeglichen und schriftlich festgehalten werden.

Zielhierarchien

Neben der Einordnung der Ziele anhand ihrer chronologischen Erreichbarkeit (Fern- und Nahziele) lassen sich Ziele anhand ihrer Komplexität und des Funktions- oder Handlungsbezugs unterteilen. Scheiber (1996) beschreibt eine vierstufige Hierarchie ergotherapeutischer Ziele. **Abbildung 2.2** stellt diese Zielhierarchie am Beispiel des Rehaziels „selbstständige Lebensführung“ dar.

- *Rehaziele:* Rehaziele sind sehr abstrakte Ziele, die sich auf den Lebensbereich eines Klienten beziehen (Wohnen, Arbeit, Freizeit) und zumeist für eine ganze Gruppe von Klienten innerhalb einer Einrichtung gelten. Rehaziele sind alltagsorientiert und werden durch die Kostenträger der Behandlung impliziert. Berufsgenossenschaften oder Rentenversicherungsträger verfolgen z. B. das vorrangige Ziel, eine Rückkehr an den alten Arbeitsplatz zu erreichen bzw. die Erwerbsfähigkeit zu erhalten/wiederherzustellen, während Krankenkassen durch den Erhalt von Funktionen und Selbstständigkeit im Alltag die Senkung von Krankheitsfolgekosten anstreben.
- *Richtziele:* Während sich das Rehaziel sehr allgemein auf die Teilhabe an Lebensbereichen bezieht, werden durch Richtziele konkrete Anweisungen gegeben, was jede Berufsgruppe zur Erreichung des Rehaziels beitragen soll.
- *Grobziele:* Um aus einem Richtziel das therapeutische Vorgehen für mehrere Therapieeinheiten herleiten zu können, werden Grobziele formuliert. Grobziele beziehen sich häufig auf die Verbesserung funktioneller Aspekte, ohne den Alltag zu berücksichtigen. (Es wird nicht gefragt, *wofür* etwas erreicht werden soll, sondern *was*.)
- *Feinziele:* Während ein Grobziel für mehrere aufeinander folgende Therapieeinheiten gültig ist, soll ein Feinziel als unterste Stufe der Zielhierarchie am Ende einer einzelnen Einheit erreicht sein. Um die Zielerreichung überprüfen zu können, müssen Feinziele *Gütekriterien* enthalten. Diese können entweder am Verhalten des Klienten (personenorientiert) oder an Eigenschaften eines Produktes als Ergebnis der Therapieeinheit (produktorientiert) gemessen werden (Scheiber 1996).

Denk- und Arbeitsrichtung innerhalb der Zielhierarchie verlaufen entgegengesetzt (Scheiber 1996). Beim Aufstellen von Zielen (Denkrichtung) geht man davon aus, was auf der obersten Stufe als übergeordnetes Ziel erreicht werden soll (Rückkehr in den Beruf, Selbstständigkeit im Haushalt ...) und leitet davon immer differenziertere Ziele bis hin zur Feinzielebene ab. In der Therapie ist das Vorgehen umgekehrt (Arbeitsrichtung). In jeder Behandlungseinheit wird am Erreichen kleiner Feinziele gearbeitet, die in der Summe und langfristig zum Erreichen der übergeordneten Ziele führen.

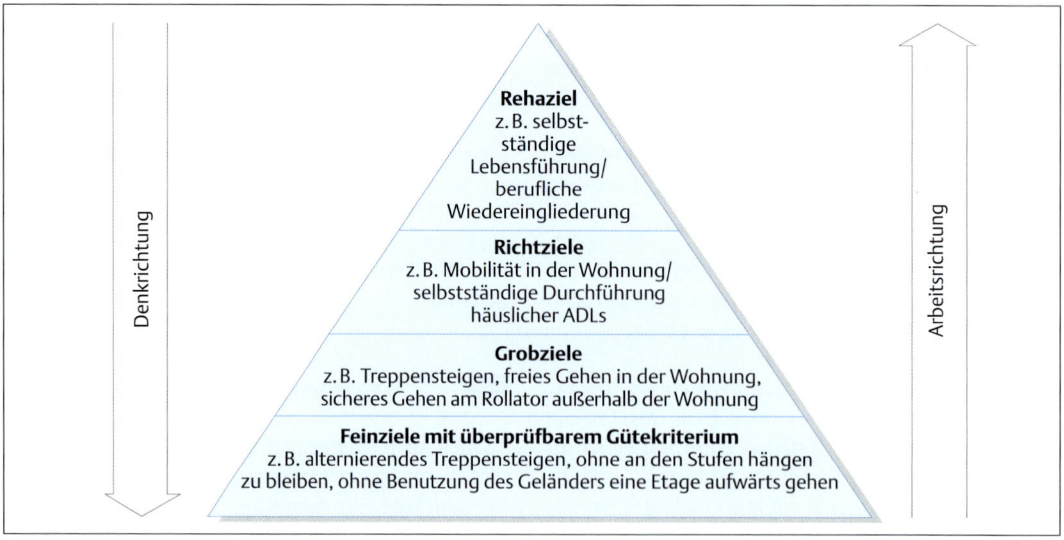

Abb. 2.2 Hierarchie ergotherapeutischer Ziele.

! Die Festlegung von Therapiezielen erfolgt vom Abstrakten (Rehaziel) zum Konkreten (Feinziel). Die Therapie selbst setzt am Erreichen konkreter (und direkt überprüfbarer) Feinziele an, die in der Summe zum Erreichen der übergeordneten Ziele führen sollen.

Exkurs: Therapieziele funktions- oder handlungsorientiert formulieren?

„Ist die Verbesserung von Feinmotorik ein ergotherapeutisches Therapieziel?" (Romein 2004, S. 7). Unter dieser oder ähnlich provokanten Überschriften regen in letzter Zeit verschiedene Autoren die Diskussion über die in Deutschland verbreitete funktionsorientierte Formulierung therapeutischer Ziele an (Romein 2004, Kolster 2002). Romein (2004) hat die Formulierung von Therapiezielen in ergotherapeutischen Praxen in Deutschland und den Niederlanden verglichen und eruiert, dass Ziele in Deutschland fast ausschließlich auf die Verbesserung von bestimmten Funktionen ausgerichtet sind (z. B. „Verbesserung der Feinmotorik") oder sogar lediglich Maßnahmen der Therapie beschreiben („An- und Ausziehtraining") (S. 7f). Da Ergotherapeuten ihren Beruf als handlungsorientierte Profession bezeichnen, sollten jedoch auch die Therapieziele handlungsorientiert formuliert werden. Ziele, die auf die Verbesserung von Körperfunktionen ausgerichtet sind, lassen sich nur schwer gegen die Ziele anderer Berufsgruppen abgrenzen. Gerade im stationären Bereich, in dem Physiotherapie und Ergotherapie häufig parallel in der Behandlung eines Patienten eingesetzt werden, bekommen Ergotherapeuten häufig von den Patienten Kommentare zu hören wie: „Aber ich bin doch heute schon mit der Physiotherapeutin gelaufen ..." Ein funktionelles Therapieziel wie Gehen/Laufen sollte daher immer nur als untergeordnetes Ziel eines handlungsorientierten Ziels wie „selbstständig einkaufen" o.Ä. formuliert und den Klienten dieser Zusammenhang verdeutlicht werden. (Im Beispiel oben: Gehen als Grobziel, das den handlungsorientierten Rehazielen „selbstständige Lebensführung" oder „soziale Integration" untergeordnet ist.)
Funktionsorientierte Ziele lassen sich nicht nur schlecht gegen die Ziele anderer Berufsgruppen abgrenzen, sondern z.T. auch schlecht überprüfen. Wie kann man z. B. das Ziel überprüfen „Peter soll seinen Gleichgewichtssinn verbessern"? Die Therapeutin kann zwar prüfen, ob das Kind beispielsweise über einen schmalen Balken balancieren kann, sie kann aber nicht daraus schließen, dass die Gleichgewichtsfunktion im Alltag beim Fahrradfahren eingesetzt werden kann. Das handlungsbezogene Ziel „Peter kann in drei Monaten ohne Stützräder kurze Strecken Fahrrad fahren" ist hingegen konkret im Alltag prüfbar.
Durch die fortschreitende Verbreitung der ICF (Internationale Klassifikation der Funktionsfähigkeit, Behinderung und Gesundheit), die neben den funktionellen Folgen von Krankheit oder Behinderung auch die Folgen auf den Ebenen des Funktionseinsatzes (Aktivitäten) und der damit einhergehenden Teilhabe an der Gesellschaft (Partizipation) beschreibt (Kap. 1.9), bekommen Ergotherapeuten zunehmend die Verpflichtung, Therapieziele handlungs- und alltagsbezogen zu formulieren.

2.2.2 Intervention – Behandlungsplanung und -durchführung

Nach der Festlegung ergotherapeutischer Ziele wird ein konkreter Plan erstellt, wie diese Ziele erreicht werden. Dieser Plan enthält im Wesentlichen folgende Aspekte:

- Behandlungskonzept,
- Zeitplan,
- Setting (Sozialform/soziales Setting, räumlich-situatives Setting),
- Auswahl ergotherapeutischer Medien.

Behandlungskonzept

In der Heilmittelverordnung legt der verordnende Arzt das Behandlungsverfahren fest (motorisch-funktionelle, sensomotorisch-perzeptive, psychisch-funktionelle oder neuropsychologisch orientierte Behandlung (DVE/Ferber 2004). Durch die Wahl des *Behandlungskonzeptes* entscheidet sich die Therapeutin innerhalb dieses vorgegebenen Behandlungsverfahrens für eine konkrete Therapiemethode. Diese Methoden werden in der Ausbildung nur oberflächlich gelehrt und sollten bei Tätigkeit in einem entsprechenden Fachbereich durch gezielte Fortbildungsmaßnahmen vertieft werden. Einige der bekanntesten und häufig eingesetzten Methoden in der Ergotherapie sind:

- Affolter-Methode (St. Galler Modell, Kap. 5.2.11),
- Basale Stimulation,
- Bobath-Konzept (Kap. 5.2.2, 5.2.6),
- Sensorische Integrationstherapie (Kap. 5.2.3),
- Perfetti-Konzept (Kap. 5.2.7).

Einige Einrichtungen oder Abteilungen haben sich auf einzelne Behandlungskonzepte spezialisiert und gehen von vornherein auch in der Befunderhebung konsequent nach dieser Methode vor. Idealerweise sollten Therapeuten ein weites Spektrum an Behandlungsmethoden innerhalb eines Fachbereichs aufweisen und sich erst nach oder während der Befunderhebung auf ein Konzept festlegen. Bei manchen Störungsbildern ist es auch möglich, ohne ein konkretes Behandlungskonzept durch allgemein gültige Therapieprinzipien an der Verbesserung von Funktionen und Alltagsfähigkeiten zu arbeiten.

Beispiele: Durch ein Anziehtraining nach dem Bobath-Konzept, anhand allgemeiner pathophysiologischer Prinzipien oder z. B. durch den Einsatz handwerklich-gestalterischer Techniken lassen sich Funktionen und Alltagsfähigkeiten verbessern.

Zeitplanung

Eine Zeitplanung ist vor dem Hintergrund immer kürzerer Liegezeiten in Krankenhäusern und Rehaeinrichtungen sowie der Begrenzung der Gesamtverordnungsmenge an Therapieeinheiten unerlässlich. Verlauf und Realisierbarkeit der Therapieziele werden von zahlreichen nicht exakt kalkulierbaren Faktoren beeinflusst:

- Sekundärkomplikationen,
- Spontanremissionen,
- Veränderungen sozialer, räumlicher oder finanzieller Bedingungen u.v.m.

Dennoch sollte gerade in der längerfristigen Planung berücksichtigt werden, dass eine (Wieder-)Herstellung von Funktionen nur in einem gewissen Zeitrahmen nach Eintritt einer Erkrankung/Behinderung möglich ist. Das Erlernen von Kompensationsstrategien und die Adaption der Umwelt eines Klienten sollten im späteren Verlauf der Therapie unbedingt berücksichtigt werden.

Setting

Das Setting der Therapie besteht einerseits aus der Sozialform der Behandlung, andererseits aus dem räumlich-situativen Setting. Als *Sozialform* kann gemäß Heilmittelkatalog die *Einzeltherapie* oder *Gruppentherapie* gewählt werden, die entsprechend vom Arzt verordnet werden müssen. Je nach Störungsbild und Therapiezielen kann eine Einzeltherapie sinnvoll sein, um gezielt Funktionen oder Fähigkeiten zu behandeln, die eine individuelle Anleitung oder körperliche Intervention erfordern. Dazu gehören auch die Beratung und Anpassung von Hilfsmitteln sowie z. B. das Anfertigen von Schienen. Andere Fähigkeiten, insbesondere soziale und Kommunikationsfähigkeiten, erfordern die Interaktion in der Gruppe und werden sinnvollerweise als Gruppentherapie verordnet. Therapeutische Inhalte, die eher Schulungscharakter aufweisen, wie z. B. Rückenschule oder Gelenkschutzgrundlagen, können in Gruppen ebenso gut und wirtschaftlicher als in Einzeltherapien vermittelt werden. Zu berücksichtigen sind aber immer auch gruppendynamische Prozesse, die den Therapieerfolg positiv und negativ beeinflussen können und daher besondere Anforderungen an die Therapeutin stellen.

Bei der Wahl des *räumlich-situativen Settings* sind verschiedene Faktoren zu berücksichtigen.

! Grundsätzlich sollte das Ziel der Therapie darin bestehen, die Behandlung unter Berücksichtigung der individuellen Fähigkeiten des Klienten so alltagsnah wie möglich zu gestalten.

Die Therapie kann dabei in der realen Umgebung des Klienten stattfinden, d. h. zu Hause, im Garten, auf der Straße, im Supermarkt etc. oder in einer simulierten Umgebung: Therapieküche, Klinikbad, Therapieraum etc. In frühen Stadien der Therapie kann es sinnvoll sein, den Klienten von der Vielzahl an Umgebungsfaktoren in seinem normalen Umfeld zu isolieren, um die Aufmerksamkeit auf einzelne Aspekte fokussieren zu können. In fortgeschrittenen Therapiephasen sollte der Klient aber zunehmend mit den „normalen" und sicherlich erst einmal ablenkenden Einflüssen der realistischen Umgebung konfrontiert werden, um einen Transfer der Fähigkeiten in den Alltag zu gewährleisten. Es ist fraglich, ob man Ergotherapie als erfolgreich bezeichnen sollte, wenn z. B. ein Klient in der Einzeltherapie in einem geschlossenen Therapieraum Wechselgeld zählen kann, nicht aber, wenn im Supermarkt hinter ihm eine lange Schlange entsteht und er von der Musik aus den Lautsprechern abgelenkt wird.

Auswahl therapeutischer Medien

Ebenso entscheidend für den Aufbau der Therapie wie das Setting ist die Auswahl therapeutischer Mittel oder Medien (Kap. 1.8). Abstrakt ist das zentrale Medium der Ergotherapie jegliche Art von Betätigung, die für den Therapieerfolg *sinnvoll* und für den Klienten *von Bedeutung* ist (Golledge 1998). Konkret sind Medien alle Mittel, Gegenstände, Aufgaben oder Tätigkeiten, die zum Erreichen der Therapieziele eingesetzt werden. Sowohl der PC inklusive Software zur Textverarbeitung oder für ein Hirnleistungstraining als auch Schaukel oder Hängematte,

handwerklich-gestalterische Materialien und Techniken oder das Backrezept und die Zutaten gehören zu typisch ergotherapeutischen Medien. Bei der Auswahl von ergotherapeutischen Medien sollten funktions- und handlungsorientierte Aspekte berücksichtigt werden.
Funktionsorientierte Aspekte der Medienauswahl:

- Durch das Medium soll eine Verbesserung bestimmter Funktionen erreicht werden; diese können auf motorischer, sensomotorischer, kognitiver oder sozioemotionaler/psychischer Ebene angesiedelt sein. Beschäftigung im Sinne von Zeitvertreib/Ablenkung ist kein ergotherapeutisches Medium.
- Der Klient sollte weder über- noch unterfordert werden; Fähigkeiten des Klienten und Anforderungen der Tätigkeit müssen aufeinander abgestimmt und Aufgaben ggf. variiert werden.
- Je nach Entwicklungsniveau des Klienten sollten die angesprochenen Fähigkeiten isoliert oder in Kombination trainiert werden.
- Das Setting hat Einfluss auf die Ausführung von Betätigung (Performanz) und muss mit dem gewählten Medium abgestimmt werden.

Handlungsorientierte Aspekte der Medienauswahl:

- Das Medium soll für den Klienten eine Bedeutung haben und einen Bezug zu seinem realen Alltag herstellen.
- Eine Verbesserung auf funktioneller Ebene sagt nichts über die Verbesserung des Einsatzes im Alltag aus; der Transfer in Alltagssituationen muss unbedingt geleistet werden.
- Wenn als Medium vorbereitende Tätigkeiten gewählt werden, die im Alltag des Klienten keine Relevanz haben, soll zumindest der Sinn im Hinblick auf übergeordnete Handlungsziele transparent gemacht werden.

! Betätigung ist nicht nur Ziel der Ergotherapie, sondern auch Hauptmedium. In der Therapie sollten also Betätigungen eingesetzt werden, die für den Klienten sinnvoll und mit individueller Bedeutung versehen sind. Sie finden in einem möglichst alltagsnahen Setting statt.

2.2.3 Outcome – Bewertung der Behandlungsergebnisse

Um über Erfolg oder Nichterfolg der ergotherapeutischen Behandlung und damit den weiteren Therapiebedarf entscheiden zu können, ist eine systematische Überprüfung der Behandlungsergebnisse (Outcome) notwendig. Die Voraussetzung der Überprüfbarkeit ist die Formulierung von Therapiezielen am Beginn der Behandlung.

Kriterien der Outcomemessung

Analog zur Formulierung der Ziele sollte auch die Outcome-Messung auf der Funktions- und Handlungsebene erfolgen. Zur Überprüfung der Behandlungsergebnisse werden in der Regel die gleichen Verfahren eingesetzt wie zur Befunderhebung, um einen direkten Vergleich der gemessenen Veränderungen leisten zu können. Viele Ärzte schauen bei der Bewertung von Therapieergebnissen zuerst auf die Verbesserung von Funktionen, da diese leichter objektivierbar bzw. leichter messbar sind. Die Messung z. B. des Bewegungsausmaßes in Gelenken, Fehlerzahl bei Gedächtnisprogrammen oder Sensibilitätsüberprüfung der Extremitäten gibt den Status von Funktionen sehr realistisch wieder, kann aber auch von Ärzten, Psychologen oder Physiotherapeuten durchgeführt werden. Um die ergotherapiespezifische Herangehensweise von der Arbeit anderer Berufsgruppen abzugrenzen, sollten Ergotherapeuten den Therapieerfolg aber besonders an der *Betätigungsperformanz*, d. h. dem tatsächlichen Einsatz von Funktionen in Alltagssituationen messen. Neben der eigenen Beobachtung der Therapeutin können auch Aussagen von Angehörigen, Lehrern oder des Klienten selbst wichtige Informationsquellen für die Überprüfung der Betätigungsperformanz sein. Dadurch werden diese Ergebnisse weitaus subjektiver als die Resultate auf der Funktionsebene. Folgende Einflussgrößen sollten in der Outcomemessung berücksichtigt werden:

- Findet die Messung in der realen Umgebung statt oder in einem künstlichen Umfeld?
- Ist in einem künstlichen Messumfeld versucht worden, die komplexen Faktoren der realen Umgebung nachzustellen (zeitliche, räumliche, soziale Faktoren)?
- Werden bestimmte Fähigkeiten nur theoretisch eingesetzt, z. B. wenn der Klient daran erinnert wird, oder findet ein *spontaner* Einsatz statt?

- Wie ist die subjektive Einschätzung des Klienten? Wie zufrieden ist er selbst mit seiner Performanz?

Klientenzentrierte Messinstrumente wie das COPM (Canadian Occupational Performance Measure) sind hilfreich, um das subjektive Empfinden von Veränderungen zu messen und aufzuzeigen. Als Follow-up-Erhebung (wiederholter Einsatz eines Instruments zu einem späteren Zeitpunkt) liefern sie den direkten Vergleich einzelner definierter Probleme. Durch Bewertungsskalen wird der Vergleich im COPM sogar quantitativ anhand der Kriterien Performanz und Zufriedenheit dargestellt. Neben der reinen Veränderung der Betätigungsperformanz wird also der Zufriedenheit des Klienten eine besondere Bedeutung zugeschrieben.

! Zur Outcomemessung gehört neben der Messung von Verbesserungen auf der Funktionsebene vor allem die Überprüfung des Einsatzes von Funktionen in Alltagssituationen (Betätigungsperformanz). Klientenzentrierte Messinstrumente betonen zudem die subjektive Einschätzung und Zufriedenheit des Klienten mit den Veränderungen.

Zeitpunkt der Outcomemessung

Eine Überprüfung der Behandlungsergebnisse kann zu verschiedenen Zeitpunkten sinnvoll sein. Durch den Abschlussbefund wird bei Beendigung der ergotherapeutischen Behandlung eine Bewertung der Behandlungsergebnisse vorgenommen, um mit dem Klienten die Veränderungen zu reflektieren und gegenüber Ärzten und Kostenträgern den Erfolg oder Nichterfolg der Therapie dokumentieren zu können. Aber auch das Erstellen eines oder mehrerer Zwischenbefunde kann notwendig und wichtig sein. Einerseits kann der verordnende Arzt pro Verordnung einen Behandlungsbericht anfordern, um über die laufende Therapie informiert zu sein und evtl. die weitere Verordnung davon abhängig zu machen. Andererseits kann aus Sicht der Therapeutin ein Zwischenbefund von Bedeutung sein, um Anpassungen des Therapieplans vornehmen zu können oder dem Klienten bisherige Therapieerfolge aufzuzeigen, die ihm nicht bewusst sind. Bei der Anwendung des COPM wird z. B. bereits während der Erstdurchführung ein Termin für ein Follow-up festgelegt, um eine kontinuierliche Reflexion der Ziele sowie Behandlungsinhalte und -erfolge gewährleisten zu können.

2.3 Handlungsorientierte Sichtweisen im ergotherapeutischen Prozess

Felix C. Haase

2.3.1 Übergeordnete Ziele der Ergotherapie

Eine Kernannahme der Ergotherapie ist, dass Betätigung, die in den Bereichen Selbstversorgung, Produktivität und Freizeit stattfindet, zu den Grundbedürfnissen des Menschen gehört (Miesen et al. 2004). Daher wird Betätigung als Mittel und Ziel der Ergotherapie in den Fokus aller Maßnahmen gestellt, was sich bereits in der Berufsbezeichnung zeigt: griech. „ergon" (= Tätigkeit, Werk, Beschäftigung). Um Betätigung (engl. „occupation") gegen den Begriff der Aktivität oder Handlung abzugrenzen, benutzt Golledge (1998) für Betätigung die Merkmale „meaningful and purposeful" (*bedeutungsvoll* und *zweckmäßig*). Zweckmäßig meint, dass eine Tätigkeit wie beispielsweise das Schneiden von Gemüse auf ein therapeutisches Ziel ausgerichtet ist wie die Verbesserung der Hand-Hand-Koordination oder Feinmotorik. Die dahinterstehenden Erwartungen gehen jedoch häufig von der Gesellschaft aus und nicht vom Individuum Patient/Klient. Aus *gesellschaftlicher Perspektive* ist es in unserem Kulturkreis sicherlich sinnvoll, die Fähigkeit zu besitzen, Gemüse zu schneiden. Ein Mensch, der sein ganzes Leben lang zerkleinertes Tiefkühlgemüse zum Kochen verwendet hat oder täglich in der Kantine isst, muss aus seiner *individuellen Perspektive* heraus kein Gemüse schneiden können. Diese Tätigkeit ist daher für ihn zwar therapeutisch zweckmäßig, um bestimmte Funktionen verbessern zu können, jedoch nicht zwangsläufig bedeutungsvoll. Eine Tätigkeit wird erst dann zu einer „Betätigung" im strengeren Sinne, wenn sie neben der Zweckmäßigkeit aus Sicht des Klienten individuell bedeutungsvoll, d.h. für *seinen* gewohnten *Alltag* relevant ist.

Betätigung wird in die Performanzbereiche Produktivität, Selbstversorgung und Freizeit eingeteilt. Der Fokus der Ergotherapie richtet sich also auf alle Lebensbereiche, in denen ein Individuum in einer bestimmten räumlich-kulturell sozialen Umwelt aktiv beteiligt ist und durch diese Betätigung in Interaktion mit anderen tritt. Betätigung ist somit auch immer gebunden an ein Bündel sozialer Rollen, die ein Mensch in der Gesellschaft einnimmt (Trombly 1995, Kielhofner 2002).

Beispiel: An die Rolle „Mutter" werden bestimmte Erwartungen geknüpft, die von der Gesellschaft an die Rollenträgerin gestellt werden. Auch die Person selbst wird bestimmte, evtl. abweichende Vorstellungen haben, welche Betätigungen für sie wichtiger Bestandteil der Rolle „Mutter" sind (Kap. 1.7 Rollentheorie).

Verschiedene Autoren haben menschliche Betätigung hierarchisch dargestellt (Christiansen u. Baum 1997, Trombly 1995, Hagedorn, 2000a). Die Rollen des Klienten stehen dabei immer als zentrales, die Alltagsbetätigungen bündelndes Element an der Spitze der Hierarchie. Auch das OPMA (Occupational Performance Model (Australia), Chapparo u. Ranka 2004) greift diese Hierarchisierung auf und fokussiert sich auf die Handlungsrollen eines Individuums, die die Spitze des Modells bilden. **Abbildung 2.3** stellt den Zusammenhang zwischen Rollen, Betätigung und unterstützenden Funktionen schematisch dar.

Da Rollen die Betätigungen eines Menschen bündeln und an zentraler Position der Betätigungshierarchie stehen, kann als übergeordnetes Ziel der Ergotherapie festgehalten werden: Ermöglichen einer zufrieden stellenden Erfüllung von sozialen Rollen. In der ICF (Kap. 1.9) ist die Erfüllung von Rollen eng an das Konzept der Partizipation geknüpft, das die Teilhabe eines Menschen an Lebensbereichen als übergeordnetes Element von Gesundheit versteht (Rentsch 2005).

! Ergotherapie zielt darauf ab, Betätigung zu ermöglichen, die für einen Klienten zweckmäßig und bedeutungsvoll ist sowie in den Bereichen Produk-

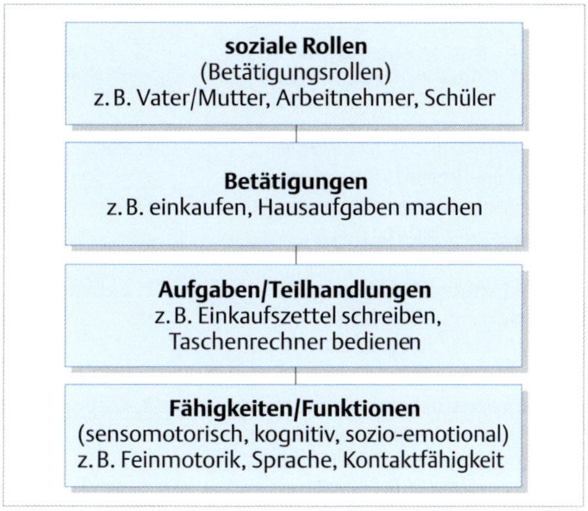

Abb. 2.3 Ebenen der Betätigungsperformanz.

tivität, Selbstversorgung und Freizeit stattfindet. Durch die Teilhabe (Partizipation) an diesen Lebensbereichen wird Betätigungsverhalten immer an soziale Rollen gebunden, die mit externen (gesellschaftlichen) und internen (persönlichen) Erwartungen einhergehen. Übergeordnetes Ziel der Ergotherapie ist daher die zufrieden stellende Wahrnehmung und Erfüllung von Betätigungsrollen.

2.3.2 Zwei Wege, ein Ziel – Bottom-up- und Top-down-Ansatz

Ergotherapeutische Befunderhebung, Therapieplanung und Intervention lassen sich anhand zweier verschiedener Ansätze strukturieren, des funktionsorientierten Bottom-up-Ansatzes und des betätigungsorientierten Top-Down-Ansatzes (Fischer u. Steinhagen 2004, Holm et al. 2003, Ideishi 2003). Der Unterschied beider Ansätze lässt sich an den Ebenen der ICF oder an der oben vorgestellten Betätigungshierarchie verdeutlichen. Ergotherapie sollte immer funktionelle und alltagsorientierte Ziele verfolgen. Letztlich zielt die Ergotherapie darauf ab, auf höchster Ebene die Erfüllung sozialer Rollen und die Partizipation an Lebensbereichen (wieder) zu ermöglichen. Variabel sind in den beiden Ansätzen lediglich die Reihenfolge des Vorgehens und der Zeitpunkt, zu dem die übergeordneten Ebenen in den Fokus der Therapie rücken. Während nach dem *Bottom-up-Ansatz* zu Beginn der Behandlung der Hauptfokus der Therapieplanung und -durchführung auf Störungen der Körperstrukturen und -funktionen liegt, werden nach dem *Top-down-Ansatz* von Anfang an übergeordnete Ebenen berücksichtigt, wie die Partizipation oder Alltagsbetätigung und Erfüllung sozialer Rollen **(Abb. 2.4)**.

Bottom-up-Ansatz (funktionsorientiert)

Der Bottom-up-Ansatz geht vom Speziellen zum Allgemeinen (Fischer u. Steinhagen 2004). In der Befunderhebung nach diesem Prinzip stehen Störungen der Körperfunktionen und -strukturen im Vordergrund. Beispiele für diese Art der Befunderhebung sind ein Funktionsstatus, der Tonusverhältnisse oder das Bewegungsausmaß einzelner Gelenke misst, und die differenzierte Testung spezieller kognitiver Fähigkeiten. Die Ergebnisse werden häufig quantitativ (d. h. in Zahlen) auf einer bestimmten Skala angegeben und sind objektiv messbar (z. B. Punktwerte bei kognitiven Tests, Gradangaben bei Gelenkmessung, Kraftgrad etc.). Die Therapie ist in den meisten Fällen darauf ausgerichtet, erst einmal diese Werte zu verbessern. Sowohl der Befund als auch die Zielfestlegung erfolgen beim Bottom-up-Ansatz allein aus der Perspektive der Therapeutin auf Basis ihrer funktionellen Kenntnisse und Einschätzung des Klienten.

Der Bottom-up-Ansatz beruht auf der Annahme, dass funktionelle Fähigkeiten eine Grundvoraussetzung für die Ausführung von Betätigung auf höheren Ebenen bilden und eine Verbesserung dieser Fähigkeiten automatisch auch die Qualität der Betätigungsperformanz erhöht (Holm 2003). Die Vorteile dieses Ansatzes liegen in der klaren Struktur und Objektivität des Vorgehens. Häufig lassen sich durch eine grobe Untersuchung schnell funktionelle Probleme feststellen, die differenzierter befundet werden sollten. So können innerhalb relativ kurzer Zeit sehr konkrete, spezifische Angaben über Fähigkeiten und Fähigkeitsstörungen gemacht werden, aus denen sich direkt Therapieziele ableiten lassen. Komplexere

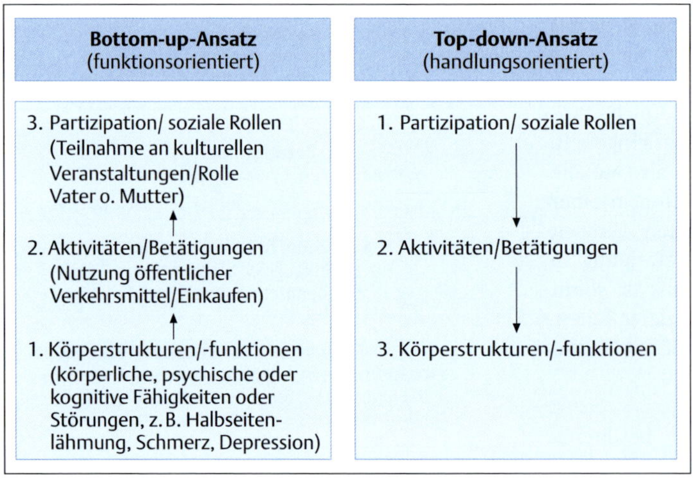

Abb. 2.4 Bottom-up- und Top-down-Ansatz.

Ebenen wie die Partizipation oder Alltagsbetätigung in einem natürlichen Kontext, die immer eine systemischere Perspektive unter Einbeziehen von räumlichen und sozialen Kontextfaktoren erfordern, können erst einmal vernachlässigt werden.

Die Gefahr bei diesem Vorgehen besteht darin, dass die Therapie auf der Ebene der Körperfunktionen stehen bleibt. Die Ebenen der Aktivität und Partizipation werden oft vernachlässigt und können dementsprechend in der Festlegung von Zielen und im Aufbau der Therapie nicht berücksichtigt werden. Wie häufig ist z. B. gerade im stationären Bereich als Hauptziel vorgegeben, die Patienten in erster Linie „wieder auf die Beine zu bringen", ohne dieses Ziel mit den Bedürfnissen des Klienten abzustimmen. In den meisten Fällen wird eine gewisse Grundmobilität sicherlich ebenfalls aus Sicht des Klienten hohe Priorität besitzen. Denkbar ist aber, dass z. B. ein Feinmechaniker, der niemals Sport getrieben hat und mit der Mobilität eines Rollstuhls zufrieden ist, höhere Priorität auf die Wiederherstellung der Feinmotorik und Koordination beider Hände legt.

Top-down-Ansatz (handlungsorientiert)

Im Gegensatz zum Bottom-up-Ansatz orientiert sich der Top-down-Ansatz an den übergeordneten Ebenen der ICF oder der Betätigungshierarchie. Am Anfang der Befunderhebung und Therapieplanung stehen Partizipation, Alltagssituationen oder die Rollen eines Individuums. Die Erhebung dieser Daten erfolgt häufig im Interview oder mittels Fragebogen und wird immer subjektiv aus der Perspektive des Klienten oder seiner Angehörigen erfasst. Die meisten Praxismodelle der Ergotherapie (Kap. 1.10ff) implizieren ein Top-down-Vorgehen oder geben ganz klar diesen Ansatz vor. Modelle, denen ein systemischer oder klientenzentrierter Ansatz zugrunde liegt, stellen üblicherweise ein oder verschiedene Assessmentinstrumente zur Verfügung, die Therapeuten bei der Erhebung dieser Aspekte unterstützen.

Neben dem kanadischen Modell der Betätigungsperformanz (CMOP) und dem dazugehörigen Messinstrument COPM bietet auch das Model of Human Occupation (MOHO) gute Unterstützung zur Erfassung übergeordneter Betätigungsebenen. Während z. B. die Rollencheckliste konkret die Ausfüllung von Rollen und deren Wichtigkeit für den Klienten abfragt, erhebt das Occupational Self Assessment (OSA) einen ganzheitlichen Status über verschiedene Aspekte von Betätigung und Umwelt sowie die Ausführungsqualität und Zufriedenheit mit dieser auf einer eher abstrakten Ebene (Baron et al. 2000). Andere Instrumente helfen, die gewonnenen Informationen weiter zu spezifizieren und in ein komplexes Gesamtverständnis für den Klienten und sein Betätigungsverhalten einzuordnen.

Vorteil und gleichzeitig Nachteil des Top-down-Ansatzes ist die Komplexität der betrachteten Ebenen. Um Rollenerwartungen oder Partizipation an Lebensbereichen exakt erfassen zu können, ist eine genaue Analyse räumlicher und sozialer Kontextfaktoren notwendig. Häufig werden dafür, wie z. B. im MOHO, verschiedenste Assessmentinstrumente benötigt, die in der Gesamtheit ein komplexes Verständnis für die Lebenssituation und den Hintergrund von Betätigung eines Klienten liefern (Forsyth u. Kielhofner 2002). Neben dem hohen Zeitaufwand erfordert dieses Vorgehen jedoch auch die Bereitstellung möglichst alltagsrealistischer Bedingungen in der Therapiesituation. Schließlich ist es nicht selten, dass ein Klient in einer isolierten Therapiesituation kaum Auffälligkeiten zeigt, in seiner realen Umgebung mit all ihren räumlichen und sozialen Anforderungen und individuellen Einflussfaktoren jedoch überfordert ist und Probleme in der Ausführung von Betätigung aufweist. Auf der anderen Seite kann sich ein Klient in einer realitätsnahen oder gar im realen Kontext stattfindenden Therapiesituation deutlich stärker mit den Therapieinhalten identifizieren und ist motivierter, sich in der Therapie zu engagieren (Ideishi 2003).

Gerade in einer Zeit, in der Klienten den finanziellen Aufwand ihrer Behandlung durch Zahlung von Eigenanteilen zunehmend mittragen müssen, wird die Bedeutung von individuellen, kontextnahen Behandlungskonzepten immer größer. Auch seitens der Gesundheitspolitik und Gesundheitswissenschaften wird dieser Ansatz durch die Betonung von Partizipationsaspekten und Bestrebungen, die ICF flächendeckend als Klassifikationssystem zu nutzen, unterstützt. Während sich viele angrenzende Berufsgruppen auf die Behandlung funktionsorientierter Defizite spezialisiert haben, ist die Ergotherapie von Anbeginn darauf ausgerichtet, betätigungsorientiert vorzugehen und Alltagskompetenzen ihrer Klienten (wieder)herzustellen. Ein betätigungsorientiertes Vorgehen nach dem Top-down-Prinzip kann Ergotherapeuten unterstützen, sich gegen andere Berufe abzugrenzen und ihre Arbeit selbstbewusster zu vertreten. Systemische und klientenzentrierte Konzepte und Modelle bieten dabei eine hilfreiche Unterstützung, die betätigungsorientierte Arbeit der Ergotherapie strukturiert und systematisch darzustellen und den therapeutischen Prozess handlungsorientiert zu gestalten.

2.4 Klientenzentrierter Ansatz

Wiebke Flotho

Der klientenzentrierte Ansatz bezieht seine theoretischen Grundlagen aus der humanistischen Psychologie sowie verschiedenen Lerntheorien (z. B. zur Selbstwirksamkeit). Individuelle Auswahl und das Recht auf Selbstverwirklichung stehen im Mittelpunkt des klientenzentrierten Blickwinkels. Ausgehend von einer wertschätzenden therapeutischen Beziehung entwickeln Ergotherapeutin und Klient in einem differenzierten Prozess der Zusammenarbeit aus den vorhandenen Kompetenzen beider Partner einen gemeinsamen Weg zur Lösung der Anliegen des Klienten.

Dieser gemeinsame Weg darf durchaus als Herausforderung betrachtet werden, denn er erfordert einen reflektierten Umgang mit den Werten und Einstellungen des Klienten und gleichermaßen mit denen die Therapeutin (Sumsion 2002). Was unterscheidet Klienten und Patienten?

> ***Klient:*** „… ein Mensch, der die professionellen Dienste anderer in Anspruch nimmt. Ein Klient hat das Recht, Informationen zu verlangen und seine Meinung frei zu äußern …“ (Sumsion 2002, S. 35).
> ***Patient:*** „… jemand, der Hilfe sucht und dem gesagt wird, was er zu tun hat …, an dem gehandelt wird“ (Herzberg 1990, S.35)

Selbstverständlich können auch Patienten Informationen verlangen und ihre Meinung frei äußern. In der kanadischen Literatur wird der Begriff Patient vor allem dem institutionellen/klinischen Kontext zugeordnet, während Menschen, die Dienstleistungen außerhalb eines Krankenhauses in Anspruch nehmen, eher als Klienten bezeichnet werden (Gage 1995).

! Im deutschsprachigen Raum werden beide Begriffe synonym verwendet, d. h. mit den gleichen Bedeutungsinhalten.

2.4.1 Ursprünge und Entwicklungen klientenzentrierter Praxis

Der historische Ursprung der klientenzentrierten Praxis lässt sich auf die Bemühungen von Carl Rogers (1942) zurückführen, eine nondirektive Form der Beratung und Therapie zu entwickeln. Rogers erarbeitete therapeutische Standards, die bis heute ihre Gültigkeit innerhalb der Gesprächspsychotherapie und Beratung haben:

- Therapeuten und Klienten entwickeln eine Beziehung.
- Im Mittelpunkt steht die Arbeit an der Erweiterung des Selbstkonzeptes (Selbstexploration).
- In der Begegnung mit ihren Klienten versuchen Therapeuten, echt und kongruent zu sein. Dies wird auch als Echtheit oder Authentizität der Therapeuten beschrieben.
- Ihren Klienten begegnen Therapeuten mit bedingungsloser Wertschätzung.
- Therapeuten bringen ihren Klienten eine Art einfühlende Empathie entgegen, indem sie sich in die Gefühlswelt der Klienten hineinversetzen, um sie zu verstehen (GwG 2005).

Nach Rogers ist die Anerkennung der kulturellen Werte des Individuums ein Hauptaspekt der klientenzentrierten Praxis (Law 1998). Er weist den Klienten eine aktive Rolle im Definieren und Lösen von Problemen zu. Die Klienten sollen zu Experten ihrer selbst werden. So legt er auch weniger Wert auf therapeutische Methoden als vielmehr auf die Art der Therapeuten, die Klienten zu befähigen, Lösungen zu entdecken. Dahinter steht ein optimistisches Menschenbild, das jedem Menschen die Fähigkeit zuspricht, Entscheidungen über sein Leben treffen zu können (Bernard 1995).

In der Zeit nach dem Zweiten Weltkrieg wurde im Bereich der Rehabilitation überwiegend nach dem medizinischen Modell gearbeitet (Kap. 1.5.1). Nach der Erstellung einer Diagnose folgte die Beschreibung spezieller Behandlungstechniken, die von Therapeutin und Patient befolgt wurden. Auch wenn der Teamgedanke schon entstanden war, so war doch der Arzt per se der Leiter des Teams (Law 1998). Diese Beobachtungen lassen sich auch auf die Praktiken der deutschen Rehabilitation übertragen, teilweise noch bis in die heutige Zeit.

Heute übernehmen Therapeuten eine aktive Rolle in der Beurteilung und Einschätzung der Betätigungswünsche ihrer Klienten sowie auch in der Schilderung der Methoden zur Problemlösung (Law et al. 1995). In Deutschland entstanden mit der Gesetzgebung nach dem SGB IX neue Rechte und Möglichkeiten für Kranke und Behinderte. Das Prinzip der Teilhabe, das auch in der ICF (Kap. 1.9) verankert ist, schaffte eine neue Basis und neue Perspektiven der Selbstbestimmung. Erst dieser gesundheitspolitische Hintergrund macht es möglich, in klientenzentrierten Dimensionen zu denken und zu arbeiten. Entsprechend kann die Anwendung des klientenzentrierten Ansatzes nur vor dem Hintergrund eines multifaktoriellen Systems funktionieren, innerhalb dessen ein biopsychosoziales Denkmodell vorherrscht (Kap. 1.5.2).

„Im Rahmen der zunehmenden Bürgerbeteiligung im Gesundheitswesen kommt der Beteiligung von Patienten bei medizinischen Entscheidungen eine besondere Rolle zu. Im Jahr 2001 wurde vom Bundesministerium für Gesundheit und soziale Sicherung (BMGS) ein Förderschwerpunkt gegründet mit dem Ziel, anwendungsorientierte Forschungsprojekte zu unterstützen, die sich in unterschiedlichen Krankheitsbereichen auf die verstärkte Einbeziehung von Patienten in den medizinischen Entscheidungsprozess konzentrieren. Diese Einbeziehung wird als partizipative Entscheidungsfindung (PEF) bezeichnet" (BMGS 2005). In zehn Studienprojekten wird seit 2001 zum Thema Patientenbeteiligung geforscht. Aus den unterschiedlichsten Krankheitsfeldern kommen folgende erste Ergebnisse: „Drei Viertel aller Patienten mit multipler Sklerose wollen über ihre Therapien aktiv mitentscheiden" (BMGS 2005). Patienten mit chronischen Schmerzen sind zufriedener, wenn sie in die Behandlung mit einbezogen werden. In einer Studie über Patienten mit Schizophrenie wurde herausgefunden: Menschen mit Schizophrenie können und wollen mitentscheiden.

Diese umfassenden Forschungsergebnisse zeigen einen Weg auf, der zu einer gemeinsamen Entscheidungsfindung zwischen Arzt und Patient im medizinischen Alltag führen soll. Der klientenzentrierte Ansatz kann innerhalb dieser neueren Entwicklungen seinen Platz finden.

2.4.2 Klientenzentrierte Ergotherapie

„Klientenzentrierte Ergotherapie ist eine Partnerschaft zwischen Therapeut und Klient. Den Betätigungszielen des Klienten wird Priorität eingeräumt, sie stehen im Mittelpunkt von Erhebung und Therapie. Der Therapeut hört dem Klienten zu, respektiert dessen Maßstäbe und adaptiert seine Interventionen so, dass sie den Bedürfnissen des Klienten gerecht werden. Der Klient ist aktiv an der Vereinbarung der Behandlungsziele beteiligt, und es wird ihm durch Training und Unterweisung ermöglicht, Entscheidungen zu treffen. Therapeut und Klient arbeiten gemeinsam an den herausgefundenen Schwierigkeiten, die durch unterschiedliche Umweltaspekte zustande kommen, damit der Klient seine Rollenerwartungen erfüllen kann" (Sumsion 2002, S. 6).

Ergotherapeutische Grundsätze klientenzentrierter Praxis

Bezug nehmend auf die Entwicklung der klientenzentrierten Praxis in den USA und Kanada folgt an dieser Stelle eine Darstellung der Gemeinsamkeiten diverser ergotherapeutischer Grundsätze:

- Therapeuten zeigen Respekt für die Klienten und ihre Familien sowie für deren Auswahl.
- Entscheidungen über ihre Betätigungen treffen letztlich die Klienten und deren Familien (siehe Patientenbeispiel unten).
- Therapeuten stellen Informationen bereit, sorgen für eine Umgebung, in der physisches Wohlbefinden möglich ist, und bieten emotionale Unterstützung. Der Schwerpunkt liegt auf der klientenzentrierten Kommunikation.
- Therapeuten erleichtern den Klienten den Zugang zu allen Aspekten ergotherapeutischer Angebote.
- Therapeuten bieten flexible und individuelle Ergotherapieangebote.
- Ergotherapie befähigt Klienten zur Lösung ihrer Betätigungsprobleme.
- Der Fokus der Ergotherapie liegt auf der Wechselwirkung zwischen „Person – Umwelt – Betätigung" (Law et al. 1995, Blank et al. 1995, Gerteis et al. 1993, Rosenbaum et al. 1998, CAOT 1997).

Fallbeispiel:

Ein 72-jähriger Mann lebt nach einem Schlaganfall in einem Pflegeheim. Er leidet seitdem an eingeschränktem Urteilsvermögen, gelegentlich auftretender Impulsivität, hat eine Ataxie und klagt über ein allgemeines Schwächegefühl. Er ist in der Lage, mit Unterstützung einer Person zu laufen, wenn er einen Rollator benutzt. Da er aber keine bedeutsamen Fortschritte beim Laufen macht, ist er immer auf Assistenz angewiesen. Es frustriert ihn besonders, wenn er auf Hilfe warten muss. Die Familie des Klienten bittet die behandelnde Ergotherapeutin um eine Verschreibung für einen Rollstuhl. Der Klient zeigt sich aufgebracht bei der Idee, einen Rollstuhl zu benutzen. Da sein Hauptanliegen aber darin besteht, den Speisesaal des Pflegeheimes unabhängig von der Hilfe anderer verlassen zu können, stimmt er zu. Bei dieser Lösung besteht weiterhin ein Risiko im unsicheren und unbeaufsichtigten Transfer vom Rollstuhl in sein Bett.

Die Ergotherapeutin informiert den Klienten, die Familie und auch das Personal über die bestehenden Gefahren. Klient und Familie willigen in das Tragen des

Risikos ein, um dem Mann das Verlassen des Raumes nach seinem freien Willen zu ermöglichen. Durch die Anpassung der Umweltbedingungen und in Absprache mit den Angestellten des Pflegeheims wird das Risiko so weit wie möglich minimiert und damit dem Wunsch des Klienten entsprochen (Law 1998).

Ein bewusster Umgang mit Macht in der therapeutischen Beziehung ist notwendig. Therapeuten befinden sich per se durch ihr Wissen gegenüber dem Klienten in einer Machtposition. Steuerung, Durchsetzungsvermögen, Autorität und Führung beeinflussen Verhalten und Entscheidungen zwischen Personen (Raatikainen 1994). Auch der Einsatz von Sprache wie z. B. Fachvokabular kann verwirrend für Klienten sein.

! Im klientenzentrierten Prozess überprüfen Therapeuten, ob die Klienten ihre Informationen verstanden haben.

2.4.3 Klientenzentrierte Ergotherapie bei Klienten mit unterschiedlichen Beeinträchtigungen

Klientenzentrierte Praxis bezieht sich immer individuell auf die Person des Klienten, deren Betätigungen und Umweltbedingungen. Sumsion (2002) gibt Einblicke in mögliche Kriterien zur Umsetzung des klientenzentrierten Ansatzes und hebt vier Felder und Formen der Beeinträchtigungen hervor:

- Klienten mit kognitiven Beeinträchtigungen,
- ältere Klienten,
- Klienten mit psychischen Beeinträchtigungen,
- Klienten mit körperlichen Beeinträchtigungen.

Klienten mit kognitiven Beeinträchtigungen

Klienten mit kognitiven Beeinträchtigungen werden, durch ihre Probleme mit dem Gedächtnis, dem Urteilsvermögen oder der Entscheidungsfähigkeit, oft als unfähig eingestuft, Therapieziele nennen zu können oder Prioritäten zu setzen. Hobson (1996) beschreibt vier Strategien, die Ergotherapeuten befähigen können, diese Klientel an einer klientenzentrierten Versorgung zu beteiligen.

- *Erweitertes Erfassen des Klienten:* Hobson betont die Wichtigkeit einer detaillierten Erfassung der Vorgeschichte des Klienten. Nur so könne die Ergotherapeutin den individuellen Kontext der Person erfassen, d. h. Informationen über Interessen, Rollen, Werte, Kultur und das Umfeld erhalten. Als zweiter wesentlicher Aspekt wird die Erfassung der Kompetenz des Klienten im medizinischen Sinne empfohlen. Hier geht es um die Diagnostik der kognitiven Fähigkeiten. Sind innerhalb der Therapie Entscheidungen zu treffen, bei denen ein großes Risiko besteht, sollte eine strenge Erhebung der Kompetenz erfolgen.
- *Abgestuftes Entscheiden:* Je nachdem wie viele Informationen der Klient bewältigen kann, gibt die Ergotherapeutin eine angemessene Auswahl vor, z. B. eine Darstellung von Vor- und Nachteilen oder Alternativen. Hier geht es darum, im Finden des richtigen Maßes die Anforderungen gut an den Klienten anzupassen. Dies ermöglicht dem Klienten, sich seinen Fähigkeiten entsprechend am Entscheidungsprozess zu beteiligen.
- *Eintreten für den Klienten:* Wenn Klienten als nicht geschäftsfähig gelten, hat nach Hobson die Ergotherapeutin die Aufgabe, die Wünsche des Klienten gegenüber den Betreuern zu vertreten.
- *Klientenzentriertheit mit Ersatzpersonen:* Kann ein Klient seine Wünsche nicht äußern oder Risiken von Entscheidungen nicht erfassen, ist eine Ersatzperson zu finden, die Verantwortung für den Klienten übernehmen kann und notwendige Entscheidungen trifft.

! Hinter diesem Ansatz steht immer der Versuch, dem Klienten mit Wertschätzung und Anerkennung seines Rechtes auf Selbstbestimmung zu begegnen.

Ältere Klienten

Um innerhalb der Ergotherapie mit älteren Klienten einen klientenzentrierten Ansatz realisieren zu können, bedarf es zunächst einer Anpassung der Umweltbedingungen an die verbliebenen sensorischen Ressourcen des Klienten. Die häufigsten sensorischen Veränderungen beziehen sich auf einen Verlust des Hörvermögens sowie Verschlechterungen des Sehens (Hobson 1996).

Ein Therapie- oder Gesprächsraum mit möglichst wenigen Nebengeräuschen und einer hellen Lichtquelle bietet dem Klienten und der Ergotherapeutin Grundvoraussetzungen für eine gute Kommunikation. Auch eine Anpassung des schriftlichen Testmaterials kann die Chance auf selbstwirksames Handeln des älteren Klienten erhöhen. Die Therapeutin achtet auf eine ausreichende Schriftgröße und Formulierungen, die den Bildungsgrad des Klienten berücksichtigen.

Nehmen die Fähigkeiten einer Person ab, steigt der Einfluss der Umweltbedingungen auf ihr Verhalten (Sumsion 2002). Ältere Klienten sind in neuen oder veränderten Umgebungen oft besonders verunsichert und verwirrt. Die Ergotherapeutin ermöglicht dem Klienten, selbst eine Auswahl möglicher Umweltanpassungen zu treffen.

Hobson beschreibt das Phänomen älterer Menschen, aus Angst vor Autonomieverlust oder Schamgefühlen wichtige Informationen über sich selbst nicht auszusprechen. So werden vor allem Schmerzzustände, Inkontinenz, Stürze und Misshandlungen verschwiegen, um nicht in ein Heim gehen zu müssen. Die Ergotherapeutin kann versuchen, ein gutes Vertrauensverhältnis zu schaffen. Ein offenes Gespräch über eben diese häufig auftretenden Ängste bei älteren Menschen kann zur Vertrauensbildung beim Klienten beitragen. Die Ergotherapeutin gibt Informationen über mögliche negative Auswirkungen, wenn nicht frühzeitig und gemeinsam nach Lösungen gesucht werden kann. An dieser Stelle kann die Ergotherapeutin auf Hilfsmittel und Umweltanpassungen innerhalb der heimischen Umgebung verweisen, um bestehende Risiken zu verringern und einen Wechsel in ein Heim abzuwenden.

Klienten mit psychischen Beeinträchtigungen

Im psychiatrischen Arbeitsfeld ist der Begriff der Klientenzentriertheit bekannt aufgrund der Nähe zur Psychotherapie und zum Modell der Sozialpsychiatrie. Der Klient-Therapeut-Beziehung wird ein hoher Stellenwert eingeräumt. Trotzdem gilt es besonders in diesem sensiblen Feld, in dem die Selbsteinschätzung des Klienten und die dazugehörige Fremdeinschätzung der Ergotherapeutin oft nicht übereinstimmen, den Blick auf die Partnerschaft zwischen Klient und Therapeutin zu erweitern. Die Erfassung der Interessen und Werte des Klienten schafft eine gemeinsame Basis für die therapeutische Arbeit. Die Ressourcen des Klienten und seine Anliegen bilden den Fokus des therapeutischen Prozesses. Um die Ziele und Veränderungswünsche des Klienten erheben zu können, bietet sich z. B. die Nutzung des Messinstrumentes COPM (Canadian Occupational Performance Measure, Law et al. 1998) an, das auf der Grundlage des CMOP (Canadian Model of Occupational Performance, Townsend 2002) angewandt wird.

Es kommt vor, dass psychiatrische Klienten der Ergotherapie mit viel Skepsis begegnen. Die Ergotherapeutin kann dem entgegenwirken, indem sie einerseits über die Angebote der Ergotherapie aufklärt, dem Klienten die Wahl lässt und ihn in den Erhebungsprozess einbezieht.

Manche Klienten in der Psychiatrie haben Schwierigkeiten, Entscheidungen zu treffen. Oft sind es massive Ängste vor Veränderungen, es kann auch mit der Symptomatik der Erkrankung zusammenhängen. Die Ergotherapeutin benötigt neben versiertem Fachwissen ebenso Wissen über die Auslöser und Entstehungsgeschichte der Erkrankung des Klienten. Ein Umgang damit kann nur in Bezug auf den Einzelfall sinnvoll geklärt werden.

Fallbeispiel:

Die 35-jährige Frau A. leidet seit vielen Jahren an einer Borderline-Persönlichkeitsstörung. Im Laufe der vergangenen 10 Jahre hatte sie diverse Klinikaufenthalte. Sie ist berentet und nutzt das ambulante Angebot einer ergotherapeutischen Praxis zur Einzeltherapie mit dem Schwerpunkt kompetenzzentrierter Aktivitäten (Erarbeitung von Freizeitaktivitäten, Planung der Selbstversorgung wie Einkaufen, Kochen etc.). Ihre massive Selbstunsicherheit und dauerhaften Spannungszustände führen bei ihr wechselweise zu Selbst- und Fremdverletzungsverhalten.

Der Beziehungsaufbau gestaltet sich zunächst positiv. Als aber die Ergotherapeutin ihr, wie es die Klientin empfindet, zu wenig Unterstützung bietet, wird das Ausmaß der Erkrankung deutlich. Frau A. kann den zeitlich begrenzten Rahmen der Behandlung nicht akzeptieren, sucht mehr Halt und fängt an, die Ergotherapeutin massiv abzuwerten. Es beginnt ein Ringen um die Beziehung. Frau A. scheint es nicht möglich zu sein, aus eigener Kraft eine Entscheidung zu treffen. Die Ergotherapeutin versucht, in Absprache mit der Klientin und dem behandelnden Psychiater, einen Platz in einer Spezialklinik mit Borderlinestation zu finden. In dem nun bevorstehenden Entscheidungsprozess der Klientin für eine grundlegende Therapie stellt die Ergotherapeutin Fachinformationen zur Verfügung und hilft der Klientin, diese in kleinen Schritten gegeneinander abzuwägen. Die Beziehung kann sich auf dieser Basis stabilisieren und die Klientin entscheidet sich für den Klinikaufenthalt. Im Anschluss an die stationäre Maßnahme kann sie die Beziehung zur Ergotherapeutin wieder aufnehmen.

An diesem Fallbeispiel wird deutlich, dass die klientenzentrierte Beziehungsarbeit in Form von Begleiten, Annahme der Symptomatik und Bereitstellen von Informationen die gemeinsame Entwicklung eines Lösungsweges ermöglicht.

Es kommt in der Psychiatrie vor, dass Klienten Entscheidungen treffen, die nicht mit ihren Fähigkeiten übereinstimmen. Bei Nutzung des klientenzentrierten Ansatzes folgt die Therapeutin den

Anliegen des Klienten. Muss sie jedoch feststellen, dass der Klient keine realistische Selbsteinschätzung erreicht und die Schuld immer wieder in seiner Umwelt sucht, kann es notwendig sein, den Kontakt direktiver zu gestalten (Sumsion 2002), um Schaden abzuwenden und neue Wege zu suchen.

Bei allen psychiatrischen Erkrankungen mit der Symptomatik psychotischer Wahrnehmungsstörungen kann es zur völligen Realitätsverkennung kommen. Betroffene Klienten wissen hinterher oft nicht mehr, was ihnen passiert ist, sind von Scham überwältigt und fühlen sich auf Akutstationen ausgeliefert. Um vor einem psychotischen Schub den Klinikaufenthalt in klientenzentrierter Weise vorbereiten zu können, kann der Klient, wenn es ihm gut geht, eine Behandlungsvereinbarung ausfüllen. Mit diesem Instrument erklärt der Klient seinen Willen, auch wenn er dazu nicht in der Lage ist (Dietz et al. 1998). Eine Behandlungsvereinbarung kann gegenseitigen Respekt und Vertrauen grundlegend fördern und den klientenzentrierten Ansatz stärken.

Personen mit körperlichen Beeinträchtigungen

Nach Gage (1995) wird mit dem Begriff der „synergetischen Beziehungen" die Wichtigkeit einer Rollenklärung zwischen Therapeuten und Klienten betont, um mit einem Ungleichgewicht von Macht angemessen umgehen zu können.

„Dafür ist es wichtig, dem Klienten zu vermitteln, dass dessen Wissen über sein eigenes Leben und seine persönlichen Krankheitserfahrungen für den Therapeuten genauso wertvoll sind wie das Können des Therapeuten für den Klienten" (Sumsion 2002, S. 101). Klienten, die erst seit kurzer Zeit körperlich beeinträchtigt sind, fühlen sich meist kaum in der Lage, eine synergetische Beziehung einzugehen. Sie haben bisher wenige Erfahrungen mit der körperlichen Veränderung gesammelt und können schwer einschätzen, was sie in der Therapie erreichen können.

Gage stellt einige Kriterien auf, an denen sich die Ergotherapeutin orientieren kann, um eine solide Basis für den gemeinsamen Prozess zu entwickeln. Beispielhaft:

- „Den Klienten als Ganzheit ansehen.
- Der Klient muss sich verstanden fühlen.
- Gegenseitiges Vertrauen in die Kompetenz.
- Veränderungen erleichtern" (Sumsion 2002, S. 102).

Zum Erhalt der Beziehung werden folgende Punkte von Gage (1995) vorgestellt:

- menschliche Zuwendung,
- Gegenseitigkeit,
- sich wertgeschätzt fühlen,
- Spaß haben.

2.4.4 Anforderungen an Ergotherapeuten

Die Umsetzung des klientenzentrierten Ansatzes in die Praxis erfordert eine zielgerichtete und teamübergreifende Vorbereitung. Diese beginnt mit einer einheitlichen Nutzung der Fachterminologie. Voraussetzung ist zu bestimmen, auf welchem theoretischen Hintergrund zukünftig klientenzentriert gearbeitet werden soll. Auf der Basis der Zustimmung aller ergotherapeutischen Teammitglieder kann die Einführung gelingen.

Um einzelnen Teammitgliedern genügend Rückendeckung zum Erlernen neuer Arbeitsweisen zu geben, können regelmäßige Treffen stattfinden, um Erfahrungen und Probleme zu diskutieren. Darüber hinaus können Fallbesprechungen hilfreich sein (Sumsion 2002).

Arbeitet die Ergotherapeutin in klientenzentrierter Weise, benötigt sie gute Kommunikationsfähigkeiten. Dies beginnt mit dem bewussten Einsatz von Begrüßungsfloskeln, wie z. B.: „Warum sind Sie heute zu mir gekommen?" Diese Frage macht dem Klienten von Anfang an deutlich, dass er in der Rolle des Entscheiders ist.

Eine Aufgabe der Therapeutin wird es sein, den Klienten laufend über fachliche Inhalte, wie z. B. mögliche Auswirkungen von Adaptationen zu informieren. Der weitere Gesprächsprozess soll das Aushandeln von Lösungen beinhalten. Die Therapeutin gibt dem Klienten Möglichkeiten, sich zu entscheiden und abzuwägen.

Es kann vorkommen, dass Klienten sich für Wege entscheiden, die der Therapeutin gefährlich oder risikoreich erscheinen. Die Ergotherapeutin dokumentiert sorgfältig, welche Informationen sie dem Klienten gegeben hat, auch um sich rechtlich abzusichern.

Um eine klientenzentrierte Haltung bewusst und reflektiert ausüben zu können, empfiehlt sich grundsätzlich eine Weiterbildung, z. B. in klientenzentrierter Gesprächsführung. In der ergotherapeutischen Ausbildung sollten sowohl wesentliche theoretische Grundlagen zum klientenzentrierten Ansatz vermittelt werden als auch reflektierende Übungsfelder für eine bewusste praktische Umsetzung implementiert sein.

2.5 Qualitätsmanagement (QM): Grundlagen und Bedeutung für die Ergotherapie

Angela Harth, Elisabeth Peper

2.5.1 Geschichtliche Entwicklung des Qualitätsmanagements

Die Wurzeln des heutigen Qualitätsmanagements (QM) liegen in den USA der späten 1920er- und 1930er-Jahre. Damals hatte man in einigen Unternehmen erkannt, dass es erheblich kostengünstiger war, von vornherein Qualität und Zuverlässigkeit durch Kontrollen im Produktionsprozess in ein Produkt „hinein zu produzieren", als sich später mit Defekten und Reparaturen auseinander zu setzen.

Als Pionier der statistischen Qualitätssicherung ist W. Edwards Deming (1900–1993) zu nennen. Für ihn stellt die Statistik das Herz einer jeden Qualitätskontrolle dar, mit deren Hilfe sich Abweichungen von der idealen Vorstellung messen lassen.

Der zweite Pionier des Qualitätsgedankens, Joseph M. Juran, stellt nicht die Statistik, sondern interne und externe Kunden sowie die hundertprozentige Erfüllung ihrer Erwartungen in den Mittelpunkt. Dazu ist die vorbehaltlose Verpflichtung aller Mitarbeiter gegenüber dem Qualitätsgedanken unerlässlich. Juran ist der Vater und Botschafter des *„Continuous Improvement"* und des *Total-Quality-Management-Konzeptes (TQM)*.

Die Theorien der Qualitätssicherung und des TQM-Gedankens erreichten seit den 1950er-Jahren auch Europa. 1988 wurde die European Foundation for Quality Management (EFQM) von 14 führenden europäischen Firmen gegründet. Das EFQM-Modell greift den Ansatz des *Total Quality Management (TQM)* auf. Seit Mitte der 1990er-Jahre hat in Europa das Thema Qualitätsmanagement im Dienstleistungssektor an Bedeutung gewonnen.

Die *International Organization for Standardization (ISO)* in Genf gab 1987 die ISO-9000-Serie heraus, die in der technischen Produktion zunehmend eingesetzt wurde. Die DIN EN ISO 9000 ff. ist eine international anerkannte Normenreihe zum Aufbau und zur Bewertung von QM-Systemen. Diese wurde 1994 erstmals überarbeitet und liegt seit 2000 in einer deutlich überarbeiteten Version vor, die nun auch die Anwendung im Dienstleistungssektor explizit anstrebt. Die Erfüllung von (Mindest-) Anforderungen steht dabei im Mittelpunkt, zudem kommen dem Prozess-Management, der kontinuierlichen Verbesserung der Einrichtung und des QM-Systems besondere Bedeutung zu. Die Zusammenhänge der QM-Elemente werden im Prozess-Modell der DIN EN ISO 9001:2000 dargestellt **(Abb. 2.5)**.

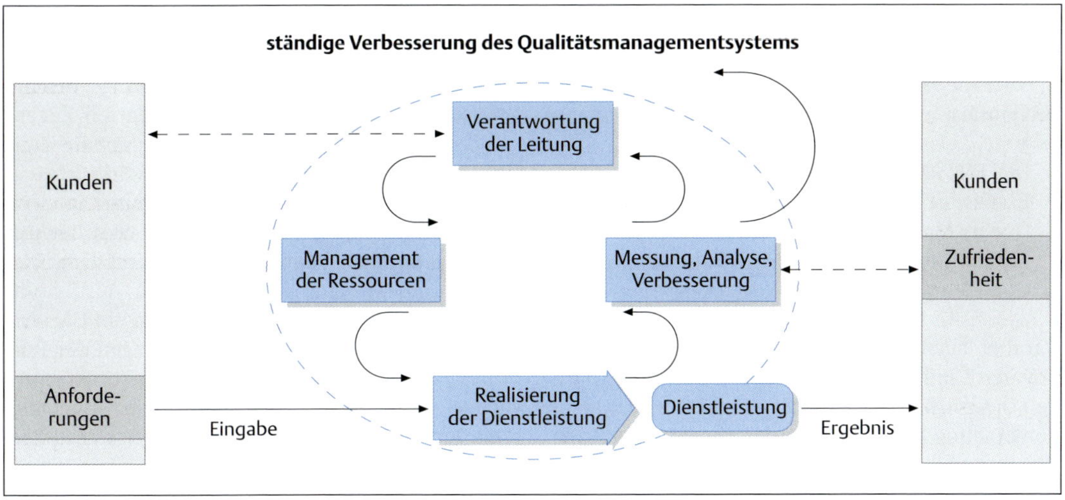

Abb. 2.5 Prozess-Modell der DIN EN ISO 9001:2000 (modifiziert nach CEN 2000, S. 13).

2.5.2 Qualitätsmanagement im Gesundheitswesen

Die World Health Organization (WHO) definierte bereits 1988 die Ziele der Qualitätssicherung als Verbesserung der Ergebnisse aller Bemühungen hinsichtlich der Gesundheit, der funktionellen Fähigkeiten, des Wohlbefindens der Patienten sowie der Kundenzufriedenheit.

Heutige Situation im Gesundheitswesen

Die Systeme des Gesundheitswesens stehen international im Zentrum finanzieller Reformen. Unabhängig davon, ob im Krankenhaus, in der Praxis oder in anderen Institutionen, ist die Ergotherapie in zunehmendem Maße gezwungen, die Effektivität ihrer therapeutischen Maßnahmen nachzuweisen. Mit der Festschreibung im Sozialgesetzbuch (SGB) V §§ 135–137 sind alle Leistungserbringer im Gesundheitswesen verpflichtet, „einrichtungsintern ein Qualitätsmanagement einzuführen und weiterzuentwickeln". Zudem wurde festgelegt, dass die erbrachten Leistungen dem jeweiligen Stand der wissenschaftlichen Erkenntnisse entsprechen müssen (§ 135a SGB V). Immer häufiger verlangen die Kostenträger Qualität in der Behandlung unter Berücksichtigung der Kosten, den Nachweis der Patientenzufriedenheit sowie schnellstmögliche soziale und berufliche Wiedereingliederung. Im SGB IX sind Qualitätsanforderungen wie folgt festgelegt: „Die Erbringer von Leistungen stellen ein Qualitätsmanagement sicher, das durch zielgerichtete und systematische Verfahren und Maßnahmen die Qualität der Versorgung gewährleistet und kontinuierlich verbessert" (§ 20 SGB IX).

Folgende QM-Systeme werden derzeit in Krankenhäusern am häufigsten eingeführt und umgesetzt:

- DIN EN ISO 9001:2000,
- Excellence-Modell der European Foundation for Quality Management (EFQM),
- Modell der Kooperation für Transparenz und Qualität im Gesundheitswesen (KTQ).

Darüber hinaus gibt es noch andere QM-Systeme privater Klinikketten oder einzelner Trägerverbünde. „Diese haben ihre Grundlage in einem oder einer Kombination aus mehreren der oben aufgeführten QM-Systeme" (Gans 2004, S. 238).

Notwendigkeit von Einsparungen

Der Deutsche Bundestag hat seit 1996 fortlaufend für das Gesundheitswesen Neuordnungsgesetze beschlossen, die erhebliche Kosteneinsparungen zur Folge hatten (Kap. 1.4). Die bisher verabschiedeten Maßnahmen werden auch die weitere Entwicklung der Ergotherapie stark beeinflussen, zumal der Prozess der Reformierung keineswegs abgeschlossen ist. Die zukünftige Sicherstellung notwendiger ergotherapeutischer Leistungen in diversen Fachbereichen sowie im stationären und ambulanten Bereich wird zum größten Teil davon abhängen, inwieweit die Ergotherapeuten in der Lage sind, effiziente und marktorientierte Angebotssysteme zu entwickeln. Hier ist nicht nur Flexibilität gefragt, sondern ebenso die Fähigkeit, sich über die rein klinischen Szenarien hinaus auch mit Management-, Service- und Administrationsabläufen auseinander zu setzen. Begrenzte Ressourcen sollen optimal eingesetzt werden, um bestmögliche Behandlungserfolge bei größtmöglichem wirtschaftlichem Nutzen zu erzielen.

Qualitätsmanagement als Mittel zur Kostenreduzierung durch Optimierung der Abläufe und Vermeidung von Fehlern

Im Qualitätsmanagement ist Kundenorientierung ein zentrales Prinzip. Durch systematisches Erkennen und Erfüllen der Kundenanforderungen und -erwartungen sowie durch innovative Problemlösungen werden größere Kundenzufriedenheit und Effektivität erreicht. Um im Wettbewerb mit anderen Anbietern zu bestehen, müssen die Leistungen gleichzeitig umfassend, gut und kostengünstig sein. Dies heißt, eine hohe Verfügbarkeit an Ressourcen mit einem optimalen Preis-Leistungs-Verhältnis sowie schnellen und unkomplizierten Zugang zu den Dienstleistungen der Ergotherapeuten und minimalen Wartezeiten zu verbinden.

„Wer sich auf QM in ergotherapeutischen Praxen einlässt, entscheidet sich gezielt und bewusst für ein Führungsmodell, das ständig hinterfragt. Nur auf Grundlage einer selbstreflexiven Ausrichtung der Leitung und der Mitarbeiter kann ein QM-System mit den wachsenden Anforderungen der Patienten, Kostenträger und des Gesetzgebers Schritt halten. QM heißt richtig verstanden die Notwendigkeit der permanenten Überarbeitung des Bestehenden" (Stenzel 2004, S. 228 f.).

2.5.3 Grundlagen des Qualitätsmanagements

Was ist Qualität?

Qualität ist die „Gesamtheit von Merkmalen (und Merkmalswerten) einer Einheit bezüglich ihrer Eignung, festgelegte und vorausgesetzte Erfordernisse zu erfüllen" (DIN EN ISO 8402:1995). Diese abstrakte Definition konkretisiert Laufer (2001, S. 84) wie folgt: „Qualität ist das Maß der Übereinstimmung (Konkordanz) zwischen Ihrer Dienstleistung und den Erwartungen Ihrer Interessenspartner an Ihre Dienstleistung." Interessenspartner sind z.B. Patienten, Kostenträger, Angehörige, Ärzte, Therapeuten, Arbeitgeber.

! Die Erfüllung der Anforderungen, der Abgleich zwischen Soll und Ist, stellt somit das zentrale Prinzip dar bei der Bewertung des Qualitätsgrades, der durch eine Dienstleistung erzielt wird.

„Was in der Industrie als so genannte Kunden-Lieferanten-Beziehung bezeichnet wird, ist im Gesundheitswesen weitaus vielschichtiger. Protagonist im Gesundheitswesen ist in erster Linie der „Kunde" Patient, der eine Dienstleistung in Anspruch nimmt, die durch einen Leistungserbringer erbracht wird" (Stenzel 2004, S. 225). Die Bezahlung der Dienstleistung, z.B. der ergotherapeutischen Behandlung, erfolgt durch einen Kostenträger. Die Erwartungen an die Erfüllung der Anforderungen eines Patienten und der Interessenspartner im Sinne des Qualitätsmanagements können unterschiedlich oder mitunter sogar gegensätzlich sein, z.B. bei einem Patienten, der ein Rentenbegehren hat, die Ergotherapie aber mit dem Ziel der Wiedereingliederung in den Arbeitsprozess erhält.

Was ist Qualitätsmanagement?

Qualitätsmanagement umfasst „alle Tätigkeiten des Gesamtmanagements, die im Rahmen des Qualitätsmanagementsystems die Qualitätspolitik, die Ziele und Verantwortungen festlegen sowie diese durch Mittel wie Qualitätsplanung, Qualitätslenkung, Qualitätssicherung/-darlegung und Qualitätsverbesserung verwirklichen" (DIN EN ISO 8402:1995).

Qualitätsmanagement ist eine Führungsaufgabe, die alle Hierarchieebenen und Bereiche einer Einrichtung unter Einbeziehung der Mitarbeiter mit dem Ziel der Kundenzufriedenheit und der kontinuierlichen Verbesserung umfasst. Folgende Elemente gehören – in Anlehnung an DIN EN ISO 9001:2000 – zum Aufbau eines QM-Systems:

- *Führung/Verantwortung der Leitung*:
  - Verpflichtung der Leitung zur Entwicklung, Verwirklichung und ständigen Verbesserung des QM-Systems,
  - Kundenorientierung,
  - Erarbeitung des Leitbildes, der Qualitätspolitik und der Qualitätsziele,
  - Festlegung der Verantwortlichkeiten und Zuständigkeiten in einem Organigramm,
  - Benennung eines Qualitätsmanagementbeauftragten (QMB),
  - Regelung der Kommunikation, z.B. in einer Kommunikationsmatrix,
  - regelmäßige Bewertung des QM-Systems in einer Managementbewertung.
- *Management der Ressourcen:*
  - Bereitstellung der erforderlichen Ressourcen,
  - personelle Ressourcen (Fähigkeit des Personals durch angemessene Ausbildung, Schulung, Erfahrung sicherstellen durch Personalauswahl, Personalentwicklung und -förderung durch Schulungen, Mitarbeitergespräche),
  - Bereitstellung und Aufrechterhaltung der Infrastruktur (z.B. Gebäude, Versorgungseinrichtungen, Transport, Kommunikation) und der Arbeitsumgebung.
- *Realisierung der Dienstleistungen/Prozesse:*
  - Planung der Prozesse unter Berücksichtigung der Kundenanforderungen,
  - Entwicklung (Entwicklungsplanung, -eingaben, -ergebnisse, -bewertung, -verifizierung und -validierung sowie Lenkung der Entwicklungsänderungen),
  - Erstellung von Verfahrensanweisungen,
  - Beschaffung,
  - Dienstleistungserbringung,
  - Lenkung von Überwachungs- und Messmitteln (z.B. Assessmentinstrumente).
- *Messung, Analyse und Verbesserung:*
  - Messung und Überwachung (z.B. Ermittlung der Kundenzufriedenheit, Durchführung von internen Audits),
  - Lenkung fehlerhafter Leistungen (z.B. Einführung eines Beschwerdemanagements),
  - Datenanalyse (z.B. Analyse der Kundenzufriedenheitsbefragungen),
  - Verbesserungsmaßnahmen (Korrektur- und Vorbeugungsmaßnahmen, z.B. durch Qualitätszirkel).

- *Übergreifende Anforderungen an das QM-System*: Diese sind:
  - Aufbau, Dokumentation, Verwirklichung, Aufrechterhaltung und ständige Verbesserung des QM-Systems,
  - Dokumentationsanforderungen (Erstellung eines QM-Handbuchs, das das QM-System der Einrichtung beschreibt, Lenkung von Dokumenten und Aufzeichnungen).

2.5.4 Qualitätsverbesserung der ergotherapeutischen Prozesse

Im Hinblick auf die Einführung und Aufrechterhaltung eines QM-Systems ist in gleichem Maße auf klinische wie administrative Abläufe zu achten. Das heißt, es werden verschiedene Mittel und Methoden eingesetzt, um einen bestimmten Zustand – *das Soll* – zu erreichen und kontinuierlich zu verbessern. Damit diese Bemühungen überhaupt Chancen auf Erfolg haben können, ist es jedoch unerlässlich, zunächst einmal den Status quo – *das Ist* – zu kennen.

Vom Ist zum Soll

Die folgenden vier Schritte beschreiben in groben Zügen den Weg von der Analyse des aktuellen bis zum Erreichen eines gewünschten Zustands, sei es eine Verbesserung in Bezug auf die Abläufe/Prozesse, Management der Ressourcen oder Kundenzufriedenheit.

- *Bestandsaufnahme*: Zu Beginn aller Bemühungen um Verbesserung muss zunächst eine gründliche Analyse der aktuellen Situation, d.h. des Istzustandes, stehen. Zum Beispiel: Patienten beschweren sich über lange Wartezeiten vor der ergotherapeutischen Behandlung.
- *Identifikation des Verbesserungsbedarfs und der Verbesserungsmöglichkeiten*: Um herauszufinden, ob tatsächlich ein Verbesserungsbedarf besteht (und welchen Umfang dieser hat), gilt es festzustellen, ob eine Diskrepanz zwischen den Ergebnissen der Bestandsaufnahme und der gewünschten Situation besteht. Außerdem muss das Problem analysiert werden. Zum Beispiel: Befragung der Patienten zur Zufriedenheit mit den organisatorischen Abläufen, inkl. Terminvergabe.
- *Entwicklung von Lösungsalternativen*: Ist der Verbesserungsbedarf eingegrenzt und analysiert, sind meist mehrere Lösungen möglich. Diese müssen herausgearbeitet und zur Entscheidung vorgelegt werden.
- *Entscheidung*: Im Sinne einer optimalen Verbesserung sollte die Entscheidung für eine der möglichen Alternativen auch unter dem Kosten-Nutzen-Aspekt getroffen werden.

Schritte im Ablauf des ergotherapeutischen Behandlungsprozesses

Beim ergotherapeutischen Behandlungsprozess handelt es sich um eine systematische, zielgerichtete und methodische Vorgehensweise. Er lässt sich in sechs grundlegende Schritte unterteilen:

Schritt 1 – Prüfung des Prozessinputs
Als eine der wichtigsten Eingangsbedingungen muss geprüft werden, ob die konkrete Verordnung tatsächlich in der Kernkompetenz der Ergotherapie liegt.

Schritt 2 – Informationssammlung
Die Sammlung relevanter Informationen zu Behandlungsbeginn dient einer Bestandsaufnahme. Subjektive und objektive Daten aus direkten und indirekten Quellen werden zusammengetragen und methodisch dokumentiert. Die schriftliche Ausarbeitung dieser Daten stellt die wichtigste Grundlage für die Formulierung von Behandlungszielen dar. Dabei sei nochmals auf die Validität (Gültigkeit) und Reliabilität der Messinstrumente und damit auf die Zuverlässigkeit der Daten und Informationen hingewiesen (Kap. 2.3).

Im Falle eines Vergleichs mit anderen Einrichtungen (Benchmarking) ist von eminenter Bedeutung, dass eine einheitliche Vorgehensweise bei der Erhebung der Daten und Informationen gewährleistet ist.

> ***Benchmarking***: kontinuierlicher, systematischer Prozess, der zum Vergleich von Geschäftspraktiken, Produkten und Dienstleistungen von Organisationen dient, die als beste Verfahren (Best Practice) erkannt wurden. Ziel ist, die Leistungsfähigkeit der eigenen Organisation zu verbessern (Spendolini 1992).

Schritt 3 – Zielsetzung
Für den Erfolg eines Qualitätsmanagements in der Ergotherapie ist das Definieren, Verfolgen, Erreichen und Messen von klar formulierten Zielen von größter Bedeutung. Um einen späteren Effektivitätsnachweis zu ermöglichen, müssen diese Ziele überprüfbar sein, da sich nur anhand der Messungen des Zielerreichungsgrades konkrete Aussagen über die Erfolge der Bemühungen um Qualität machen lassen.

In jedem einzelnen Fall ist es unbedingt erforderlich, dass die Bedürfnisse des Patienten direkt in die Zielsetzung des Behandlungsprozesses mit einfließen. Auch aus diesem Grund werden in der modernen Rehabilitation interdisziplinäre Organisationsmodelle eingesetzt. Die Struktur des Teams hat Einfluss auf die Ausrichtung der Arbeit, was die gemeinsame Absprache von Behandlungszielen und die Behandlungsplanung betrifft.

Schritt 4 – Planung
Die Überlegungen, mit welchen Maßnahmen die formulierten Ziele einerseits am besten und andererseits am kostengünstigsten erreicht werden können, gehören zur Phase der Ergotherapieplanung. Kreative und flexible Ansätze lassen hier ein breites Spektrum von Lösungsmöglichkeiten entstehen („Ask a rich question and you'll get a rich answer").

Auf die definitive Entscheidung für eine bestimmte Vorgehensweise folgen die Ausarbeitung und Dokumentation konkreter Konzepte als Grundlage für die spätere Durchführung. Ebenso ist hierbei die Abstimmung mit anderen Berufsgruppen zur Beantwortung der folgenden Grundsatzfragen wichtig:
- *Was* ist zu tun?
- *Wie* ist es zu tun?
- *Wer* tut es?
- *Wann* bzw. wie oft wird es getan?
- *Wie lange* wird es getan?
- *Wo* wird es getan?

Schritt 5 – Durchführung
Um die Ziele optimal verwirklichen zu können, sind eine Vielfalt an Behandlungsmöglichkeiten sowie eine wiederholte Überprüfung durch Assessment-/Evaluationsverfahren nötig. Sie umfassen z. B. die folgenden Bereiche:
- Prophylaxe und Reduktion von Einschränkungen der Funktionsfähigkeit,
- soziale und berufliche Integration,
- Unterstützung und Beratung der Familie,
- Informationsvermittlung,
- psychische Stabilisierung.

Bei der Durchführung der ergotherapeutischen Maßnahmen ist ein kontinuierlicher „Ist-Soll-Vergleich" erforderlich. Durch regelmäßige Wiederholung der Assessments (oder geeignete Elemente des Verfahrens) wird festgestellt, ob die ausgewählten Maßnahmen im Hinblick auf die Zielerreichung tatsächlich wirksam sind.

Schritt 6 – Ergebnisevaluation
Die Analyse und Interpretation der Ergebnisse liefern die notwendigen Informationen zur Einschätzung der Zielerreichung. Wurden Ziele verfehlt, müssen Korrekturmaßnahmen eingeleitet und eine neue Prioritätenliste erarbeitet werden. Aus der Praxis bekannte Ursachen der Zielverfehlung können z. B. sein:
- lückenhafte Informations- bzw. Datensammlung,
- falsche Einschätzung des Problems/der Probleme,
- falsche Einschätzung der Ressourcen,
- zu hoch gesteckte/unerreichbare Ziele,
- nicht am Ziel orientierte Auswahl der Maßnahmen,
- unsachgemäße Durchführung der gewählten Maßnahmen.

Die Ergebnisevaluation der ergotherapeutischen Behandlung ist ein wichtiger Indikator für die Entscheidung, ob das Behandlungsziel erreicht oder verfehlt wurde. Je nach Ergebnis werden die nächsten notwendigen Schritte des weiteren Behandlungsablaufs festgelegt.

Ausrichtung der ergotherapeutischen Prozesse an Zielen
Die Entscheidungen für die jeweils durchzuführenden ergotherapeutischen Prozesse werden nicht nur von den ergotherapeutischen Zielen, sondern auch von den Einrichtungszielen und der Ausrichtung auf den kontinuierlichen Verbesserungsprozess (KVP) bestimmt.

2.5.5 Notwendigkeit und Bedeutung von Standards

> ***Standards:*** Vereinheitlichung bestimmter Vorgehensweisen in der (ergotherapeutischen) Praxis.

Dies umfasst die Konzeption, Dokumentation und Anwendung von Verfahrensanweisungen und gegebenenfalls erläuternden Leitlinien. Standards einzuhalten bedeutet vereinfacht gesagt, dass alle Mitarbeiter die gleichen Arbeitsschritte auf gleiche Art und Weise abhandeln. Durch die Entwicklung von Leitlinien ist eine stärkere Evidenzbasierung (Kap. 1.15) – und dadurch eine Verbesserung der Ergebnisse in der Ergotherapie – zu erwarten.

Standards können entweder extern vorgegeben sein (z. B. von Berufsverbänden, Stenzel 2004) oder einrichtungs- bzw. abteilungsintern festgelegt werden. Der Erfolg bei der Entwicklung eigener Standards als Mittel zur Qualitätsverbesserung hängt unter anderem wesentlich von der aktiven Einbeziehung aller beteiligten Mitarbeiter ab.

QM-Systeme benötigen Standards als Fixpunkt, um Diskrepanzen in den unterschiedlichen Dienstleistungsbereichen festzustellen. Ein Standard kann die folgenden unterschiedlichen Dimensionen haben:

- Er fixiert bestimmte Arbeitsschritte für bestimmte Diagnosen.
- Er legt das Vorhandensein konkreter Unterlagen zu bestimmten Behandlungszeiten fest.
- Er gibt für einzelne Behandlungsprozesse die Mindestanzahl der Assessments vor.

Ein zentrales Mittel zur Verifizierung von Standards sind Überprüfungen, mit deren Hilfe festgestellt wird, ob die vorgegebenen Verfahren auch eingehalten werden (Hagedorn 1995).

2.5.6 Ausblick

QM ist nicht nur eine vom Gesetzgeber auferlegte Pflicht, sondern bietet auch deutliche Ansätze zur Leistungsverbesserung auf allen Ebenen. Letztlich wird die Einführung eines QM-Systems im Wettbewerb mit anderen Anbietern von Gesundheitsdienstleistungen über den Verbleib am Markt entscheiden. Kostenträger fordern vehement konkrete Effektivitätsnachweise bei gleichzeitiger Kostenreduzierung. Dies erfordert ganzheitliche Ansätze bei der Betrachtung der gesamten Einrichtung. Dass damit ein erheblicher Mehraufwand an Ressourcen finanzieller und personeller Art (z. B. durch die Dokumentationsanforderungen) verbunden ist, soll nicht verschwiegen werden.

Die hier beschriebene Einführung in die Grundlagen und Bedeutung des Qualitätsmanagements zeigt eines sehr deutlich:

! Reformen der traditionellen ergotherapeutischen Abläufe sind notwendig. Sie sind aber nur möglich, wenn in der gesamten Einrichtung eine Qualitätsmanagementkultur besteht und gelebt wird.

Die Kommunikation mit den anderen Berufsgruppen und Bereichen, das Überbrücken und Glätten von Schnittstellen zwischen Behandlungs- und administrativen Prozessen sowie eine gemeinsame Zielfindung tragen nicht nur zum Erfolg bei den Bemühungen um Qualitätssicherung und -verbesserung bei, sondern sie machen diese überhaupt erst möglich.

Literatur

Allgemeines zu Behandlungsprozessen, Phasen des Therapieprozesses, Handlungsorientierte Sichtweisen im ergotherapeutischen Prozess

AOTA, American Occupational Therapy Association. Occupational Therapy Practice Framework: Domain & Process. Bethesda: AOTA Press; 2002.

Baron K, Kielhofner G, Goldhammer V, Wolenski J. Occupational Self Assessment (OSA) (deutsche Übersetzung: Reinhartz S). Köln: Edition vita activa; 2000.

Berding J, Winkelmann I. Der ergotherapeutische Prozess. In: DVE (Deutscher Verband der Ergotherapeuten e.V.)/Miesen M, Hrsg. Berufsprofil Ergotherapie 2004. Idstein: Schulz-Kirchner; 2004.

Buser K, Schneller T, Wildgrube K. Medizinische Psychologie – Medizinische Soziologie. 5. Auflage. München, Jena: Urban & Fischer; 2003.

Chapparo C, Ranka J. Das Occupational Performance Model (Australia): Eine Beschreibung von Konstrukten und Struktur (deutsche Übersetzung: Arbeitskreis Modelle und Theorien Wien). In: Arbeitskreis Modelle und Theorien Wien, Hrsg. OPM – Occupational Performance Model (Australia). Idstein: Schulz-Kirchner (Original erschienen 1997); 2004.

Christiansen CH, Baum CM. Person-Environment Occupational Performance – A Conceptual Model for Practice. In: Christiansen CH, Baum CM. Occupational Therapy: enabling function and wellbeing. 2nd edition. Thorofare: SLACK Incorporated; 1997.

Cohn ES, Schell BAB, Neistadt ME. Introduction to Evaluation and Interviewing. In: Crepeau EB, Cohn ES, Schell BAB. Willard & Spackman's Occupational Therapy. 10th Edition. Philadelphia, Baltimore, New York: Lippincott Williams & Wilkins; 2003.

DVE, Ferber R, Gans M, Hrsg. Indikationskatalog Ergotherapie. Idstein: Schulz-Kirchner; 2004.

Fischer A, Steinhagen A. Die betätigungsorientierte Befunderhebung in der Ergotherapie. Ergotherapie – Zeitschrift für angewandte Wissenschaft. 2004; 1: 28.

Forsyth K, Kielhofner G. Putting Theory into Practice. In: Kielhofner G. A Model of Human Occupation: Theory and Application. Third Edition. Philadelphia, Baltimore: Lippincott Williams & Wilkins; 2002.

Golledge J. Distinguishing between Occupation, Purposeful Activity and Activity, Part 1: Review and Explanation. British Journal of Occupational Therapy. 1998; 3: 100–105.

Hagedorn R. Tools for Practice in Occupational Therapy. Edinburgh, London, New York: Churchill Livingstone; 2000a.

Hagedorn R. Ergotherapie – Theorien und Modelle. Die Praxis begründen (deutsche Übersetzung: Dehnhardt B, Dehnhardt J). Stuttgart, New York: Thieme (Original erschienen 1991); 2000b.

Holm MB, Rogers JC, Stone RG. Person-Task-Environment Interventions: A Decision-Making Guide. In: Crepeau EB, Cohn ES, Schell BAB. Willard & Spackman's Occupational Therapy, 10th Edition. Philadelphia, Baltimore, New York: Lippincott Williams & Wilkins; 2003.

Ideishi RI. Influence of Occupation on Assessment and Treatment. In: Perspectives in Human Occupation -- Participation in Life. Philadelphia, Baltimore, New York: Lippincott Williams & Wilkins; 2003.

Kielhofner G. Habituation: Patterns of Daily Occupation. In: Kramer P, Hinojosa J, Royeen CB. A Model of Human Occupation: Theory and Application. Third Edition. Philadelphia, Baltimore: Lippincott Williams & Wilkins; 2002.

Kolster F. Therapieziele. In: Habermann C, Kolster F. Ergotherapie im Arbeitsfeld Neurologie. Stuttgart, New York: Thieme; 2002.

Kolster F, Habermann C. Ergotherapeutische Befunderhebung. In: Scheepers C, Steding-Albrecht U, Jehn P. Ergotherapie – Vom Behandeln zum Handeln, Lehrbuch für die theoretische und praktische Ausbildung, 2. Auflage. Stuttgart, New York: Thieme; 2000.

Miesen M, Christopher A, Mentrup C. Begriffsbestimmung Ergotherapie. In: DVE (Deutscher Verband der Ergotherapeuten e.V.)/Miesen M. Berufsprofil Ergotherapie 2004. Idstein: Schulz-Kirchner; 2004.

Parkinson S, Forsyth K, Kielhofner G. Das „Model of Human Occupation Screening Tool" (MOHOST) (deutsche Übersetzung: Adler C et al.). Dortmund: Verlag Modernes Lernen; 2005.

Reed KL, Sanderson SN. Concepts of Occupational Therapy. Philadelphia, Baltimore, New York: Lippincott Williams & Wilkins; 1999.

Reichel K. Ergotherapie systematisch beschreiben und erklären – das AOTA-Framework als Beitrag zur Systematisierung der deutschen Ergotherapie. Idstein: Schulz-Kirchner; 2005.

Rentsch HP. Grundlagen der „International Classification of Functioning, Disability and Health". In: Tesak J. ICF in der Rehabilitation – Die praktische Anwendung der internationalen Klassifikation der Funktionsfähigkeit, Behinderung und Gesundheit im Rehabilitationsalltag. Idstein: Schulz-Kirchner; 2005.

Romein E. Ist die Verbesserung von Feinmotorik ein ergotherapeutisches Therapieziel? Ergotherapie & Rehabilitation. 2004; 6; 5–13.

Scheiber I. Ergotherapie in der Psychiatrie. 2. Auflage. Troisdorf: Bildungsverlag EINS – Stam; 1996.

Trombly CA. Occupation: Purposefulness and Meaningfulness as Therapeutic Mechanisms. The American Journal of Occupational Therapy. 1995; 10: 960–972.

Klientenzentrierter Ansatz

Bernard P. Implications of client-centred counselling for nursing practice. Nursing times. 1995; 91: 35.

Blank AE, Horowitz S, Matza D. Quality with a human face? The Samuels Planetree model hospital unit. Journal on Quality Improvement. 1995; 21: 289.

BMGS, Bundesministerium für Gesundheit und Soziale Sicherung. http://www.patient-als-partner.de. Abgerufen: 10.10.05.

Canadian Association of Occupational Therapists. Enabling Occupation: An Occupational Therapy Perspective. Ottawa: CAOT Publications ACE; 1997.

Dietz A, Pörksen N, Voelzke W, Hrsg. Behandlungsvereinbarungen. Vertrauensbildende Maßnahmen in der Akutpsychiatrie. Bonn: Psychiatrie-Verlag; 1998.

Gage M; 1995. In: Law M, Ed. Client-Centred Occupational Therapy. Thorofare, NJ: Slack; 1998.

Gerteis M, Edgman-Levitan S, Daley J, Delbanco T; 1993. In: Law M, Ed. Client-Centred Occupational Therapy. Thorofare, NJ: Slack; 1998.

GwG, Gesellschaft für wissenschaftliche Gesprächspsychotherapie. Der Personenzentrierte Ansatz: Geschichte – Theorie – Praxis. http://www.gwg-ev.org. Abgerufen: 28.8.05.

Herzberg SR; 1990. In: Sumsion T, Hrsg. Klientenzentrierte Ergotherapie. Umsetzung in die Praxis. Stuttgart: Thieme; 2002.

Hobson SJG; 1996. In: Sumsion T, Hrsg. Klientenzentrierte Ergotherapie. Umsetzung in die Praxis. Stuttgart: Thieme; 2002.

Kirshner B, Guyatt G. A methodologic framework for assessing health indices. Journal of Chronic Diseases. 1985; 38: 27.

Law M, Baptiste S, Mills J. Client-centred practice: What does it mean and does it make a difference? Canadian Journal of Occupational Therapy. 1995; 62: 250.

Law M, Ed. Client-Centred Occupational Therapy. Thorofare, NJ: Slack; 1998.

Law M, Baptiste S, Carswell A, McColl MA, Polatajko H, Pollock N. Das Canadian Occupational Performance Measure-Handbuch; 1998. Deutsche Übersetzung: Köln: Selbstverlag, Edition vita activa, BTZ; 1999.

Lewis AB, Spencer JH, Haas GL, DiVittis A. Goal attainment scaling: relevance and replicability in follow-up of inpatients. Journal of Nervous and Mental Disorders: 1987; 175: 408.

Lloyd C. The process of goal setting using goal attainment scaling in a therapeutic community. Occupational Therapy in Mental Health. 1986; 6(3): 19.

Ottenbacher K, Cusick A. Discriminative versus evaluative assessment: some observations on goal attainment scaling. American journal of Occupational Therapy. 1993; 47: 349.

Raatikainen R; 1994. In: Sumsion T, Hrsg. Klientenzentrierte Ergotherapie. Umsetzung in die Praxis. Stuttgart: Thieme; 2002.

Rogers CR. Die nicht-direktive Beratung. München: Kindler; 1942/1972.

Rosenbaum P, King S, Law M, King G, Evans J. Family-centred service: A conceptual framework and research review. Physical & Occupational Therapy in Pediatrics. 1998: 18; 1.

Shelton TL, Jeppson ES, Johnson BH. Underlining family-centred care for children with special health care needs. Washington DC: Association for the Care of Children's Health; 1987.

Sumsion T, Hrsg. Klientenzentrierte Ergotherapie. Umsetzung in die Praxis. Stuttgart: Thieme; 2002.

Townsend E, Ed. Enabling Occupation: An Occupational Therapy Perspective. Ottawa: Canadian Association of Occupational Therapy; 2002.

Qualitätsmanagement (QM): Grundlagen und Bedeutung für die Ergotherapie

CEN, Comité Européen de Normalisation (Europäisches Komitee für Normung). Qualitätsmanagementsysteme – Anforderungen (ISO 9001:2000). In: Deutsche Gesellschaft für Qualität e.V. (DGQ): Normen zum Qualitätsmanagement. Berlin: Beuth-Verlag; 2003.

Gans M. Qualitätsmanagement im Krankenhaus. In: Miesen M, Hrsg. Berufsprofil Ergotherapie. Idstein: Schulz-Kirchner-Verlag; 2004.

Hagedorn R. Management of Resources. In: Hagedorn R, Hrsg. Occupational Therapy Perspectives and Processes. London: Churchill Livingstone; 1995.

Laufer ME. Qualitätssicherung und Qualitätsmanagement in der Medizinischen Rehabilitation. Regelung des SGB IX und ihre Konsequenzen für die Leistungsanbieter. In: DEGEMED (Deutsche Gesellschaft für medizinische Rehabilitation): Sozialgesetzbuch Neun (SGB IX) Rehabilitation und Teilhabe behinderter Menschen. Vorträge und Stellungnahmen einer Veranstaltung der Deutschen Gesellschaft für medizinische Rehabilitation, Juni 2001, S. 77–90, unveröffentlicht.

SGB V: Gesetzliche Krankenversicherung. München: DTV-Beck; 2005.

SGB IX: Rehabilitation und Teilhabe behinderter Menschen. München: DTV-Beck; 2006.

Spendolini MJ. The Benchmarking Book. New York: AMACOM; 1992.

Stenzel T. Qualitätsmanagement-Konzept für ergotherapeutische Praxen. In: Miesen M, Hrsg. Berufsprofil Ergotherapie. Idstein: Schulz-Kirchner; 2004.

3 Arbeitsfelder und Behandlungsverfahren

Inhalt:

Clara Scheepers

Dieses Kapitel hat eine Brückenfunktion. Es gibt eine grobe Übersicht gängiger ergotherapeutischer Arbeitsfelder und Behandlungsverfahren und leitet damit zu den nachfolgenden Kapiteln über. Diese Orientierung an der heute von Ergotherapeuten gelebten Arbeitswelt, die noch stark vom kurativen, rehabilitativen Denken geprägt ist, wird eingeleitet von einer systematischen Beschreibung der Ergotherapie. Der Beitrag leistet eine notwendige kritische Bestandsanalyse bislang verwendeter und gewachsener Strukturmerkmale in der Ergotherapie. Historisch gesehen hat die Ergotherapie ihre Wurzeln auf der Ebene der Arbeitsfelder im klinischen Bereich. Es folgen daher zunächst Beiträge zur stationären, dann teilstationären und ambulanten Versorgung, in denen ergotherapeutische Maßnahmen angeboten werden. Ergotherapeuten arbeiten in diesen Arbeitsfeldern mit anderen Berufsgruppen zusammen, der notwendigen Kooperation an diesen Schnittstellen widmet sich ebenfalls ein Beitrag.

Auch wenn derzeit noch deutlich Kuration und Rehabilitation, also die medizinische Heilbehandlung, den Schwerpunkt des ergotherapeutischen Spektrums darstellen, muss ein Ausblick Richtung Prävention als zukünftiges weiteres Standbein ergotherapeutischer Betätigung gewagt und angedacht werden. Das Kapitel endet daher mit Ausführungen zur Prävention.

3.1 Systematische Beschreibungen der Ergotherapie

Kathrin Reichel

3.1.1 Ausgangslage

Das Feld der Ergotherapie umfassend und systematisch zu beschreiben und zu erfassen birgt gewisse Probleme. Die Ergotherapie ist ein praktisch gewachsener Beruf, der sich inhaltlich mit seinen Aufgaben und den Veränderungen in Gesellschaft und Gesundheitsversorgung sowie den daraus erwachsenden Anforderungen entwickelt hat und ist stetig gewachsen. Theoretisch scheint das komplexe Feld der Ergotherapie zunächst schwierig zu beschreiben zu sein, da sich die Theorieentwicklung für die Ergotherapie in Deutschland noch in den Anfängen befindet. Beyermann (2001) erschien diese Situation folgendermaßen:

„Das auffälligste Kennzeichen der Ergotherapie ist ihre Vielfältigkeit. Ergotherapie kann weder über spezifische Arbeitsfelder noch über spezielle Patientengruppen ein eigenständiges Profil bestimmen. Das Berufsbild weist einen Querschnittcharakter auf. Ergotherapie erscheint als zentrales Medium der Problemlösung (fast) aller nicht-grobmotorischen (Physiotherapie) und nicht-sprachlichen (Logopädie) Probleme im rehabilitativen Feld. [...] Somit ist Ergotherapie heute ein weites und unübersichtliches Terrain“ (Beyermann 2001, S. 282f).

Um dieses „weite Terrain“ übersichtlicher, fassbarer und erforschbarer zu machen, müssen systematische Beschreibungen von Ergotherapie auch aus der Berufsgruppe heraus formuliert, diskutiert und fortlaufend weiterentwickelt werden. Die Bedeutung eines Berufsprofils für die Ergotherapie im deutschen und internationalen Kontext, Praxismodelle der Ergotherapie und Darstellungen der Ergotherapie innerhalb der Medizin und der Ausbildung werden in diesem Beitrag in ihrer systematisierenden Funktion vorgestellt und diskutiert.

3.1.2 Orientierungsfunktion systematischer Beschreibungen und eines Berufsprofils

Einem Berufsprofil kommt besondere Bedeutung zu. Es stellt eine systematische Beschreibung des ergotherapeutischen Feldes und der Berufsidee dar und trägt damit zur beruflichen Identität von Ergotherapeuten bei (Kap. 1.4). Aus einem Profil wird ableitbar, was Kern- bzw. Randbereiche der Berufsausübung sind. Zudem können darüber Wissensbereiche identifiziert werden, die für die Ergotherapie von Bedeutung sind, was z. B. handlungsleitend für den Ausbildungsbereich sein kann. Eine sprachliche Erfassung dessen, was Ergotherapeuten wo und wie tun, ist ebenfalls notwendig, um das Qualitätsmanagement in der Praxis zu unterstützen. Dadurch wird Ergotherapie transparenter, nachvollziehbarer und allen Zielgruppen (z. B. Lernenden, Kostenträgern, Klienten) besser vermittelbar. Gleichzeitig kann sie qualitativ besser bewertet werden, was die berufsinterne Reflexion über die eigene Praxis unterstützt. Nach außen stellen diese Beschreibungen berufspolitisch eine grundlegende Basis für Kostenverhandlungen zur Verfügung.

Die theoretisch-wissenschaftliche Reflexion über den der Ergotherapie eigenen Gegenstand und ihr Profil in Abgrenzung zu anderen Berufen hat in Deutschland erst in den letzten Jahren begonnen. International gesehen wie z. B. in Darstellungen des Weltverbandes (World Federation of Occupational Therapists WFOT) wird die besondere Kompetenz und Perspektive der Ergotherapie über Betätigung (engl. *Occupation)* definiert:

“Occupational therapy is a profession concerned with promoting health and well being through occupation. The primary goal of occupational therapy is to enable people to participate in the activities of everyday life” (WFOT 2005).

Im Verständnis des Weltverbandes ist demnach „Ergotherapie ... eine Profession, die sich damit beschäftigt, Gesundheit und Wohlbefinden durch Betätigung zu fördern. Das primäre Ziel von Ergotherapie ist, Menschen zu ermöglichen, an Aktivitäten des täglichen Lebens teilzuhaben.“ (Übers. d. Autorin). „Occupation“ als ergotherapeutischer Fachterminus wird hier vorrangig mit „Betätigung“ übersetzt in Übereinstimmung mit Übersetzungen der AG Modelle und Theorien Deutschland, den Herausgebern des Fachwörterbuchs Ergotherapie (2004). An diese Sichtweise, Betätigung in den Mittelpunkt zu stellen, lehnt sich auch das Berufsprofil Ergotherapie (DVE 2004) in der überarbeiteten Definition Ergotherapie und der dazugehörigen Begriffsbestimmung an (Kap. 1.1.2). Aus der oben genannten Definition des WFOT leitet sich ein in Deutschland aktuell wenig ausgeprägtes Arbeitsfeld für Ergotherapeuten ab: Die Gesundheitsförderung und Prävention (Kap. 3.7).

3.1.3 Betätigung im Zentrum von Beschreibungen der Ergotherapie

Stellt man die menschliche Betätigung in den Mittelpunkt der Ergotherapie (Kap. 1.1 Definition des Berufes), wird eine Beschreibung des ergotherapeutischen Fokus möglich. Diese Sichtweise findet sich in vielen ergotherapeutischen Praxismodellen (Kap. 1.10 ff.). Verschiedene ergotherapeutische Modellvorstellungen liefern unterschiedliche Möglichkeiten, den ergotherapeutischen Gegenstand, ihren Kern (aus der zentralen Perspektive der Betätigung heraus) zu beschreiben. Ein dahingehender systematischer Vergleich der ergotherapeutischen Modelle findet sich in Kapitel 1.11. Das AOTA-Framework, in dem der Gegenstand der Ergotherapie und der therapeutische Prozess dargestellt werden, liefert in diesem Zusammenhang eine modellunabhängige differenzierte Terminologie und insofern zahlreiche Anregungen für Systematisierungen der Ergotherapie (Reichel 2005, Kap. 1.1.2, 1.11).

3.1.4 Beschreibung der Ergotherapie in medizinischen Fachgebieten

Innerhalb des medizinischen Versorgungssystems sind die Arbeitsbereiche in medizinische Fachgebiete bzw. Subdisziplinen aufgeteilt. An diese Systematisierung lehnen sich Darstellungen der Ergotherapie des Deutschen Berufsverbandes für Ergotherapeuten (DVE) an. In einer Infobroschüre gliedert sich die Ergotherapie in (DVE 2005):

- Ergotherapie in der Pädiatrie,
- Ergotherapie in der Neurologie,
- Ergotherapie in der Geriatrie,
- Ergotherapie in der Orthopädie,
- Ergotherapie in der Psychiatrie und der
- Ergotherapie in der Arbeitstherapie.

Doch eine solche Systematisierung entlang der medizinischen Fachbereiche kann niemals den Zuständigkeits- und Gegenstandsbereich der Ergotherapie vollständig erfassen, sondern nur denjenigen innerhalb des medizinischen Versorgungssystems. Problematisch an dieser Einteilung ist, dass der ergotherapeutische Zuständigkeitsbereich *nicht* die Gesundheitsstörung oder Krankheit selbst darstellt, die innerhalb dieser Fachbereiche erfasst wird. Vielmehr liegt er auch auf der Ebene der Folgeerscheinungen von Gesundheitsstörungen.

Beispiel: Die Beschreibung einer Angststörung reicht nicht aus, um ein ergotherapeutisches Angebot zu beschreiben, es sind die Folgeerscheinungen der Angststörung, z. B. nicht mehr einkaufen gehen zu können, die im Zentrum der Ergotherapie stehen.

Anders gesagt liegt eine Indikation für Ergotherapie sinnvollerweise niemals ausschließlich als medizinische Diagnose (aus einem medizinischen Fachbereich) vor, sondern lässt sich z. B. mit Schwierigkeiten im Handlungsbereich beschreiben, d. h. als Störung auf der Ebene der Funktion, Aktivität oder Partizipation im Sinne der International Classification of Functioning, Disability and Health (ICF) (Kap. 1.9).

! Insofern besteht die Notwendigkeit der „Übersetzung" einer medizinischen Diagnose in eine ergotherapeutische Diagnose, da sich die Medizin und die Ergotherapie unterschiedlichen Gegenstandsfeldern zuwenden.

Konkrete Beschreibungen von Einschränkungen beim Ausführen von Betätigungen, z. B. in der Bewältigung bestimmter Aktivitäten des täglichen Lebens, stellen die ergotherapeutische Diagnose dar, nicht die Krankheitssymptome an sich.

In der oben genannten DVE-Broschüre wird diese Inkongruenz der zwei Systematiken deutlich: Die Arbeitstherapie wird als eigener „Fachbereich" aufgelistet, findet aber als einziger keine Entsprechung in der Systematik medizinischer Subdisziplinen. Ein konkretes Beispiel für das „Nichtzutreffen" der medizinischen Systematik (für die Ergotherapie) ist der ergotherapeutische Arbeitsbereich mit erwachsenen Mehrfachbehinderten.

Beispiel: Bei erwachsenen Mehrfachbehinderten liegt u. U. keine medizinische Krankheitsdiagnose vor, trotzdem kann aber ein ergotherapeutischer Behandlungsbedarf bestehen (auf der Ebene von Folgeerscheinungen von Gesundheitsstörungen und Behinderungen).

Für Darstellungen der Ergotherapie außerhalb der medizinischen Subdisziplinen, z. B. für Ergotherapie im Bildungsbereich (z. B. an Schulen), zur Unterstützung der Lebensführung chronisch kranker Menschen oder im Rahmen von Primärprävention und Gesundheitsförderung reicht die o.g. Darstellung daher nicht aus.

In diesem Lehrbuch haben sich die Herausgeber für eine Beschreibung des ergotherapeutischen Feldes durch so genannte *Behandlungsverfahren* entschieden, was der Ausbildungs- und Prüfungsverordnung für Ergotherapeuten (AprV) in Deutschland entspricht. Diese Klassifikation knüpft an unterschiedliche Differenzierungsgesichtspunkte (Organsysteme bzw. Krankheitssymptome und therapeutisches Angebot) der medizinischen Subdisziplinen an. Danach wird Ergotherapie über Behandlungsverfahren beschrieben.

Ergotherapeutische Behandlungsverfahren nach der Ausbildungs- und Prüfungsverordnung für Ergotherapeuten (AprV 2000):

- motorisch-funktionelle Behandlungsverfahren,
- neurophysiologische und neuropsychologische Behandlungsverfahren,
- psychosoziale Behandlungsverfahren,
- arbeitstherapeutische Verfahren und
- adaptive Verfahren.

> **!** Diese Verfahrenssystematik stellt historisch eine Weiterentwicklung von der Orientierung der Ergotherapie an medizinischen Anwendungsgebieten hin zu einer Methodisierung als Behandlungsverfahren dar. Vor dem Hintegrund der medizinischen Diagnose ist eine ergotherapeutische Diagnose zu stellen.

Dadurch, dass nach unterschiedlichen Gesichtspunkten gegliedert wird, ist eine ergotherapeutische Intervention nur im Schwerpunkt, aber nicht abgrenzbar zu anderen Verfahren beschreibbar. Psychosoziale Behandlungsverfahren sind z. B. auch innerhalb der anderen genannten Verfahren relevant und nutzbar (Beyermann 2001).

3.1.5 Systematik der Heilmittelrichtlinien

Die Leistungen bzw. Maßnahmen der Ergotherapie, die von gesetzlichen Krankenkassen finanziert werden, sind in den Heilmittelrichtlinien (§ 92 SGB V) vereinbart. Ergotherapeutische Leistungen außerhalb des medizinischen Versorgungs- und Vergütungssystems können darüber hinaus nicht beschrieben werden. Maßnahmen der Ergotherapie umfassen in den Heilmittelrichtlinien (§ 92 SGB V):

- motorisch-funktionelle Behandlung,
- sensomotorisch-perzeptive Behandlung,
- Hirnleistungstraining/neuropsychologisch orientierte Behandlung,
- psychisch-funktionelle Behandlung,
- therapieergänzende Maßnahmen,
  - Thermotherapie (Wärme-/Kältetherapie),
  - Herstellung und Anpassung temporärer ergotherapeutischer Schienen.

Zusammenfassung

Ergotherapie in Deutschland wird vielfach innerhalb des medizinischen Versorgungsbereichs klassifiziert. Um den ergotherapiespezifischen Blickwinkel darzustellen, muss die Ergotherapie ihr Angebot aus der Perspektive auf die Betätigung (unserer Klienten) beschreiben. Ergotherapeutische Praxismodelle und Occupational Science können dabei unterstützen, die ergotherapeutische Perspektive auch Berufsfremden zu verdeutlichen.

3.2 Stationäre Versorgung in der Kuration und Rehabilitation

Clara Scheepers

Die Geschichte der Ergotherapie beginnt in Deutschland mit der stationären Versorgung von psychiatrischen Patienten. Nach dem Krieg folgen mit der Versorgung von Kriegsverletzten die Entwicklung orthopädischer Behandlungsverfahren sowie beschäftigungstherapeutischer Maßnahmen für Lungenerkrankte in Sanatorien. Der DVE gibt heute an, dass es statistisch ca. 35000 praktizierende Ergotherapeuten gibt (DVE 2004a). Lange Zeit nahm man an, dass die meisten Ergotherapeuten im stationären und teilstationären Bereich arbeiten. Angesichts des umfangreichen Stellenabbaues in den entsprechenden Einrichtungen wuchs im ambulanten Sektor der Anteil freiberuflich tätiger und beschäftigter Ergotherapeuten stetig. Ergotherapeutische Tätigkeitsbereiche finden sich in

- Krankenhäusern,
- Rehabilitationskliniken,
- Kurkliniken,
- teilstationären Einrichtungen,
- Sonderkindergärten,
- Sonderschulen,
- Werkstätten,
- Tagesstätten, Altenpflegeheimen,
- ambulanten Rehabilitationszentren und in
- Praxen.

Die Arbeitsfelder der Ergotherapeuten haben sich analog der Entwicklung in den stationären medizinischen Versorgungsfeldern weiter ausdifferenziert. Im Wesentlichen arbeiten angestellte Ergotherapeuten in klinischen, medizinischen und rehabilitativen Bereichen sowie komplementär zur pflegerischen und sozialen Betreuung oder Lebensbegleitung bei geistigen, psychischen, körperlichen und Mehrfachbehinderungen. Die nachstehende Auflistung **Tab. 3.1** zeigt, dass es z.B. innerhalb des Arbeitsfeldes Neurologie fließende Übergänge zu den Bereichen Neurochirurgie, Neuropsychologie gibt, die in der Folge zu völlig unterschiedlichen ergotherapeutischen Maßnahmen führen.

3.2.1 Ergotherapeutische Arbeitsfelder in der stationären Versorgung

- *Arbeitsfeld Neurologie, Neuropsychologie, Neurochirurgie*: Zu diesem Arbeitsfeld zählen alle Erkrankungen des zentralen und peripheren Nervensystems sowie Folgezustände nach neurochirurgischen Eingriffen. Teilweise fließen Folgeerkrankungen aus dem Bereich der Inneren Medizin und Onkologie mit ein (z.B. Zustand nach Apoplex oder nach Hirntumor).
- *Arbeitsfeld Psychiatrie* (mit den Unterabteilungen Allgemeinpsychiatrie, Psychosomatik, Suchtbehandlung, Kinder- und Jugendpsychiatrie, Gerontopsychiatrie, Forensische Psychiatrie): Dieses Arbeitsfeld umfasst alle seelischen Störungen im Erwachsenen-, Kindes- und Jugendalter, von älteren Menschen sowie im Maßregelvollzug von psychisch kranken Rechtsbrechern.
- *Arbeitsfeld Pädiatrie, Neuropädiatrie*: Die Pädiatrie umfasst alle Erkrankungen im Kindesalter auch aus den Bereichen Onkologie, Innere Medizin, Orthopädie sowie Neuropädiatrie als Besonderheit der Neurologie.
- *Arbeitsfeld Orthopädie, Traumatologie, Chirurgie:* Alle Knochen-, Gelenk-, Muskel- und Weichteilerkrankungen werden der Orthopädie zugeordnet, alle gesundheitlichen Beeinträchtigungen nach z.B. Unfällen, Kompressionen, Verbrennungen sowie Operationen des Stütz- und Bewegungssystems der Traumatologie/Chirurgie.
  - *Rheumatologische Erkrankungen* werden teilweise in einem eigenen Arbeitsfeld zusammengefasst oder der Orthopädie zugeschrieben.
- *Arbeitsfeld Geriatrie, Neurogeriatrie bzw. Geriatrische Rehabilitation, Altenpflege*: Alle Erkrankungen in diesem Arbeitsfeld betreffen den alten Menschen, häufig ergeben sich dabei multimorbide Krankheitszustände, die letztlich ein eigenständiges Leben im alten Wohnfeld beenden.
- *Arbeitsfeld Geistige, Psychische und Mehrfachbehinderung:* Behinderte Menschen leben, wenn das familiäre Umfeld nicht mehr für sie sorgen kann, sie aber eine weitgehende Betreuung brauchen, in Wohn- und Pflegeheimen. Diese zählen im erweiterten Sinne zur stationären Versorgung, auch wenn hier andere Kostenträger wie Wohlfahrtsverbände zum Tragen kommen.

- *Angrenzende Arbeitsfelder:* Beispielsweise Ergotherapie in der *Palliativmedizin,* in der ergotherapeutische Ansätze zur Verbesserung der Lebensqualität oder zum Ausdruck von Selbstbestimmtheit und eigenen kreativen Potenzialen genutzt werden.

3.2.2 Verlaufsphasen im Rahmen der stationären Behandlung

Die Aufgabengebiete der einzelnen medizinisch-rehabilitativen Fachbereiche lassen sich nicht nur nach der körperlichen Lokalisierung der Erkrankung oder dem Alter der Klientel, sondern auch den Verlaufsphasen des Krankheitsgeschehens systematisieren. Im Bereich der Neurologie empfiehlt z. B. die Bundesarbeitsgemeinschaft für Rehabilitation (BAR) unter dem Gebot des frühestmöglichen Einsatzes von rehabilitativen Bemühungen folgende Phaseneinteilung für den Rehabilitationsprozess, was hier beispielhaft für den Anschluss von Behandlungs- oder Rehabilitationsmaßnahmen stehen sollte, entsprechend dem Hilfebedarf des einzelnen Klienten (BAR 1995):

- Akutbehandlungsphase;
- Behandlungs-/Rehabilitationsphase, in der noch intensivmedizinische Behandlungsmöglichkeiten vorgehalten werden müssen;
- Behandlungs-/Rehabilitationsphase, in der die Patienten bereits in der Therapie mitarbeiten können, aber noch kurativ-medizinisch und mit hohem pflegerischen Aufwand betreut werden müssen;
- Rehabilitationsphase nach Abschluss der Frühmobilisation (medizinische Rehabilitation im bisherigen Sinn);
- Behandlungs-/Rehabilitationsphase nach Abschluss einer intensiven medizinischen Rehabilitation – nachfolgende Rehabilitationsleistungen und berufliche Rehabilitation;
- Behandlungs-/Rehabilitationsphase, in der dauerhaft unterstützende, betreuende und/oder zustandserhaltende Leistungen erforderlich sind.

In den frühen Phasen orientiert sich die ergotherapeutische Arbeit auf der Schädigungsebene an den konkreten Funktionsstörungen. Im weiteren Verlauf muss sie entsprechend der zunehmenden Eigenständigkeit des Klienten die therapeutische Aufgabe am Ziel der Partizipation ausrichten, d. h. Betätigungen anbahnen, die bedeutungsvoll für die Teilhabe des Klienten in seinem gewünschten Umfeld sind.

In den anderen Arbeitsfeldern z. B. bei chronisch Erkrankten, Behinderten und in der Palliativmedizin kann die Ergotherapie begleitend eingesetzt werden zur Erhaltung weitestgehender Autonomie und Selbstbestimmung, Alltagskompetenzen, interaktiver Fähigkeiten.

3.2.3 Ergotherapeutische Behandlungsverfahren in stationären Arbeitsfeldern

Zu den ergotherapeutischen Behandlungsverfahren analog der Einteilung in der APrV (DVE 2006) gehören

- motorisch-funktionelle Behandlungsverfahren (Kap. 4),
- neurophysiologische Behandlungsverfahren (Kap. 5),
- neuropsychologische Behandlungsverfahren (Kap. 5),
- psychosoziale Behandlungsverfahren (Kap. 6),
- arbeitstherapeutische Behandlungsverfahren (Kap. 7),
- adaptive Behandlungsverfahren (Kap. 8).

Die patientenbezogenen Leistungen und Behandlungsverfahren in einer Klinik werden meist unter anderen Bezeichnungen geführt, die sich in den klinischen Arbeitsfeldern entwickelt haben. Die Aufgaben der Ergotherapeuten im stationären Rahmen umfassen neben den patientenbezogenen Leistungen in Form von Behandlungsverfahren auch mittelbar patientenbezogene Leistungen, die als Bestandteile der Behandlung notwendig sind, z. B. Verwaltungsarbeiten, Dokumentation, Visiten, Teambesprechungen, Materialbeschaffungen oder interne Fortbildungen.

Angesichts der Einführung des Vergütungssystems DRGs (Kap. 1.4) sind alle klinisch tätigen Ergotherapeuten gefordert, die mittelbar und direkt patientenbezogenen Leistungen konsequent zu erfassen. In Anlehnung an die Ausführungen des Indikationskataloges Ergotherapie (DVE 2004) werden nachfolgend patientenbezogene Leistungen den einzelnen medizinischen Fachbereichen zugeordnet. Auch wenn in vielen Fachbereichen unterschiedliche Terminologien für Behandlungsangebote gewachsen sind oder genutzt werden (z. B. Kreativtherapie, Konzentrationsgruppe, Kochgruppe), macht es dennoch Sinn, diese den übergeordneten Begriffen der in den Heilmittelrichtlinien festgeschriebenen

Tab. 3.1 Leistungsarten und Behandlungsverfahren in den Arbeitsfeldern der Ergotherapie in Anlehnung an die Heilmittelrichtlinien (Auszug der Leistungsarten aus der patientenbezogenen Leistungserfassung für das krankenhausinterne Leistungserfassungssystem, DVE 2004).

Leistungsarten und Behandlungsverfahren	Neurologie	Neuropsychologie	Neurochirurgie	Allgemeine Psychiatrie	Psychosomatik	Kinder- u. Jugendpsychiatrie	Sucht	Gerontopsychiatrie
Befunderhebung	X	X	X	X	X	X	X	X
Motorisch-funktionelle Einzelbehandlung			X					
Motorisch-funktionelle Akut-/Intensiv-Einzelbehandlung			X					
Motorisch-funktionelle Gruppenbehandlung								
Sensomotorisch-perzeptive Einzelbehandlung	X	X	X			X		X
Sensomotorisch-perzeptive Akut-/Intensiv-Einzelbehandlung	X	X	X			X		
Sensomotorisch-perzeptive Gruppenbehandlung	X	X						
Psychisch-funktionelle Einzelbehandlung		X		X	X	X	X	X
Psychisch-funktionelle Akut-/Intensiv-Einzelbehandlung				X	X	X		
Psychisch-funktionelle Gruppenbehandlung				X	X	X	X	X
Hirnleistungstraining, neuropsychologisch orientierte Einzelbehandlung		X	X	X			X	X
Hirnleistungstraining, Gruppenbehandlung		X		X			X	X
ATL-Einzelbehandlung	X	X	X	X			X	X
ATL-Gruppenbehandlung	X			X			X	
Hilfsmittelberatung, -versorgung, -anpassung und -training (auch Prothesen)	X		X					
Herstellung, Anpassung und Korrektur temporärer Schienen	X		X					
Belastungstraining, Einzelbehandlung	X	X	X	X			X	
Belastungstraining, Gruppenbehandlung	X			X			X	
Beratung zur Integration im häuslichen/beruflichen Umfeld	X	X		X		X		X
Angehörigenberatung	X	X	X	X		X	X	X

Tab. 3.1 Fortsetzung

Leistungsarten und Behandlungsverfahren	Forensische Psychiatrie	Pädiatrie, Neuropädiatrie	Orthopädie	Traumatologie, Chirurgie	Geriatrie/ Neurogeriatrie	Altenpflegeheim	Geistig und psychisch Behinderte	Mehrfach Behinderte
Befunderhebung	X	X	X	X	X	X	X	X
Motorisch-funktionelle Einzelbehandlung		X	X	X	X			
Motorisch-funktionelle Akut-/ Intensiv-Einzelbehandlung			X	X				
Motorisch-funktionelle Gruppenbehandlung			X	X				
Sensomotorisch-perzeptive Einzelbehandlung		X			X	X	X	X
Sensomotorisch-perzeptive Akut-/Intensiv-Einzelbehandlung		X			X			
Sensomotorisch-perzeptive Gruppenbehandlung		X			X	X	X	X
Psychisch-funktionelle Einzelbehandlung	X					X	X	X
Psychisch-funktionelle Akut-/ Intensiv-Einzelbehandlung							X	
Psychisch-funktionelle Gruppenbehandlung	X					X		
Hirnleistungstraining, neuropsychologisch orientierte Einzelbehandlung	X				X	X	X	X
Hirnleistungstraining, Gruppenbehandlung					X	X	X	X
ATL-Einzelbehandlung		X	X	X	X	X	X	X
ATL-Gruppenbehandlung			X		X	X		
Hilfsmittelberatung, -versorgung, -anpassung und -training (auch Prothesen)		X	X	X	X	X	X	X
Herstellung, Anpassung und Korrektur temporärer Schienen		X	X	X	X		X	
Belastungstraining, Einzelbehandlung	X		X	X				
Belastungstraining, Gruppenbehandlung	X		X					
Beratung zur Integration im häuslichen/beruflichen Umfeld		X	X	X	X	X	X	X
Angehörigenberatung		X	X	X	X	X	X	X

Behandlungsverfahren unterzuordnen, um eine Leistungserfassung zu ermöglichen, die bundesweit vergleichbar ist. Leistungen wie die Arbeitstherapie müssen ggf. der Bezeichnung „Belastungstraining" zugeordnet werden. Adaptive Leistungen fließen neben der Hilfsmittelversorgung in die motorisch-funktionellen wie auch sensomotorisch-perzeptiven Verfahren mit ein.

Tabelle. 3.1 ordnet die derzeit in den Heilmittelrichtlinien aufgeführten ergotherapeutischen Behandlungsmaßnahmen (DVE 2004) den wesentlichen Arbeitsfeldern zu. Ergänzt wurden die Maßnahmen der Heilmittelrichtlinien von den Gremien des DVE in Kooperation mit stationär tätigen Ergotherapeuten um folgende Leistungen:

- ATL (Aktivitäten des täglichen Lebens),
- Belastungstraining,
- Hilfsmittelversorgung,
- Umfeld- und Angehörigenberatung als eigenständige Leistungskomponenten.

Patientenbezogene Leistungen wie Dokumentation, Fallsupervision, Testauswertung u.a. wurden hier nicht als Leistungsarten aufgenommen.

3.3 Teilstationäre Versorgung und weitere Einrichtungen zur Ganztagsbetreuung

Elisabeth Rüter

In der teilstationären Versorgung und weiteren Einrichtungen zur Ganztagsbetreuung sind ergotherapeutische Arbeitsfelder sowie die damit verbundenen Behandlungsverfahren in folgenden Einrichtungen angesiedelt:

- Sonderkindergarten,
- Sonderschulen,
- Tageskliniken,
- Tagesstätten,
- Werkstätten für behinderte Menschen,
- Wohnheime für behinderte Menschen,
- berufliche Rehabilitation.

3.3.1 Sonderkindergarten

Kinder mit körperlichen, geistigen und/oder psychischen Entwicklungsstörungen sowie Sinnesbehinderungen besuchen häufig einen Sonderkindergarten. Hier arbeiten Ergotherapeuten in der Regel gruppenübergreifend. Die therapeutischen Maßnahmen erfolgen im Rahmen einer Einzelförderung bzw. unter speziellen Förderaspekten in Kleingruppen. Zur Festlegung der Behandlungsziele kommt es durch strukturierte und halbstrukturierte Interviews mit den Eltern sowie engen Bezugspersonen. Der Behandlungsstatus wird mit Hilfe von Fremdanamnesen, Fähigkeitsfragebögen, standardisierten Testverfahren, Screenings, Beobachtungen und Funktionstests erhoben.

Zu den ergotherapeutischen Aufgaben gehören z. B.:

- Unterstützung bei der Eingliederung in den Kindergartenalltag,
- Verbesserung des selbstständigen, problemlösenden Handelns in Bereichen, die für das Kind oder seine nahe Umwelt bedeutungsvoll sind,
- Förderung der Spielfähigkeit,
- Stärkung der psychisch-emotionalen sowie sozialen Kompetenzen,
- Förderung von Sensomotorik, Wahrnehmung und Bewegungsabläufen,
- Mund- und Esstherapie,
- Umfeldberatung, -gestaltung,
- Beratung von Eltern und Bezugspersonen,
- Hilfsmittelberatung sowie Erprobung und ggf. Anfertigung von Hilfsmitteln,
- Transfer der in der Ergotherapie erworbenen Fähigkeiten in die konkrete Lebenswirklichkeit des Kindes (DVE 2004).

3.3.2 Sonderschulen

Sonderschulpflichtige Kinder haben häufig bereits einen Sonderkindergarten besucht. Ihre Einschränkungen reichen von einer körperlichen oder geistigen bis hin zu schwerstmehrfacher Behinderung. Ergotherapie wird im Rahmen einer therapeutischen Einzelförderung oder unterrichtsbegleitend sowie ggf. in einer Kleingruppe durchgeführt (DVE 1997). Gemeinsam mit Pädagogen, Eltern und (soweit möglich) dem Kind werden Ziele entwickelt.

Die ergotherapeutischen Aufgabengebiete ähneln denen in einem Sonderkindergarten. Der Fokus kann aber z. B. auf die Förderung der Bewegungskoordination von Grob- und Feinmotorik im Rahmen von Alltagshandlungen und graphomotorischen Übungen oder die Entwicklung von Kompensationsstrategien zur Ausführung bedeutungsvoller Alltagsbetätigungen gerichtet sein. Viele Kinder benötigen, zumindest anfangs, klare, Sicherheit gebende Strukturen, häufige Wiederholungen und ritualisierte Abläufe.

In enger Zusammenarbeit mit den Pädagogen, Eltern und weiteren Betreuern unterstützen in der Ober- und Werkstufe tätige Therapeuten die Schüler bei der Vorbereitung auf ihr Leben nach der Schulzeit (DVE 2000).

3.3.3 Tageskliniken

Sie dienen der kurz- und mittelfristigen Rehabilitation von vorwiegend psychisch kranken Menschen z. B. mit abklingenden Psychosen oder mit Erkrankungen aus dem schizophrenen Formenkreis. Ziel ist es, die Personen möglichst wieder in die Lebens- und Arbeitswelt zu integrieren (Haerlin 2000).

Zur ergotherapeutischen Befunderhebung gehören:

- Beobachtung des Betroffenen in seiner Umgebung und während der Durchführung von Handlungen,

- Instrumente zur Erhebung der individuellen und beruflichen Fähigkeiten und Fertigkeiten sowie der Wünsche, Interessen und Ziele des Klienten durch z. B. folgende Assessments:
  - Model of Human Occupation (MOHO),
  - Canadian Model of Occupational Performance (CMOP),
  - Melba-Verfahren (Merkmalprofile zur Eingliederung Leistungsgewandelter und Behinderter in Arbeit),
- Selbst- und Fremdeinschätzungsbögen zur Gewinnung von zusätzlichen Informationen.

In Abhängigkeit von der aktuellen Verfassung des Klienten wird in der Behandlung ein eher psychosozialer Akzent oder ein eher arbeitstherapeutischer Schwerpunkt gesetzt. Ein psychosozialer Schwerpunkt zeichnet sich dadurch aus, dass er kompetenzzentriert, interaktionszentriert, ausdruckszentriert und wahrnehmungsbezogen ist. Entsprechend der Grundorientierung der Tagesklinik, den Klienten ein lebensweltorientiertes Angebot zu schaffen, ist die Tätigkeit eines in einer Tagesklinik wirkenden Ergotherapeuten alltagsrelevant, arbeitstherapeutisch und auf eine individuelle Nachsorge ausgerichtet.

3.3.4 Tagesstätten

Tagesstätten bieten wochentags ausgewählte und individuell abgestimmte (niedrigschwellige) Betätigungsangebote für Menschen mit schweren psychischen Störungen (Haerlin 1992). Die Betroffenen zeigen meist ausgeprägte Einschränkungen in der Kommunikation und Interaktion mit ihrer Umwelt.

Innerhalb dieser Einrichtungen überschneiden sich die Aufgaben der unterschiedlichen Professionen stark. Die Einschätzung der vorhandenen Fähigkeiten, Interessen sowie der Belastungs- und Leistungsgrenzen erfolgt durch Beobachtung im Alltagsgeschehen. Ergotherapeuten fördern schwerpunktmäßig die Grundfähigkeiten des praktischen Lebens und der beruflichen Rehabilitation. Zusammen mit anderen Bezugspersonen, Familienangehörigen und dem Betroffenen werden Ziele und Betätigungsansätze festgelegt.

Die handlungsorientierte Sichtweise der Ergotherapie erfordert die aktive Beteiligung des Klienten an auszuführenden Alltagshandlungen innerhalb der Institution. Auf diesem Wege findet er auch eine tragbare Rolle in dem sozialen Gefüge der Einrichtung. Die Unterstützung bei der Entfaltung erwünschter Rollen, das Erfüllen von Rollenerwartungen und angemessenes Verhalten werden im Alltagsgeschehen auf natürliche Weise gefördert (Vossberg 1992).

Von fremder Hilfe möglichst unabhängige Haushaltsführung und das Verfolgen eigener Interessen werden durch lebenspraktisches Training geübt. Der Erfolg ist am Transfer des Vermittelten in den Alltag des Betroffenen messbar. Insbesondere die ergotherapeutisch gestützte Nutzung öffentlicher und stadtteilnaher Angebote ermöglicht eine Teilhabe am gesellschaftlichen Leben und schützt vor Isolation (Haerlin 1992).

3.3.5 Werkstätten für behinderte Menschen

Aufgabe einer Werkstatt für behinderte Menschen (WfbM) ist es, behinderten Menschen eine angemessene Beschäftigung durch ausgewählte Arbeitsangebote zu ermöglichen. Neben den Institutionen für geistig- oder mehrfachbehinderte Menschen gibt es inzwischen auch angegliederte bzw. eigenständige Einrichtungen mit speziellen Betätigungsangeboten für psychisch kranke Menschen.

Ziel ist die Eingliederung ins und die Teilhabe am Arbeitsleben. Die berufliche und persönliche Entwicklung stehen im Fokus der Maßnahmen. Ein Eingangsverfahren dient häufig dazu herauszufinden, welche Tätigkeiten den individuellen Fähigkeiten und Fertigkeiten sowie Bedürfnissen und Wünschen des Betroffenen entsprechen. Die Diagnostik sowie arbeitstherapeutische Maßnahmen können Auftrag des Ergotherapeuten sein (Dillinger 2005).

Im Berufsbildungs- bzw. Arbeitstrainingsbereich lernt der behinderte Mensch verschiedene Arbeitsfelder kennen. Arbeitsumgebung und -bedingungen sind so zu gestalten, dass der Beschäftigte den Anforderungen genügen kann und gleichzeitig eine Förderung seiner beruflichen und lebenspraktischen Fähigkeiten sowie seiner Persönlichkeit erfährt (Rafferty 1993). Ergotherapeuten üben eine übergreifende Funktion aus. Sie sorgen z. B. für die behinderungsgerechte Ausrichtung der Arbeitsangebote und beraten bei der Strukturierung der Arbeitsfelder. Dies gilt auch für den sich anschließenden Produktionsbereich.

3.3.6 Wohnheime für behinderte Menschen

Hier wohnen und leben Menschen mit einer geistigen, körperlichen oder schwermehrfachen Behinderung. Ergotherapeuten sind an der Planung und Gestaltung von Freizeit- und Förderprogrammen beteiligt. In der Einzeltherapie arbeiten sie mit Bewohnern, die einen speziellen Förderbedarf haben.

Die Behandlungsziele werden in Kooperation mit den Bezugspersonen, sofern möglich, dem Bewohner und ggf. Familienangehörigen festgelegt. Unter Berücksichtigung der individuellen Interessen und Bedürfnisse wird im Rahmen der Ergotherapie die Eigenaktivität erhalten und weiterentwickelt. Mitwirkungsmöglichkeiten am Alltagsgeschehen werden geschaffen und erweitert, Selbsthilfekompetenzen gefördert bzw. Kompensationsstrategien zur selbstständigen Alltagsbewältigung erarbeitet sowie Möglichkeiten zur Teilhabe am gesellschaftlichen Leben gebahnt (DVE 1997).

Je nach Ausmaß und Umfang der Störungen beziehen sich die ergotherapeutischen Aufgaben auch auf die Anleitung von Bezugspersonen mit Blick auf das Handling des behinderten Menschen, Adaptation des Lebens- und Wohnumfeldes an die behinderungsbedingten Einschränkungen, Hilfsmittelversorgung sowie therapeutische Förderung von Performanzfertigkeiten.

3.3.7 Berufliche Rehabilitation

Zielführend sind alle Maßnahmen, die im Verlauf einer Rehabilitation zu einer beruflichen (Wieder-)Eingliederung führen. Berufsförderungswerke bieten Berufsfindungs-, Ausbildungs- sowie Umschulungsmaßnahmen für behinderte Menschen. In beruflichen Trainingszentren werden psychisch Kranke oder behinderte Personen, die bereits auf dem freien Arbeitsmarkt tätig waren, gezielt auf einen Arbeitsplatz vorbereitet (Haerlin 2000).

Ergotherapie bietet einen begleitenden Dienst. Dies kann z. B. bedeuten, dass die Alltagsstrukturen des Klienten überprüft und verändert werden müssen, damit ihm neben den zusätzlichen, erheblichen Leistungsanforderungen, die durch die Aus- oder Fortbildungsmaßnahme an ihn gestellt werden, Zeit für Ruhe und Erholung bzw. zur Selbstverwirklichung bleibt. Des Weiteren ist es häufig notwendig, im Rehabilitationsprozess erreichte Therapieerfolge retrospektiv zu sichern. Auftrag der Ergotherapie kann auch die Versorgung mit Hilfsmitteln und neuen Technologien sein. Neue Technologien benötigen insbesondere schwer körperbehinderte Menschen, die an einem Arbeitsplatz mit hohen Anforderungen tätig sind.

3.4 Ambulante Versorgung

Clara Scheepers

Bezogen auf den ergotherapeutischen Auftrag ist der Übergang von der teilstationären zur ambulanten Versorgung im Wesentlichen fließend. Das Arbeitsfeld der ergotherapeutischen ambulanten Versorgung bezieht sich heute hauptsächlich auf die Arbeit in *ergotherapeutischen Praxen*. Mit ca. 4374 Niedergelassenen (DVE, Stand April 2006) nehmen sie den breitesten Raum bei den ambulanten Versorgungsformen ein, da hier bundesweit rechtsverbindliche Vertragsgrundlagen zur Verfügung stehen.

Wer eine Kassenzulassung als niedergelassene Ergotherapeutin beantragt, muss Versorgungsverträge abschließen. Sie regeln die inhaltlichen Angebote, Qualitätsmaßstäbe und die Kooperation mit den verordnenden Ärzten (Kap. 1.4, DVE 2004). Die qualitätsgesicherte Ausstattung der Praxis richtet sich nach den Empfehlungen der Spitzenverbände (§ 124 SGB V, DVE 2004). Zu den Spitzenverbänden gehören u.a. der Verband der Angestellten Krankenkassen, die Primärkrankenkassen der einzelnen Länder und der Bundesknappschaft und der VdAK. Die Praxis kann als Personengesellschaft oder als juristische Gesellschaft zugelassen werden. Zu den Personengesellschaften gehören Einzelunternehmer, Gemeinschaftspraxen und Praxisgemeinschaften. Die verschiedenen Formen unterscheiden sich u.a. durch die Haftungsverhältnisse und die Verteilung des Gewinns. Freiberufler einer Personengesellschaft haften mit ihrem Privatvermögen. Eine juristische Gesellschaft, z.B. eine GmbH, haftet dagegen mit dem so genannten Gesellschaftsvermögen. Der einzelne Gesellschafter haftet bei dieser Unternehmensform also nicht mit seinem Privatvermögen (Wegener u. Wegener 2005).

Das therapeutische Angebot der ergotherapeutischen Praxis ist meist von der inhaltlichen Weiterbildung der Praxisinhaber oder Angestellten geprägt. Formal müssen alle in Kapitel 3.2.3 aufgeführten ergotherapeutischen Behandlungsverfahren entsprechend den Vorgaben des Heilmittelkataloges durchgeführt werden.

Die meisten Praxen beschäftigen zudem Ergotherapeuten, sodass sich die Zahl der ambulant tätigen Ergotherapeuten der Zahl der klinisch tätigen Ergotherapeuten inzwischen langsam annähert. Eine flächendeckende ambulante Versorgung ist insbesondere in den östlichen Bundesländern noch nicht gegeben.

Sonderformen in der ambulanten ergotherapeutischen Versorgung

Sonderformen finden sich z.T. in Kliniken, Tagesstätten und Einrichtungen, die eine Zulassung der Krankenkassen als *Institutionspraxis* erhalten haben. Institutionspraxis meint, dass nicht ein Heilmittelerbringer persönlich, sondern die jeweilige Institution den Zulassungsantrag an die Krankenkasse stellt. Diese Einrichtungen müssen für ihren Zulassungsantrag sowohl eine fachliche Leitung (ausgebildete Ergotherapeutin), wie auch die räumlichen Voraussetzungen vergleichbar den Ergotherapiepraxen vorhalten, auch wenn ihr Vorhaben nur eine bestimmte Klientel, z.B. psychisch Kranke, im Blick hat.

Mobile Ergotherapie: Sie war in früheren Jahren auch Ausgangspunkt einer Initiative der Rheuma-Liga und deren Wohlfahrtsträgern, die in großflächigen Bundesländern die Zulassung von *mobilen Ergotherapeuten* ohne Nachweis einer räumlichen Praxisausstattung befürwortete. Diese Versorgungsform ist zwischenzeitlich eher rückläufig, da ergotherapeutische Praxen in zunehmendem Maße Hausbesuche übernehmen.

Ambulatorien und Klinikambulanzen: Sie basieren auf Sonderzulassungen der Krankenkassen bei Vorhandensein einer ergotherapeutischen Abteilung innerhalb der Klinik. Klinikambulanzen versuchen zunehmend über ihre entlassenen Patienten hinaus weitere Patientengruppen an sich zu binden.

Integrierte Versorgungsformen: Die vertraglich vereinbarte Kooperation über die Zuweisung von Patienten mit anderen Gesundheitsberufen (z.B. Ärzten) als weitere ambulante Versorgungsart wird möglicherweise ein Modell der Zukunft sein, weil es in diesem Sektor eine stärke Vernetzung und engere Kooperation zwischen Ärzten und Heilmittelerbringern ermöglicht (Kap. 1.4). Die integrierte Versorgung ist mit einem eigenen Entgeltsystem verbunden. Derzeit findet man diese Kooperationsformen vereinzelt an Rehabilitationszentren gekoppelt.

3.5 Arbeitsfeld Bildung und Forschung

Clara Scheepers

3.5.1 Arbeitsfeld Ausbildung und Lehre

Mit dem Anwachsen der Anzahl ergotherapeutischer Schulen auf ca. 170 wuchs die Gruppe der Lehr-Ergotherapeuten. Die lehrenden Ergotherapeuten an den Schulen für Ergotherapie haben seit Beginn der ersten Ausbildungsgänge in den frühen 50er-Jahren eine besondere Verantwortung für die Weiterentwicklung des Berufes. Sie brauchen neben den medizinisch-therapeutischen auch umfangreiche pädagogische Fachkompetenzen. Die Verzahnung des Arbeitsfeldes Lehre mit dem stationären und ambulanten Bereich vollzieht sich durch die Begleitung der Schüler/Studierenden in den Praxiseinrichtungen. Mit der Einrichtung von Fachhochschulstudiengängen ist ein neues Arbeitsfeld mit zusätzlichen Qualitätserwartungen entstanden.

3.5.2 Arbeitsfeld Fort- und Weiterbildung

Ein expansives Arbeitsfeld außerhalb stationärer und ambulanter Versorgung gilt der Fort- und Weiterbildung. Das Prinzip des lebenslangen Lernens für die fachliche und persönliche Weiterentwicklung in der Ergotherapie befördert einen ungebrochenen Drang zur Teilnahme an Fort- und Weiterbildung, auch wenn die (Mit-)Finanzierung der Arbeitgeber rückläufig ist. Das vielfältige Spektrum ergotherapeutischer Maßnahmen demonstriert sich auch in einer weiten Landschaft von Fort- und Weiterbildungsinstituten. Teilweise haben sich Inhaber ergotherapeutischer Praxen hier ein zweites Standbein – eine zweite Existenz – aufbauen können. Die gesetzlich angemahnte Verpflichtung zur Qualitätssicherung durch Fortbildung unterstützt diese Entwicklung.

3.5.3 Arbeitsfeld Forschung

Viele Beiträge in Kapitel 1 lassen erkennen, dass das Arbeitsfeld Forschung in der Ergotherapie Deutschlands zwar noch in den allerersten Anfängen steckt, die Richtungen und Bezugswissenschaften aber schon abgesteckt sind. Noch sind es vereinzelte Ergotherapeuten, die aus angrenzenden Bezugswissenschaften heraus Forschungen zu Fragestellungen im ergotherapeutischen Kontext betreiben. Die Einrichtung von bisher vier Professuren und einer Reihe von Studiengängen in Deutschland signalisiert den Aufbruch zu neuen wissenschaftlichen Arbeitsfeldern.

3.6 Schnittstellen zu angrenzenden Berufen

Clara Scheepers

Die berufsinternen Auseinandersetzungen zum Berufsprofil der Ergotherapie haben das Selbstverständnis für die Ziele, Aufgabenbereiche und Grenzen der eigenen Tätigkeit deutlich sensibilisiert. Die ganzheitliche Betrachtungsweise des Patienten beinhaltet auch, die Arbeitsweise anderer Berufsgruppen mit den gemeinsamen Patienten verstehen und in die eigene Arbeit einbeziehen zu können. Die notwendige Kooperation zwischen den verschiedenen Berufsgruppen, im Stationsteam und mit Nachsorgeeinrichtungen ist sowohl im motorisch-funktionellen, im neurophysiologischen wie auch für den psychosozialen Versorgungsbereich unbestritten. Ergotherapeuten müssen neben Ärzten, Psychologen, Pflegenden, Physiotherapeuten, Logopäden, Sozialarbeitern u.a. Berufsgruppen in der Lage sein, aus dem Gesamtbehandlungsauftrag des Patienten bzw. dem des Teams den eigenen herauszufiltern und sinnvoll mit den anderen Professionen abzustimmen.

! Ziele der Ergotherapeuten sollten im Einklang mit den Zielen anderer Berufsgruppen sein. Kooperation dient damit der Qualitätssicherung im Behandlungsverlauf. Der Begriff Schnittstelle ließe sich daher auch als Nahtstelle bezeichnen, da es im eigentlichen Sinne um die Verzahnung verschiedener professioneller Gebiete geht.

Die Ergotherapie geht ebenso wie viele andere Berufe im medizinischen Sektor von einem Ganzheitsbegriff aus, dem sie ihre Therapieziele und Behandlungsplanung hierarchisch unterordnet. Der Ganzheitsbegriff meint, dass hier nicht einzelne Störungen definiert und isoliert behandelt werden, sondern folgende Aspekte im Kontext des Patienten betrachtet werden:

- die Auswirkungen der Störung für die Betätigung zur weitgehend selbstständigen Teilhabe in Alltag und Beruf,
- die Haltung des Betroffenen und seiner Angehörigen zu seiner Erkrankung und
- die Gesamterwartungen an die Therapie.

Es gilt, die individuellen Erwartungen an sozialer oder alltäglicher Integration des erkrankten Menschen zu berücksichtigen.

Beispiel: Im klinischen Bereich entstehen sinnvolle Schnittstellen z. B. bei der Behandlung von Schlaganfallpatienten, wenn alle therapeutisch und pflegerisch Tätigen nach einem gemeinsamen Grundkonzept, z. B. dem Konzept nach Bobath, arbeiten. Hier werden therapeutische 24-Stunden-Prinzipien an unterschiedliche Berufsgruppen adaptiert, die Zuständigkeit für den Widererwerb bestimmter Funktions- und Fähigkeitsgebiete einzelnen Berufsgruppen zugesprochen **(Abb. 3.1)**.

Beispiel: Ein weiterer Kontext, der das Spezifische von Schnittstellen widerspiegelt sind Fallsupervisionen im Bereich psychiatrischer Behandlungen. Häufig werden aus systemischer und psychoanalytischer Sicht Prozesse im Behandlungsteam mit den innerpsychischen Prozessen verglichen bzw. in einen Kontext gestellt. Dies ist notwendig, um den spezifischen Auftrag des Klienten zu klären und um seine und im Rehateam sich entwickelnde Abwehrstrategien, Übertragungs- und Gegenübertragungsmechanismen verstehen und einordnen zu können.

Die Schnittstellen können zu Reibungsflächen werden, wenn nicht ein guter Informationsaustausch, eine gute interdisziplinäre Arbeit im Team geleistet werden. Austausch heißt tauschen, geben und nehmen von wichtigen Informationen, die den Behandlungsprozess effizienter gestalten können (Mosthaf 2003). Dafür benötigen alle Beteiligten Schlüsselqualifikationen.

3.6.1 Grundsätze für die interdisziplinäre Arbeit

Grundsätzlich müssen Ergotherapeuten wissen, welche eigenen Fachkompetenzen sie einbringen und wo die Grenzen für den Behandlungsauftrag sind, d. h., sie müssen ein eigenes Rollenverständnis entwickeln. Ergotherapeuten brauchen für den interdisziplinären Austausch sowohl persönliche Bereitschaft als auch Offenheit, um mit „anders denkenden“ Kollegen an gemeinsamen Zielen zu arbeiten (Mosthaf 2003). Dies impliziert natürlich auch die Bereitschaft, aus dem eigenen Rollenverständnis heraus patienten- und zielorientiert Konflikte lösen zu können. Es kann dabei wichtig sein, sich zeitlich Raum zu geben für Austauschprozesse, die auch persönliche Mitteilungen über Befindlichkeiten, Bedürfnisse, Erlebnisse mit den Patienten erlauben. Für den Austausch im interdisziplinären

Team selbst können folgende Fragestellungen von Bedeutung sein:

- Welche Informationen sind interessant für das interdisziplinäre Team? (Fachliche Informationen über Behandlungsziele, Pläne und Ergebnisse, Beobachtungen, Ideen, Hinweise zu Techniken, Hilfsmitteln)
- Welche persönlichen Mitteilungen aus den Erfahrungen mit dem Patienten will ich einbringen?
- Welche organisatorischen Absprachen zur Einteilung/Abstimmung von zeitlichen, räumlichen oder finanziellen Ressourcen, Terminen, Angehörigenkontakten sind nötig?
- Wie kann ich meine Ausführungen attraktiv gestalten, um die Bedeutung der Ergotherapie für den Behandlungsablauf transparent werden zu lassen?
- Was kann ich aus den Berichten der anderen Berufsgruppen für meine Arbeit ableiten? Verändern diese Berichte meine Behandlungsziele und -planung?

Nachfolgendes Beispiel zeigt eine Schnittstellenübersicht zu Behandlungszielen bei einem Patienten mit zerebraler Bewegungsstörung z. B. nach Apoplex, welcher nach dem 24-Stunden-Konzept nach Bobath behandelt wird (**Abb. 3.1**). Übergreifendes, zentrales Ziel nach dem Bobath-Konzept ist das Ermöglichen respektive Verbessern selbstständigen, für den Einzelnen bedeutungsvollen Handelns. Die Tonusnormalisierung, das Vermeiden pathologischer Bewegungsmuster und Anbahnen möglichst physiologischer Bewegungen spielen eine untergeordnete Rolle (Bernard 1998, Ritter 1998).

> **!** Schnittstellenarbeit bedeutet Kooperation mit anderen Berufsgruppen zur Qualitätssicherung der Behandlungsabläufe.

Während im klinischen Rahmen die interdisziplinäre Arbeit häufig ritualisiert ist durch Visiten oder Teamgespräche, ist die Kooperation im ambulanten Sektor durch die Vielfalt an Ärzten, anderen Therapeuten und langen Wegen erschwert und erfordert erhöhten zeitlichen Aufwand. Der Austausch findet meist zunächst durch die schriftlichen Rückmeldungen zwischen Therapeuten und Ärzten statt.

Zur Verbesserung der Kooperation und Qualitätssicherung im ambulanten Bereich wäre die verstärkte Einrichtung (und Finanzierung) von fallbezogenen Qualitätszirkeln zwischen Ärzten und Therapeuten sehr sinnvoll. Neben dem interdisziplinären Austausch diagnostischer Ergebnisse und Beobachtungen aus der Therapie bietet die Teilnahme an fallbezogenen Qualitätszirkeln mit Ärzten eine gute Möglichkeit, interprofessionelles Lernen anzuregen.

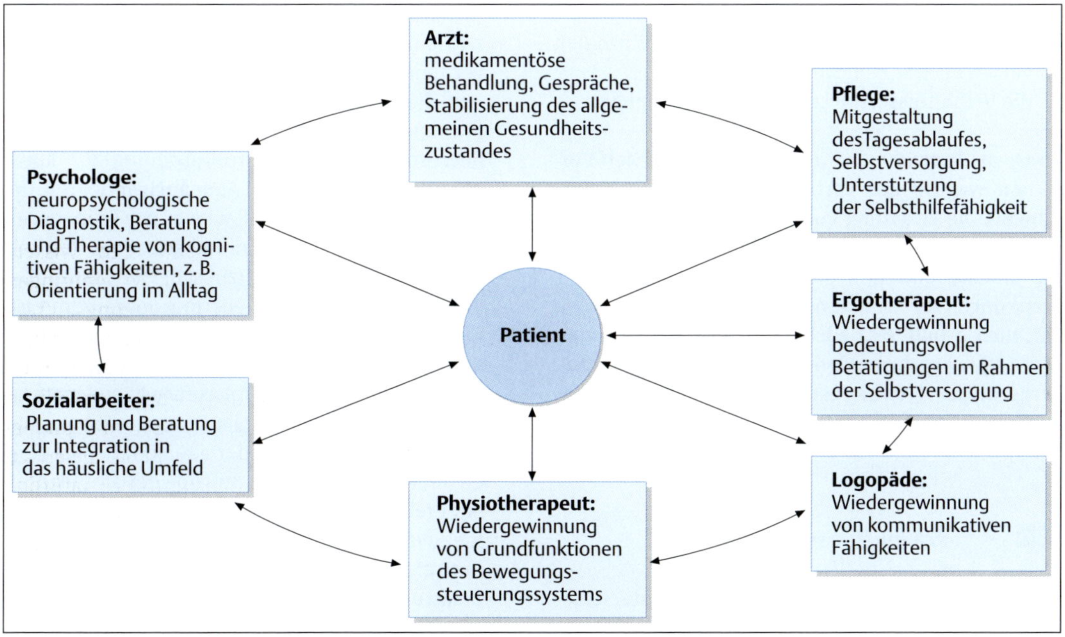

Abb. 3.1 Kernziele verschiedener Berufsgruppen in der Rehabilitation und der Behandlung von Patienten nach Apoplex.

3.7 Ergotherapeutische Leistungen in der Prävention, Gesundheitsförderung und Beratung

Clara Scheepers

Neben der Kuration, der Heilbehandlung, entwickeln sich zunehmend ergotherapeutische Arbeitsfelder in der Prävention, der Vorbeugung. Nachfolgend sollen daher zunächst einige Grundlagen sowie die Bedeutung der Prävention umrissen werden. Es folgen einige Beispiele zur „ergotherapeutischen Beratung" als Zwischenform von Kuration und Prävention sowie ein Ausblick auf die notwendige Entwicklung von ergotherapeutischen Unterstützungs- und Präventionsmaßnahmen.

3.7.1 Grundlagen der Prävention und Gesundheitsförderung

> ***Allgemeine Prävention***: Sie beinhaltet kurz gefasst die Krankheitsvorsorge/-verhütung, die unter dem Begriff „Vorsorge" angeboten wird. Ihr Ziel ist es, gesundheitliche Schädigungen durch gezielte Aktivitäten zu verhindern oder zu verzögern bzw. die Wahrscheinlichkeit gesundheitlicher Schädigungen zu verringern.

Diese Aktivitäten können sich auf
- das gesundheitsförderliche Verhalten Einzelner, verschiedener Zielgruppen,
- die Verhältnisse, die Lebenswelten beziehen.

So ist die individuelle Zahnvorsorge für jeden Einzelnen wichtig zur Vorbeugung von Zahnerkrankungen. Die Erfassung von Feinstaubemissionen als präventive Maßnahme ist in jeder Stadt wichtig, um die Stadtbevölkerung grundlegend vor Lungenerkrankungen zu schützen. Als Lebenswelten gelten „für die Gesundheit bedeutsame, abgrenzbare soziale Systeme insbesondere des Wohnens, Arbeitens, Lernens, der Freizeitgestaltung einschließlich des Sports und des Spielens" (Präventionsgesetz § 17 Nr. 2).

Präventionsstufen

Folgende Stufen der Prävention werden unterschieden:
- *Primärprävention*: Maßnahmen der Primärprävention sollen Gesundheit fördern, erhalten, das Entstehen von Krankheit vermeiden, z. B. durch Impfungen. Risikofaktoren, wie Überfettung, Bewegungsarmut, Dauerstress, Infektionen erfordern Programme zur Aufklärung, Motivation und Verhaltensänderung. Gesunde Ernährung, Bewegungsförderung, Entspannungsmethodik und Vermeidungsstrategien können beispielsweise Themen der Programme sein. Die gesundheitliche Aufklärung der Bevölkerung über diese Risikofaktoren wird z. B. durch die Bundeszentrale für gesundheitliche Aufklärung, die Krankenkassen und weiteren Organisationen betrieben.
- *Sekundärprävention*: Sie beinhaltet Maßnahmen zur frühzeitigen Entdeckung und Behandlung von Krankheiten, um deren Fortschreiten zu verhindern. Jede U8, U9, also kinderärztliche Untersuchung im frühen Kindesalter, durch bestimmte Screenings soll frühzeitig z. B. Entwicklungsauffälligkeiten aufzeigen, die durch gezielte Förderprogramme oder Behandlungsmaßnahmen ausgeglichen oder aufgehalten werden können. Zu den gesetzlichen Krankheitsfrüherkennungsprogrammen zählen die genannten kinderärztlichen Untersuchungen, die Zahnprophylaxe, Krebsvorsorge, Schwangerschaftsvorsorge u.a.
- *Tertiärprävention*: Sie zielt darauf, Folgeschäden z. B. einer chronisch manifesten Erkrankung zu vermeiden oder zu mildern. Als Beispiele nennen die Krankenkassen Patientenschulungsprogramme für adipöse Kinder und Jugendliche, Bewegungs- und Belastungstraining für koronar erkrankte Patienten. Aber auch Patienten, die nach einem Arbeitsunfall wieder zur Teilhabe am Arbeitsleben in den Beruf integriert werden sollen, erhalten eine medizinische Rehabilitation, die auf die Wiedereingliederung ausgerichtet ist. Eine gute Tertiärprävention kann gelingen, wenn die Therapieeinrichtung oder z. B. die Ergotherapeutin in der Belastungsphase ein Fähigkeitsprofil des Verunfallten erstellt. Demgegenüber steht das Anforderungsprofil der alten oder einer neuen Stelle im Betrieb. Die Aufgabe der ambulanten oder teil-/stationären Rehabilitation wird es sein, hier eine Angleichung anzustreben, sodass der Betroffene möglichst bald zu einem Arbeits- und Belastungstraining in seinen Betrieb zurückkehren kann (BMG 2005).

Der Gesetzgeber hat Anfang 2005 eine Gesetzesvorlage zur Stärkung der gesundheitlichen Prävention vorgelegt, um langfristig gezielt Gesundheit, Mobilität, Leistungsfähigkeit und Lebensqualität nachhaltig zu verbessern. Gesundheitsförderung und Prävention werden als gemeinsame Aufgabe gesehen. Sie werden gleichrangig neben die kurative Medizin gestellt. Die Eigenverantwortung für die eigene gesunde Lebensweise wird ernst genommen. Sie muss oder soll mit der Stärkung von Gesundheitsförderungsprozessen in Lebenswelten verknüpft werden.

Es wird eine Änderung des Sozialgesetzbuchs V (SGB V) angestrebt. Der bisherige § 20 *Verhaltensprävention* soll wie folgt ersetzt werden:

- § 20a Prävention und Gesundheitsförderung in Lebenswelten,
- § 20b Betriebliche Gesundheitsförderung,
- § 20c Prävention arbeitsbedingter Gesundheitsgefahren,
- § 20d Förderung der Selbsthilfe.

Mit diesem Gesetz soll und könnte ein Paradigmenwechsel in Deutschland eingeleitet werden, der Gesundheit eine stärkere Bedeutung einräumt als Krankheit (Prümel-Philippsen 2005).

Die Arbeitsgemeinschaft der Spitzenverbände der Krankenkassen hat zur Umsetzung des § 20 Ende Februar 2006 eine überarbeitete Fassung ihres „Leitfadens Prävention" vorgelegt (GKV 2006). Grundlegend überarbeitet wurden die Handlungsfelder Bewegungsgewohnheiten, Stressbewältigung und Suchtmittelkonsum.

3.7.2 Bedeutung für die Ergotherapie

Nach Ferber (2005) „... ist das klassische Ziel präventiver ergotherapeutischer Maßnahmen, dass Menschen ihren Alltag und ihre alltägliche Betätigung im Sinne einer gesunden Lebensführung aktiv verändern und sich hierbei als zufrieden und nützlich erleben ..." (Ferber 2005, S. 11). Dafür untersuchen Ergotherapeuten die Bedingungen des Klienten bei seinen Alltagsbetätigungen, um die persönlichen und umweltbezogenen Voraussetzungen für eine zufrieden stellende Lebensqualität und Teilhabe sowie mögliche Entwicklungspotenziale zu erfassen. Die Betätigungen werden entsprechend den zu erwartenden therapeutischen Wirkfaktoren als therapeutisches Mittel eingesetzt; sie können aber auch das Ergebnis selbst sein, wenn sie zu einer besseren Teilhabe im persönlichen Umfeld führen. Ergotherapeutische Beratung will zudem Gesundheitsgefährdungen durch eigene Interessen, Rollen, Gewohnheiten und alltägliche Abläufe aufzeigen und ihnen entgegenwirken. Sie tut dies direkt im Rahmen der Durchführung und baut mit dem Klienten Barrieren ab, die einer Balance in seinem Leben entgegenwirken. Ferber (2005, S. 11) weist zu Recht darauf hin, dass Sekundär- und Tertiärprävention Bestandteil jeder ergotherapeutischen Intervention sind. Der Erhalt von Fähigkeiten und die Vermeidung von Verschlimmerung sind in den Heilmittelrichtlinien nach § 92 SGB V und Rahmenempfehlungen § 125 SGB V als Ziele verankert.

Ferber leitet demnach aus der bisherigen therapeutischen Praxis Handlungsbedarf für die Entwicklung ergotherapeutischer Präventionsmaßnahmen ab. Hier ist anzunehmen, dass berufspolitisch die Erwartung besteht, dass der kurativ therapeutische Anteil ergotherapeutischer Leistungen langfristig zugunsten eines präventiv beratenden oder fördernden Ansatzes abgebaut werden soll. Die politische Maxime, die Eigenverantwortung stärker zulasten der solidarisch finanzierten Leistungen zu fördern, heißt sicherlich auch, dass zunehmend mehr selbst finanziert werden muss. Befürchtet wird demnach eine zunehmende Eingrenzung des gesetzlich geregelten Leistungskataloges. Es gilt also, neue Arbeitsfelder für die Ergotherapie zu erschließen.

Mit der Überarbeitung des „Leitfadens Prävention" bieten sich den Ergotherapeuten neue Möglichkeiten, die von den Krankenkassen unterstützt werden. Die Empfehlungen sehen Ergotherapeuten als Anbieter in den Handlungsfeldern Bewegungsgewohnheiten, arbeitsbedingte körperliche Belastungen und neu Stressbewältigung, Maßnahmen zur Entspannung. Der DVE (2006) empfiehlt dringend, diese Möglichkeiten zu nutzen (www.ergotherapie-dve.de).

Ein Blick über die Berufsgrenzen hinaus zu anderen Berufsgruppen zeigt, dass schon vielfältige Angebote kreativ entwickelt wurden, die ergotherapeutische Arbeitsfelder berühren, wie z. B. „Rückenschulkurse", „Erfindergruppen", „Malschulen" oder „Lese-Rechtschreib-Inseln". Ein neuer „Zukunftsmarkt" ist längst offen. Ergotherapeuten müssen innerlich den Paradigmenwechsel vom kurativen zum präventiven Denken leisten und sich diesen Möglichkeiten öffnen.

3.7.3 Arbeitsfeld „Ergotherapeutische Beratung“ zwischen Prävention und Kuration

Neben den medizinisch-therapeutischen Arbeitsfeldern haben sich in den vergangenen Jahren immer schon „Beratungsfelder“ entwickelt, in denen Ergotherapeuten ihre Profession eingebracht haben. In anderen europäischen Ländern ist die „ergotherapeutische Beratung“ als Dienstleistung schon fest etabliert.

- *Rehaberatung (Sanitätsfachkraft):* Für Ergotherapeuten in der Neurologie und Orthopädie sowie Unfallchirurgie ist die Versorgung mit Hilfsmitteln ein wesentlicher Bestandteil der Umfeldberatung. Dieses Wissen haben sich in den letzten Jahren Sanitätshäuser, Rehafachgeschäfte und Firmen für Rehabilitationstechnik durch die Einstellung von Ergotherapeuten als Sanitätsfachkraft bzw. Rehaberater „eingekauft“. Die Hilfsmittelfirmen sehen in der Berufsgruppe der Ergotherapeuten die Kompetenzen gebündelt, mit deren Hilfe individuell erforderliche Hilfsmittel- oder Wohnraumanpassungen geleistet werden können.
- *Produktberatung und -entwicklung:* Die Zusammenarbeit zwischen Ergotherapeuten und Hilfsmittelfirmen führte zu einem weiteren Zweig in diesem Arbeitsmarkt. Aus dem rein therapeutischen Bereich heraus entwickelten sich marketingspezifische Aufgabenstellungen in der Produktberatung und -entwicklung von Therapiematerial und Individualhilfen.
- *Beratungs- und Eingliederungsstellen für Behinderte:* Einzelne Städte richteten unter Einsatz von Ergotherapeuten Beratungs- und Eingliederungsstellen für Behinderte ein. Ratsuchende können somit durch ihre Behörde die notwendige Unterstützung erlangen – ein Modell, das in den Niederlanden, Großbritannien und den nordeuropäischen Ländern längst zum Standardangebot gehört.
- *Wohnraumberatung* und *-anpassung:* Derzeit werden diese ergotherapeutischen Aufgabengebiete bundesweit nur vereinzelt wahrgenommen. Hier ist ergonomisches Wissen gepaart mit dem Wissen um die adaptiven Verfahren (Kap. 8) gefordert.
- *Workplacemanagement:* Ein neues Aufgabenfeld, das zum einen die Beratung von erkrankten oder behinderten Mitarbeitern direkt am Arbeitsplatz betrifft, aber auch präventiv ein weites Feld sein kann. Hier werden Fähigkeits- und Anforderungsprofile analysiert und harmonisiert. Der eher ressourcenorientierte Ansatz soll das Arbeitsumfeld dahingehend gestalten, dass die verbliebenen bzw. vorhandenen Arbeitsfähigkeiten erfolgsorientiert eingesetzt werden können. Bei der Beurteilung von Belastungsfaktoren sind ergonomische ebenso wie psychosoziale Aspekte zu berücksichtigen. Ergonomisches und arbeitsmedizinisches Grundlagenwissen sollten vorhanden sein, um das Umfeld, den Arbeitsplatz vielfältig analysieren zu können.
- *Vorbereitung und Wiedereingliederung:* Die Bundesagentur für Arbeit hat in einigen Regionen erfahrene Ergotherapeuten angestellt für die gezielte Vorbereitung und Wiedereingliederung von z. B. psychisch Behinderten in das Arbeitsleben.
- *Arbeitslosenprojekte:* Projekte mit den Schwerpunkten Motivationsförderung, Entdeckung eigener Ressourcen und Kreativitätspotenziale wurden z.T. unter Beteiligung von Ergotherapeuten eingeleitet. Letztlich soll ein Belastungstraining unter realistischen Bedingungen stattfinden und den Übergang in den Beruf oder andere Betätigungen einleiten.
- *Berufliche Trainingszentren* und *Selbsthilfefirmen:* Sie gehören zum erweiterten Arbeitsfeld berufsrehabilitativ tätiger Ergotherapeuten. In diesen Bereichen ist es sinnvoll, z. B. über eigene werktechnische oder kaufmännische Berufserfahrungen zu verfügen, um den Klienten beratend im Arbeitsfeld zu begleiten.
- *Coaching der Berufsangehörigen* Das komplexe Aufgabenfeld der Ergotherapie erfordert zunehmend verstärkte Reflexion und Supervision. Dieser interprofessionelle Beratungsbedarf wird von Ergotherapeuten durch die Schulung als Supervisor/-in wahrgenommen.

3.7.4 Ergotherapeutische Unterstützungs- und Präventionsmaßnahmen

Die Entwicklung von ergotherapeutischen Unterstützungs- und Präventionsmaßnahmen steckt noch in den Anfängen. Nachfolgende Beispiele sollen anregen, sich über das kurative Denken hinaus mit dem eigenen ergotherapeutischen Rüstzeug auf den Präventionsmarkt vorzubereiten. Der Deutsche Verband der Ergotherapeuten (DVE) wird sich in den kommenden Jahren mit der Ausgestaltung, den Qualitätsmerkmalen und der Finanzierung auseinander setzen. Aber schon jetzt können in den Praxen, Volkshochschulen und anderen Instituten ergotherapeutisch geprägte Präventionsprogramme angeboten werden. Kooperationen mit Krankenkassen könnten dabei die Attraktivität des Angebotes erhöhen.

Für den ersten primärpräventiven Aufgabenbereich gilt es nun Vorstellungen zu entwickeln, wie „Präventionsprojekte" in der eigenen Region initiiert werden können. Konkret könnten folgende Fragen die ersten Schritte begleiten:

- Welche der eigenen angewandten ergotherapeutischen Methoden sind kompatibel für den präventiven Bereich?
- Welche der eigenen Fachkompetenzen können angewandt werden?
- Welche Zielgruppen sind erreichbar (Zielgruppenorientierung)?
- Welche Umfeldbedingungen lösen Nachfrage und Bedarf an präventiven Maßnahmen aus?
- Zu welchen Ergebnissen führt eine Marktanalyse schon bestehender Förder- und Präventivangebote?
- Welche Marktlücken können durch ergotherapeutische Angebote gefüllt werden?
- Wie könnte ein Konzept für ein Präventionsangebot aussehen?
- Welche Umsetzungsschritte (personelle, räumliche Bedingungen, Werbemaßnahmen usw.) sind gefordert?

Beispiele für ergotherapeutische Unterstützungs- und Präventionsmaßnahmen

Ergotherapeuten können in folgenden Unterstützungs- und Präventionsmaßnahmen tätig sein:

- *Rückenschule:* Als Verhaltensprävention beinhaltet sie das frühzeitige Kennenlernen und Umsetzen von rückenschonenden Haltungs- und Bewegungsformen bzw. -abläufen, die helfen, eine einseitige Belastung der Wirbelsäule zu verhindern (Kap. 4.7 Rückenschule).
- *Mentales Training:* Hirnjogging, Demenzprophylaxe etc. sprechen insbesondere ältere Erwachsene an, die dem natürlichen Verlauf des Alterns und Vergessens entgegenwirken wollen. Die Kombination von Bewegung, Sozialkontakten und Gedächtnistrainingsformen ist sicherlich eine grundlegende präventive Maßnahme, die neben dem rein mentalen Training auch die Lebensqualität fördern kann.
  - Für Kinder sind häufig mentale Trainingsformen interessant, wie z.B. Braingym, das sich zum Ziel setzt, eine verbesserte Wahrnehmungs- und Informationsverarbeitung der rechten und linken Hirnhälfte zu unterstützen. Auch computergestützte Konzentrationstrainings können den Lernerfolg positiv beeinflussen. Neue ergotherapeutische Weiterbildungen weisen auf Abschlüsse wie Lerntrainer, Lerntherapie und Ähnliches hin.
- *Selbsterfahrungs- und Selbstwahrnehmungskurse:* Viele Elemente aus der Konzentrativen Bewegungstherapie, Gestaltungstherapie, Feldenkrais können einzeln oder in der Gruppe präventiv eingesetzt werden. Die Selbstwahrnehmung hilft, eigene Potenziale, Grenzen, Bedürfnisse, Persönlichkeitsanteile zu erkennen, eigene Ressourcen neu zu entdecken und ggf. neue Wege zu finden, um im eigenen Leben eine Balance zwischen Belastung und Ausgleich herzustellen.
- *LRS-Trainingsgruppen:* Die Heilmittelrichtlinien schließen explizit eine Therapie von Lese-Rechtschreib-Störungen (LRS) für den Heilmittelbereich aus und verweisen auf motopädische und heilpädagogische Förderprogramme. Dennoch können auf ergotherapeutischen Ansätzen basierende, vielfältige Förderprogramme zur gezielten Wahrnehmungs- und Konzentrationsschulung entwickelt und eingesetzt werden. Eine Weiterbildung zum Lerntrainer oder speziell zur LRS-Symptomatik erscheint sinnvoll.
- *ADHS-Trainingsgruppen:* Neben dem wachsenden Markt an Förderprogrammen zur Behandlung und Unterstützung von Kindern mit einem Aufmerksamkeitsdefizit- und Hyperaktivitätssyndrom sollten die Ergotherapeuten nicht zurückschrecken, ihre eigenen Hypothesen und Behandlungsansätze zu definieren. Die Grenzen zwischen Behandlung und präventiven Förderansätzen sind sicher sehr dünn bzw. fließend. Angesichts geringer werdender Ressourcen könnte die Zielgruppe der Kinder von Ärzten zunehmend auf medikamentöse Therapien eingestellt werden, während Eltern oft nach Alternativen suchen. Hier können ergotherapeutisch „eingefärbte Programme" zur Selbstinstruktion und Selbststeuerung, zur gezielten visuellen und auditiven Wahrnehmung, zur verbesserten Haltungsregulation und Körperwahrnehmung eine spannende Aufgabe werden.

Literatur

Systematische Beschreibungen der Ergotherapie

AG MoTheo (Berding J, von Bodelschwingh A, Dehnhardt B, Mentrup C, Reichel K, Rode A, Scheffler A), Hrsg. Fachwörterbuch Ergotherapie. Idstein: Schulz-Kirchner; 2004.

Ausbildungs- und Prüfungsverordnung für Ergotherapeutinnen und Ergotherapeuten vom 2. August 1999 (am 1. Juli 2000 in Kraft getreten).

Beyermann G. Woher, wohin? Didaktischer Leitfaden zur Ausbildungsplanung in den Gesundheitsberufen am Beispiel der Ergotherapie. Idstein: Schulz-Kirchner; 2001.

Christiansen CH, Baum CM. Occupational Therapy: Performance, Participation and Well-Being. Thorofare: Slack; 2004.

Clark F, Parham D, Carlson ME, Frank G, Jackson J, Pierce D. Occupational Science: Academic innovation in the service of occupational therapy's future. American Journal of Occupational Therapy. 1991; 45(4): 300–310.

Deutscher Verband der Ergotherapeuten e.V. Ergotherapie heute [Informationsbroschüre]. Karlsbad: 2005.

Deutscher Verband der Ergotherapeuten e.V., Miesen M, Hrsg. Berufsprofil Ergotherapie 2004. Idstein: Schulz-Kirchner; 2004.

Hocking C. Occupational Science: A Stock Take of Accumulated Insights. Journal of Occupational Science. 2000; 7(2): 58–67.

Molineux M. Occupation for Occupational Therapists. Bodmin: Blackwell; 2004.

Reichel K. Ergotherapie systematisch beschreiben und erklären – das AOTA-Framework als Beitrag zur Systematisierung der deutschen Ergotherapie. Idstein: Schulz-Kirchner; 2005.

Richtlinien des Bundesausschusses der Ärzte und Krankenkassen über die Verordnung von Heilmitteln in der vertragsärztlichen Versorgung (Heilmittel-Richtlinien), § 92 SGB V, am 6.2.01 vom Bundesausschuss verabschiedet (vom Bundesministerium für Gesundheit zum 1.7.01 in Kraft gesetzt).

World Federation of Occupational Therapists. WFOT Information: What is Occupational Therapy? http://www.wfot.org.au/WFOT_information/default.cfm. Abgerufen: 19.11.05.

Yerxa EJ. Occupational Science: A renaissance of service to humankind through knowledge. Occupational Therapy International. 2000; 7(2): 87–98.

Stationäre Versorgung in der Kuration und Rehabilitation

BAR, Bundesarbeitsgemeinschaft für Rehabilitation. Empfehlungen zur neurologischen Rehabilitation 1995. www.bar-frankfurt.de. Abgerufen: 23.4.2006.

DVE. www.ergotherapie-dve/information.de. Themenschwerpunkt DRGs. Abgerufen: 31.12.2005.

DVE. APrV Ausbildungs- und Prüfungsverordnung. www.ergotherapie-dve.de. Bereich Ausbildung. Abgerufen: Dezember 2005.

DVE, Hrsg. Indikationskatalog Ergotherapie. Idstein: Schulz-Kirchner; 2004.

Teilstationäre Versorgung und weitere Einrichtungen zur Ganztagsbetreuung

Deutscher Verband der Ergotherapeuten e.V. Ergotherapie an Schulen für Körperbehinderte in Baden-Württemberg. 2. überarbeitete Auflage. Oktober 2000.

Deutscher Verband der Ergotherapeuten e.V. Ergotherapie in der Pädiatrie. 2. Auflage. April 2004.

Deutscher Verband der Ergotherapeuten e.V. Tätigkeitsfeld Ergotherapie. Ergotherapie in der Arbeit mit geistig Behinderten. Mai 1997.

Dillinger W. Eingangsverfahren und Berufsbildungsbereich in der Werkstatt für behinderte Menschen. Ergotherapie & Rehabilitation. 2005; 4: 18.

Dillinger W. Eingangsverfahren und Berufsbildungsbereich in der Werkstatt für behinderte Menschen. Ergotherapie & Rehabilitation. 2005; 5: 20.

Haerlin C. Arbeitstherapie. In: Reha – Praxis. Schriftenreihe des Fachkreises „Arbeit und Rehabilitation" des Deutschen Verbandes der Ergotherapeuten e.V. in Zusammenarbeit mit dem BTZ Berufliche Bildung Köln GmbH: 2000.

Haerlin C. Neue Aufgaben der Ergotherapie. Gemeindenahe Versorgung erfordert neue Konzepte. Beschäftigungstherapie und Rehabilitation: Fachzeitschrift für Beschäftigungs- und Arbeitstherapie – Ergotherapie. 1992; 1: 6.

Kubny–Lüke B. Teilhabe am Arbeitsleben – Arbeit und Beschäftigung für Menschen mit psychischen Beeinträchtigungen. Ergotherapie & Rehabilitation. 2003; 8: 6.

Rafferty R. Gartenbautherapie in einer Werkstatt für Behinderte. Praxis Ergotherapie: Fachzeitschrift für Beschäftigungs- und Arbeitstherapie. 1993; 3: 171.

Vossberg H. Dienste mit Kontaktstellenfunktion. Besondere ergotherapeutische Aufgaben. Beschäftigungstherapie und Rehabilitation: Fach-

zeitschrift für Beschäftigungs- und Arbeitstherapie – Ergotherapie. 1992; 2: 171.
Wallnisch S. Zu Hause im Heim. Arbeit mit geistig und körperlich behinderten Kindern. Praxis Ergotherapie: Fachzeitschrift für Beschäftigungs- und Arbeitstherapie. 2005; 4: 249.
Weber P. Ausgelagerte Arbeitstherapie in der Tagesklinik. Beschäftigungstherapie und Rehabilitation: Fachzeitschrift für Beschäftigungs- und Arbeitstherapie – Ergotherapie. 1992; 2: 158.

Ambulante Versorgung

DVE, Hrsg. Indikationskatalog Ergotherapie. Idstein: Schulz-Kirchner; 2004.
DVE. Merkblatt: Statistik zugelassener Ergotherapeuten 1. Quartal 2006. www.ergotherapie-dve.de. Abgerufen: 23.4.2006.
Wegener G, Wegener K. Praxismanagement für die Physiotherapie. Stuttgart: Thieme; 2005.

Schnittstellen zu angrenzenden Berufen

Bernard K. Das Kind lernt in der Auseinandersetzung mit seiner Umwelt. Bewegung und Entwicklung. 1998; 2: 67.
Mosthaf U. In: Steding-Albrecht U, Hrsg. Das Bobath-Konzept im Alltag des Kindes. Stuttgart: Thieme; 2003.
Ritter G. Bewegung als Handlung deuten – Ein Weg zum Verständnis von Bewegung im Bobath-Konzept. Bewegung und Entwicklung. 1998; 2: 70.
Steding-Albrecht U, Hrsg. Das Bobathkonzept im Alltag des Kindes. Stuttgart: Thieme; 2003.

Ergotherapeutische Leistungen in der Prävention, Gesundheitsförderung und Beratung

Bundesministerium für Gesundheit. www.DieGesundheitsreform-Prävention.de. Abgerufen: Jan. 2005.
DVE.www.ergotherapie-dve.de. Abgerufen: April 2006.
Ferber R. Die Ergotherapie und das Präventionsgesetz: neue Möglichkeiten für bewährte Erkenntnisse. Ergotherapie & Rehabilitation. 2005; 7:11.
GKV, Arbeitsgemeinschaft der Spitzenverbände der Krankenkassen. Leitfaden Prävention. www.forumpraevention.de. Abgerufen: Februar 2006.
Präventionsgesetz PrävG (Entwurf), SGB V § 17 Nr. 2 Die Ergotherapie und das Präventionsgesetz: neue Möglichkeiten für bewährte Erkenntnisse. Ergotherapie & Rehabilitation. 2005; 7:8.
Prümel-Philippsen U. Die Ergotherapie und das Präventionsgesetz: neue Möglichkeiten für bewährte Erkenntnisse. Ergotherapie & Rehabilitation. 2005; 7:8.

4 Motorisch-funktionelle Behandlungsverfahren

Inhalt:

4.1 Entstehung der Behandlungsverfahren

Angela Harth, Clara Scheepers

Veränderungen der medizinischen Versorgungsformen und des Behandlungsspektrums entwickeln sich im Kontext sozialpolitischer Faktoren und in dem sich daraus ergebenden Versorgungsbedarf. Die ersten Berichte über motorisch-funktionelle Behandlungsverfahren finden sich in den USA und England bereits während der ersten beiden Weltkriege. Viele Soldaten kehrten mit klinischen Diagnosen, wie z.B. Verbrennungen, Amputationen, Schädelhirntraumen oder Inhalationstraumen, aus dem Krieg zurück. Um den Bedürfnissen dieser Veteranen gerecht werden zu können, reagierte die Sozialversicherung in England sehr schnell mit Versorgungsstrukturen, sodass innerhalb von drei Jahren ausreichende Maßnahmen zur beruflichen und sozialen Reintegration entwickelt wurden. Sie eröffneten erste Rehabilitationszentren für das Militär.

Das Britische Rote Kreuz entsandte 1946 die damals so genannten „Beschäftigungstherapeuten“ in die eigene Besatzungszone nach Deutschland, um dort grundlegende motorisch-funktionelle Verfahren zur Rehabilitation der Kriegsverletzten zu demonstrieren und anzuwenden. In Bad Pyrmont wurden auf Initiative des Britischen Roten Kreuzes die ersten Kurse für deutsche Beschäftigungstherapeuten angeboten.

Ähnliche Entwicklungen waren auch in den USA zu beobachten. Amerikanische Ergotherapeuten widmeten ihre Aufmerksamkeit zu Beginn des 20. Jahrhunderts zuerst Patienten mit psychischen und chronischen Erkrankungen, später wandten sie sich auch der Akutversorgung zu.

Zu Anfang war die therapeutische Einstellung der Ergotherapeuten im motorisch-funktionellen Bereich sehr mechanistisch ausgerichtet. Es wurde wenig Rücksicht auf individuelle Interessen, Wünsche und Motivation des Patienten genommen. Auch heute sind die motorisch-funktionellen Verfahren teilweise sehr pragmatisch an der „reinen Funktionalität“ orientiert. Häufig überschneiden sich Ergotherapie und Physiotherapie sehr stark und können vom Klienten in ihren Spezifika kaum unterschieden werden.

Werden in der Ergotherapie gezielte Bewegungsaktivitäten durchgeführt, ohne dass eine alltagsintegrierte Betätigung ausgeführt wird, reduziert dies den ergotherapeutischen Prozess auf das niedrigste Niveau. Bestimmte physikalische Anwendungen, wie Wärme- und Kältetherapie, bereiten häufig eine motorisch-funktionelle Behandlung sinnvoll vor, sie sind jedoch nicht der Schwerpunkt einer Behandlung.

! Der Ergotherapie liegt das Konzept zugrunde, dass menschliche Gesundheit mit der optimalen Ausführung von Betätigungen verbunden ist.

Diese Ansichten haben die Pioniere der Ergotherapie gehabt. Obwohl nicht systematisch entwickelt und wissenschaftlich belegt, findet man viele Gemeinsamkeiten mit den konzeptionellen Modellen der Ergotherapie von heute. William Rush Dunton schrieb 1919 sein *„Credo for Occupational Therapists“*. Die grundlegende These, dass Betätigung mit Gesundheit und Wohlbefinden verbunden ist, wird als Basis der ergotherapeutischen Praxis formuliert. Hier liegt die Fokussierung auf sinnvoller Betätigung und Betätigung als therapeutisches Medium der Ergotherapie.

! „Betätigung ist für das Leben ebenso nötig wie Essen und Trinken. Alle Menschen sollten sowohl körperlichen als auch geistigen Beschäftigungen nachgehen oder Hobbys haben, an denen sie Freude haben. Ein kranker Geist, ein kranker Körper oder eine kranke Seele können durch Betätigungen geheilt werden“ (Dunton 1919).

Eine zufrieden stellende Ausführung von Betätigungen hängt vom guten Zusammenspiel physischer, psychischer und geistiger Fähigkeiten sowie Umweltfaktoren ab. Ist aufgrund einer Verletzung oder Erkrankung die funktionale Gesundheit beeinträchtigt, so kann eine Betätigungsdysfunktion drohen. Ergotherapeutische Interventionen im motorisch-funktionellen Bereich sollten als primäres Ziel die Komponenten identifizieren, die die Betätigungsperformanz verhindern. Ihre Maßnahmen sollen personenspezifisch und zielorientiert hinsichtlich zukünftiger Lebensrollen Sinn und Bedeutung vermitteln. Dies kann z.B. prophylaktisch durch eine Schienenversorgung, im Wiederherstellen der Handkraft durch Holzsägen oder im Feinmotoriktraining am PC als ergotherapeutische Aktivität geschehen, aber auch im Rahmen von Umfeldberatung und Belastungstraining spezifiziert werden.

Das Kapitel 4 gliedert sich in die Abschnitte:

- praxisrelevante medizinische Grundlagen der funktionellen Anatomie und Biomechanik,

- Funktion des sensiblen, motorischen und autonomen Systems,
- diagnostische Verfahren, Assessment und klinisches Reasoning,
- Behandlungsverfahren
- Anforderungen an das Umfeld.

In Einzelbereichen sind Schnittmengen mit der physikalischen Therapie gegeben. Grundkenntnisse in physikalischen Maßnahmen, z. B. wie Massagen und Lymphdrainagen, Atemtherapie, werden auch von den Ergotherapeuten erworben und angewandt, ohne jedoch den Anspruch zu erheben, die physikalische Therapie ersetzen zu wollen. Im Rahmen des Behandlungsteams müssen hier die berufsspezifischen Gewichtungen vorgenommen werden.

Darüber hinaus gibt es in der Rehabilitationsphase Überschneidungen bzw. fließende Übergänge zwischen motorisch-funktionellen Verfahren und adaptiven Verfahren (Kap. 8).

4.2 Medizinische und funktionelle Grundlagen

Thomas Bollinger Herzka

Motorisch-funktionelle Behandlungsverfahren werden entsprechend den Heilmittelrichtlinien nach § 92 SGB V im ergotherapeutischen Sektor als vorrangiges Heilmittel gezielt bei Erkrankungen des Bewegungssystems eingesetzt. Darunter fallen:

- Wirbelsäulenerkrankungen,
- Becken- und Extremitätenverletzungen bzw. Störungen nach traumatischer Schädigung, Operation, Verbrennung, Verätzung, Amputation,
- Knochen-, Gelenk- und Weichteilerkrankungen,
- Gefäß-, Muskel- und Bindegewebserkrankungen (DVE 2004).

Die medizinisch-funktionellen Grundlagen werden im Folgenden eingegrenzt auf die funktionelle Anatomie und Physiologie des Bewegungssystems. Körperstrukturen und Körperfunktionen sind die Grundlagen für die Motorik. Menschliche Aktivität und Handlung können nur verstanden werden, wenn sie in Zusammenhang mit Haltung und Bewegung sowie deren Gesetzmäßigkeiten betrachtet werden. Während die topografische Anatomie eine örtliche Orientierung über Körperstrukturen vermittelt, beschäftigt sich die funktionelle Anatomie mit der Beschreibung von Körperfunktionen.

4.2.1 Körperebenen und Körperachsen

Um sich innerhalb der Berufsgruppe und mit Partnern im Gesundheitssystem über die motorischen Funktionen auszutauschen sowie um diese zu benennen, zu analysieren und zu interpretieren, bedarf es eines gemeinsamen Orientierungssystems, dessen Nomenklatur allen Partnern vertraut sein muss. Es gibt ein Orientierungssystem *am Körper* selbst sowie eines für den Körper *im Raum*. Beide Systeme werden im Folgenden vorgestellt (Klein-Vogelbach 1986).

Anatomische Ebenen: Orientierung am Körper

Die Lage von Körperstrukturen und Gelenkbewegungen beschreibt das einheitliche System der anatomischen Ebenen **(Abb. 4.1a–c)** und Achsen des Körpers. Sie werden häufig in der so genannten *Nullstellung* dargestellt: im aufrechten Stand, wobei sich alle Gelenke in einer neutralen Bewegungsposition befinden.

Sagittalebene

Die Sagittalebene verläuft von vorn nach hinten (von anterior nach posterior) durch den Körper. Es lassen sich unendlich viele Sagittalebenen durch den Körper legen. Eine besondere ist die *mittlere Sagittalebene* **(Abb. 4.1a)** , die den Körper in eine linke und eine rechte Hälfte teilt. Sie wird auch Symmetrieebene genannt. Sie ist die Bezugsebene für die topografischen und richtungsweisenden Begriffe medial und lateral; *medial* bedeutet näher zur mittleren Sagittalebene, *lateral* heißt weiter entfernt von der mittleren Sagittalebene. Auch eine Bewegung kann nach medial – also zur mittleren Sagittalebene hin – oder nach lateral – von der mittleren Sagittalebene weg – gerichtet sein.

Frontalebene

Die Frontalebene verläuft von rechts nach links durch den Körper und teilt ihn in einen vorderen (ventralen) und einen hinteren (dorsalen) Abschnitt. Es lassen sich unendlich viele Frontalebenen durch den Körper legen. Die *mittlere Frontalebene* **(Abb. 4.1b)** ist die Bezugebene für die Begriffe ventral und dorsal. Geht eine Bewegung von der Frontalebene nach vorn, so wird von einer Bewegung nach *ventral* (anterior) gesprochen, geht die Bewegung von der Frontalebene nach hinten, heißt es nach *dorsal* (posterior).

Transversalebene

Die Transversalebene teilt den Körper in einen oberen (kranialen) und einen unteren (kaudalen) Abschnitt. Die *mittlere Transversalebene* (Abb. 4.1c) ist die Bezugsebene für die Begriffe kaudal und kranial. Bewegungen von der Transversalebene fußwärts sind Bewegungen nach *kaudal* (inferior), kopfwärts sind es Bewegungen nach *kranial* (superior).

> ! Die anatomischen Ebenen sind stets auf den Körper bezogen. Verändert der Körper seine Lage im Raum, ändert sich auch die räumliche Lage der Körperebene. Beispielsweise ist die Transversalebene im Stand horizontal und im Liegen vertikal ausgerichtet.

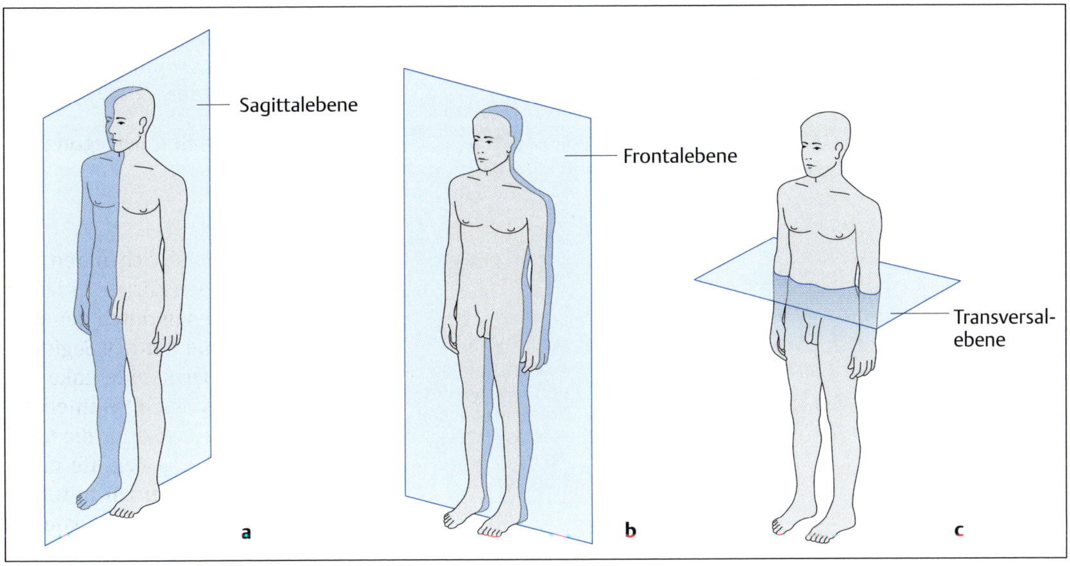

Abb. 4.1a–c Anatomische Körperebenen in der Nullstellung (nach Schünke 2000). **a** Mittlere Sagittalebene. **b** Mittlere Frontalebene. **c** Mittlere Transversalebene.

Körpermittelpunkt
Im Körpermittelpunkt schneiden sich die mittlere Sagittal-, Frontal- und Transversalebene. Auf den Körpermittelpunkt beziehen sich die Begriffe proximal und distal: *Proximal* heißt näher am Körpermittelpunkt, *distal* heißt weiter weg vom Körpermittelpunkt.

Schwerkraft: Orientierung im Raum

Die Orientierung des Menschen im Raum ist das zweite Orientierungssystem, wobei der Raum in enger Beziehung zum Schwerkraftfeld der Erde steht. So findet die Aufrichtung in der Vertikalen gegen die Schwerkraft statt, wobei die Horizontale die Unterstützungsfläche bietet. Die Schwerkraft prägt die Richtungsbegriffe oben und unten.

Haltung ist die aktive Aufrichtung des menschlichen Körpers oder seiner Teile gegen die Schwerkraft. *Bewegung* ist der Transport körpereigener Gewichte im Raum unter dem Einfluss der Schwerkraft. *Aktivität* und *Handlung* beinhalten geplante und zielgerichtete Bewegungen, die verändernd auf die äußere Umwelt einwirken und kognitive Prozesse mit einschließen.

Bewegungsachsen: Schnittlinien der Körperebenen

Bewegungen in den Gelenken finden um Achsen statt. Ihren Namen erhalten diese Achsen aufgrund der Bewegungen, die um sie stattfinden. Man unterscheidet die

- Abduktions-Adduktions-Achse,
- Flexions-Extensions-Achse,
- Rotationsachse.

Achsen werden aber auch in Bezug auf die Körperebenen definiert. Schnittlinien aus zwei Ebenen bilden ebenfalls eine Bewegungsachse, wenn man die Ebenen virtuell durch ein Gelenk legt **(Abb. 4.2a–c)**.

Die Lage der Achsen kann also in Bezug auf den Körper und in Bezug auf den Raum beschrieben werden. Die Abduktions-Adduktions-Achse des Schultergelenks verläuft im Stand in Bezug auf den Körper sagittotransversal (Schnittlinie der Sagittal- und Transversalebene durch das Schultergelenk), in Bezug auf den Raum verläuft sie horizontal.

Schulter- und Hüftgelenk sind dreiachsige Gelenke mit folgenden Achsen:

- frontotransverale Achse bzw. Flexions-Extensions-Achse,
- frontosagittale Achse bzw. Rotationsachse,
- sagittotransversale bzw. Abduktions-Adduktions-Achse.

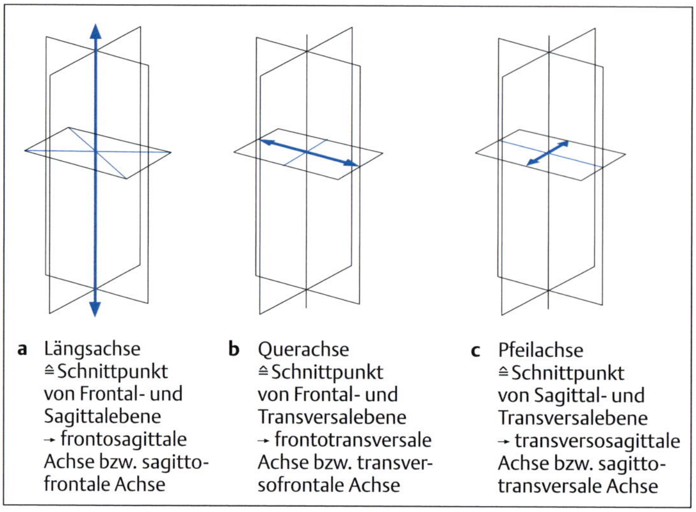

Abb. 4.2a–c Bewegungsachsen als Schnittlinien zweier Ebenen (nach Schünke 2000). a Frontosagittale Achse. b Frontotransversale Achse. c Sagittotransversale Achse.

Werden die Extremitäten aus der Nullstellung vom Körper weg bewegt, so verändern sich die Lage der Gelenke in Bezug auf den Körper, die Lage der Gelenke im Raum und somit auch die Lage der Bewegungsachsen.

Beispiel: Steht die Flexions-Extensionsachse des Ellbogengelenks in der Nullstellung des Armes frontotransversal (und horizontal im Raum), so steht sie beim 90° abduziertem Arm frontosagittal (und vertikal im Raum).

Funktionelle Ebenen und Achsen

Will man Bewegung analysieren, orientiert man sich an funktionellen Ebenen und Achsen. Als Referenz dient dabei die anatomische Orientierung. Bei der Analyse wird definiert, wie die funktionellen Ebenen und Achsen von der anatomischen Orientierung abweichen.

Beispiel: Anatomisch gesehen steht die Bewegungsachse für Anteversion und Retroversion (Flexion/Extension) im Glenohumeralgelenk frontotransversal. Funktionell betrachtet ist jedoch die konkave Gelenkfläche des Glenohumeralgelenks ca. 30° nach ventral geneigt und liegt nicht genau in der Sagittalebene. Die funktionelle Bewegungsachse für Flexion und Extension steht senkrecht auf der Gelenkfläche, also ebenfalls nicht exakt frontotransversal: Sie ist ca. 30° nach ventral gerichtet **(Abb. 4.3)**.

! Funktionelle Gelenkachsen werden aufgrund der skelettalen Verhältnisse in Bezug zu den anatomischen Ebenen und Achsen definiert.

Aufgabe: Versuchen Sie die funktionellen Bewegungsachsen für Hand- und Hüftgelenk sowie oberes und unteres Sprunggelenk zu definieren.

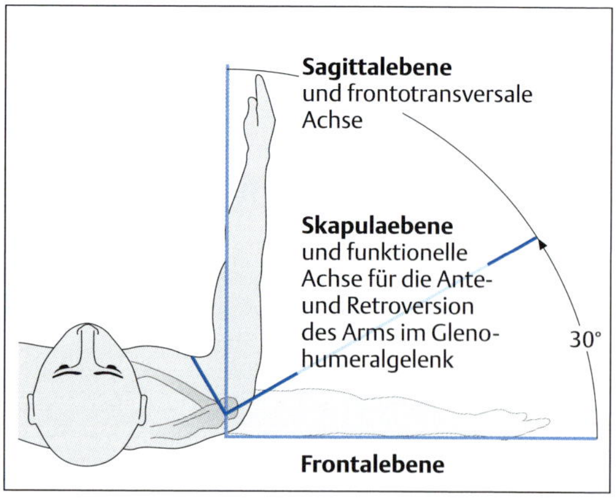

Abb. 4.3 Funktionelle Bewegungsachse des Glenohumeralgelenks für Extension/Flexion (nach Hauser-Bischof 2003).

4.2.2 Konzentrische und exzentrische Muskelkontraktion: Hubarbeit

Die Veränderung der räumlichen Lage der Bewegungsachse zum Beispiel für die Extension/Flexion im Ellbogengelenk verändert auch den Einfluss der Schwerkraft für dessen Bewegungskomponenten. Aus der Nullstellung des glenohumeralen Gelenks wird das Unterarmgewicht bei der Flexion gegen die Schwerkraft angehoben. Man spricht von einer *konzentrischen* Muskelkontraktion. Die Muskeln verkürzen sich. Bei der Extension muss das Unterarmgewicht gegen den unkontrollierten Fall gebremst werden. Man spricht von einer *exzentrischen* Muskelkontraktion. Die Muskeln werden länger.

Beim 90° glenohumeral abduzierten Ober- und Unterarm unterliegen Extension und Flexion des Ellbogengelenks nicht dem Einfluss der Schwerkraft – die Muskulatur des Schultergelenks hält die Ober- und Unterarmgewichte gegen die Schwerkraft, die Bewegung findet auf einer horizontalen Ebene im Raum statt. Die Muskulatur arbeitet konzentrisch in beide Bewegungsrichtungen. Sie verkürzt sich sowohl bei der Flexion als auch bei der Extension.

Hubarbeit der Muskulatur

Bei konzentrischen und exzentrischen Kontraktionen der Muskulatur wird Hubarbeit geleistet. Hub wird dabei wie folgt definiert.

> ***Hub***: Arbeit der Muskulatur, die in Auseinandersetzung mit der Schwerkraft verrichtet wird.

Folgende Arten der Hubarbeit werden unterschieden:

- *Positiver Hub*: Ein Muskel arbeitet mit positivem Hub, wenn er körpereigene Gewichte gegen die Schwerkraft hebt. Die Muskelkontraktion ist konzentrisch.
- *Negativer Hub:* Ein Muskel arbeitet mit negativem Hub, wenn er (körpereigene und andere) Gewichte gegen den Fall mit der Schwerkraft bremst. Die Muskelkontraktion ist exzentrisch.
- *Hubfrei:* Ein Muskel arbeitet ohne Hub oder hubfrei, wenn die bewegten Körpergewichte nicht dem Einfluss der Schwerkraft unterliegen. Dabei stehen die Bewegungsachsen immer vertikal im Raum. Die Muskelkontraktion ist konzentrisch. Bei einer Hubbelastung stehen die Bewegungsachsen horizontal oder schräg im Raum, bei Hubfreiheit immer vertikal (Klein-Vogelbach 1986).
- *Hubarm*: Zwischen Hubfreiheit und Hubbelastung liegt die hubarme Bewegung. Sind Ober- und Unterarm z.B. 80° Grad abduziert, unterliegt das Bewegen des Unterarmgewichts nur teilweise dem Schwerkrafteinfluss. Die Flexion ist hubarm konzentrisch, die Extension hubarm exzentrisch.

Über die Einstellung von Bewegungsachsen im Raum können wir therapeutisch Einfluss auf die Hubbelastung von Bewegungen nehmen (Klein-Vogelbach 1986).

Beispiel: Das Ellbogengelenk soll von 0–90° gebeugt werden, ohne dass die Beugemuskulatur des Ellbogengelenks gegen die Schwerkraft arbeiten muss. Die Therapeutin abduziert den Oberarm des sitzenden Patienten um 90° und stellt die Flexions-Extensionsachse des Ellbogengelenks frontosagittal ein (statt frontotransversal). Die Bewegungsachse für die Extension/Flexion steht vertikal, der Patient flektiert das Ellbogengelenk hubfrei **(Abb. 4.4)**.

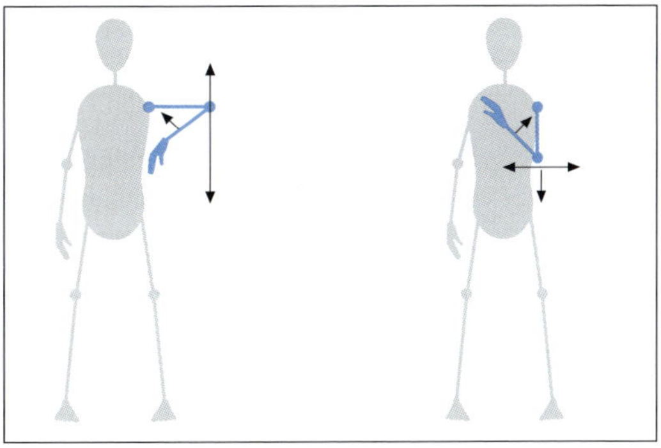

Abb. 4.4 Flexion im Ellbogengelenk hubfrei bei 90° Abduktion im Schultergelenk (**a**) und mit positivem Hub (**b**) (Bollinger 2002).

4.2.3 Biomechanik der Gelenke

Die Biomechanik der Gelenke, auch *Arthrokinematik* genannt, beschäftigt sich mit den Gesetzmäßigkeiten von Gelenkbewegungen. Jedes Gelenk am menschlichen Körper besteht unabhängig von seiner spezifischen Bauweise aus folgenden Elementen:

- Gelenkpartner A (proximal),
- Gelenkpartner B (distal),
- konkave Gelenkfläche,
- konvexe Gelenkfläche.

Um Gelenkbewegungen zu beurteilen, müssen zwei verschiedene Gesichtpunkte berücksichtigt und miteinander in Beziehung gesetzt werden: phänomenologische und biomechanische Sichtweise.

Phänomenologische Sichtweise

Diese Sichtweise beschreibt Bewegung, wie man sie sehen und beobachten kann. Es handelt sich um *anguläre* Bewegungen. Bei angulären Bewegungen können im Wesentlichen zwei Bewegungstypen unterschieden werden: Scharnier- und Rotationstyp.

Bewegungen des Scharniertyps

Bei der Bewegung des *Scharniertyps* kommt es zwischen den Gelenkpartnern A und B zu einer Winkelveränderung. Eine Bewegung ist sichtbar, wenn sich der Abstand zwischen den beiden Gelenkpartnern verändert, d.h., der Winkel zwischen A und B wird größer oder kleiner. Dabei sind für die gleiche Bewegung verschiedene Varianten möglich **(Abb. 4.5)**. Beispiele für Winkelverkleinerungen (z.B. Flexion):

- Der proximale Gelenkpartner nähert sich dem distalen, der distale bewegt sich nicht.
- Der distale Gelenkpartner nähert sich dem proximalen, der proximale bewegt sich nicht.
- Distaler und proximaler Gelenkpartner nähern sich einander an.
- Distaler und proximaler Gelenkpartner bewegen sich in die gleiche Richtung. Der proximale Gelenkpartner nähert sich dem distalen, da sein Bewegungsausmaß größer ist.

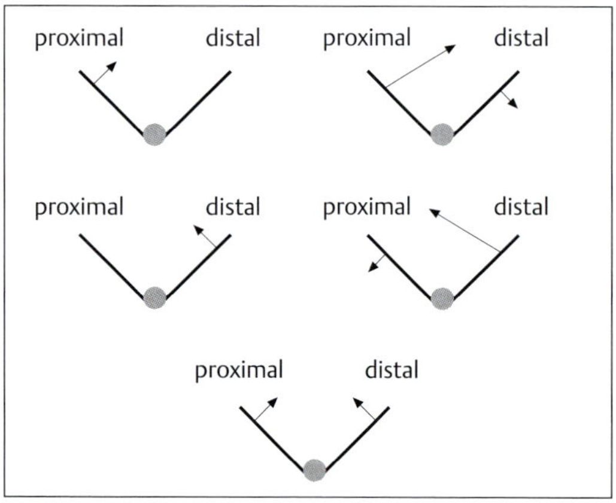

Abb. 4.5 Beispiele für flektorische Winkelverkleinerungen (Bollinger 2002).

- Beide Gelenkpartner bewegen sich in die gleiche Richtung, wobei sich der distale Gelenkpartner dem proximalen nähert, da sein Bewegungsausmaß größer ist.

Praxisrelevanz: Um einen Gegenstand zu ergreifen, muss die Hand von Position A nach Position B gebracht werden. Dies kann z.B. durch eine Flexion im Ellbogengelenk geschehen. Die Therapeutin beobachtet nun, dass die Position des Handgelenks verändert wird, Ober- und Unterarm sich aber nicht voneinander entfernen. Die Positionsänderung wurde durch das Schultergelenk bewerkstelligt und wird als so genannte Ausweichbewegung bezeichnet. Eine Ausweichbewegung kann ein Hinweis auf eine Funktionsstörung im Ellbogengelenk sein **(Abb. 4.6a–b)**.

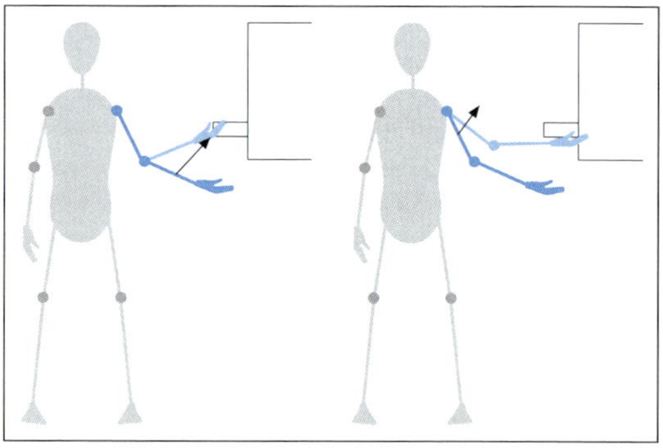

Abb. 4.6a–b Ergreifen eines Gegenstandes (Bollinger 2002). **a** Im Ellbogengelenk ist die Flexion durch die Winkelverkleinerung sichtbar (physiologische Bewegung). **b** Der Gelenkwinkel wird nicht verkleinert und stattdessen im Schultergelenk abduziert (Ausweichbewegung).

Bewegungen des Rotationstyps

Bei der Bewegung des Rotationstyps stehen sich zwei Rotationskörper gegenüber. Um eine Bewegung dieser Körper beobachten und beschreiben zu können, nutzt man einen Zeiger (Klein-Vogelbach 1986). Beispiele für Rotationen nach links **(Abb. 4.7)**:

- Gelenkpartner A rotiert nach links, Gelenkpartner B rotiert nicht.
- B rotiert nach links, A rotiert nicht.
- A rotiert nach links, B rotiert nach links.
- A rotiert nach links, B rotiert nach rechts, wobei das Bewegungsausmaß jedoch kleiner ist.
- B rotiert nach links, A rotiert nach rechts, wobei das Bewegungsausmaß jedoch kleiner ist.

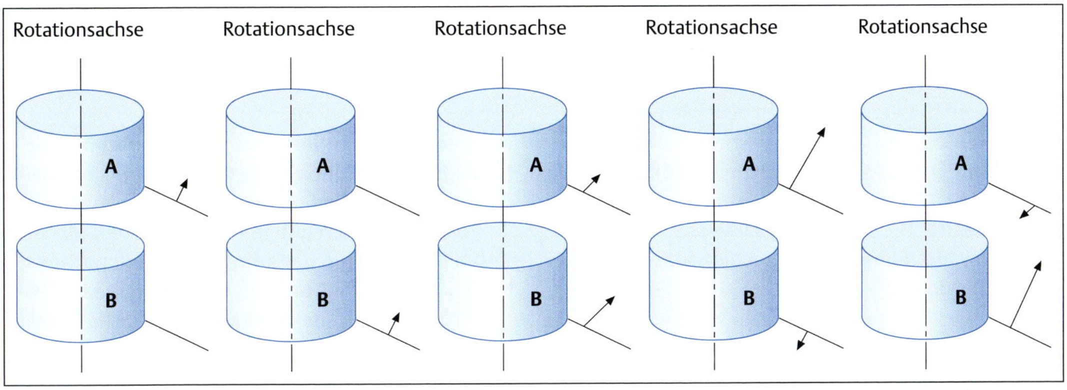

Abb. 4.7 Beispiele für Rotationen (Bollinger 2002).

Die Drehbewegungen des Unterarms werden als so genannte *Umwendbewegungen* (Pronation/Supination) bezeichnet. Es handelt sich nicht um eine Rotation im klassischen Sinne, da sich der proximale Radius um die proximale Ulna bewegt.

Praxisrelevanz: Ein Koffer soll seitlich am Körper getragen werden **(Abb. 4.8)**. Dazu müsste in diesem Fall der Oberarm (A) stabil bleiben und der Unterarm müsste supiniert werden. Die Therapeutin beobachtet nun Folgendes: Zwar stellt sich der Zeiger des Unterarms (z. B. der Daumen) nach ventral ein, gleichzeitig wandert aber der Zeiger des Oberarms (z. B. das Olekranon) von lateral nach dorsal im gleichen Ausmaß, wie sich der Daumen nach ventral einstellt. Daraus schließt sie, dass zwischen Ober- und Unterarm keine Bewegung stattgefunden hat. Die Rotation wurde vom Glenohumeralgelenk im Sinne einer Außenrotation ausgeführt. Dieses Phänomen kann auf eine Funktionsstörung im proximalen und/oder distalen Radioulnargelenk hinweisen, wo die Drehbewegung eigentlich zu erwarten gewesen wäre.

Biomechanische Sichtweise

Im Gegensatz zur phänomenologischen Sichtweise können die beschriebenen Bewegungen nicht beobachtet werden, sondern leiten sich aus biomechanischen Gesetzmäßigkeiten ab. Im Fokus der biomechanischen Sichtweise steht das Verhalten der konkaven und konvexen Gelenkflächen zueinander.

Im Folgenden wird zunächst davon ausgegangen, dass der konkave Gelenkpartner sich nicht bewegt. Zwei verschiedene Bewegungsarten werden unterschieden, wenn der konvexe Gelenkpartner sich auf dem konkaven bewegt: Rollen und Gleiten **(Abb. 4.9a–b)**.

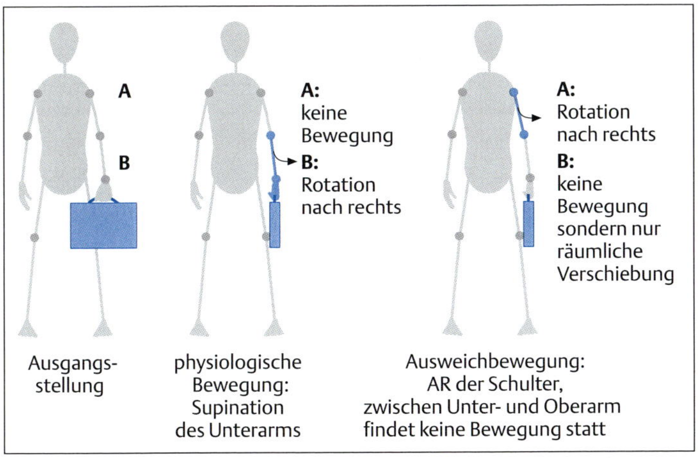

Abb. 4.8 Physiologische Armbewegung und Ausweichbewegung beim Bewegen eines Koffers (Bollinger 2002).

- *Rollen*: *Verschiedene* Punkte der konvexen Gelenkfläche haben Kontakt mit verschiedenen Punkten der konkaven Fläche. Die Bewegung lässt sich mit einem Autorad vergleichen, das auf der Straße rollt.
- *Gleiten*: *Ein* Punkt der konvexen Gelenkfläche hat Kontakt mit verschiedenen Punkten der konkaven Fläche. Die Bewegung lässt sich mit einem blockierten Autorad vergleichen, das über die Straße rutscht (Maitland 1991).

Wenn nun der konvexe Partner nur rollen bzw. nur gleiten würde, wäre die mögliche anguläre Bewegung (d. h. die Veränderung des Winkels zwischen den beiden Gelenkpartnern) des Gelenks sehr gering. Um die volle anguläre Bewegung nutzen zu können, kommt es zu einer Kombination von Rollen und Gleiten. Diese Kombination wird *Roll-Gleit-Bewegung* genannt.

Die Richtung des Rollens und Gleitens hängt von der Form der Gelenkflächen ab, ist also bei konkaven und konvexen Gelenkflächen unterschiedlich.

- *Rollen*: Das Rollen findet im Gelenk immer in Richtung der Bewegungsrichtung statt. Dies gilt sowohl bei Bewegungen des konkaven als auch bei Bewegungen des konvexen Gelenkpartners.
- *Gleiten*: Die Richtung des Gleitens ist jedoch von der Form der bewegten Gelenkfläche abhängig. Sie unterliegt einer Gesetzmäßigkeit, der so genannten *Konvex-Konkav-Regel* (**Abb. 4.10a–b**):
  - Bei Bewegungen des konvexen Gelenkpartners gleitet dieser entgegengesetzt zur Bewegungsrichtung.

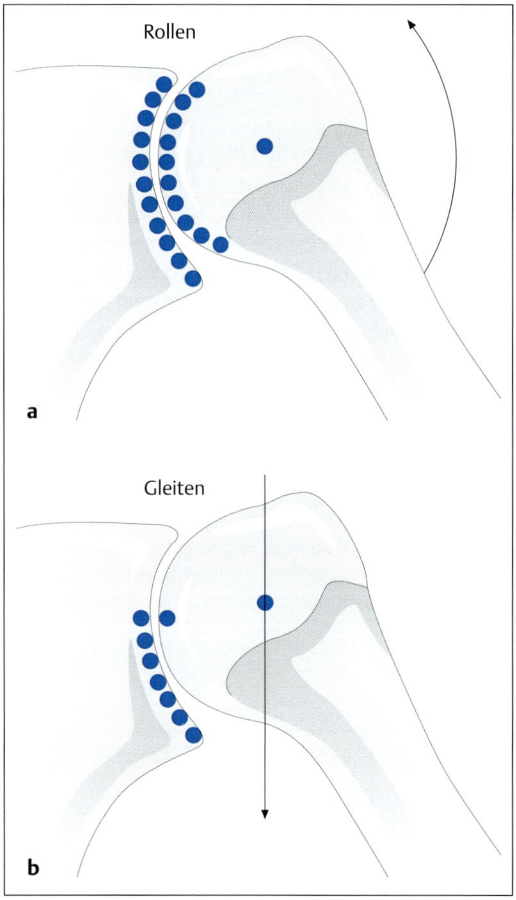

Abb. 4.9a–b Bewegungen zwischen konkaver und konvexer Gelenkfläche. **a** Rollen. **b** Gleiten (nach Kaltenborn 1992).

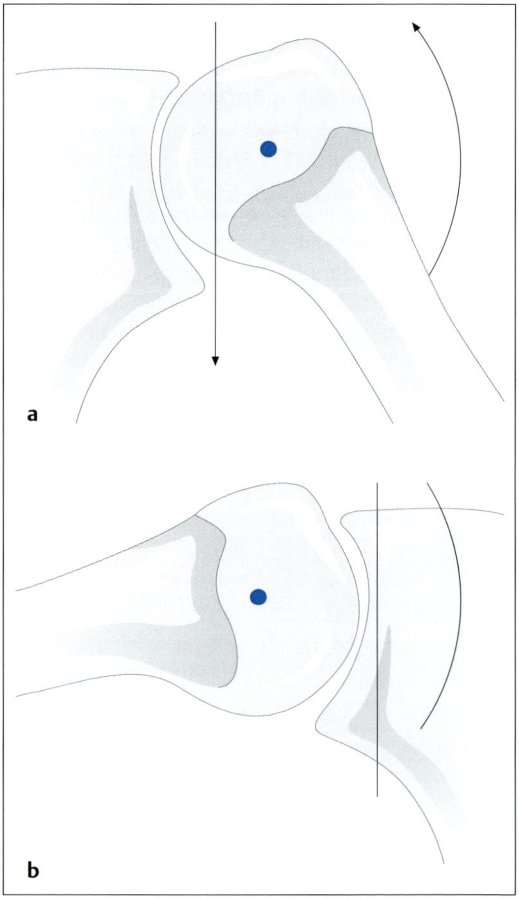

Abb. 4.10a–b Konvex-Konkav-Regel. **a** Gleitrichtung des konvexen Gelenkpartners. **b** Gleitrichtung des konkaven Gelenkpartners (nach Kaltenborn 1992).

– Bei Bewegungen des konkaven Gelenkpartners entspricht dessen Gleitrichtung der Bewegungsrichtung (Betz 2002).

Neben der Roll-Gleit-Bewegung gibt es noch die *axiale Rotation*. Bei dieser steht die Bewegungsachse *senkrecht* zur konkaven oder konvexen Gelenkfläche (**Abb. 4.11**). Es findet keine Roll-Gleit-Bewegung statt – diese ist auch nicht nötig, weil die axiale Rotation keinen Weg aus den Gelenkflächen beschreibt (de Bruijn 2000).

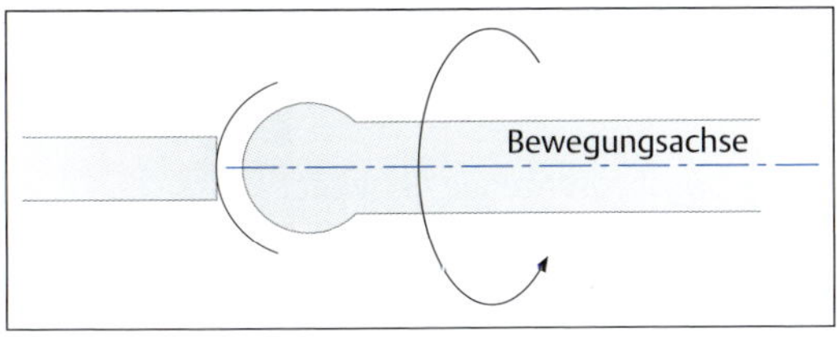

Abb. 4.11 Axiale Rotation (nach de Bruijn 2000).

Steht z.B. der Oberarm bezüglich Ab- und Adduktion in der Nullstellung und das Olekranon dreht sich von lateral nach dorsal, spricht man von einer Außenrotation des Humerus im Schultergelenk. Das ist eine beobachtbare anguläre Bewegung zwischen Humerus und Skapula. Intraartikulär geschieht eine Roll-Gleit-Bewegung. Wird nun der Oberarm um 90° abduziert und das Olekranon von dorsal nach kaudal bewegt, handelt es sich ebenfalls um eine Außenrotation. Intraartikulär betrachtet handelt es sich um eine axiale Rotation (**Abb. 4.12**).

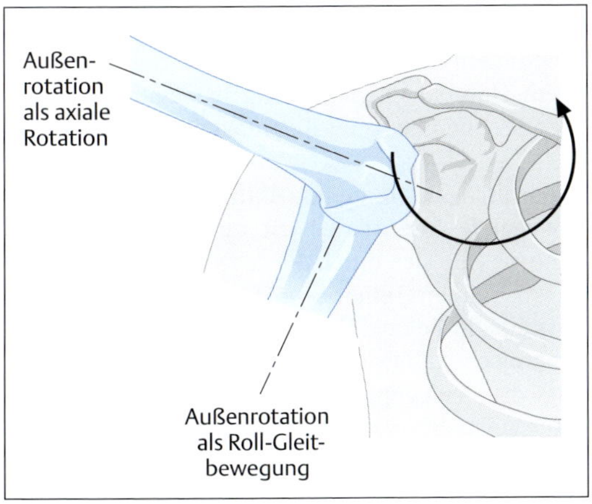

Abb. 4.12 Außenrotation des Humerus bei Abduktion im Schultergelenk (nach de Bruijn 2000).

! Der Begriff Rotation wird in der biomechanischen und der phänomenologischen Sichtweise verschieden verwendet.

4.2.4 Biomechanik und Aktivitätsformen der Muskulatur

Der Motor für menschliche Haltung und Bewegung ist die Muskulatur. Für die Bewegung der Gelenke ist die quergestreifte Muskulatur verantwortlich. Muskeln bewegen und stabilisieren Gelenke.

- Konzentrische und exzentrische Muskelarbeit ist immer mit Bewegung verbunden. Man spricht auch von dynamischer Muskelarbeit.
- Isometrische Muskelarbeit findet ohne Bewegungen statt, sie ermöglicht das Halten einer Position und wirkt stabilisierend auf Gelenke. Sie wird auch als statische Muskelarbeit bezeichnet.

Es gibt Muskeln, die ein Gelenk oder mehrere Gelenke überbrücken. In der Biomechanik wird u.a. die physikalische Wirkung der Muskulatur auf die Gelenke betrachtet. Die Wirkung eines Muskels auf ein Gelenk wird bestimmt durch seine Lage zum Drehpunkt des Gelenks. Dafür sind folgende Parameter einzubeziehen:

- Ursprung und Ansatz des Muskels sowie die Verbindungslinie zwischen Urspruch und Ansatz,
- Lage von Ursprung und Ansatz zum Gelenk,
- Kraft- und Lastarm bezogen auf die Extremitäten,
- funktionelle Bewegungsachse,
- räumliche Ausrichtung des Gelenks für eine Aktivität.

Soll beispielsweise das Ellbogengelenk gebeugt werden, um eine Last zu heben (**Abb. 4.13a–c**), spielen dabei biomechanische Aspekte eine Rolle, die im Folgenden ausgeführt werden.

- Klassischer Beugemuskel des Ellbogengelenks ist der M. biceps brachii. Aus der Nullstellung heraus ist seine beugende Wirkung zunächst gering. Wird er kontrahiert, zieht er das Ellbogengelenk in die funktionelle Achse und komprimiert es (Bollinger 2002). Mit zunehmendem Beugewinkel verbessert sich seine Wirkung für die Beugung (s.u.)
- Der M. brachialis stabilisiert das Gelenk in der anatomischen Achse, wirkt aber aus der Nullstellung heraus ebenfalls hauptsächlich komprimierend auf das Ellbogengelenk.

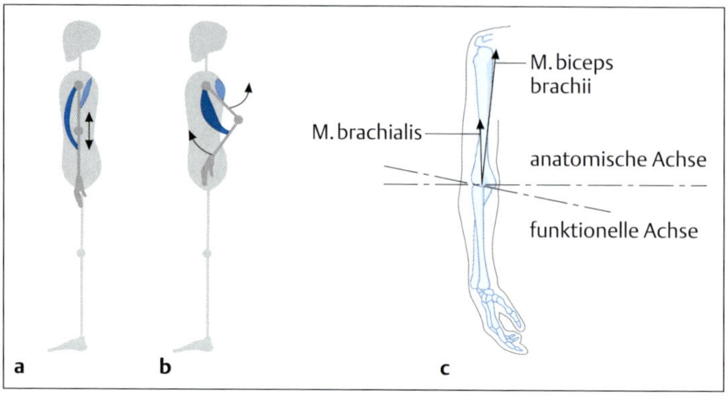

Abb. 4.13a–c Zusammenspiel der Muskulatur für die Flexion im Ellbogengelenk unter biomechanischen Aspekten (Bollinger 2002, nach Klein-Vogelbach 1986).

- Der M. deltoideus parsspinalis dorsi führt den Oberarm zunächst nach dorsal, gleichzeitig flektiert der M. brachioradialis im Ellbogengelenk.
- Erst jetzt erlangt der M. biceps brachii zusammen mit dem M. brachioradialis den notwendigen Angriffspunkt, um vom Kraftarm aus den Lastarm zu beugen, wobei der M. biceps brachii vorwiegend das Gelenk bewegt und der M. brachialis das Gelenk in der Achse stabilisiert.

Aktivitätsformen der Muskulatur

Impulse der peripheren Nerven führen dazu, dass sich Muskulatur kontrahiert, isometrische Spannung aufbaut oder sich dosiert exzentrisch verlängert. Wenn die Muskulatur ein Gelenk stabilisiert und bewegt, ist immer eine ganze Gruppe von Muskeln in das Geschehen involviert. Je nach Bewegungsrichtung, Schwerkrafteinfluss und Auftrag (Bewegung oder Stabilisation) ist die Arbeitsteilung der beteiligten Muskeln unterschiedlich. Man spricht dabei von verschiedenen Aktivitätsformen der Muskulatur.

Bewegungsführende Aktivität
Muskeln, welche für die Richtung der durchgeführten Bewegungsführung verantwortlich sind, werden als bewegungsführende Muskeln oder *Agonisten* bezeichnet. Wie im Abschnitt über Bewegungsachsen dargelegt, kann Bewegung je nach Schwerkrafteinfluss mit positivem oder negativem Hub geschehen oder hubfrei sein. Bewegungsführende Muskeln arbeiten bei positivem Hub und Hubfreiheit konzentrisch, bei negativem Hub exzentrisch.

Bewegungsbegrenzende Aktivität
Da Bewegungen im Rahmen von Aktivitäten immer zielgerichtet sind, müssen sie begrenzt werden. Je nach Hubarbeit der bewegungsführenden Muskeln sind dies: die Antagonisten bei positivem Hub und Hubfreiheit oder die Agonisten bei negativem Hub.

Bewegungsermöglichende Aktivität
Führen bewegungsführende Muskeln eine konzentrische Bewegung durch, nähern sich Ursprung und Ansatz einander an. Dies ist aber nur möglich, wenn sich auf der Gegenseite die Muskulatur verlängern kann. Diese Verlängerung auf der Gegenseite wird durch die reziproke Hemmung ermöglicht. Unter reziproker Hemmung versteht man die gleichzeitige Hemmung von Muskeln, die gegensinnige Bewegungsrichtungen haben. Muskeln mit gegensinnigen Bewegungsrichtungen sind so genannte *Antagonisten*, z.B. Strecker und Beuger des Ellbogengelenks. Die reziproke Hemmung ermöglicht eine Dehnung respektive Verlängerung eines Muskels. Der Antagonist wird zum „Bewegungsermöglicher“. Arbeitet ein bewegungsführender Muskel mit negativem Hub, ist er gleichzeitig bewegungsermöglichender und bewegungsbegrenzender Muskel.

Dynamisch-stabilisierende Aktivität
Bewegende Muskulatur hat aufgrund ihrer Zugrichtung (die sich durch die Lage von Ursprung und Ansatz definiert) einen tendenziell luxierenden Einfluss auf ein Gelenk. Nur im Zusammenspiel mit der dynamisch-stabilisierenden Muskulatur wird einerseits die Bewegung mit großer Amplitude (Bewegungsausmaß) wie auch die Zentrierung des konvexen im konkaven Gelenkpartner gewährleistet (und umgekehrt). Das Kennzeichen von dynamisch-stabiliserender Muskulatur ist die zentrierende Wirkung auf das Gelenk, die Stabilisation in Richtung

der anatomischen Bewegungsachsen sowie die kleinen Bewegungsamplituden.

4.2.5 Bewegungs- und Aktivitätenanalyse

Die maximale Bewegungsmöglichkeit (anatomische Grenze) des Gelenks wird bei einer physiologischen Bewegung nicht voll ausgeschöpft, einerseits weil ein Anschlag des Gelenks am Ende seines Bewegungsausmaßes die passiven Strukturen (Bänder und Kapsel) stark beansprucht und so zu Verschleiß führen kann und andererseits, weil die Muskulatur in ihrer mittleren Dehnstellung am kräftigsten und effektivsten arbeiten kann.

Weiterlaufende Bewegungen und ihre Begrenzung

Aus den genannten Gründen werden bei einer Aktivität, die ein größeres Bewegungsausmaß verlangt als das physiologisch günstige des Gelenks, Bewegungen in anderen Gelenken entstehen, die zum Ziel führen. Gelenkbewegungen werden also vor dem anatomischen Ende begrenzt. Dies geschieht physiologischerweise durch die entsprechende *bewegungsbegrenzende* Muskulatur.

Bei der Bewegung im ersten Gelenk spricht man von *Primärbewegung*. In der Folge entstehen Bewegungen an proximalen und/oder distalen Gelenken um die gleiche Bewegungsachse. Dies wird als *weiterlaufende Bewegung* bezeichnet. Es können auch weiterlaufende Bewegungen früher oder später im Bewegungsablauf entstehen, als physiologischerweise günstig wäre; dies ist ein Hinweis auf eine Funktionsstörung. Man spricht in diesen Fällen von einer *Ausweichbewegung* (Klein-Vogelbach 1986).

Systematik zur Analyse

Um komplexe Bewegungen und damit auch Aktivitäten analysieren zu können, folgen Therapeuten einer gewissen Systematik:

- *Primärbewegung:* Die Primärbewegung initiiert in der Regel eine weiterlaufende Bewegung (oder mehrere) um die gleiche Bewegungsachse.
- *Weiterlaufende Bewegungen:* Sie folgen räumlich der Primärbewegung. Das bedeutet, mehrere Gelenke sind an der Realisierung der Primärbewegung beteiligt (Klein-Vogelbach 1986).
- *Komplexbewegung:* Als Komplexbewegung bezeichnet man eine oder mehr hinzukommende weiterlaufende Bewegungen um neue Bewegungsachsen, die räumlich der Primärbewegung folgen.
- *Aktivität:* Sie setzt sich aus mindestens zwei Komplexbewegungen zusammen, wobei die weiteren Komplexbewegungen nun eine andere Richtung nehmen als die erste Primärbewegung.

Beispiel: Jemand will einen Becher zum Mund führen, der auf einem Tisch steht **(Abb. 4.14)**. Als Primärbewegung sehen Sie eine Anteversion im Schultergelenk (1) und als weiterlaufende Bewegung eine Flexion im Ellbogengelenk (2). Beide Bewegungen haben dieselbe Richtung und die gleiche Bewegungsachse (frontotransversal). Um den Becher ergreifen zu können, benötigen Sie

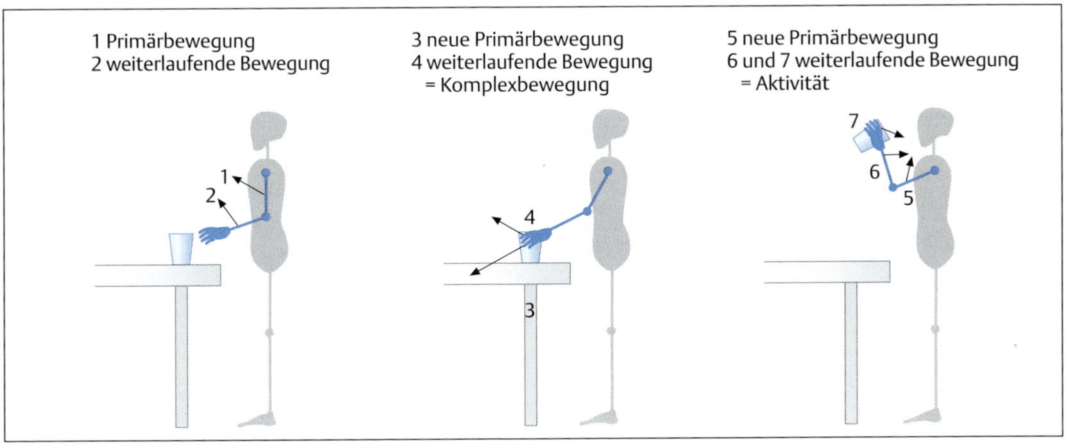

Abb. 4.14 Bewegungsanalyse der Aktivität „Becher zum Mund führen“ (Bollinger 2002).

eine Extension (3) im Handgelenk und in den Fingergelenken. Dies ist eine neue weiterlaufende Bewegung (frontosagittal). Außerdem ist eine Komplexbewegung entstanden, welche durch die Flexion in den Fingergelenken ergänzt wird, wenn die Hand um den Becher gelegt wird (4).

Nun folgen eine neue Primärbewegung im Schultergelenk (5) und weiterlaufende Bewegungen im Ellbogen- (6) und Handgelenk (7), die aber im Gegensatz zur ersten Primärbewegung eine neue Bewegungsrichtung haben. Es ist nun eine *Aktivität* entstanden.

Auf der Grundlage der funktionellen Anatomie können Sie Aktivitäten analysieren und dabei Antworten auf folgende Fragen erhalten:

- Welche Strukturen und Funktionen des muskuloskelettalen und neuromuskulären Systems sind maßgeblich an einer Aktivität beteiligt?
- Werden die Bewegungen nach physiologischen Gesetzmäßigkeiten durchgeführt?
- Treten während einer Aktivität Ausweichbewegungen auf (z.B. Gelenkbewegungen in Körperabschnitten, in denen keine Bewegung stattfinden sollte)?
- Können Hypothesen zu Funktionsstörungen an Körperfunktionen und Körperstrukturen aufgestellt werden?

Beispiel: Zu Beginn der Aktivität „Becher zum Mund führen" sehen Sie statt der Primärbewegung im Schultergelenk eine Primärbewegung im Sinne einer Dorsalflexion im Sprunggelenk (1). Ziel dieser Primärbewegung ist, den Körper näher zur Tasse zu bringen. Als weiterlaufende Bewegung sehen Sie eine Extension im Hüftgelenk (2), die dazu führt, dass der Arm weiterhin zur Tasse ausgerichtet ist. Mit der Extension im Hüftgelenk ist eine Rückneigung des Rumpfs verbunden, wodurch eine Retroversion des Schultergelenks (3) entsteht **(Abb. 4.15)**.

Die erste Überlegung aufgrund der Analyse ist: Sie sehen statt einer Primärbewegung im Schultergelenk, die Primärbewegung im oberen Sprunggelenk und im Schultergürtel eine weiterlaufende Bewegung in die *Gegenrichtung*. Dies kann ein Hinweis auf eine Funktionsstörung im Schultergelenk sein, da die Anteversion vermieden wird. Weitere Überlegungen sind:

- Eine passive Bewegung des Schultergelenks in Anteversion bestätigt oder verneint eine Funktionsstörung des Gelenks.
- Die Anteversion müsste muskulär vom M. deltoideus pars clavicularis als bewegungsführendem Muskel durchgeführt werden. Ein Funktionstest dieses Muskels gibt Auskunft über dessen Funktionsfähigkeit.
- Ohne eine bewegungsermöglichende Verlängerung des M. deltoideus pars spinalis und des M. teres major kann die Bewegung nicht durchgeführt werden – auch dies sollte überprüft werden.
- Schließlich ist eine physiologische Bewegung im Glenohumeralgelenk ohne ausreichende muskuläre Stabilisation der Rotatorenmanschette nicht möglich. Sie muss ebenfalls getestet werden.

! Aktivität wird in Beziehung zu Körperstrukturen und Körperfunktionen gesetzt. Nur so können Defizite nicht nur erkannt, sondern auch gezielt beeinflusst werden.

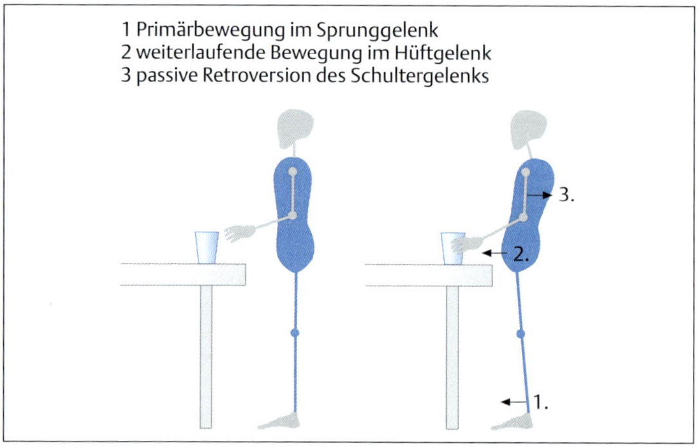

Abb. 4.15 Bewegungsanalyse der Aktivität „Becher zum Mund führen" mit weiterlaufender Bewegung (Bollinger 2002).

4.2.6 Sensibles und motorisches System

Karin Blumenthal

Die Fähigkeit, motorische Leistungen in erfolgreiche Aktivitäten umzusetzen, hängt im Wesentlichen von einem intakten sensiblen System ab. Dabei adaptiert sich die motorische Aktion u.a. an extern gesetzten Stimuli. Die funktionelle Aktionsfähigkeit organisiert sich im Zusammenspiel motorischer, sensibler und autonomer Leistungen.

Beispiel: Das zentrale Nervensystem eines Klavierspielers erhält beim Anschlagen der Tastatur Informationen über die Berührung der Tasten, über den ausgeübten Druck und propriorezeptive Rückmeldungen. Dieses wiederum befähigt den Klavierspieler, ohne Sichtkontakt die Fingerposition, Lage und den auszuübenden Druck zu bestimmen.

Als sensibles System werden die Teile des Nervensystems bezeichnet, die Reize von der Körperoberfläche oder im Körperinneren aufnehmen, weiterleiten und verarbeiten. Empfinden, Erkennen und Einschätzen kennzeichnen den Ablauf der Informationsverarbeitung unterschiedlicher Reize wie Berührung, Druck, Dehnung, Vibration, Temperatur und Schmerz. Diese Fähigkeit basiert auf einem komplexen Muster langsam und schnell adaptierender Mechanorezeptoren, die in den subepidermalen, dermalen und subkutanen Lagen der Haut liegen. Durch die dynamische Prozesskapazität der Schaltzentralen im Rückenmark und im sensorischen Netzwerk des Gehirnes können verschiedene Inputs gekoppelt werden. Die Aufgaben der verschiedenen Rezeptorentypen lassen sich wie in **Tab. 4.1** dargestellt unterscheiden.

Je nachdem, wie wichtig die Wahrnehmung über die Berührungssinnesorgane an einer bestimmten Körperstelle ist, dokumentiert sich dieses in einer entsprechenden Anhäufung dieser Sinnesorgane in unserer Haut. Dass wir mit unseren Fingerspitzen wesentlich besser zwischen zwei unterschiedlichen Berührungsreizen unterscheiden können als beispielsweise am Unterarm oder Rücken, hängt mit der hier vorhandenen größeren Dichte der Hautsinnesorgane zusammen: freie Endigungen, Merkel-Tastscheiben, Meißner-Tastkörperchen, Vater-Pacini-Körperchen, Krause-Endkolben, Ruffini-Körperchen. **(Abb. 4.16).**

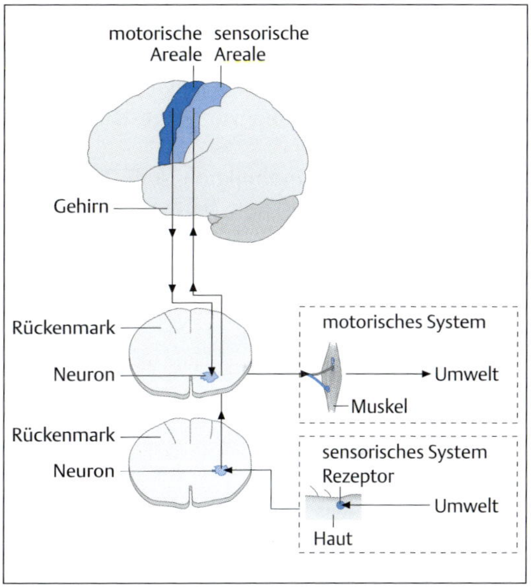

Abb. 4.16 Prinzipieller Aufbau des sensorischen und motorischen Systems (aus Deetjen u. Speckmann 1992).

Tab. 4.1 Rezeptoren und Aufgaben

Rezeptortypen	Aufgaben
Telerezeptoren	Vermitteln Informationen über die weitere Umgebung (Auge, Ohr)
Exterozeptoren	Nehmen Schmerz, Temperatur, Berührung, Licht an der Körperoberfläche durch z. B. Hautrezeptoren auf
Enterozeptoren (Propriozeptoren in Sehnen, Muskeln, Gelenken)	Geben Auskunft über die Lage des Körpers im Raum, über Bewegung, Anspannung von Muskeln und Sehnen, Stellung der Gelenke Vermitteln Vibrationsempfinden und tiefen Druckschmerz
Viszerozeptoren	Nehmen Reize an Eingeweiden und Blutgefäßen auf und vermitteln deren Veränderungen

Entsprechend größer sind auch die zugehörigen parietalen Hirnrindenanteile, wie dies im „Homunkulus“ dargestellt ist. Ein Homunkulus (lat. „Menschlein“) ist die Darstellung eines künstlichen, auf Funktionen reduzierten Menschen. In der Anatomie des Gehirnes werden an ihm Repräsentationen von sensorischen bzw. motorischen Körperteilen dargestellt. So findet sich zwischen den Bahnen der Körperperipherie und dem Gehirn eine „Punkt-zu-Punkt-Zuordnung“. Die Größe des dargestellten Zellgebietes im Rindenfeld entspricht nicht dem exakten Ausmaß des Körperareals, sodass die Proportionen des Homunkulus gegenüber der realen Körpergestalt verzerrt sind **(Abb. 4.17)**.

Betrachtet man dabei, wie groß sich die Präsentation einer nicht verletzten Hand – als feinmotorisches und besonders sensibles Organ – in der Großhirnrinde (Kortex) darstellt, wird deutlich, welche fundamentalen Auswirkungen die Verletzung ihrer sensiblen Strukturen zur Folge haben kann (**Abb. 4.17**).

Essenziell für die Handfunktion ist die *Schutzsensibilität*, um Verletzungen zu verhindern. Die *Stereognosie*, die funktionelle Sensibilität – auch taktile Gnosis genannt – ermöglicht die Wahrnehmung und Identifikation von Texturen und unterschiedlichen Formen.

Die Fähigkeit, „komplexe Präzisionsbewegungen“ mit der Transformation und „Erfahrung“ des Gehirnes ausführen zu können, hat wahrscheinlich dazu geführt, dass die Hand als eine Erweiterung des Gehirnes zur Umgebung betrachtet wird. Der Philosoph Descartes nannte die Hand „das außen liegende Gehirn“ und Sterling Bunnell beschrieb die phänomenale Fähigkeit der Handgefühlsempfindung als „die Augen der Finger“.

Patienten mit Schäden oder Erkrankungen des zentralen Nervensystems weisen oft einen Verlust vieler sensibler Modalitäten in generalisierten Arealen auf, während Störungen oder Verletzungen des peripheren Nervensystems zum Verlust spezifischer sensorischer Modalitäten in begrenzten Gebieten führen **(Tab. 4.2)**.

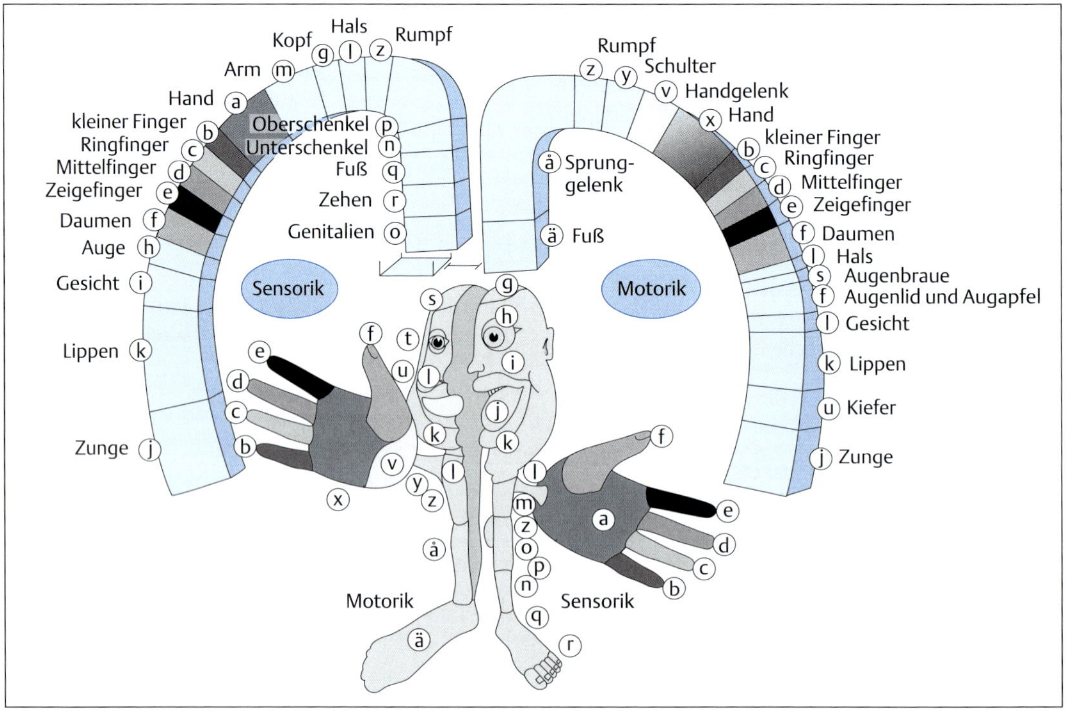

Abb. 4.17 Kortikale Projektion der Körperabschnitte mit ihren motorischen und sensiblen Funktionen. Ein Sektionsschnitt durch den motorischen Kortex (oben rechts) und sensorischen Kortex (oben links) stellt die somatotopische Organisation der Körperabschnitte dar. Der Homunkulus zeigt die Körperabschnitte in einer Größe, wie sie in Projektionsfeldern im Gehirn erscheinen (nach Penfield u. Boldrey 1937, Penfield u. Rasmussen 1950).

Tab. 4.2 Beispiele für Schädigungen/Erkrankungen des Nervensystems

Zentrales Nervensystem	Peripheres Nervensystem
▪ Zerebraler Insult ▪ Schädelhirntrauma ▪ Tumore ▪ Traumatische Rückenmarkverletzung	▪ Nervenkompressionssyndrom ▪ Plexusschaden ▪ Traumatische Verletzung peripherer Nerven ▪ Polyneuropathie
Mögliche Schädigungsursachen: Druck (raumfordernde Prozesse), Entzündung, Toxikum, Trauma	

! Um die Schädigungsmuster der Verletzung des Patienten zu verstehen, ist die Beschäftigung mit den anatomischen und neurophysiologischen Grundlagen des peripheren und zentralen Nervensystems notwendig.

In der Terminologie finden sich folgende Unterscheidungen sensorischer Schäden:

- *Anästhesie*: kompletter Verlust der Sensibilität.
- *Parästhesie*: abnormale Gefühlsempfindung, wie Kribbeln, Ameisenlaufen.
- *Hypästhesie*: verminderte Gefühlsempfindung.
- *Hyperästhesie*: vermehrte taktile Gefühlsempfindung.
- *Analgesie*: kompletter Verlust der Schmerzempfindung.
- *Hypalgesie*: verminderte Schmerzempfindung.
- *Astereognosie*: Unfähigkeit, bekannte Objekte allein durch Berühren zu identifizieren.

4.3 Diagnostische Verfahren

Angela Harth, Stefanie Pinkepank

„Without assessment, we cannot treat,
we cannot communicate, and we cannot progress."
Elaine Ewing Fess

Vor der Planung und Durchführung einer ergotherapeutischen Behandlung muss eine genaue Bestandsaufnahme stehen mit dem Ziel, relevante Informationen über den Klienten zu sammeln. Relevant sind Informationen zu den vom Klienten selbst benannten Problembereichen, z. B. welche Tätigkeiten er in Alltag und Beruf wieder beherrschen will oder muss. Diese bilden sowohl die Zielvorgabe als auch die Basis der Therapie.

Dieses Kapitel stellt das *Assessment* als Methodik vor, mit der Ergotherapeuten systematisch, standardisiert und damit wissenschaftlich fundiert diese Daten erheben können. Damit liefert das Assessment die Basis für individuelle, zielgerichtete und erfolgreiche Therapien.

4.3.1 Was ist ein Assessment?

> ***Assessment***: bedeutet so viel wie „Befund-" oder „Statuserhebung". Das Assessmentverfahren ist ein Prozess, in dem systematisch Daten gesammelt werden. Laut Biefang et al. (1999) werden unter Assessmentverfahren „quantitative oder standardisierte Methoden verstanden, die vor allem die Beurteilung der Behandlungseffekte oder Outcomes auf eine möglichst objektive und überprüfbare Basis stellen".

Dieser Prozess hat für sich allein noch keine Relevanz. Erst die Interpretation der Ergebnisse liefert eine zuverlässige Basis für klinische Entscheidungen. In den meisten Fällen werden Ergotherapeuten mehrere Messmethoden oder Testverfahren benötigen, um sich ein Gesamtbild des Klienten machen zu können. Es ist eine der ersten Anforderungen an die Therapeutin, entsprechende Messmethoden auszuwählen und anzuwenden. Anschließend werden aus den gewonnenen Daten Richtlinien und Ziele für die Behandlung erstellt. Das Assessment ist kein statisches Ereignis, das nur einmal zu Therapiebeginn durchgeführt wird, es ist vielmehr ein dynamischer Prozess, der über die gesamte Behandlungszeit andauert und bei dem kontinuierlich Daten gesammelt, ausgewertet und interpretiert werden. Für diese *Evaluation* der Daten ist ein hohes Maß an fachlicher Kompetenz erforderlich. Assessment (Auswahl der Messmethoden und Datenerhebung) und Evaluation (Interpretation der Daten und Ableitung geeigneter therapeutischer Entscheidungen) gehören zusammen, sie müssen als Einheit gesehen werden.

4.3.2 Bedeutung des Assessments

Die ganzheitliche (oder holistische) Betrachtungsweise, die den Klienten in den Mittelpunkt des therapeutischen Prozesses stellt, trägt dem ethischen Prinzip der Autonomie Rechnung und achtet das Recht des Individuums auf Selbstbestimmung. Daher ist es die Aufgabe der Ergotherapeutin festzustellen, was ein Klient gerne tun würde und was er sein will, anstatt ihm vorzuschreiben, was er noch machen kann bzw. mit welcher Identität er sich abfinden muss. In der Fachliteratur finden sich vielfältige konzeptionelle Modelle der Ergotherapie (so genannte „Praxismodelle"), die auf diesem Ansatz basieren. Obwohl diese Modelle unterschiedliche Gewichtungen haben (Kap. 1.10, 1.11), sind sie an folgenden Punkten konform, nämlich zum einen in der Betonung der Relevanz des Assessments als Aufgabenbereich der Ergotherapie und zum anderen in der Feststellung, dass der Gegenstand der Ergotherapie „Betätigung" („Occupation") ist (Kap. 1.1). *„Occupational therapy enables people to achieve health, well-being and life satisfaction through participation in occupation" (British College of Occupational Therapists 2004, S. 7.* Weiterhin: *„The desired outcome of occupational therapy services is optimal occupational performance, defined as the satisfactory experience of a person participating in everyday occupations"* (Law et al. 2001, S. 1).

Aber die Praxis im motorisch-funktionellen Bereich sieht oft noch anders aus: Die ärztliche Verordnung, meist zusammen mit einer Diagnose des behandelnden Arztes, setzt den ergotherapeutischen Behandlungsprozess in Gang. Für diese Verordnung stehen zunächst die relevanten medizinischen Aspekte im Vordergrund. Daher richten sich Ergotherapeuten heute noch häufig nach einem rein medizinischen statt einem *biopsychosozialen Modell der Gesundheit* (Kap. 1.5). Die Beurteilung der Wirksamkeit eines Behandlungsverfahrens basiert dann im Wesentlichen auf funktionellen Parametern. Aber diese traditionelle Ansicht, dass ein Höchstmaß an physischen Fähigkeiten auch ein Optimum an Lebensqualität garantiert, kann nicht mehr als Basis einer guten Behandlung gelten. Das Ausführen von Betätigungen, die für die Person sinnvoll sind, und eine zufrieden stellende Interaktion mit der Umgebung hängen von weit mehr als von bloßer Funktionalität ab.

Zu Beginn des Behandlungsprozesses ist es daher nötig, den Klienten in seiner gesamten Lebenssituation zu erfassen. Diese umfassende Befundaufnahme identifiziert sowohl die vorhandenen individuellen Ressourcen als auch die Barrieren, die die persönliche Lebensqualität und die erfolgreiche Erfüllung von Lebensrollen einschränken. Bei diesem mehrdimensionalen Konzept der Gesundheit arbeitet der Patient als Klient und die Ergotherapeutin als Beraterin gemeinsam an einem Modell der Behandlung, das den Klienten ins Zentrum stellt.

So verstanden ermöglichen Erfassung und Analyse der individuellen Ausgangssituation den Einstieg in die Therapie. Das Assessmentverfahren bildet außerdem eine Basis für professionelle Kommunikation, verbessert die Dokumentation der Behandlungsergebnisse und erhöht die wissenschaftliche Fundierung der Behandlung.

4.3.3 Rahmenkonzept für Assessmentverfahren

Erst Ende der 90er-Jahre wurden hierzulande konzeptionelle Modelle der Ergotherapie stärker bekannt, die die Betätigung des Menschen in den Fokus nehmen. Mit der stärkeren Verbreitung konzeptioneller Therapiemodelle begann die Ergotherapie in Deutschland Anschluss an die internationale Fachdiskussion zu gewinnen. Ein Meilenstein hierfür bildet das Jahr 2001, in dem die WHO die *„International Classification of Functioning, Disability and Health (ICF)“* verabschiedete.

Ein Vergleich der konzeptionellen Modelle der Ergotherapie mit der ICF zeigt deutlich, dass beide kompatibel sind. Trotz unterschiedlicher Terminologie sind die Leitgedanken ähnlich (Kap 1.9). Sowohl in den konzeptionellen Modellen als auch in der ICF ist zu erkennen, dass die Ausführung von menschlichen Betätigungen (Aktivitäten) und das Erfüllen von sozialen Rollen (Teilhabe) von *Performancekomponenten* (Körperfunktionen und -strukturen) beeinflusst werden. Die Komponenten sind Voraussetzung für die Fähigkeit, Betätigungen ausführen zu können. Wenn Probleme bei den Komponenten bestehen, kann es zu einer Betätigungsdysfunktion kommen oder in der ICF-Terminologie ausgedrückt: zur Beeinträchtigung der Aktivitäten/Teilhabe.

Das WHO-Modell der funktionalen Gesundheit und die Terminologie der ICF stoßen weltweit in der Rehabilitation und Rehabilitationswissenschaft auf hohe Akzeptanz. Die Ergotherapie erkennt zunehmend die Chance, welche die ICF der Ergotherapie für ihre internationale Professionalisierung bietet.

Das WHO-Modell stellt nicht nur eine Möglichkeit zur Analyse der Auswirkung von Gesundheitsstörungen dar, sondern auch eine Konzeption und Ordnung der geplanten Interventionen (Therapie). Die theoretische Grundlage der Klassifikation ist also ein geeignetes Rahmenkonzept für Assessmentverfahren. Die von Ergotherapeuten verwendeten Messinstrumente zur Erfassung der funktionalen Gesundheit müssen sich deshalb dieser Klassifikation anpassen, Gesundheitsstörungen auf den verschiedenen Ebenen abbilden und in Bezug zueinander setzen.

4.3.4 Grundsätzliche Überlegung zum Assessmentverfahren

„The confidence placed in any clinical decision is directly proportional to the quality of the assessment strategy used to collect the data“ (Opacich 1991, S. 368). Das bedeutet also: Je besser das Verfahren der Datensammlung ist, desto größer ist das Vertrauen in die klinische Entscheidung. Daher ist die Qualität der Messmethoden und Datenerhebung von entscheidender Bedeutung.

International existiert allerdings kein einziger Test oder eine einheitliche Testverfahrensweise, die alle Variablen misst, vielmehr wählt die Ergotherapeutin Assessmentmethoden und -strategien aus, die die spezifischen Zielparameter am besten erfassen. Daher enthält eine Testreihe sowohl diagnosespezifische als auch generische Messinstrumente, um die gewünschten Informationen zu liefern. Faktoren des klinischen Alltags, Räumlichkeiten, zeitlicher Aufwand, Komplexität des Tests und notwendige Geräte sollten in die Überlegungen mit einfließen. Dabei sind persönliche Variablen wie Diagnose, Alter, kognitive Fähigkeiten und Sprachkenntnisse des Patienten zu berücksichtigen.

Testtheoretischen Gütekriterien

Um präzise Daten liefern zu können, müssen Messinstrumente die testtheoretischen Gütekriterien der *Objektivität, Reliabilität* und *Validität* erfüllen (Kap. 1.16). Dies bedeutet, dass jeder Test oder das Messinstrument anhand einer hohen Anzahl von Testpersonen eine statistische Erprobung durchlaufen hat. Damit ist die Struktur der Bewertungssysteme und deren psychometrischer Leistungsfähigkeit ausreichend geprüft. Methodisch adäquate Instrumentarien, die sowohl bestimmte Funktionsstörungen als auch eher generische Zielparameter wie z. B. gesundheitsbezogene Lebensqualität erfassen, stehen mittlerweile in großer Zahl zur Verfügung.

Die Hauptgütekriterien geben Antworten auf folgende Fragen (Rogge 1995):

- *Objektivität*: Sind die Messergebnisse *unabhängig* vom Durchführenden hinsichtlich der Durchführung, Auswertung und Interpretation?
- *Reliabilität*: Wird das, was gemessen wird, *genau* gemessen? Diese Frage ist unabhängig davon, *was* gemessen wird.
- *Validität*: Inwieweit misst der Test inhaltlich das, was er messen soll bzw. zu messen vorgibt?
  - *Inhaltsvalidität*: Gibt der Test den untersuchten Merkmalsbereich hinreichend genau und suffizient wieder?
  - *Kriteriumsvalidität*: Taugt das Instrument zur Prognose?
  - *Konstruktvalidität*: Stimmen die Ergebnisse mit anderen Maßen/Tests überein, die dasselbe messen (sollen)?

4.3.5 Methoden der Datenerhebung

Beobachtung

Daten und Informationen, die durch Beobachtung gewonnen werden, sind subjektiv, beschreibend und werden oft nicht systematisch gesammelt. Dennoch erhält die Therapeutin zu Beginn des Behandlungsprozesses besonders durch informelle Kontakte viele wichtige Hinweise auf potenzielle Problembereiche des Patienten. Dabei ist nicht nur der klinische Aspekt, wie die Beobachtung des Gangbildes oder einer Schonhaltung, von Bedeutung, sondern gerade der Ansatz, den Klienten als „Mensch" in einer Alltagssituation zu beobachten. Hier lassen sich Eindrücke von Persönlichkeitsmerkmalen gewinnen, die für weitere Assessmentverfahren und den Gesamtbehandlungsverlauf entscheidend sein können.

Interviews

Dieser Methodenbereich reicht von systematisch durchgeführten Erstgesprächen bis zu strukturierten Fragebögen, bei denen die Vorgehensweise genau festgelegt ist. Zu speziellen Interviews der Ergotherapie wird auf die entsprechenden Kapitel verwiesen (z. B. Canadian Model of Occupational Performance; Model of Human Occupation etc.).

Prüfung der Körperfunktion

Im Sinne der ICF wird anhand klinischer Funktionstests sowie Werte eine Abweichung von anerkannten Standards bezüglich des biomedizinischen Zustandes des Körpers und seiner Funktionen festgestellt. In der ICF-Terminologie ausgedrückt: Es werden Beeinträchtigungen der Körperfunktion (Schädigungen) festgestellt.

Subjektive Fragebögen

Wie Menschen ihren Gesundheitszustand subjektiv erleben, erfassen subjektive Fragebögen. Grundsätzlich lassen sich unterscheiden:

- Messinstrumente zur Erfassung des allgemeinen Gesundheitsstatus,
- Messinstrumente zur Erfassung des krankheitsspezifischen Gesundheitsstatus.

Instrumente zur Beurteilung des allgemeinen Gesundheitsstatus erfassen multiple Aspekte der Gesundheit, unter anderem körperliche Funktion, soziale Funktion, psychisches Wohlbefinden und Schmerzen. Hierdurch eignen sich diese Instrumente:

- zum „Screening" potenzieller Gesundheitsstörungen,
- für den Vergleich des Gesundheitsstatus bei verschiedenen Krankheiten,
- zur Bewertung von konkurrierenden therapeutischen Interventionen und von Gesundheitsprogrammen.

Dagegen sind krankheitsspezifische Messinstrumente besser geeignet, die Auswirkungen therapeutischer Interventionen zu erfassen.

4.3.6 Auswahl des Messinstruments

Zur Auswahl eines Messinstruments nennen Stein und Cutler folgende Kriterien (Stein u. Cutler 1996):

- Für welche Patientenpopulation ist der Test bestimmt (Verbrennungspatienten, Querschnittgelähmte)?

- Welche Bereiche werden erfasst (Schmerzen, feinmotorische Fähigkeiten, Freizeitaktivitäten)?
- Welche Methoden des Assessments werden verwendet (Fragebogen, Test)?
- Sind diese Methoden im klinischen Alltag praktikabel (Komplexität, Zeitaufwand, Materialien)?
- Verfügt die durchführende Therapeutin über die erforderlichen Fähigkeiten für das jeweilige Assessment?
- Liegt ein Protokoll zur standardisierten Vorgehensweise vor?
- Sind Normwerte vorhanden?
- Ist das Verfahren ausreichend erprobt, liegen Validierungsstudien vor?
- Liefert das Bewertungssystem präzise Daten?
- In welchen Studien wurde es schon sinnvoll verwendet?
- Welche Stärken und Schwächen besitzt es?

4.3.7 Potenzielle Fehlerquellen beim Einsatz von Messinstrumenten

Stein und Cutler nennen vier Hauptursachen von Fehlern bei der Datensammlung (Stein u. Cutler 1996):

- *Testinstrument*: z.B. unzureichende Validität und Reliabilität, keine Normreferenzen, kulturelle Einflüsse.
- *Vorgehensweise*: z.B. fehlerhafte Benutzung von Testmaterialien, Nichtbeachtung des Protokolls, mangelnde Erfahrung/Training.
- *Klient*: z.B. mangelnde Motivation oder Konzentration, Angst, Müdigkeit, psychotische Symptome, Sprachschwierigkeiten.
- *Umwelt bzw. Räumlichkeiten*: z.B. laut, zu kalt/warm, Störungen, schlechte Luft-/Lichtverhältnisse.

4.3.8 Messinstrumente des klinischen Alltags

Im Folgenden werden verschiedene Messinstrumente aufgeführt, die im klinischen Alltag ständig eingesetzt und mit deren Hilfe Gesundheitsstörungen auf unterschiedlichen Ebenen erfasst und dokumentiert werden.

Messinstrumente werden für die Ebenen *Körperfunktionen* und *Körperstrukturen*, *Aktivitäten* und *Teilhabe* unter Berücksichtigung der *Kontextfaktoren* ausgewählt. Ein Verzicht auf die differenzierte Betrachtungsweise aller Dimensionen würde zu einem Verwischen der Probleme des Patienten und damit zu einer unspezifischen (Ergo-)Therapie führen. So ist für die erfolgreiche ergotherapeutische Behandlung kennzeichnend, dass sie alle drei Dimensionen einbezieht. Die unten folgende Auflistung ist zwar an der oben genannten ICF angelehnt, es wird jedoch kein Anspruch auf Vollständigkeit erhoben. Angeboten wird ein Einblick in Assessmentverfahren bei Patienten mit Unfallverletzungen.

Eine Voraussetzung der Datenerhebung ist, dass geeignete Datenerfassungsbögen vorliegen, z.B. bei Erfassung der demografischen Daten wird die Therapeutin sicherlich mehr über den Klient wissen wollen als bloß den Namen und die Diagnose. Geschlecht, Alter, berufliche sowie soziale Situation und die ethnische Zugehörigkeit sind Variablen, die im Therapieprozess berücksichtigt werden müssen.

Prüfung der Körperfunktionen und Körperstrukturen (nach ICF)

Gelenk-, Kraftmessung, Ödemkontrolle und Sensibilitätstests sind Beispiele für Bereiche, in denen Messinstrumente eingesetzt werden, um Körperfunktionen und Körperstrukturen zu prüfen.

Gelenkmessung nach der Neutral-Null-Methode

Zu den wesentlichen Prüfungen der Körperfunktion gehört die Gelenkmessung nach der Neutral-Null-Methode.

Messinstrument

Die Beweglichkeit von Gelenken misst der Goniometer (Winkelmesser). Er besteht aus zwei beweglichen Schenkeln, die durch eine Mess-Scheibe miteinander verbunden sind. Die Schenkel sind mit parallelen Achsen versehen, sodass auf der 360°-Einteilung der Mess-Scheibe das Bewegungsmaß abgelesen werden kann. Mit dieser Messung werden das aktive und passive Bewegungsausmaß bzw. die Bewegungseinschränkung eines Gelenks dokumentiert. Besonders bei inadäquater Muskelfunktion, Lähmungserscheinungen und schmerzbedingten, funktionellen Kontrakturen werden aktives und passives Bewegungsausmaß getrennt voneinander erfasst, da erhebliche Unterschiede vorliegen können.

- *Parameter:* Bewegungsausmaß der Gelenke.
- *Maßeinheit:* Grad.

Protokoll

Im Folgenden die Durchführung der Beweglichkeitsmessung am Beispiel der Gelenke der oberen Extremität.

- *Ausgangsposition*: Ausgangsstellung für die Messungen des Schulter- und Ellbogengelenks ist die so genannte Nullstellung. Sie bezeichnet die Stellung eines aufrecht stehenden Menschen mit herabhängenden Armen (der Daumen zeigt nach vorne).
- *Vorgehensweise*: Die Therapeutin gibt dem Patienten den Bewegungsauftrag. Bei Verständnisschwierigkeiten kann die Therapeutin die Bewegung demonstrieren. Es wird nur das aktive Bewegungsausmaß dokumentiert, das der Patient mit eigener Muskelkraft erreichen kann. Bei Bedarf kann das passive Bewegungsausmaß ebenfalls ermittelt werden.

Dokumentation

Die Dokumentation der Bewegungsumfänge umfasst die drei Ebenen des Körpers: *Transversal-*, *Sagittal-* und *Frontalebene* (Kap. 4.2). Das Bewegungsausmaß wird mit der Neutral-Null-Methode dokumentiert. Wird das Normbewegungsausmaß eines Gelenks nicht erreicht, lässt sich dies mit der Neutral-Null-Methode exakt beschreiben.

Die Bewegung wird durch drei *Kennzahlen* beschrieben. Die erste Kennzahl steht für die Bewegung vom Körper weg, die zweite Kennzahl (0) kennzeichnet das Durchlaufen der Nullstellung und die dritte bezeichnet die Bewegung zum Körper hin.

Der Drehpunkt des Goniometers muss dem des Gelenks entsprechen. (Zu beachten ist die Drehpunktverschiebung des Gelenks z. B. bei der Elevation des Armes). Die Schenkel des Winkelmessers laufen parallel zu den funktionellen Achsen der Extremitäten.

Die Dokumentation erfolgt durch die Neutral-Null-Methode. Die Daten werden tabellarisch auf Messbögen notiert. Unerlässlich für die Bewertung einer Bewegungseinschränkung ist die Verlaufskontrolle, d. h., nach den ersten Gelenkmessungen zu Beginn der Therapie werden diese in regelmäßigen Abständen wiederholt. Die dadurch gewonnenen Messergebnisse werden im Folgenden dargestellt.

Beispiele für die Gelenkmessung des Schultergelenks

Im Folgenden ein Beispiel zur Normbeweglichkeit und für eine Einschränkung im Schultergelenk sowie deren Dokumentation:

- Das maximale Bewegungsausmaß eines gesunden Schultergelenks beträgt in der Abduktion 180°, in der Adduktion 20°. Die Dokumentation lautet: 180–0–20.
- Ein Patient mit einer eingeschränkten Abduktion im Schultergelenk hätte zum Beispiel folgende Kennzahlen: 50–0–20.

Beispiele für die Gelenkmessung des Ellbogengelenks

Unterschiedliche Ergebnisse im Ellbogengelenk können wie folgt dokumentiert werden:

- Das maximale Bewegungsausmaß eines gesunden Ellbogengelenks beträgt in der Extension 10° (Hyperextension im Ellbogen), in der Flexion 150°. Die Dokumentation lautet: 10–0–150.
- Umstellungen der Kennzahlen signalisieren Bewegungseinschränkungen. So hätte ein Patient mit einem Streckdefizit im Ellbogen z. B. die Kennzahlen 0–50–150. Das bedeutet, ihm fehlen 50° zur Nullstellung (in Richtung Extension) im Gelenk (Niethard u. Pfeil 1992).

Beispiele für die Gelenkmessung der Hand- und Fingergelenke

In der Ausgangsposition sitzt der Patient in physiologischer Sitzhaltung, der Unterarm liegt entspannt auf dem Tisch mit 90° Flexion im Ellbogengelenk. Die Durchführung der Messung zeigt **(Abb. 4.18)**.

- *Handgelenk Extension/Flexion*: Der Unterarm liegt so auf dem Behandlungstisch, dass das Handgelenk nicht unterlagert und somit frei beweglich ist. Der Goniometer wird ulnarseitig angelegt. Der feste Schenkel liegt parallel zum Unterarm, der bewegliche läuft mit den Mittelhandknochen mit.
  - Norm-Bewegungsumfang: 60–0–60.
- *Handgelenk Ulnar-/Radialduktion*: Der Unterarm liegt vollständig proniert auf dem Behandlungstisch. Das Handgelenk ist in Nullstellung. Der Goniometer wird dorsal angelegt. Der Drehpunkt liegt auf der Höhe des dritten Fingerstrahls.
  - Norm-Bewegungsumfang: 40–0–30.
- *Daumen (D1) Radialabduktion*: Der Unterarm liegt vollständig proniert auf dem Behandlungstisch. Der feste Schenkel des Goniometers wird zwischen dem ersten und zweiten Fingerstrahl (MHK) dorsal auf dem Handrücken angelegt. Der Drehpunkt ist das Karpometakarpalgelenk. Der bewegliche Schenkel macht die Radialabduktion des Daumens mit.
  - Norm-Bewegungsumfang: 90–0–0.
- *D1 Palmarabduktion*: In der Ausgangsstellung liegt der Unterarm in Nullstellung auf dem

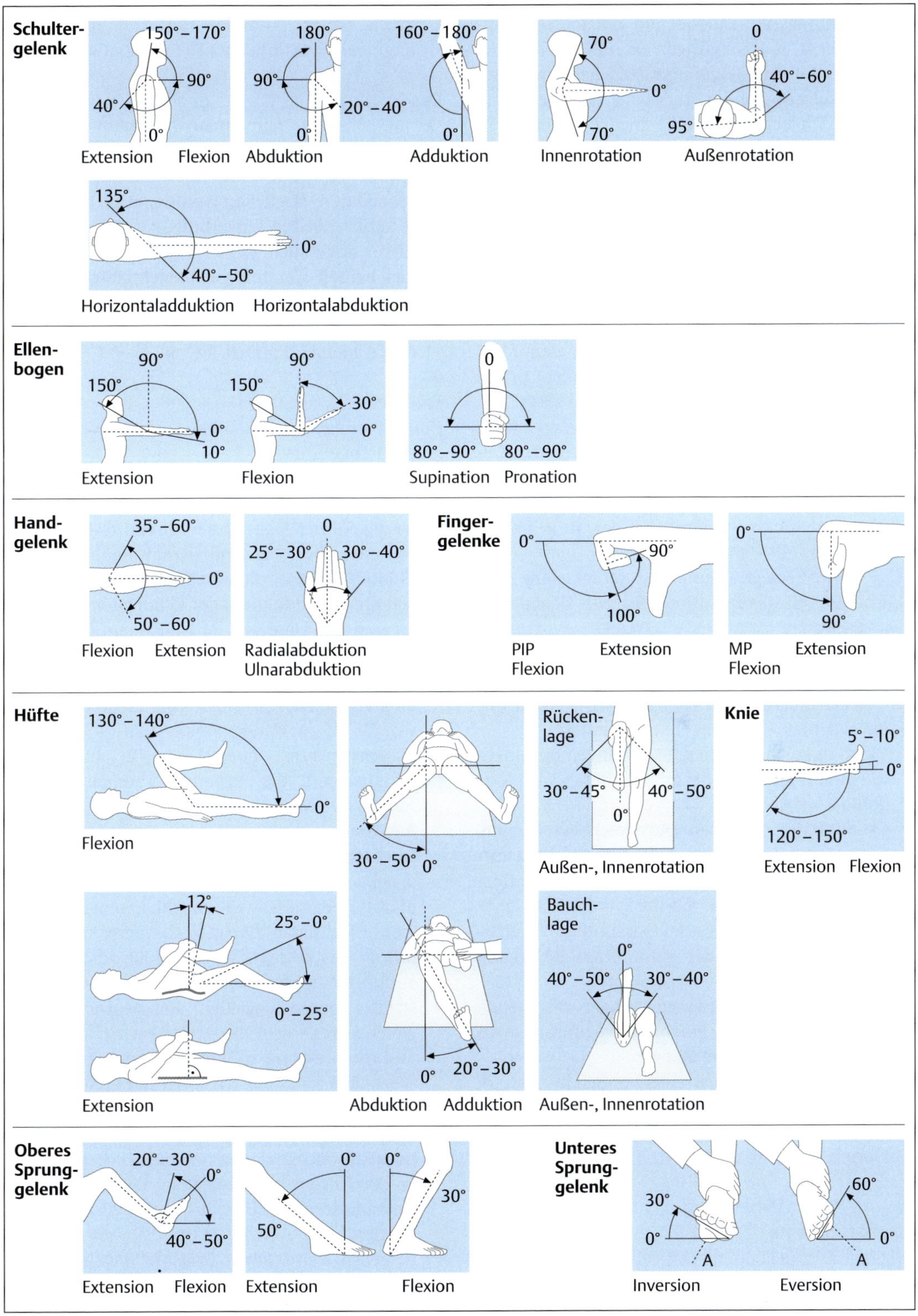

Abb. 4.18 Beweglichkeitsmessung der Gelenke nach der Neutral-Null-Methode.

Behandlungstisch, wobei die ulnare Handkante aufliegt, die Langfinger extendiert sind und D1 parallel zum Zeigefinger (D2) liegt. Der feste Schenkel des Goniometers wird radialseitig am ersten Fingerstrahl (MHK) angelegt. Der Drehpunkt wie bei der Radialabduktion. Der bewegliche Schenkel macht die Palmarabduktion des Daumens mit.
  - Norm-Bewegungsumfang: 60–0–0.
- *D2–D5 Extension/Flexion*: Der Patient stützt den Ellbogen auf den Behandlungstisch (ca. 90° Flexion im Ellbogengelenk). Das Handgelenk steht in Nullstellung. Der Goniometer wird dorsal auf dem Handrücken angelegt. Bei den Messungen liegt der feste Schenkel immer proximal, der bewegliche grundsätzlich distal an. Auch die Hyperextension in den Fingergelenken ist zu messen. Bei Messung der Flexion im MCP-Gelenk keinen Faustschluss ausführen lassen, bei der Messung im PIP-Gelenk ist das MCP-Gelenk in Nullstellung zu fixieren, bei der Messung des DIP ist das PIP-Gelenk zu fixieren.
  - Norm-Bewegungsumfang: MCP-Gelenk 10–0–90, PIP-Gelenk 10–0–100, DIP-Gelenk 10–0–90.

Allgemeine Hinweise

Um vergleichbare Werte zu erhalten, werden folgende allgemeine Messregeln eingehalten:

- Wenn möglich, sollten die Messungen bei einem Klienten immer von derselben Therapeutin ausgeführt werden.
- Grundsätzlich müssen Ausweichbewegungen, wie z. B. das Hochziehen des Schulterblattes, verhindert werden. Dies kann durch aktive Aufforderung (z. B.: „Ziehen Sie Ihr Schulterblatt bitte nach hinten/unten.“) oder passiv durch gleichzeitiges Ausführen der geforderten Bewegung mit *beiden* Extremitäten erfolgen.
- Ist der Klient durch einengende oder auftragende Kleidungstücke in seinem Bewegungsausmaß behindert, muss er sie ablegen.
- Beim Erstbefund wird eine Vergleichsmessung des (unverletzten) gegenseitigen Gelenks durchgeführt und die ermittelten Werte mit den Normwerten verglichen.

Kraftmessung

Messinstrumente

Folgende Geräte können zur Kraftmessung der Hand eingesetzt werden:

- Jamar Dynamometer: Grobgriff (Fa. TEC Engineering & Co., Clifton, New Jersey).
- Pinch Gauge: 3-Punkt- und Lateralgriff (B&L Engineering & Co., Santa Fe Springs, California).

Vor Testbeginn ist darauf zu achten, dass der Zeiger auf „0“ steht; beim Jamar Dynamometer an der Mittelschraube, beim Pinch Gauge an Mittelschraube und Gehäuse. Sollen die Testwerte mit deutschen Referenzdaten verglichen werden, muss der Jamar-Griff in der zweiten Einkerbung (vom Gehäuse aus gesehen) angebracht sein. Für die Testgenauigkeit ist bei beiden Geräten eine regelmäßige Eichung erforderlich.

- *Parameter:* Handkraft.
- *Maßeinheiten*: kp/inch, kg/cm.

Protokoll

Kraftmessungen der Handmuskulatur werden wie folgt durchgeführt:

- *Ausgangsposition:* Der Tester und die zu testende Person sitzen sich auf zwei Stühlen ohne Armlehne gegenüber. Dabei sollte die zu testende Person eine physiologische Sitzhaltung einnehmen (90–90–0). Es ist darauf zu achten, dass sich die Schulter in Adduktion, der Ellbogen in 90° Flexion und der Unterarm in Nullstellung befinden. Die andere Hand liegt locker auf dem Oberschenkel. Während der Durchführung ist eine Extension zwischen 0°–30° sowie eine ulnare Deviation von 0°–15° am Handgelenk erlaubt.
- *Vorgehensweise Jamar-Grobgriff:* Zu Beginn demonstriert die testende Therapeutin den Ablauf der Messung und gibt folgende verbale Anweisung: „Nehmen Sie das Gerät bitte in den Faustschluss. Wenn ich die Aufforderung ‚fest drücken‘ gebe, beginnen Sie langsam und gleichmäßig, aber so fest wie möglich zu drücken. Ich werde Sie dabei zweimal anfeuern, indem ich jeweils ‚fester‘ sage. Wenn ich Sie anschließend auffordere, locker zu lassen, lösen Sie den Faustschluss langsam wieder.“ Bei deutlichen Ausweichbewegungen ist der Patient zu korrigieren und die Messung zu wiederholen. Ausweichbewegungen kann die Therapeutin durch folgende Ansagen entgegenwirken: „Während der Durchführung müssen Sie darauf achten, Ihre Schulter nicht hochzuziehen und den Ellbogen weder an den Körper heranzuziehen noch vom Körper wegzuführen. Der Unterarm sollte nicht gedreht werden.“
- *Vorgehensweise Jamar-Grobgriff Pinch Gauge – 3-Punkt-Griff*: Sitzposition und Vorgehensweise wie bereits beschrieben, jedoch ist das Gerät zwischen D1 und D2/D3 zur Handinnenfläche in einem Winkel von 45° und an den vorgesehenen

Rillen zu halten. Die Mess-Scheibe zeigt zum Tester.

- *Vorgehensweise Jamar-Grobgriff Pinch Gauge – Lateralgriff*: Sitzposition und Vorgehensweise wie bereits beschreiben, jedoch ist das Gerät zwischen D1 und der Lateralseite von D2 in Höhe des Mittelgliedes zu halten. Die Mess-Scheibe zeigt nach oben.

Falls erforderlich, können die Geräte auch von der Therapeutin gehalten werden. Voraussetzung ist jedoch, dass keine Hebelwirkung entsteht.

Dokumentation

Bei der Dokumentation der Ergebnisse einer Kraftmessung der Handmuskulatur sind folgende Punkte zu beachten:

- *Messung*: Es werden sechs Werte dokumentiert: Zuerst werden drei Messungen an der rechten und anschließend an der linken durchgeführt. Jeder Wert wird sofort abgelesen und auf dem vorgesehenen Formblatt dokumentiert. Danach wird der Zeiger auf „0" zurückgestellt. Da er oft zwischen zwei Werten steht, ist darauf zu achten, dass immer der niedrigere Wert abgelesen wird. Aus den drei Messungen wird jeweils der Mittelwert errechnet.
- *Verlaufskontrolle*: Die gewonnenen Daten werden mit den Normdaten verglichen, je nach entsprechender Alters- und Geschlechtsgruppierung (Harth u. Vetter 1994). Bei bilateraler Kraftreduzierung dienen die Messungen als individuelle Verlaufsdaten.

Ödemkontrolle

Messinstrument

Zur Ödemkontrolle wird ein Volumeter (nach Brand P. Fa. Smith & Nephew) eingesetzt **(Abb. 4.19)**. Dabei handelt es sich um einen Behälter aus Plexiglas,

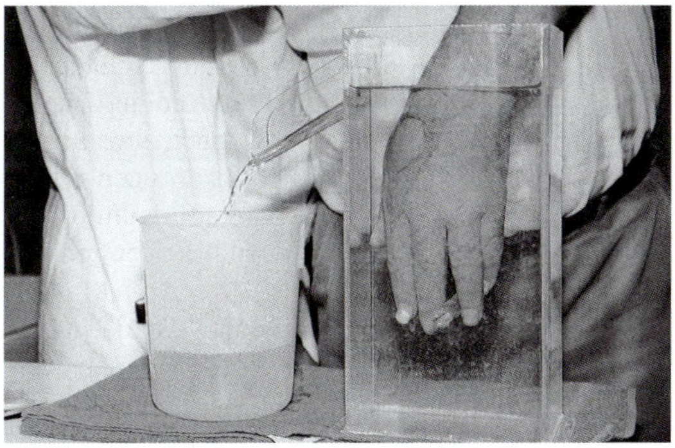

Abb. 4.19 Volumeter zur Ödemkontrolle.

in dessen unterem Drittel eine Plexiglasstange als Anschlag für die Hand eingelassen ist, am oberen Rand befindet sich ein Überlauf. Der Volumeter ist mit Wasser gefüllt, das immer Zimmertemperatur haben sollte, um eine Vergleichbarkeit der Werte zu gewährleisten.

Vor jeder Messung muss der Behälter neu geeicht werden: Dazu wird so viel Wasser eingelassen, bis es aus dem Volumeter läuft, wodurch die Oberflächenspannung wiederhergestellt wird.

- *Parameter:* Volumen der Hand.
- *Maßeinheit:* ml.

Protokoll

Bei der Durchführung der Ödemkontrolle sind folgende Punkte zu beachten:

- *Ausgangsposition*: Das Instrument befindet sich auf dem Behandlungstisch. Der Patient steht im rechten Winkel zum Volumeter, Unterarm und Handgelenk sind in Nullstellung.
- *Vorgehensweise*: Der Patient führt seine Hand mit leicht gespreizten Fingern langsam und gleichmäßig ins Wasser (ohne den Rand des Behälters zu berühren), bis die Plexiglasstange zwischen Mittel- und Ringfinger liegt. Während die Finger auf der Plexiglasstange aufliegen und das Wasser in einen skalierten Messbecher läuft, darf der Patient weder wackeln noch mit seinem Arm weiteren Druck ausüben. Die Menge des verdrängten Wassers wird an der vorgegebenen Skalierung abgelesen.

Dokumentation

Gemessen und dokumentiert wird immer zu Beginn und am Ende einer Behandlungseinheit, die Daten werden auf einem entsprechenden Formblatt vermerkt.

Bei der ersten Behandlungseinheit wird – falls möglich – zum Seitenvergleich die unverletzte Seite mit gemessen. Normdaten als solche existieren nicht, weil die Handgröße individuell unterschiedlich ist. Messungen der kontralateralen Seite ergeben jedoch verwendbare Vergleichswerte. Ergebnisse sind im Bereich plus/minus 10 ml zuverlässig.

Allgemeine Hinweise

Folgende hygienische Aspekte sind bei Ödemkontrollen zu berücksichtigen:

- Patienten mit noch offenen Wunden dürfen wegen der Infektionsgefahr nicht gemessen werden.
- Der Volumeter ist täglich zu desinfizieren. Zusätzlich sollten sich die Patienten vor und nach der Messung ebenfalls die Hände desinfizieren.

Sensibilitätstest

Messinstrument

Die Testreihe Semmes-Weinstein-Monofilamente (**Abb. 4.20**) besteht aus 20 Filamenten mit unterschiedlichem Durchmesser. Diese Filamente üben Druck auf die intakte Hautoberfläche aus. Je größer der Durchmesser, desto größer ist auch der Druck. Anhand von Messungen bei gesunden Probanden wurde ein Schwellenwert identifiziert. Unterhalb dieses Wertes werden Stimuli selten, oberhalb jedoch fast immer erkannt. Die Bezeichnung auf dem Filament beschreibt nicht den Druck selbst, sondern dessen Logarithmus.

- *Parameter:* Sensibilität der Hand; gemessen werden leichte Berührung/tiefer Druck.
- *Maßeinheit:* Gram.

Protokoll

Bei der Durchführung der Testreihe sind bezüglich Ausgangsposition und Vorgehensweise folgende Punkte zu beachten:

- *Ausgangsposition*: Die testende Therapeutin und Klient sitzen gemeinsam an einem Tisch, wobei die Therapeutin an der Seite der zu testenden Hand sitzt. Der Proband nimmt eine bequeme und für sich angenehme Sitzhaltung ein. Dabei liegt die zu testende Hand in endgradiger Supination locker auf dem Tisch. Die Finger sollten auf einem Handtuch gelagert und somit unterstützt werden, um andere, nicht taktile Reize auszuschließen. Zusätzliche Geräusche, wie z.B. durch Kleidung oder Schmuck verursachte, sind zu vermeiden.
- *Vorgehensweise:*
  - *Identifizierung des zu testenden Bereiches*: Die Diagnose und subjektive Aussagen des Patienten geben Hinweise zur Eingrenzung des zu untersuchenden Areals. Beispielsweise mithilfe eines Wattestäbchens oder Bleistiftes werden die angegebenen Bereiche untersucht. Aus der Zone der intakten Sensibilität wird das Wattestäbchen langsam und leicht über die Hautoberfläche bis hin zur Zone der Parästhesie geführt, und zwar *von proximal nach distal* und *von radial nach ulnar*. Dieses so genannte „Mapping“ ermöglicht die Abgrenzung der gestörten Sensibilität.
  - *Durchführung des Tests*: Um Vergleichsdaten zu gewinnen, wird immer mit der unverletzten Hand begonnen. Anschließend wird die verletzte Hand untersucht. Mithilfe eines Kugelschreibers werden im Bereich der gestörten Sensibilität die späteren Ansatzstellen der Monofilamente mit einem Punkt markiert – jedoch nicht mehr als etwa fünf Punkte. Anhand des Monofilaments 4,56 erfolgt eine Demonstration, die der Patient noch mit geöffneten Augen verfolgt, wobei er die verbale Anweisung erhält: „Ich werde Sie jetzt leicht berühren. Ihre Aufgabe ist es, mir mit dem Wort ‚jetzt‘ oder ‚ja‘ mitzuteilen, wenn Sie die Berührung spüren, auch wenn Sie nur glauben, eine Berührung gespürt zu haben. Der Druck wird im Verlauf des Tests immer weniger und erfolgt in unregelmäßigen Abständen. Seien Sie nicht beunruhigt, wenn Sie keine Berührung mehr spüren, da wir gerade diesen Grenzwert feststellen wollen. Haben Sie noch Fragen? Wenn nicht, schließen Sie jetzt bitte die Augen.“
  - *Anwendung des Monofilaments:* Die Therapeutin hält den Monofilamentfaden senkrecht zur Teststelle und lässt dabei das Filament langsam und gleichmäßig auf die Teststelle herab, *bis es sich biegt*. Das Filament wird 1,5 bis 2,0 Sekunden lang in dieser Position gehalten und danach wieder langsam angehoben. Damit ein Filament als erkannt gilt, müssen sieben von acht Berührungen korrekt identifiziert werden. Nach einer korrekten Identifikation wird ein niedrigerer Druck, nach einer inkorrekten Identifikation ein stärkerer Druck ausgeübt. Der Test wird so lange fortgeführt, bis die Diskriminationsschwelle eindeutig feststellbar ist. Dies ist der Fall, wenn ein Monofilament noch erkannt wird, das nächste in der Reihe jedoch nicht mehr.
- *Zuverlässigkeit:* Wie zuverlässig die gesammelten Daten sind, hängt vom korrekten Umgang mit diesem empfindlichen Gerät ab (**Tab. 4.3**).

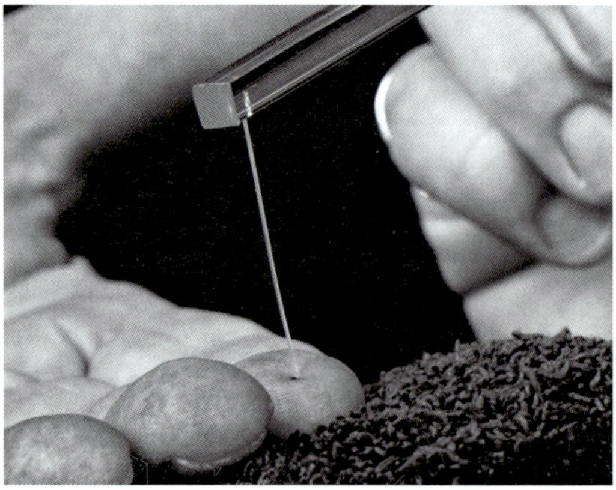

Abb. 4.20 Testreihe Semmes-Weinstein-Monofilamente.

Tab. 4.3 Klinische Interpretationsskala zur Testreihe Semmes-Weinstein-Monofilamente

Interpretation	Filamentmarkierung	Gram
Normal	2,36 2,44 2,83	0,0230 0,0275 0,0677
Reduzierte, leichte Berührung	3,22 3,61	0,1660 0,4082
Reduzierte Schutzsensibilität	3,84 4,08 4,17 4,31	0,6958 1,1940 1,4940 2,0520
Verlust der Schutzsensibilität	4,56 4,74 4,94 5,07 5,18 5,46 5,88 6,10	3,6320 5,5000 8,6500 11,7000 15,0000 29,0000 75,0000 127,0000
Klinisch nicht testbar	6,45 6,65	281,5000 447,0000

Allgemeine Hinweise
Neben den genannten Punkten zur Durchführung sind folgende, generelle Aspekte bei Sensibilitätstests zu beachten:

- *Terminierung*: Für die Durchführung des Sensibilitätstests sollte ausreichend Zeit vorhanden sein. Er sollte außerdem in einem Raum stattfinden, der weitgehend frei von äußeren Reizen ist.
- *Vorsichtsmaßnahmen*:
  - Die direkte Berührung der Monofilamentfäden ist zu vermeiden, da feuchte Hände die Kalibrierung beeinflussen können.
  - Nur die Fadenenden dürfen unmittelbaren Kontakt mit der Hautoberfläche haben.
  - Das Gerät ist von direkter Sonneneinstrahlung oder Hitze fern zu halten, da starke Wärme die Kalibrierung verändert.
  - Offene Wunden, die Augen oder frisch transplantierte Haut dürfen *nicht* getestet werden.
- *Sterilisierung*: Zur Sterilisierung ist Peroxidlösung zu empfehlen, Alkohol sollte nicht verwendet werden. Es dürfen nur die Kontaktenden in die Sterilisationslösung getaucht werden, der Stiel des Monofilamentfadens sollte nicht mit der Lösung in Berührung kommen, da dies die Kalibrierung verändern kann.

PC-Programme

In den vergangenen Jahren sind vermehrt computergesteuerte Evaluationssysteme auf den Markt gekommen. Sie bieten die Möglichkeit, Tests aus dem Bereich „Körperstruktur- und Körperfunktionen“ schnell und zuverlässig nach standardisierten Protokollen durchzuführen. Auch Daten zur „Aktivitäten“ und „Teilhabe“ können dokumentiert werden. Die Vorteile des vorgestellten Systems liegen in seiner sicheren und praktischen Handhabbarkeit von Daten, sowohl als Standarddokumentation für den klinischen Alltag als auch für wissenschaftliches Arbeiten.

Prüfung von Aktivitäten und Teilhabe (nach ICF)

Als Instrumente, um Aktivitäten und Teilhabe zu prüfen, werden im Folgenden verschiedene Fragebogen vorgestellt.

Subjektive Fragebogen („Self-report“)

Die Eigenauskunft („self-report“) erschließt Informationen, die ergänzend zu den objektiven Daten von enormer Bedeutung sind. Keiner kann wie der Betroffene selbst sein eigenes Befinden beurteilen sowie über seine Leistungen und Zufriedenheit berichten. Gegenwärtig beruht eine Reihe von neu konstruierten Messinstrumenten auf der Patientenbefragung. Einige dieser Messinstrumente sind auch in deutscher Sprache ausreichend erprobt. Ein solches Instrumentarium identifiziert Problembereiche zu Beginn der Therapie und misst, wie sich die Wahrnehmung des Patienten im Laufe der Behandlung verändert. Die gesammelten Daten sind sowohl zustandsspezifisch als auch generisch. An dieser subjektiven Beurteilung wird manchmal kritisiert, dass der Patient seine Situation nicht objektiv einschätzen kann. Dem entgegnen andere Stimmen: „... die subjektive Einschätzung der eigenen Situation ist ein Faktor, der sich auf jeden Fall massiv in objektiven Konsequenzen äußert. Jemand, der sich beispielsweise an seinem Arbeitsplatz ständig überlastet fühlt, wird hohe Fehlzeiten produzieren und früher oder später eine Frühberentung anstreben (...) und zwar unabhängig davon, wie seine Leistungsfähigkeit von Experten nach ‚objektiven Kriterien‘ eingeschätzt wird. Die subjektiven Einschätzungen sind in diesen Bereichen also ‚harte‘ Daten, da sie in enger Verbindung zu den objektiven Konsequenzen stehen“ (Gerdes u. Jäckel 1992 S. 74).

DASH-Fragebogen

Der Fragebogen „Disabilities of Arm, Shoulder and Hand" (DASH) ist von der amerikanischen „Upper Extremity Collaborative Group" entwickelt worden (Hudak et al. 1996), es liegt aber eine validierte deutsche Version vor (Germann et al. 2003). Er ist ein „Self-report"-Fragebogen und erfasst die subjektive Wahrnehmung des Betroffenen in Bezug auf seine derzeitige Funktionsfähigkeit der oberen Extremität. Basierend auf der WHO-Klassifikation des Vorgängers der ICF (ICIDH-2), enthält DASH 30 Items (Fragen), sowohl aus dem Bereich der Körperfunktionen und Körperstrukturen als auch aus dem der Aktivitäten. Weiterhin werden die soziale und berufliche Teilhabe mit jeweils 4 Items erfasst. In der Originalversion werden die 30 Items zu Körperfunktion/-struktur und Aktivitäten zusammengefasst und als ein „Gesamt-DASH-Wert" dokumentiert.

Auswertung

Bei allen Fragen zur Körperfunktion/-struktur des DASH-Fragebogens stehen stets fünf Antwortmöglichkeiten zur Verfügung. Sie reichen von „keine Symptome" über „leichte", „mäßige", „starke" bis „sehr starke" Ausprägung der Symptome. Bei allen Fragen zu Aktivitäten/Teilhabe stehen Antwortmöglichkeiten von „keine Schwierigkeiten" über „geringe", „mäßige", „erhebliche Schwierigkeiten" bis zu „nicht möglich" als Antwortoptionen zur Verfügung. Unter Anwendung des jeweiligen DASH-Auswertungsalgorithmus werden die Rohwerte in DASH-Werte umgewandelt. Diese Werte ergeben eine Spanne von 0–100, wobei eine Ausprägung in Höhe von 0 keine Einschränkungen beschreibt und ein Wert in Höhe von 100 maximale Einschränkungen angibt.

Die deutsche DASH-Version ist auf der Website des Institute of Work and Health, Toronto (www.iwh.on.ca) verfügbar. Deutsche Referenzwerte liegen bereits vor (Jester et al. 2005).

Subjektiver Gesundheitsstatus und Befindlichkeit: Short Form 36 (SF-36)

Der SF-36 ist ein aus der Medical Outcome Study entwickeltes standardisiertes Instrument zur krankheitsübergreifenden Erfassung der gesundheitsbezogenen Lebensqualität (Bullinger 1996). Der multidimensionale Test wird durch folgende acht wesentliche Komponenten operationalisiert:

- körperliche Funktionsfähigkeit,
- körperliche Rollenfunktion,
- Schmerz,
- allgemeine Gesundheit,
- Vitalität,
- mentale Gesundheit,
- soziale Funktionsfähigkeit,
- emotionale Rollenfunktion.

Auch dieser Fragebogen versteht sich als „self-report". Basierend auf diesen Ergebnissen ist es möglich, einen differenzierten Behandlungsbedarf festzustellen und den daraus folgenden therapeutischen Effekt zu messen. Deutsche Normdaten liegen vor (Bullinger u. Kirchberger 1998).

Funktionsfragebogen Hannover (FFbH)

Häufig haben Patienten Probleme bei ihren alltäglichen Verrichtungen. Ein wichtiges langfristiges Therapieziel ist daher die Wiederherstellung der funktionellen Kapazität. Aus diesem Grund besteht ein großes Interesse, diese Funktionskapazität gültig und zuverlässig erfassen zu können. Der Funktionsfragebogen Hannover liegt in drei Versionen vor:

- Version „P": 12 Items – für Patienten mit polyartikulärer Erkrankung.
- Version „R": 12 Items – für Personen mit Rückenleiden und anderen Störungen, bei denen überwiegend Bewegungen mit Beteiligung mehrerer Strukturen des Bewegungsapparates eingeschränkt sind.
- Kombinierte Version „P&R": 18 Items (Kohlmann u. Raspe 1994).

Die Anwendung und Auswertung der Fragebögen ist einfach durchzuführen. Es gibt jeweils drei Antwortmöglichkeiten mit der zugehörigen Auswertung:

- ja (2 Punkte),
- ja, aber mit Mühe (1 Punkt),
- nein, nur mit fremder Hilfe (0 Punkte),

Nach der Multiplikation mit 100 ergibt sich ein Gesamtwert zwischen 0 und 100% Funktionskapazität.

4.3.9 Schlussbemerkungen

Wenn der ergotherapeutische Wissensfundus („body of knowledge") ein belastbares wissenschaftliches Fundament haben soll, so kann dieses nur auf zuverlässigen forschungsmethodischen Kenntnissen und vor allem auf zuverlässigen Daten beruhen, die gegen den Einfluss von Fehlerquellen abgesichert sind.

„Assessment provides the scientific foundation for decisions which in turn allow practitioners to demonstrate artistry in the therapeutic process" (Opacich 1991, S. 356). Sinngemäß bedeutet das, dass der systematische Einsatz von Assessments eine wissenschaftliche Basis für therapeutische Entscheidungen gewährleist und damit der Therapeutin ermöglicht, Professionalität und Fachkönnen zu zeigen.

4.4 Behandlungsplan

Hannelore Wendt

Die motorisch-funktionelle Therapie basiert auf einem ergotherapeutischen Behandlungsplan. Der Plan wird anhand der medizinischen Daten und der ergotherapeutischen Befunderhebung unter Einbeziehung der Ansätze des *biopsychosozialen Modells* der *ICF* (Internationale Klassifikation der Funktionsfähigkeit, Behinderung und Gesundheit) mit der Formulierung der Behandlungsziele und -maßnahmen individuell für jeden Patienten erstellt und durchgängig dokumentiert. Er ermöglicht, die Effizienz der Therapie zu überprüfen und gegebenenfalls zu verändern. Die Therapieeffizienz wird sowohl im Verlauf als auch nach Beendigung der Behandlung geprüft.

4.4.1 Aspekte des Behandlungsplans

Im Folgenden wird auf die Inhalte des Behandlungsplans und die Bedeutung von Behandlungszielen und Behandlungsmaßnahmen für das Erstellen von Behandlungsplänen für Patienten im motorisch-funktionellen Bereich eingegangen.

Inhalte

Der Behandlungsplan erfasst die Beeinträchtigungen der Bereiche der Körperfunktionen, -strukturen, der Aktivitäten und Teilhabe unter Einbeziehung der jeweiligen Kontextfaktoren (Umweltfaktoren und personenbezogene Faktoren) sowie die Erwartungen des Patienten.

- *Körperfunktionen:* Im Bereich der Körperfunktionen stellt sich die Frage, welche physiologischen Funktionen von Körpersystemen beeinträchtigt sind. Im Bereich der motorisch-funktionellen Behandlungsverfahren betrifft dies Störungen/ Schädigungen von Funktionen des neuromuskuloskeletalen und bewegungsbezogenen Systems, der Haut und Hautanhangsgebilde sowie der Sinne. Weitere Funktionsbeeinträchtigungen können durch Schmerzen und Begleiterkrankungen verursacht werden. Betroffen sein können also die Beweglichkeit, Koordination, Sensibilität und Kraft.
- *Körperstrukturen:* Bei den Körperstrukturen zielt die Befunderhebung auf die beeinträchtigten Teile des anatomischen Körpers, d. h. alle mit der Bewegung im Zusammenhang stehenden Strukturen (z. B. Muskeln, Sehnen, Knochen, Gelenke), Strukturen des Nervensystems (z. B. Nerven, Nervenzellen), Strukturen der Haut (z. B. Narben) können betroffen sein.

Das Konzept der Körperfunktionen und -strukturen gibt in den meisten Fällen Auskunft über die Ursachen, warum die Aktivitäten einer Person eingeschränkt sind. Anhand der Diagnose, des klinischen Bildes, der Ätiologie, des Verlaufes und möglicher Komplikationen kann die Beeinträchtigung der Körperstrukturen und -funktionen abgeleitet werden.

- *Aktivität:* Die Beeinträchtigung einer Aktivität spiegelt Probleme, die eine Person bei der Durchführung einer Handlung oder Aufgabe hat. Hier werden die nach der Behandlung zu erwartende Leistungsfähigkeit und die tatsächliche Leistung erfasst: Welcher Aktivitätsgrad kann aufgrund der Schädigung der Körperfunktion/-struktur erwartet werden? Wie ist die tatsächliche Durchführung einer Aufgabe bzw. Handlung? Zusätzlich werden die *Kontextfaktoren* (Umweltfaktoren wie z. B. medizinische Therapie, Hilfsmittel und personenbezogene Faktoren wie z. B. Alter, Geschlecht, Beruf, Motivation) entweder als Förderfaktoren oder als Barrieren berücksichtigt.
- *Partizipation/Teilhabe*: Die Erfassung der Partizipation/Teilhabe ist gekennzeichnet von der Fähigkeit eines Patienten, möglichst unabhängig und für sich zufrieden stellend seinen Alltag sowie die individuellen beruflichen und sozialen Anforderungen zu bewältigen. Gemeint sind hier alle Bereiche der Aktivitäten des täglichen Lebens wie Essen und Trinken, Hygiene, An- und Ausziehen, Kommunikation, Mobilität, Haushalt (Raumpflege, Einkaufen, Mahlzeiten zubereiten und servieren, Wäsche), soziale Aktivitäten (Interaktionen mit Freunden und Bekannten, Kino- und Theaterbesuch, Essen gehen etc.), Hobbys sowie die berufliche Beanspruchung. Die Kontextfaktoren werden ebenso (unter den Gesichtspunkten Förderfaktoren bzw. Barrieren) einbezogen.

Die Erwartungen des Patienten an die Therapie werden zunächst mittels Interviewtechniken erfragt und sind entsprechend einer klientenzentrierten Grundhaltung in der Behandlungsplanung entsprechend den therapeutischen Möglichkeiten zu berücksichtigen.

Behandlungsziele

Behandlungsziele sind die Grundlage für alle Behandlungsmaßnahmen im motorisch-funktionellen Bereich. Erst die Entwicklung von Behandlungszielen ermöglicht den gezielten Einsatz von Behandlungsmaßnahmen. Die nachfolgend aufgeführten *Grobziele* müssen mit dem Rehabilitationsteam abgestimmt werden. Sie erlauben nur eine erste grobe Einordnung der notwendigen anzuwendenden Maßnahmen:

- Prophylaxe,
- Funktionstraining,
- Förderung der Selbstständigkeit,
- psychische Unterstützung,
- soziale Wiedereingliederung,
- berufliche Wiedereingliederung
- eigene Ziele des Patienten.

Behandlungsmaßnahmen

Behandlungsmaßnahmen werden in Aktiv- und Passivbehandlungen unterteilt. Grundsätzlich gilt es jedoch, den Patienten zum selbstständigen und selbstverantwortlichen Handeln und zur Bewältigung seines Alltags anzuregen.

Aktiv- und Passivbehandlung

Bestandteile der Aktiv- und Passivbehandlung können sein:

- motorisch-funktionelle Maßnahmen,
- Sensibilitätstraining,
- Selbsthilfetraining,
- Hilfsmittel- und Schienenversorgung,
- Prothesentraining,
- Freizeitaktivitäten,
- soziale und berufliche Rehabilitationsmaßnahmen.

Rahmenbedingungen

In der Therapie werden beispielsweise Rahmenbedingungen folgendermaßen berücksichtigt:

- Arbeitsposition: z. B. Sitzen, Stehen, Liegen.
- Arbeitsebene: z. B. waagrecht, senkrecht, Schräge, hockend, kriechend, kniend etc.
- Adaption und technische Hilfen: z. B. Hilfsmittel wie Achterschlaufe, Hauptspange, Schienen, Helparm etc.
- Mahn- bzw. Erinnerungshilfen: z. B. verbale, taktile, visuelle (Spiegel) Hilfen.

Der Therapieverlauf aller Maßnahmen bedarf der fortlaufenden Anpassung der Ziele, Mittel und Methoden an die Veränderungen in der Therapie und muss regelmäßig reflektiert werden. Die Dokumentation sollte erreichte Ziele festhalten und dabei mögliche Prognosen nicht aus den Augen verlieren.

4.4.2 Klinisches Reasoning im motorisch-funktionellen Bereich

Das *Clinical Reasoning* (klinisches Schlussfolgern) beschreibt die gedanklichen Prozesse, aufgrund derer sich Therapeuten ein Bild von einem „Fall" machen und die das therapeutische Handeln leiten. Der ergotherapeutische Behandlungsprozess wird also von vielfältigen Entscheidungen und Überlegungen begleitet, die die verschiedenen Dimensionen des menschlichen Handelns einbeziehen müssen. Dazu gehören die verschiedenen Formen des klinischen Reasonings (**Tab. 4.4,** Kap. 1.13):

Im motorisch-funktionellen Bereich können alle Formen des klinischen Reasoning eine Rolle spielen. Besonders das konditionale und pragmatische Reasoning sind geeignet, um das übergeordnete Ziel der Ergotherapie zu erreichen (siehe **Tab. 4.4**).

Im motorisch-funktionellen Bereich werden im Wesentlichen zwei Therapieansätze unterschieden, die auch beim klinischen Reasoning berücksichtigt werden (**Tab. 4.5**). In der motorisch-funktionellen Behandlung sind beide Therapieansätze möglich und individuell einzusetzen. Das Erreichen von Alltags- und Handlungskompetenz und die Partizipation in der Gesellschaft bleiben übergeordnetes Ziel der motorisch-funktionellen Behandlung.

Tab. 4.4 Formen des klinischen Reasonings

Form	Inhalte
Scientific Reasoning	Analytische Fähigkeit der Therapeutin zur Problemidentifikation, -analyse, -lösung
Interaktives Reasoning	Einsatz interaktiver Verhaltensweisen und Strategien der Therapeutin zur Herstellung einer guten Beziehung/Zusammenarbeit mit dem Patienten.
Konditionales Reasoning	Vorstellungsvermögen der Therapeutin, den Gesamtzustand des Patienten zu erfassen: Aktivitäts- und Teilhabebild, relevante Kontextfaktoren (Barrieren/Förderfaktoren)
Narratives Reasoning	Einfühlungsvermögen der Therapeutin auf das Empfinden des Patienten bezüglich seiner Krankheit/Behinderung in der Gegenwart/Zukunft
Pragmatisches Reasoning	Berücksichtigung aller beim therapeutischen Prozess auftauchenden, auf Tatsachen beruhenden Gegebenheiten
Ethisches Reasoning	Einstellung, Haltung und Werte der Therapeutin und des Patienten werden zum Wohle des Patienten angewendet

Tab. 4.5 Therapieansätze

Biomedizinischer Ansatz	Biopsychosozialer Ansatz
Ausrichtung der Therapie an Funktionen und Strukturen	Ausrichtung der Therapie an der individuellen Erfahrung des Patienten mit seiner Störung der Körperfunktion/-struktur (Aktivitäten, Teilhabe)
Funktionsorientiertes Vorgehen (Kap. 2 Bottom-up-Ansatz)	Handlungsorientiertes Vorgehen (Kap. 2 Top-down-Ansatz)

4.5 Behandlungsverfahren

Die motorisch funktionellen Behandlungsverfahren umfassen therapeutische Techniken und Methoden zur
- Mobilisation von Muskeln und Gelenken
- Koordination von Bewegungsabläufen
- Behandlung von sensiblen Dysfunktionen

sowie unterstützende Maßnahmen wie z.B. die Thermotherapie, Atemtherapie und Massagen. In der weiteren Rehabilitation werden u.a. Gelenkschutz-, Prothesen- und Belastungstraining, Schienenbehandlung und Umfeldberatung eingesetzt. Alle Methoden, Techniken und Maßnahmen werden in den folgenden Kapiteln vorgestellt.

4.5.1 Behandlungsverfahren zur Mobilisation

Zu den mobilisierenden Behandlungsverfahren gehören u.a. das Muskelfunktions-, Koordinationstraining, Gelenkmobilisation, Manuelle Therapie und Dehnung.

Muskelfunktionstraining

Hannelore Wendt

Zu den aktiven mobilisierenden Behandlungsmaßnahmen zählt das *Muskelfunktionstraining*. Es umfasst den Erhalt eines Muskelstatus und/oder die Verbesserung der Muskelfunktion durch:
- Vergrößerung des Muskelquerschnitts,
- Erhöhung von Kraft- und Ausdauerleistung durch angemessene Widerstände, unterschiedlichen Krafteinsatz und Zeitdauer.

Ziele
Ziele des Muskelfunktionstrainings sind:
- Bewegungsanbahnung,
- Zunahme der Muskelfaserdicke,
- Kraftzunahme,
- Steigerung der physischen Belastbarkeit (Atemfrequenz, Puls, Blutdruck),
- Beeinflussung der statischen und dynamischen Ausdauer.

Arbeitsweisen
Arbeitsweisen des Muskelfunktionstrainings:
- *Statisch-isometrisch*: Hierbei erhöht sich der intramuskuläre Tonus, die Muskellänge bleibt jedoch gleich. Der Muskel arbeitet z.B. gegen einen feststehenden Widerstand (Haltearbeit). Der Mensch muss *ständig* isometrische Muskelarbeit leisten, um seinen Körper im Gleichgewicht zu halten.
- *Dynamisch-isoton*: Die Muskellänge verändert sich, wobei der intramuskuläre Tonus gleich bleibt; die reine Form der isotonischen Muskelarbeit kommt beim Menschen jedoch nicht vor, da durch unterschiedliche Belastungsansprüche bei einer Bewegung ein stetiger Wechsel zwischen Anspannung und Entspannung auftritt.
  - *Dynamisch-exzentrisch-isoton*: Ursprung und Ansatz entfernen sich von der Muskelmitte; Abbremsen einer Bewegung gegen die Schwerkraft, wie z.B. beim Ablegen eines Gegenstandes.
  - *Dynamisch-konzentrisch-isoton*: Ursprung und Ansatz eines Muskels kontrahieren in Richtung Muskelmitte; z.B. Anbeugen des Unterarms bei der Ellbogenflexion.
- *Auxoton*: Mischform aus isotoner und isometrischer Muskelarbeit. Beim Aufheben eines Gewichtes von einer Unterlage wird z.B. in der ersten Phase der Bewegung die Spannung des Muskels isometrisch so weit erhöht, dass das Gewicht getragen werden kann. In der zweiten Phase wird das frei an der Hand hängende Gewicht isotonisch angehoben.

Der Erhalt eines Muskelstatus bedeutet im Wesentlichen das Verhindern von Inaktivitätsatrophien und Kontrakturen sowie den Erhalt von Restfunktionen.

Reizdosierung
Die Verbesserung der Muskelfunktion erfolgt durch die Modifikation der jeweiligen Behandlungstechnik in Bezug auf:
- *Reizintensität:* Stärke des Reizes (ohne/mit Schwerkraft und Widerständen). Faktoren zur Steuerung der Reizintensität zeigt **Tabelle. 4.6**.

Tab. 4.6 Steuerung der Reizintensität

Ausschluss der Schwerkraft	Widerstände
▪ Abnahme der Schwerkraft durch Therapeutin, Tisch, Liege, Stuhl ▪ Einsatz des Helparms ▪ Einsatz von Kugellagerarmstützen	▪ Schwerkraft ▪ Manuell gesetzte Widerstände ▪ Feder- und Seilzüge ▪ Materialwiderstände ▪ Reibungswiderstände ▪ Gewichte

- *Reizumfang:* Summe der Wiederholungen (in Bezug auf die Einzelübung und/oder Behandlungsanzahl).
- *Reizdauer:* Einwirkungszeit des Reizes (Steigerung der Behandlungsdauer).
- *Reizdichte:* Pausen.

Koordinationstraining

Hannelore Wendt

Eine weitere aktive motorisch-funktionelle Behandlungsmaßnahme ist das Koordinationstraining. Es zielt auf das Zusammenwirken von ZNS und Skelettmuskulatur innerhalb eines gezielten Bewegungsablaufes. *Koordination* befähigt zu effektiver Umsetzung von Kraft, Ausdauer, Schnelligkeit und Beweglichkeit. Sie ist eine unbewusste, „automatische" Aktivität, die primär über die propriorezeptive Sensorik erfolgt **(Abb. 4.21)**.

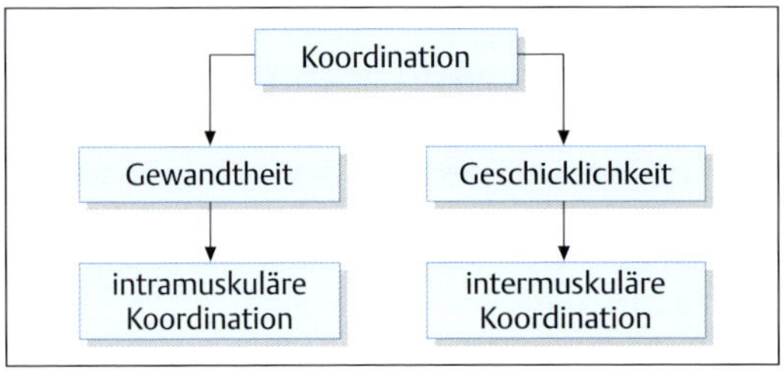

Abb. 4.21 Koordination (nach Einsingbach et al. 1992).

Ziel des Koordinationstrainings ist die Entwicklung bzw. Verbesserung multimuskulärer motorischer Bewegungsmuster und -abläufe, indem sie schneller, präziser und kraftvoller ausgeführt werden können. Das Koordinationstraining wird im Wesentlichen von der Wiederholung eines Bewegungsmusters bestimmt. Eine gute Koordination liegt dann vor, wenn das Bewegungsmuster beim Durchführenden keine bewusste Anstrengung und Aufmerksamkeit erfordert.

Arten der Koordination

Es wird zwischen folgenden Koordinationsarten unterschieden:

- *Grobmotorische Koordination*: Sie bezeichnet das Zusammenspiel zwischen den Extremitäten.
- *Feinmotorische Koordination*: Dabei handelt es sich um die Koordination der Arme, Hände und Finger mit- und untereinander sowie das Zusammenwirken von Augen und Händen.

Zu Beginn des Koordinationstrainings sollte die Bewegungsaufgabe einfach und langsam sein, um den Patienten nicht zu überfordern. Die Aufgabe wird in einzelne Teile gegliedert, um zunächst eine korrekte Bewegungsausführung zu üben. Die Ausführung selbst wird dabei durch die Therapeutin verbal angeleitet und kann von ihr zusätzlich durch sensorische Stimuli (Beklopfen/Bestreichen der entsprechenden Haut- und Muskelareale) sowie passive Bewegungen unterstützt werden.

Hat der Patient die einzelnen Bewegungskomponenten internalisiert, erfolgt das kombinierte Üben der Komponenten. Erst anschließend werden Schnelligkeit und Kraft des komplexen Bewegungsablaufs trainiert.

In der Ergotherapie kann die Koordination z. B. folgendermaßen trainiert und transferiert werden:

- Zunächst funktionelle Spiele ohne Widerstand mit hohem Wiederholungscharakter des erwünschten Bewegungsmusters einsetzen.
- Später die Anforderungen durch Widerstände steigern.
- Schließlich die Aktivitäten auf entsprechende handwerkliche Techniken in unterschiedlichen Arbeitspositionen und auf alltagsbezogene Aktivitäten übertragen.

Gelenkmobilisation

Irene Reiß

Die Bewegungseinschränkung oder Teilversteifung (Kontraktur) von Gelenken kann als sekundäre Folge verschiedener orthopädischer Erkrankungen oder nach Unfällen entstehen. Die Ursache kann sowohl die eigentliche Verletzung oder der Krankheitsprozess, aber auch eine dadurch bedingte längere Ruhigstellung bzw. Schonung sein. Durch eine längere Schonung kann es zu einer Schrumpfung der Gelenkkapsel und zu einer fibrösen Kontraktur kommen (Thomann 1989).

> ***Gelenkmobilisation***: Mobilisation von bewegungseingeschränkten, teilversteiften Gelenken mit unterschiedlicher Genese.

Passive Bewegungsform

Der Patient ist passiv, entspannt d. h. ohne eigene Muskelaktivität. Die Therapeutin führt am Patienten isolierte oder komplexe Gelenkbewegungen aus.

- Vorteile:

- Vorbereitung der aktiven Mobilisation,
  - Bewegungsanbahnung,
  - Kontrakturprophylaxe,
  - Erhalten aktiver Ergebnisse.
- Nachteile:
  - Schmerzgrenze wird oft überschritten,
  - evtl. Reizzustände.

Aktive Bewegungsformen
Folgende aktive Bewegungsformen werden unterschieden:
- *Assistives* oder *unterstütztes* Bewegen: Der Patient hilft bei der Bewegungsausführung mit, evtl. nur gedanklich zur Innervationsschulung. Die Therapeutin führt die Bewegung mit manueller Unterstützung aus. Diese Unterstützung dient der teilweisen Aufhebung der Schwerkraft und fordert partielle Muskelarbeit vom Patienten. Auch Apparate oder die Auftriebskraft des Wassers können Bewegungen unterstützen.
- *Aktives* oder *freies* Bewegen: Der Patient führt die Bewegung ohne fremde Hilfe aus, dazu gehören die Bewegungen gegen die Schwerkraft.
  - Vorteile (gegenüber passiver Gelenkmobilisation):
    physiologische Gelenkbewegung,
    Patient kann seine Schmerzgrenze berücksichtigen,
  Stoffwechsel wird aktiviert,
  O_2-Versorgung verbessert,
  Abtransport von Stoffwechselendprodukten,
  Durchblutungssteigerung,
  Aktivierung der Muskelpumpe.
- *Resistives* Bewegen *gegen* einen Widerstand: Der Patient bewegt gegen einen von der Therapeutin gegebenen manuellen Druck- oder Zugwiderstand. Auch Geräte und Wasser können als Widerstand dienen.

Indikationen
Indikationen zur Gelenkmobilisation sind:
- prä- und postoperative Behandlung (Muskeln, Sehnen, Bänder, Gelenke, Haut),
- sekundär nach Weichteildefekten/Kontrakturen
- nach Ruhigstellungen
- nach entzündlichen Prozessen (Reflexdystrophie bzw. Morbus Sudeck, progredient chronische Polyarthritis).

Ziele
Mit der Gelenkmobilisation werden nachstehende Ziele verfolgt:
- Erhalt und Erweiterung des vorhandenen aktiven, schmerzfreien Bewegungsausmaßes,
- Bewegungsanbahnung,
- Bewegungskoordination,
- Verbesserung und Automatisierung fließender physiologischer Bewegungsabläufe.

Manuelle Therapie

Irene Reiß

Zur Ausführung der Manuellen Therapie ist eine *Zusatzausbildung* notwendig, die für Physiotherapeuten angeboten wird. Zur Erweiterung ihrer Kenntnisse im motorisch-funktionellen Bereich sind Fortbildungen jedoch ebenfalls für Ergotherapeuten sinnvoll.

> **Manuelle Therapie**: „Anwendung von Zug-, Gleit- und Komplexbewegungen auf funktionsbeeinträchtigte Gelenke bzw. auf die Wirbelsäule mit dem Ziel, Funktionsstörungen zu beseitigen" (Thomann 1989, S. 304).

Techniken
In der Manuellen Therapie werden drei Techniken unterschieden:
- *Weichteiltechniken*: Entspannung der dem blockierten Gelenk zugeordneten Muskulatur durch langsame Quer- oder Längsdehnung.
- *Mobilisationstechniken*:
  - *Passive Technik:* Durch spezifische gelenknahe Handgriffe wird der proximale Gelenkpartner fixiert bei gleichzeitiger Entspannung der dazugehörigen Muskulatur und der distale Gelenkpartner passiv durch *Traktion* und *Gleiten* mobilisiert. Es findet ein mehrfaches, langsames Dehnen des Kapsel- und Bandapparates und der Muskulatur statt. Dabei werden drei Traktionsstufen unterschieden: *Lösen*, *Straffen* und *Dehnen*. Ziel des Dehnens ist es, die endgradige Gelenkbeweglichkeit zu verbessern, um Funktionsbewegungen zu ermöglichen (Neumann 1989).
  - *Aktive Technik:* Wie z. B. die Muskelenergietechnik (MET), die von Mitchell Anfang der 60er-Jahre entwickelt wurde. Sie ist eine manuelle Behandlungstechnik, bei der die Mobilisationskraft nicht von der Therapeutin, sondern vom Patienten erzeugt wird. Voraussetzung für die Wirksamkeit der Methode sind die exakte Einstellung des blockierten Gelenks an seinem pathologischen Anschlag und die richtige Führung des Patienten in

Bezug auf Richtung und Dosierung der Mobilisationskraft (Neumann 1989).

- *Manipulationstechniken*: eine gezielte Manipulation eines Gelenks, die eine rein ärztliche Handlung ist, auch bekannt unter „einrenken".

Dehnung

Irene Reiß

Dehnungen werden hauptsächlich an verkürzter Muskulatur sowie bei muskulären und bindegewebigen Gelenkkontrakturen angewandt. Im Ruhezustand ist ein Muskel oder eine Muskelgruppe kürzer als normal, d. h., dass die Muskulatur eines Gelenks passiv nicht so weit gedehnt werden kann, wie es dem vollen Bewegungsausmaß des Gelenks normalerweise entsprechen würde. Durch Dehnungen werden Ursprung und Ansatz eines Muskels (oder einer Muskelgruppe) voneinander entfernt. *Voraussetzung* ist, dass die Gleitbewegung im Gelenk möglich ist (Evjenth u. Hamberg 1997).

- *Passive Dehnung:* Das Gelenk wird von der Therapeutin passiv soweit in die Endstellung gebracht, wie es der verkürzte Muskel zulässt.
- *Aktive Dehnung:* Die aktive Beweglichkeit ist abhängig von der Kraft des Muskels bzw. Agonisten und der Dehnbarkeit der antagonistischen Strukturen. Für eine aktive Dehnung muss sich der Antagonist des verkürzten Muskels dehnen, d. h., der Patient bewegt gegen Widerstand oder selbstständig in die eingeschränkte Bewegungsrichtung (siehe Manuelle Therapie, Muskelenergietechnik).

! Passive und aktive Dehnungen werden langsam und gleichmäßig ausgeführt, niemals ruckartig oder federnd.

4.5.2 Behandlungsverfahren bei sensiblen Dysfunktionen

Karin Blumenthal

Aufgrund der Komplexität möglicher Ursachen und der unterschiedlichen Schädigungsmuster als deren Folge sensible Dysfunktionen entstehen können, liegt im Folgenden der Fokus auf Verletzungen, die zum Beispiel im motorisch-funktionellen Bereich einer handchirurgischen Abteilung therapiert werden. Dabei handelt es sich häufig um *traumatische* Verletzungen peripherer und distaler Nerven, deren Kompressionssyndrome oder andere Traumata, bei denen eine *Sensibilitätsschulung* oder eine *Desensibilisierung* indiziert ist.

Sensibilitätsschulung

Indikationen

Die Indikation für eine Sensibilitätsschulung ist gegeben bei:

- Verletzungen des Plexus brachialis,
- Nervenkompressionssyndromen konservativ oder operativ dekomprimiert,
- periphere Nervenrekonstruktionen durch primäre oder sekundäre Nervennaht, Nerventransplantationen,
- Replantationen,
- Verbrennungen,
- Weichteilrekonstruktionen/Transplantationen,
- Quetschverletzungen.

Der ursächlichen Schädigung folgt selbst nach chirurgischer Intervention eine Bandbreite motorischer, sympathischer und sensibler Einbußen. Die Auswahl der Behandlungsverfahren wird durch die Dauer der verschiedenen Phasen der nervalen Regeneration bestimmt. Im Weiteren wird exemplarisch die Vorgehensweise bei peripheren Nervenverletzungen beleuchtet.

Einflussfaktoren auf die Regeneration nach Nervenrekonstruktionen

Das funktionelle Ergebnis nach der chirurgischen Wiederherstellung peripherer Nervenverletzungen ist von verschiedenen Parametern abhängig, die Einfluss auf die Prognose haben:

- *Ausmaß und Höhenlokalisation der Verletzungen*: Beide Faktoren bestimmen die Prognose und Dauer der Regeneration wesentlich. Bei Nervenrekonstruktionen auf Höhe des distalen Unterarmes kann die Hand für 3–6 Monate ohne Sensibilität sein, bevor eine Reinnervation erfolgt.
- *Interventionszeitpunkt und Operationsart*: Auch wenn heute durch chirurgische Wiederherstellungstechniken viel erreicht werden kann, gibt es noch keine Vorgehensweise, die nach operativer Wiederherstellung die Wiedergewinnung der normalen sensorischen Handfunktionen eines Erwachsenen garantieren kann.
- *Individuelles Potenzial des Patienten für den Heilungsprozess* (Alter, Stoffwechsel und Ernährungszustand): Es gibt keinen überzeugenden Beweis, der belegt, dass der Heilungsprozess geschädigter Nervenfasern generell vom Alter

abhängig ist. Kinder erlangen jedoch im Vergleich zu Erwachsenen in der Regel eine exzellente funktionelle Sensibilität zurück. Eine Ursache ist möglicherweise die Fähigkeit des jungen Gehirns, sich an Veränderungen adaptieren zu können. Es ist programmiert für intensives Lernen und kann neue Kenntnisse leicht aufnehmen und verarbeiten.

- *Intensität und Terminierung der Rehabilitationsmaßnahmen*: Neben dem frühen funktionellen Training zur Wiedergewinnung motorischer Funktionen, der Ödem- und Kontrakturprophylaxe und Schulung der Hand-Augen-Kontrolle werden Maßnahmen der Hilfsmittel- und Schienenversorgung erforderlich. Erwachsene können durch die so genannten sensorischen Wiedererlernprogramme (Sensibilitätsschulung) in einem gewissen Ausmaß den Altersfaktor kompensieren.

Stadien nach peripheren Nervenverletzungen

Von folgender Einteilung kann ausgegangen werden:

- Stadium der Nichtinnervation (Frühphase),
- Stadium der Teil- und Reinnervation (Akutphase),
- Stadium der abgeschlossenen Reinnervation (Spätphase).

Stadium der Nichtinnervation: Die Zielsetzungen im Stadium der Nichtinnervation liegen in der Vermeidung und Korrektur von Fehlstellungen, in der Ödemprophylaxe bzw. -behandlung, im Training von Tonus und Kraft der nicht betroffenen Muskulatur des Armes, in der Schulung der Hand-Augen-Kontrolle, um mit der fehlenden Sensibilität umgehen zu können, und im steten Gebrauch des betroffenen Armes bei allen Aktivitäten des täglichen Lebens. Unterstützende Schienen **(Abb. 4.22–4.24)** können erforderlich werden.

! In der Frühphase nach peripheren Nervenverletzungen werden die Patienten auf die mit Hitze- und Kälteeinwirkungen verbundenen Gefahren aufmerksam gemacht (*Programm Callahan*).

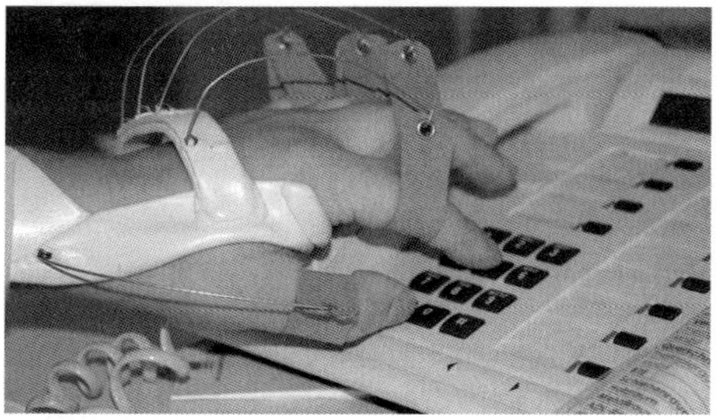

Abb. 4.22 Radialisersatzschiene.

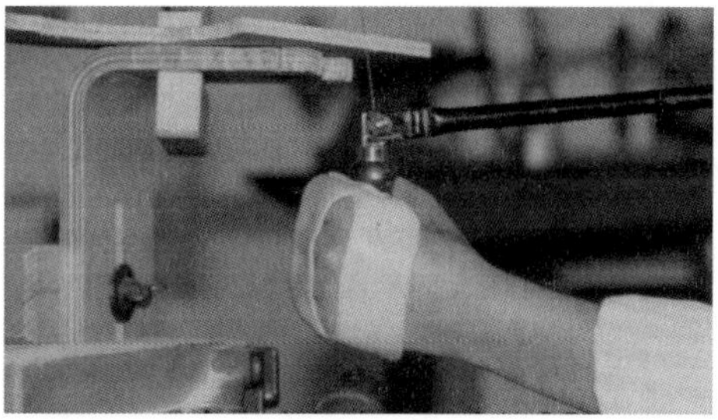

Abb. 4.23 Unterstützende Schiene bei Läsion des N. ulnaris.

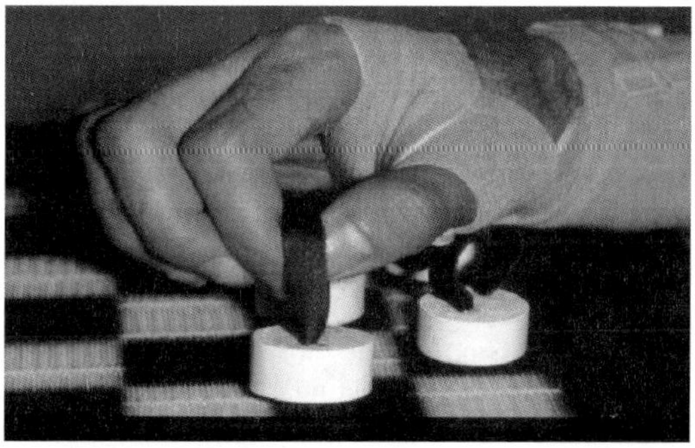

Abb. 4.24 Opponenszügel.

Stadium der Teil- und Reinnervation: Im Stadium der Teil- und Reinnervation werden die Zielsetzungen der Frühphase um Maßnahmen erweitert, wie die Förderung und Stärkung der reinnervierten Muskulatur, die Verbesserung der sensorischen Funktionen und den Gebrauch des betroffenen Armes bei ADL-Tätigkeiten, und darüber hinaus um berufliche Beanspruchungen.

Spätphase der Regeneration: Kommt es in der Spätphase der Regeneration zu einem Stillstand, muss davon ausgegangen werden, dass weitere Verbesserungen ausbleiben werden. Die bereits oben angegebenen Ziele sollten um die Maßnahmen des Erlernens von Trick- und Kompensationsbewegungen und um die Stärkung der für eine eventuelle motorische Ersatzoperation vorgesehenen Muskulatur erweitert werden. Die Terminierung erforderlicher operativer Schritte, wie Teno-, Neurolyse oder Ersatzoperationen wird nach heutigem Standard relativ früh angesetzt.

In Anbetracht des möglichen Ausmaßes einer Schädigung des peripheren Nervensystems und insbesondere im Hinblick auf die Langwierigkeit des Regenerationsprozesses muss die ergotherapeutische Behandlungsplanung ein engmaschiges Geflecht aufweisen. Protektive, prophylaktische Maßnahmen, kombiniert mit symptombezogenen Therapieschritten stehen in enger Verbindung mit fortzuführenden Rehabilitationsaufgaben und -anforderungen, wie

- operative,
- therapeutische,
- häusliche,
- soziale,
- berufliche Rehabilitationsmaßnahmen.

Kortikale Plastizität: die „Hand" im Gehirn

Ungeachtet verschiedenster traumatischer Verletzungen der Hand kommt es auch nach der chirurgischen Versorgung der großen Hauptnervenstämme (N. medianus, N. radialis, N. ulnaris) nach heutigen Erkenntnissen zu einer rapiden funktionellen Reorganisation im Gehirn, die durch eine Veränderung der kortikalen Handrepräsentation („Handkarte") charakterisiert ist. Die funktionelle Reorganisation im Gehirn erfolgt sekundär aufgrund der nicht korrekten Reinnervation der peripheren Anteile des Nerven.

Die Plastizität des Gehirnes reagiert mit Veränderungen und Anpassungen der vorhandenen Territorien durch andere „Belegungsbereiche", wenn sich die Voraussetzung und Anforderung des sensorischen „Inputs" verändern. Die Darstellung der funktionellen Reorganisation des somatosensorischen Kortex wurde z.B. durch die Magnetresonanztomographie und Magnetenzephalographie möglich. Verschiedene Autoren haben die Auswirkungen und Prozesse beschrieben (Johansson 2000, Lundborg 1997).

So kommt es in Folge der unterbrochenen Weiterleitung peripherer Reize zum Gehirn zu einer rapiden Ausweitung anderer benachbarter Areale, die die Handrepräsentation im sensorischen Kortex übernehmen. Diese Prozesse sollten in den ausgesuchten Programmen zur Sensibilitätsschulung Berücksichtigung finden.

Untersuchung und Behandlung

Die Untersuchung der Sensibilität ist ein komplexes Verfahren, das mit überlegenswerten Problemen verbunden ist. Der klassische Schwellentest für die Wahrnehmung von Berührung, Druck und Vibration, der die langsam und schnell adaptierenden Rezeptoren anspricht, gibt Aufschluss über das „Potenzial für die Funktion", aber er reflektiert nicht die „Fähigkeit zur Funktion", was oft in Beziehung zu „was die Hand ausführen kann", taktiler Gnosis oder „funktioneller Sensibilität" gesehen wird.

Funktionelle Sensibilität ist per Definition ein sehr komplexer Vorgang, der durch eine Vielzahl peripherer und zentraler Faktoren beeinflusst wird. Insofern wird sich die ultimative funktionelle Sensibilität am besten durch die Integration sensorischer *und* motorischer Funktionen darstellen lassen, in denen manipulative Aufgaben gestellt werden, wie der „Moberg Auflesetest" mit Betonung der sensorischen Fähigkeiten oder der „Sollerman-Greiftest" mit Betonung der motorischen Leistungen.

Der *Sollerman-Test* evaluiert die Fähigkeit, spezifische manipulative ADL-Aufgaben durchführen zu können und die Qualität der Basisgreifformen (Dreipunkt-, Zweipunkt-, Schlüsselgriff, Fünffingergriff, diagonaler, transversaler und Kugelgriff). Der Test besteht aus 20 unterschiedlichen ADL-Aufgaben, in denen die hauptsächlichen Greifformen im Ausmaß der täglichen Beanspruchung benutzt werden. Jeder Subtest wird nach Auswahl und Qualität der Durchführung, der benötigten Zeit und nach der Schwierigkeit der Ausführung beurteilt und festgehalten.

Um darüber hinaus die zentrale Fähigkeit, neue Muster des sensorischen Reizes (Inputs) nach Nervenrekonstruktion im somatosensorischen Kortex interpretieren zu können, zu isolieren, sollten Identifikationstests eingeschlossen werden. Diese Tests geben Auskunft über die Fähigkeit, Formen und Oberflächen wahrzunehmen und zu identifizieren (**Abb. 4.25**).

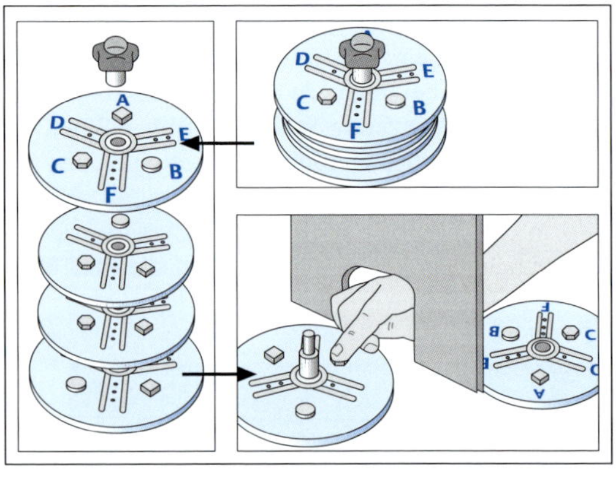

Abb. 4.25 STI-Test (Shape/Texture Identification): Die Identifikation von drei Formen und drei vereinfachten Oberflächen gesteigerten Schwierigkeitsgrades wird mit dem Zeigefinger bei Verletzungen des N. medianus und mit dem Kleinfinger bei Verletzungen des N. ulnaris durchgeführt. Das maximale Ergebnis beträgt 6 Punkte und ist als normal einzustufen. Details sind der Arbeit von Rosén und Lundborg (1998) zu entnehmen.

Tab. 4.7 Tests der sensorischen und motorischen Qualitäten

Objektive Tests	Schwellentests	Funktionelle Tests
▪ Schweißsekretion: Ninhydrintest ▪ Nervenleitfähigkeit: Nervenleituntersuchung	▪ Schmerz: spitzer/stumpfer Gegenstand ▪ Temperatur: Temperaturteströhren, digitales Thermometer ▪ Berührung/Druck: Semmes-Weinstein-Monofilamente ▪ Vibration: Stimmgabel, Sensibilitätsindex Lundborg	▪ Statische/bewegende Diskriminationsfähigkeit: Diskriminator ▪ Manipulationsvermögen: Mobergauflesetest, Dellons modifizierter Test, Sollermantest ▪ Identifikation: STI-Test (Shape/Texture Identification)

Die statische und sich bewegende *Zweipunktediskrimination* kann bis zu einem gewissen Maß die funktionelle Sensibilität der Hand darstellen, ist jedoch nicht standardisiert und in ihrer Durchführung prüferabhängig. Einen Überblick zu Testverfahren der sensorischen/motorischen Qualitäten gibt **Tab. 4.7.** Schwellentests dienen der Feststellung des Minimalstimulus, den ein Patient empfinden kann.

Programme zur Sensibilitätsschulung

Programme, die die Sensibilität schulen, wurden in den Jahren 1960/70 entwickelt und werden auch heute noch eingesetzt. Allen gemeinsam ist das Ziel, Fähigkeit und Kapazität des Gehirns optimal zu nutzen, um die kortikale funktionelle Reorganisation zu adaptieren, die als Folge fehlgeschalteter Axione auftritt. Dellon (1997) bezeichnet es als Lernprozess „die neue Sprache, die durch die Hand gesprochen wird" zu adaptieren. Das zugrunde liegende Konzept aller Programme zur Sensibilitätsschulung beruht auf der These, dass sich die funktionelle Sensibilität mit der *Zeit* sowie durch *Gebrauch* und *Training* verbessert.

Das erste publizierte Programm zur Sensibilitätsschulung stammt von *Wynn Parry*, das die Identifikation bekannter Objekte unterschiedlichen Schweregrades in einer gewissen Zeit umfasst. Eingebunden sind ebenfalls die Lokalisationsbestimmung von Berührungsreizen sowie die Erkennung von Formen und Oberflächen. Das Training basiert auf der Annahme, dass – obwohl sich die Nervenfasern langsamer anpassen – der Patient lernt, afferente Stimuli mit unterschiedlicher elektrischer Übertragung von denen zu unterscheiden, die beim aktiven Gebrauch der Hand auftreten. Der Fortschritt wird durch die Zweipunktediskriminierung bestimmt, ebenso durch die Dokumentation der erforderten Zeit zur Erkennung eines Objektes, einer Textur und der korrekten Lokalisation.

Dellon terminiert das Training auf den Zeitpunkt, an dem eine gewisse Regeneration und spezifische sensible Qualitäten zurückkehren. Design und Auswahl der Übungen basieren auf den neurophysiologischen Prinzipien, die unser Verständnis der kutanen Sensibilität untermauern. Dellon teilt das Training in Übungen der frühen und späten Phase ein, wobei die Übungen einfach sind, oft wiederholt werden und durch den Patienten selbst durchgeführt werden können. Während der ersten Phase liegt der Fokus auf dem Wiedererlernen spezifischer Wahrnehmungsfähigkeiten und einer nicht korrekten Lokalisationsfähigkeit. Die späte Phase steuert den Wiedergewinn der taktilen Gnosis. Der Fortschritt wird mit Stimmgabel und Diskriminator gemessen.

Callahan's Programm erweitert das Vorgehen um *Verhaltensregeln*, die die Verletzungsgefahr durch die nicht vorhandene Schutzsensibilität verhindern sollen. Diese lauten folgendermaßen:

- Kontakt des betroffenen Arms mit Hitze, Kälte und scharfen Gegenständen vermeiden.
- Gebrauch kleiner Griffe vermeiden, Greifflächen einsetzen zur Verbesserung der Druckauflage.
- Aufgaben vermeiden, die die Anwendung nur eines Werkzeuges über längere Zeit erfordern; insbesondere, wenn keine Adaptationsmöglichkeit durch Änderung der Greifform erfolgen kann.
- Häufiger Werkzeugwechsel empfiehlt sich, um Weichteilareale zu schonen.
- Hautveränderungen infolge übermäßigen Kraftaufwandes oder Druckwiederholung beobachten – und notwendige Ruhepausen durchführen.
- Beim Auftreten von Blasen, Rissen oder anderen Wunden muss zur Vermeidung weiterer Schädigung bzw. möglicher Infektion eine sorgfältige Pflege durchgeführt werden.
- Routinemäßige Pflege zur Erhaltung weicher und geschmeidiger Haut.

Darüber hinaus beschreibt Callahan ein Schulungsprogramm zur Diskriminationsfähigkeit unter Verwendung von Aufgaben zur Lokalisation und Unterscheidung von Gegenständen.

Nakada und *Uchida* zeigen zwei weitere wichtige Variablen auf: proximales Vibrationsempfinden und das Empfinden für die Muskelspannung. Sie geben fünf Interventionszeiträume an, die Merkmale wie Finden und Erkennen von Objekten, Verbesserung von Greifformen, Kontrolle und Dosierung der Kraft, Aufrechterhaltung derselben bei Bewegungen der proximalen Gelenke und die Manipulation von Gegenständen beinhalten. Nakada und Uchida setzen in ihrem Programm die Semmes-Weinstein-Monofilamente, Stimmgabeln unterschiedlicher Frequenz, Temperaturmessung und eine Schmerzskala ein.

Materialien und Ausrüstung

Die Ausstattung mit den erforderlichen Materialien zur Sensibilitätsschulung muss – vielleicht im Gegensatz zu anderen Therapiebereichen – nicht hochtechnisiert durchgeführt werden, besteht sie doch aus Materialien des täglichen Gebrauchs und eignet sich insofern gut für das Heimprogramm des Patienten. Das praktisch durchgeführte Programm zur Sensibilitätsschulung (*nicht* das Assessment) mag einer der wenigen Bereiche sein, der keine strikte Standardisierung von Protokollen, Vorgehensweisen oder Materialien erfordert, um erfolgreich zu sein. Notwenig ist ein täglich mehrmals durchgeführtes Eigentraining. Daher sind die Einweisung des Patienten in sein individuelles Trainingsprogramm sowie die Erklärung der neurophysiologischen Hintergründe und deren Bedeutung die Grundlage zur Weiterführung in eigener Regie.

Das verwendete Material lässt sich generell in drei Kategorien einteilen. Materialien zur

- Lokalisation,
- Stimulation,
- Wiedererkennung.

Objekte, die unterschiedliche Oberflächen, Größen, Texturen, Gewichte und Temperaturen aufweisen und/oder eine Grundstimulation bewirken, sind in den **(Abb. 4.26–4.30)** dargestellt und können durch Änderung des sie umgebenden Materials verändert werden. Das ermöglicht eine kontinuierliche neue Herausforderung, die von leicht einzustufenden bis sehr schwierigen Aufgaben und Medien reicht, indem der Patient aufgefordert wird, die „versteckten" Objekte zu finden und zu benennen.

Patienten, die leichte oder schwerere Einschränkungen der Beweglichkeit des Daumens oder der Langfinger aufweisen, müssen mit entsprechenden Materialien, die ihnen ein Ergreifen überhaupt ermöglichen, ausgestattet werden. Aufgeklebte unterschiedliche Texturen auf Holzunterlagen (Abb. 4.30) oder das Platzieren von kleineren Objekten auf einem Handtuch ermöglicht die Durchführung des Programms zur Sensibilitätsschulung auch bei eingeschränkter Fingerbeweglichkeit. Voraussetzungen zur Schulung der sensorischen Dis-

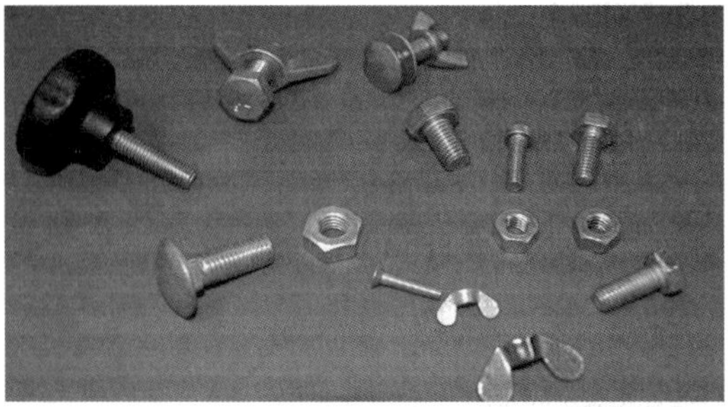

Abb. 4.26 Gegenstände mit unterschiedlichen Formen und Gewichten.

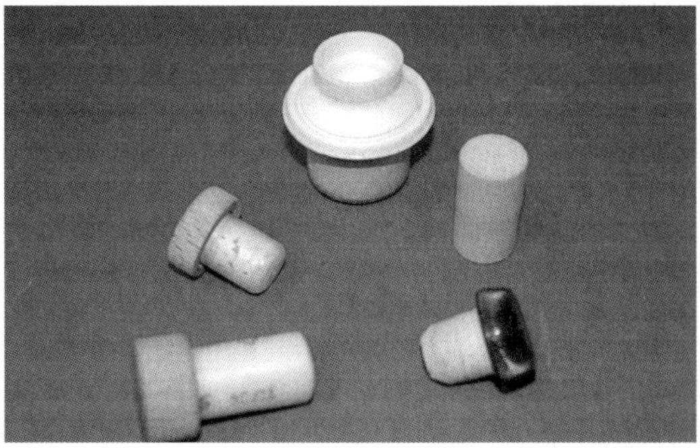

Abb. 4.27 Gegenstände mit unterschiedlicher Form und Gewicht.

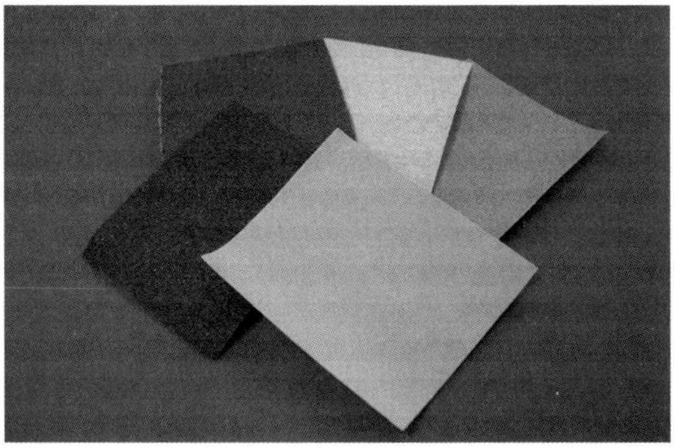

Abb. 4.28 Schmirgelpapier mit unterschiedlicher Körnung.

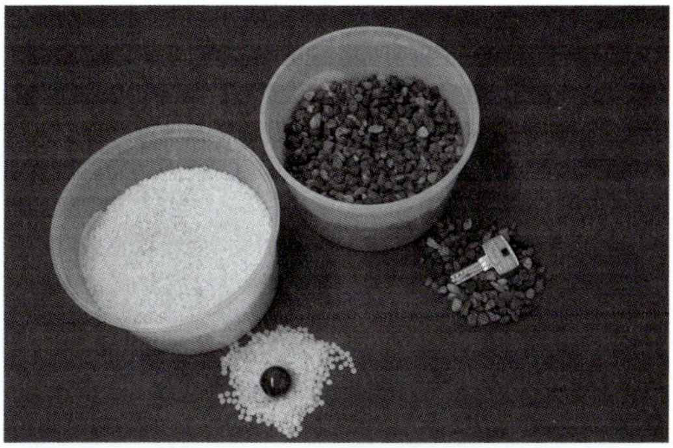

Abb. 4.29 Aufsuchen und Erkennen von Alltagsgegenständen in verschiedenen Materialien.

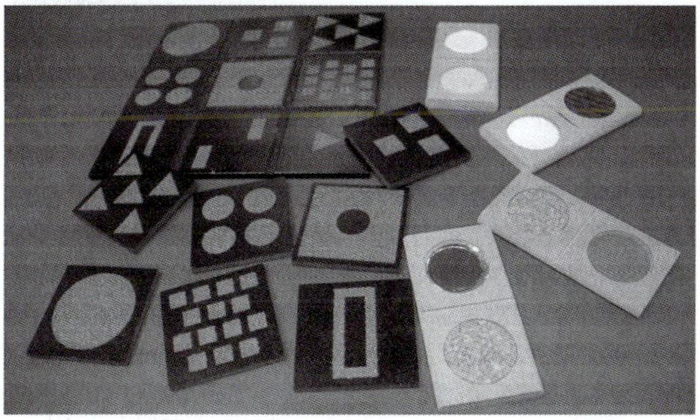

Abb. 4.30 Erkennen und Zuordnen verschiedener Texturen und Muster.

kriminationsfähigkeit **(Abb. 4.31)** werden wie folgt angegeben:

- motivierter, konzentrationsfähiger Patient,
- allgemeine Differenzierungsmöglichkeit,
- fortgeschrittener Regenerationslevel der Schutzsensibilität,
- Rückkehr der Berührungsempfindung bis zu den Fingerspitzen.

Spiegeltraining

Rückblickend auf die eingangs beschriebenen Geschehnisse in der Reorganisation der kortikalen Plastizität auf das Ereignis des Traumas „Nervendurchtrennung und Wiederherstellung" wird die Bedeutung früh eingeleiteter Schritte des ständigen Gebrauches des betroffenen Arms deutlich und darüber hinaus zeigen neuere Studien die früh angelegte Notwendigkeit und Bedeutung der Integration zentraler Strukturen bei den unterschiedlichsten Verletzungen. Ein Beispiel dafür ist das so genannte ***„Spiegeltraining"***. Der Gebrauch eines Spiegels zur Prävention und Behandlung von Phantomschmerzen bei Amputationsverletzungen wurde erstmalig von Ramachandran und Hirstein (1998) beschrieben. Die Methode stellt sozusagen die normale Interaktion zwischen der Absicht, eine Extremität zu bewegen, und dem Fehlen eines entsprechenden sensorischen Feedbacks wieder her. Der amputierte Arm wird hinter einem Spiegel positioniert, sodass im Spiegel die gesunde Extremität zu sehen ist und im „Spiegelbild" die betroffene Seite als „gesund" wahrgenommen wird. Im Rahmen wiederholter Übungseinheiten bilateraler und unilateraler Bewegungen – die letztlich den „sensorischen Input" simulierten – konnten dadurch Phantomschmerzen gemildert werden. Andere Studien belegen den Erfolg in Trainingsprogrammen bei CRPS („complex regional pain syndrom"), Muskeldystrophie, dyskoordinierter Bewegungsfunktionen und nach peripheren Nervenverletzungen (McCabe 2003, Rosén 2005).

Lokalisationstraining	**Diskriminationstraining**
Erkennen(lernen) des Areals durch Applikationen verschiedener statischer/bewegter Reize ohne/mit Sichtkontakt.	Erkennen(lernen) verschiedener Formen, Oberflächen und Texturen ohne/mit Sichtkontakt. Manipulation von Gegenständen unter Einbeziehung motorischer Funktionen (siehe auch unter *Koordinationsschulung*).

Prinzip
Konzentration
Feedback durch Therapeutin
visuelle/sensorische Information
Gedächtnisleistung
Verstärkung durch Wiederholung

Folge
Beginn eines Kompensationsprozesses im Kortex

Abb. 4.31 Prinzipien für die Schulung sensorischer Diskriminations- und Lokalisationsfähigkeit.

Während erster Trainingseinheiten eines Patienten mit Durchtrennung und Naht des N. medianus auf Höhe des Handgelenks wurde in einer Studie von Rosén et al. (1994) aufgezeigt, dass der Patient – während er im Spiegel die Illusion von Berührung und Bewegung der verletzten Hand mit der gesunden durchführte – spontan ein „starkes Gefühlsempfinden" in den Fingern empfand, die zu diesem Zeitpunkt keinerlei Sensibilität aufwiesen. Die betroffene Hand lag beim Training in Ruheposition hinter dem Spiegel, während mit der gesunden Hand aktiv geübt wurde (inklusive des Spitzgriffes). Darüber hinaus wurde ein Programm zur Sensibilitätsschulung mit Lokalisationsübungen durchgeführt – während die Konzentration des Patienten auf die „Spiegelhand" gerichtet war. Im Übungsablauf wurden mit einzelnen Fingern der nicht verletzen Hand Texturen und Alltagsgegenstände, wie Sandpapier unterschiedlichster Körnung, Schneide- und andere Handwerkzeuge benutzt **(Abb. 4.32–4.34)**.

Ziel dieses frühen sensorischen Trainings zum Zeitpunkt, an dem umgebende Areale im somatosensorischen Kortex schnell die Repräsentation der Hand ohne afferenten Input übernehmen, war es, die so genannte „Handkarte" zu erhalten. Denn die erhaltende „Karte" erleichtert das sensorische „Wiedererlernprogramm" zum Zeitpunkt der Reinnervation und unterstützt gleichzeitig die Wiedergewinnung der motorischen Funktion.

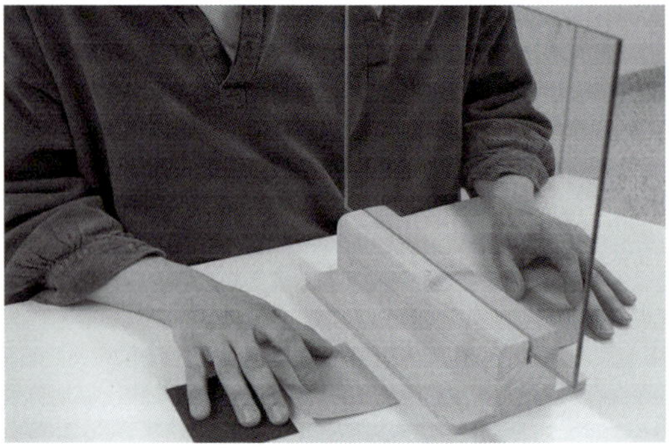

Abb. 4.32 Unilaterale Übungen beim Spiegeltraining.

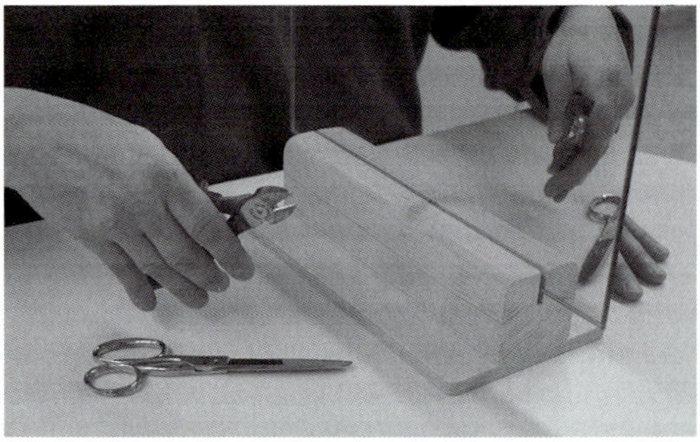

Abb. 4.33 Unilaterale Manipulation von Alltagsgegenständen.

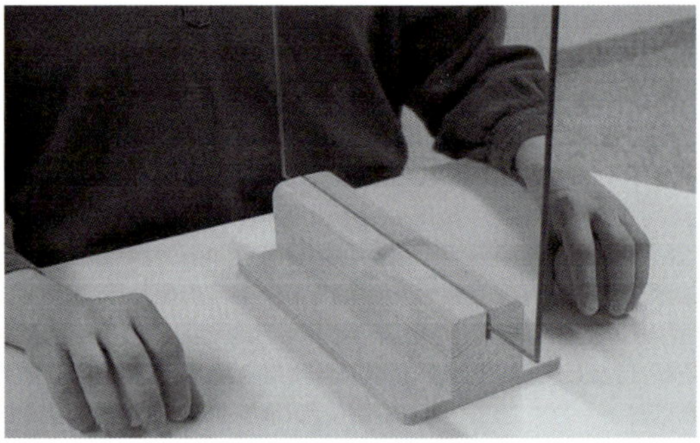

Abb. 4.34 Bilaterale Übungen beim Spiegeltraining.

Desensibilisierung

Hypersensibilität kann zu einer enormen Beeinträchtigung der sensorischen Handlungsfähigkeit führen, die häufig motorisch-funktionelle Beeinträchtigungen nach sich zieht.

> ***Hypersensibilität:*** unproportionale, verstärkte Reaktion auf normalerweise nicht als unangenehm empfundene taktile Reize.

Primär besteht zunächst nicht unbedingt ein kausaler Zusammenhang zwischen dem Ausmaß des Traumas und der festzustellenden sensorischen Überreaktion **(Abb. 4.35)**. Allerdings scheint die Hypersensibilität *durch* oder *bei* einem Unfall zu entstehen (Yerxa 1983) – entgegen dem eher generalisierten Schmerz einer Kausalgie, der CRPS oder dem Schulter-Arm-Syndrom.

Die tragische Folge dieser möglicherweise nicht erkannten, nicht als glaubhaft akzeptierten und durch den Versuch beschriebener Beeinflussungsmaßnahmen behandelter Hypersensibilität bedeu-

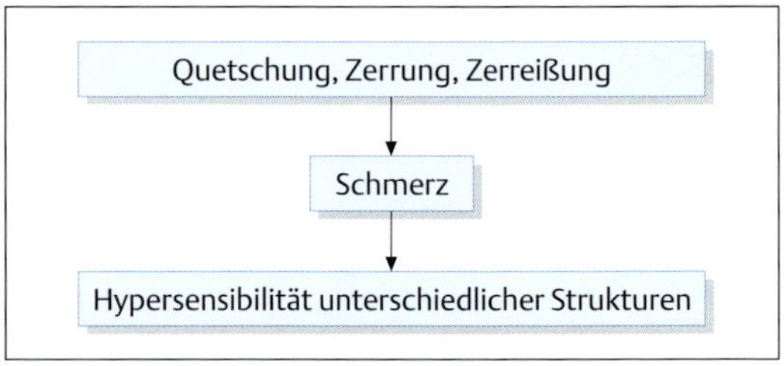

Abb. 4.35 Schmerzbedingte Hypersensibilität.

tet für den Betroffenen oft einen langen Leidensweg. Abgesehen von den ständig auftretenden Miss- und Überempfindungen können Sekundärproblematiken entstehen, die durch Schonung des betroffenen Areals zu Bewegungseinschränkungen oder einer Bewegungsunfähigkeit führen **(Abb. 4.36)**.

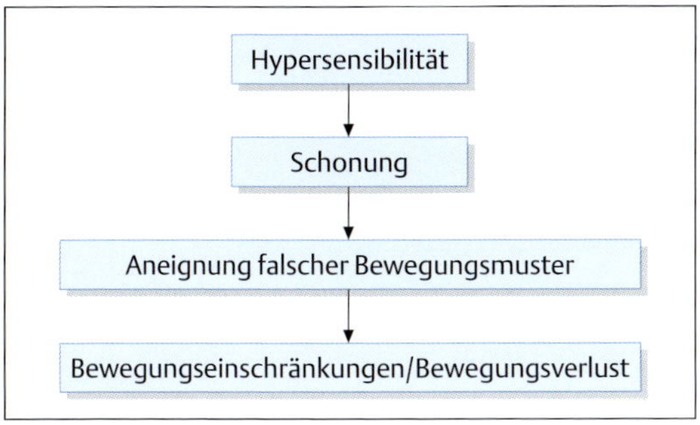

Abb. 4.36 Sekundärproblematiken bei Hypersensibilität.

In den letzten Jahrzehnten wurden in der rehabilitativen und neurologischen Literatur häufig die eventuell möglichen Hintergründe und therapeutische Ansätze bei hypersensiblen Zuständen diskutiert und veröffentlicht. Das *Downey Handrehabilitation Center* berichtete (1983), dass 40% ihrer Handverletzten über diese hypersensiblen Empfindungen klagten. Grundlage eines Behandlungsvorschlages sollte deshalb die graduelle Herabsetzung der Toleranz des Patienten auf eine taktile Stimulation des hypersensiblen Areals sein.

Als ein effektiv zu beurteilendes therapeutisches Mittel hat sich ein Desensibilisierungsprogramm erwiesen, das in seiner Beschaffenheit unterschiedliche Materialien **(Abb. 4.37)** Druckstäbe **(Abb. 4.38)** und Vibration dreistufiger Frequenzzahl **(Abb. 4.39)** einsetzt.

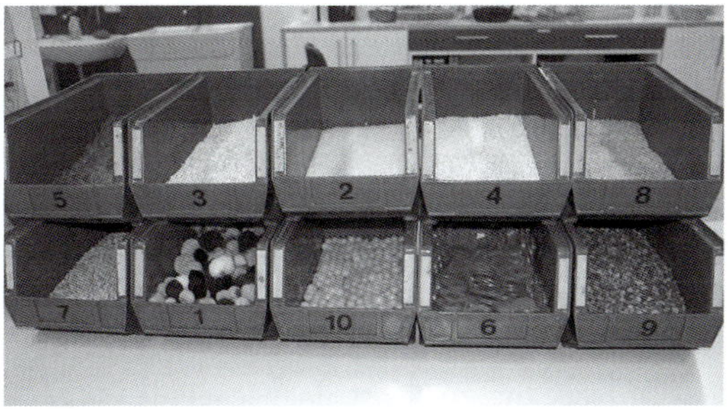

Abb. 4.37 Unterschiedliche Materialien von weich (Fellkugeln) über scharfkantig (entsprechend geformte Steinchen oder geriffelte Plastikscheiben) bis rund und schwer (z. B. Murmeln).

Vorgehensweise

Begonnen wird das Trainingsprogramm mit der Selektion eines Reizes der jeweils unterschiedlichen Therapiemittel in der Reihenfolge der als unangenehm empfundenen Stimuli in der Hierarchie des Patienten. Dabei müssen die Reize mindestens zehn Minuten lang toleriert werden können. Die als nicht unangenehm empfundenen Reize können ausgelassen und falsch eingeschätzte erneut eingebracht werden. Das Erhebungsblatt wird auch zur Dokumentation verwendet **(Abb. 4.40)**.

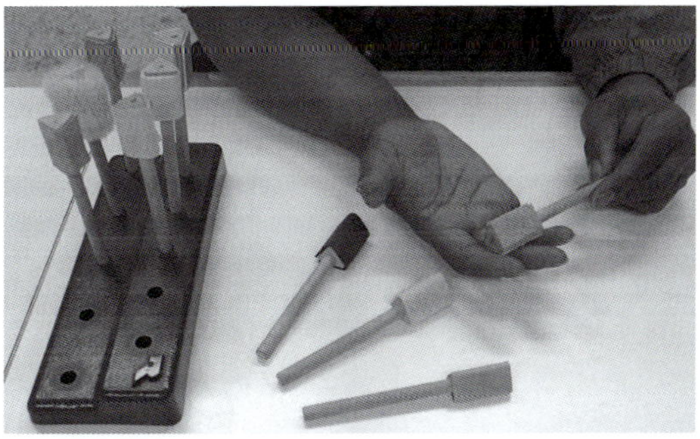

Abb. 4.38 Trianguläre Druckstäbe mit unterschiedlicher Oberflächenbeschaffenheit (z. B. Leder, Flausch- und Haftband, Alustreifen oder Schmirgelpapier).

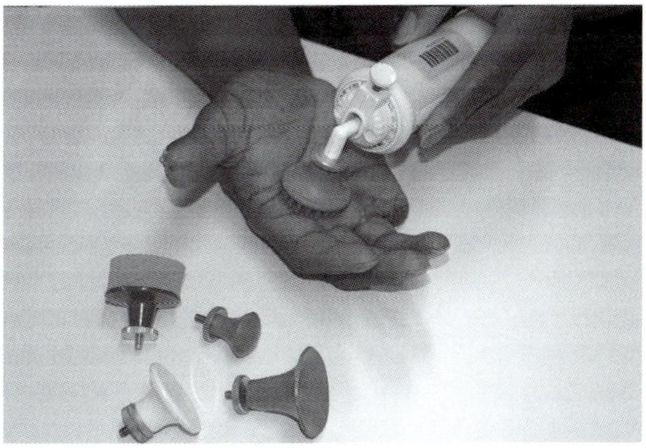

Abb. 4.39 Vibrationsgerät mit dreistufiger Frequenzzahl und fünf verschiedenen Aufsätzen (z. B. Schaumstoff, Noppen, Kunststoffkegel).

Desensibilisierungs-Trainingsprogramm
(nach Downey Hand Center, USA)

Diagnose: ....
Beruf: ....

Beschwerden auf Grund von:
☐ Amputation ☐ Narbe ☐ Quetschung
☐ Neurom ☐ Verbrennung ☐ Sonstiges

Unfalldatum: .... OP-Datum: ....

Schmerzskala 0–10 Beginn: ....
Abschluss: ....

Zeit von Unfall bis 1. Desensibilisierungsprogramm: ....
Zeit von OP bis 1. Desensibilisierungsprogramm: ....
Zeit zwischen 1. und letztem Desensibilisierungsprogramm: ....
Gesamt-Trainings-Einheiten: ....

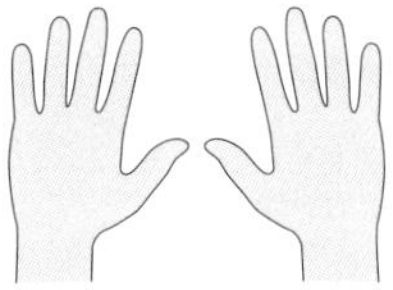

Dorsal ☐ Volar ☐ rechts ☐ links ☐ Dominanz rechts ☐ links ☐

		Datum:	.....	.....
Hat dieses Programm Ihre Empfindung geändert?	Nein	☐	☐	☐
	Ja, verbessert			
	sehr verbessert	☐	☐	☐
	etwas verbessert	☐	☐	☐
	sehr wenig verbessert	☐	☐	☐
	Ja, verschlechtert			
	sehr verschlechtert	☐	☐	☐
	etwas verschlechtert	☐	☐	☐
	sehr wenig verschlechtert	☐	☐	☐
Welcher Teil des Programms hat den meisten Einfluss auf Ihre Sensibilität gehabt?	Stäbchen	☐	☐	☐
	Material	☐	☐	☐
	Vibrationsgerät	☐	☐	☐

Monat	01	02	03	04	05	06	07	11	31
Stäbchen									
Material									
Vibrationsgerät									

Abb. 4.40 Erhebungs- und Dokumentationsblatt zum Desensibilisierungsprogramm.

Alle drei Modalitäten (Material, Druckstäbe und Vibrationen) gehören zu einer Trainingseinheit (30 Minuten), die – soweit durchführbar – auch mehrmals am Tag erfolgen kann. Die Erfolgsschritte werden anhand der sich ergebenden zunehmenden Toleranz auf die zunächst unangenehmen Stimuli gemessen. Das nächstfolgende Medium der erstellten Hierarchie wird angeboten, wenn beim derzeit benutzten keine unangenehme Reaktion mehr auftritt.

Eine Kombination dieses Programms mit einem für den Patienten praktikablen Heimprogramm ähnlicher Materialien und einem strukturierten motorisch-funktionellen Therapieangebot führten bislang zu befriedigenden Ergebnissen. Die Notwendigkeit ergibt sich neben den erwähnten Verletzungen der oberen auch für solche der unteren Extremität.

Klare Indikationsstellungen sind:

- überempfindliche Stümpfe,
- hypersensible Narben und umgebende Bereiche,
- Nervenverletzungen, die mit Missempfindungen einhergehen (schmerzhafte, persistierende Empfindungen durch Berührung der Haut ausgelöst),
- diffuse neuromartige Beschwerden.

Sollte die Therapie nicht erfolgreich verlaufen, muss die Notwendigkeit einer evtl. operativen Therapie überdacht werden. Hierbei ist an folgende Komplikationen zu denken:

- Nervenregeneration ohne intakte endoneurale Ummantelung,
- Narbenbildung regenerierender Axione mit/ohne Einschnürung,
- Ausbildung klar lokalisierbarer Neurome,
- Adhärenzen des Nerven in seiner Einbettung,
- Durchblutungsverminderung, die ischämische Schmerzen verursacht.

4.5.3 Thermotherapie

Irene Reiß

In der Thermotherapie werden Wärme- und Kälteapplikationen therapeutisch eingesetzt. Die Kältetherapie wird als so genannte Kryotherapie bezeichnet. Im Folgenden wird zunächst die Wärmetherapie beschrieben.

Wärmetherapie

Wärme wird seit Jahrhunderten therapeutisch angewendet. Empirisch wird sie zwar eindeutig bestätigt, ihre Wirkungsweise ist jedoch noch sehr hypothetisch. In der Ergotherapie wird sie meist zur Vorbereitung der aktiven Behandlungsverfahren eingesetzt.

Therapeutische Effekte

Durch den gezielten Einsatz von Wärme können folgende Wirkungen erreicht werden:

- *Verbesserte Dehnbarkeit von Bindegewebe*: Die Gelenkbeweglichkeit kann durch verkürzte Bindegewebsstrukturen (Gelenkkapsel, vernarbte und verdickte Synovialmembran, fibrotische Muskulatur, verkürzte Sehnen, Hautnarben) beeinträchtigt sein. Die Kollagenfasern zeigen folgendes Verhalten:
  - Bei Erhitzung in vitro auf 50° C kommt es zunächst zur Dehnung, später zur Schrumpfung, zuletzt zur Denaturierung.
  - Erwärmung auf 40–45° C (therapeutischer Bereich) führt nach zunehmender Dehnung nicht zur Rückkehr auf die ursprüngliche Länge, sondern es bleibt eine Restverlängerung bestehen, auch wenn die Dehnung weggefallen ist.
  - Bei normaler Gewebetemperatur zeigt das Sehnengewebe ein normal elastisches Verhalten, d.h. dieselbe Belastung zeigt keine bleibende Verlängerung nach Wegfall der Dehnung.

  Für eine dauerhafte Sehnenverlängerung ist weniger Kraft erforderlich, wenn während der Dehnung oder Kontrakturbehandlung Wärme appliziert wird. Die erforderliche Dehnungszeit nimmt mit steigender Temperatur ab. *Therapeutische Konsequenz:* Verkürzte Strukturen müssen während oder sofort nach der Erwärmung gedehnt werden.
- *Abnahme der Gelenksteifigkeit*: Die Gelenktemperatur beeinflusst den Bewegungswiderstand und die maximale passive Bewegungsgeschwindigkeit. Tiefe Temperaturen erhöhen den Widerstand und verringern die Geschwindigkeit, hohe Temperaturen zeigen den entgegengesetzten Effekt.
- *Muskeltonussenkung*: Empirisch lässt sich unzweifelhaft feststellen, dass die sekundäre Tonuserhöhung nach muskulären, arthrogenen oder zentralen Ursachen durch Wärme günstig zu beeinflussen ist (Lange 1995).
- *Schmerzhemmung*: Wärme wirkt entweder direkt oder indirekt schmerzlindernd.
- *Durchblutungssteigerung*: Wärme kann entzündliche Reaktionen verstärken. Die Erwärmung der Muskulatur führt zur Durchblutungssteigerung wie nach Muskelarbeit.

! Nach frischen Traumen ist Wärme kontraindiziert, da das Ödem und die Blutung verstärkt werden können.

Indikationen
Wärmetherapie wird bei folgenden chronisch degenerativen Prozessen bevorzugt eingesetzt:
- chronisch schmerzhafte Prozesse,
- chronisch entzündliche Prozesse,
- degenerative Prozesse,
- Arthrosen,
- Spondylosen, Spondylarthrosen,
- Hypertonus, Muskelverkürzungen,
- chronisches Überlastungssyndrom (Lumbago),
- Myalgien, Tendinosen, Myogelosen.

! Je akuter die Erkrankung, desto vorsichtiger muss mit Wärme umgegangen werden.

Kontraindikationen
Bei folgenden Erkrankungen werden keine Wärmeapplikationen eingesetzt:
- akute, generalisierte oder lokale Entzündung,
- Durchblutungsstörung (Wärmestau, Verbrennung),
- Thrombose, Phlebitis.

Vorsicht ist geboten bei:
- Sensibilitätsstörungen,
- Herzinsuffizienz,
- Dermatosen.

Applikationsformen
Die häufigsten Applikationsformen der Wärmetherapie in der Ergo- und Physiotherapie sind:
- Danisandbox (**Abb. 4.41**),
- Umschläge mit Kartoffelbrei, Leinsamen und Tonerde,
- heiße Rolle, Heusack,
- feuchtheiße Kompressen (ohne oder mit Salben-Pastenunterlage),
- Peloid-Paraffin-Packungen bzw. Bäder (Moor/Schlamm, z. B. Fango),
- Infrarot, Lichtbogen,
- Sauna.

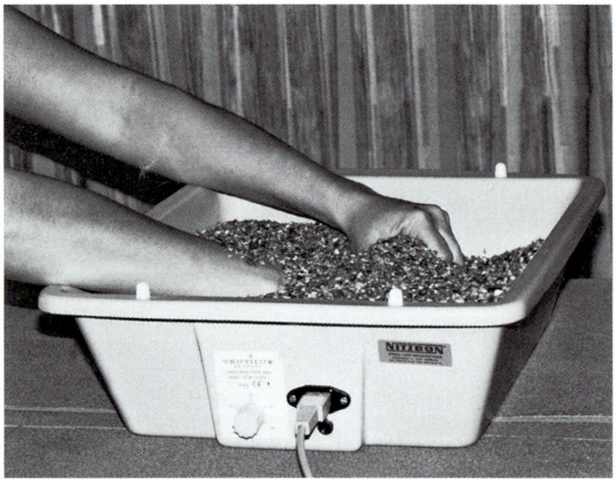

Abb. 4.41 Bei Rheumatikern und handchirurgischen Patienten ist die Danisandbox ein anerkanntes Hilfsmittel.

Kryotherapie

Bei der Wirkung einer lokalen Eistherapie wird zwischen der Sofortreaktion und der länger anhaltenden Folgereaktion unterschieden. Zunächst tritt während der Eisbehandlung eine Engstellung der oberflächlichen Gefäße ein, jedoch folgt bereits wenig später eine Erweiterung der Gefäße. Die Kryotherapie gehört zu den vorbereitenden und begleitenden Maßnahmen der aktiven motorisch-funktionellen Behandlungsverfahren.

Therapeutische Effekte
Kälte setzt die Ansprechbarkeit von Rezeptoren herab, die normalerweise auf chemische Substanzen, wie z. B. Histamin, Serotonin, Prostaglandine (so genannte Entzündungsmediatoren), mit Schmerzerzeugung reagieren. Die Wirksamkeit schmerzauslösender Substanzen sinkt also durch Kälteeinwirkung. Weitere Vorgänge werden durch Kälte folgendermaßen beeinflusst:
- *Verbesserte Durchblutung:* Vasokonstriktion für zwei bis drei Minuten, danach Vasodilatation mit deutlicher Hyperämie, stärkster Effekt nach 20 Minuten, über ca. drei Stunden langsam abnehmend wirksam.
- *Verbesserte Atmung:* Ventilation, Frequenz und Atemtiefe sind erhöht.
- *Abnehmende Nervenleitgeschwindigkeit*: Bei spastischer Muskulatur kann durch Langzeiteis der Tonus gesenkt werden.
- *Gesteigerte Sympathikusaktivität:* Blutdruck und Herzfrequenz sind erhöht, Zellstoffwechsel und Stoffwechselaktivität sind herabgesetzt (günstig bei entzündlich gesteigerten Prozessen).
- *Tonusänderung der Muskulatur:* kurzzeitig, mehrmals zwei bis drei Minuten eher tonisierend; langzeitig bis 30 Minuten eher detonisierend.
- *Schmerzempfindung:* örtlich deutlich herabgesetzt – nach drei bis fünf Minuten, günstig bei Gelenkbehandlungen.

Kontraindikationen
Bei folgenden Störungen und Erkrankungen wirken sich Kälteanwendungen negativ aus (Krämer 1993):

- trophische Störungen, arterielle Durchblutungsstörungen, z. B. Morbus Raynaud,
- Kälteüberempfindlichkeit, Kälteallergie durch Histaminreaktion,
- offene Wunden,
- Nieren-/Blasenentzündungen.

Bei deutlicher Ablehnung durch den Patienten sowie bei Kindern bis zu sechs Jahren und bei Patienten mit schlechtem Allgemeinzustand sollte die Kryotherapie nicht durchgeführt werden.

Applikationsformen
Häufig angewendete Formen der Kryotherapie sind:
- Eisbeutel (Brucheis oder Eiswürfel),
- Silikatkompresse (Kryopack),
- Frottierhandtuchtechnik (in Salzwasser getauchtes Handtuch einfrieren),
- Eismassage, -abreibung,
- Eistauchbad.

4.5.4 Weitere physikalische Therapieansätze

Irene Reiß

Massagen

Massagen werden der Physiotherapie zugeordnet. Im Idealfall wird einer ergotherapeutischen Behandlung die individuell notwendige Massage durch einen Masseur vorgeschaltet. Der Behandlungsalltag hat ergeben, dass Einzeltechniken zur Vorbereitung der aktiven Behandlung durch Ergotherapeuten oft selbst erbracht werden müssen. Einige Wirkfaktoren sowie die wichtigsten Massagetechniken werden nachfolgend kurz dargestellt.

Klassische Massage

Die Schwerpunkte der Massage liegen in der Beseitigung hypertoner Spannungszustände und der Beschleunigung des Abtransportes der Stoffwechselabbauprodukte aus der Muskulatur. Beides erfordert eine erhöhte Muskeldurchblutung. Die Massagelehre unterscheidet fünf Griffgruppen, die in einer entspannten Ruhestellung erfolgen:

Streichungen

Streichungen werden als vorbereitende oder abschließende Maßnahme zu Beginn oder am Ende einer Behandlung eingesetzt, da sie zu den weichen, detonisierenden Griffen gehören. Die Hand der Therapeutin gleitet großflächig und mit gleichmäßigem Druck über das zu behandelnde Körperteil.

Therapeutische Effekte
Durch Streichungen können folgende Wirkungen erzielt werden:
- Gewöhnung der Haut an den Massagereiz vor intensiveren Griffen, z. B. Friktionen (s. u.),
- Anregung des Venenlymphstroms,
- Herabsetzung der Abwehrspannung (Entspannung).

Friktionen

Dabei handelt es sich um aggressive und anregende Massagetechniken. Friktionen, die im Verschiebebereich der Haut durchgeführt werden, haben das Ziel, tief liegende Gewebeschichten zu erreichen. Den Behandlungsdruck erzeugen nur begrenzte Flächen der Hand, wie die Fingerbeeren, Daumenbeere, der Daumenballen oder die Handbasis. Geradlinige, kreis- oder spiralförmige Bewegungen manipulieren während des Friktionierens die Gewebeschichten (Hüter-Becker 1996).

Therapeutische Effekte
Friktionen wirken folgendermaßen:
- Aktivierung der Durchblutung und des Stoffwechsels,
- Beeinflussung des Muskeltonus,
- Verbesserung der Elastizität und Eigenbeweglichkeit des Gewebes (Lösen einzelner Muskelfasern oder Narbenstränge).

Indikationen
Friktionen werden bei folgenden Störungen eingesetzt:
- Myogelosen,
- verminderte Gewebeverschieblichkeit.

Knetungen

Diese Griffe verlangen von der Therapeutin erhebliche Muskelkraft und Koordination der Massagebewegung. Bei der Knetmassage wird der Muskel quer zum Faserverlauf erfasst und leicht von der Unterlage abgehoben. Während des Knetens wird das zu therapierende Gewebe maximal gedehnt, wobei der Zug intermittierend erfolgt.

Therapeutische Effekte
Durch Friktionen können folgende Wirkungen erzielt werden:
- Verbesserung der Durchblutung,
- Lösung von Verspannungen,
- Steigerung des Muskelstoffwechsels,

- Beeinflussung des Muskeltonus,
- Dehnung und Lockerung der Muskulatur.

Indikationen
Friktionen sind bei folgenden Störungen indiziert:
- Myalgien,
- Lumbago,
- Verklebungen des Unterhautbindegewebes.

Vibrationen

Dieser Griffgruppe werden die manuellen und apparativen Vibrationen, aber auch Schüttelungen und Rollungen zugeordnet. Manuelle Vibrationen sind feinste, schwingend-zitternde Bewegungen der Therapeutin, die mit unterschiedlichen Flächen der Hand auf den Patientenkörper übertragen werden.

Eine oberflächliche Wirkung entsteht, wenn die Hand flach aufgelegt wird. Eine tiefere Wirkung wird erreicht, wenn die locker geformte Faust oder die Fingerspitzen zur Vibrationsmassage eingesetzt werden (Hüter-Becker 1996).

Therapeutische Effekte
Durch Vibrationen können folgende therapeutische Effekte erzielt werden:
- Sekretolyse am Thorax,
- Tonisierung und Detonisierung.

Indikation
Vibrationen können folgendermaßen eingesetzt werden:
- im Rahmen der Atemtherapie und bei
- Skoliosen,
- Paresen,
- Hypertonus, z. B. im Nacken und Schultergürtel.

Hautreizgriffe

Zu den Hautreizgriffen gehören z. B. Hackungen, Klatschungen und Klopfungen. Bei dieser Gruppe von Massagegriffen wird der Körper des Patienten durch rhythmische Schlagbewegungen behandelt.

Therapeutische Effekte
Hautreizgriffe bewirken folgende Effekte in der Therapie:
- Tonisierung der Muskulatur und Aktivierung des Patienten,
- Hauthyperämisierung,
- Lockerung und Entspannung (sanftes Beklopfen),
- Anregung der Atmung zur mechanischen Sekretolyse.

Indikation
Hautreizgriffe können eingesetzt werden:
- im Rahmen der Atemtherapie und bei
- Skoliosen,
- Paresen.

Narbenmassage nach Thomson

Während bei der klassischen Massage möglichst in einer relaxierten Position behandelt wird, sollte es bei einer Narbenmassage durch eine möglichst starke Anspannung des Muskels zu einer klaren Abgrenzung zwischen kontraktilen Strukturen und dem Narbengewebe kommen.

Die einzelnen Grifftechniken der Narbenmassage wurden von Thomsen in vier Gruppen eingeteilt:
- *Gruppe 1:* Griffe, welche die Narbe nicht quer, sondern auf Zug beanspruchen, die so genannte Schiebetechnik **(Abb. 4.42)**.
- *Gruppe 2*: Griffe, die quer zur Längsrichtung der Narbe einen Zug ausüben.
- *Gruppe 3*: quere, seitliche Verziehungen **(Abb. 4.43)**.
- *Gruppe 4*: Hautabhebungen **(Abb. 4.44)**.

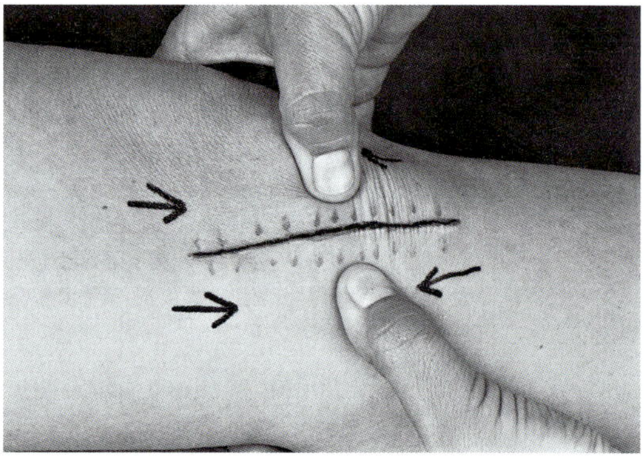

Abb. 4.42 Schiebetechnik.

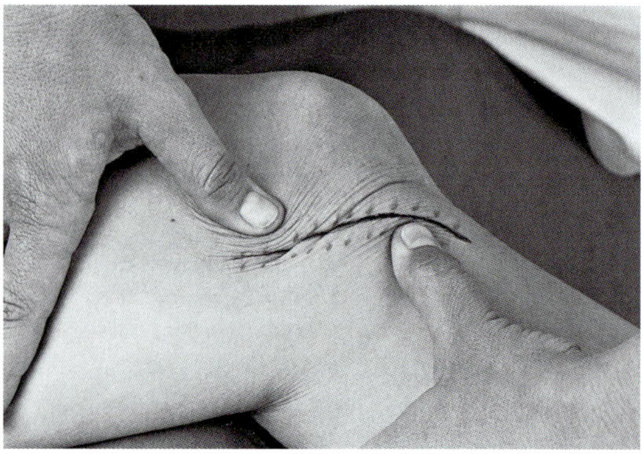

Abb. 4.43 Quere, seitliche Verziehung.

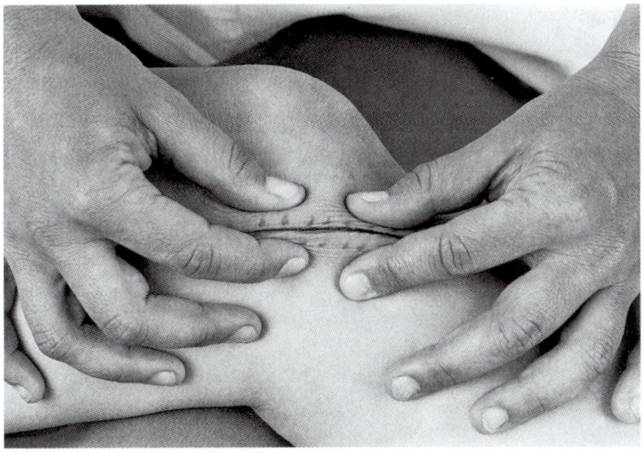

Abb. 4.44 Abheben der Haut.

Komplettiert wird die Narbenmassage durch Verbände mit fetten, gewebeerweichenden Salben (Hüter-Becker 1996).

Reflexzonenmassage

Bei der Reflexzonenmassage (Bindegewebsmassage) kommen sehr tiefe, ziehende Griffe, die sehr schmerzhaft sein können, zum Einsatz. Die Nerven, welche die Organe versorgen, werden durch Massagetechniken stimuliert. Organstörungen können über einen kutiviszeralen Reflexbogen Auswirkungen auf das Gewebe des Bewegungssystems haben. Durch Massage dieser Zonen können die dazugehörigen inneren Organe und Körperteile reflektorisch beeinflusst werden.

Bei der Fußreflexzonenmassage oder auch bei der Akupressur können Druckschmerzen einzelner Zonen auf eine Funktionsstörung und/oder Erkrankung der entsprechenden Körpergebiete hinweisen. Ziel ist die Verbesserung der Organstörung. Reflexzonen sind umschriebene Bereiche der:

- Haut (Hautzonen nach Head),
- Fußsohlen (Fußreflexzonen nach Marquardt),
- Muskeln (Muskelzonen nach McKenzie) und des
- Bindegewebes (Bindegewebsmassage nach Teirich-Leube).

Manuelle Lymphdrainage nach Vodder

Dabei handelt es sich um Ausstreichungen und intermittierende Drückungen mit dem Ziel einer Flüssigkeitsverschiebung sowohl intra- als auch extravaskulär. Die ruhige, rhythmische Grifftechnik regt die Aktivität der Lymphkapillare, also die Eigenperistaltik der Lymphgefäße an. Das heißt: Der Abfluss von Gewebeflüssigkeit wird über das Lymph- und Venensystem gefördert. Neben der Lymphdrainage spielen spezielle Bandagetechniken, entstauende Bewegungstherapie und eine gute Hautpflege eine Rolle in der „komplexen physikalischen Entstauungstherapie."

Ausführung: Es wird oberhalb des Lymphstaues begonnen und nach distal gearbeitet mit nach proximal gerichtetem Druck.

Indikationen

Lymphdrainage ist bei folgenden Störungen indiziert:

- Stauungen,
- Ödeme unterschiedlicher Genese,
- sympathische Reflexdystrophie (Morbus Sudeck Stadium II und III),
- Blutergüsse.

Absolute Kontraindikationen

Lymphdrainage darf bei folgenden Erkrankungen nicht angewendet werden:

- maligne Tumoren,
- maligne Lymphödeme,
- alle akuten bakteriellen und virusbedingten Entzündungen,
- Thrombose,
- tuberkulöse Prozesse.

Relative Kontraindikationen

Bei folgenden Störungen kann sich die Lymphdrainage ungünstig auswirken:

- Zustände nach Venenthrombosen,
- Asthma bronchiale,
- Asthma cardiale.

! Zur Verabreichung von Massagen ist die Ausbildung als Masseur/-in oder Physiotherapeut/-in notwendig. Fußreflexzonenmassage nach Marquardt und Einführungskurse in die manuelle Lymphdrainage werden auch für Ergotherapeuten angeboten.

Atemtherapie

Ein klinisch bedeutsames Problem bei bettlägerigen und älteren Patienten ist eine Störung der Lungenfunktion. Die altersbedingte Verminderung der Lungenelastizität verursacht eine schlechte Belüftung, vor allem der unteren Lungenabschnitte. Nach einer Operation in den großen Körperhöhlen kommt es häufig zu einer teilweise schmerzhaften weiteren Reduktion der Atemtiefe.

Atem ist Leben: Die Verbesserung der Atemfunktionen stärkt grundlegende Vitalfunktionen, die als Voraussetzung für die motorisch-funktionellen Verfahren in der Ergotherapie notwendig sind, auch wenn sie keine klassischen ergotherapeutischen Behandlungsziele sind. Atemtherapeutische Maßnahmen können demnach den Patienten entlasten oder für eine ergotherapeutische Intervention vorbereiten. Ergotherapeuten sollten über einige atemtherapeutische Grundkenntnisse verfügen, um belastende oder bedrohliche Zustände besser einschätzen zu können. Wichtig wäre hierbei, folgenden Grundsatz zu beachten: „Bei Anstrengung tief ausatmen."

Beispiel: In der Rückenschule soll der Patient eine Sprudelkiste anheben und in die Hocke gehen, hierbei tief einatmen und beim Hochkommen ausatmen. Häufig wird während der körperlichen Anstrengung die Luft angehalten. Richtig wäre, beim Entspannen der Muskeln gleichmäßig einzuatmen und beim Anspannen der Muskeln gleichmäßig auszuatmen. Gerade in dieser Phase benötigt die Muskulatur mehr Sauerstoff. Durch Anhalten der Atmung bei Kraftanstrengung schadet man sich zusätzlich durch den daraus resultierenden Blutdruckanstieg.

Therapeutische Effekte

Durch atemtherapeutische Maßnahmen werden folgenden Behandlungsziele erreicht:

- Lockerung und Durchblutung der Rumpf- und Atemmuskeln sowie der Gelenkverbindungen an Rumpf, Kopf und Extremitäten,
- Verbesserung der gesamten Atembewegungsfunktion in Richtung der individuellen Norm und Vergrößerung der Atemkapazität,
- Beeinflussung des vegetativen Nervensystems,
- Allgemeine psychische Entspannung (Brüne 1994).

Atemtechniken

Folgende Techniken der Atemtherapie werden häufig eingesetzt:

- Ausatemschulung mittels Lippenbremse,
- Sekretolyse, Sekretdrainage, Abhustenschulung,
- Lagerungsdrainage,
- Dehnlagerung,
- Reflektorische Atemtherapie,
- Totraumvergrößerer nach Giebel (Giebel-Rohr).

! Die Atemtherapie gehört zum Leistungsbereich der Physiotherapie. Für therapeutische Atemtechniken ist eine Zusatzausbildung notwendig.

4.5.5 Gelenkschutztraining

Connie Koesling

Das Thema Gelenkschutztraining wird in diesem Kapitel am Beispiel der großen Gruppe der Rheumakranken dargestellt.

> ***Gelenkschutz***: „... ökonomischer Krafteinsatz des Körpers während der Arbeit und der Ruhe, unter Berücksichtigung der physiologischen Körperhaltung und aktiver Belastungstoleranzen mit dem Ziel, Schmerzen, Fehlbelastungen, Überbeanspruchung, Deformität, Kontraktur zu reduzieren bzw. zu vermeiden und mit der Erkrankung leben zu lernen" (Donhauser-Gruber et al. 1988, S. 232).

Unter *Gelenkschutzmaßnahmen* werden alle Verhaltensmaßnahmen verstanden, die dafür sorgen, dass ein Gelenk nicht übermäßig geschädigt wird. Wesentliche Gelenkschutzregeln sind das Vermeiden von hohen Spitzen- und Stoßbelastungen, das Vermeiden von Drehbewegungen sowie eine nach Möglichkeit achsengerechte Belastung des Gelenks. Gelenkschutzverhalten wird in der Rheuma-Liga in speziellen Gelenkschutzkursen trainiert (Rheuma-Liga 2006).

Zentrale Bedeutung erhält das ergotherapeutische Gelenkschutztraining in der Behandlung rheumatischer Erkrankungen. Es will die Funktionsfähigkeiten des rheumakranken Menschen möglichst lange erhalten und ihn bei seiner Krankheitsbewältigung unterstützen. Die Versorgung und Betreuung von Patienten mit chronischen Rheumaerkrankungen wie z.B. einer entzündlichen Polyarthritis ist aufgrund der nach wie vor herrschenden räumlichen Trennung ambulanter, stationärer und rehabilitativer Maßnahmen noch immer nicht ausreichend aufeinander abgestimmt. Sinnvoll wäre eine rheumatologisch interdisziplinäre, wohnortnahe und kontinuierliche Behandlung. Die Behandlung sollte idealerweise mit dem Zeitpunkt der Diagnosestellung beginnen und im Weiteren in gewissen Abständen analog dem Fortschreiten der Erkrankung mit angepassten Maßnahmen begleiten. In der Kooperation von Arzt, Patient und Therapeutin können die verschiedenen medizinischen, funktionsverbessernden, chirurgischen, sozialen und psychologischen Maßnahmen zusammengestellt und harmonisiert werden.

Grundprinzipien des Gelenkschutzes nach Brattström

Die Prinzipien des Gelenkschutzes, die von Dr. Merete Brattström Anfang der 80er-Jahre aufgestellt wurden (Brattström 1984), basieren auf dem Wissen über eine gestörte Biomechanik der rheumatisch-entzündlichen Gelenke. Sie beschreibt die Symptome wie Schmerzen, Muskelspannung, verstärkte, fehlerhafte Belastung und Instabilitäten, die sich immer wieder gegenseitig bedingen, als einen *Circulus vitiosus*, den es zu durchbrechen gilt (**Abb. 4.45**).

Zum Gelenkschutz gehören so unterschiedliche Behandlungskomponenten wie z. B. lokale Steroidinjektionen, angepasste technische Hilfsmittel, eine geeignete Wohnung, ein angepasster Arbeitsplatz und die Anleitung zu Verhaltensänderungen im Alltag, Beruf und in der Freizeit. Ein allgemeines oder postoperatives Funktionstraining, die Versorgung mit lagernden, korrigierenden Schienen und ein Training der Alltagsaktivitäten einschließlich der Hilfsmittelversorgung folgen den Regeln des Gelenkschutzes (Fachklinik Bad Heilbrunn 2006). „Gelenkschutz gilt als ein übergeordnetes Prinzip der Behandlung chronischer Polyarthritis, das in alle Bereiche und Phasen der Therapie einfließt" (Borchers u. Koesling 1992, S. 3).

Gelenkschonend zu leben bedeutet für den rheumakranken Menschen Umdenken und Verhaltensänderung bezüglich einer veränderten Lebensweise. Begonnen werden sollte damit am besten schon präventiv nach gesicherter Diagnosestellung. Und auch in besseren Krankheitsperioden sowie schub- und eventuell schmerzfreien Zeiten sollten die gelernten Veränderungen beibehalten werden. Die Prinzipien des Gelenkschutzes bilden die Grundlage für alle the-

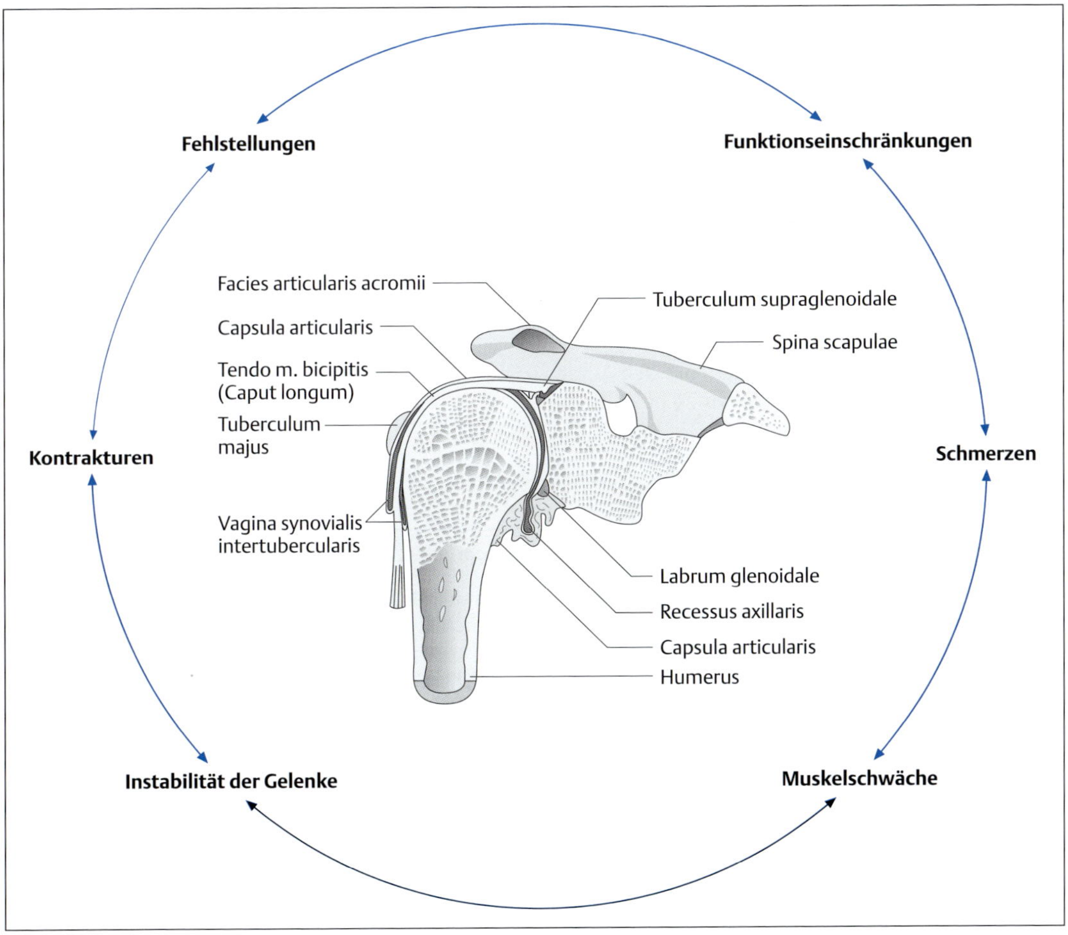

Abb. 4.45 Circulus vitiosus der Symptome rheumatisch-entzündlicher Gelenke.

rapeutischen Maßnahmen. Der Ergotherapie kommt dabei allerdings ein hoher Stellenwert in der Vermittlung der Prinzipien und Regeln, beim funktionellen Training vor allem der Hände und Arme, bei der Wohnraumanpassung, dem Training im lebenspraktischen Bereich und der Hilfsmittelversorgung zu.

Regeln des Gelenkschutzes

Die von Merete Brattström aufgestellten Prinzipien oder Regeln gelenkschützender Maßnahmen sollen durch veränderte Verhaltensweisen, neue Bewegungsabläufe und bewusstes Handeln für den Patienten Gewohnheit und Alltag werden.

Ein allgemeines oder postoperatives Bewegungs- und Funktionstraining, die Versorgung mit lagernden, stützenden oder korrigierenden Schienen und ein Training der Alltagsaktivitäten einschließlich Hilfsmittelversorgung in der Ergotherapie müssen diesen Regeln entsprechen.

Ziele

Die Umsetzung folgender Ziele ermöglicht den aktiven Gelenkschutz:

- Verminderung der Schmerzen,
- Stabilisierung der Gelenke,
- Förderung der Durchblutung,
- Erhaltung der allgemeinen Beweglichkeit,
- Vermeidung bzw. Verminderung von Fehlstellungen,
- Verbesserung der Kraftübertragung,
- Schutz aller Gelenke vor Belastungen.

Maßnahmen

Folgende Maßnahmen sind geeignet, um den Alltag im Sinne des aktiven Gelenkschutzes zu bewältigen (**Tab. 4.8**):

- täglich kurze Gymnastik und warme Bäder,
- ökonomischer Krafteinsatz,
- achsengerechte Gelenkstellung vor allem des Handgelenks,
- Kennen der eigenen Belastungstoleranzen und -grenzen und Reduktion aller täglichen Anforderungen auf ein Mindestmaß,
- sinnvolle Gestaltung von Ruhephasen zur Entspannung und Entlastung aller Strukturen.

Leitsätze Gelenkschutz

Die Prinzipien des Gelenkschutzes werden durch folgende Leitsätze repräsentiert:

- Respektiere Schmerz als Warnsignal.
- Möglichst viel Bewegung zu Hause und am Arbeitsplatz.
- Vermeide oder reduziere alles, was durch „innere" Belastung Fehlstellungen fördert.
- Vermeide alles, was durch „äußere" Belastung Fehlstellungen fördert.
- Vermeide länger andauernde, einseitige, schlecht koordinierte Belastungen.
- Verteile die Belastungen über mehrere Gelenksysteme, verkürze wirksame Hebelarme.
- Verzichte auf überflüssige Aktivitäten.
- Suche nach Balance zwischen physischer Aktivität und Ruhepausen.

! Verstehen und Akzeptieren der Erkrankung sind zentrale Aspekte. Die Bereitschaft zur Eigenverantwortung, das Bemühen um Integration aller Auswirkungen in das eigene Leben und die aktive Suche nach Ressourcen und Problemlösungen sind ebenso von Bedeutung.

Tab. 4.8 Beispiele für aktiven Gelenkschutz

Ökonomischer Krafteinsatz	Umgang mit Belastungstoleranzen und -grenzen
▪ Körpernahes Tragen vor allem großer, schwerer Gegenstände ▪ Benutzung beider Hände/Arme/Schultern beim Tragen ▪ Umfassen von Gegenständen mit der ganzen Hand anstatt nur mit zwei oder drei Fingern (z. B. Halten einer Tasse) ▪ Verwendung verdickter, der Hand angepasster Griffe ▪ Veränderte Arbeitseinteilung und Zeitplanung, die genügend Pausen berücksichtigt ▪ Einsatz von Hilfsmitteln und Haushaltsgeräten ▪ Belastungen sollten grundsätzlich weder lange andauernd noch einseitig oder schlecht koordiniert sein	▪ Finden einer neue Zeiteinteilung, die häufiger zwischen Arbeitszeit und Pausenzeit wechselt ▪ Alle Arbeitsgeräte auf ihre gelenkschützende Verwendbarkeit hin überprüfen und eventuell leichtere Geräte benutzen ▪ Arbeitsabläufe verändern, z. B. beim Stehen/Sitzen, mit oder ohne Armauflage bei besonders feinmotorischen Arbeiten, der Verwendung eines Stehstuhles etc. ▪ Hilfen anderer Personen gezielt und regelmäßig in Anspruch nehmen

Funktionelles Training

Neben dem allgemeinen Funktionstraining der oberen Extremität zur Erhaltung der Beweglichkeit, Schmerzreduktion und Einübung geeigneter, gelenkschützender Bewegungsmuster steht das spezielle *postoperative Training* meist einzelner Gelenke. Die Grobziele der Behandlung nach einer Operation, wie z. B. Synovektomie, Kapsel-Bandraffung oder Gelenkersatz beinhalten die Verbesserung der Beweglichkeit einzelner Gelenke, der Handkraft und der Greiffunktionen der Hand.

Bei einem solchen postoperativen Funktionstraining müssen die *Gelenkschutzregeln* besondere Beachtung finden. Alle anzuwendenden Maßnahmen sollten daraufhin genau überprüft werden:

- Achsenabweichungen vermeiden,
- Schmerz- und Belastungsgrenzen einhalten, eher unterschreiten,
- Muskelverspannungen vermeiden,
- ausreichende Pausen in die Trainingszeit einplanen,
- Sitz- und Arbeitshaltung optimal gestalten,
- besonders dynamischen Tätigkeiten den Vorzug geben.

Schienenversorgung

Auch die Schienenversorgung orientiert sich an den Gelenkschutzregeln.

Indikationen

Indikationen zur Schienenbehandlung sind:

- Vermeidung bzw. Verminderung von Deformitäten der Gelenke mit dem Ziel der Funktionsverbesserung,
- Ausschaltung pathologischer Kräfteverhältnisse durch Unterstützung physiologischer Positionen,
- Stabilisierung und Ruhigstellung schmerzhaft eingeschränkter, instabiler oder operierter Gelenke,
- Verhinderung unerwünschter Ausweichbewegungen und Fehlstellungen nach Operationen,
- Vermeidung von Achsenabweichungen bzw. zur Stabilisierung von Kapsel-Bandstrukturen bei gezielten Bewegungsübungen.

Schienentypen

Folgende Schienentypen werden häufig eingesetzt:

- *Lagerungsschienen:* zur partiellen Ruhigstellung, z. B. einer Sehnennaht, zur Schmerzminderung, Entlastung akut entzündlicher Gelenke oder Korrektur von Deformitäten und Achsenabweichungen.
- *Funktionsverbessernde Schienen:* z. B. gegen die Ulnardeviation, die Schwanenhalsdeformität oder den Schusterdaumen.
- *Dynamische Schienen:* zur Funktionsverbesserung postoperativ unter achsengerechten Bedingungen und dynamisch geführter Gelenkbewegung.
- *Stabilisierende, stützende (statische) Schienen:* zur Schmerzlinderung, Funktionsverbesserung im Alltag, effektiven Kraftübertragung, vor allem für das Handgelenk.

Training im lebenspraktischen Bereich: ADL

Diese Trainingsform, ADL (Activities of Daily Living), beginnt mit einer ausführlichen Befunderhebung in Form eines halbstrukturierten Interviews, mittels des COPM oder DASH zur Ermittlung der Fähigkeiten, Beschwerden, aber auch persönlichen Gewohnheiten, Bedürfnissen und Vorstellungen, des sozialen und familiären Umfeldes. Hilfreich kann ein Hausbesuch sein. Spezielle Trainingseinheiten und die Versorgung mit Hilfsmitteln runden das Programm ab.

Kriterien sind, ob der Patient eine Tätigkeit immer, meistens, manchmal oder nie, alleine oder mithilfe anderer Personen und/oder unter Einsatz eines Hilfsmittels ausführen kann. In besonderen Trainingseinheiten zu Hause oder in der Ergotherapieabteilung sollte der Patient Gelegenheit haben zu üben und sich an neue Situationen, Arbeitshaltungen, Griffe und Abläufe zu gewöhnen. Jedes in Betracht kommende Hilfsmittel, jede Änderung im Arbeitsablauf und in der Arbeitshaltung sollten immer wieder auf Notwendigkeit und Annehmbarkeit für den Patienten mit ihm überprüft und besprochen werden.

Hilfsmittel selbst sollten klein, leicht, unauffällig, gut zu handhaben, auch von anderen, gesunden Familienmitgliedern benutzbar, gut und leicht zu reinigen und nicht zu teuer sein. Oft sind Tricks in der Handhabung, Ablaufänderungen und kleine Adaptionen zu bevorzugen.

Patientenschulung

Die Patientenschulung ist ein integraler Bestandteil eines ganzen Therapiekonzeptes. Der Patient wird dabei angeleitet, die ihm vorgestellten Regeln und Prinzipien des Gelenkschutzes in seinen Alltag zu übertragen. Dabei geht es nicht so sehr darum, eine Handlung durch eine andere zu ersetzen, als vielmehr, die Art und Dynamik einer Tätigkeit zu ändern, von alten Gewohnheiten Abschied zu nehmen und neue Handlungsschemata zur Gewohnheit werden zu lassen. Der Patient soll für das Erkennen gewohnheitsmäßiger Fehlbelastungen, unökonomischer Bewegungs- und Arbeitsabläufe und die Zusammenhänge mit seinen persönlichen Schmerzen, Einschränkungen und Fehlstellungen sensibilisiert werden.

Inhalte der Patientenschulung

Die Inhalte der Patientenschulung umfassen theoretische und praktische Kenntnisse über das Krankheitsbild und die Gelenkschutzprinzipien. Der Teilnehmer soll damit eine ihm angemessene Art und Weise finden können, seine veränderte Lebenssituation zu akzeptieren und gelenkschonendes Verhalten im persönlichen Alltag praktizieren zu können (Mellenthin-Seemann et al.1988).

Idealerweise wird eine solche Schulung interdisziplinär in mehreren Modulen gestaltet, in der die Ergotherapie den Part der vor allem praktischen Vermittlung des Gelenkschutzes im Alltag übernimmt. Dabei ist der Erfahrungsaustausch der Teilnehmer untereinander von besonderem Wert.

4.5.6 Prothesentraining

Connie Koesling

Ergotherapeuten nehmen beim Prothesentraining eine ihrer ursprünglichsten Aufgaben wahr: Wiederherstellung der Handlungskompetenzen im Alltag. Dem Funktionstraining bei Versorgung mit einer Armprothese kommt dabei ein größerer Raum zu, aber auch Patienten mit Beinprothesen hat die Ergotherapie wesentliche Therapieangebote zu machen.

Prothesen sind künstliche Körperersatzteile. In der modernen Medizin und Medizintechnik ist es schon seit langer Zeit möglich, Teile des menschlichen Körpers zu ersetzen, z. B. bei einschneidenden Funktionseinschränkungen, bei schmerzhaften arthrotischen Veränderungen eines Schulter- oder Hüftgelenkes oder nach traumatischer Amputation. Ein Glasauge wird als kosmetischer Platzhalter eingesetzt, das Hörgerät ersetzt Teilfunktionen des Ohres, die Hüftgelenk-Totalendoprothese ermöglicht wieder schmerzfreies, stabiles Gehen und Stehen. Vor allem aber können die Gliedmaßen des Menschen, seine Arme und Beine bzw. Teile davon durch Prothesen ersetzt werden:

- *Beinprothesen* sind immer Prothesen, die die für den Menschen so wesentlichen Eigenschaften des aufrechten Stehens und Gehens ermöglichen, aber keine eigenen, wirklich aktiven Funktionen haben.
- *Armprothesen* werden in zwei verschiedene Arten unterteilt, nämlich in reine Schmuckprothesen ohne jede Funktion und in Funktionsprothesen.

Schulung der oberen Extremität

Prothesentypen und Versorgungsformen

Eine *Schmuckprothese* hat keinerlei aktive Funktionen, sie dient besonders der Erhaltung des Gleichgewichts, einer aufrechten, geraden Körperhaltung sowie der Optik und Kosmetik. Im kleinen Rahmen kann sie zum passiven Fixieren durch Gegenhalten von Gegenständen auf einer Unterlage, einem Tisch etc. eingesetzt werden.

Eine *Eigenkraftprothese* ist eine mechanisch funktionierende Prothese. Sie wird mit Bandagen an Schultergürtel und gesundem Arm befestigt. Die darin laufenden Bowden-Züge nehmen eine Vergrößerung der entsprechenden Muskeln durch isometrische Anspannung auf; der Zug verlängert sich also und übt damit eine spezielle Funktion aus, z. B. das Öffnen der Prothesenhand oder die Ellbogenbeugung. Die jeweilige reziproke Funktion wird entweder durch Entspannung der Muskulatur oder erneute Anspannung ermöglicht. Es wird zwischen Ein- oder Zweizugsystemen unterschieden **(Abb. 4.46)**.

Bei der *myoelektrischen Prothese* wird Muskelspannung von einer auf der Haut über einem Muskel liegenden Elektrode aufgenommen und über einen Motor an das Greiforgan oder zu bewegende Gelenk weitergeleitet.

Alle aktiven Prothesen benötigen einen Antrieb (Muskel), ein Kraftübertragungssystem (Bandage oder Motor), ein Steuerungssystem (Elektrik oder Eigenkraft) und ein Greiforgan. Schwachstelle in allen Systemen ist die mangelnde sensorische Rückmeldung. Die Kontrolle der Funktionsabläufe erfolgt einerseits über die Tiefensensibilität, andererseits über die Augenkontrolle. Die propriozeptive Rückmeldung erfolgt nach Amputation und Prothesenversorgung natürlich über andere Muskeln als bisher und muss daher im Training erst erlernt werden (z. B. nach Perfetti).

! Jede noch so unvollkommen chirurgisch rekonstruierte Hand ist meist immer noch besser als die beste Prothese.

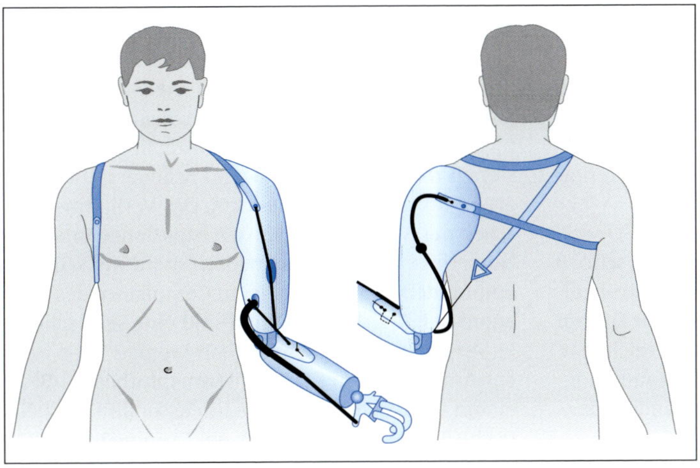

Abb. 4.46 Kraftzugbandage beim Oberarmamputierten mit Greifzange (Hook), Beugezug und Sperrzug.

Die Prothese besteht aus dem *Schaft*, der den Stumpf umschließt, bei Oberarmamputation einem *Unterarmteil*, *Gelenkteilen* und verschiedenen *Handersatzstücken*. Bandagen dienen der Eigenkraftübertragung oder unter Umständen der zusätzlichen Fixierung am Körper. Die Sensoren ebenso wie Batterie und Motor sind bei einer myoelektrischen Prothese in der Regel in den Prothesenschaft und die Hand eingearbeitet.

Handersatzstücke

Folgende Handersatzstücke sind möglich.

- *Patschhand:* Sie ist passiv, wenig ausgeformt und wird meist bei Kleinkindern zur Erstversorgung eingesetzt.
- *Funktionshand:* aus Leichtmetall, Giesharz etc. mit Lederhandschuh- oder Weichplastiküberzug oder aus Holz (nur noch bei sehr alten Prothesen vorkommend). Die Funktionshand ist in der Regel in den Grundgelenken der Finger 1, 2 und 3 beweglich, also mit einer Art Dreifingergriff ohne Differenzierungsmöglichkeiten durch bewegliche Mittel- und Endgelenke.
- *Greifer* oder *Hook:* Er ist dem Spitzgriff oder Pinzettengriff nachgebildet, d. h., zwei Branchen öffnen und schließen gegeneinander wie bei einer Zange (**Abb. 4.47**).
- *Schmuckhand:* Eine reine Schmuckhand sieht äußerlich wie die Funktionshand aus, hat aber keine Funktionsmöglichkeiten.

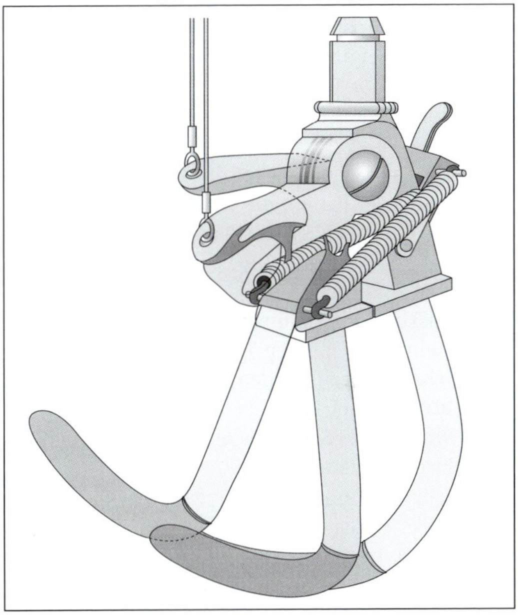

Abb. 4.47 Greifer bzw. Hook.

Alle Handersatzteile sind vom Patienten mit einer Hand an der Prothese zu befestigen bzw. herausnehmbar, sodass verschiedene Hände, z. B. ein Greifer für grobe, schmutzige Arbeiten und die Funktionshand gegeneinander ausgetauscht werden können. Neben den einzelnen Handteilen gibt es verschiedene Gelenkersatzmöglichkeiten. Hand- und Ellbogengelenk können passiv und per Hand verstellbar oder aktiv sein, haben verschiedene Formen, Funktionsweisen (Rastengelenk, rastenloses Gelenk, Kugelgelenk, mit und ohne Sperrzüge) und Zusätze (z. B. Drehflexionszusatz).

Vorbereitende Maßnahmen

Der Amputationsstumpf muss für die Prothesenversorgung vorbereitet werden. Der Stumpf, also Haut, Narbenbereich und Stumpfende, muss desensibilisiert werden, z. B. mit Eis, Bürstenmassagen, Sand- und Kiesbädern oder durch verschiedene Materialkontakte.

Als Maßnahme gegen eine postoperative Schwellung wird der Stumpf gewickelt, damit er schnell schlank und fest wird, um eine möglichst frühzeitige Versorgung zu ermöglichen. Solange der Stumpf nicht annähernd seine endgültige Form erreicht hat, ist die Anpassung des Prothesenschaftes kaum möglich, da er ansonsten häufig wieder verändert bzw. verkleinert werden müsste.

Der Patient soll möglichst frühzeitig lernen, seinen Stumpf auch im Alltag einzusetzen, dies gilt besonders für doppelseitig Amputierte. Er schult dabei seine Sensibilität, beugt schiefer Körperhaltung, Rumpfneigungen und Überlastungen, z. B. der Wirbelsäule, vor. Er lernt, sich natürlich und selbstverständlich wie früher zu bewegen und zu verhalten, und erlangt die notwendige Selbstständigkeit im Alltag. Es kann dann allerdings die Situation entstehen, dass der Patient die weitere Versorgung mit einer Prothese als überflüssig erachtet.

Häufig auftretende so genannte *Phantomschmerzen* sind Missempfindungen, z. B. das Gefühl von Muskelverkrampfungen und Schmerzen im nicht mehr existierenden Teil des Armes. Verschiedene Behandlungen werden mit unterschiedlichem Erfolg angewendet:

- Einwickeln des Stumpfes in nasse, kalte Tücher,
- Elektrostimulation,
- autogenes Training oder andere Entspannungstechniken,
- Konzentration auf die Stellung des „Phantomarmes" und gedanklich bilaterale, großräumige Bewegungsabläufe, die durch die nichtbetroffene Seite ausgeführt werden.

Bei der Versorgung mit einer myoelektrischen Prothese ist ein *Myotraining* durchzuführen. Dabei wird mit einem speziellen Testgerät ein myoelektrischer Status erhoben, um die beiden Signalmuskeln für die späteren Funktionen des Öffnens und Schließens der Hand sowie den genauen Ort der Elektroden zu bestimmen. Der Patient soll lernen, die entsprechende Muskulatur willkürlich, isoliert, kräftig, auf verschiedenen Niveaus, ausdauernd und schnell anzuspannen. Mittels eines Biofeedbackgerätes lassen sich die Signale der Muskelkontraktionen hörbar und sichtbar machen. Fortschritte sind anhand des täglichen Übungsprotokolls festzustellen.

Training mit der Prothese

Armprothesen werden in der Regel seltener als Beinprothesen getragen, da sich die meisten Patienten nach der Amputation sehr schnell an ihre Einarmigkeit gewöhnen. Starke Beeinträchtigungen entstehen meist durch Druck- und Scheuerstellen aufgrund ungenügender Passform. Das Verhältnis zwischen der Anstrengung bei den Funktionen und dem Nutzeffekt ist oft problematisch, wird als schlecht empfunden und trägt nicht zur Compliance des Patienten bei. Aus diesem Grund sind eine sehr schnelle Versorgung, möglichst schon wenige Tage nach der Amputation mit einer Interimsprothese, z. B. an einem Gipsköcher, und eine umfassende therapeutische Betreuung mit intensivem Training besonders wichtig.

Neben einwandfreier Passform muss eine Armprothese zugstabil (40–60 kg), stauchstabil (30–50 kg) und drehstabil sein. Der Patient stellt darüber hinaus die Anforderungen, dass die Prothese unauffällig und kosmetisch ansprechend, funktionell überzeugend sowie nicht unbequem und hinderlich ist. Der Gebrauchswert soll eindeutig über dem „Ärgerniswert" liegen.

Trainingsablauf

Am *Beginn* des Prothesentrainings stehen:

- selbstständiges An- und Ausziehen der Prothese **(Abb. 4.48)**,
- Unterweisung in der Prothesenpflege,
- einhändiges Auswechseln der einzelnen Passteile (z. B. Hand gegen Greifer) bei angezogener Prothese.

Außerdem lernt der Patient die einzelnen Funktionen der Prothese kennen und übt sie, bis er sie beherrscht: einzeln, in Kombination und bei verschiedensten Körperhaltungen und Bewegungsab-

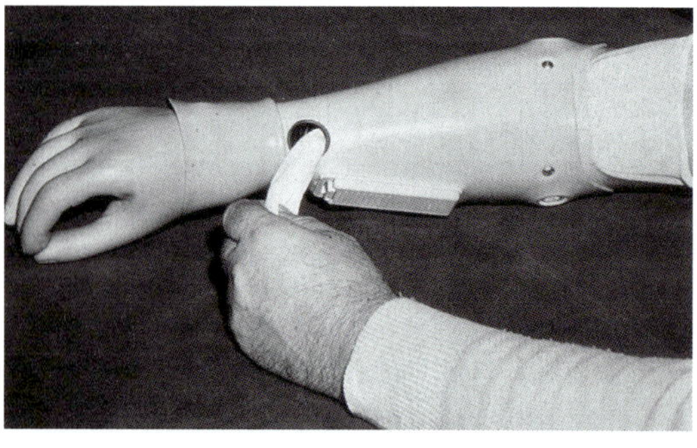

Abb. 4.48 Anziehen einer myoelektrischen Unterarmprothese. Einziehen des Stumpfes mit einem Strumpf.

läufen, zuerst ohne Objekte, am Anfang mit, später dann ohne visuelle Kontrolle, z. B. über einen Spiegel.

Danach beginnt das *Greiftraining mit verschiedenen Gegenständen* unterschiedlicher Form, Größe, Gewicht, Umfang, Konsistenz und Oberflächenbeschaffenheit und ein gezieltes *Funktionstraining* mit unterschiedlichen Bewegungskombinationen und in verschiedenen Körperhaltungen, z. B. im Sitzen, Stehen, in Vorneigung, beim Bücken etc.

Dieses Training der *Geschicklichkeit, Schnelligkeit und Dosierung von Kraft und Bewegung* beinhaltet:

- spiegelbildliches Greifen,
- Greifen und Hantieren ohne Augenkontrolle,
- Koordination von gesunder Hand und Prothese,
- Überkreuzgreifen,
- Greifübungen mit extrem zerbrechlichen oder empfindlichen Gegenständen (feines Glas, rohes Ei, Weintrauben),
- Reaktionsschnelligkeit mit dem Prothesenarm (z. B. rollenden Ball oder fallendes Tuch auffangen, Watte mit einem Pusteball pusten).

Um den grundlegenden *Umgang mit Werkzeug und Geräten* zu erlernen, eignen sich besonders gut handwerkliche Techniken, wie z. B. Korbflechten, Makramee knüpfen und Arbeiten mit Perlen, Leder oder Holz **(Abb. 4.49)**.

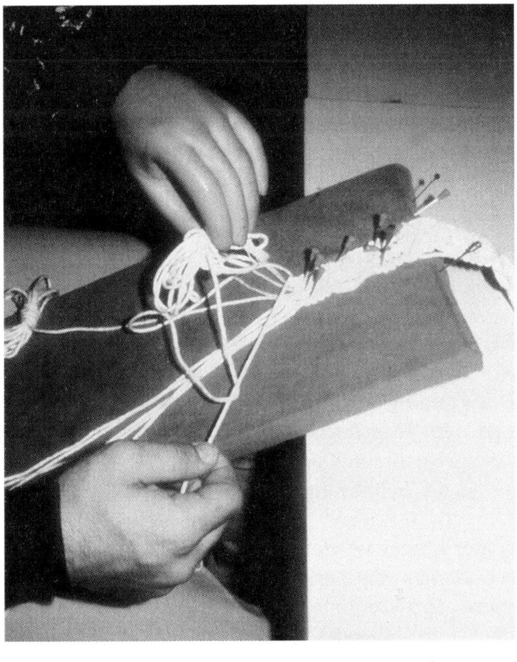

Abb. 4.49 Training der Geschicklichkeit, Koordination und Kraft anhand einer Makramee-Arbeit.

Einen hohen zeitlichen und inhaltlichen Stellenwert im Trainingsverlauf nimmt das *Training im lebenspraktischen Bereich* ein. Ziel ist die eigenständige Selbstversorgung wie vor dem Unfall/der Amputation, also möglichst selbstständig, in angemessenem Rahmen und normalem Zeitablauf. Dazu gehören u.a. Hygiene sowie Be- und Entkleiden **(Abb. 4.50)**, Essen und Trinken **(Abb. 4.51)** und Zubereitung der Speisen, Haushaltsführung inkl. Einkaufen und Wohnungsreinigung, Benutzung öffentlicher Verkehrsmittel oder des eigenen Autos, Schreiben mit der Hand und/oder Benutzung eines Computers, Handfertigkeiten, wie z. B. Uhr aufziehen, Geld benutzen, ein Pflaster aufkleben, Brille putzen usw. Eventuell notwendige Hilfsmittel müssen – den Funktionsmöglichkeiten des Patienten angepasst – in ihrer Benutzung eingeübt werden.

Der *Grad der Selbstständigkeit* wird neben dem Alter und Allgemeinzustand des Patienten wesentlich von der Amputationshöhe, dem sonstigen Ausmaß der Behinderung (z. B. einseitige oder doppelseitige Amputation) und zusätzlichen anderen

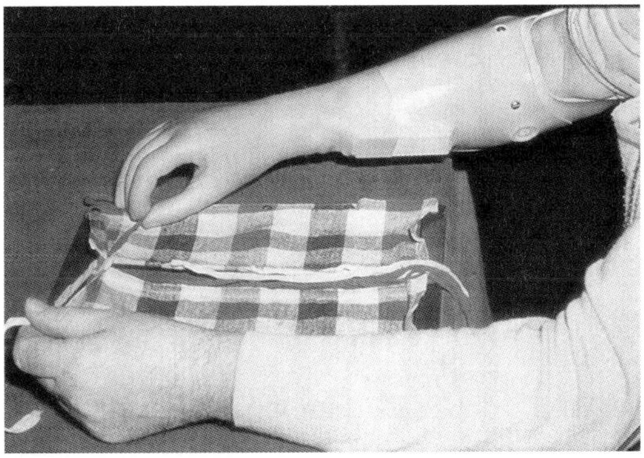

Abb. 4.50 Schleife binden.

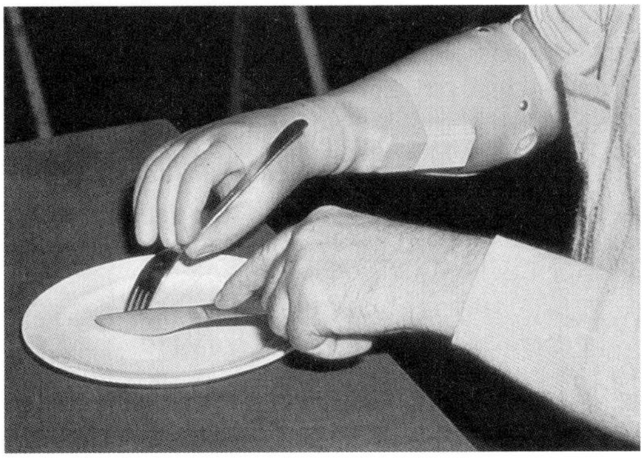

Abb. 4.51 Essen mit Messer und Gabel.

Beeinträchtigungen (Sehschwäche, Funktionseinschränkungen der Beine etc.) sowie darüber hinaus von der Motivation und Compliance des Patienten abhängen. Eine wichtige Rolle spielen dabei auch die Intensität und Dauer des Trainings sowie die Frühzeitigkeit der Versorgung.

Darüber hinaus ist immer auch ein *Einhändertraining* (vor allem bzw. mindestens bzgl. Körperhygiene und Toilettengang) mit dem verbliebenen gesunden Arm zu absolvieren, falls die Prothese defekt und zur Reparatur beim Orthopädiemechaniker sein sollte.

Bei Amputation des bisher dominanten Armes ist aufgrund der eingeschränkten funktionellen Möglichkeiten einer Prothese davon auszugehen, dass der verbliebene Arm/die Hand die Dominanz übernimmt. Dieser Prozess kann durch ein spezifisches Training bzgl. der Geschicklichkeit, Koordination und Kraft unterstützt werden.

Ziele

Mit dem Einhändertraining werden folgende Ziele verfolgt:

- Selbstständigkeit in allen Bereichen des Alltags und der Selbstversorgung,
- adäquate Nutzung notwendiger Hilfsmittel,
- Verbesserung der Geschicklichkeit, Fingerkoordination, Muskelkraft und Ausdauer, vor allem der bisher nondominanten Seite,
- Umschulung der nondominanten Seite zum Schreiben und zur Benutzung anderer Kommunikationstechniken.

Prothesenschulung und Funktionstraining bei doppelseitiger Amputation

Je nach Amputationshöhe und funktionellen Möglichkeiten wird der betroffene Patient mit einer Prothese und einem so genannten Krukenberg-Stumpf (plastische Operation nach Krukenberg zur Trennung von Elle und Speiche bei langem Unterarmstumpf) oder mit zwei Prothesen versorgt. Grundsätzlich gelten die gleichen Therapieansätze wie bei der Armschulung mit einer Prothese.

Schwerpunkte der Therapie

Nach doppelseitiger Amputation werden folgende therapeutische Schwerpunkte verfolgt:

- Funktionstraining der Prothesen bzw. des Krukenberg-Stumpfes oder -Greifarms, zunächst einzeln, dann in Koordination. Der Krukenberg-Greifarm muss intensiv vorbereitet werden: Muskeltraining, isolierte Bewegungsübungen unter Ausschaltung der unerwünschten Pro- und Supinationsbewegungen. In der Regel wird der Krukenberg-Greifarm die funktionelle Dominanz übernehmen.
- Sensibilitätsschulung des Krukenberg-Greifarmes.
- Training im lebenspraktischen Bereich einschließlich der Versorgung mit Hilfsmitteln. Dabei sind in besonderem Maße und sehr frühzeitig die persönlichen Lebensumstände (Angehörige etc.) und das Wohnumfeld hinsichtlich eventueller Veränderungen zu berücksichtigen. Auch ein Schreibtraining mit dem Krukenberg-Greifarm sowohl mit dem Stift als auch mit der Schreibmaschine bzw. dem Computer sollte früh einsetzen.
- Verhalten in der Öffentlichkeit sowohl aus technischer, funktioneller als auch aus psychischer Sicht: Benutzen öffentlicher Verkehrsmittel, Einkaufen, Restaurantbesuch und vieles mehr.

Schulung der unteren Extremität

Es soll hier nicht auf die verschiedenen Versorgungsformen, je nach Länge und Art des Stumpfes und der Amputationshöhe, eingegangen werden. Allerdings setzt das Training mit beinamputierten Patienten eine genaue Kenntnis der technischen Möglichkeiten und der einzelnen Gelenkpassteile, Fußkonstruktionen und Anpassungen an den Stumpf voraus.

Vorbereitende Maßnahmen

Der Patient muss zur Stumpfpflege, eigenständigen Desensibilisierung und zum Stumpfwickeln angeleitet werden. Der Stumpf soll in Form gebracht werden, fest sein, keine Einschnürungen zeigen und nicht mehr empfindlich reagieren. Dies sind die Voraussetzungen für einen problemlosen Sitz der Prothese, einen guten Stand und ein einwandfreies Gangbild.

Mobilität und Selbstständigkeit ohne Prothese

Das Training beginnt mit dem Aufrichten im Bett und dem Transfer in den Rollstuhl bzw. Laufen an zwei Gehstützen. Das wichtigste Ziel in dieser Phase ist die Selbstständigkeit bei den nötigsten Alltagsverrichtungen (Toilettengang, Hygiene), da auch später immer wieder Zeiten und Umstände auftreten können, die den Patienten zwingen, ohne Prothese auszukommen, wie z. B. nachts, morgens nach dem Aufstehen oder bei einem Defekt der Prothese.

Sitzt der Patient zeitweise, häufig oder immer im Rollstuhl, muss ein Rollstuhltraining durchgeführt werden. Die Behandlungsziele sind der Transfer, allgemeine Mobilität mit dem Rollstuhl, eine Wohnraumanpassung an den Rollstuhl sowie Selbstständigkeit in allen notwendigen Tätigkeiten des Alltags.

Training mit der Prothese

Die notwendige Gelenkmobilisation angrenzender Gelenke, Kräftigung der Stumpfmuskulatur, Gleichgewichtstraining und Gangschule werden in der Physiotherapie durchgeführt. Die Aufgabe der Ergotherapie ist der Transfer der erlernten Funktionen in den Alltag.

Therapieschwerpunkte, die je nach Amputationshöhe, einseitiger oder doppelseitiger Amputation und eventuell behindernden Begleiterkrankungen modifiziert werden müssen:

- Training des Gleichgewichts und der Gewichtsverlagerung im Sitzen und Stehen, z.B. bei Arbeiten in der Küche, beim An- und Ausziehen, im Büro.
- Sicheres Laufen, Stehen, Sitzen, Aufstehen, Hinsetzen und Bücken im selbstbestimmten Handlungsablauf. Als Trainingsangebote können spielerische Situationen, handwerkliche Tätigkeiten oder relevante Alltagsaktivitäten dienen. Das Training lässt sich als Einzel- oder Gruppentherapie durchführen.
- Transport von Gegenständen, z.B. der Weg mit dem Geschirrtablett von der Küche zum Tischdecken an den Esstisch, der Einkauf im Supermarkt und der Transport der Lebensmittel nach Hause, das Kofferpacken (Kleidung wird aus dem Schrank genommen, zum Koffer getragen und in diesen gepackt) und der Weg zum Bahnhof/in den Zug mit vollem, schwerem Koffer.
- Training der Schnelligkeit, Belastbarkeit und Ausdauer. Der Patient soll dabei wieder lernen, alle Tätigkeiten annähernd im gewohnten Tempo, mit der notwendigen Ausdauer und ohne Belastungsprobleme auszuführen. Dabei kommt es besonders darauf an, dass er lernt, alle Bewegungen korrekt auszuführen. Er soll dabei seine Prothese optimal einsetzen und seinen Körper gleichmäßig, physiologisch richtig und auch unter Berücksichtigung gelenkschonender Verhaltensweisen bewegen und belasten.
- Anpassung der Wohnverhältnisse, z.B. Entfernung der Türschwellen als mögliche Stolperquellen, Umstellung der Möbel, um Freiraum für sicheres Gehen und Benutzen der Schränke etc. zu vergrößern, oder Umgestaltung der Schrankordnung, um leichter an oft benutzte Gegenstände zu gelangen.
- Beratung bzgl. einer notwendigen Hilfsmittelversorgung, Erprobung und eventuelle Anpassung.

Zusammenfassung
Eine Amputation bedeutet für den Patienten in erster Linie den Verlust eines Körperteils und damit der Integrität seiner ganzen Person. Daraus folgt u.a. ein Verlust an Mobilität, Selbstständigkeit und Freiheit. In Alltag, Beruf und Freizeit stehen ihm meist viele Veränderungen bevor. Aber auch die psychische Belastung, die auf den Verlust eines Körperteils folgt, ist nicht außer Acht zu lassen.

Um dem Patienten in seiner ganzen Problematik gerecht zu werden, braucht die Ergotherapeutin vielfältige Kenntnisse bzgl. psychischer und körperlicher Funktionen, über die verschiedenen Operationstechniken, Versorgungsmöglichkeiten mit entsprechenden Prothesen in Bezug auf die jeweilige Amputationshöhe, Prothesenbau, mögliche Prothesenpassteile und deren Funktionsweisen.

Ergotherapeuten, Physiotherapeuten und Orthopädiemechaniker arbeiten eng zusammen, kennen die jeweiligen Therapieziele und den Therapiestand und stimmen das Training gut aufeinander ab.

4.5.7 Schienenbehandlung

Connie Koesling

Definition und Ziele

Schienen sind Orthesen, also äußere Hülsen, die der Stabilisierung, Stützung, Korrektur, Lagerung und Funktionsverbesserung eines Extremitätenabschnitts und seiner Gelenke dienen. Es kann sich dabei um über einen längeren Zeitraum oder sogar ständig zu tragendes Hilfsmittel handeln, das von einem Orthopädiemechaniker angefertigt wird. Hierzu gehören z.B. Wirbelsäulenkorsetts, Beinorthesen, wie der Algöver-Apparat, aber auch Behandlungsschienen besonders für die obere Extremität, die von Ergotherapeuten hergestellt werden. Es sind in der Regel Schienen, die den Heilungsprozess in spezieller Weise unterstützen und/oder Behandlungsergebnisse erhalten sollen, indem

- Extremitäten achsengerecht gelagert,
- Gelenkstellungen entsprechend den gesunden Funktionen beibehalten oder wiederhergestellt,
- Muskulatur, Sehnen, Bänder und Nerven vor Überdehnung geschützt,
- Funktionen ermöglicht werden.

Der Übergang zu dauerhaften Versorgungen ist dann oft fließend. Vor allem Patienten mit einer chronischen Erkrankung, wie z.B. der chronischen Polyarthritis, benötigen zur Stützung ihrer Handgelenke oder zur Korrektur der Ulnardeviation der

Langfinger oft eine dauerhafte Schienenversorgung, die aber immer wieder den sich durch die Krankheit verändernden Gegebenheiten angepasst werden muss. Gerade solche Schienen sind auch nicht nur den krankheits- und behinderungsbedingten Einschränkungen, sondern speziell der jeweiligen persönlichen Alltagssituation angepasst.

Schienenarten

In der Literatur werden Schienen nach zwei verschiedenen Systematiken unterschieden:

- Klassifikation nach *statischen* und *dynamischen* Schienen. Danach sind statische Schienen fest, starr, in sich nicht beweglich. Dynamische Schienen weisen bewegliche Teile auf, wie z. B. eine elastische Aufhängung, elastische Züge, oder bestehen aus zwei oder drei gelenkig miteinander verbundenen Teilen.
- Eine andere Einteilung unterscheidet, je nach Art und Ziel der Schiene, Lagerungs-, Funktions- und redressierende Schienen.
  - *Lagerungsschienen:* Sie sind immer statisch und lagern einen Extremitätenabschnitt, fixieren Gelenke, stützen und stabilisieren mit dem Ziel der Immobilität in bestimmten Gelenken, der Fixation z. B. einer Fraktur oder der Lagerung in Funktionsstellung der Hand als günstiger Ausgangsposition für spätere Greiffunktionen (**Abb. 4.52, 4.53**).
  - *Funktionsschienen:* Sie können dynamisch oder statisch sein. Ihr Zweck ist es, eine funktions- und greifgerechte Hand- und Fingerposition herzustellen und zu fixieren, um so ein Greifen zu ermöglichen. Die Schiene wird also bei Aktivität getragen (**Abb. 4.54, 4.55**).
  - *Redressierende Schienen:* Dabei handelt es sich meist um dynamische Schienen. Kontrakte Strukturen eines Gelenkes sollen mittels elastischer Züge aufgedehnt werden. Statische, redressierende Schienen bezwecken zwar auch die Dehnung kontrakter Gelenkstrukturen, benutzen dazu allerdings direkten Druck und Gegendruck anstelle dynamischer Züge. Man kann sie auch als redressierende (oder korrigierende) Lagerungsschienen bezeichnen (**Abb. 4.56**).

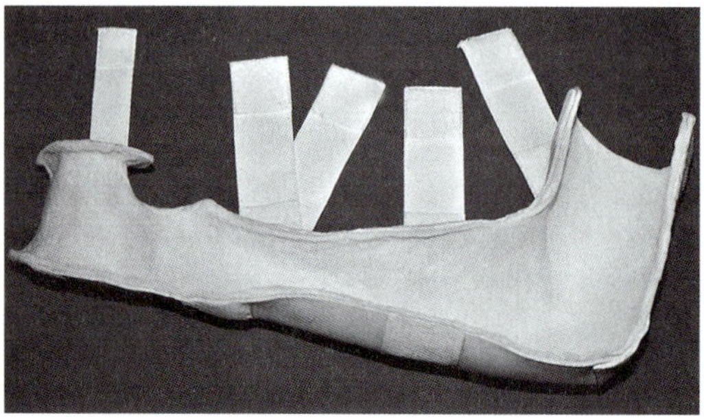

Abb. 4.52 Oberarm-Lagerungsschiene.

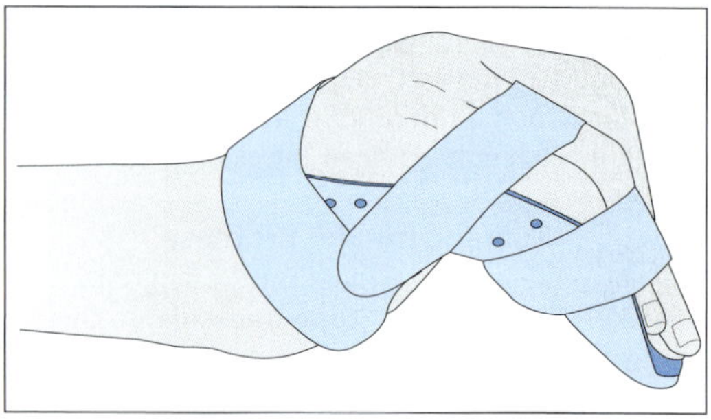

Abb. 4.53 Lagerungsschiene für die Finger 4 und 5 in Funktionsstellung der Gelenke.

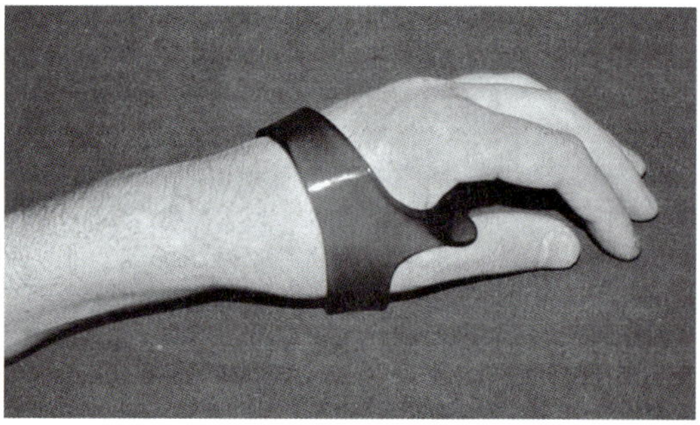

Abb. 4.54 Opponenssplint-Funktionsschiene, um die Opposition des Daumens zum Greifen herzustellen.

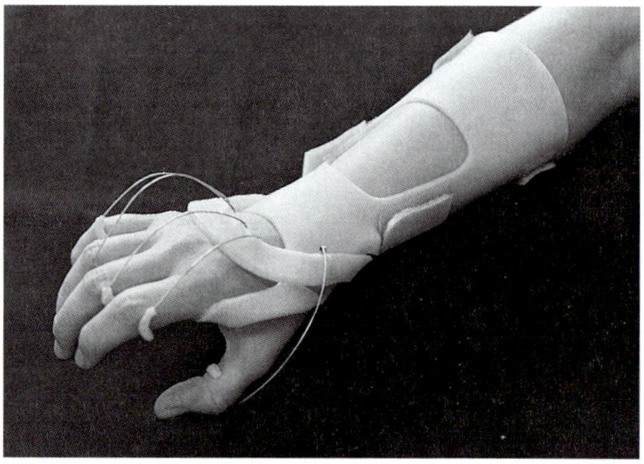

Abb. 4.55 Radialisschiene bei akuter Parese des N. radialis nach distaler Oberarmfraktur.

Die Wahl des richtigen Schienentyps richtet sich immer nach der Verordnung und Diagnose, der Prognose, dem bisherigen Therapieverlauf, den spe-

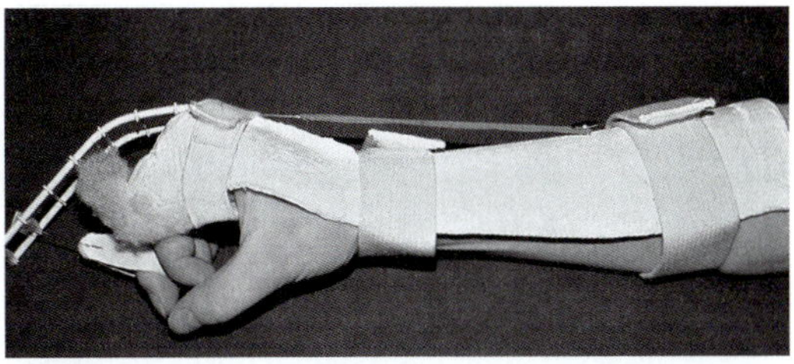

Abb. 4.56 Redressierende Schiene zur Dehnung kontrakter Beugestrukturen im PIP-Gelenk eines Fingers.

ziellen Gegebenheiten, dem Behandlungsziel und nicht zuletzt auch nach der zu erwartenden Compliance des Patienten.

Kenntnisse für den Schienenbau

Die notwendigen Vorkenntnisse für den Schienenbau lassen sich in folgende sechs Bereiche gliedern:

- *Anatomie*: Die spezielle Anatomie der Hand und des Armes erfordert genaue Kenntnisse über Lage und Funktionen der Gelenke, den Muskelverlauf und seine Funktionsweisen, Innervation der Hand mit ihren motorischen und sensiblen Anteilen, Lage und Bedeutung der Hautfalten und das Handgewölbe.
- *Funktionelle Anatomie*: In der funktionellen Anatomie werden die speziellen Funktionsmöglichkeiten von Arm und Hand vermittelt und in die grundlegenden Funktionen *Hinfassen, Greifen* und *Loslassen, Tragen und Halten* eingeteilt.
- *Krankheitslehre:* Die allgemeine und spezielle Krankheitslehre und die Kenntnis der individuellen Diagnose und Prognose schaffen Verbindungen zwischen Schmerzen, Ödemen, Kontrakturen, Dys- bzw. Atrophien und möglichen Auswirkungen auf die Schienenbehandlung.
- *Material*: Kenntnisse über die möglichen und notwendigen Materialien zur Schienenherstellung sind Voraussetzung für die Auswahl der jeweils geeigneten Materialien.
- *Mechanik:* Die Mechanik vermittelt uns Informationen über die Wirkungsweise von Kräften, Druck und Zug, Reibung, Gleichgewicht und Stabilität, über die Hebelgesetze, Statik und Dynamik. Die Bandführung zur Befestigung der Schiene an Arm/Hand und eine eventuell notwendige Polsterung erfordern z. B. Kenntnisse über die Druckausübung und -verteilung, Zugrichtungen und deren Wirkung, die physiologisch richtige Platzierung der Bänder, den Zweck, Nutzen und die Nachteile einer Polsterung der Schiene und die Eigenschaften der Materialien.

Prinzipien der Schienenmodellentwicklung

Eine Schiene lagert, stützt, fixiert oder korrigiert ein Gelenk oder mehrere. Um ein Gelenk in einer bestimmten Stellung zu fixieren bzw. es dahingehend zu korrigieren, werden drei Druckpunkte benötigt, die in der jeweiligen Bewegungsebene liegen müssen, aber aus zwei Richtungen ansetzen **(Abb. 4.57)**.

Dieses *Prinzip der drei Druckpunkte* basiert auf dem Hebelgesetz. Der vom Gelenk (Drehpunkt) aus gesehene distale und proximale Druckpunkt soll jeweils so weit wie möglich vom Drehpunkt entfernt sein, aber nicht jenseits des direkt angrenzenden Gelenkes liegen. Der mittlere Druckpunkt liegt eigentlich immer auf dem Drehpunkt, aber zur Vermeidung ungünstiger oder sogar schädigender Druckverhältnisse am besten direkt proximal davon.

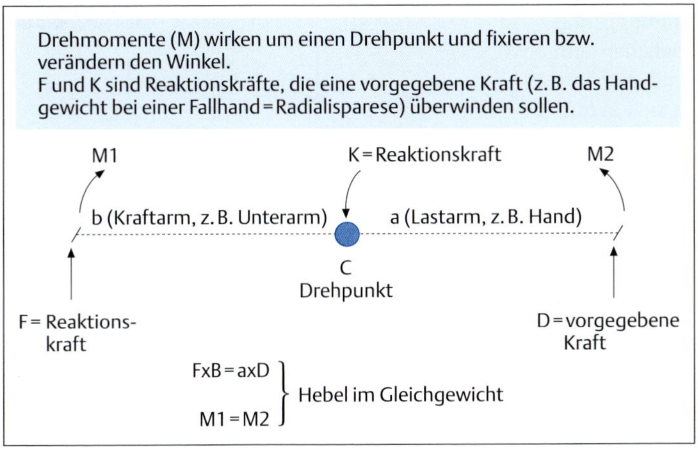

Abb. 4.57 Drei Druckpunkte bewirken die Veränderung und Fixation eines Gelenkwinkels.

Die Druckpunkte werden durch das thermoplastische Schienenmaterial oder die notwendigen Bänder zur Befestigung der Schiene am Arm dargestellt. Sie sollen großflächig gestaltet sein, um den notwendigen Druck, die Kraft zur Veränderung einer Gelenkstellung und deren Fixation auf eine große Fläche zu verteilen und damit die Kraft selbst gering zu halten.

Bezüglich der Länge und des Umfangs der Schiene, der elastischen Züge und dynamischen Ausleger sind neben der *Funktionsstellung* der Hand und den Handgewölben die anatomischen Knochenvorsprünge (z. B. der Processus styloideus am Handgelenk), *individuelle Besonderheiten* und alte Verletzungsfolgen, die physiologischen Muskel- und Sehnenzüge, die Gelenkachsen und die Unterarmlängsachse bei der Modell- und Schnittentwicklung zu beachten.

Schienenkontrolle

Die Schienenherstellung umfasst die Festlegung des Schienentyps und des speziellen Models, die Schnittherstellung, den Zuschnitt nach der Auswahl des geeigneten Materials, die Anpassung an die Hand mit allen Korrekturen, Entscheidungen zur Polsterung und Bandführung sowie deren Anbringung.

Ehe der Patient die Abteilung mit der fertigen Schiene verlässt, wird immer ein Kontrolltermin spätestens für den nächsten Tag festgelegt. Trotz guter Anpassung der Schiene können sich Druckstellen, Ödembildung, Hautunverträglichkeiten oder sogar Allergien, übermäßige Schweißbildung usw. erst nach längerem Tragen zeigen. Ziel und Zweck der Schiene müssen erneut auf ihre tatsächliche Wirksamkeit hin überprüft werden. Das Gleiche gilt für die Einhaltung der Tragevorschriften, der Hygieneregeln und des korrekten Schienensitzes durch den Patienten.

Weitere regelmäßige Kontrolltermine neben der eigentlichen funktionellen Behandlung geben Aufschluss über die Effektivität der Behandlung und die Compliance des Patienten, ermöglichen ein schnelles Eingreifen bei Problemen und gewährleisten eine regelmäßige Anpassung an sich verändernde Umstände.

4.5.8 Rückenschule

Connie Koesling

Der Mensch ist ununterbrochen der Anziehungskraft der Erde (Schwerkraft) ausgesetzt. Aufgabe des Bewegungssystems ist es, diese Kraft zu überwinden und dem Menschen somit die Möglichkeit zu geben, sich aufrecht zu halten und frei zu bewegen.

Das *Bewegungssystem* besteht u.a. aus der Wirbelsäule und den Extremitäten mit Schultergürtel und Becken. Die Wirbelsäule verbindet Beckengürtel und Brustkorb mit dem Schultergürtel und den Armen. Sie ist damit das zentrale stützende und knöcherne Element der aufrechten Körperhaltung.

Der knöcherne Teil des Bewegungssystems wird durch Bänder, Kapseln, Muskeln und Sehnen zusammengehalten, Bewegungen und Belastungen werden zwischen den einzelnen Teilen durch Knorpel und gallertartige Massen abgefedert. Das Nervensystem durchzieht den gesamten Körper und alle seine Gewebe und Strukturen, leitet die Steuerbefehle vom Gehirn an die Ausführungsorgane, wie z. B. die Muskeln, weiter und nimmt Informationen von außen zur Weiterleitung an das Gehirn auf (Tiefensensibilität, Hautsensibilität etc.). Als Störungsmelder reagiert das Nervensystem mit Schmerzen, es hemmt damit Bewegungen und Haltungen, die die Störung vergrößern würden.

Das hier kurz umrissene Bewegungssystem kann sich in einem gewissen Maß den ständig geforderten und sich verändernden Leistungen anpassen. So können z. B. Muskeln durch Training gekräftigt werden. Umgekehrt stellen sie sich aber auch auf

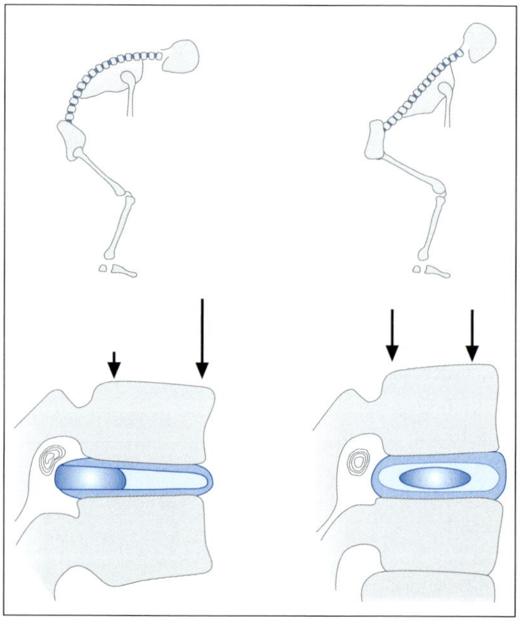

Abb. 4.58 Belastung und Verschiebung der Bandscheibe und ihres Kerns durch Rundrücken (aus Brügger 1992).

verminderte Anforderungen ein, d.h., sie werden schwächer und kleiner. Diese Anpassungsfähigkeit gilt für fast alle Organe und Strukturen des menschlichen Körpers.

Fehlhaltungen der Wirbelsäule haben die unterschiedlichsten Ursachen, die zu Fehlbelastungen der Wirbelkörper führen und damit den Bandscheibenkern häufig zum Ausweichen **(Abb. 4.58)** zwingen. So entsteht Druck auf das Rückenmark und die Nervenwurzeln. Die Schmerzen, die sich im ganzen Körper ausbreiten können, haben dann oft Ausweichbewegungen, erneute Fehlbelastungen und dauerhafte Fehlhaltungen zur Folge. Es kann im weiteren Verlauf zu Muskelverspannungen, Muskelverkürzungen, Veränderungen am Kapsel-Bandapparat, Einengung der inneren Organe und dauerhaften Kontrakturen kommen.

Ziele und Maßnahmen

Die therapeutischen Ziele der Rückenschule gelten interdisziplinär sowohl in der Ergotherapie wie auch in der Physiotherapie. Beide Berufsgruppen koppeln sie letztlich mit der Anleitung zu einem Eigentrainingsprogramm. Das bedeutet, dass der Patient über Möglichkeiten zur Veränderung seines Bewegungsverhaltens und seiner Alltagsaktivitäten instruiert wird.

Diese Rückenschule basiert unter anderem auf den zehn Grundbausteinen für eine gesunde Körperhaltung nach Alois Brügger (Brügger 1992). Rückenschule bedeutet in erster Linie ein grundlegend gesunder, ausgewogener, vor allem die Wirbelsäule und alle angrenzenden Gelenke schützender Bewegungsablauf **(Abb. 4.59)**.

Als Reaktion auf entstandene Schädigungen sind Verhaltensänderungen zum Schutz betroffener Gelenke und Strukturen, die den häuslichen Alltag, die berufliche Situation und den Freizeitbereich betreffen, sinnvoll bzw. notwendig. Alte Gewohnheiten müssen über eine veränderte Bewusstseinslage aufgegeben und bestimmte neue Verhaltensnormen angenommen werden. Es handelt sich dabei aber keineswegs um ein starres Konzept. Vielmehr sollen Bewegungen und Belastungen den eigenen anatomisch-funktionellen Möglichkeiten, der aktuellen Krankheits- und Schmerzsituation, aber auch den persönlichen Anforderungen und Bedürfnissen angepasst werden.

Idealerweise beginnt eine konsequente Rückenschule schon in der frühesten Erziehung, im Kindergarten und in der Schule. Denn es handelt sich dabei um eine im Ursprung präventive Maßnahme, soll sie ihre volle Wirksamkeit entfalten. Sie gehört damit in den großen Komplex der prophylaktischen, gelenkschonenden Maßnahmen (Kap. 4.5.5), die Schädigungen verhindern, vermeiden oder zumindest aufschieben sollen. Zumeist ist sie aber eher eine Reaktion auf entstandene Schädigungen.

Die Rückenschule in der Ergotherapie hat zum Ziel, durch theoretische Information über Aufbau und Funktionsweise der Wirbelsäule (Vorbeugen durch Wissen) und praktische Aufklärung (Vorbeugen durch Handeln) Haltung und damit Verhalten zu ändern. Gerade dem Handlungsaspekt kommt dabei große Bedeutung zu, denn erst durch eine verbesserte Handlungskompetenz ist der Mensch in der Lage, sein Verhalten dauerhaft zu ändern.

!

- Gute Haltung macht Figur: Nicht nur die Körperfettanteile und die Muskelmasse, sondern auch die Haltung – besonders der Wirbelsäule – bestimmen unser Aussehen.
- Gute Haltung fördert die Gesundheit: Bandscheibenprobleme und Schulter-Nacken-Verspannungen sind meist auf eine schlechte Haltung zurückzuführen.
- Gute Haltung fördert die Stimmung: Die Haltung beeinflusst unmittelbar die Gemütsverfassung. Der aktive, trainierte Körper „richtet sich auf“, der Blick kann in die Weite gehen.

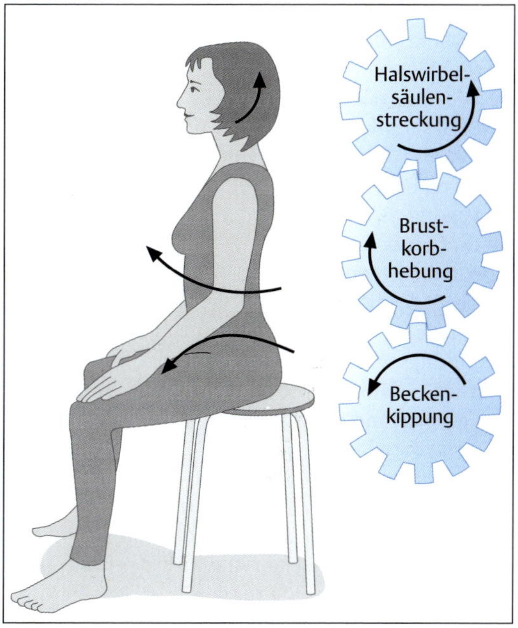

Abb. 4.59 Zahnradmodell (aus Brügger 1992).

Inhalte der Rückenschule

Ein wesentlicher Bestandteil der Rückenschule muss die Information über den Aufbau und die Aufgaben der Wirbelsäule/Bandscheiben sowie mögliche Ursachen und Risikofaktoren für Bandscheibenschäden sein. Die Funktion der Muskulatur muss in ihrer Abhängigkeit von Haltung und Bewegungsverhalten erläutert und auf Dysbalancen, Abschwächungen und Verkürzungen hingewiesen werden.

Ein weiterer Schwerpunkt liegt in der Haltungs- und tätigkeitsbezogenen Bewegungsanalyse generell und individuell. Weiter gehören Techniken zur Entspannung und Möglichkeiten der Schmerzverarbeitung und Schmerzbewältigung in das Programm. Auf dieser Grundlage können, orientiert an der Rückenschule nach Brügger, neue Verhaltensmuster für ganz konkrete Situationen und alltägliche Anforderungen erarbeitet werden. Es werden notwendige und sinnvolle Hilfsmittel vorgestellt und wichtige Hinweise zu rückengerechten Sitzmöbeln für zu Hause und im Beruf, zu Matratzen und Lattenrosten für einen schmerzfreien, entspannenden Schlaf, korrekte Tisch- und Stuhlhöhen usw. gegeben.

4.5.9 Training im lebenspraktischen Bereich (ADL)

Connie Koesling

Ergotherapie begleitet, unterstützt und befähigt *Menschen*, die in ihren alltäglichen Fähigkeiten eingeschränkt oder von Einschränkung bedroht sind. Diesen Menschen soll es ermöglicht werden, für sie *bedeutungsvolle Betätigungen* in den Bereichen *Selbstversorgung*, *Produktivität* und *Freizeit* in ihrer *Umwelt* durchführen zu können. Ziel der Ergotherapie ist es, Betätigung zu erreichen. Gleichzeitig wird Betätigung als therapeutisches Medium eingesetzt (Definition des Deutschen Verbandes der Ergotherapeuten, Miesen 2003, S. 157).

Die Aktivitäten des täglichen Lebens (ATL bzw. ADL) beinhalten alle für den einzelnen Menschen bedeutungsvollen Tätigkeiten seines persönlichen, häuslichen, familiären, beruflichen und sozialen Alltags. Selbstständigkeit im Alltag, in der Selbstversorgung, im Beruf und in der Freizeit meint Handlungskompetenz auf allen Ebenen, also vom sensorischen Input über die Informationsverarbeitung, Verknüpfung aller Hirnleistungen bis zur Handlungsplanung und dann der motorischen Antwort (dem Output).

Selbstständigkeit im Sinne von umfassender Kompetenz zum eigenständigen, selbstbestimmten Handeln, also selbstbestimmtes Leben, ist ein Grundbedürfnis des Menschen. Die Ergotherapie mit ihrem Auftrag, Handlungskompetenz zu erhalten, wiederherzustellen oder zu verbessern, hat damit im Training zur Selbstständigkeit eine ihrer ureigensten und ursprünglichen Aufgaben.

Ziele und Indikationen

Die Bewegungsmöglichkeiten, Muskelkraft, Ausdauer und Belastungsfähigkeit des Körpers sind in der Ausführung von Betätigung wesentliche Bausteine. In den verschiedenen motorisch-funktionellen Behandlungsverfahren, wie z. B. Gelenkmobilisation, Muskelkräftigung, Sensibilitätstraining und Koordinationstraining, werden diese Qualitäten einzeln oder in einer Gruppe und mit verschiedenen Methoden und Medien geübt. Das Training von Bewegungen und Funktionen muss immer auf den individuell unterschiedlichen Alltag, die verschiedenen Bedürfnisse und Anforderungen des Einzelnen ausgerichtet sein. Nicht immer folgt aus den Bewegungsübungen der Transfer in den Alltag. Deshalb bedarf es je nach Krankheitsbild, Verletzungsart und deren Schweregrad und Ausprägung oft noch eines eigenständigen Trainings der Alltagsfunktionen.

Das Ziel besteht darin, dass der kranke, behinderte Mensch lernt, seine vorhandenen Fähigkeiten und Fertigkeiten optimal auszunutzen und mit möglichst geringer bzw. gar keiner Hilfe durch andere Personen und/oder Hilfsmittel bei den Alltagsverrichtungen einzusetzen. Sinnvoll erscheint es, mit den Betätigungen zu beginnen, die dem Klienten besonders bedeutungsvoll erscheinen. Dabei ist nicht mehr unbedingt ein korrekter Bewegungsablauf vorrangige Intention des Trainings, sondern die selbstständige Ausführung bestimmter Tätigkeiten unter Nutzung aller Ressourcen.

Grundsätzlich ist ein Training zur Selbstständigkeit immer indiziert, wenn ein Mensch aus Krankheits- und/oder Behinderungsgründen fremde Hilfe in Anspruch nehmen muss. Bei dauerhaften, klar umrissenen Behinderungen, wie z. B. einer Arm- oder Beinamputation, Querschnittlähmung oder vollständiger Armplexuslähmung, sind Indikation und Trainingsfelder nach individuellem Befund in Zusammenarbeit mit dem Patienten klar festzulegen. Auch chronisch progrediente Erkrankungen wie z. B. die entzündliche Polyarthritis oder degenerative wie ein Bandscheibenprolaps führen oft zu massiven motorischen Störungen, sodass die alltägliche Selbstständigkeit bis hin zur Berufsausübung beeinträchtigt und deshalb ein ADL-Training angezeigt ist. Vor allem bei schwerbehinderten Menschen gilt es aber auch immer wieder mit dem Klienten abzuwägen, wie viel Eigenaktivität und damit Selbstständigkeit seine Ressourcen zulassen oder inwieweit diese Aktivitäten so anstrengen, dass weitere Tätigkeiten wie z.B. berufliche Arbeit nur noch sehr begrenzt oder gar nicht mehr möglich sind. Daraus resultieren evtl. persönliche Prioritäten zugunsten oder zuungunsten der einen oder anderen Aktivität, die nur vom Betroffenen selbst zu treffen sind.

Anders verhält es sich bei den meisten Handverletzungen oder Armfrakturen, die zwar zunächst behindern; mit dem Grad der primären Heilung und der Verbesserung der Beweglichkeit, Kraft, Ausdauer etc. kehrt jedoch die ursprüngliche Selbstständigkeit zurück. Trotzdem kann ein kurzes Training, bezogen auf die momentane Situation, dem Patienten dazu verhelfen, ein größtmögliches Maß an Selbstständigkeit auch im Krankenhausalltag, gegenüber den Pflegepersonen oder den Angehörigen zu Hause zu behalten. Dies stärkt außerdem die Motivation und unterstützt den Heilungsprozess.

Voraussetzungen zur Selbstständigkeit

Für den gesunden Menschen, anders als beim behinderten, ist die Selbstständigkeit im Alltag selbstverständlich und normal, wenn sie auch unterschiedlich genutzt wird. Sie erstreckt sich auf die gesamte Lebensbewältigung.

Die ersten und wichtigsten Voraussetzungen sind Einsicht, Motivation und Bereitschaft, sich mit der veränderten Situation auseinander zu setzen. Das bedeutet unter anderem auch, die Behinderung und die damit verbundenen Einschränkungen zu akzeptieren. Die drei Funktionsbereiche psychische, kognitive und körperliche Voraussetzungen bilden die Fundamente für die Selbstständigkeit **(Tab. 4.9)**.

Zur Auseinandersetzung mit einer Behinderung und zur Überwindung möglicher Folgeerscheinungen wie Unselbstständigkeit sind alle Fähigkeiten des Menschen angesprochen. Ergotherapeuten mobilisieren dabei zunächst die vorhandenen Ressourcen, um die Eigenaktivität des Betroffenen zu unterstützen.

Trainingsbereiche

Wie bei allen Behandlungsverfahren muss auch dem lebenspraktischen Training ein individueller *Befund* vorausgehen mit folgenden Kriterien: motorisch-funktionelle Fähigkeiten, Ausmaß der Schädigung und Behinderung, Krankheitsprognose, persönliche häusliche, soziale und berufliche Situation, eigene Wünsche und Ziele und ggf. die der Angehörigen.

Es sind verschiedene *Kategorien* zu erfassen wie: selbstständig möglich, mit geringer Hilfe, mit großer Hilfestellung oder nicht selbstständig möglich. Erst dann lässt sich das Training im Hinblick auf die einzelnen notwendigen Bereiche, zeitlich (Beginn) und in seiner Reihenfolge planen.

Das *Training* beinhaltet die Ausführung der einzelnen Tätigkeiten unter den veränderten Bedingungen. Die individuelle Situation des einzelnen Patienten und entsprechende Lösungsansätze stehen im Vordergrund. Geübt wird auf der Basis noch vorhandener, zu kompensierender und verloren gegangener Fähigkeiten. Alltägliche Reihenfolgen und Abläufe werden z.B. verändert, Kniffe und Tricks genutzt, Hilfsmittel erprobt, angepasst und ihre Benutzung geübt. ADL-Training soll regelmäßig, d.h. täglich stattfinden, bis der Patient sein Maß an Selbstständigkeit, bezogen auf seine Behinderung, die Prognose und seine persönlichen Ziele erreicht hat. Es muss immer wieder der aktuellen Situation angepasst werden, d.h., es kann nicht statisch nach festen Regeln oder Bedingungen ablaufen.

Schon in der Klinik, sowohl im Akut- wie auch Rehabilitationsbereich, können gezielte Aktivitäten eine Umsetzung in den Alltag und die Realität befördern, z.B. durch Ausflüge zum Einkaufen, ins Kino, in

Tab. 4.9 Voraussetzungen für die Selbstständigkeit

Psychische Voraussetzungen	Kognitive Voraussetzungen	Körperliche Voraussetzungen
▪ Angemessene Selbstwahrnehmung und Wahrnehmung der Umgebung ▪ Sich auf Mitmenschen, die Umgebung und neue Situationen einstellen können ▪ Angemessene Verarbeitung belastender Situationen inklusive Inanspruchnahme entsprechender Hilfestellung ▪ Selbstvertrauen	▪ Kommunikationsfähigkeit ▪ Aufmerksamkeit, Konzentration und Merkfähigkeit ▪ Wahrnehmung und deren Verarbeitung ▪ Orientierungsfähigkeit ▪ Anpassungsfähigkeit	▪ Gleichgewicht ▪ Beweglichkeit, Koordination und Stabilität ▪ Sensibilität und Sensomotorik ▪ Belastbarkeit, Ausdauer und Kraft ▪ Sinnesfunktionen

ein Restaurant oder auch erst einmal nur zu Besuch nach Hause.

Zum ADL-Training gehört in der Regel immer die Einbeziehung der *Angehörigen*, vor allem, wenn sie mit dem Patienten in einer gemeinsamen Wohnung leben. Sie müssen nicht nur über den Krankheitsverlauf und die Prognose informiert sein, sondern sollten auch immer wieder am Training beteiligt werden. Dabei lernen sie mit dem Patienten gemeinsam, den Anforderungen des Alltags zu begegnen, neu gelernte Funktionen umzusetzen und die nötigen Hilfsmittel zu nutzen. Sie müssen von der Therapeutin unterwiesen werden, notwendige und sinnvolle Hilfestellungen zu geben, ansonsten aber dem Patienten den nötigen Freiraum für seine Eigenleistungen zu lassen. Sie sollen den Sinn des Trainings als solches und für den Patienten speziell verstehen lernen.

Versorgung mit Hilfsmitteln

Hilfsmittel werden eingesetzt, um im Rahmen von Alltagsaktivitäten deren selbstständige Durchführung zu ermöglichen. Sie dienen dazu, verloren gegangene Funktionen zu ersetzen bzw. eingeschränkte zu unterstützen. Für die Versorgung mit Hilfsmitteln gilt grundsätzlich, dass der Patient zwar so viele wie unbedingt nötig, aber auch so wenige wie möglich erhält. Denn Hilfsmittel können auch behindern, und sei es darin, dass der behinderte Mensch plötzlich wieder abhängig von fremder Hilfe wird, wenn das Hilfsmittel defekt ist oder aus anderen Gründen nicht zur Verfügung steht.

Beispiele: Komplikationen bei der Anwendung von Hilfsmitteln können sein, dass sie einzelne Fähigkeiten behindern, ihre Reinigung oder ihr Transport sehr aufwendig ist.

Da viele Hilfsmittel relativ teuer sind und häufig nicht durch den Versicherungsträger finanziert werden, lohnt es sich immer wieder, „normale" Gegenstände des täglichen Gebrauchs daraufhin zu überprüfen, ob sie als Hilfsmittel dienen können. So kann z. B. eine Lackrolle mit einem mittellangen Stiel als Wasch- und Eincremehilfe benutzt werden. Sie ist in jedem Heimwerkermarkt zu einem geringen Preis erhältlich. Eine Grill- oder Gebäckzange aus Metall lässt sich mit gebogenem Stiel zur Reinigung auf der Toilette verwenden (**Abb. 4.60**). Sie ist preiswert, einfach in der Handhabung, gut und einfach zu reinigen, hygienisch einwandfrei und leicht transportabel. Mit einem langen Schuhanzieher, der eine Art Haken am oberen Ende hat, kann man z. B. Hosen an- und ausziehen, Strumpffalten am Bein glätten oder die entfernt stehenden Schuhe heranholen.

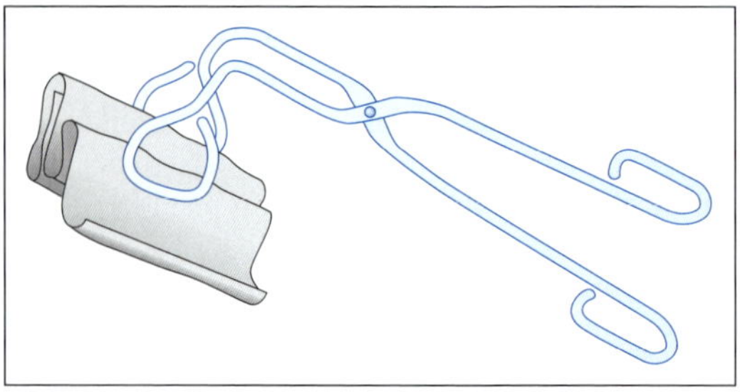

Abb. 4.60 Greifzange.

4.5.10 Belastungstraining

Hannelore Wendt

Das motorisch-funktionelle Belastungstraining bezieht sich auf die Rehabilitation im beruflichen Bereich, was sowohl den bisherigen oder neuen Arbeitsplatz, aber auch die Arbeit im häuslichen Bereich einschließt. Es hat den Zweck, dem Patienten durch berufs- bzw. arbeitsspezifisches Training die größtmögliche Unabhängigkeit im Berufsleben (auf dem freien bzw. geschützten Arbeitsmarkt) und bei der häuslichen Arbeit zu ermöglichen. Im Belastungstraining werden sowohl die physische Leistungsfähigkeit, wie Beweglichkeit, Koordination, Kraft und Ausdauer als auch die Grundarbeitsfähigkeiten und, soweit möglich, die Wiederherstellung der physischen beruflichen Funktionen trainiert.

Berufliche Evaluation

Voraussetzung für ein Belastungstraining ist eine berufliche Evaluation, sie umfasst:

- *Beruf:* Die Therapeutin erfasst den Beruf oder die zuletzt ausgeführte Tätigkeit des Patienten.
- *Arbeitsplatzbeschreibung:* Mit dem Arbeitsplatz verbundene Anforderungen und Aufgaben werden dokumentiert.
- *Alltagsanforderungen*: Für ihre Erhebung eignet sich der Funktionsfragebogen zur Erfassung der Anforderungen im Alltag (ADL).
- *Anforderungsanalyse*: Physische, psychische, kognitive, sozioemotionale und psychosoziale Anforderungen der beruflichen Tätigkeit werden analysiert, z. B. mit dem Dokumentationsverfahren IMBA (Instrument zur Integration von Menschen mit Behinderungen in die Arbeitswelt).
- *Status quo*: Die physische, psychische, kognitive und soziale Situation des Patienten wird erhoben. Hier können zur Beurteilung der arbeitsbezogenen Leistungsfähigkeit FCE-Systeme (Functional Capacity Evaluation, Erbstsößer et al. 2003) wie z. B. EFL (Evaluation Funktioneller

Leistungsfähigkeit, Kaiser et al. 2000) nach Isernhagen und ERGOS (Kaiser et al. 2000) eingesetzt werden. Beide sind Aktivitätstests, die die Leistungsfähigkeit einer Person in Bezug auf einen Arbeitstag hochrechnet. Um die Selbsteinschätzung der körperlichen Fähigkeiten und ihre Auswirkungen zu erfassen, kann z. B. der DASH-Fragebogen (deutsche Version) eingesetzt werden (Germann et al. 2001).

- *Abschätzung der Wiedereingliederungschancen*: Zu Abschätzung der beruflichen Wiedereingliederungschancen gehört auch die Abklärung der Dauerbelastbarkeit am zukünftigen Arbeitsplatz.
- *Ziele und Selbsteinschätzung*: Gemeinsam werden Ziele für das Belastungstraining formuliert. Der Patient schätzt dabei auch seine Möglichkeiten und Grenzen in Bezug auf seine arbeitsbezogene Leistungsfähigkeit ein.

Maßnahmen des Belastungstrainings

Das Belastungstraining setzt sich aus folgenden Schritten zusammen:

- Herstellung optimaler physischer Kondition und der Einsatz von „Work-hardening-Programmen" mit dem Inhalt ergonomisch korrekter Bewegungsabläufe am Modellarbeitsplatz unter den Bedingungen, die den alltäglichen Arbeitsaufgaben entsprechen,
- Problemidentifikation und -lösungsansätze; hier gegebenenfalls Einsatz von technischen Hilfen bzw. Arbeitsplatzumsetzung, Umschulung in Zusammenarbeit mit Arzt, Berufshelfer, Sozialarbeiter, Kostenträger,
- Erhalt bzw. Wiederherstellung eines angemessenen Arbeitsverhaltens,
- Schaffung optimaler kognitiver und psychosozialer Konditionen.

Ziele

Ziele des ergotherapeutischen Belastungstrainings sind:

- Aufbau und Verbesserung der Arbeitsbelastbarkeit,
- Aufbau und Stabilisierung der Leistungsfähigkeit,
- Aufbau bzw. Erhalt von Grundarbeitsfähigkeiten, wie z. B. Pünktlichkeit, Ordnung, Arbeitstempo, Arbeitsanpassung, Arbeitsqualität,
- Wiederherstellung/Steigerung des Selbstvertrauens in die eigenen Fähigkeiten (physisch, psychisch, sozial).

Das Belastungstraining als Maßnahme der Rehabilitation erfordert eine gemeinschaftliche, koordinierte Behandlungsplanung seitens des gesamten Rehabilitationsteams. In die Planung erfolgt intern (Rehateam) und extern (Fachkräfte außerhalb der momentanen Rehastation, wie z. B. die des Berufsförderungswerks, -bildungswerks, der Werkstätten für Behinderte, der Berufsgenossenschaft und der Agentur für Arbeit).

Das ergotherapeutische berufsspezifische Belastungstraining erfordert u.a. folgende räumliche Bedingungen und Materialien:

- adäquate räumliche Größe und Materialien für handwerkliche Berufssimulationen, wie z. B.
  - Heben und Tragen unterschiedlich schwerer Lasten,
  - Arbeiten auf Gerüsten, Leitern und in Zwangshaltungen (hockend, kriechend, kniend, überkopf),
  - Gehen und Stehen auf unterschiedlichen Bodenbelägen und -ebenen,
- Übungsküche und für den Haushaltsbereich übliches Material,
- Schreib- und Computerarbeitsplatz,
- Worksimulator,
- Modellarbeitsplätze.

Fallbeispiel

Frau Schmidt, 39 Jahre, geschieden, ein Sohn (10 Jahre) ist Arztsekretärin. Ihre Tätigkeit besteht zu 90 % aus Schreibarbeiten und zu jeweils 5% aus Telefonaten und Ablage. Während der Arbeitszeit verletzte sie sich mit einer Schere. Sie kommt nun zum Belastungstraining mit der Diagnose Zustand nach Sehnennaht des M. flexor digitorum profundus, Zeigefinger rechts.

Das Belastungstraining erfolgt anfangs über ein funktionelles Training (Verbesserung der Gelenkbeweglichkeit) und ein koordinatives Training (Koordination des betroffenen Fingers und der Finger untereinander). Zeitgleich beginnt der Aufbau der Kraft u.a. über den Worksimulator. Simuliert werden Überkopfarbeiten zur Raumpflege sowie am Arbeitsplatz bei der Ablage von Ordnern. Weitere spezielle berufliche Anforderungen werden trainiert: in diesem Fall die Bedienung der PC-Tastatur und der Maus (Modellarbeitsplatz PC).

Frau Schmidts häusliche Beanspruchungen sind u.a. Einkaufen, Mahlzeiten zubereiten, Raumpflege, Wäsche, Mobilität und ihr Hobby, die Gartenarbeit. Im Haushaltstraining bereitet sie daher z. B. eine Mahlzeit zu mit möglichst vielen den Zeigefinger beanspruchenden Tätigkeiten (z. B. Gemüse schneiden). Die notwendigen Zutaten kauft sie vorher gemeinsam mit der Therapeutin ein.

Bei der Wiedereingliederung an den Arbeitsplatz erfolgt eine Arbeitsbelastungserprobung, d. h. eine stufenweise Wiedereingliederungsmaßnahme finanziert über den Kostenträger (in diesem Falle die Berufsgenossenschaft).

4.6 Umfeldberatung

Connie Koesling

Die Beratung zur Integration in das häusliche, soziale und berufliche Umfeld kann je nach Art und Schwere der Einschränkung des Patienten ergänzend zu einer ergotherapeutischen Maßnahme erfolgen, wenn Schwierigkeiten in diesem Umfeld eine Beratung erforderlich machen. Im Rahmen der Beratung zur Integration in das häusliche/soziale Umfeld erfolgt eine Abklärung, inwieweit der Patient in der Lage ist, die in der Therapiesituation erarbeiteten Fähigkeiten auf den Alltag zu übertragen. Innerhalb dieser Maßnahme erfolgt auch eine Beratung, welche Hilfsmittel und welche Anpassungen des Wohn- und Lebensraumes eine größtmögliche eigenverantwortliche Lebensweise erzielen können (DVE 2004).

Beratungsleistungen und Training

Folgende Themen und Maßnahmen stehen häufig im Zentrum der Beratung:

- Umfeldberatung im Rahmen der Wohnraumanpassung,
- Training im sozialen, öffentlichen Umfeld,
- Umfeldberatung am Arbeitsplatz und/oder berufliche Neuorientierung.

Umfeldberatung im Rahmen der Wohnraumanpassung

Das ADL-Training im klinischen Bereich zielt auf das eigenständige Leben in der eigenen Wohnung ab. Daher sollte es als letzte Maßnahme die Überprüfung des vorhandenen Wohnraums beinhalten. Dabei ist das Ziel, den Patienten und seine Angehörigen im Hinblick auf Änderungen in der Wohnung oder aber der Notwendigkeit einer neuen, behindertengerechten Wohnung zu beraten und die entsprechenden Maßnahmen dazu frühzeitig einzuleiten. Es kann auch die Anpassung des bisherigen Trainings an die Gegebenheiten zu Hause bedeuten. Nicht zuletzt muss beim Patienten und auch seiner Familie Einsicht in solche, manchmal einschneidende Maßnahmen gewonnen werden, da sie einen sehr persönlichen und intimen Bereich betreffen.

Der Hausbesuch findet sinnvollerweise ungefähr im letzten Drittel der akut klinischen oder rehabilitativen Maßnahmen statt, rechtzeitig genug, um notwendige Änderungen noch vor der Entlassung durchführen zu können, aber auch so spät wie möglich, um schon eine klare Prognose für den weiteren Verlauf stellen zu können. Für die Angehörigen muss ausreichend Zeit bleiben, sich auf die möglichen Lebensänderungen mit ihrem behinderten Familienmitglied einzustellen.

Die Kriterienliste beinhaltet u.a. die Zugangswege zur Wohnung, Türbreiten, Schwellen und Bodenbeschaffenheit, Rangierraum und Abstellmöglichkeiten für Rollstuhl, Rollmobil oder andere Gehhilfen, Erreichbarkeit aller Alltagsgegenstände in Schränken, Transfermöglichkeiten auf andere Sitzmöbel, Toilette und das Bett, speziell die Benutzbarkeit von Badezimmer und Küche sowie die Nutzung von diversen Kommunikationsmitteln.

Dabei richten sich die einzelnen Fragestellungen natürlich nach Art und Schweregrad der Behinderung, zu erwartender Selbstständigkeit und Möglichkeiten der Mitbewohner. Bei der Anpassung des Wohnraums handelt es sich immer um eher dauerhafte Veränderungen, die nicht nur den Behinderten, sondern auch die Angehörigen betreffen. Alle Bewohner der entsprechenden Wohnung wollen und sollen sich darin bewegen und wohl fühlen. Die Wohnung ist ein Teil ihres Lebensgefühls. Bei allen Veränderungen ist daher das Notwendige mit dem Sinnvollen, Machbaren und für alle Akzeptablen zu kombinieren. Die Steuerung und Koordination im engen Kontakt mit dem Betroffenen, ggf. seinen Angehörigen, dem Sozialarbeiter der Klinik, Vermieter und Kostenträger gehören zu den Aufgaben der Ergotherapeutin.

Training im sozialen, öffentlichen Umfeld

Selbstständiges Leben beinhaltet nicht nur die persönliche und häusliche Selbstversorgung, sondern auch und in sehr entscheidendem Maße die Möglichkeit, sich außerhalb der Wohnung zu bewegen, öffentliche Verkehrsmittel oder den eigenen Pkw zu benutzen, am sozialen Leben der Gesellschaft teilzunehmen, öffentliche Ämter, Restaurants, Theater oder Kinos zu besuchen, in Geschäften, Kaufhäusern und auf Märkten einzukaufen.

Voraussetzungen

Die dafür wünschenswerten Fähigkeiten lassen sich wie folgt benennen:

- Eigene Fähigkeiten, aber auch Defizite realistisch wahrnehmen und einschätzen.
- Angemessen mit den Defiziten und Fähigkeiten umgehen, z.B. bzgl. der Inanspruchnahme und

Annahme von Hilfsmöglichkeiten und -angeboten.

- Bereitschaft, sich mit der Behinderung und ihren Folgen für den Alltag auseinander zu setzen, die behinderungsbedingten Defizite und sich selbst zu akzeptieren sowie sich so der Öffentlichkeit zu präsentieren.
- Ein möglichst hohes Maß an Mobilität, z.B. selbstständiges Fortbewegen im Rollstuhl oder mit Gehstützen erreichen, weitgehend selbstständiger Transfer und ausreichende Handfunktionen (z.B. Stiftführung und Handhabung von Besteck).
- Mit der Miktion und Defäkation sowie den erforderlichen Hilfsmitteln souverän und situationsangemessen umgehen.
- Vorhandensein entsprechend sinnvoller oder notwendiger Hilfsmittel und deren selbstständiger Gebrauch.

Die Grundlagen für diese Fähigkeiten werden im ADL-Training gelegt, bedürfen dann aber unbedingt der individuellen Erprobung und Ausgestaltung durch „Ausflüge", zu Beginn unter Begleitung und im Schutz professioneller Helfer und/oder privater Vertrauenspersonen (Familie, Freunde usw.), in den öffentlichen Raum wie ein Restaurant, ein Kino oder zum Einkaufen mit Bus oder U-Bahn. Der richtige Zeitpunkt solcher Aktivitäten ist nur individuell, in Absprache mit dem Patienten und nach interdisziplinärer Beratung festzulegen.

Umfeldberatung am Arbeitsplatz und berufliche Neuorientierung

Die Wiedergewinnung der Teilhabe am beruflichen Leben ist für die meisten Klienten ein großer Motivationsfaktor in der Therapie. Je nach Ausmaß der Behinderung einerseits und der beruflichen Tätigkeit/dem gelernten Beruf und dem Alter andererseits ist schon frühzeitig eine berufliche (Neu-)Orientierung ins Auge zu fassen. Dabei muss die Therapeutin das berufliche Umfeld des Klienten kennen lernen.

Es gilt, mit dem Klienten genau zu eruieren:

- Welche Fähigkeiten braucht der Betroffene zur Erfüllung seiner beruflichen Aufgaben (Anforderungsanalyse)?
- Reichen die verbliebenen Fähigkeiten nach dem Unfall oder der Erkrankung für die Bewältigung der alten Aufgaben? (Fähigkeitenanalyse)?
- Welche Möglichkeiten der Adaptation an die verbliebenen Arbeitsfähigkeiten sind am Arbeitsplatz gegeben?
- Muss eine berufliche Neuorientierung angestrebt werden?

Letzteres bedeutet, der Patient muss gedanklich/emotional darauf vorbereitet werden, welche Überlegungen zu möglichen anderen, veränderten Tätigkeiten und Berufen angestellt werden müssen. Dabei ist eine realistische Einschätzung sowohl der Möglichkeiten des Patienten als auch der allgemeinen Arbeitsmarktlage unabdingbar.

Nach der Phase der akutmedizinischen Behandlung und medizinischen Rehabilitation und damit der Schulung der allgemeinen Grundarbeitsfertigkeiten und Fähigkeiten, z.B. manuelle Geschicklichkeit, allgemeine Beweglichkeit, Belastbarkeit und Ausdauer, Konzentration und geistige Leistungsfähigkeit muss sich das weitere Training an der konkreten Arbeitssituation ausrichten (Kap. 4.5.10). Dazu können z.B. der Umgang mit dem Computer oder Tätigkeiten aus dem Bürobereich gehören, wenn der Patient aus diesem Arbeitsfeld kommt oder aber seinen bisherigen z.B. handwerklichen Beruf nicht mehr ausüben kann und eventuell eine entsprechende Bürotätigkeit anvisiert werden soll. Die entsprechenden zuständigen Stellen wie mögliche Kostenträger, Sozial- und Rentenversicherer, Berufsgenossenschaften, Rehaberater und Umschulungszentren sollten so früh mit wie möglich einbezogen werden (Kap. 7).

Das spezielle Berufs- und Arbeitstraining einschließlich der entsprechenden Schulung am Arbeitsplatz mit den dazu notwendigen Hilfsmitteln erfolgt am Ende der Rehaphase oder im Rahmen einer ambulanten Rehabilitation. Ein anderer Weg der Berufsfindung, gepaart mit einer umfassenden beruflichen Beratung und Klärung von Umschulungsmöglichkeiten und Finanzierung kann in speziellen Berufs- und Umschulungseinrichtungen für behinderte Menschen erfolgen.

4.7 Strukturelle Anforderungen an das therapeutische Umfeld

Connie Koesling

Alle motorisch-funktionellen Behandlungsmaßnahmen bis hin zum ADL-Training erfolgen in einem therapeutischen Umfeld unter Einsatz von Behandlungsmitteln wie Spiele, Gegenstände des Alltags, Bälle, Ringe oder handwerkliche Gerätschaften und Werkzeuge. Ein alltagsnahes Umfeld und ansprechende Therapiematerialien unterstützen die Motivation und Eigeninitiative für den Erwerb der Selbstständigkeit.

Behandlungsmittel lassen sich nicht nur auf die reinen Therapiematerialien reduzieren, auch das therapeutische Umfeld muss patienten- und rehabilitationsorientiert gestaltet werden. Günstig ist, wenn Ergotherapeuten sich schon in der Planungs- und Bauphase eines neuen Krankenhauses bei der Entwicklung von Grundstrukturen und der Gestaltung der Ergotherapieabteilung beteiligen können. Der folgende Abschnitt gliedert sich dementsprechend. Er beginnt mit der Gestaltung des räumlichen Umfeldes (Kap. 4.7.1, 4.7.2), behandelt das Thema Übungsmaterialien (Kap. 4.7.3) und endet mit grundlegenden Hygieneanforderungen (Kap. 4.7.4).

4.7.1 Räumliche Anforderungen

Ziel der Planungsphase ist, entsprechend der Lage und Größe der Abteilung praktische und patientenfreundliche Lösungsmodelle zu entwickeln. Auch die Nachbarschaft zu den Abteilungen anderer Therapieberufe ist dabei zu berücksichtigen. Bei der Konzeptentwicklung müssen das Gesamtkonzept des Hauses, seine allgemeinen Therapiemethoden, die Art und Anzahl der Patienten sowie ihre Verweildauer mit berücksichtigt werden.

Gemeinsam mit den Architekten werden Fragen bezüglich der DIN-Vorschriften, also Raumhöhen, Mindestgrößen, Fensteranzahl und -größen, Türbreiten und -höhen etc. erörtert und umgesetzt. Bei den konzeptuellen Fragen nach der sinnvollen Anzahl von Therapieräumen und deren Nutzung sollten folgende Aspekte Beachtung finden:

- Welche Patienten mit welchen Krankheitsbildern werden am häufigsten in der Abteilung behandelt?
- Welche Zuordnung zu einzelnen Behandlungsverfahren existiert?
- Welche Bindung an bestimmte Techniken und Therapiemedien besteht?
- Welche Behandlungsmittel, Maschinen, Hilfsmittel, Rollstühle etc. müssen berücksichtigt werden?
- Welche Nutzung z. B. für Gruppen- oder Einzeltherapien gibt es?
- Welche Anzahl an Büro-, Sozial-, Lager- und Warteräumen in welcher Größe ist sinnvoll?

Die einzelnen Antworten und Festlegungen sind nicht isoliert voneinander zu betrachten, sie bedingen und beeinflussen sich gegenseitig.

Daneben sind folgende allgemeine Hinweise zu den Raumanforderungen und der Raumgestaltung wesentlich:

- Sinnvolle Aufteilung in mehrere Behandlungsräume wählen.
- Raumgrößen in Bezug auf Einzel- und Gruppentherapieplätze sowie zu erwartender Gesamtzahl der Patienten planen.
- Alle Räume der Abteilung rollstuhl- und bettengerecht planen (Türbreiten, Wende- und Rangiermöglichkeiten).
- Getrennte Räume für bestimmte handwerkliche Verfahren und andere therapeutische Maßnahmen, wie z. B. Handtherapie, Schienenbau, ADL-Training, Maschinenbenutzung, für Gruppen- und Einzeltherapie einplanen.
- Gesonderte Räume für Büroarbeiten, Pausenzeiten, Foto- und Videodokumentation, Materiallagerung etc. berücksichtigen.
- Türöffnungsmechanismen den Möglichkeiten der zu erwartenden Patienten anpassen, d. h. leichtgängige Türen bzw. Schiebetüren, elektrische Türöffnung bei schwerbehinderten Patienten, große (ggf. niedrige) Türklinken.
- Leicht zu öffnende Fenster als Lichtquellen, Fensterbretter in Sitzhöhe, Sichtfenster zwischen den einzelnen Behandlungsräumen planen.
- Genügend Steckdosen und Wasseranschlüsse, Stromschienen an der Decke bedenken.
- Ausreichend freie Wandflächen für Regale, Schränke, Tische/Arbeitsplätze berücksichtigen.

4.7.2 Einrichtung der Räume

Auch die Einrichtung der Räume muss sich nach der Art der Patienten und Krankheitsbilder, der üblichen Therapieziele und zur Anwendung kommender Behandlungsverfahren, der Zahl der zu erwartenden Parallelbehandlungen bzw. Kollegenzahl richten. Neben der Funktionalität der Räumlichkeiten sollte eine freundliche Atmosphäre die Behandlungsmotivation unterstützen.

Jeder Raum erhält entsprechend seiner ihm zugedachten Funktion eine Grundausstattung. Diese besteht z.B. aus Tischen und/oder Werkbänken, Stühlen und anderen Sitzgelegenheiten, Sitzhilfen und Aufstehhilfen, Schränken, Regalen und anderen Aufbewahrungsmöglichkeiten für Material und Arbeits- bzw. Therapiegeräte. Bei der Auswahl des Mobiliars sind die mögliche Unterfahrbarkeit der Arbeitstische, ihre Höhen- bzw. Schrägverstellbarkeit und bremsbare Rollen an Tischen und Stühlen zu berücksichtigen.

Alle Räume benötigen natürlich immer ein entsprechend auf ihre Funktion ausgerichtetes, spezielles Mobiliar. Bei der Auswahl sind die bereits beschriebenen Kriterien anzuwenden. Es erscheint empfehlenswert, zu Beginn nur eine Grundausstattung anzuschaffen, die alle grundlegenden therapeutischen Verfahren ermöglicht. Alle weiteren Entscheidungen im Hinblick auf weiteres, sehr spezialisiertes Mobiliar, Therapiegerät und Behandlungsmittel sollten erst in den folgenden Monaten getroffen werden, da die Planung und der spätere Praxisalltag sehr oft voneinander abweichen. Die Folge kann sein, dass unnötige Mittel für Einrichtungsgegenstände ausgegeben wurden, die später kaum genutzt werden.

Wichtig ist auch, die mögliche Beeinflussung der Entscheidungen durch eigene Vorlieben und Wünsche bzgl. bestimmter Therapieverfahren oder Therapiemittel gegenüber den sachlichen Erfordernissen in der Klinik kritisch zu hinterfragen. Eine Therapieabteilung wird prinzipiell längerfristig geplant und eingerichtet, dem stehen kurzfristigere personelle Wechsel, die immer wieder andere Behandlungsideen mitbringen, aber auch veränderte Anforderungen der Klinik oder Weiterentwicklungen in der Therapie gegenüber.

4.7.3 Übungsgeräte und Übungsmittel

Übung bedeutet häufige Wiederholung bestimmter Bewegungen mit möglichst hoher Intensität bzw. großem Bewegungsausschlag in dichter Frequenz über einen bestimmten, in der Ergotherapie meist 30 Minuten dauernden Zeitraum. Sie verbessert den Umfang an Beweglichkeit und Mobilität, die Koordination und Sensibilität. Ihre Wirkung zeigt sich in der Automatisierung des Bewegungsablaufs und der Steigerung der Ausdauer.

Der Mensch handelt, d.h., er bewegt sich objekt- bzw. zielorientiert in funktionellen Bewegungsmustern. Die meisten Bewegungsmuster verlangen Bewegungen in mehreren Gelenken und eine koordinierte Abstimmung aller Muskeltätigkeiten (Massenbewegungen). Bewegungen, die auf ein einziges oder nur wenige Gelenke beschränkt sind, wurden aus diesen Bewegungsmustern durch bewussten Lernvorgang entwickelt oder „destilliert". Da meistens nur einige oder ein einzelner Anteil eines Bewegungsmusters gestört ist – z.B. durch eine verletzte Sehne oder ein Gelenk durch die Fraktur eines der beiden Gelenkpartner –, soll der Patient einerseits isolierte, aus dem ganzen Bewegungsmuster heraus destillierte Bewegungen in der Therapie durchführen, andererseits das ganze durch die Schädigung gestörte Bewegungsmuster einsetzen, um den Alltagsanforderungen wieder entsprechen zu können. Der Mensch handelt mit Gegenständen und Materialien. Also nicht die funktionellen Bewegungsmuster allein sind Ansatzpunkt ergotherapeutischer Bemühungen, sondern die Intention der Bewegung, um mit den Gegenständen des Alltags umzugehen, sie benutzen – händeln – also um handeln zu können.

Daraus ergibt sich die Notwendigkeit, fast alle Gegenstände, die in der Therapie zum Ziel der Funktionsverbesserung eingesetzt werden sollen, den diagnose- und befundspezifischen Erfordernissen und der ergotherapeutischen Zielsetzung anzupassen. Es wird unterschieden zwischen

- funktionellen Übungsgeräten,
- funktionellen Spielen,
- handwerklichen Mitteln und Werkzeugen,
- berufsbezogenen Mitteln,
- Gegenständen des Alltags,
- Mitteln zur Freizeitgestaltung.

Funktionelle Übungsgeräte und Spiele sind in der Regel den Therapiezielen und -abläufen angepasste Mittel. Demgegenüber stehen die Gegenstände des täglichen Gebrauchs aus Haushalt, Freizeit und evtl.

auch Beruf, die entweder unverändert zum Einüben von alltagsrelevanten Funktionen oder zur Überprüfung ihrer Veränderbarkeit für einen der Behinderung angepassten Gebrauch im Alltag in der Therapie eingesetzt werden.

Funktionelle Übungsgeräte

Der *OB-Helparm* **(Abb. 4.61)** dient dazu, mithilfe von Schlingen und Gewichten das Armgewicht teilweise oder ganz aufzuheben und damit hubfreie Bewegungen ohne die Wirkung der Schwerkraft zu ermöglichen. Er erleichtert außerdem die Armhebung, um dann gegen den Zug der Gewichte den Arm senken zu können. Mittels Federwaagen wird das Armgewicht ermittelt. Die Anzahl der Gewichte wird je nach Zielsetzung ausgewählt.

Er ist allerdings kein eigenständiges Übungsgerät, sondern eher ein Hilfsgerät. Er wird zur Durchführung eines Bewegungsablaufs, z. B. bei handwerklichen Arbeiten, funktionellen Spielen oder anderen Techniken und z. B. bei Patienten mit Plexusparesen, hohen Querschnittlähmungen, ausgeprägten, akuten Bewegungsschmerzen im Schulter-Nacken-Bereich oder ähnlichen Krankheitsbildern eingesetzt.

Kufenwebstuhl **(Abb. 4.62)**, *Fahrradsäge* (beide zum Bewegungs- und Funktionstraining der Beine) oder andere *funktionelle Webgeräte* wie der FEPS (Flexion, Extension im Handgelenk, Pro- und Supination) sind Geräte, die Handlungsabläufe (bei handwerklicher Tätigkeit) und Übungsfunktionen in sich vereinen. Sie erfordern immer folgende Voraussetzungen:

- komplexe und koordinierte Bewegungsabläufe, d. h. vollständige Bewegungsmuster,
- Teilbelastung von Extremitätenabschnitten (mindestens 20 kg Teilbelastung),
- Muskelfunktionswerte von mindestens Grad 3,
- eine geringe bis mittlere Muskelkraft der Hand von mindestens 5 kg.

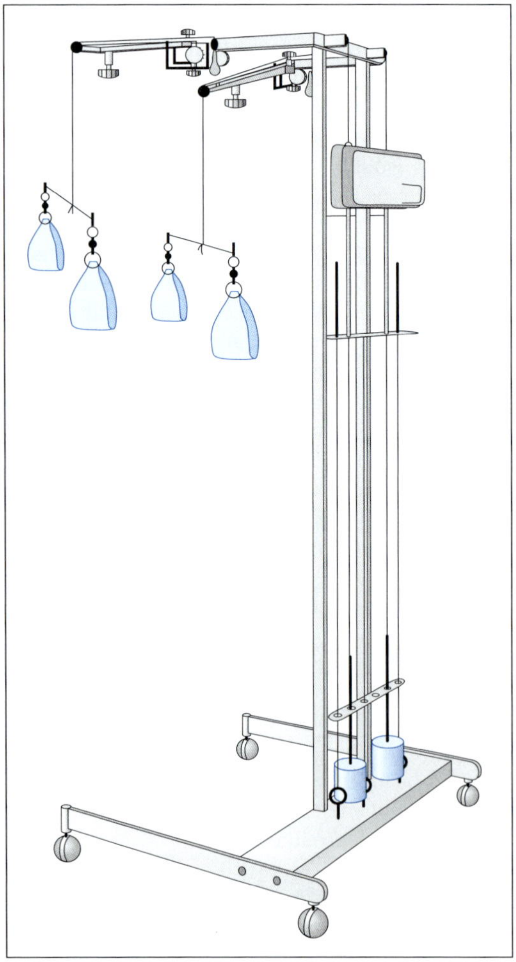

Abb. 4.61 OB-Helparm.

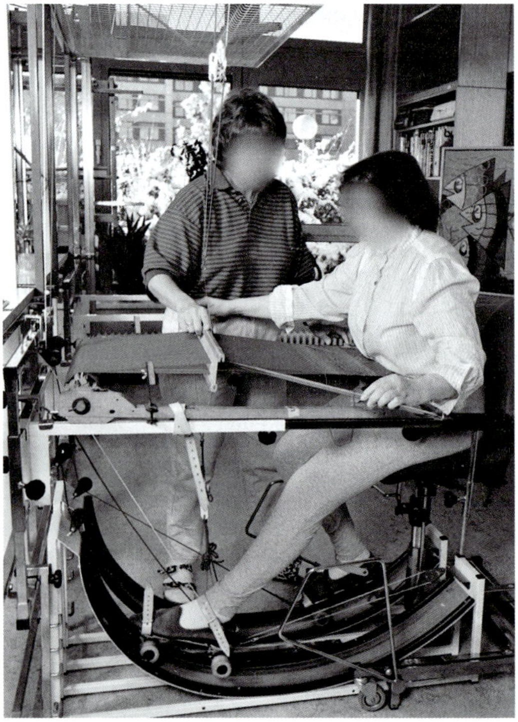

Abb. 4.62 Weben am Kufenwebstuhl.

Übungsgeräte wie der BTE Work Simulator oder kleinere Geräte, z. B. für die Mobilisation des Handgelenkes, unterstützen einzelne Bewegungen oder auch ganze Bewegungsabläufe durch einen Motor, d. h., der Patient steuert seine Bewegung nur teilweise, je nach Einstellung des Gerätes. Entsprechende Einstellungen steigern das Training, indem z. B. Widerstand, Bewegungsfrequenz oder Bewegungstempo erhöht werden.

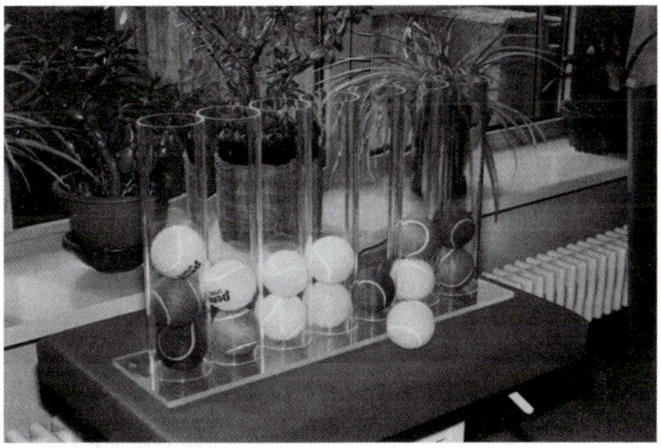

Abb. 4.63 „Vier gewinnt“ mit Tennisbällen.

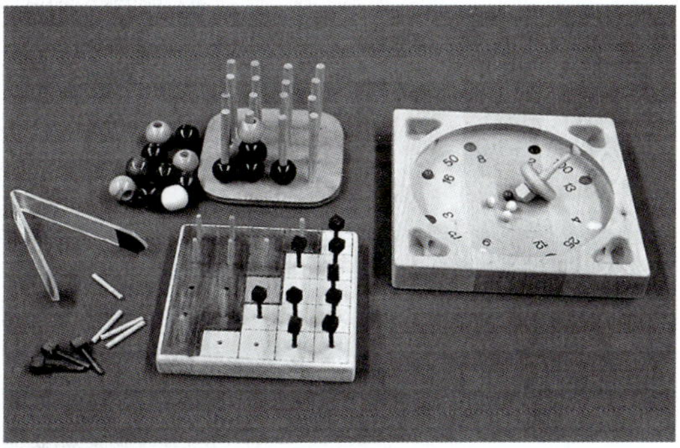

Abb. 4.64 Verschiedene Spiele:
- Bauernroulette (rechts, handelsüblich),
- Springer-Spiel (unten, therapeutisch adaptierter Eigenbau),
- dreidimensionale Mühle (oben, therapeutisch adaptierter Eigenbau),
- Widerstandsklammer zur Übung der Hand- und Fingerkraft (links).

Funktionelle Spiele

Handelsübliche Spiele, die für den therapeutischen Zweck in Form, Größe und Gestalt abgewandelt und bestimmten Funktionen angepasst wurden, zeigen die **Abb. 4.63–4.66**. Allerdings eignen sich nicht alle Gesellschaftsspiele zur therapeutischen Übung. Da die funktionelle Therapie in der Regel einzeln durchgeführt wird, kommen Gruppenspiele für mehrere Personen meist nicht infrage. Der Spielablauf darf nicht zu lang dauern und auch nicht zu kompliziert sein, um den zeitlichen Rahmen einer Therapieeinheit nicht zu sprengen. Jeder Patient muss schnell in der Lage sein, das Spiel zu verstehen. Der Spielverlauf sollte viel Bewegung in einer hohen Frequenz erfordern.

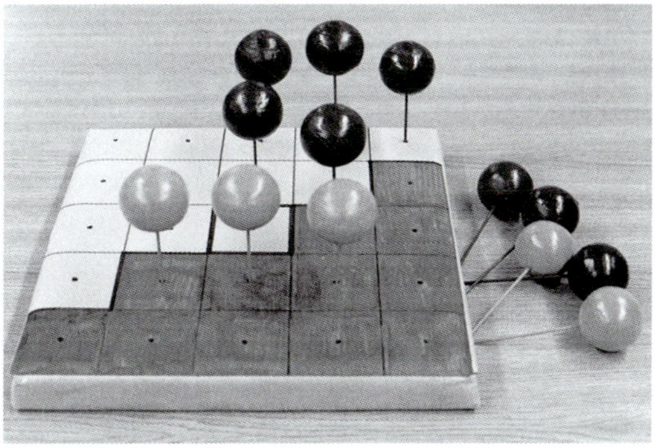

Abb. 4.65 Für die Therapie wurde das Springer-Spiel mit einem Schaumstoffspielfeld und Spielsteinen aus Wattekugeln und Holzspießen adaptiert.

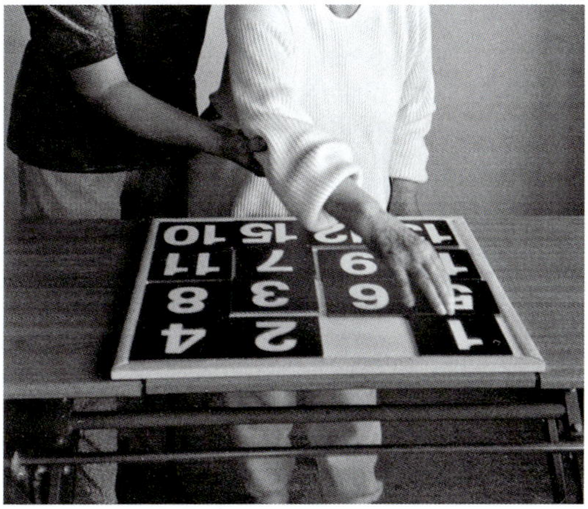

Abb. 4.66 Zahlenschiebespiel.

Handwerkliche Techniken

Für den Einsatz handwerklicher Techniken lassen sich ähnliche Kriterien wie für die funktionellen Spiele anführen. Die Arbeitsabläufe sollten einfach, überschaubar, leicht lernbar und nicht zu komplex sein. Einzelne Bewegungsabläufe müssen sich isolieren, in ihrer Frequenz und ihrem Ausmaß verändern lassen, damit sie Trainingscharakter erhalten und einen Übungseffekt erzielen können. Bei handwerklichen Techniken muss die Gefahr unkontrollierter, kontraindizierter Bewegungen besonders berücksichtigt werden. Bei der Auswahl einer Technik ist aber auch zu berücksichtigen, dass der Patient möglichst viele Arbeitsabläufe im Rahmen der Therapieanforderungen selbst ausführen kann.

Trotz der eindeutigen Priorität der funktionellen Übungsziele darf die Qualität des Werkstückes nicht vergessen werden. Der Patient muss in die Lage versetzt werden, mit bzw. trotz seiner Behinderung/Bewegungseinschränkung und unter Berücksichtigung der Übungsziele ein hochwertiges Objekt herzustellen, das seinen Vorstellungen entspricht (**Abb. 4.67**). Gerade handwerkliche Techniken können in hervorragendem Maße dazu dienen, von der Konzentration auf die einzelne Bewegung abzulenken und damit automatisierte Bewegungsabläufe zu forcieren. So werden objektbezogene und zielgerichtete Handlungsabläufe analog zum Alltag genutzt und therapeutisch umgesetzt.

Die Auswahl der einzelnen Techniken, Materialien und Werkzeuge hinsichtlich ihrer Relevanz für die Behandlungsziele und Übungsaufträge muss auf der Basis von *Tätigkeitsanalysen* und den Kenntnissen der funktionellen Anatomie in Absprache mit dem Patienten von der Therapeutin getroffen werden. Ebenso wie alle anderen Behandlungsmittel sind die Werkzeuge und Geräte für handwerkliche Techniken den therapeutischen Anforderungen anzupassen (**Abb. 4.68**).

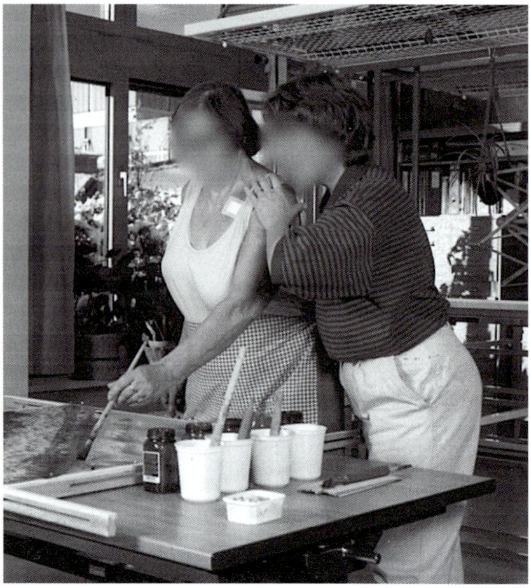

Abb. 4.67 Seidenmalerei einer Patientin mit Klavikulafraktur.

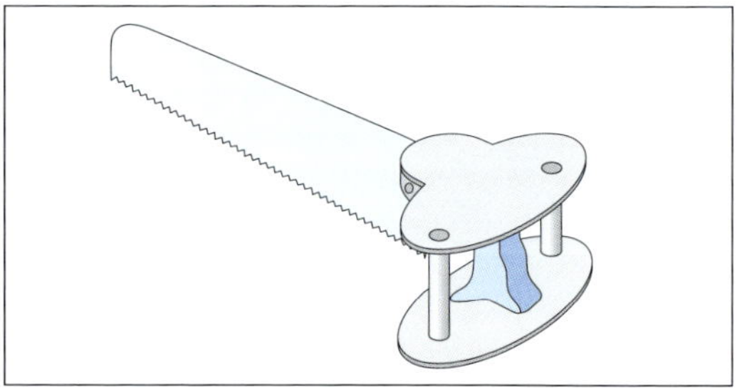

Abb. 4.68 Bilateraler Fuchsschwanz.

Lebenspraktische Aufgaben und Alltagsgegenstände als Behandlungsmittel

Das Training im lebenspraktischen Bereich betrifft die häusliche/private Situation des Patienten, seine berufliche Arbeit und den Freizeitbereich. Alle drei Bereiche können als Übungsfelder für spezielle Therapieansätze genutzt werden. Dazu werden Geräte des Alltags, der beruflichen Tätigkeit oder Freizeitgestaltung verwendet, wobei Tätigkeitsabläufe, Arbeitsplätze und Werkzeuge unter Umständen den Übungszielen anzupassen sind, um einen Übungseffekt zu erzielen.

Gilt es, ein Training im lebenspraktischen Bereich durchzuführen, damit der Patient in seinem Alltag trotz Behinderung so selbstständig wie möglich wird, werden die Tätigkeitsabläufe und nötigen Geräte den Möglichkeiten des Patienten angepasst. Im Vordergrund steht dann in erster Linie die Selbstständigkeit und nicht (länger) die Funktionsverbesserung. Der Patient soll lernen, seine ihm verbliebenen motorischen Möglichkeiten optimal zu nutzen und dabei – wenn nötig – Reihenfolge und Zeiteinteilung zu ändern oder Hilfsmittel zu verwenden.

Hilfsmittel sind in Form, Funktion und Gestalt an die Funktionsmöglichkeiten des Patienten adaptierte Geräte und Werkzeuge (**Abb. 4.69, 4.70**). Handelsübliche Alltagsgegenstände wie Bestecke, Früh-

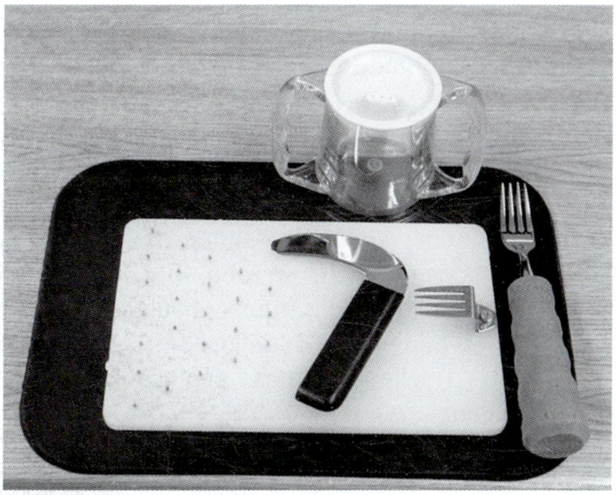

Abb. 4.69 Hilfsmittel zum Essen: rutschfeste Unterlage, Frühstücks-Einhänderbrett, Spezialmesser, Gabel mit verdicktem Griff, Trinkbecher mit Deckel und zwei Henkeln.

stücksbretter und Schreibstifte werden von der Ergotherapeutin oft mittels Schaumstoff, Kork, thermoplastischen Kunststoffen etc. adaptiert (Kap. 8).

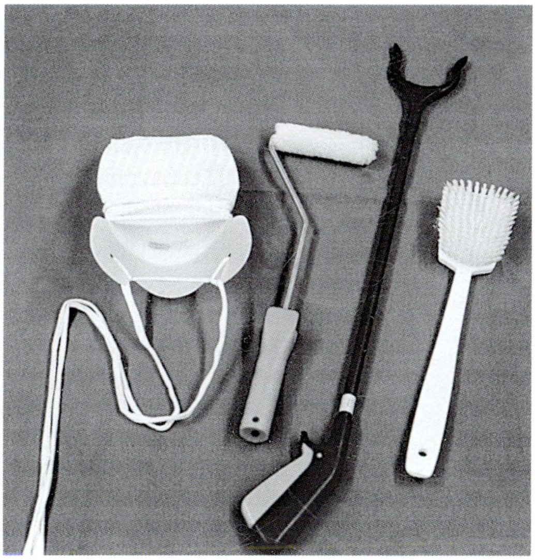

Abb. 4.70 Handelsübliche Hilfsmittel für die Körperpflege und das Anziehen (von links nach rechts): Strumpfanzieher, Eincremehilfe, Greifzange, lange Waschbürste.

Weitere Übungsmaterialien

Neben den speziellen funktionellen Übungsgeräten und Spielen, handwerklichen Gerätschaften und alltäglichen Gebrauchsgegenständen werden Bälle und Ringe verschiedener Größe und Beschaffenheit, Gymnastikstäbe, Luftballons, Seile und Taue, Tastbretter, mit Raps, Linsen oder Kies gefüllte Schüsseln, Kegel, Greifzangen, Widerstandsklammern, Pustebälle etc. verwendet. Mit ihnen lassen sich isoliert Bewegungsabläufe üben und ganz gezielt bestimmte einzelne Übungen durchführen, die jedoch durchaus sehr spielerisch gestaltet werden können (Kegeln, Ringewerfen, Tauziehen, Luftballontennis, Pustefußball etc.).

Materialien für die Therapie vorbereitende Maßnahmen

Eine erkrankte, verletzte oder operierte Extremität ist bei frühzeitigem Behandlungsbeginn oft überreizt, empfindlich, schmerzhaft und geschwollen. Auch die Oberflächensensibilität kann vorübergehend gestört sein. Deshalb bedarf es vorbereitender Maßnahmen zur Therapie. Dabei werden warme oder kalte Hand- und Armbäder, Wärmebehandlung mit Paraffin, Sand oder Kies und Kältebehandlung mit Raps, Eis oder Eiswasser (Tauchbad) durchgeführt (Kap. 4.5.3). Ödeme sollen im Sinne der Lymphdrainage z. B. mit einer weichen Bürste ausgestrichen, die Oberflächensensoren stimuliert oder beruhigt und die Durchblutung angeregt werden.

Dazu stehen der Ergotherapie Geräte, wie z. B. das Paraffinbad, eine Wärmekieswanne, Eismaschinen, verschieden weiche bis harte Bürsten, Igelbälle, spezielle Armbadewannen zur Verfügung (Kap. 4.5.2, 4.5.3).

4.7.4 Maßnahmen der allgemeinen und speziellen Hygiene

Patienten sind aufgrund ihrer Erkrankung oft geschwächt und besonders anfällig für alle Arten von Keimen, Viren, lokale oder generalisierte Infektionen. Überträger sind unter anderem das ärztliche, pflegerische und therapeutische Personal. Grundlegende hygienische Regeln und entsprechende Maßnahmen sollten deshalb in jeder ergotherapeutischen Abteilung, vor allem in Kliniken, Pflegeheimen und Rehabilitationseinrichtungen beachtet und eingehalten werden, auch wenn manche therapeutischen Techniken und Materialien (z. B. handwerkliche Arbeiten wie Korbflechten oder Holzarbeiten, Spiele aus Holz) in ihrer Anwendung hygienischen Regeln entgegenstehen. Auch auf dieser Basis muss die Auswahl geeigneter Verfahrensweisen, Techniken und Materialien für den einzelnen Patienten getroffen werden.

- Das gesamte Mobiliar ist leicht abwaschbar und problemlos mit Desinfektionsmitteln behandelbar. Oberflächen der Tische und Stühle werden täglich abgewischt. Regale, Schrankinnenräume, Materialbehälter und Behandlungsmaterial usw. werden regelmäßig, z. B. alle 3–4 Wochen gereinigt.
- Fußböden werden täglich gereinigt.
- Das Personal trägt Dienstkleidung, zusätzlich im Bedarfsfall, z. B. bei der Behandlung von infizierten Patienten, extra einen Schutzkittel, Handschuhe und Mundschutz.
- Regelmäßig bzw. mehrmals am Tag werden die Hände gewaschen und desinfiziert. An jedem Waschbecken befinden sich Seifen- und Desinfektionsmittelspender und ein Papierhandtuchkasten.
- Bei der Behandlung von Patienten mit offenen Wunden, schuppiger Haut usw. trägt die Therapeutin Handschuhe (auch zum eigenen Schutz).
- Die Materialauswahl für hochinfektiöse Patienten muss stark eingeschränkt werden auf die, die nach Gebrauch problemlos desinfiziert werden können. Unter Umständen belässt man manche Materialien oder Gerätschaften für die Dauer der Behandlung bzw. Infektion im Patientenzimmer.
- Bei der Beschaffung von Therapiegegenständen wird auf die Desinfizierbarkeit des Materials geachtet, Kunststoff und Metall sind zu bevorzugen.
- Sandsäckchen, Lagerungskissen und Ähnliches, Behandlungsliegen werden mit extra Bezug, Laken usw. zum Auswechseln und Waschen versehen.
- Behandlungsmaterialien wie Igelbälle, Sandsäckchen, Bürsten usw. sind bzgl. der durchschnittlichen Patientenzahlen in ausreichender Menge vorhanden, so dass z. B. jeder Patient mit einer Handverletzung einen „eigenen“ Behandlungskorb inklusive einer Behandlungsunterlage (Handtuch oder Ähnliches) für die Dauer seiner Behandlungszeit hat.
- Die Aufsätze von Massagegeräten, Narbenpumpe usw. werden nach jeder Behandlung desinfiziert.
- Alle Sensi-Materialien (Kies, Raps, Reis, Linsen etc.) werden entweder in gewissen Abständen gewaschen und/oder stark erhitzt (z. B. im Backofen) oder ausgetauscht. Patienten desinfizieren ihre Hände immer vor Gebrauch dieser Materialien. Patienten mit Wunden, schuppiger Haut etc. dürfen die Sensi-Materialien nur mit Handschuhen, zumindest einem Fingerling benutzen.

Sind Patienten an infektiösen Keimen erkrankt, z. B. Durchfallerkrankungen, MRSA (multiresistenter Staphylococcus aureus), oder bei Patienten mit frischen Operations- oder anderen Wunden müssen spezielle Anweisungen befolgt werden. Die allgemeinen und speziellen Regeln der Krankenhaushygiene und Desinfektion bilden die Grundlage. Im Zweifelsfalle sind immer Hygienefachkräfte des Krankenhauses einzuschalten.

Literatur

Anatomische und funktionelle Grundlagen motorisch-funktioneller Behandlungsverfahren

Betz U. Die Therapie des Bewegungssystems. In: Hüter-Becker A. Lehrbuch zum Neuen Denkmodell der Physiotherapie, Band 1: Bewegungssystem. Stuttgart: Thieme; 2002.

Bollinger T. Praxisrelevanz von anatomischen und funktionellen Bewegungsachsen. Ergotherapie und Rehabilitation. 2005; 5: o.A.

Bollinger T. Skript zum FNF Basiskurs Neurofunktionelle Grundlagen von Haltung und Bewegung; 2002.

Bollinger T. Tonusdysregulation und Spastizität bei Patienten nach CVI – Hypothesen und therapeutische Ansätze. Neurologie und Rehabilitation. 2002: 35.

Bruijn de R. Orthopädische Medizin, Teil 1, Obere Extremitäten. Eersel: NAOG Verlag; 2000.

DVE, Hrsg. Indikationskatalog Ergotherapie. Idstein: Schulz-Kirchner; 2004.

Hauser-Bischof C. Schulterrehabilitation in der Orthopädie und Traumatologie. Stuttgart: Thieme; 2003.

Hochschild J. Strukturen und Funktionen begreifen, Bd. 1. Stuttgart: Thieme; 1998.

Kaltenborn FM. Manuelle Mobilisation der Extremitätengelenke. Oslo: Olaf Norlis Bokhandel; 1992.

Kapandji IA. Funktionelle Anatomie der Gelenke, Bd. 1, Obere Extremität. Stuttgart: Enke; 1984.

Klein-Vogelbach S. Funktionelle Bewegungslehre. 3. Auflage. Heidelberg, Berlin: Springer; 1986.

Maitland GD. Manipulation der peripheren Gelenke. Heidelberg, Berlin: Springer; 1991.

Schmidt RF. Neuro- und Sinnesphysiologie. 3. Auflage. Berlin: Springer, 1998.

Schünke M. Funktionelle Anatomie des Bewegungssystems. Stuttgart: Thieme; 2000.

Wolf HD. Neurophysiologische Aspekte des Bewegungssystems. Heidelberg: Springer; 1996.

Diagnostische Verfahren

Biefang I, Potthoff P, Schliehe F. Assessmentverfahren für die Rehabilitation. Göttingen: Hogrefe; 1999.

Bullinger M, Kirchberger I. SF-36 Fragebogen zum Gesundheitszustand. Göttingen: Hogrefe; 1998.

College of Occupational Therapists. Short definition of occupational therapy. In: Occupational Therapy News. 2004; 12: 7.

Gerdes N, Jäckel WH. Indikatoren des Reha-Status (IRES) – Ein Patientenfragebogen zur Beurteilung von Rehabilitationsbedürftigkeit und -erfolg. Rehabilitation. 1992; 31: 73.

Germann G, Harth A, Wind G, Demir E. Standardisierung und Validierung der deutschen Version 2.0 des „Disability of Arm, Shoulder, Hand (DASH)" Fragebogens zur Outcomemessung an der oberen Extremität. Unfallchirurg. 2003; 106: 13.

Harth A, Vetter W. Grip and pinch strength in occupational groups. Occupational Therapy International. 1994; 1: 13.

Hudak P, Amadio P, Bombardier C. Development of an upper extremity health status instrument: the DASH (Disabilities of Arm, Shoulder, Hand) The Upper Extremity Collaborative Group (UECG). Am J Ind Med. 1996; 29: 601.

Jester A, Harth A, Germann G. Measuring levels of upper-extremity disability in employed adults using the DASH questionnaire. J Hand Surg. 2005; 30A: 1074.

Kohlmann T, Raspe H. Die patientennahe Diagnostik von Funktionseinschränkungen im Alltag. Psychomed. 1994; 6: 21.

Law M, Baum C, Dunn W. Measuring occupational performance. Thorofare: Slack; 2001.

Niethard F, Pfeil J. Orthopädie. Stuttgart: Hippokrates; 1992.

Opacich K. Assessment and informed decision-making. In: Christiansen C, Baum C. Occupational Therapy – overcoming human performance deficits. Thorofare: Slack; 1991.

Rogge KE. Basiskarte: Testtheorie. In: Rogge KE, Hrsg. Methodenatlas. Heidelberg: Springer; 1995.

Stein F, Cutler S. Clinical research in allied health and special education. San Diego: Singular; 1996.

World Health Organization. International Classification of Functioning, Disability and Health. (ICF). Geneva 2001. www.who.int/classification/icf. Abgerufen: 11.9.2005.

World Health Organization. Internationale Klassifikation der Funktionsfähigkeit, Behinderung und Gesundheit (ICF), deutschsprachige Fassung. Deutsches Institut für medizinische Dokumentation und Information (DIMDI), Hrsg. Version 1.0. 2003.

Behandlungsplan, Muskelfunktionstraining, Koordinationstraining

Ensingbach T, Klümper A, Biedermann L. Sportphysiotherapie und Rehabilitation. Stuttgart: Thieme Verlag; 1992.

Feiler M, Hrsg. Klinisches Reasoning in der Ergotherapie, Überlegungen und Strategien im therapeutischen Handeln. Berlin, Heidelberg: Springer Verlag.

Pedretti LW, Zoltan B. Occupational Therapy, Practice Skills for Physical Dysfunction. Mosby Verlag; 1994.

Waldner-Nillson B. Ergotherapie in der Handrehabilitation – Ein Praxisleitfaden. Heidelberg, Berlin: Springer Verlag; 1997.

Weineck J. Sportanatomie. Balingen: perimed Fachbuch Verlagsgesellschaft; 1986.

Gelenkmobilisation, Manuelle Therapie, Dehnung

Evjenth O, Hamberg J. Muskeldehnung warum und wie? Praxis der Physikalischen Therapie. Stuttgart: Thieme; 1997.

Neumann HD. Manuelle Medizin. Berlin, Heidelberg: Springer; 1989.

Thomann K. Orthopädie von A–Z. Stuttgart: Thieme; 1989.

Sensibles und motorisches System, Behandlungsverfahren bei sensiblen Dysfunktionen

Anthony MS. Dispensation in Hand Rehabilitation. Edinburgh: Churchill Livingstone; 1993.

Barber L. Desensitization of the traumatized hand. In: Hunter J, Mackin E, Callahan A. Rehabilitation of the Hand: Surgery and Therapy. London: Mosby; 1995.

Bell-Krotoski J. Light touch – deep pressure testing using Semmes-Weinstein Monofilaments. In: Hunter J, Mackin E, Callahan A. Rehabilitation of the Hand: Surgery and Therapy. London: Mosby; 2002.

Callahan AD. Methods of compensation and re-/education for sensory dysfunction. Rehabilitation of the Hand: Surgery and Therapy. London: Mosby; 1990/1995.

Deetjen P, Speckmann EJ. Physiologie. München: Urban & Fischer; 1992.

Dellon A. Somatosensory testing and Rehabilitation. The American Occupational Therapy Assosiation. Bethseda; 1997.

Fess E. Sensory Re-education. In: Hunter J, Mackin E, Callahan A. Rehabilitation of the Hand: Surgery and Therapy. London: Mosby; 2002.

Johansson BB. Brain plasticity and stroke rehabilitation. The Willis lecture. Stroke. 2000; 31.

Johansson R, Vallbo Å. Tactile sensory coding in the glabrous skin of the human hand. Trends Neurosci. 1994; 6.

Lundborg G. A 25-year perspective of peripheral nerve surgery; Evolving neuroscientist concepts and clinical significance. J Hand Surg. 2000a; 25A.

Lundborg G. Brain plasticity and hand surgery; an overview. J Hand Surg. 2002; 25 B.

Lundborg G. Enhancing posttraumatic nerve regeneration. J Peripher Nerv Syst. 2002, 7.

Lundborg G. Handkirurgi – skador sjukdomar, diagnostik och behandling. 2nd edn. Sudentliteratur Lund.

Lundborg G. Nerve injury and repair. Edinburgh: Churchill Livingstone; 1998.

Lundborg G, Rosén B. Sensory relearning after nerve repair. Lancet. 2001.

Lundborg G. Sensory relearning after nerve repair. The Lancet. 2001; 8.

Lundborg G. The hand and the brain. In: Hunter J, Mackin E, Callahan A, ed. Tendon and nerve surgery in the hand. London: Mosby Year book; 1997.

Mayer K. www.neuro 24.de. Abgerufen: 9.3.2004.

McCabe CS, Haigh RC, Ring EF, Halligan PW, Wall PD, Blake DR. A controlled pilot study of the utility of mirror visual feedback in the treatment of complex regional pain syndrome (type 1). Rheumatology. 2003; 42: 97.

Merzenich MM, Jenkins WM. Reorganisation of cortical representation of the hand following alterations of skin inputs induced by nerve injury, skin island transfers and experience. J Hand Ther. 1993; 6.

Ramachandran VS, Hirstein W. The perception of phantom limbs. The D.O. Hebb Lecture. Brain. 1998; 121: 1603.

Rosén B, Balkenius C, Lundborg G. Sensory re-education today and tomorrow. Review of evolving concepts. Br J Hand Ther. 2003; 8.

Rosén B, Lundborg G, Dahlin LB. Nerve repair: correlation of restitution of functional sensibility with specific cognitive capacities. J Hand Surg. 1994; 198.

Rosén B, Lundborg G. A new model instrument for outcome after nerve repair. Hand Clin. 2003; 19.

Rosén B, Lundborg G. A new tactile gnosis instrument in sensibility testing. J. Hand Ther 1998; 11: 251–7

Rosén B, Lundborg G. Early use of artificial sensibility to improve sensory recovery after repair of the median and ulna nerve. Scand J Plast Reconstr Surg Hand. 2003; 37.

Rosén B. The sensational hand Clinical assessment after nerve repair. Thesis University of Lund. Lund: 2000.

Rosén B. Training with a mirror in rehabilitation of the hand. Scand J Plast Reconstr Surg Hand. 2005; 39: 104.

Stanley B, Tribuzi S. Concepts in Hand Rehabilitation. Philadelphia: F. A. Francis Company; 1992.

Waldner-Nilsson B. Ergotherapie in der Handrehabilitation: Ein Praxisleitfaden, Bd. 2. Berlin, Heidelberg: Springer; 1997.

Yerxa E, Barber L. Development of a Hand Sensitivity Test for the Hypersensitive Hand. American Journal of Occupational Therapy. 1983; 3: 176.

Thermotherapie, Massage, Atemtherapie

Brüne L. Reflektorische Atemtherapie. Stuttgart: Thieme; 1994.

Hüter-Becker A, Schewe H, Heipertz W. Physiotherapie, Bd. 5. Stuttgart: Thieme; 1997.

Hüter-Becker A, Schewe H, Heipertz W. Physiotherapie, Bd. 6. Stuttgart: Thieme; 1996.

Krämer L, Stock M, Winter M. Klinikleitfaden Orthopädie. Neckarsulm, Ulm: Jungjohann; 1993.

Lange A. Schmerzbehandlung und Wärmetherapie. Fachzeitschrift Physikalische Therapie. 1995: 3; 173.

Belastungstraining

Deutsches Institut für medizinische Dokumentation und Information, DIMDI, Hrsg. ICF. Stand Oktober 2004.

Erbstsößer S, Nellessen G, Schuntermann M. FCE Studie, FCE-Systeme zur Beurteilung der arbeitsbezogenen Leistungsfähigkeit Abschlussbericht. Schliehe F, Schuntermann M, Schian HM, Projektleitung. VDR, Institut für Qualitätssicherung In Prävention und Rehabilitation (GmbH) an der Deutschen Sporthochschule Köln; 2003.

Germann G, Harth A, Wind G, Demir E. DASH: Disabilities of the Arm, Shoulder and Hand. Deutsche Version 2001.

Institut für Qualitätssicherung In Prävention und Rehabilitation (GmbH) an der Deutschen Sporthochschule Köln. IMBA. www.imba.de. Abgerufen: 10.3.2005.

Isernhagen S. Work Injury Management and Prevention. Oxford: Aspen; 1988.

Kaiser H, Kersting M, Schian HM, Jacobs A, Kasprowski D. EFL: Stellenwert des EFL Verfahrens nach Susan Isernhagen in der medizinischen und beruflichen Rehabilitation. Rehabilitation. 2000; 39: 297–306.

Kaiser H, Kersting M, Schian HM. ERGOS: Stellenwert des Arbeitssimulationsgerätes ERGOS als Bestandteil der leistungsdiagnostischen Begutachtung; Rehabilitation. 2000; 39: 175–184.

Pedretti LW, Zoltan B. Occupational Therapy – Practice Skills for Physical Dysfunction. Mosby Verlag, 1994.

Schuntermann MF. Einführung in die ICF. Landsber: ecomed Medizin; 2005.

Tesak J, Hrsg. ICF in der Rehabilitation. Idstein: Schulz-Kirchner; 2005.

Gelenkschutz-, Prothesentraining, Schienenbehandlung, Rückenschule, ADL-Training, Umfeldberatung, Strukturelle Voraussetzungen

Borchers C, Koesling C, Maass V, Reiff S. Ergotherapie – Gelenkschutz für Rheumakranke. Dt. Rheuma-Liga Berlin. 1992.

Brügger A. Gesunde Körperhaltung im Alltag. Zürich: Verlag Dr. Brügger; 1984.

DVE, Deutscher Verband der Ergotherapeuten e.V., Hrsg. Indikationskatalog Ergotherapie. Idstein: Schulz-Kirchner; 2004.

Fachklinik Bad Heilbrunn. www.fachklinik-bad-heilbrunn.de /gelenkschutztraining. Abgerufen: 20.3.2006.

Mellenthin-Seemann U, Steier F, Schulz A. Gelenkschutzunterweisung bei Patienten mit chronischer Polyarthritis. Leitfaden für Ergotherapeuten. Heidelberg, Berlin: Springer; 1988.

Miesen M, Hrsg. Berufsprofil Ergotherapie. Idstein: Schulz Kirchner; 2004.

Rheuma-Liga.www.rheuma-online.de/gelenkschutz-massnahmen. Abgerufen: 20.3.2006.

5

Neurophysiologische und neuropsychologische Verfahren

Inhalt:

5.1 Gemeinsamkeiten der neurophysiologischen und neuropsychologischen Verfahren

5.1.1 Neurophysiologische und neuropsychologische Verfahren in der Ergotherapie

Ute Steding-Albrecht

In diesem Kapitel werden neurophysiologische und neuropsychologische Verfahren mit ihren theoretischen Grundlagen und Anwendungsmöglichkeiten vorgestellt. Für die ergotherapeutische Behandlung von Patienten mit zerebral bedingten Einschränkungen der Bewegungs- und Handlungsfunktion stellen sie die bedeutsamste Grundlage dar. Nahezu 2/3 aller ambulanten ergotherapeutischen Behandlungen fallen unter die neurophysiologischen und neuropsychologischen Verfahren. Die Modelle der Ergotherapie (Kap. 1.11) haben den Prozess der Behandlung mit beeinflusst und mitgestaltet.

Ergotherapeuten übertragen Behandlungskonzepte, wie z. B. das Bobath-Konzept, auf der Basis der ICF gezielt in den Alltag des Patienten und nutzen dessen Aktivitäten und Betätigungsvermögen, um mit diesem gemeinsam definierte Zielsetzungen, wie z. B. das Anziehen von Socken, zu realisieren. Die Begriffe motorisch-perzeptiv, neurophysiologisch und/oder sensomotorisch werden in diesem Kapitel synonym verwendet.

> ***Konzept***: „Eine Idee, die Beziehungen definiert und etwas beschreibt. Es wird üblicherweise durch Wörter oder Symbole ausgedrückt" (Hagedorn 2000, S. 34). Ein Konzept enthält zwar keine konkreten Handlungsanweisungen, es bildet jedoch den Rahmen für Verfahren (s. u.).

Begriffe wie Konzept, Verfahren, Methode und Techniken wurden und werden häufig synonym verwendet, bezeichnen aber eigentlich unterschiedliche Inhalte. Dieses Kapitel spiegelt die aktuelle Situation in der Ergotherapie. Die anstehende Begriffsklärung ist ein sehr umfassendes Thema und eine Aufgabe, die an anderer Stelle geleistet werden muss und sicherlich geleistet wird.

In der ergotherapeutischen Behandlung ist es häufig sinnvoll, verschiedene Verfahren miteinander zu vernetzen, weil sich Betätigung im Alltag aus neurophysiologischen und neuropsychologischen Anteilen zusammensetzt.

Beispiel: Ein Kind mit einer spastischen Tetraparese ist durch seine Bewegungsstörung häufig auch in der Wahrnehmungsverarbeitung beeinträchtigt. Oder: Ein erwachsener Patient mit Hemiplegie wird nach dem Bobath-, Perfetti- oder Johnstone-Konzept behandelt, es kann jedoch notwendig sein, den Patienten während der Therapie z. B. durch „Führung" handelnde Betätigung erleben zu lassen, wobei Aspekte des Affolter/St. Galler-Konzepts zum Tragen kommen. Diese Vernetzung von verschiedenen Behandlungsverfahren und Behandlungskonzepten setzt somit in der Regel grundlegende Kenntnisse in mehreren Verfahren voraus. Weiterbildung und Spezialisierung in diesen Behandlungskonzepten tragen ihrerseits zur Effektivität der ergotherapeutischen Behandlung bei.

> ***Verfahren***: planmäßiges Vorgehen bei der Erarbeitung von Therapiezielen. Ein Verfahren (bzw. eine Methode) enthält konkrete Handlungsanweisungen.

Die neurophysiologischen und neuropsychologischen Verfahren haben in den letzten Jahren noch einen verstärkten Stellenwert innerhalb der Rehabilitation erlangt. Das liegt sicher auch an den fortgeschrittenen neurowissenschaftlichen Erkenntnissen. Diese weisen einen engen Zusammenhang zwischen Hirnleistung und Handlungsfähigkeit sowie den Verhaltensweisen der Patienten nach und haben in die Behandlungsverfahren Eingang gefunden.

Um Tätigkeiten gezielt und effektiv ausführen zu können, stellen also neben den physiologischen, neuropsychologischen und anatomischen auch die verschiedensten neuropsychologischen Kenntnisse eine zentrale Voraussetzung dar.

Erkenntnisse der bereits erwähnten Hirnforschung haben auch in der Ergotherapie den Weg für neue Verfahren gebahnt. Dazu gehören z. B. die hier erstmals aufgenommenen Abschnitte: F.O.T.T. (Kap. 5.2.5), Forced-use-Therapie (Kap. 5.2.9), HoDT (Kap. 5.2.12) oder die Bio-Feedback-Therapie (Kap. 5.2.10).

Ein Ende der Entwicklung bei den neurophysiologischen und neuropsychologischen Verfahren in der Ergotherapie ist durch die rasche Entwicklung der Neurowissenschaften nicht absehbar. Betätigung als Zentrum des Behandlungsprozesses wird jedoch Schwerpunkt der Ergotherapie bleiben.

5.1.2 Neurophysiologische, neuropsychologische und medizinische Grundlagen, neuronales Lernen

Monika Müller

Dieses Kapitel beschreibt, wie Lernen sich auf das Verhalten des Menschen auswirkt. Viele Faktoren tragen zu diesem Lernen bei. Makroskopische und mikroskopische anatomische Strukturen müssen intakt sein. Das Gehirn hat die Aufgabe, Reize wahrzunehmen, zu filtern, zu integrieren und durch das Gedächtnis abrufbar zu machen. Motivation ist der Auslöser für die Bewegungsplanung. Ist die Muskulatur noch nicht geübt, werden die an der Bewegung beteiligten Muskeln durch Wiederholung trainiert. Das bedeutet, dass neue Synapsen entstehen und die Geschicklichkeit sich verbessert. Voraussetzung für diese Verbesserung ist also die Plastizität des Gehirns. Das komplexe Zusammenspiel von zentralem Nervensystem und Peripherie stellt sich besonders dar, wenn man die Folgen von Hirnschädigungen, Funktionsstörungen oder Störungsbilder wie Syndrome und spezifische Krankheitsbilder betrachtet.

Das Begreifen der Umwelt ist nur durch Perzeption und Motorik möglich, und jede Handlung, als Ausdruck emotionaler und kognitiver Leistung, erfordert planvolle und gezielte Bewegung. Unter Lernen versteht man den Erwerb eines neuen Verhaltens. Der Lernende kombiniert neue Erkenntnisse mit bereits erworbenem Wissen. Verfügbare neue Informationen werden verarbeitet und in höhere Denkprozesse integriert, wobei die Integration der Inhalte sich allerdings in unvollständigen Schritten vollzieht (Umphred 2000).

> **!** Während seines ganzen Lebens nimmt der Mensch Informationen auf, alle Lernprozesse sind Ausdruck der Plastizität des Nervensystems.

Definitionsgemäß beschäftigt sich die Neurophysiologie u.a. mit dem Zusammenspiel von Wahrnehmung und Bewegung, während die Neuropsychologie die Gesamtheit kognitiver und psychischer Funktionen beschreibt. Der medizinische Bereich grenzt die Pathologie von einem „normalen" Gesundheitszustand ab. Der Zustand des Gesundseins hat viele Variablen und geht fließend in die Pathologie über. Die drei Bereiche Neurophysiologie, Neuropsychologie und Neurologie sind sehr eng miteinander verwoben.

Neuroanatomische Grundlagen

Es wird zwischen zentralem und peripherem Nervensystem unterschieden. Zum zentralen Nervensystem (ZNS) gehören Gehirn und Rückenmark, zum peripheren Nervensystem gehören alle übrigen Teile des Nervensystems. Ferner kann das Nervensystem in mikroskopische und makroskopische Strukturen unterteilt werden.

Mikroskopische Strukturen des Nervensystems

Das Gehirn ist ein von vielen Millionen Nervenzellen gebildetes Netzwerk. Das Neuron ist die signalgebende Einheit des Nervensystems. Zellkörper, Axon und Dendrit sind die Grundstrukturen eines Neurons **(Abb. 5.1)**.

Die Nervenzelle wird durch ein Gewebe, Glia, genährt, gestützt und immunologisch abgeschirmt. Eine große Anzahl von Dendriten nimmt Informationen auf, aber nur ein Axon leitet das Signal weiter.

An den Synapsen werden Informationen aufgenommen (> 1000 Impulse/s). Diese Informationen werden chemisch über Transmitter auf die Zellmembran und somit auf die Zelle übertragen bzw. in elektrische Aktivität umgesetzt. Diese elektrischen Aktivitäten werden von der Zelle verarbeitet und weitergeleitet, bis sie schließlich das Axon erreichen. Durch diese neuronalen Verschaltungen entstehen Neuronennetzwerke, die zu spezialisierten Funktionen führen. Die Synapsen sind nicht nur

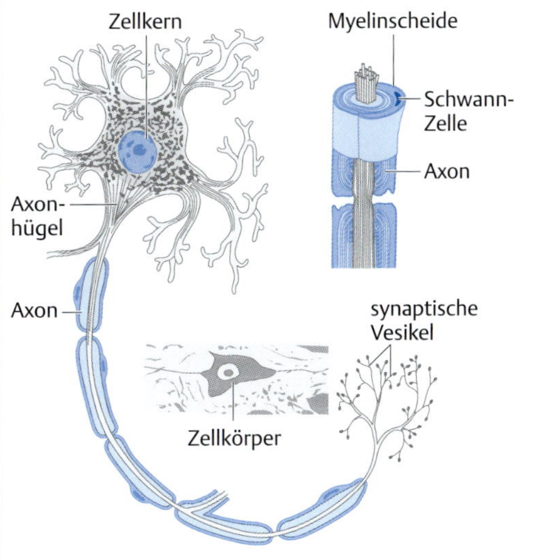

Abb. 5.1 Neuron.

Kontaktstellen, sondern auch Rechner und Regler einer neuronalen Einheit.
Nervenfasern sind gebündelte Axone, dies betrifft sowohl die Nervenfasern des zentralen als auch des peripheren Systems. Die meisten Axone sind umschlungen von einer Mark- oder Myelinscheide. Je größer der Umfang einer Nervenfaser ist, umso schneller leitet sie einen Impuls. Die Ia-Fasern sind die schnellsten Leitungsfasern des Körpers.

Beispiel: Bei einer Ausgleichsbewegung des Körpers durch die Neigung des Kopfes nach vorn, werden durch die Innervation der Muskulatur über die schnellen Leitungen die Füße belastet, um das Gleichgewicht zu sichern. Bei neurologischen Patienten sind diese Anpassungsmechanismen oft gestört.

In **Tab. 5.1** kann man erkennen, dass die Nozizeptoren (Schmerzrezeptoren) den kleinsten Durchmesser haben. Diese Fasern leiten am langsamsten, ihre Nervenleitungsgeschwindigkeit beträgt 1 m/s. Jeder weiß, wie schnell man trotzdem einen Finger aus einer Kerzenflamme zurückzieht. Bei einer Schmerzempfindung wird die motorische Reaktion über die Ia-Fasern ausgelöst, deren Nervenleitungsgeschwindigkeit 100m/s beträgt.

Makroskopische Strukturen des zentralen Nervensystems

Gehirn und Rückenmark gehören zu den makroskopischen Strukturen des zentralen Nervensystems. Das Gehirn setzt sich zusammen aus dem Telenzephalon, Dienzephalon, Hirnstamm und Kleinhirn. Es hat zwei Hemisphären mit jeweils unterschiedlichen Funktionen. Der Corpus callosus verbindet diese beiden Hemisphären. Anatomische Areale des Telenzephalons sind der Frontal-, Parietal-, Temporal- und Okzipetallappen. Der Kortex (Großhirnrinde) besteht aus verschiedenen spezialisierten Gebieten, für die es verschiedene Einteilungen gibt. Am bekanntesten ist die Kartierung nach Brodmann (**Abb. 5.2**).

Der Hirnstamm besteht aus Medulla oblongata, Brücke und Mittelhirn. Thalamus, Hypothalamus, Epithalamus und Subthalamus bilden das Dienze-

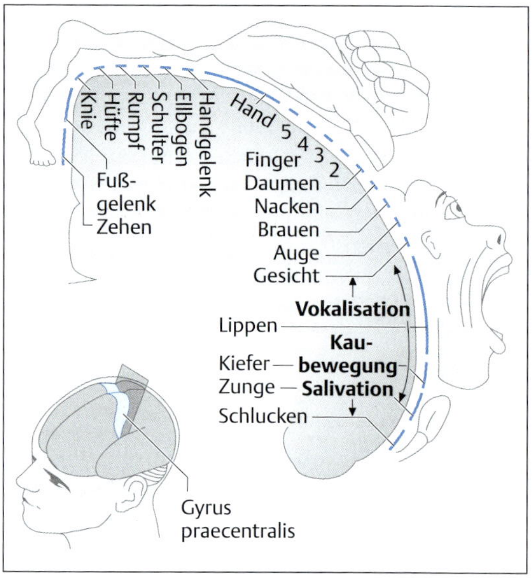

Abb. 5.2 Kartierung nach Brodmann.

Tab. 5.1 Geschwindigkeit afferenter und efferenter Nervenleitungen

Fasertyp		Funktion, Innervation	Faserdurchmesser (µm)	Leitungsgeschwindigkeit (m/s)
Afferente Fasern	Ia	Intrafusale Muskelfasern Primäre Muskelspindelafferenzen	13 – 20	80 – 120
	Ib	Hautafferenzen für Berührung und Druck	8 – 10	30 – 70
	II	Muskelspindeln	6 – 12	15 – 30
	III	Sympathisch prä-ganglionär	1 – 5	5 – 30
	IV	Nozizeptoren	0,2 – 1,5	0,5 – 2
Efferente Fasern	Aα	Skelettmuskeln	18	100
	Aβ	Berührung und Druck	8	50
	Aγ	Intrafusale Muskelfasern	5	20

phalon. Das Rückenmark besteht aus drei Regionen: Hinterhorn, Vorderhorn und dem mittleren Bereich.

Funktionelle Organisation des zentralen Nervensystems

Das Rückenmark ist die erste Verschaltungsebene des zentralen Nervensystems für die hinteren, sensiblen Afferenzen (aufsteigende Nervenbahnen) der Extremitäten und des Rumpfes. Aufsteigende Bahnen ziehen vom Hinterhorn des Rückenmarks nach kranial zu den motorischen Zentren des Gehirns **(Abb. 5.3a–b).** Die vorderen, motorischen Efferenzen (absteigende Nervenbahnen) ziehen von kranial kommend über das Vorderhorn zu den Muskeln. Lange Zeit wurden die absteigenden Bahnen in pyramidale und extrapyramidale Bahnen eingeteilt. Der holländische Psychologe Henricus Küypers hat sie funktionell und logisch in mediale und laterale Bahnen eingeteilt. Die medialen sind für die Motorik des Rumpfes und die angrenzenden großen Gelenke zuständig, während die lateralen Bahnen die Bewegung der Extremitäten und ihre Selektivität betreffen **(Abb. 5.4).**

Im Rückenmark befinden sich Zentren, die *Generatoren* genannt werden. Sie sind verantwortlich für die reziproke Innervation von Flexoren und Extensoren. Handelt es sich um die reziproke Innervation für das Gehen, so spricht man von „spinalen Lokomotionsgeneratoren". Im mittleren Bereich des Rückenmarkes befinden sich *Interneurone*, die Impulse inhibieren und modulieren, also Impulse abschwächen und anpassen.

Die Funktionen des Hirnstamms sind lebensnotwendig: Er reguliert die Atmung und den Blutdruck, motorische Grundfunktionen sind ebenfalls integriert.

Im Dienzephalon sorgt der Thalamus für die Informationsweiterleitung von Emotionen, Gedächtnisinhalten und verschiedenen Formen des Empfindens an den Kortex. Er beeinflusst Antrieb und Aufmerksamkeit. Der Hypothalamus hält die Körpertemperatur konstant und regelt den Stoffwechsel. Er steuert Hunger und Durst, Reproduktion und Emotionen. Für den Drüsenhaushalt ist der Epithalamus zuständig, Bewegungen werden u.a. durch den Subthalamus reguliert.

Der Kortex ist paarig angelegt. Kommissurenfasern verbinden die beiden Hemisphären. Die meisten verlaufen im Corpus callosum. Obwohl der Kortex paarig angelegt ist, unterscheiden sich die Funktionen der Hemisphären, so nimmt die linke Hemisphäre Einzelheiten wahr, z. B. ein Haus. Der Begriff Stadt, also die Summe, wird jedoch in der rechten Hemisphäre verarbeitet. Kortexareale, die für sensorische oder motorische Funktionen zuständig sind, werden *Assoziationsfelder* genannt. Im motorischen Bereich ist das primäre kortikale Areal für die eigentliche Funktion zuständig, während z. B. das sekundäre die Planung übernimmt.

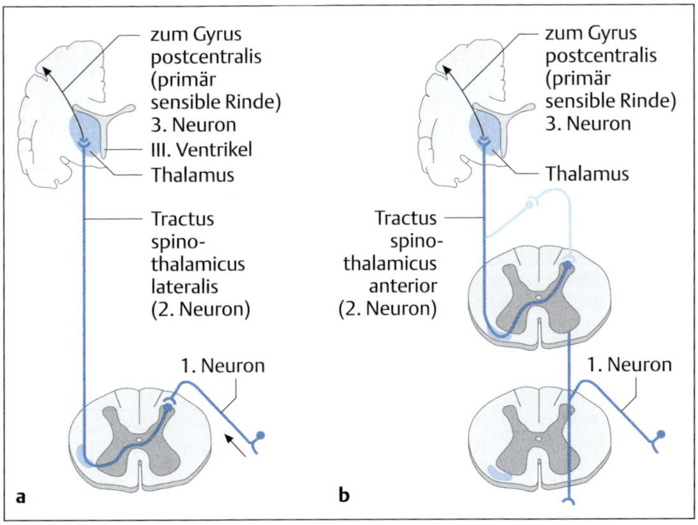

Abb. 5.3a–b Gehirn und Rückenmark. **a** Aufsteigende Bahnen vom Hinterhorn des Rückenmarks zu motorischen Zentren im Gehirn. **b** Verschaltung auf Rückenmarkebene.

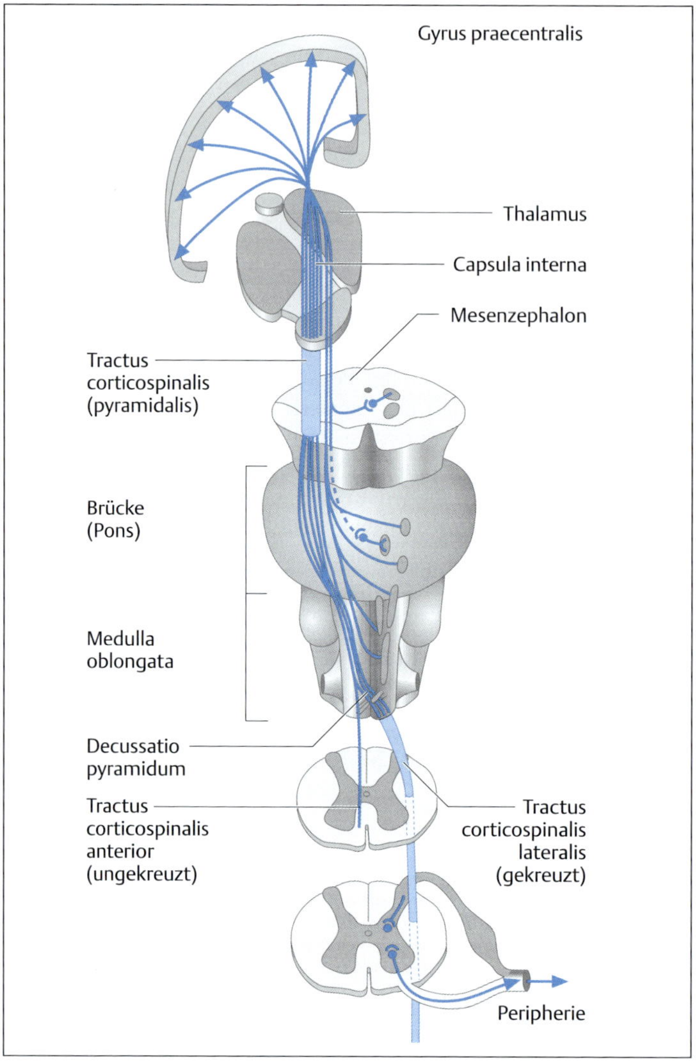

Abb. 5.4 Mediale Bahnen für Motorik und Rumpf.

Muskelphysiologie

Der Mensch besitzt ungefähr 400 Muskeln, die verschiedene Formen und Längen aufweisen. Muskeln bauen Spannung auf (und sind Spannungen ausgesetzt). Der Mensch hat einen individuellen Grundtonus, der erblich bedingt ist. Beim Bewegen verändert sich der Muskeltonus (dynamische Muskelarbeit), beim Halten bleibt er dagegen relativ konstant. Die Haltemuskeln, die für die statische Muskelarbeit zuständig sind, werden auch tonische oder rote Muskeln genannt. Sie kontrahieren sich langsam und können lange Haltearbeit leisten, bei relativ geringem Energieverbrauch. Dynamische Muskeln kontrahieren sich dagegen schnell. Sie können kurzfristig, kraftvoll arbeiten, ihr Energieverbrauch ist jedoch höher. Die dynamischen Muskeln werden auch phasische oder weiße Muskeln genannt.

Werden Muskel ruhig gestellt, so verliert der tonische Muskel an seinen Enden Sarkomere **(Abb. 5.5)** und verkürzt sich, während der phasische Muskel sich in seinem Durchmesser verringert, also Volumen einbüßt. Beide Muskelarten verlieren an Kraft. Der eine, weil er verkürzt ist und biodynamisch nicht gut arbeiten kann, der andere, weil er Muskelmasse verloren hat. Dieser Letztere ist atrophisch. Bei Kindern muss man zusätzlich unterscheiden, ob der Muskel verkürzt ist, oder aufgrund mangelnder Stimuli nicht gewachsen ist.

Die meisten Muskeln können sich nur in eine Richtung verkürzen. Für die Bewegung eines Körpersegments in mehrere Richtungen müssen sich

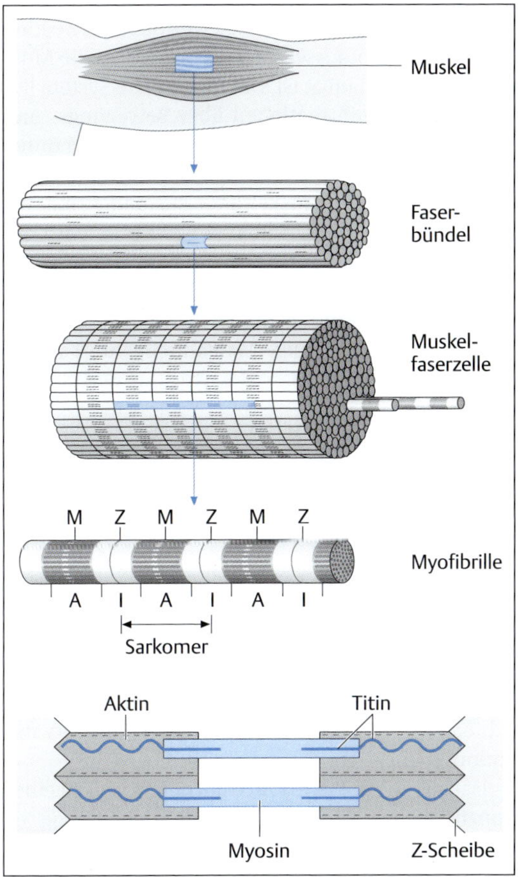

Abb. 5.5 Aktin, Myosin und Titin des Muskels.

mehrere Muskeln aktivieren. Den Muskel, der Bewegung ausführt, nennt man Agonist. Der Gegenspieler des Agonisten ist der Antagonist. Durch den Antagonisten wird der Agonist entsprechend seiner Anforderung in seiner Spannung angepasst. Dadurch wird die Bewegung harmonisch und selektiv. Beugt man z. B. den Arm, so ist der M. biceps der Agonist und der M. triceps brachii der Antagonist. Synergisten sind Muskeln die gemeinsam mit dem Agonisten arbeiten, z. B. M. biceps brachii und M. brachialis.

Das zentrale Nervensystem hat die Aufgabe, die motorische Kontrolle zu übernehmen. Bei schlechter Körperhaltung, langem inadäquaten Sitzen oder Bewegungsarmut verändert sich die motorische Kontrolle. Es treten oft Kompensationen auf. Bei Patienten muss beachtet werden, ob sie primär eine neurologische Pathologie aufweisen, oder ob es sich um eine muskuläre Problematik handelt.

Normale Bewegung normalisiert den Muskeltonus, der wiederum eine bessere Muskelaktivität zulässt. Es besteht also ein ständiges Zusammenspiel zwischen ZNS und Muskulatur. Lernen kann unterstützt werden, wenn eine Aktivität erst praktisch, konkret ausgeführt wird, z. B. eine Perlenkette aufziehen. Zuerst werden die Perlen angefasst, man begreift wie die Tätigkeit, Perlen auf eine Schnur ziehen, abläuft. Bei späteren, ähnlichen Tätigkeiten können oft Erfahrungen sofort abstrahiert werden, ohne dass man die Objekte erst anfassen muss. Greifen und Lernen sind eng miteinander verbunden.

Grundlagen des Erlernens einer Bewegung

Zum Lernen gehört „das Begreifen“, z. B. beim Nähen lernen. Die Nadel wird erst viel zu fest gehalten. Man holt sich erst taktile Informationen. Sobald man das Objekt registriert und verstanden hat, kann lockerer gelassen werden. Jetzt erst kann man mit dem Objekt funktionell umgehen.

Ein weiteres Element, das zum Lernen beiträgt, ist das Gefühl des Bewegens zu erfahren. Sich bewegen wird als einfach und leicht empfunden. Die Zeit, die bei einer Bewegung verstreicht, wird kaum registriert. Erst bei einer Entwicklungsverzögerung eines Kindes oder bei Bewegungsstörungen eines Erwachsenen nimmt man wahr, dass Bewegungen aus verschieden Phasen und Teilen bestehen.

Bewegungsplanung

Die Bewegung erfolgt aufgrund eines inneren Stimulus oder äußerer Einflüsse und kann automatisch oder willkürlich sein. Willkürbewegungen entstehen durch eine Idee. Darauf folgt die Bewegungsplanung, die häufig mit verschiedenen Ausführungsmöglichkeiten verbunden ist. Aus diesen Möglichkeiten wählt das Gehirn die ökonomischste und einfachste Bewegung, sodass der Körper mit minimaler Energie arbeitet und trotzdem ein maximales Resultat erzielt.

Während die Bewegung ausgewählt wird, erfolgt gleichzeitig über die Tiefensensibilität die Information, wo sich Rumpf und Extremitäten befinden. Raum und Zeitorientierung werden bei der Planung berücksichtigt. Im Gedächtnis ist die beste Ausgangsstellung gespeichert, um die Bewegung zu beginnen. Bei jeder Bewegungsplanung vergleicht das Gedächtnis, ob die Aufgabe einem vorherigen Bewegungsablauf ähnelt, um diese Erfahrungen für die Bewegungssteuerung zu nutzen. Bei einem ungewohnten Bewegungsablauf ist daher meist mehr Konzentration für die Bewegung erforderlich, sie ist langsamer und kann fehlerhaft sein. Ebenso wie der Bewegungsbeginn muss auch das Beenden einer Bewegung geplant werden.

Die Plastizität des Gehirns ermöglicht durch Planen, Wiederholen und Korrigieren das Erlernen einer neuen Aktivität. Selten werden ganz neue Bewegungen erlernt, sondern ein motorisches Grundprogramm wird um Teilkomponenten und Varianten ergänzt.

Stabilität und Bewegung

Der Körper benötigt Stabilität, damit er die Bewegung exakt ausführen kann. Meist sind der Rumpf und die proximalen Extremitätengelenke das Punctum fixum und die distalen Extremitätenabschnitte sind das Punctum mobile, z. B. beim Armheben. Der Schultergürtel (Punctum fixum) stabilisiert, während der Arm sich im Schultergelenk bewegt (Punctum mobile). Wenn sich die Extremitäten frei im Raum bewegen, spricht man von offenen Muskelketten, z. B. wenn man einen Ball fängt. Stützen sich die Extremitäten ab, spricht man dagegen von geschlossenen Muskelketten, z. B. sich abstützen, damit man nicht fällt.

Bei einem harmonischen Bewegungsablauf werden die Gelenke biomechanisch so eingestellt, dass Muskelursprung und -ansatz so zueinander stehen, dass der Muskel optimal arbeiten kann bzw. die beste Hebelwirkung erzielen kann.

Zur Stabilisation gehört das Zusammenspiel von Agonist und Antagonist, sie kontrahieren sich zur gleichen Zeit. Es kommt zu einer Kokontraktion. Diese Stabilisation ist nicht rigide, es sind immer kleine Anpassungsbewegungen möglich.

Bei Bewegungen kontrahiert sich dagegen der Agonist, während der Antagonist langsam loslässt. Der Agonist entwickelt die für eine Bewegung erforderliche Kraft und der Antagonist sorgt gleichzeitig für die angepasste Gegenspannung. Grundlage für Bewegungen ist die reziproke Innervation von Agonist und Antagonist.

Körperhaltung

Für die Planung und auch für die Kontrolle des Bewegungsablaufes ist das Gehirn zuständig. Es stimmt ab, welche Haltung eingenommen wird, während fast zur gleichen Zeit die eigentliche Bewegung ausgeführt wird. Eine Haltung ist statisch, aber doch so dynamisch, dass immer wieder Ausgleichsbewegungen gegen die Schwerkraft ausgeführt werden können. Diese feineren, kleinen Bewegungen vermisst man meist bei Patienten mit einer zentralen Nervenläsion. Für das Gehirn ist es eine außerordentliche Leistung, die Körperhaltung mit kleinen feinen Bewegungen auszuführen, aufrechtzuerhalten und zur gleichen Zeit die eigentliche Bewegung zu erzeugen. Voraussetzung dafür ist, dass die Muskelspannung adäquat ist. Das vestibuläre System liefert konstant Informationen über Bewegungs- und Lageempfinden. Diese Informationen werden durch visuelle und propriozeptive Systeme ergänzt, die für die Anpassung des Muskeltonus zuständig sind. Bei einer komplexeren oder neuen Bewegung wird der Ablauf durch eine konstante Rückmeldung (Feedback) an höhere neuronale Strukturen gegeben. Eine Vorausplanung ist möglich, wenn der Bewegungsablauf schon einige Male durchgeführt wurde (Feedforward-System).

Wahrnehmungsverarbeitung

Beobachtung führt die Wahrnehmung und das Denken zu einem Begriff. Wenn eine neue Tatsache wahrgenommen wird, muss dafür der entsprechende Begriff gebildet werden. Unter Wahrnehmung versteht Affolter: Alle Mechanismen, welche eingesetzt werden, um die Reize einer aktuellen Situation zu verarbeiten, einschließlich der verschiedenen sensorischen Modalitäten und Organisationsebenen.

Nach Fröhlich (1996) ist Wahrnehmung Teil eines ganzheitlichen Geschehens und Erlebens. Sie ist abhängig von Gefühlen, Beziehungen zu anderen Menschen, von der augenblicklichen Befindlichkeit, atmosphäre Stimmungen, Erinnerungen, Vorwissen usw.

Die Sinne nehmen die einströmenden Reize auf. Aus einer Vielzahl von Reizen werden die wichtigsten herausgefiltert. Während der Reizaufnahme finden zwei Aktivitäten statt:

- der selektierte Reiz wird weitergeleitet,
- die Unzahl der vielen, überflüssigen Reize wird unterdrückt.

Das Selektieren dieser überflüssigen Reize bedeutet, dass keine Aktivität durch diese Stimuli ausgelöst wird. Dieses Nichtreagieren, welches Ordnung und Harmonie in den Ablauf des Geschehens bringt, steht im Gegensatz zu einer geistigen Behinderung. Menschen mit geistiger Behinderung können häufig die auf sie einströmenden Reize nicht selektieren.

Die gefilterten Reize werden eingeordnet und klassifiziert. Das Gedächtnis speichert Neuigkeiten und vergleicht Phänomene, die es bereits kennt. Ist ein Vorgang bekannt und gleicht bzw. ähnelt vorherigen Gegebenheiten, dann kann der Reiz schneller weitergeleitet werden. Die Synapsen sind in diesem Fall durchlässiger als bei einem neuen Reiz. Durch die Klassifizierung der Reize bildet sich der zugehörige Begriff. Der Reiz wird übergeleitet zum Entscheidungsmechanismus und es kann zur Handlung kommen.

Das Hirngewebe differenziert sich im Verlauf der individuellen Entwicklung eines Menschen und ist in hohem Maße davon abhängig, in welchem Ausmaß die Sinnesorgane Reize aufnehmen und verarbeiten – also wahrnehmen können. Nur die Grundstruktur, sozusagen das genetische Entwicklungsprogramm, ist angeboren. Durch die Verschaltung mit bestimmten Großhirnregionen findet bei häufiger Wiederholung eine Speicherung statt und ermöglicht das Wiedererkennen.

Man unterscheidet Sensor und Rezeptor. Der Sensor bezieht sich auf den Sinnesrezeptor, der Rezeptor bindet Molekülkomplexe an Zelloberflächen – so wie bei den Rezeptoren von Transmittersubstanzen an den Synapsen.

Umwandlung von Umweltstimuli in die „Welt" des Gehirns

Die durch die Neuronen aktivierten bioelektrischen Potenziale sind in allen Rezeptoren identisch. Ein Potenzial besteht aus zwei Phasen: Transduktion und Kodifizierung. Während der Transduktion wird die Energie eines Stimulus aufgenommen (Absorption). Es entsteht ein bioelektrisches langsames Potenzial – Rezeptorenpotenzial. Als Kodifizierung bezeichnet man die Umwandlung des Rezeptorenpotenzials in ein Aktionspotenzial.

Sensoren können Reizstärke und Geschwindigkeit der Reizänderung kodieren. Viele Sensoren adaptieren während langandauernden Reizen. Die Transduktion schließt Prozesse der Informationsverarbeitung ein.

Was, wo, wie viel und wie lange nimmt der Mensch wahr? Bei einer sensorischen Erfahrung kann man die Modalität erkennen, meist lässt sich sagen, woher der Stimulus kommt und in welcher Stärke er sich manifestiert. Ebenso ist die Dauer erkennbar. Die örtliche Bestimmung ist auch bei einem komplexen Geschehen möglich durch den visuellen, taktilen und propriozeptiven Bereich. Eine weitere sensorische Fähigkeit ist, die Reizintensität zu bestimmen, z. B. die Stärke eines Geruchs oder den Glanz eines Lichtes. Das Wahrnehmen der Dauer des Stimulus bedeutet, dass Anfang und Ende eines Reizes registriert werden.

Plastizität

Neuronaufbau und Regeneration hängen von der Plastizität des Nervengewebes ab. Das Wachstum des Embryos und somit auch das Sprossen der nervalen Strukturen ist in erster Linie genetisch geregelt. Strukturen und Funktionen der Nervenbahnen sind durch die Plastizität bedingt. Der Prozess der Plastizität ist am intensivsten am Anfang des Lebens und nimmt progressiv ab, bleibt aber zeitlebens bestehen.

Neuroplastizität ist jegliche Veränderung des Nervensystems, die länger andauert als einige Sekunden. Die Veränderung kann beinhalten

- Habituation (Gewöhnung),
- Lernen,
- Gedächtnis und
- Wiederherstellung nach einer Läsion.

Zur Habituation kommt es, wenn wiederholt Stimuli gesetzt werden und die Antwort schwächer wird.

Durch die Positronenemissionstomographie (PET) sieht man, dass während eines Lernprozesses anfänglich ein großes Areal des Gehirns synaptisch aktiv ist. Durch Wiederholung verkleinern sich diese Areale, um sich nach Abschluss des Lernprozesses auf eine kleine Fläche zu beschränken. Das Gedächtnis bildet sich durch Wiederholung aus, wobei die Dendriten durch Assimilation von Proteinen aussprossen. Daraus bildet sich eine anatomische Struktur und verankert Gedächtnisinhalte.

Die frühkindliche Entwicklung hängt von der Strukturierung ab; zuständige neuronale Areale tragen mit ihrer synaptischen Aktivität dazu bei. Diese Phase wird die „kritische Entwicklungsperiode" genannt.

Der kanadische Psychologe Donald Hebb hat die Plastizität des Nervensystems erforscht. „Wenn ein Axon des Neuron A das Neuron B erregt und wiederholt oder anhaltend das Feuern d. h. die überschwellige Erregung von Neuronen bewirkt, so wird die Effizienz von Neuron A für die Erregung von Neuron B durch einen Wachstumsprozess oder eine Stoffwechselveränderung in beiden oder einem der beiden Neuronen erhöht" (Schmidt et al. 1999, S. 155).

Es gibt verschiedene Formen der neuronalen Plastizität. Man unterscheidet synaptische, axonale und dendritische sowie die Plastizität des Zellkörpers und Regeneration.

Die *synaptische Plastizität* hängt mit dem Gedächtnis auf molekularer Ebene zusammen. Sie fördert die synaptische Aktivität (Hebb-Gesetz). Die *dentritische* und *axonale Plastizität* wird stimuliert, baut sich aus oder ordnet sich durch Umwelteinflüsse.

Die *Zellköperplastizität* besteht darin, dass entweder im Frühstadium der menschlichen Entwicklung durch Zellteilung der Gewebeaufbau positiv beeinflusst wird, oder aber ein gezieltes physiologisches Zellsterben stattfindet. Im Gehirn von Erwachsenen findet im Prinzip keine Teilung der Neuronen mehr statt. Bei einer Schädigung besteht die Plastizität darin, dass andere vorhandene Neurone die Funktion übernehmen. Bei solchen Kompensationsphänomenen wird meistens die Funktion wieder erreicht. Es ist aber auch möglich, dass es zu einer nicht adäquaten Anpassung oder sogar zu einer pathologischen Antwort kommt. *Regenerationsplastizität* trifft man hauptsächlich bei einer Läsion eines peripheren Nervens an: Die Axone sprossen aus.

Neuropsychologie – Lernen und Gedächtnis

Zum Lernen und zu Gedächtnisleistungen gehören die Wahrnehmung, das Behalten und Abrufen von verbalen und nonverbalen Informationen. Auf zellulärer Ebene kommt es zu verstärkter Ausschüttung von Überträgersubstanzen der am Lernen beteiligten Neuronen. Lebt der Mensch in einer stimulierenden Umgebung, kommt es durch das Erfahren und Lernen zu einer Vielzahl von spezifischen und unspezifischen, makroskopischen, anatomischen, histologischen und molekularen Änderungen.

Das Gedächtnis ist eine für unser Verhalten entscheidende Funktion, die uns ein planvolles, auf die Zukunft gerichtetes Verhalten erst ermöglicht. Es werden die folgenden Arten unterschieden:

- *Sensorisches Gedächtnis:* Im sensorischen Gedächtnis werden Informationen nur für einige Millisekunden oder Sekunden gespeichert. Das bedeutet, dass man mehr wahrnimmt, als man sich merken kann. Im visuellen Bereich spricht man von ikonischem und im akustischen von echoischem Gedächtnis, beide sind dem bewussten Zugriff nicht zugänglich.
- *Kurzzeitgedächtnis:* Im Kurzzeitgedächtnis werden Informationen über einen Zeitraum von 30 – 60 Sekunden gespeichert. Anhand dieser Informationen können Tätigkeiten ausgeführt werden, die nach Abschluss der Aktion wieder vergessen werden. Als strukturelle Grundlage des Kurzzeitgedächtnisses werden polysensorische Gebiete des hinteren Parietallappens (beim Merken von Raumpositionen) sowie an der Grenze zwischen Parietal-/Temporal- und Okzipitallappen (beim Merken von Objekten) angenommen.
- *Langzeitgedächtnis:* Im Langzeitgedächtnis können Informationen Minuten bis Jahre verbleiben. Die Einprägung im Langzeitgedächtnis verläuft im Allgemeinen über das Kurzzeitgedächtnis; umgekehrt benötigt die Wiedergabe aus dem Langzeitgedächtnis das Kurzzeitgedächtnis. Die explizite, intentionale, deklarative Form kann man von der impliziten, prozeduralen, inzidentellen Form des Langzeitgedächtnisses unterscheiden. Die Inhalte des deklarativen Gedächtnisses sind dem Bewusstsein leicht zugänglich, die Aufnahme bzw. der Abruf von Informationen geschieht intentional, was für das prozedurale Gedächtnis nicht zutrifft.
- *Deklaratives Gedächtnis:* Innerhalb des deklarativen Gedächtnisses werden ein semantisches und ein episodisches unterschieden. *Semantisches Gedächtnis* ist erlerntes Wissen, wie intellektuelles Wissen z. B. Definitionen, Bedeutung von Worten. Unter *episodischem Gedächtnis* versteht man das Behalten und Erinnern von Ereignissen, die mit der Biografie des Menschen zusammenhängen.
- *Prozedurales Gedächtnis:* Das prozedurale Gedächtnis wird durch häufiges Training erlernt. Motorische Abläufe werden auf dieser Ebene erlernt und sind dem Bewusstsein nicht so ohne weiteres zugänglich. Manuelle Geschicklichkeiten (Skills) gehören in das Gebiet z. B. Geige üben, eine Schleife binden.
- *Prospektives Gedächtnis:* Unter prospektivem Gedächtnis versteht man die Fähigkeit, sich an Dinge zu erinnern, die sich auf die Zukunft beziehen, z. B. planen und erinnern, was man in zwei Tagen tun möchte.

Hirnschädigungen und Auswirkungen

Durch die ICF (WHO 2001) wird heutzutage die funktionelle Kompetenz betont, während die Pathologie an zweiter Stelle steht. Zwei Patienten mit dem gleichen Ausmaß und der gleichen Lokalisation der Läsion, können verschiedene Resultate in der Rehabilitation erreichen; außer der Pathologie sind noch andere Faktoren entscheidend, wie sich der Patient im Leben eingliedert. Es sind soziale, ökologische und emotionale Faktoren, die auch in Betracht gezogen werden müssen.

Die Rehabilitation konzentriert sich auf die Funktion, behält aber trotzdem Ort, Ausmaß und Typ der Läsion im Auge, um sich die Ausfälle zu erklären. Erfasst der Patient den Sinn, wie man ihn auf die

Funktion vorbereitet, kooperiert er meist besser und kann leichter motiviert werden.

! Damit Patienten ihre Fähigkeiten und Grenzen erfahren, werden sie immer mit einbezogen.

Der Patient kann eine fokale, also auf einen Ort beschränkte, oder eine globale Läsion haben. Trotzdem ist immer der ganze Mensch auf motorischer, sensorischer, emotionaler und psychischer Ebene betroffen.

Ursachen von Hirnschädigungen

Durch folgende Ursachen kann das Gehirn geschädigt werden:

- *Durchblutungsstörungen:* Bei Durchblutungsstörungen fällt die Sauerstoff- und Glukoseversorgung aus. Dies geschieht durch eine Hypoxie – z.B. durch Verschluss einer Arterie bzw. durch eine Thrombose. Es kommt zu einem fokalen Ausfall. Die dadurch bedingte Ischämie kann ein Hirnödem zur Folge haben, das wiederum weitere Neurone schädigen kann. Neurone, die durch die Schwellung funktionell ausgefallen sind, können sich nach der Absorption der Schwellung wieder erholen. Dieser Prozess kann drei Monate dauern. Das Areal der Arteria cerebri media ist oft betroffen. Ist der Verschluss auf der linken Seite, so kommt es zu einem motorischen Ausfall auf der gegenüberliegenden rechten Seite, einer Plegie.
- *Gehirnblutung:* Durch Gefäßwandschäden oder hohen Blutdruck kann es zu einer Gehirnblutung, Hämorrhagie, kommen. Außer der Nervenzellschädigung durch die mangelhafte Sauerstoffzufuhr und Glukose, zerstören toxische Stoffe das Nervengewebe, die durch Abbauprodukte der Blutung auftreten.
- *Schädel-Hirn-Traumen (SHT):* Autounfälle und starke Krafteinwirkungen auf den Schädel können Schädel-Hirn-Traumen verursachen. Es kommt zu einer Komprimierung des Gehirns innerhalb des Schädels. Hirnblutungen, Ischämien, und/oder Hirnödeme führen zu einem kurzfristigen oder über Wochen anhaltenden Koma. Ein schweres Mittehirnsyndrom kann ein passageres oder persistierendes apallisches Syndrom verursachen.
- *Hirntumoren:* Die neurophysiologischen Ausfälle bei Hirntumoren hängen von zahlreichen Faktoren ab; unter anderen von der Lokalisation und dem Malignitätsgrad. Bei Malignität muss bestrahlt und/oder operativ eingegriffen werden. Dadurch kommt es zu weiteren neurologischen Ausfällen. Bei Tumoren kann es zu Rezidiven kommen, das heißt, sie können trotz Behandlung wieder wachsen.
- *Genetische Störungen:* Entweder werden genetische Störungen bereits während der Schwangerschaft diagnostiziert, oder sie werden sofort nach der Geburt festgestellt. Es gibt aber weitere genetische Störungen, die in späteren Lebensphasen auftreten können, z.B. Morbus Parkinson. Hier besteht ein genetisch bedingtes Defizit bei der Produktion eines Neurotransmitters. Die genetischen Schäden wirken auf molekularer Ebene und beeinträchtigen den Stoffwechsel der Zelle.
- *Schädigungen während der Hirnentwicklung:* Schädigungen, die in der pränatalen Phase auftreten durch Sauerstoffmangel, Ischämien, Infektionen z.B. Röteln, Erkrankungen der Mutter und toxische Stoffe (Diabetes, Alkohol- oder Medikamentenabusus). Frühgeburten sind eher Schäden ausgesetzt, denn durch die Frühgeburt als solche entsteht meist ein Entwicklungsrückstand; kommt es aber zu Gehirnschäden, so folgen sensomotorische und kognitive Ausfälle.
- *Mentale Retardierung:* Man unterscheidet die primäre von der sekundären mentalen Retardierung. Die primäre entsteht durch Vererbung oder schädliche Einwirkungen während der Schwangerschaft, während die sekundäre Retardierung durch Mangel an Erfahrung entsteht. Sie kann durch sorgfältige Therapie verhindert werden.

Funktionsstörungen des Gehirns

Es lassen sich folgende Störungen des Gehirns unterscheiden:

- *Fokale Läsionen:* Meistens folgen bei fokalen Läsionen Ausfälle von Teilleistungen. Je nach Plastizität können Nachbargebiete die Nervenfunktion übernehmen.
- *Globale Störungen:* Sie sind meist mit sensomotorischen Störungen, Gedächtnis- und kognitiven Störungen.
- *Während der Entwicklung entstehende Schädigungen:* Störungen dieser Art sind schwerer zu beurteilen. Das Kind hat einen höheren Plastizitätsgrad, ebenso sind die Einwirkungen der Umgebung, soziale wie emotionale Faktoren entscheidend. Es ist wünschenswert, eine neurologische Störung des Kindes in den ersten sechs Monaten zu diagnostizieren. Durch die Frühbehandlung kann die Neuroplastizität genutzt werden. Mütter bemerken die ersten Anzeichen des

Abweichens einer normalen Entwicklung, bei Schluck- und Saugstörungen oder durch eine veränderte Muskelspannung, die meist mit einer verspäteten motorischen Entwicklung einhergeht.

Störungsbilder bei neurologischen Ausfällen

Im Folgenden einige Symptome, Syndrome und spezifische Krankheitsbilder, die mit neurologischen Ausfällen verbunden sind:

- *Halbseitenlähmung:* Der sensomotorische Ausfall tritt plötzlich durch eine Schädigung des Gehirns auf, wobei eine Seite des Körpers gelähmt ist. In der Frühphase ist die Muskulatur des Patienten hypoton, später kommt es zu einer spastischen Phase. Die Extremitäten sind meist hypertoner als der Rumpf. In der Regel erlernen Patienten wieder das Gehen. Häufig ist die Handfunktion stärker betroffen, weil die assoziierten Reaktionen sich beim Gehen auf die obere Extremität auswirken.
- *Agnosie:* Erkennungsstörungen oder mangelhafte Verarbeitung der Wahrnehmung, z.B. wird ein Schlüssel nicht mehr erkannt.
- *Anosognosie:* Die Patienten können nicht ihren Krankheitsstatus erkennen, d.h. sie nehmen nicht wahr, dass sie krank sind.
- *Neglect:* Unter dem Begriff Neglect werden verschiedene halbseitige Vernachlässigungsphänomene zusammengefasst, die keine motorische oder sensorische Ursache haben. Die Vernachlässigung im Sinne einer reduzierten Aufmerksamkeit kann sich auf den Raum und/oder eine Körperhälfte beziehen.
- *Amnesie:* Gedächtnisstörungen.
  - *Retrograde Amnesie:* Nach einer Bewusstlosigkeit können Schwierigkeiten bestehen, sich an vergangene Dinge zu erinnern.
  - *Anterograde Amnesie:* Nach einer Bewusstlosigkeit sich neue Dinge zu merken, ist für die Patienten schwierig.
- *Aphasie:* Wortfindungsstörungen, also Sprachstörungen, die nicht durch motorische Störungen entstehen. Die Patienten haben Schwierigkeiten, ein Gespräch aufrecht zu erhalten, oder sie reden und man kann sie nicht verstehen, weil die Wortbildung verändert ist.
- *Apraxie:* fehlerhafte, bewusste motorische Planung. Die Patienten können sich automatisch eine Zigarette anzünden, werden sie aber aufgefordert, es bewusst zu tun, können sie es nicht.
- *Ataxie:* Schwierigkeit, eine Bewegung harmonisch und koordiniert auszuführen.
- *Frontalsyndrom:* Es handelt sich um Folgeerscheinungen eines Traumas. Das klinische Bild ist nicht einheitlich, es kommt zu den verschiedensten psychischen und kognitiven Störungen.
- *Alzheimer-Erkrankung:* Sie entsteht durch einen Degenerationsprozess. Das erste Anzeichen ist Vergesslichkeit, die bis zur Demenz fortschreitet. Die Ätiologie ist noch ungeklärt, es fehlt aber an kolinerger Substanz.
- *Morbus Parkinson/Parkinson-Syndrom:* Es besteht eine Prädisposition der Verminderung der Produktion von Neurotransmittern. Die Substanz L–Dopa ist vermindert. Die Patienten weisen Rigor, Antriebsschwäche und einen Tremor auf. Man differenziert den Morbus Parkinson, der auf genetischer Dysfunktion beruht und das Parkinson-Syndrom, das Folge einer Degeneration ist, z.B. Spätfolge eines Schlaganfalls.
- *Infantile Zerebralparese:* Folge eines frühkindlichen Hirnschadens mit sensomotorischen Ausfällen. Die Läsion ist nicht fortschreitend, als Folgezustand kann es zu sekundären Schäden kommen, wie Muskelverkürzungen oder Luxationen der Hüftgelenke.
- *Down-Syndrom*: betrifft das Gen 21. Es ist verbunden mit Hypotonie, hypermobilen Gelenken, geistiger Retardierung und häufig mit einem Herzfehler.

5.1.3 Clinical Reasoning bei neurophysiologischen und neuropsychologischen Behandlungsverfahren

Katja Szameitat

Clinical Reasoning beschäftigt sich mit der therapeutischen Herangehensweise an eine Behandlung – angefangen mit der ärztlichen *Diagnose* auf der Verordnung über das *Sammeln von Informationen*, der *Problemidentifikation* bis zur *Suche* nach einer *ziel-* und *patientenorientierten Problemlösung*. Die einzelnen Formen des Clinical Reasonig sind im Kapitel 1.13 erläutert.

An dieser Stelle soll anhand eines Fallbeispiels das so genannte *Scientific Reasoning* beschrieben werden, da es sich v.a. für die ambulante neuropsychologische Rehabilitation exemplarisch eignet. Auf eine Zuordnung zu den anderen Formen des Clinical Reasoning sowie die Hypothesenbildung des Scientific Reasoning ist bewusst verzichtet worden, da diese ein hohes Maß an berufspraktischer Erfahrung erfordern.

Das Scientific Reasoning hat die Zielsetzung, die *Probleme des Patienten* zu erkennen, die *Ursachen* für die Beeinträchtigungen zu identifizieren und nach geeigneten Problemlösungen (Behandlungsmaßnahmen) zu suchen. Dieser therapeutische Prozess findet in zwei ineinander übergehenden Abschnitten statt:

- *Diagnostisches Reasoning*: Bereits *vor* dem ersten Therapietermin richtet die Therapeutin ihre Gedanken auf die *medizinische Diagnose* (anatomische und biochemische Kenntnisse), die *pathologischen Kenntnisse* (über mögliche Funktionsstörungen bezüglich der Art und Schwere) sowie auf infrage kommende *therapeutische Interventionen* (Maßnahmen), um einen patientenbezogenen Befund zu erheben und die Behandlung gedanklich zu planen.
- *Prozedurales Reasoning*: In dem Moment, wenn der Patient tatsächlich die ergotherapeutische Behandlung beginnt, beginnt der 2. Abschnitt. Hierbei geht es darum, dass die tatsächlichen Probleme und Fähigkeiten identifiziert und geeignete Behandlungsmaßnahmen gefunden werden (*zielorientierte Problemlösung*). Dabei werden auf die Funktionseinschränkung und die Schädigung abgestimmte Test- und Beobachtungsverfahren eingesetzt, um die vorherigen gesammelten Informationen und Annahmen zu objektivieren. Im Anschluss an jeden Therapieabschnitt erfolgt eine Überprüfung des Behandlungsverlaufes um gezielt auf die individuellen Bedürfnisse und Fähigkeiten des Patienten eingehen zu können.

Fallbeispiel: Diagnostisches Reasoning

Die Diagnose der Patientin lautet Frontalhirnsyndrom (Verkehrsunfall).

Anatomische und biomechanische Kenntnisse
Wo und wodurch ist die Störung entstanden?

- Durch den Aufprall der Stirn auf die Windschutzscheibe kam es zu einer Verletzung im frontalen Schädelbereich (Blutungen, Hämatombildung, Fraktur?)
- Durch das Vor- und Zurückschlagen des Kopfes besteht zusätzlich die Gefahr eines Schleudertraumas mit Kompressionen der hirnzuführenden Arterien.

Pathologische Kenntnisse
Welche Funktionsstörungen können auftreten? Störungen und Einschränkungen

- im Problemlösungsverhalten,
- der Konzentration/Aufmerksamkeit,
- der motorischen Handlungsplanung,
- Sensibilität (eher Tiefen- als Oberflächensensibilität),
- halbseitige motorische Lähmung,
- Rumpfstabilität und des Gleichgewichts
- Stimmungsschwankungen,
- Persönlichkeitsveränderungen,
- verminderte Frustrationstoleranz

Mögliche ergotherapeutische Zielsetzungen
Welche Ziele könnten für diesen Patienten sinnvoll sein? Verbesserung des

- Problemlösungsverhaltens und Selbstwertgefühls,
- Lage- und Bewegungsempfindens und der
- Konzentration sowie Aufmerksamkeit,
- Frustrationstoleranz,
- motorischen Handlungsplanung und
- Bewegungsanbahnung, Hemmung pathologischer Muster sowie Kontrakturprophylaxe.

Mögliche ergotherapeutische Maßnahmen/ Verfahren
Welche Maßnahmen, welche therapeutischen Verfahren könnten für diesen Patienten eingesetzt werden?

- Neurophysiologische Behandlungsverfahren (Bobath, Affolter etc.),
- computergestütztes neuropsychologisches Training (z. B. „Cogpack"),
- therapeutische Spiele (z. B. Solitaire),
- handwerkliche Techniken mit mehreren Arbeitsschritten, deren Schwierigkeit und Dauer gut steigerbar sind (z. B. Peddigrohr, Seidenmalerei).

Fallbeispiel: Prozeduales Reasoning

Im Folgenden werden am Beispiel der Patientin das Sammeln von Informationen, die Problemidentifikation, die zielorientierte Problemlösung und das Überprüfen der ergotherapeutischen Behandlung beschrieben.

Sammeln von Informationen

Anamnese

Im Erstgespräch mit der Patientin erfährt die Therapeutin, dass am Unfalltag aufgrund von Schnee- und Eisglätte schlechte Straßenverhältnisse bestanden.

Die Patientin passte zwar ihre Fahrweise an, kam aber auf der Landstraße in einer Kurve ins Schleudern und prallte gegen einen Baum. Sie war sofort bewusstlos.

Medizinische Anamnese

Die Patientin erzählt der Therapeutin, dass

- vor dem Unfall keine Einschränkungen im Bereich der Wirbelsäule bestanden,
- es keine Anhaltspunkte für vorherige neuropsychologische/-physiologische und psychovegetative Funktionsstörungen gab,
- im Krankenhaus ein schweres „Schädel-Hirn-Trauma" und ein Schleudertrauma diagnostiziert wurde,
- sie 4 Wochen im Koma und insgesamt 6 Wochen auf der Intensivstation lag,
- anschließend Frührehabilitation und Rehabilitation in einer Spezialklinik durchgeführt wurden,

Die Therapeutin erfährt, dass nach Abschluss der stationären Rehabilitation noch folgende *Defizite* bestanden:

- erhebliche Konzentrationsstörungen,
- Affektlabilität mit einer deutlich herabgesetzten Frustrationstoleranz,
- beinbetonte Hemiparese, links (besonders stark in Belastungssituationen),
- Einschränkungen im Problemlösungsverhalten,
- retrograde Amnesie (Gedächtnisverlust bezogen auf den Unfallhergang),
- muskuläre Dysbalancen im Bereich der Halswirbelsäule,

Die Patientin verfügt lediglich über den abschließenden Behandlungsbericht. Röntgenbilder, CT bzw. MRT liegen leider nicht vor.

Soziale Anamnese

Die Patientin ist 28 Jahre alt und lebt alleine in einer Wohnung (2. Etage) in der Nähe ihrer Eltern, zu denen sie einen guten Kontakt hat. Sie hat eine ältere Schwester, die Schul- und Ausbildung fand in ihrem Heimatort statt.

In ihrer Freizeit tanzt, malt und reist sie gerne. Sie äußert außerdem, dass sie einen großen Bekanntenkreis hatte. Nach dem Unfall haben sich die meisten von ihr abgewendet, worüber sie sehr traurig ist.

Berufliche Anamnese

Nach dem Realschulabschluss absolvierte sie eine Lehre zur Reiseverkehrskauffrau und wurde von ihrem Lehrbetrieb übernommen. Das Arbeitsklima und die Arbeitsbedingungen beschreibt sie als angenehm und gut. Ihr Tätigkeitsfeld umfasst die Kundenbetreuung, Buchungen, administrative Aufgaben und Dienstreisen.

Befunderhebung

Die Therapeutin erhebt einen Sichtbefund, setzt Screening- und standardisierte Testverfahren ein, deren Ergebnisse im Folgenden vorgestellt werden. Auf die klinischen Verfahren, wie das Testen der Gelenkbeweglichkeit und Muskelkraft, wird in diesem Zusammenhang nur kurz eingegangen.

Sichtbefund

- Gepflegtes Äußeres, die Patientin macht einen aufgeschlossenen und freundlichen Eindruck.
- Bei der Schilderung der gesundheitlichen Problematik kommt sie ins Stocken, wirkt unsicher/hilflos und verliert des Öfteren den „roten Faden".
- Sie hält den Blickkontakt.
- Durch den linken, innenrotierten Fuß wirkt ihr Gangbild unsicher.
- Terminplaner und Notizbuch benutzt sie als Gedächtnisstütze.

Screening-Verfahren

- *DemTect:* mittelschwere kognitive Einschränkungen (10/15). Besonders betroffen sind Aufmerksamkeit und Merkfähigkeit.
- *Fahrrad-Zeichentest:* Auf der Zeichnung sind alle Einzelheiten zu erkennen, die aber nur in Ansätzen in das Gesamtbild eines Fahrrades integriert worden sind, was auf eine vorwiegend rechtshirnige Schädigung hinweist.

Standardisierte Testverfahren

FAIR (Frankfurter Aufmerksamkeitsinventar): Sowohl bei der Testdurchführung als auch bei der Auswertung zeigen sich deutliche Einschränkungen in den Bereichen geteilte, fokussierte und Daueraufmerksamkeit. Da die Konzentrationsdauer stark vermindert ist, tritt bei der Patientin eine hohe Fehlerquote hinsichtlich der Qualität und Quantität bei der Aufgabenbewältigung auf.

Klinische Verfahren

Linkes Schultergelenk und HWS sind in ihrer Beweglichkeit leicht eingeschränkt. Aufgrund der spastischen Tendenz der unteren Extremität kann die Beweglichkeit nicht exakt gemessen werden (Neutral-Null-Methode). Alle getesteten Muskeln erreichen im Krafttest mindestens den Wert 3, d.h. die Muskeln arbeiten gegen die Schwerkraft.

Problemidentifikation

Die folgenden Fragen helfen der Therapeutin, die Probleme der Patientin zu identifizieren.

- Welche funktionellen, psychischen, kognitiven, sozialen und/oder beruflichen Probleme resultieren aus den Einschränkungen der Patientin? Die Beantwortung dieser Frage zeigt **Tab. 5.2**.
- Wie nimmt die Patientin die eigene Problematik wahr?
  - Sie nimmt ihre Situation als belastend und als erhebliche Einschränkung ihrer Lebensqualität wahr.
  - Ihre wahrgenommenen Emotionen sind Ungeduld und Hilflosigkeit, manchmal auch mit Wut.
- Welche Behandlungsziele sind für die Patientin am wichtigsten?
  - Verbesserung der Beweglichkeit des linken Beins und Arms,
  - Verbesserung der Konzentration und Merkfähigkeit.
- Wie geht die Patientin mit ihren Beeinträchtigungen um?
  Über welche *Ressourcen* verfügt sie?
  - Im Allgemeinen zeigt sie eine lebensbejahende Grundeinstellung.
  - Sie ist zielorientiert und motiviert, muss aber oft gebremst werden (um Frustrationen zu vermeiden).
  - Es bestehen keine Störungen der Handlungsplanung.
  - Sie zeigt eine realistische Einschätzung der eigenen Möglichkeiten.

  Welche *Kompensationsstrategien* nutzt sie?
  - Sie nutzt Erinnerungsstützen, z.B einen Einkaufszettel.
  - Für die Verrichtung alltäglicher Aktivitäten (Körperpflege, Einkaufen, hauswirtschaftliche Erledigungen) plant sie mehr Zeit ein.
- Wodurch können sich die vorhandenen Beeinträchtigungen verschlechtern?
  - Stress und belastende Situationen führen zu
  - erhöhter Reizbarkeit/Ungeduld,
  - stärker auftretender Spastik im linken Bein,
  - deutlich verminderter Konzentration und Merkfähigkeit.
- Mit welchen therapeutischen Maßnahmen können diese behoben oder vermindert werden?
  - Stressreduzierung durch einen strukturierten Tagesablauf,
  - Entspannungsübungen,
  - Konzentrationstraining,
  - ggf. Psychotherapie.

Zielorientierte Problemlösung

Problemanalyse und Problemlösung

Problem: Konzentrationsstörungen und geringe Frustrationstoleranz

Durch eine hastige Aufgabenbewältigung kommt es zu einer hohen Fehlerquote und damit zu Frusterlebnissen. Die Patientin lässt sich leicht durch Eindrücke aus der Umgebung ablenken und macht zu viele Schritte auf einmal, ohne dabei eine Reihenfolge einzuhalten.

Tab. 5.2 Probleme der Patientin in verschiedenen Bereichen

Problembereich	Probleme
Kognitiv	▪ Deutliche Einschränkungen in der Konzentration/Aufmerksamkeit ▪ Mittelschwere Einschränkungen in der Merkfähigkeit
Psychisch	▪ Stimmungsschwankungen bzw. Affektlabilität (Wechsel zwischen Ungeduld/Reizbarkeit und Verzweiflung/Hilflosigkeit)
Sozial	▪ Gewisse Abhängigkeit von der Familie, da sie bei einigen Dingen auf Hilfe anderer angewiesen ist (z. B. einkaufen, ausfüllen von Formularen) ▪ Rückzug der Bezugspersonen (Bekannte, Freunde) ▪ Verminderte Partizipation an Aktivitäten durch ein Minderwertigkeitsgefühl (hervorgerufen durch das komplexe Beschwerdebild)
Beruflich	▪ Besonders aufgrund der kognitiven Einschränkungen kann die Patientin ihren Beruf nicht ausüben ▪ Da Autofahren nicht möglich ist, ist die Erreichung des Arbeitsplatzes erschwert
Funktionell	▪ Leichte Gleichgewichtsprobleme ▪ Beinbetonte Hemiparese, links (die sich in Belastungssituationen verstärkt) ▪ Leicht eingeschränkte Haltefunktion des linken Armes

Ziel
Erlernen einer planvollen und strukturierten Vorgehensweise.

Maßnahmen
- Etappenziele festlegen,
- handwerkliche Techniken wählen, die mehrere Arbeitsschritte umfassen und ein planvolles Vorgehen benötigen (Einladungskarte entwerfen und herstellen),
- Aktivitäten in Einzelteile zerlegen und diese nacheinander und langsam durchführen, welches dann zu einem Erfolgserlebnis führt (Steigerung des Selbstwertgefühls),
- für eine reizarme Umgebung sorgen.

Problem: Verstärkung der Spastik in Belastungssituation
Durch Aufregung, Hektik und/oder Stress kommt es zu einem verstärkten unsicheren Gangbild, wodurch ein erhöhtes Sturzrisiko besteht (v.a. beim Gehen auf unterschiedlichem Untergrund).

Ziel
- Hemmung von pathologischen Mustern,
- Verbesserung des Gangbildes,
- Verminderung von belastenden Eindrücken.

Maßnahmen
- Gehschule,
- Einüben von physiologischen und spastikhemmenden Bewegungsmustern,
- Entspannungs- und Atemübungen.

Überprüfung der ergotherapeutischen Behandlung

Zur Verlaufskontrolle beobachtet und testet die Therapeutin die Funktionen erneut. Sie befragt die Patientin bez. ihres körperlichen und psychischen Gesundheitszustands: Was hat sich verbessert, was ist unverändert und was hat sich ggf. verschlechtert?

Die Patientin macht folgende Angaben:
- sicheres Gangbild (+),
- leicht gestiegenes Selbstwertgefühl (+),
- Einschränkungen in der Konzentration, Aufmerksamkeit, Merkfähigkeit (+/-).

Im Anschluss werden die aktuellen Therapieziele festgelegt, die den derzeitigen und tatsächlichen Bedürfnissen der Patientin sowie ihren persönlichen Lebensbedingungen entsprechen.

5.2 Neurophysiologische Verfahren

5.2.1 Bobath-Konzept: Behandlung von Kindern, Jugendlichen und Erwachsenen

Ute Steding-Albrecht

Entstehung

Die Entwicklung des später so genannten Bobath-Konzepts begann in den 40er-Jahren des letzten Jahrhunderts in London durch Dr. h.c. Berta Bobath, Physiotherapeutin und Dr. med. Karel Bobath, Neurologe und Psychiater (Treml-Sieder 2004). Karel Bobath beobachtete seine Frau bei der Behandlung von Patienten mit zerebralen Bewegungsstörungen und versuchte, neurophysiologische Erklärungen für deren Behandlungserfolg zu finden. Patienten mit schwerer Hirnschädigung zeigten eine gestörte Haltungs- und Bewegungskontrolle, die der von dezerebrierten (Trennung des Kleinhirns vom übrigen Gehirn) Tieren ähnlich war. Das wurde in Tierexperimenten von Neurophysiologen beschrieben (Bobath 1990). Die Tiere zeigten eine abnorme Bewegungs- und Haltungskontrolle im Erscheinungsbild einer Spastik. Die Experimente wiesen nach, dass die Dehnung oder Kontraktion der Muskeln Einfluss auf das Erregungsniveau im zentralen Nervensystem hat und damit auch die Hemmung der Erregung in der Peripherie beeinflusst.

Heute wird das Bobath-Konzept weltweit auf neurophysiologischer/neurowissenschaftlicher Grundlage zur Behandlung von Kindern, Jugendlichen und Erwachsenen mit zerebralen Bewegungsstörungen und sensomotorischen Störungen angewendet. Als Konzept hat es sich in den letzten Jahrzehnten verändert, weiterentwickelt und neue Ideen und Variationen aufgenommen (Bernard 2005).

Definitionen

Folgende Begriffe sind im Bobath-Konzept von zentraler Bedeutung:

- *Haltungskontrolle:* Bewahrung und Wiedergewinnung einer stabilen Körperhaltung im Raum. Es ist die Haltungsbewahrung von Kopf und Körper in der Auseinandersetzung mit der Schwerkraft, ebenso die Haltungsbewahrung einzelner stabilisierender und mobiler Körperabschnitte (Bernard 2004). Die Haltungskontrolle während einer Bewegung wird als dynamisches Gleichgewicht bezeichnet. Das statische Gleichgewicht ist die Fähigkeit, eine bestimmte Körperhaltung im Raum zu bewahren (GKB 2005).
- *Zerebralparese:* Als Zerebralparese ist eine Bewegungsstörung dann zu bezeichnen, wenn ihr eine nicht progrediente Schädigung des Gehirns zugrunde liegt, die vor Abschluss der 4. Lebenswoche (am unreifen Gehirn) erfolgte. Sie wird nach den Kriterien der Spastizität, Dyskinesie oder Ataxie klassifiziert. Sie wird als Parese bezeichnet, weil sie immer mit einer Muskelschwäche einhergeht (GKB 2005).
- *Spastizität:* Ist die gestörte Koordination von α- und γ-Aktivität, die zu pathologisch gesteigerter Aktivität bevorzugt in verschiedenen Muskelgruppen führt. Bei spastischer Zerebralparese ist der Ruhetonus der Muskulatur meist erniedrigt und die Muskelkraft vermindert. Es tritt ein geschwindigkeitsabhängiger, federnder Widerstand bei passiver Muskeldehnung auf (GKB 2005).
- *Reziproke Innervation:* Eine Gelenkbewegung kann funktionell sein, wenn während der Innervation synergistisch wirkender Muskeln ihre Antagonisten gehemmt werden. An dieser „reziproken Hemmung" sind auf Rückenmarksebene die primären Muskelspindelafferenzen besonders beteiligt. Deren Aktivität wird jedoch durch die auf allen Ebenen des ZNS erfolgende Koordination des Systems im Sinne optimaler Anpassung an die gerade ablaufende motorische Aktivität modifizierend kontrolliert. Diesen gesamten physiologischen Vorgang bezeichnet man als reziproke Innervation (GKB 2005).

Prinzipien

Entstehung und Wirkungsweise des Bobath-Konzepts beruhen auf der neurophysiologischen Grundlage, die naturwissenschaftlich begründet ist sowie der ganzheitlichen Sichtweise, die den Geisteswissenschaften zugeordnet werden kann. Mit der Verwurzelung in zwei unterschiedlichen wissenschaftlichen Bereichen ist es bis heute zu erklären, dass eine Überprüfung und ein Nachweis der Behandlungserfolge nur innerhalb beider wissenschaftlicher Sichtweisen möglich ist. Zwangsläufig kann das Konflikte in der Bewertung der empirischen Beobachtungen hervorrufen (Welling 2006).

Einen einzigen Einflussfaktor auf die kindliche Entwicklung in allen Dimensionen, in allen Altersstufen zu messen, ist jedoch eine Aufgabe, die unlösbar erscheint. Viele verschiedene Faktoren können die kindliche Entwicklung beeinflussen.

Prinzipien des Bobath-Konzepts sind (nach Ritter, Grafmüller-Hell u. Nørgaard 2004):

- *Ganzheitlichkeit*: Das Kind wird in seiner Gesamtpersönlichkeit mit allen Stärken, Vorlieben und Schwächen im Mittelpunkt gesehen. Die Wechselwirkungen der perzeptiv-kognitiven und sozio-emotionalen Fähigkeiten werden beachtet und im Therapieprozess eingesetzt.
- *Enge Beziehung von Befund und Behandlung*: Während der Behandlung verändert sich der Befund und der Befund beeinflusst wiederum die Behandlung.
- *Dialog*: Das Kind wird im Dialog und auch in der Interaktion mit seiner Familie und allen Bereichen der Rehabilitation unterstützt. Selbstbestimmt die Kommunikation zu führen, ist dabei von größter Bedeutung.
- *Alltagsorientierung*: Für das Kind ist nicht die Altersnorm der Entwicklung von Bedeutung, sondern die bestmöglichste Bewältigung des Alltags: Sich-Zurecht-Finden, Selber-Machen und Mitmachen-Können.
- *Veränderlichkeit*: Das Bobath-Konzept ist offen für Veränderungen, die sich z. B. durch neurobiologische, neurowissenschaftliche und neurophysiologische Forschungsergebnisse ergeben sowie z. B. Veränderungen in soziokulturellen Beziehungen.
- *Therapiebezogene Arbeit mit Angehörigen*: Die Einbeziehung und Beratung des gesamten Lebensumfelds gehört mit zur Therapie.
- *Interdisziplinäre und interprofessionelle Zusammenarbeit*: Das Bobath-Konzept wird in die spezifischen Berufsfelder der Ergotherapie, Physiotherapie und Logopädie integriert. Zusammenarbeit mit Ärzten, Pädagogen und Psychologen.

Die neurophysiologische Arbeitshypothese von Berta und Karel Bobath besteht in der Annahme, dass die Beeinträchtigung von Kindern mit zerebraler Bewegungsstörung vor allem durch die gestörte Haltungs- und Bewegungskontrolle entgegen der Schwerkraft verursacht ist.

„Ein wesentlicher Faktor für die Ausbildung eines komplexen Netzwerks für die flexiblere Informationsverarbeitung variabler Merkmale ist schließlich die Langsamkeit, in der dieser Prozess erfolgt. Hat ein Kind in den ersten Lebensjahren Gelegenheit, in häufig wiederholten Versuchen seine Umwelt zu erkunden und seine Selbstwirksamkeit zu erproben, und ist es dabei liebevoll und responsiv begleitet, dann kann sich eine optimale, kortikale Struktur für seine motorische, kognitive, soziale und emotionale Entwicklung formieren" (Ohrt 2004).

Bewegung erfordert keine isoliert reagierenden Muskeln oder Muskelgruppen, sondern ist eine Koordinationsleistung des gesamten ZNS mit dem Körper (Kap. 5.1.2). Das Therapieziel ist nicht das Erreichen bestimmter „Grenzsteine" oder einer isolierten Fähigkeit in der kindlichen Entwicklung, sondern dem Kind die Bewältigung des Alltags mit all den dafür erforderlichen Aktivitäten zu ermöglichen.

Ökonomische Bewegungen sind fließend, harmonisch und beinhalten eine adaptierte Kraftanpassung, ein adäquates Bewegungsausmaß, Zielgerichtetheit und angemessenes Tempo. Dies ermöglicht die Fähigkeit, in sich zu ruhen, jedoch bei entsprechendem Anlass z. B. sofort aufspringen zu können. Diese Bewegungskompetenz trägt in entscheidender Weise zur kindlichen Kognitions-, Sprach-, Sozial- und Identitätsentwicklung bei.

Motorisches Lernen kann nur im täglichen Handeln des Kindes erfolgreich sein. Die kindliche Entwicklung wird durch eine ständige Anpassung von Sensomotorik, Neugier- und Kognitionsverhalten an die unterschiedlichsten Situationen gefördert. Neugierde, variierende Wiederholungen und Ausprobieren sind dabei die Voraussetzungen für flexible Handlungsstrategien. Der Alltag wird erobert, entdeckt und bewältigt, und das Kind lernt, Zusammenhänge herzustellen sowie Ursache und Wirkung zu erkennen.

! Normale, d. h. heißt ökonomische und der jeweiligen Situation angepasste Bewegung beruht auf einer der Tätigkeit angepassten Haltungs- und Bewegungskontrolle und der Fähigkeit zur harmonisch kontrollierten reziproken Innervation (s.o).

Indikationen

Die Klassifikation der infantilen Zerebralparese nach Michaelis und Niemann (1999) lässt sich folgendermaßen darstellen **(Abb. 5.6)**:

- Spastische Hemiparesen:
  - armbetont,
  - beinbetont,
  - Arm und Bein sind etwa gleich schwer betroffen.
- Spastische Tetraparesen:
  - *Beinbetont*: Die untere Extremität ist schwerer betroffen als die obere. Diese Ausprägung wurde in früheren Klassifikationen auch als Diparese bezeichnet.

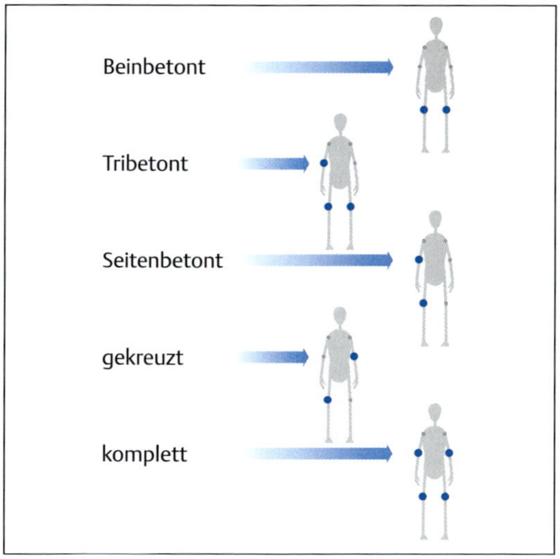

Abb. 5.6 Klassifikation der infantilen Zerebralparese.

   - *Tribetont*: Die untere Extremität und ein Arm sind schwerer betroffen als der Arm der Gegenseite.
   - *Seitenbetont*: Arm und Bein einer Seite sind deutlich schwerer betroffen als die der anderen Seite.
   - *Gekreuzt*: Ein Arm und das Bein der Gegenseite sind schwerer betroffen.
   - *Komplett*: Obere und untere Extremität sind entweder gleich schwer oder die obere ist schwerer betroffen als die untere Extremität.
- *Dyskinesien*: Unwillkürliche, anhaltende Muskelkontraktionen, die zu abnormen Bewegungen oder Haltungen führen (Hufschmidt et al. 2003). Hier handelt es sich um die nicht progredienten Dyskinesien ohne oder mit diskreter Spastik (selten). Diese Ausprägung wurde in früheren Klassifikationen als Dystonie, Athetose oder Choreoathetose bezeichnet.
- *Ataxien*: Dabei handelt es sich um nichtprogrediente Ataxien ohne oder mit diskreter Spastik, die jedoch selten auftreten.

Umsetzung des Bobath-Konzepts in der Ergotherapie

Die Prinzipien des Bobath-Konzepts bilden eine der Grundannahmen bei der Verwirklichung von Behandlungszielen in der Ergotherapie. Die Bewegungsanalyse und Analyse der Betätigung im täglichen Leben unter Berücksichtigung der Haltungs- und Bewegungskontrolle haben Einfluss auf die Vorbereitung und Durchführung der Behandlung.

Die Sichtweise des Bobath-Konzepts ist nicht nur auf das Ziel gerichtet, sondern berücksichtigt auch Wege und Lösungsstrategien, die zum Ziel führen. Es geht nicht z. B. um den vollständig gebauten Turm aus Bausteinen, sondern um die Wege, die das Kind unter Berücksichtigung seiner Bewegungsfähigkeiten nutzt, um dieses Ziel zu erreichen.

Handlungsfähigkeit ist nicht nur durch sensomotorische Voraussetzungen bestimmt, sondern erfordert auch neuropsychologische Voraussetzungen wie z.B. zentrale Wachheit, Motivation zum Handeln, situative Bedingungen, Vorerfahrung, Gedächtnis usw. „Für die Lösung von Problemen, die sich bei Tätigkeiten ergeben, für die sich ein Kind interessiert, sind hirninterne Systeme, die Entwicklung und Lernen unterstützen, nämlich Motivation, Gedächtnis und Aufmerksamkeit, am besten aktiviert" (Orth 2004, S. 39 ff.).

! Besondere Bedeutung hat der Stand als Ausgangsstellung für Tätigkeiten, die auch stehend ausgeführt werden können. Die achsengerechte Fußbelastung unterstützt die Aufrichtung im Rumpf. Im Stehen können Arme und Hände unabhängig vom Rumpf bewegt werden (Hirschfeld 1996). Das bedeutet nicht, dass Kinder nicht sitzend essen, spielen, lernen können. Auch bei sitzender Tätigkeit sollen aber die Füße durch das Körpergewicht belastet sein (Steding-Albrecht 2003).

Ergotherapeutischer Behandlungsprozess

Diagnostik und Befunderhebung

Erster Schritt zur Befunderhebung im Bobath-Konzept ist eine systematische Beobachtung der Bewegungs- und Handlungssituationen des Kindes im Alltag, in Ruhe sowie in provozierten Situationen (Orth 2004, S. 39). Entwicklungstests und Entwicklungsscreenings liefern Informationen über den Vergleich zur altersentsprechenden Entwicklung, geben jedoch keine Auskunft darüber, warum ein Kind bestimmte Fähigkeiten und Fertigkeiten noch nicht entwickelt hat. Die Lösungsstrategien des Kindes bei gestellten Aufgaben werden bei der Testauswertung nicht berücksichtigt (Welling 2006, S. 36 ff.). Die Befunderhebung nach dem Bobath-Konzept ist eine Förderungsdiagnostik, die sich dem Stand des Kindes anpasst und direkte Hinweise für die Therapie erbringen soll. Das COPM gibt direkte Hinweise für die Bedeutsamkeit und Zufriedenheit der Betätigung und ist eine Grundlage im Therapieprozess (Kap. 1.11).

Therapieziele und Behandlungsplanung

Im Mittelpunkt der Behandlung steht die Verbesserung der Betätigung des Kindes, d.h. selbstständig sein, spielen, mit anderen in Kontakt treten und etwas gemeinsam machen können (Sonnenschein 2004). Grundlegende Kenntnisse in der Bewegungsanalyse und Kenntnisse der Normalentwicklung sind vorausgesetzt. Bei der Behandlung werden die folgenden Elemente eingesetzt:

- Strategien zur Betätigung im Alltag zu entwickeln: z.B. den Handstütz einzusetzen, um die auf dem Tisch stehende Marmelade zu holen.
- Anpassung der Haltungs- und Bewegungskontrolle: das heißt physiologische Voraussetzungen zur Bewegungsentwicklung zu erarbeiten, z.B. durch eine Ausgangsstellung im Stand.
- Berücksichtigung der biomechanischen Prinzipien: das heißt die Hebelgesetze im Alltag beachten. In Bauchlage muss der Kopf gegen die Schwerkraft gehalten werden. In aufrechter Position wirkt das Gewicht des Kopfes mit der Schwerkraft und kann so leichter gehalten werden (Wiebel-Engelbrecht 2004).

Das Behandlungskonzept nach Bobath verlangt folgende Kenntnisse und Fähigkeiten der Therapeuten:

- Faktoren erkennen und berücksichtigen, die die Haltungs- und Bewegungskontrolle beeinflussen können, wie Emotionen, äußere Umstände, Stress, Lautstärke, thermische Reize, Unsicherheit etc.
- Individuelle Zielsetzung, um die bestmögliche Aktivität des Kindes zu erreichen.
- Die Interaktion mit dem Kind, den Eltern bzw. Betreuern sowie dem sozialen Umfeld zu stärken.

Zu den Förderprinzipien zählen (Wiebel-Engelbrecht 2004):

- Fähigkeiten und Stärken betonen,
- Äußerungen und Kommunikationssignale des Kindes beachten,
- Eigeninitiative des Kindes zur Betätigung aufgreifen,
- Zu explorierendem Lernen ermuntern,
- Kind in den Alltag einbeziehen,
- Eltern, Bezugspersonen und das soziale Umfeld anleiten,
- Fehlentwicklungen vorbeugen.

Zur Alltagsbewältigung gehören auch Hilfen und Hilfsmittel, wie z.B. Hilfen zur Fortbewegung und/oder zum Sitzen (Holtz 2004).

Als Einstieg und Teil der Therapie spielt das so genannte „Handling" im Bobath-Konzept eine wichtige Rolle. Alle Tätigkeiten im Alltag, wie Nahrungsaufnahme, Körperpflege, An- und Ausziehen etc. sollen so ausgeführt werden, dass das Kind physiologische Haltungen und Bewegungen aktiviert und einsetzt. Gerade das Handling schafft so eine wichtige Voraussetzung zur unbeeinträchtigten Eltern-Kind-Interaktion (Finnie 1985).

Die individuellen Behandlungsziele finden sich unter Berücksichtigung des sozialen Umfelds des Kindes in Orientierung an der ICF. Befund und Behandlung sind ein ständiger Prozess, der sich an immer wieder neu erworbenen Fertigkeiten und Fähigkeiten sowie noch bestehenden Schwierigkeiten orientiert.

Clinical Reasoning (Kap. 1.13, 5.1.1) trägt dazu bei, dass Entscheidungen und Vorgehensweisen im Therapieprozess bewusst werden. Dabei wird die Wechselwirkung von Befund und Behandlung besonders deutlich (Feiler 2003).

Jede Behandlung sollte so gestaltet sein, dass das Kind Erfolgserlebnisse in seiner Betätigung hat. Das Bobath-Konzept setzt seinen Schwerpunkt im Verständnis des Zusammenhangs zwischen der zerebralbedingt veränderten Haltungs- und Bewegungskontrolle und der eigentlich erforderlichen Bewegungsanpassung im Alltag. Die Behandlungsansätze machen deutlich, dass das Bobath-Konzept auch zur Behandlung von sensomotorischen Entwicklungsstörungen oder z.B. zur Behandlung von Kindern mit Morbus Down eingesetzt werden kann.

Ergotherapie setzt als therapeutisches Mittel auch Betätigung auf der Basis des Bobath-Konzepts ein: „Aktivitäten werden als therapeutisches Mittel eingesetzt. Das Grundkonzept der Ergotherapie geht davon aus, dass Tätigsein ein menschliches Grundbedürfnis ist und dass in der Vorbereitung und Ausführung ausgewählter und angepasster Handlungen, in der Reflexion dieser Handlungen und in der Bewertung der Handlungsergebnisse therapeutische Wirkungen liegen können" (Dreier 2004).

Interdisziplinäre Zusammenarbeit und Weiterbildung

Ein Grundprinzip des Bobath-Konzepts ist: gemeinsame Grundannahmen für das Denken und Handeln. Dies erfordert einen interdisziplinären Austausch aller Beteiligten. In Deutschland wird das Bobath-Konzept in Weiterbildungslehrgängen für die Therapie auf neurophysiologischer/entwicklungsneurologischer Grundlage Bobath vermittelt (mindestens 400 Unterrichtseinheiten). Zur mindestens zehnwöchigen Weiterbildung an einem anerkannten Bobath-Ausbildungszentrum sind nur Ergotherapeuten, Physiotherapeuten, Logopäden und Ärzte zugelassen. Die Gemeinsame Konferenz der deutschen Bobath-Kurse (GKB) regelt die Voraussetzung und Durchführung von Kursen sowie die Zulassung der Teilnehmer. Die European Bobath Tutors Association (E.B.T.A.) ist ein europaweiter Zusammenschluss der Zentren, in denen Bobath-Kurse angeboten werden. 1977 wurde die Vereinigung der Bobath-Therapeuten Deutschlands e.V. gegründet, die allen offen steht, die mit Patienten arbeiten, die behindert und/oder von Behinderung bedroht sind.

Fallbeispiel: Ergotherapeutischer Behandlungsprozess in Verknüpfung mit der ICF

Volker ist zehn Jahre alt. Die Verknüpfung des auf dem Bobath-Konzept basierenden Behandlungsprozesses mit der ICF (Kap. 1.9) wird im Folgenden dargestellt. Volkers medizinische bzw. klinische Diagnosen lauten:

- bein- und seitenbetonte spastische Tetraparese (ICD-10: G80.0),
- Aufmerksamkeits- und Konzentrationsprobleme,
- Schwächen in der Handlungsplanung und Durchführung,
- sensomotorische Koordinationsstörung mit feinmotorischem Schwerpunkt,
- Probleme im situationsgerechten Verhalten und der zwischenmenschlichen Interaktion.

Volkers Fähigkeiten und Beeinträchtigungen, übertragen in die ICF-Nomenklatur, zeigt **Tab. 5.3**. Die Verknüpfung der Behandlungsplanung mit der ICF und Behandlungsbeispielen für Volker findet sich in **Tab. 5.4**. In der gemeinsamen Therapiezielfindung kristallisiert sich heraus, dass Volker in der Ergotherapie einen ICE aus Holz erarbeiten will. Die Therapeutin setzt im Therapie-Setting die Prinzipien des Bobath-Konzepts mit dem Medium Handwerk um.

Tab. 5.3 ICF am Beispiel von Volkers Störungen

Code	Domänen
Körperfunktion	
b1	**Mentale Funktionen**
B1266	Selbstvertrauen
B1301	Motivation
B1400	Daueraufmerksamkeit
B1471	Qualität der psychomotorischen Funktionen
b2	**Sinnesfunktionen und Schmerz**
B2152	Funktionen der externen Augenmuskeln
b7	**Neuromuskuloskeletale und bewegungsbezogene Funktionen**
B7201	Beweglichkeit des Beckens
B7202	Beweglichkeit der Handwurzel
B7306	Kraft der Muskeln des Körpers
B7356	Tonus aller Muskeln des Körpers
B7602	Koordination von Willkürbewegungen
B770	Funktionen der Bewegungsmuster beim Gehen

Tab. 5.3 Fortsetzung

Code	Domänen
Aktivitäten und Partizipation	
d1	**Lernen und Wissensanwendungen**
D1551	Sich komplexe Fertigkeiten aneignen
D160	Aufmerksamkeit fokussieren
D1751	Komplexe Probleme lösen
D177	Entscheidungen treffen
d2	**Allgemeine Aufgaben und Anforderungen**
D2102	Einzelaufgabe unabhängig übernehmen
D2301	Tägliche Routine planen
D2400	Mit Verantwortung umgehen
d3	**Kommunikation**
D3352	Zeichnungen machen
d4	**Mobilität**
D440	Feinmotorischer Handgebrauch
D4458	Hand- und Armgebrauch, anders spezifiziert
D450	Gehen
d5	**Selbstversorgung**:
D5402	Schuhwerk anziehen
d6	**Häusliches Leben**
D640	Hausarbeiten erledigen
D6402	Wohnbereich reinigen
D6405	Müll entsorgen
d7	**Interpersonelle Interaktionen**
D7203	Sozialen Regeln gemäß interagieren
d8	**Bedeutende Lebensbereiche**
D820	Schulbildung
D855	Unbezahlte Tätigkeit
d9	**Gemeinschafts-, soziales und staatsbürgerliches Leben**
D9204	Hobbys
Umweltfaktoren	
e1	**Produkte und Technologien**
E1201	Hilfsmittel zur persönlichen Mobilität drinnen und draußen (Einlagen)
e3	**Unterstützung und Beziehungen**
E310	Engster Familienkreis
E315	Erweiterter Familienkreis
E320	Freunde
E330	Autoritätspersonen
E355	Fachleute der Gesundheitsberufe
e4	**Einstellungen**
E450	Individuelle Einstellungen von Fachleuten der Gesundheitsberufe

Tab. 5.4 Volkers Therapieprozess in Verknüpfung mit der ICF

Therapieprozess	Übertragung auf die ICF
Diagnose: *Bein- und seitenbetonte spastische Tetraparese*	
Therapieplanung nach den Bobath-Prinzipien: Haltungs- und Bewegungskontrolle durch Aufrichtung, Fußbelastung und Betätigung im Stand ↓	**ICF – Körperstrukturen und -funktionen** *Neuromuskuloskeletale und bewegungsbezogene Funktionen* Beweglichkeit des Beckens und der Handwurzel, Kraft und Tonus aller Muskeln des Körpers, Koordination von Willkürbewegungen und Funktionen der Bewegungsmuster beim Gehen
Übertragung in die Ergotherapie: Arbeiten mit Werkbank, Hobel und Feinsäge	**ICF – Aktivitäten und Partizipation** *Lernen und Wissensanwendungen* Sich komplexe Fertigkeiten aneignen Aufmerksamkeit fokussieren Komplexe Probleme lösen und Entscheidungen treffen
Diagnose: *Probleme in der Handlungsplanung und Durchführung*	**ICF – Aktivitäten und Partizipation** *Allgemeine Aufgaben und Anforderungen* Einzelaufgabe unabhängig übernehmen Komplexe Probleme lösen
Therapieplanung nach den Bobath-Prinzipien: Planumsetzung vom Zwei- ins Dreidimensionale **Übertragung in die Ergotherapie:** Material, Werkzeug, Arbeitsfläche, Raumgestaltung vorbereiten, anwenden und beenden	**ICF – Aktivitäten und Partizipation** Häusliches Leben wie Hausarbeiten erledigen, den Wohnbereich reinigen und Müll entsorgen
Vom Bild zum Gegenstand **(Abb. 5.7)**	**ICF – Aktivitäten und Partizipation** *Lernen, Wissensanwendungen und sich komplexe Fertigkeiten aneignen*
Diagnose: *Aufmerksamkeits- und Konzentrationsprobleme*	**ICF – Körperfunktion** *Mentale Funktionen* Daueraufmerksamkeit etc.
Therapieplanung nach den Bobath-Prinzipien: Werkzeuggebrauch erfordert z. B. Konzentration, Sorgfalt, Anpassung und Dosierung ↓	**ICF – Körperfunktion** *Feinmotorischer Handgebrauch*
Übertragung in die Ergotherapie: Arbeiten mit Hobel und Schleifklotz **(Abb. 5.8, 5.9)**	**ICF – Körperfunktion** *Sich komplexe Fertigkeiten aneignen*
Werkzeuggebrauch und sensomotorische Anpassung **(Abb. 5.10)**	**Domänen von Körperfunktion** B1471: Qualität der psychomotorischen Funktionen b7306: Kraft der Muskeln des Körpers
Aufräumen strukturiert das Ende **(Abb. 5.11)**	**ICF – Aktivitäten und Partizipation** d640: Häusliches Leben wie Hausarbeiten erledigen d6402 Wohnbereich reinigen d6405: Müll entsorgen

Tab. 5.4 Fortsetzung

Therapieprozess	Übertragung auf die ICF
Diagnose: *Sensomotorische Koordinationsstörung mit feinmotorischer Ausprägung*	**ICF – Aktivitäten und Partizipation** *Feinmotorischer Handgebrauch*
Therapieplanung nach den Bobath-Prinzipien: Betätigung mit hoher Anpassung von Tonus, Druck, Tempo und Bewegungsausmaß Harmonische Balance zwischen Stabilität und Mobilität ↓	**ICF – Körperfunktion** *Neuromuskuloskeletale und bewegungsbezogene Funktionen* Beweglichkeit der Handwurzel Kraft der Muskeln des Körpers Tonus aller Muskeln des Körpers Koordination von Willkürbewegungen
Übertragung in die Ergotherapie: Sägen, hobeln, schleifen, markieren mit dem Stift, Fenster einzeichnen	**ICF – Aktivitäten und Partizipation** *Feinmotorischer Handgebrauch und Fokussierung der Aufmerksamkeit*
Diagnose: *Probleme im situations-gerechten Verhalten und der zwischenmenschlichen Interaktion*	**ICF – Aktivitäten und Partizipation** *Interpersonelle Interaktionen* Nach sozialen Regeln gemäß interagieren etc.
Therapieplanung nach den Bobath-Prinzipien: Ich-Stärke und Selbstbewusstsein unterstützen ↓	**ICF – Körperfunktion** *Mentale Funktionen* Selbstvertrauen etc.
Übertragung in die Ergotherapie: Selbst gefertigten Gegenstand präsentieren **(Abb. 5.12)**	**ICF – Aktivitäten und Partizipation** *Mentale Funktionen* Motivation etc.

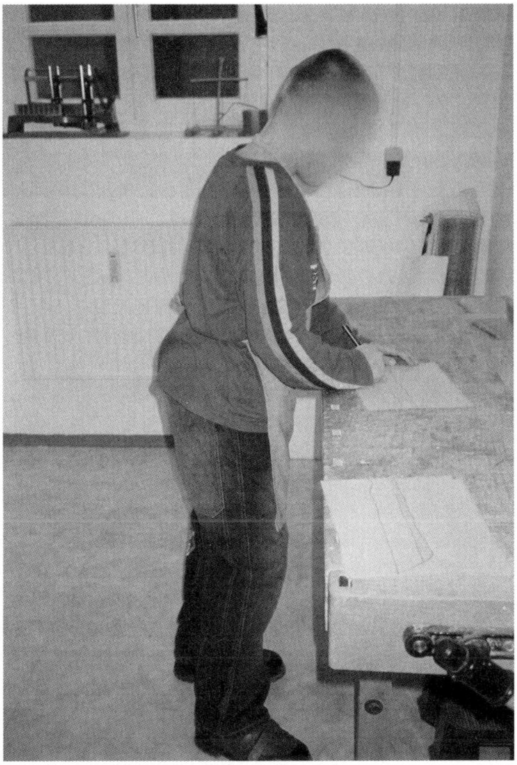

Abb. 5.7 Vom Plan zur Betätigung.

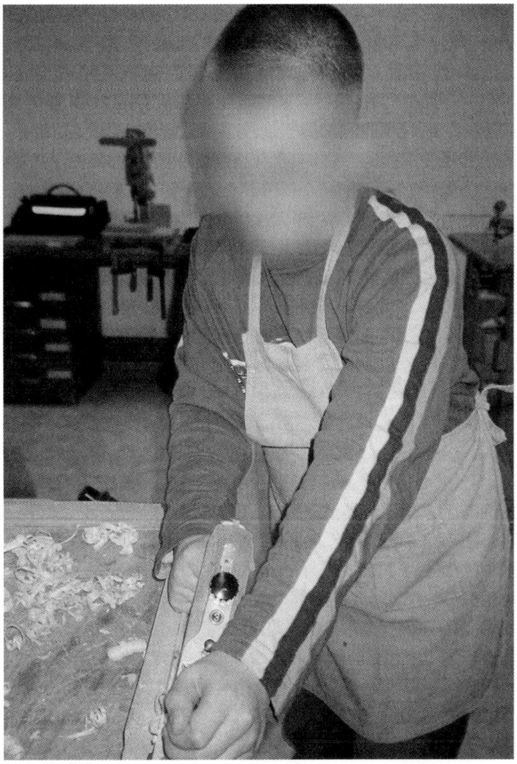

Abb. 5.8 Hobeln.

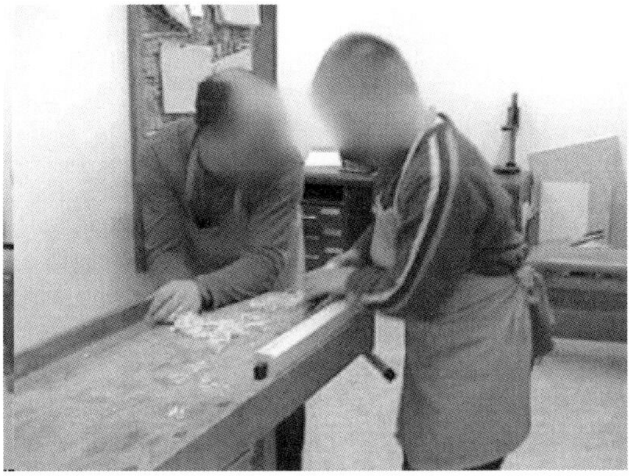

Abb. 5.9 Schleifen und Fühlen.

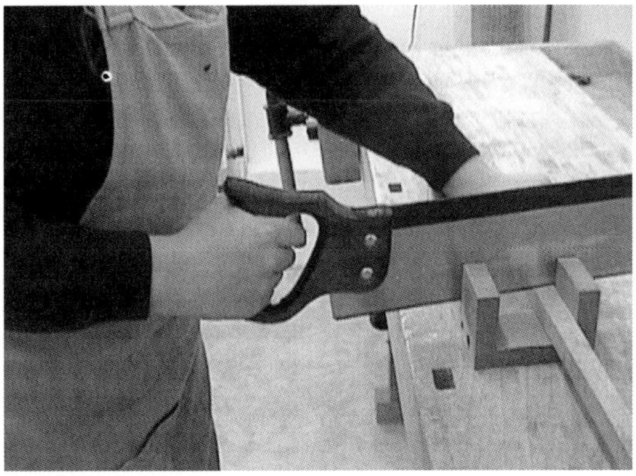

Abb. 5.10 Werkzeuggebrauch und sensomotorische Anpassung.

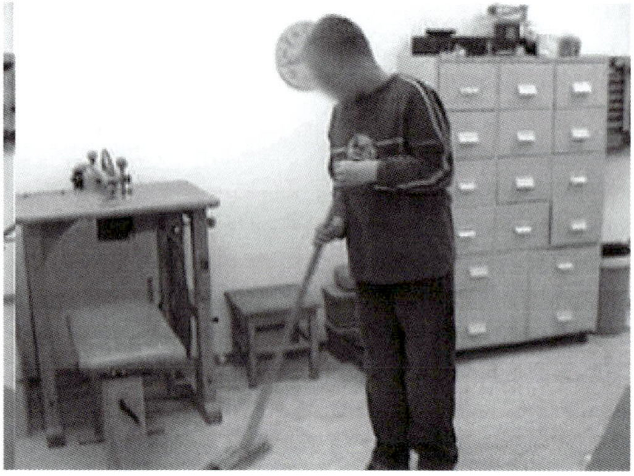

Abb. 5.11 Strukturiertes Ende durch Aufräumen des Arbeitsplatzes.

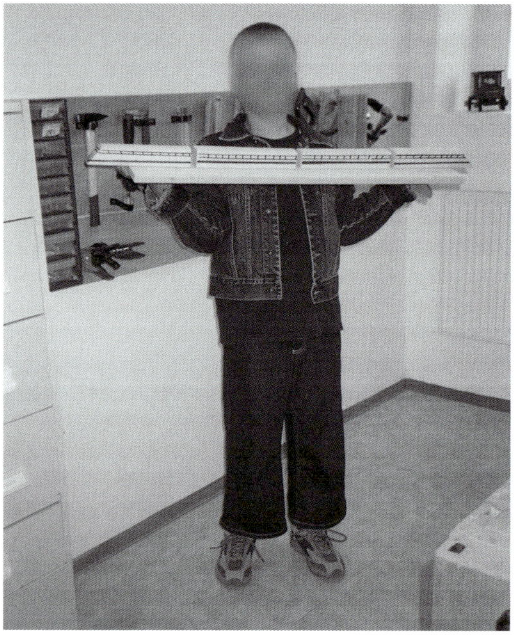

Abb. 5.12 Gelungenes Hand-Werk.

5.2.2 Sensorische Integrationstherapie

Rega Schaefgen

Sensorische Integration

Sensorische Integration (SI) ist ein Prozess der normalen Entwicklung des Nervensystems. Der Vorgang beginnt intrauterin und setzt sich lebenslang fort. Im ersten Lebensjahr ist er besonders intensiv und weichenstellend für die weitere Vernetzung des Nervensystems. Sensorische Integration ist die Nutzung der Sinnesinformationen für den Gebrauch. Sie basiert auf der Plastizität des Nervensystem, das sich entsprechend der Nutzung den Anforderungen anpassend weiter entwickelt.

Das Individuum benötigt für die optimale Entwicklung der sensorischen Integration genügend innere Lebensantriebskräfte (inner drive), Motivation (volition), Umfeldangebote (environment) und respondierende Begleitung seines sozialen Umfeldes (Fischer et al. 1998). Die sensorische Integration ist das Ergebnis einer guten Neuralintegration (Verarbeitung von sensorischen Informationen im Nervensystem zu dessen Strukturierung). Um diese zu verbessern, werden in der Behandlung die individuell notwendigen äußeren Bedingungen in Form (Angebot), Intensität (Dosierung) und Schwierigkeitsgrad zur Verfügung gestellt und der Patient ermutigt damit, entsprechend seiner eigenen Intention, zu agieren.

Weiterentwicklung des SI-Konzeptes

Die Sensorische Integrationstherapie (SI) ist eine neurophysiologische Behandlungsform, die überwiegend von Ergotherapeuten in der Behandlung von Patienten mit Hirnfunktionsstörungen eingesetzt wird. Sensorische Dysfunktion ist noch keine Diagnose der ICD. Sie wird den Diagnosen Entwicklungs- und Wahrnehmungsstörungen sowie den damit verbundenen Teilleistungsstörungen zugeordnet.

Diese Therapiemethode hat einen Schwerpunkt auf Handlungsoptimierung durch bedürfnisorientierte Eigenaktivität und entwickelt sich, entsprechend neuer Erkenntnisse kontinuierlich weiter. Das betrifft die Berücksichtigung neuer neurophysiologischer und neurobiologischer Erkenntnisse. Das Wissen der Hirnforschung über die Funktionsweise des Gehirns ist durch die hoch entwickelten

Untersuchungsmethoden ständig gestiegen (Hüther 2005). Demnach ist die Plastizität des Gehirns sehr viel größer, als von Jean Ayres zunächst angenommen, sodass die sensorische Integrationstherapie besonders auf die Veränderungsmöglichkeiten der neuronalen Netzwerke des Gehirns abzielt.

Der erweiterte Gesundheitsbegriff, wie er durch die WHO in der ICF eingeführt wurde, hat das SI-Konzept ebenfalls verändert. Es geht nicht mehr nur um Funktionsverbesserungen, sondern mehr um die Teilhabe an der Gemeinschaft. Dadurch hat sich die Betonung der Alltagsrelevanz und die Partizipation am sozialen Leben sowohl bei der Erfragung von Problemen als auch bei der Zielsetzung verstärkt und einen neuen, höheren Stellenwert erhalten.

Auch die Einführung systemischer Sichtweisen bei der sensorisch integrativen Behandlung hat zur Weiterentwicklung des Konzeptes beigetragen. Im systemischen Modell der sensorischen Modulation wird deutlich, dass Kultur, Umwelt und Beziehungen als Modulationsfaktoren berücksichtigt werden (Smith Roley 2004). Unter Modulation versteht man den Ausgleich von hemmenden und erregenden Prozessen im Nervensystem zur Optimierung der sensorischen Reizaufnahme (Reizfilterung).

Geschichte

Jean Ayres (1920–1989) war eine amerikanische Psychologin und Ergotherapeutin, die an der *University of California Los Angeles* in humanistischer Psychologie promovierte und dort von 1965 bis 1970 am Hirnforschungsinstitut arbeitete. Eine Forschungsarbeit über Lernprobleme von Kindern führte sie zu der Annahme, dass eine sensorische Dysfunktion der Hintergrund von Lernproblemen sei (Ayres 1972, 1979). Ayres entwickelte daraufhin eine Therapie, um das Nachreifen von sensorisch integrativen Funktionen zu fördern. Später gründete sie die Ayres Clinic und machte sich Therapieentwicklung, Forschung und Lehre zur Lebensaufgabe.

Die Therapie nannte sie bewusst nicht Ayres-Therapie, sondern *Sensorische Integrationstherapie*. Die von ihr entwickelten Therapiemöglichkeiten wurden in ihrer Wirkung und Effektivität durch Forschungen an der University of California Los Angeles begleitet, an der Ayres einen Lehrstuhl innehatte.

Zur Evaluation sensorisch integrativer Dysfunktionen entwickelte Ayres einen speziellen Test, der 1972 als *Southern California Sensory Integration Test (SCSIT)* erschien. Da der Test nur in Südkalifornien standardisiert war, revidierte und erweiterte sie ihn mit einer Normierung für die USA. Die erweiterte Version erschien 1989 als *Sensory Integration and Practice Test (SIPT)* und wird seit 1995 neben dem SCSIT auch in Deutschland eingesetzt **(Tab. 5.5)**.

Theoretische Grundlagen

Eine Grundannahme ist die Einheit von Körper und Geist sowie deren Wechselwirkung. Der Körper und die neurophysiologischen Abläufe im Zentralnervensystem stehen mit Denkprozessen und geistigem Vermögen in einer wechselseitigen Beziehung (**Abb. 5.13**). Bessere Speicherung und gedankliche Vorstellung ermöglichen eine immer sichere und schnellere Interpretation der sensorischen Eindrücke. Damit verbessert motorisches Handeln das Denken und das differenziertere Denken verbessert wiederum die Handlung. Möglichkeiten zur Einwirkung und therapeutische Erfolge beruhen auf der

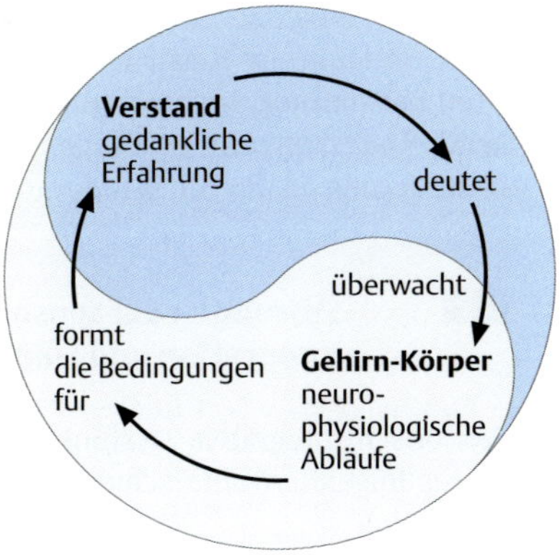

Abb. 5.13 Synchrone Wechselwirkung von mentalen und neurophysiologischen Vorgängen.

Plastizität des Nervensystems, die erheblich größer ist, als Ayres vermutete (Spitzer 2002).

Der in Abb. 5.14 dargestellte so genannte *Selbstaktualisierungsprozess* der Sensorischen Integration besteht aus: Auswahl, Aufnahme, Eingliederung und Verarbeitung zur Deutung der aufgenommenen sensorischen Informationen im Nervensystem sowie der daraus entwickelten Handlung. Dieser Prozess der Selbstaktualisierung wirkt als aufsteigende Spirale zunehmender Betätigung und führt zu Handlungskompetenz. Jeder sensorische Integrationsprozess als Baustein der gelungenen Wahrnehmungsverarbeitung und Handlungsfähigkeit beginnt nach diesem Denkmodell mit dem inneren Antrieb (inner drive) zur Betätigung. Wahrnehmungen des eigenen Körpers oder des Umfelds werden entsprechend dem inneren Antrieb, dem Interesse und der Motivation ausgewählt und aufgenommen (sensory intake), sorgen für Anstrengungsbereitschaft (volitional state) bei der Verarbeitung sensorischer Sinneseindrücke und ermöglichen so die Handlungskompetenz.

Die innere Zielgerichtetheit bewirkt die Modulation der neuralen exzitatorischen (verstärkenden) und inhibitorischen (hemmenden) Prozesse sowie deren Interpretation. Jeder gelungene sensorische Integrationsprozess wird im Nervensystem als Erfolg gespeichert und dient als Richtschnur für weitere Betätigung. Daraus baut sich in einem spiralförmigen Prozess eine neuronale Grundlage für Handlungserfolge auf, und es entwickeln sich Bewegungs- und Betätigungslust, Neugier und Experimentierfreudigkeit **(Abb. 5.14)**.

Die sensorisch integrative Behandlung vollzieht diesen Prozess nach, um die neurale Verarbeitung zu beeinflussen. Die SI-Theorie geht davon aus, dass der verlangsamte, behinderte, beeinträchtigte und gestörte sensorische Integrationsprozess verbessert und wiederhergestellt werden kann.

Sensorische Integration und ergotherapeutische Modelle

Die Sensorische Integrationstherapie hat Gary Kielhofner eine wesentliche Weiterentwicklung zu verdanken. Kielhofner entwickelte in den USA das Model of Human Occupation (MOHO) und prägte damit die Weiterentwicklung des theoretischen Hintergrundes der sensorischen Integrationstherapie. Aus dem MOHO stammende Termini wurden in das Konzept der Sensorischen Integrationstherapie eingeführt. Auch der sequentielle Spiralprozess der Selbstaktualisierung und die synchrone Interdependenz von Bewusstsein und Körper-Hirn zeigen diese Verbindung. Das von Kielhofner entwickelte *Child Occupational Self Assessment* (COSA) zur Selbsteinschätzung von Kindern und der Fragebogen zur Einschätzung des ***volitional state*** (Anstrengungsbereitschaft) von Kindern (Pediatric Volitional State Questionnaire, Kielhofner et al. 2005) in verschiedenen Situationen zeigen, wie konkret das Model of Human Occupation mit der Sensorischen Integrationstherapie verbunden wurde.

Die Erkenntnis, dass sensorische Integration ein Prozess ist, an dem Bewusstsein, Körper und ZNS gleichermaßen beteiligt sind, erfordert Erklärungsmodelle. Die Tatsache, dass ein Zusammenhang zwischen Ungeschicklichkeit und Selbstachtung besteht, lässt sich leicht beobachten. Aber der Zusammenhang von verbesserter sensorischer Integration, Handlungskompetenz und Selbstachtung wird durch das Model of Human Occupation direkt untermauert. Das Spielen als handelndes Lernen des Kindes zu erkennen sowie dessen Gesetzmäßigkeiten zu untersuchen und zu beachten, wird ebenfalls von diesem Modell unterstützt.

Die verbesserte Einbindung des Child Occupational Self Assessment von Kielhofner in die Behandlung von Kindern ist jetzt durch eine neue deutsche Übersetzung von Pätzoldt et al. (2005) professionalisiert worden. Dies Instrument ermöglicht die kindzentrierte Ermittlung der Selbsteinschätzung eigener Stärken und Schwächen im Bereich von Alltagshandlungen, Schule, Freizeitaktivitäten, Familie und Freunden. Anschließend kann das Kind, in einem therapeutisch unterstützten Prozess, für sich herausfinden, was ihm mit welcher Priorität wichtig ist.

Die klientenzentrierte Vorgehensweise in der sensorisch integrativen Behandlung ist in Anlehnung an das kanadische Egotherapiemodell, Canadian Modell of Occupational Performance (CMOP, Kap. 1.11.2), entstanden und eine etablierte Vorgehensweise. Klientenzentriert bedeutet u.a., dass zunächst das Kind und anschließend die Eltern sowie weitere Bezugspersonen zu ihren Anliegen befragt werden. Die Betätigung ist Inhalt jeder sensorisch integrativen Behandlung, sie hat durch das Modell verstärkende Unterstützung gefunden – besonders in der Orientierung an der Alltagsrelevanz.

Störungen der sensorischen Integration und Folgeprobleme

Sensorisch integrative Dysfunktionen können sich hinter folgenden unterschiedlichen Problematiken verbergen:

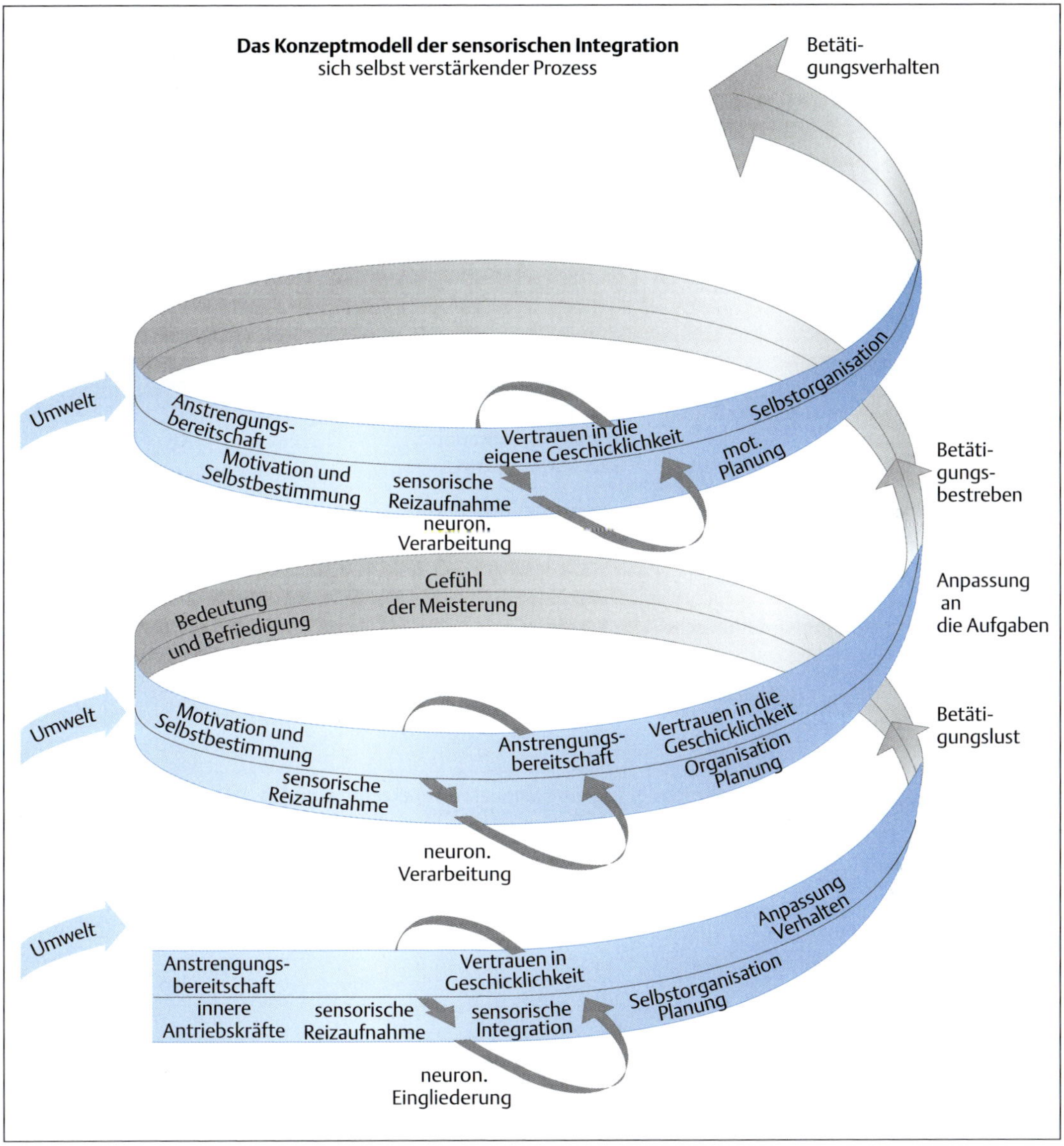

Abb. 5.14 Der spiralförmige Selbstaktualisierungsprozess führt zur sich selbst stärkenden Kompetenzgewinnung.

- Entwicklungsverzögerungen und Entwicklungsdiskrepanzen,
- Ess- und Schlafprobleme,
- motorische Ungeschicklichkeiten,
- Haltungs- und Gleichgewichtsprobleme,
- Störungen der Fein-, Grob- und Graphomotorik,
- Sprachverzögerungen und Sprechprobleme,
- Lernprobleme, Teilleistungsstörungen,
- Konzentrations- und Aufmerksamkeitsstörungen,
- Kontaktstörungen und Verhaltensprobleme.

Befund und Therapieplanung

Nach Ausschluss einer organischen Ursache gilt es, den Verdacht auf Hirnfunktionsstörungen abzuklären. Dies erfolgt durch ein Entwicklungsscreening, den *Sensibilitätsbefund*, den *sensomotorischen Funktionsbefund* und durch die *Einschätzung der emotionalen und kognitiven Funktionen*. Beim Entwicklungsscreening handelt es sich um eine Grobeinschätzung der kindlichen Entwicklung im Verhältnis zum Lebensalter. Je nach Alter und Kooperationsfähigkeit erfolgt die Evaluation der sensorischen Integration anhand von Befragung, freier, strukturierter und gezielter Beobachtung zu den Sinnessystemen sowie bestimmten Tests. Die Untertests der evaluieren Faktoren des von Ayres entwickelten SCSIT und SIPT zeigt (**Tab. 5.5**).

Die Gewichtung und Interpretation der Befunde in der Zusammenschau klären den Hintergrund der vorliegenden Problematik. Das *Gesamtbehandlungsziel* ergibt sich aus der Problematik, die zur Therapie führte.

Tab. 5.5 Faktoren und Untertests des SCSIT und SIPT

Faktoren	Untertests	Abkürzungen
Visuelle Wahrnehmung		
Figurgrundwahrnehmung ▪ Raumlage ▪ Merkfähigkeit von visuellen Sequenzen ▪ Raumvorstellung ▪ Räumliche Beziehung	Figure-Ground-Perception Position in Space (3. Teil Position in Space) Space Visualisation Design copying	FG PS (nur im SCSIT) SV DC
Konstruktionspraxis (Fähigkeit visuelle Raumwahrnehmung in Handlung zu übersetzen)	Constructional Praxis	CPr (nur im SIPT)
Somatosensorische Wahrnehmung		
Bewegungswahrnehmung/kinästhetische Wahrnehmung	Kinesthesia	KIN
Manuelle Formperzeption (Fähigkeit etwas Getastetes mit etwas Gesehenem zu verbinden)	Manual Formperception	MPF
Stereognosie (vergleichende Tastwahrnehmung)	(2. Teil Manual Formperzeption nur im SIPT)	
Fingeridentifikation	Finger Identification	FI
Graphästhesie (Hautzeichnungswahrnehmung)	Graphestesia	GRA
Lokalisation taktiler Stimuli	Localisation of Tactile Stimuli	LTS
Sensomotorik und Praxie		
Motorische Genauigkeit	Motor Accuracy	MACR and L
Mundmotorik	Oral Praxis	OPr (nur im SIPT)
Körperhaltung	Postural Praxis	PPr (nur im SIPT)
Imitation von Stellungen	Imitation of Postures	IP (nur im SCSIT)
Speicherung von Bewegungssequenzen und Reproduktion	Sequencing Praxis	SPr
Bilaterale Motokoordination	Bilateral Motor Coordination	BMC
Einbeinstand rechts und links	Standing-Balance Eyes open and closed	STB
Steh- und Gehbalance	Standing and Walking Balance	SWB
Praxie auf verbale Anweisung	Praxis on verbal Command	PrVC
Vestibuläre Wahrnehmung		
Postrotatorische Nystagmusprüfung	Postrotary Nystagmus	PRN

Formen der sensorischen Dysfunktion oder Hirnfunktionsstörung

Durch die Befundzusammenstellung der Testergebnisse des SIPT zusammen mit gezielten Beobachtungen und entsprechenden Clusteranalysen ergaben sich in Amerika für einen Teil der untersuchten Kinder bestimmte hypothetische Erscheinungsbilder der SI-Dysfunktion (Fisher 1998). Diese entsprechen annäherungsweise den in Deutschland beobachteten Erscheinungsbildern (in Klammern zugeordnet):

- Modulationsstörungen (Reizfilterstörungen),
- Postural okuläre Dyspraxie, (Haltungsdyspraxie oder labile Haltungsdyspraxie),
- Somatosensorische Dyspraxie (Körperwahrnehmungsstörung),
- Bilateral- und Sequenzierungsdyspraxie (Ideomotorische Dyspraxie),
- Somatodyspraxie (Ideatorische Dyspraxie),
- Dyspraxie auf verbale Anweisung (bei Fisher nicht als SI-Störung gesehen) in Deutschland auditive Wahrnehmungsverarbeitungsstörung (Audiodyspraxie),
- Visuodyspraxie (visuelle Verarbeitungsstörung).

Zusätzlich erscheint in der Praxis bei Entwicklungsstörungen die:

- Entwicklungsdyspraxie oder generelle sensorische Integrationsstörung.

Die Erscheinungsbilder befinden sich in einer anhaltenden Diskussion über die Einteilung, die Notwendigkeit von Klassifikationen und Zuordnungen sowie ihrer Relevanz bezüglich der Behandlung.

Behandlungsprinzipien

Im Folgenden sind die Grundprinzipien der Sensorischen Integrationstherapie aufgeführt:

- *Motivation*: Die innere Motivation für eine Handlung ist der Hauptansatz jeder Behandlung. Daraus entsteht die notwendige Selektion sensorischer Informationen, um das angestrebte innere Ziel zu erreichen.
- *Handlungsorientierung*: Sensorische Integration ist die Nutzung der Informationen für die eigene Intention zur Handlung.
- *Prädikatorenbehandlung*: Die sensorische Integrationstherapie ist eine Entwicklungsbehandlung, sie arbeitet nicht störungsorientiert. Deshalb werden bei diesem Verfahren Faktoren ermittelt und behandelt, die als fehlende Voraussetzungen (Prädikatoren) vorher evaluiert wurden.
- *Therapiezielorientierung*: Die Behandlung erfordert eine exakte *Befunderhebung* der fehlenden Prädikatoren, eine darauf abgestimmte Therapiezielformulierung und einen Stufenplan zur Umsetzung in einen Behandlungsplan.
- *Ganzheitlichkeit*: Sensorische Integrationstherapie ist immer *ganzheitlich* auf das Individuum ausgerichtet. Die therapeutischen Maßnahmen wirken auf physische, emotionale, soziale und kognitive Bereiche der kindlichen Persönlichkeit und beziehen die Eltern und das Umfeld des Kindes mit ein.
- *Eigenaktivität*: Die Kinder (Patienten) agieren entsprechend ihrer Motivation, ihren Bedürfnissen und Fähigkeiten. Das bedeutet, die therapeutischen Angebote sollen als angemessene Herausforderung erlebt werden und die Therapeutin sorgt für die jeweils *adäquate Anforderungsveränderung*, die den Handlungserfolg ermöglicht.
- *Remediation*: Bevor bei der Wiederherstellung von Funktionen nicht ausreichend versucht wurde, die Funktion zu verbessern, sollte keine Kompensation angeboten werden, um den inner drive zur Veränderung zu erhalten.
- *Elterneinbeziehung*: Ein Prinzip der Behandlung ist die Transparenz der angestrebten Ziele für die Kinder bzw. für deren Eltern oder Begleiter. Die Therapie kann ihre Wirkung nur entfalten, wenn es gelingt, den Eltern die Ziele und therapeutischen Ansätze verständlich zu machen und sie dafür zu gewinnen, die Aktivitäten anzunehmen und adaptierend in den Alltag einzubauen.
- *Zusammenarbeit mit den Lehrern*. Die Beratung der Lehrer im Umgang mit den betroffenen Kindern gehört ebenfalls zum Grundsatz. Der Einsatz von Therapeuten in Grundschulen ist in den USA bereits übliche Praxis, während diese Entwicklung in Deutschland erst beginnt. An *Sonderschulen* wurden Behandlungen über medizinische Verordnungen etabliert, die jetzt in den Schuletat aufgenommen werden müssen.

Methoden und Strategien

Methoden und Strategien der Sensorische Integrationstherapie sind:

- *Nutzung intersensorischer Wirkungen*: Eine Strategie der Sensorischen Integrationstherapie beruht auf der Wirkung der Sinnessysteme aufeinander. Das ist beispielsweise die intersensorische Wirkung vestibulärer Informationen auf das propriozeptive System und die hemmende Wirkung der Propriozeption auf die anderen Systeme (Price 1985).

- *Arousalregulation*: Das aktivierende aufsteigende retikuläre System (ARAS) spielt als Regulationssystem bei der Behandlung sensorisch integrativer Dysfunktion eine Schlüsselrolle. Daher wird die gezielte Beeinflussung des neuralen Erregungsniveaus durch regulierende Maßnahmen eingesetzt, um die sensorische Verarbeitung zu verbessern. Das Arousal (Erregungsniveau im retikulären System) ist auch mitbestimmt von Empfindungen, Emotionen und mentalen Faktoren und ist entscheidend dafür verantwortlich, wie aufgenommene sensorische Informationen verarbeitet werden.
- *Multisensorielle Verstärkung:* Sie ist eine Methode zur Optimierung der Assoziationsfähigkeit und damit zur besseren Verarbeitung sensorischer Informationen.
- *Zwei-Zügel-Strategie:* Diese Methode bezieht Stärken ein zur Verbindung mit Schwächen und erhöht die Motivation, sich etwas Schwieriges zuzutrauen.
- *Einsatz von Tiefendruck:* Die taktile Integration wird durch den Einsatz von Tiefendruck verbessert.

Medien

Sensorische Integrationstherapie ist nicht auf bestimmte Geräte und Medien festgelegt. Diese können variieren und sich im Laufe der Zeit auch verändern. Neben dem eigenen Körper kann bei kleinen Kindern auch der Körper der Therapeuten wie ein Instrument eingesetzt werden. Alle Medien sind den natürlichen Herausforderungen des Umfeldes nachempfunden, z.B. Schaukeln, Balancier- und Kletter-angebote, Kissen, Knautschsäcke verschiedener Größe, Vibratoren, Kirschkernbäder, Rampen, Rollbretter, Hängematten, Trapeze, Reckstangen, Seile, Rutschfolien, Decken, Säckchen, Bälle und Bänder. Außerdem sind alle Materialien zur Sammlung von Handlungserfahrung geeignet wie z.B. Ton, Holz, Gips, Wasser, Schaum, Creme, Kleister sowie Farben und Stifte.

5.2.3 Castillo Morales Konzept

Gisela Eichhorn

Beim Castillo Morales Konzept handelt es sich um ein ganzheitliches, neurophysiologisch orientiertes Konzept zur Behandlung sensomotorischer und orofazialer Störungen bei Kindern und Erwachsenen. Die Therapie ist besonders für Patienten mit einer muskulären – angeborenen oder erworbenen – Hypotonie, nach einem Schädel-Hirn-Trauma oder einer Zerebralparese geeignet. Das Behandlungskonzept verändert sich ständig und passt sich dem aktuellen Stand neuester medizinischer Kenntnisse an, so dass sich die Indikationsstellungen für dieses Konzept ständig erweitern. Seit vielen Jahren sind die neuromotorische Therapie und orofaziale Regulationstherapie eng miteinander verbunden. Eine orofaziale Regulationstherapie kann ohne Beachtung der Aspekte aus neuromotorischer Entwicklung und Neurophysiologie nicht effektiv durchgeführt werden.

Dr. Rodolfo Castillo Morales lebt und arbeitet in Argentinien. Seinen Facharzt für Rehabilitation hat er von 1964 – 1968 in Madrid erworben. Die Rehabilitation setzt er in einen ganzheitlichen Bezug, der in der konventionellen Medizin oft außer Acht gelassen wird. Der Patient kommt mit der Hoffnung auf Besserung in seinem Unwohlsein zum Arzt und zu Therapeuten, die ihm in der Phase der Genesung zur Seite stehen und begleiten. Nicht die Therapeutin steht im Mittelpunkt, sondern der Mensch, der sich der Therapeutin in der Rehabilitation anvertraut. Es ist der Mensch bzw. der Patient selbst, der etwas erreicht. Respekt vor der Person des anderen sowie Zutrauen in seine Fähigkeiten und Entwicklungsmöglichkeiten sind die Basis jeden zwischenmenschlichen Kontaktes.

Castillo Morales vergleicht sein Konzept oft mit der Entwicklung eines Kindes: „Ein Kind hat die Zukunft. Es braucht feste Wurzeln wie ein Baum, der fest in der Erde steht. Das Kind muss wie der Baum fest mit seinem Ursprung verbunden sein. Die Persönlichkeit des Kindes ist verbunden mit seiner Erfahrung, die es von jedem erfährt, sollte aber in der Suche nach mehr Erfahrung nicht in der Unterhaltung enden, die kommt und geht. Erfahrungen müssen verbunden werden, wie die Wurzeln, die der Baum immer neu bildet. Zweifel und Unsicherheit sind wichtig, damit sich die Persönlichkeit entfalten kann. Im Kind steckt die Kraft der Natur" (Castillo Morales 1991 o.A.).

Der Glaube an die Kraft der Natur steckt nach Ansicht von Castillo Morales in jedem Menschen und bildet eine der wichtigsten Grundlagen des Konzeptes und der Rehabilitation. Das Konzept umfasst die Verbesserung von Haltung und Bewegung unter spezifischer Einbeziehung der Kommunikation, Interaktion und der Sinneswahrnehmungen.

! Zentral für Castillo Morales Verständnis von Therapie sind sein Menschenbild und sein umfassender Kommunikationsbegriff mit der Orientierung an der Philosophie und Anthropologie der lateinamerikanischen Ureinwohner.

Behandlungsschwerpunkte

Die Grundlage des Konzeptes bildet die *neuromotorische Entwicklungstherapie*. Einen besonderen Behandlungsschwerpunkt stellt die *orofaziale Regulationstherapie* zur Verbesserung der Kommunikation und Nahrungsaufnahme dar. Durch körperliche Fehlhaltungen wird der orofaziale Komplex negativ beeinflusst, so dass ohne Berücksichtigung der gesamten Körpermotorik keine adäquate orofaziale Regulationstherapie gelingt. Manchmal wird die Versorgung mit speziellen Hilfsmitteln, z. B. kieferorthopädischer oder orthopädischer Art erwogen, wenn es dem Patienten zur Unterstützung der Funktion im orofazialen Bereich oder der gesamten Haltung und Bewegung dient.

Ein besonderer Schwerpunkt des Konzeptes ist das Sehen, das in einem engen Zusammenhang zu Bewegung, Haltung, Funktion und sensomotorischer Aktivität steht. Das Sehen ist ein Entwicklungsprozess und verändert sich durch den Gebrauch der Fähigkeit. Behandelt werden:

- Früh-, Neugeborene und Säuglinge mit Saug- und Schluckproblemen,
- Kinder mit genetischen Syndromen und Muskelhypotonie z. B. Trisomie 21, Williams-Beuren-Syndrom, Prader-Labhart-Willi-Syndrom, Angelman-Syndrom u.Ä.,
- Kinder mit verlangsamter sensomotorischer Entwicklung,
- Kinder mit motorischen Problemen im Mund- und Gesichtsbereich z. B. Moebius-Syndrom, Pierre-Robin-Sequenz I-III, Trisomie 21, Goldenhar-Syndrom,
- Kinder und Erwachsene mit zentralmotorischen Störungen und/oder Mehrfachbehinderung sowie Patienten mit
- peripheren Paresen z. B. Plexusparesen, Myelozelen, Meningomyelozelen,
- neuromuskulären Erkrankungen,
- Schädel-Hirn-Traumata und Koma,
- Lippen-Kiefer-Gaumen-Spalte,
- Fazialisparese,
- Problemen beim Kauen und Schlucken sowie
- Erwachsene und Kinder mit orofazialen Begleitsymptomatiken bei neuromuskulären Erkrankungen, Zerebralparesen, nach Schädel-Hirn-Traumata und Schlaganfällen, Dyspraxien.

Theoretischer Hintergrund des Konzeptes

Die Arbeit mit dem Castillo Morales Konzept orientiert sich an der *Funktion*. Wichtig ist die Kenntnis der normalen physiologischen Abläufe, um die unterschiedlichen abweichenden Funktionen zu verstehen.

Funktion: jede Aktivität und Veränderung von Haltung und Bewegung. Die Funktion ist der gemeinsame Nenner, der die einzelnen Teile des gesamten Körperkomplexes miteinander verbindet und zu einem dynamischen System macht, um physiologische, koordinierte Bewegungsabläufe und Lernen zu ermöglichen.

Funktion und Integration

Funktion kann nicht isoliert gesehen werden, sondern im Zusammenhang mit folgenden Faktoren (**Abb. 5.15**):

- *Bewegung*: Jede Bewegung stellt eine Funktion dar, ob sie auf ein Ziel hin oder von ihm weg gerichtet ist. Es werden zwei Arten von Bewegung unterschieden:
  - Die Bewegungsart, die auf den ersten Blick sichtbar ist, z. B. das Auf- und Abbewegen der Mandibula (Unterkiefer) beim Essen.
  - Biochemische Reaktionen im Innersten der Organgewebe. Dabei handelt es sich um Bewegungen auf molekularer Ebene.
- *Materie*: Die Materie stellt das Instrument für die Aktivitäten dar. Sie besteht aus Knochen, Muskeln, Gelenken, Sehnen, Organzwischenräumen, Rezeptoren und Nerven.
- *Form*: Funktion und Form sind besonders eng miteinander verbunden. Strukturen, die z. B. nicht genutzt werden, verkümmern. Unphysiologisch oder übermäßig genutzte Strukturen verändern die Form langfristig.
- *Energie*: Damit eine Funktion zustande kommen kann, ist Kraft (Energie) erforderlich.
- *Zeit*: Eine Funktion erfordert vom Beginn bis zu ihrem Ende Zeit.
- *Raum*: Materie und Bewegung benötigen Raum, damit eine Funktion verwirklicht werden kann.
- *Regulierung*: Unser Organsystem erhält permanent Reize aus dem Inneren und der Außenwelt. Es sind jedoch regulierende Mechanismen erforderlich, um die multiplen Reize zu sieben und zu verarbeiten, damit adäquate Reizantworten möglich sind. Dies wird an biochemischen und histochemischen Veränderungen gemessen.

Die verschiedenen Mechanismen haben regulierenden Einfluss auf ein harmonisches Zusammenspiel zwischen den Elementen und stellen ein *Gleichgewicht* zwischen den Organsystemen des Körpers und des orofazialen Komplexes sowie zwischen Mensch und Kosmos her.

Besteht eine abweichende Veränderung an einem Teil des orofazialen Komplexes, stört dies nicht nur den orofazialen Komplex, sondern verändert das

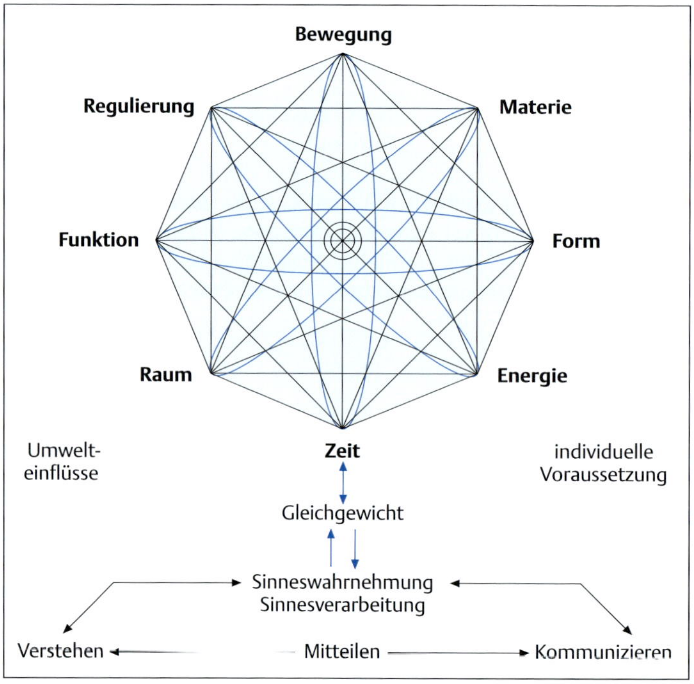

Abb. 5.15 Funktion und Integration.

Gleichgewicht des gesamten Organsystems. Dies ist ein bedeutender Faktor in der Befundaufnahme und damit auch im weiteren therapeutischen Vorgehen.

Damit eine Funktion erfolgreich beendet werden kann, sind folgende Fähigkeiten erforderlich:

- *Spontaneität*, um einen Impuls aus sich selbst hervorzurufen.
- *Ausdauer* (Persistenz), um das gewünschte Ziel zu erreichen.
- *Variabilität*, um zur Erreichung desselben Zieles verschiedene Wege nutzen zu können.
- *Fähigkeit zum Abbruch*, damit eine Aktivität beendet werden kann, wenn die Umstände ungünstig sind. Auf diese Art wird die Fixation abweichender Bewegungen verhindert.

Der Mensch kann durch die verschiedensten Abweichungen in seinen Funktionen betroffen sein. Dadurch ist das Gleichgewicht gestört und die Funktion kann nicht mehr erfolgreich und wirksam sein. Es entwickeln sich zunächst Kompensationen bzw. Anpassungen und schließlich kommt es zu Fixationen.

Beispiel: Hat ein Kind die Angewohnheit, am Daumen zu lutschen, kann ein vorderer offener Biss entstehen. Diese Okklusionsstörung bewirkt beim Schlucken die ersten Kompensationen, die das Ziel haben, den Mund zu verschließen. Dabei werden der M. mentalis und M. orbicularis oris inferior hyperaktiviert. Das Gewebe, das den Mundbereich umgibt, passt sich im Laufe der Zeit an das veränderte Schluckmuster an. Wird dieses Muster nicht rechtzeitig positiv verändert, entstehen Fixation, Rigidität des Mundbodens, Retroversion der Mandibula, Hypoaktivität der Oberlippe, Gaumendeformitäten und Anomalien der Zahnstellung.

Dieses Beispiel zeigt die enge Verbindung von *Form* und Funktion. Das bedeutet, jedes Organ formt sich selbst. Aus diesem Grund ist es unbedingt erforderlich, dass die Therapeutin neben der Behandlungsmethode über Kenntnisse der funktionellen Anatomie verfügt und bestimmte Muskelketten, ihre Funktionen und Innervationen kennt.

Ziel der Behandlung ist es, Haltungen und Bewegungsabläufe zu erreichen, die der Normalität angenähert sind, so dass sich eine gute Perzeption entwickeln kann.

Ein behindertes Kind kann normale oder nahezu normale anatomische Strukturen besitzen. Durch das gestörte Gleichgewicht der Funktionen kommt es jedoch im Laufe der Entwicklung zu Kompensationen, Anpassungen und schließlich zu pathologischen Fixationen und Veränderungen der Sinneswahrnehmung.

Behandlungstechniken

In der Therapie werden die Stimulationen der verschiedenen sensorischen Systeme verwendet. Schon Lurija vermittelt, dass die sensorischen Empfindungen die Basiskanäle für die Informationen an unser Gehirn sind, über die das Wissen über die Umwelt, unseren eigenen Körper oder den Zustand des Organismus erfahren wird (Lurija 1993). Empfinden ist ein aktiver Prozess, der eine motorische Komponente beinhaltet, aber nicht immer muskulär, sondern auch nur auf der vegetativen Ebene ablaufen kann.

Beim Castillo Morales Konzept werden bei der Vorbereitung und Durchführung verschiedene Techniken in unterschiedlichen Kombinationen angewendet:

Berührung

Eine Berührung muss angenehm und sicher sein. Dabei werden vor allem die Rezeptoren der freien Nervenendigungen und die Merkel-Tastscheiben aktiviert.

Streichen

Das Streichen sollte fest und langsam sein. Es setzt die Haare auf der Haut in Bewegung und wirkt wie kleine Hebelsysteme, die die Nervenendigungen stimulieren.

Zug

Der Zug ist sanft und langsam und aktiviert hauptsächlich primäre und sekundäre Rezeptoren in den Muskelspindeln und Gelenkrezeptoren vom Typ I und II. Die von diesen Rezeptoren ausgehenden propriozeptiven Empfindungen bilden die afferente Grundlage von Bewegung und Haltung und für deren Regulierung.

Druck

Der Druck sollte angenehm fest sein und darf keine Schmerzen verursachen. Dabei werden besonders die Vater-Pacini-Körperchen und die Meißner-Tastkörperchen aktiviert, die sich schnell an den Stimulus anpassen. Damit der Reiz aufrechterhalten werden kann, muss der Druck mit Vibration verbunden werden.

Vibration

Bei der Vibration handelt es sich um einen intermittierenden Druck, der beim Modellieren in der Vorbereitung, zur Stimulation und Anbahnung von Haltung und Bewegung sowie zum Stabilisieren genutzt wird. Damit die Vibration ihr Ziel in der Funktion erreicht, benötigt sie Anfang und Ende, um nicht ins Leere zu laufen. Dabei werden vor allem die Vater-Pacini-Körperchen und die Meißner-Tastkörperchen aktiviert. Die Vibration verhindert die Anpassung an den Reiz. Vibration kann folgendermaßen wirken:

- Senkung des Muskeltonus: bei regelmäßiger und anhaltender Vibration.
- Erhöhung des Muskeltonus: bei intermittierender (mit variablen Pausen) und kurzzeitiger Vibration.

Die Vibration muss

- in eine genaue Richtung erfolgen, damit die rückläufige Welle zum Ausgangspunkt zurückgelangen kann,
- in Intensität sowie Art und Weise den Bedürfnissen des Patienten und der jeweiligen Pathologie angepasst sein.

Da die Vibration einen sehr intensiven Stimulus darstellt und die Erfahrung gezeigt hat, dass mit dieser Technik bei hypotonen Kindern die besten Erfolge zu erzielen sind, wurde sie ein wesentlicher Bestandteil der Behandlungstechniken des Castillo Morales Konzepts.

Voraussetzung für die Anwendung der Therapie ist eine geeignete, dem Patienten angepasste Körperhaltung, da eine Verstärkung der Pathologien vermieden werden muss. Die vorbereitenden Maßnahmen beginnen immer mit dem Auflösen bestehender Kompensationen und der Tonusregulierung. Oft stellen Kompensationen für den Patienten eine funktionelle Notwendigkeit dar, z. B. um sich kommunikativ zu äußern. Allerdings kann sich bei längerem Bestehen ihre Pathologie verstärken. Daher ist es wichtig, dass die Therapeutin das Hauptproblem des Patienten herausfindet und ein an die Vorbereitung, dem Modellieren, anschließendes Behandlungsprogramm entwickelt.

Das Modellieren ist die Vorbereitung für ein selbstständiges, physiologisches Handeln. Aus diesem Grund muss jede Vorbereitung und Stimulation in einer für den Patienten sinnvollen Funktion enden, die er in seinen Alltag integrieren kann.

Beispiele: Der Patient wird in der Therapie zunächst auf das Kauen und Schlucken vorbereitet. Am Ende muss die Vorbereitung jedoch mit der realen Funktion und Fähigkeit des Essens in Verbindung gebracht werden können. Oder: Der Prozess der Vertikalisation wird früh begonnen mit dem Ziel, die Aufmerksamkeitsspanne zu erhöhen und den „Horizont" im Prozess der Wahrnehmung und des Lernen zu erweitern, Neugierde zu wecken. Dies hilft dem Patienten seine Wünsche und Vorstellungen mit seinen Möglichkeiten eigenverantwortlich zu erfüllen und sich zu trauen ein gewünschtes Objekt aus dem Schrank zu nehmen.

Nur wenn die *Be*handlung in *Handlung* überleitet, wird der Patient zur Selbstständigkeit motiviert.

Zusammenfassung

Im Konzept von Castillo Morales steht der Patient im Mittelpunkt des therapeutischen Handelns. Über seine Grundbedürfnisse, Fähigkeiten und sein Zutrauen in das Handeln bestimmt der Patient den Weg seiner Genesung.

Das Konzept basiert auf den Lebensgewohnheiten der eingeborenen (indigenen) Völker Lateinamerikas, wie sie das Leben beobachten, handeln, kommunizieren und ihr Leben reflektieren. Dabei ist besonders auffällig, mit welcher Ruhe sie leben. Das Konzept von Castillo Morales hat diese Philosophie in die Therapie übernommen:

- Beobachten,
- Therapieren bzw. Handeln,
- Reflektieren, um neu zu gestalten/therapieren.

Therapie ist lebendig und muss sich immer neu an die Bedürfnisse des Patienten anpassen. Zur Durchführung des Konzepts spielen neben den verschiedenen Techniken die folgenden fünf Aspekte eine wesentliche Rolle:

- Bewegung,
- Funktion,
- Kommunikation,
- sensorische Entwicklung,
- sensomotorische Aktivität.

Bewegung ist die Basis, um Neues zu erlernen und Funktion ist die Basis für Kommunikation und Rehabilitation. Ohne Motivation funktionieren jedoch weder die fünf Aspekte noch die Techniken. Das bedeutet, die Umgebung muss motivierend auf den Menschen wirken, um einen sich gegenseitig befruchtenden Prozess in Gang zu setzen. Die Weitervermittlung des Konzepts erfolgt über:

Castillo Morales Vereinigung
cm-vereinigung@alice-dsl.de

5.2.4 Therapie des Fazio-oralen Traktes (F.O.T.T.)

Ulrike Montasser

Schluckstörungen (Dysphagien) bzw. schwerwiegende Funktionsstörungen des fazio-oralen Traktes beherrschen zunehmend den klinischen Alltag im neurologisch-rehabilitativen Bereich. Ursache hierfür sind die gesteigerte Inzidenz sowie die Überlebensrate hinsichtlich der zugrunde liegenden Erkrankungen und Schädigungen der entsprechenden neurologischen Strukturen.

In der Akutversorgung stehen zumeist lebenserhaltende Maßnahmen im Vordergrund. Um die mit der Funktionsstörung des fazio-oralen Traktes einhergehenden Ernährungsprobleme, nonverbalen Kommunikationsprobleme, mundhygienischen Probleme, sowie Probleme mit Atmung und Stimme zu beherrschen, bedarf es eines speziellen, interdisziplinären Therapieansatzes, der Therapie des Fazio-oralen Traktes (F.O.T.T.). Im ergotherapeutischen Behandlungsprozess steht die Beeinträchtigung der Alltagsbewältigung im Mittelpunkt der Behandlung.

Anatomie, Physiologie und Biomechanik des fazio-oralen Traktes

Die Innervation der oropharyngealen Muskulatur, die für den normalen Ablauf des Schluckaktes bei gleichzeitigem Schutz der Atemwege erforderlich ist, erfolgt durch folgende fünf Hirnnerven:

- N. trigeminus (V): Kaumuskulatur,
- N. facialis (VII): Orofaziale Muskulatur,
- N. glossopharyngeus (IX): Pharynxmuskulatur; sowie sensibles hinteres Zungendrittel, Gaumenbögen einschließlich Pars oralis des Pharynx,
- N. vagus (X): Gaumen-, Pharynx-und Larynxmuskulatur, Ösophagus,
- N. hypoglossus (XII): Zungenmuskulatur und die zervikalen Nerven C 1–3.

Der Schluckakt besteht aus einer willkürlichen und unwillkürlichen Phase **(Tab. 5.6, Abb. 5.16a–f)**. Das Kauen und Einleiten des Schluckvorgangs an Triggerzonen im Velumbereich und der Oropharynxhinterwand verlaufen willkürlich. Der Bolustransport vom Oropharynx zum Magen verläuft unwillkürlich, wobei reflexartige Mechanismen zum Schutz der oberen Atemwege ablaufen. Der obere Ösophagussphinkter kontrolliert den Eingang in den Ösophagus. Er besteht anteilig aus Öffnungs- (M. thryohyoideus und genohyoideus) und Schließmuskeln (M. cricopharyngeus, M. thyropharyngeus und zervikaler Ösophagusbereich).

Tab. 5.6 Phasen der Schlucksequenz (Coombes 1996)

Phasen	Funktionen
1. Präorale Phase (Vorbereitung)	▪ Nahrung sehen/fixieren ▪ Ergreifen durch Arm- und Handeinsatz ▪ Zu den Lippen führen ▪ In den Mund legen/in den Mund nehmen ▪ Riechen
2. Orale Phase	▪ Beißen ▪ Kauen ▪ Bolusformung ▪ Transport des Nahrungsbolus entlang der zentralen Zungenrinne in die hintere Mundhöhle
3. Pharyngeale Phase	▪ Bolustransport durch Rachen und Schlund ▪ Unterbrechung der Atmung und Schutz der Atemwege; durch Anhebung des Larynx, – Kippen der Epiglottis – Verschluss der Stimmlippen und Taschenfalten ▪ Pharyngeale Peristaltik
4. Ösophageale Phase	▪ Boluspassage durch den oberen Ösophagussphinkter ▪ Ösophageale Peristaltik ▪ Bolustransport in den Magen

Schlucken verläuft zumeist unbewusst, obwohl es willentlich eingeleitet werden kann. Es ist ein hoch differenzierter physiologischer Vorgang, der als sehr leistungsintensiv bezeichnet wird. Ein gesunder Erwachsener schluckt in 24 Stunden 580- (Logemann in Böhme 1997) bis zu 2000-mal (Garliner in Böhme 1997). Im Wachzustand wird etwa einmal pro Minute außerhalb der Nahrungsaufnahme geschluckt, in der Tiefschlafphase hört das Speicheln und Schlucken fast auf, wobei „Clusters of swallows“ beim Einschlafen und Aufwachen möglich sind (Dodds in Böhme 1997).

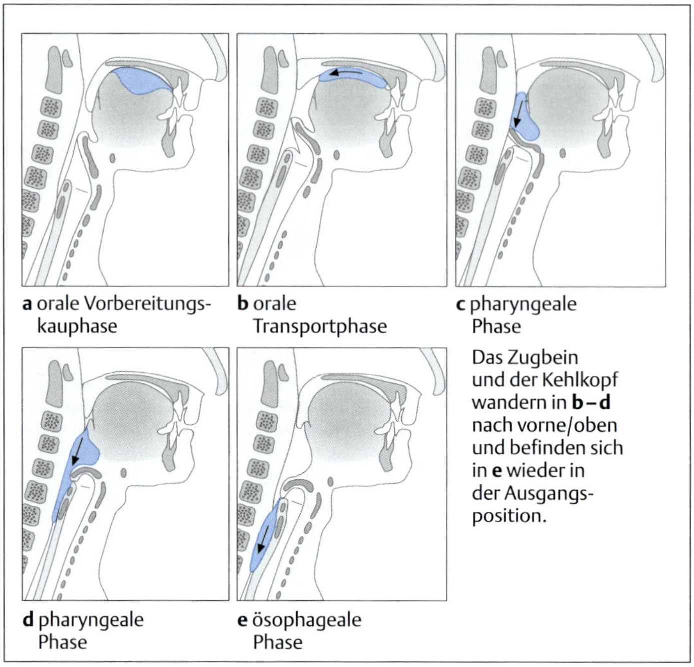

Abb. 5.16a–f Phasen des Schluckaktes. **a** Abbeißen, Kauen und Bolusbildung (orale Vorbereitungsphase), **b** Bolus in der „Zungenschüssel" (orale Vorbereitungsphase). **c** Bolus im Oropharynx (Auslösung des Schluckreflexes). **d** Bolus im Oro- und Hypopharynx (pharyngeale Phase). **e** Bolus im Hypopharynx, Ösophagus (pharyngeale Phase). **f** Bolus im Ösophagus (ösophageale Phase).

Therapie des Fazio-oralen Traktes (F.O.T.T.)

F.O.T.T. heißt in englischer Originalübersetzung „Face and oral tract therapy". Kay Coombes, speech and language therapist, Bobath-Tutor und Senior F.O.T.T.-Instruktor in Großbritannien, die lange Jahre mit dem Ehepaar Bertha und Karel Bobath am Bobath-Center in London zusammengearbeitet hat, begründete aufgrund ihrer fundamentalen Erfahrungen mit dem Bobath-Konzept eine Methode zur Behandlung neurologisch bedingter Dysphagien mit dem Namen F.O.T.T. **(Tab. 5.7).**

Coombes hat die Erkenntnisse des Ehepaars Bobath in Bezug auf die Vorraussetzungen für Haltung und Bewegung auf die sehr komplexen Zusammenhänge von Schlucksequenzen und Bewegungen des Gesichts bzw. Mimik übertragen. Wo noch vor 25 Jahren Unkenntnis in Bezug auf die Problematik eines neurologischen Patienten hinsichtlich der Nahrungsaufnahme und der nonverbalen Kommunikation bestand, schuf sie eine strukturierte Methode zur Befunderhebung und Behandlung neurogener Dysphagien.

Dysphagien (Schluckstörungen): Schwierigkeiten beim oder nach dem Schlucken von Speichel und Nahrung auf dem Weg vom Mund bis zum Magen.

Auch häufiges, wiederholtes, angestrengtes Schlucken, „Globusgefühl" (Kloß im Hals), husten und räuspern nach dem Schlucken gelten als Hinweise auf eine Dysphagie. Bei Patienten mit neurogenen Schädigungen spricht man von *Störungen der Nahrungsaufnahme* (Nusser-Müller-Busch 1997), da vielfältige Probleme den gesamten Vorgang der Nahrungsaufnahme beeinträchtigen können und „als komplexer Teil einer ganzkörperlichen Problematik zu sehen sind" (Gratz u. Woite 1999, S. 13).

Bedeutung der präoralen Phase

Coombes hebt die Bedeutung der präoralen Phase für die Behandlung hervor. Die klinische Erfahrung zeigt, dass die präorale Phase den Beginn und den physiologischen Ablauf der oralen Phase mit beeinflusst. Unter einem normalen Haltungshintergrund („background positure"), der eine freie Kopfbeweglichkeit, visuelle-taktile und olfaktorische Informationsgewinnung ermöglicht, triggert das so genannte „Bereitmachen" für die Nahrungsaufnahme. Die antizipatorische Speichelproduktion und das nachfolgende Schlucken setzen ein. In der präoralen Phase liegt eine hohe Gestaltungsmöglichkeit für ergo-

Tab. 5.7 Mit Störungen des fazio-oralen Traktes assoziierte Erkrankungen (Köhler et al. 1998)

Erkrankungen	Leitsymptome	Auftreten von Schluckstörungen
Erkrankungen mit Beteiligung des ZNS		
Schlaganfall ▪ Ischämischer Hirninfarkt	▪ Halbseitenstörungen, z. B. Lähmungen, sensible Defekte	▪ Initial ca. 45 %, meist gute Besserungstendenz
▪ Hirnstamm-, Kleinhirninfarkt	▪ Schwindel ▪ Ataxie ▪ Beidseitige Symptome ▪ Hirnnervenausfälle	▪ zu 80 %, in Abhängigkeit von der Lokalisation und Ausdehnung
▪ Multiinfarktsyndrom	▪ Rezidivierende neurologische Störungen ▪ Ataxie ▪ Demenz ▪ Parkinson-Symptome	▪ Häufig (Pseudobulbärparalyse) geringe Besserungstendenz
▪ Hirnblutung	▪ Halbseitenstörungen ▪ Kopfschmerz ▪ Bewusstseinsstörungen	▪ Selten
Morbus Parkinson	▪ Hypomimie ▪ Rigor ▪ Tremor ▪ „Eingefrorenes" Bewegungsbild	Über 50 %: hauptsächlich Zungenmotilitätsstörungen und Verzögerungen des Schluckaktes
Multiple Sklerose	▪ Sehstörungen ▪ Lähmungen ▪ Ataxie ▪ Gefühlsstörungen ▪ Blasenstörungen	Initial selten, im Erkrankungsverlauf häufiger (> 25 %)
Schädel-Hirn-Trauma	▪ Bewusstseinsstörungen ▪ Fokale neurologische Ausfälle	Je nach Schweregrad zwischen 14 % (leicht) und 82 % (intensivpflichtig)
Hirntumoren	▪ Konzentrationsstörungen ▪ Zunehmende Persönlichkeitsveränderung ▪ Störung der Motorik oder des Gesichtsfeldes ▪ Epileptische Anfälle	Selten
Entzündungen (bakteriell oder viral)	▪ Schweres Erkrankungsbild mit Fieber ▪ Kopfschmerz ▪ Nackensteifigkeit ▪ Bewusstseinsstörung	Seltener, im Vergleich zur Schwere der Erkrankung meist nicht ins Gewicht fallend
Erkrankungen mit Beteiligung des peripheren Nervensystems		
Polyradikulitis (Guillan-Barré-Syndrom)	Zunehmende, meist von distal nach zentral ziehende Taubheit und schlaffende Lähmung, z.T. mit Hirnnervenbeteiligung (Fazialisparese!) und Atemlähmung	Bis zu 30 %
Spinale Muskelatrophie	Vererbtes Krankheitsbild mit zunehmendem Muskelabbau und Lähmung (intakte Sensibilität)	In Abhängigkeit von der Verlaufsform: beim Schultergürteltyp häufig, beim Beckentyp sehr selten
Kaudale Hirnnervestörungen ▪ N. glossopharyngeus (IX) ▪ N. vagus (X) ▪ N. accessorius (XI) ▪ N. hypoglossus(XII)	▪ Heiserkeit ▪ Nasale Sprache ▪ Schmerzen von Ohr oder Kopfhaut ▪ Schwäche des Kopfhalteapparates und der Zunge.	Fast immer primäres Symptom

Tab. 5.7 Fortsetzung

Erkrankungen	Leitsymptome	Auftreten von Schluckstörungen
Mit Schluckstörung vergesellschaftete neuromuskuläre Erkrankungen		
Myasthenia gravis	Belastungsabhängige Schwäche der Muskulatur, besonders der ▪ Augenmuskeln (Doppelbilder, Ptose) ▪ Gesichts- und Schlundmuskulatur (hängende Gesichtszüge, Kau- und Schluckstörungen) ▪ Atemmuskulatur	▪ Bei 6–15% der Patienten initiale Symptomatik mit wechselnder Ausprägung (oft Fehleinschätzung: neurotische Essstörung) ▪ Im Verlauf über 50 %
Eaton-Lambert-Syndrom	Belastungsabhängige Schwäche besonders der proximalen Extremitätenmuskulatur, sonst ähnliche Symptomatik wie bei Myasthenia mit Tumorerkrankungen (v.a. Bronchial-Ca)	Häufig, wenig Besserung im Tensilon-Test

therapeutische Interventionen. Über die praktische Einbeziehung des Patienten in den Ablauf der Nahrungsvorbereitung erhält dieser ein Situationsverständnis für den Schluckvorgang **(Abb. 5.17)**.

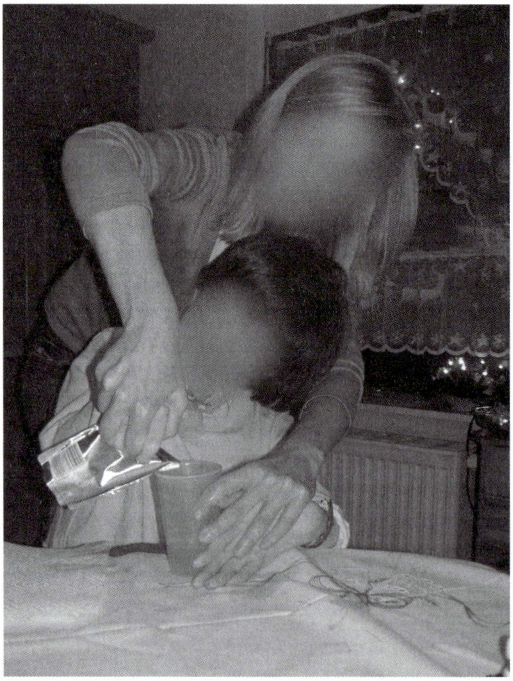

Abb. 5.17 Nahrungsvorbereitung in der präoralen Phase.

Behandlungsschwerpunkte

Die Schwerpunkte der F.O.T.T. beziehen sich auf:

- *Nahrungsaufnahme:* Die Nahrungsaufnahme von Patienten kann oral, enteral oder parenteral erfolgen. Ziel ist, die Wiederentwicklung der vollständigen oralen Nahrungsaufnahme zu erreichen oder bei progredient verlaufenden Erkrankungen (z.B. ALS, MS, Morbus Parkinson), Restfunktionen des Schluckens zu erhalten oder ggf. die Anlage einer Magensonde zur enteralen Ernährung zu empfehlen (PEG, perkutane endoskopische Gastrostomie).
- *Mundhygiene*: Sie schützt vor sekundären Problemen im fazio-oralen Bereich wie Karies und Zahnfleischentzündungen, verbessert die Sensibilität im Mund und ermöglicht schwer betroffenen Patienten (z.B. im Wachkoma) ein strukturiertes Vorgehen zur Mundpflege. Dabei wird die Mundöffnung durch klares Vorgehen mit sicherem Input und Hemmung abnormaler Haltungs- und Bewegungsmuster durch immer wiederkehrendes Üben gefördert. Sie ist manchmal erst nach einigen Wochen täglichen Übens möglich.
- *Nonverbale Kommunikation*: Mimik und Gestik ermöglichen Ausdrucksbewegungen, die freie Kopfbeweglichkeit wird durch Regulation der Tonusverhältnisse im Nacken und Schultergürtel gefördert. Patienten werden in die Lage versetzt, visuelle und auditive Informationen aufzunehmen.
- *Atmung und Stimme*: Patienten, die nicht sprechen, werden bei der Ton- und Lautbildung unterstützt. Der Schutz der Atemwege wird

über das Fazilitieren von Räuspern und Husten gewährleistet (Gratz u. Woite 1999).

Untersuchung

Besteht der Verdacht auf eine Schluckstörung, führt die Therapeutin als erste diagnostische Maßnahme die klinische Erstuntersuchung, „bedside evaluation“, durch. Sie wird als Screeningverfahren bewertet. Linden et al. (in Bartholome 1999) konnten in einer Studie an 249 Patienten in zwei Drittel der Fälle eine treffende Einschätzung des Aspirationsrisikos durch die „bedside evaluation“ nachweisen. Die klinische Erstuntersuchung ermöglicht zwar eine gute Beurteilung der oralen Vorbereitungsphase und oralen Phase, jedoch nur eine grobe Einschätzung des pharyngealen Schluckvorganges. Die praktische Durchführung gliedert sich in die im Folgenden beschriebenen vier Teilschritte.

Anamnese
Zur Anamnese gehört das Erstgespräch. Kooperations- und Kommunikationsfähigkeit sowie die Möglichkeiten der Rumpf- und Kopfkontrolle des Patienten werden abgeklärt. Ist der Patient bereits mit einer Trachealkanüle ausgerüstet? Wie findet die Ernährung statt, oral oder über eine Sonde? Gibt es Anzeichen einer möglichen Aspiration?

Untersuchen der Organfunktionen
Die Überprüfung und Beurteilung der am Schluckvorgang beteiligten Organe erfolgt durch Inspektion in Ruhestellung, Inspektion in Bewegung, durch taktile Kontrolle und Reflexauslösung. Bei mechanisch bedingten Schluckstörungen ist die Oberflächenbeschaffenheit, Form, Lage und eventuelle Strukturveränderungen der am Schlucken beteiligten Organe zu bewerten.

In der Befundaufnahme bei neurologischen Patienten müssen Tonus, Haltungs- und Bewegungsmuster und ihr Einfluss auf die Gesamtkörperhaltung sowie assoziierte Reaktionen beobachtet werden. Tonus und Sensibilität sind sowohl im Gesicht als auch intraoral zu untersuchen und zu dokumentieren. Das spontane und fazilitierte Schlucken ist zu beobachten und zu dokumentieren. Wie verhält sich der Atemrhythmus des Patienten? Besteht ausreichend Schutz für die Atemwege durch Husten und Räuspern?

Schluckprüfung
Die direkte Schluckprüfung dient der Bewertung der Schluckfunktion. Die Versuche bezeichnet man als Leerschlucke bzw. Speichelschlucke. Hat der Patient keine pathologischen Lungenbefunde (z. B. rezidivierende Pneumonien), Anzeichen einer Aspiration oder gravierende sensomotorische Ausfälle im fazio-oralen Bereich, werden in Sitzposition unterschiedliche Nahrungskonsistenzen von flüssig über breiig bis fest angeboten. Bei schwer bewusstseinsgestörten Patienten wird vorerst auf Ess- und Trinkversuche verzichtet. Patienten, die sich oral ernähren, werden während des Schluckens beobachtet.

Zusammenfassende Bewertung
In der zusammenfassenden Bewertung werden deskriptive Daten, die anamnestische Befragung und Beobachtung der am Schlucken beteiligten Organe klassifiziert und in einen Schweregrad eingeteilt. Ggf. ist eine weitere diagnostische Abklärung der Dysphagie durch Radiologen und HNO-Ärzte notwendig, z. B. mittels Videoendoskopie oder Ultraschalldiagnostik (Bartolome 1999).

Zusammenfassung

Die Therapie des Fazio-oralen Traktes nach Coombes (F.O.T.T.) stellt ein interdisziplinäres Behandlungskonzept zur Behandlung von neurogenen Funktionsstörungen des fazio-oralen Traktes dar. Im Vordergrund steht das Ziel, eine Verbesserung der Nahrungsaufnahme bei Dysphagien zu erreichen. Hierzu ist eine spezielle Befunderhebung und Evaluierung erforderlich, woraus sich individuell auf den Patienten und seine spezifischen Problemstellungen im sozialen Umfeld sowie der bestehenden Restfunktionen eine Behandlungsstrategie ableiten lässt. Hierbei sind sowohl die gestalterischen Problemlösungen in der Nahrungsvorbereitung (präorale Phase), sowie die spezielle Schlucktherapie wichtige Aufgabenbereiche der Ergotherapie. Informationen zu Fortbildungsmöglichkeiten:

F.O.T.T.™ – International
Sekreteriat Heike Sticher
Postfach, Ch-4054 Basel
Tel.: (+41) 0613250295
Fax: (+41) 0613250071
Mail: h.sticher@rehab.ch

5.2.5 Bobath-Konzept: Behandeln von Erwachsenen

Ursula Kleinschmidt

Entstehung

Das Bobath-Konzept basiert auf der Arbeit der Krankengymnastin Berta Bobath und des Neurologen und Psychiaters Karel Bobath.

> Das **Bobath-Konzept** umfasst den problemlösungsorientierten Zugang in der Befundaufnahme und Behandlung von Individuen mit Störungen in Tonus, Bewegung und Funktion aufgrund einer Läsion des ZNS. *Ziel der Behandlung ist die Optimierung der Funktion durch Verbesserung der Haltungskontrolle und selektiver Bewegungen mittels Fazilitation. (IBITA 1997)*

Es handelt sich dabei um einen neurotherapeutischen Befund- und Behandlungsprozess, der die Rehabilitation und Prävention von Patienten mit Hemiplegie und anderen neurologischen Erkrankungen beinhaltet. Es kann nicht als eine Technik angesehen werden, die sich auf die Durchführung einer Therapiemaßnahme bezieht. Vielmehr hat das Bobath-Konzept einen universellen Charakter, der für die Anwendung interdisziplinäre Zusammenarbeit und therapeutische Maßnahmen rund um die Uhr vorsieht. Mittels angepasster Fazilitation werden normale Bewegungen bzw. Bewegungssequenzen und Teilhandlungen angebahnt bzw. wieder erlernt sowie in die Aktivitäten und Handlungen des Alltags übertragen und eingesetzt.

Seinen Ursprung hatte das Konzept in der klinischen Erfahrung von *Dr. h.c. Berta Bobath* und *Dr. med. Karel Bobath*. Beide wurden Anfang des 20. Jahrhunderts in Berlin geboren und kannten sich bereits als Kinder. Im Zuge des Zweiten Weltkriegs emigrierten sie nach England, wo sie gemeinsam ihr Konzept zur Befundaufnahme und Behandlung von Kindern und Erwachsenen mit Läsionen des ZNS entwickelten. Anfangs behandelte Berta Bobath vor allem Kinder mit Zerebralparese, bis ein Schweizer Arzt sie ermunterte, ihre Ideen und praktischen Fähigkeiten auch bei Erwachsenen anzuwenden. Karel Bobath versuchte gleichzeitig, die empirische Arbeit seiner Frau mit den damaligen wissenschaftlichen Erkenntnissen der Neurophysiologie zu untermauern und zu begründen. 1951 gründeten sie in London ein privates Zentrum zur Behandlung von Patienten mit zerebralen Bewegungsstörungen und zur Weiterbildung für Therapeuten, welches seit 1975 die Bezeichnung „The Bobath Centre" trägt. Im Zuge ihrer Lehrtätigkeit bereisten die Bobaths die ganze Welt, sodass es heute Bobath-Instruktoren auf allen Kontinenten gibt. Beide wählten 1991 im Alter von 84 bzw. 85 Jahren den Freitod.

Der ganzheitliche Zugang entwickelte sich im Laufe der Jahrzehnte weiter – neue Modelle motorischer Kontrolle, neue Erkenntnisse über motorisches Lernen und Theorien aus zahlreichen Gebieten der Wissenschaft erweitern das Konzept heute. Es ist ein offenes Konzept, das evolvieren soll und schafft als multiprofessionelle und interdisziplinäre Zusammenarbeit ein Bezugssystem, um alle an der Neurorehabilitation Beteiligten (betroffene Person, Rehabilitationsspezialisten und Angehörige) kompetent zu beraten (Hommel et al. 2005).

> **!** Einsatzbereiche des Bobath-Konzepts sind die stationäre und ambulante Rehabilitation. Die individuelle Rehabilitation beginnt in jedem Fall gleich nach dem Ereignis und beinhaltet stets auch soziale, psychologische und präventive Aspekte.

Konzeptgrundlage: die normale Bewegung

Das Bobath-Konzept basiert auf normalen Bewegungen/Bewegungsmustern und Haltungskontrollmechanismen mit normalem Muskeltonus und reziproker Innervation. Eine normale Bewegung ist die koordinierte und geeignete sensomotorische Antwort des Zentralnervensystems auf einen äußeren Reiz oder ein inneres Bedürfnis, um kontrolliert und effizient, durch Propriozeption und intrinsische bzw. extrinsische motorische Kontrollüberwachung, ein Ziel zu erreichen.

Das Zentralnervensystem arbeitet immer als Ganzes, d. h. es kennt keine einzelnen Muskeln, sondern lediglich Bewegungen. Um den Körper gegen die Schwerkraft zu stabilisieren und zudem Fortbewegung und Hantierfunktionen zu ermöglichen, ist eine Vielzahl neuronaler Kontrollmechanismen notwendig. Im Integrationsprozess wird – auf das Ziel des Handelns ausgerichtet – aus den vielen sensorischen Informationen die sensomotorische Antwort, d. h. der Bewegungsentwurf (Bewegungsmuster) erstellt und gesteuert. Das Zentralnervensystem koordiniert und steuert über Schaltkreise die Anpassung des Körpers, der Haltung und Bewegung (Gleichgewicht) an die Umwelt, an die beabsichtigten Verhaltensmuster und Handlungen. Neurone im primären motorischen Kortex steuern die Vorbereitung und Ausführung von Bewegung und dosieren die Kraft der Willkürbewegungen; noch bevor die Bewegung (zu einem Ziel) startet, erfolgt eine Haltungsvorbereitung.

Über diese Mechanismen der Haltungsvorbereitung und Haltungsanpassung lassen sich gewissermaßen automatisch motorische Bewegungen wieder provozieren. Dieser Mechanismus erfordert das adäquate Zusammenspiel der folgenden Aspekte.

Muskeltonus

Der ***Muskeltonus*** und die Tonusverteilung sind individuell und innerhalb des Körpers unterschiedlich verteilt (z. B. Standbein – Spielbein). Je nach Anforderung bzw. Funktion passt sich der Tonus – beeinflusst und gesteuert durch die propriozeptiven Informationen mit hemmender Kontrolle und reziproker Innervation – automatisch an.

Reziproke Innervation

Die ***reziproke Innervation*** steuert die Modulation/Dosierung der Förderung bzw. Hemmung innerhalb des Zentralnervensystems. Durch das harmonische Zusammenspiel der Muskelaktivitäten (Agonisten/Synergisten/Antagonisten) wird eine selektive Bewegung und Gleichgewicht ermöglicht (Kap. 4.2). Dabei lassen die Muskeln während einer exzentrischen Kontraktion auch Länge zu.

Gleichgewicht und Gleichgewichtsreaktionen bilden die Grundlage für Mobilität gegen die Schwerkraft. Beide sind auch Voraussetzung für selektive Bewegungen, Tätigkeiten sowie Geschicklichkeit. Gleichgewichtsreaktionen können nach Verlust wieder erlernt werden.

Alignment

Die Bewegungsdurchführung erfolgt in einem angemessenen ***Alignment***. Alignment bedeutet, dass alle Anteile eines Gelenkes (Knochen, Bänder, Muskulatur, Kapsel usw.), in jedem Moment einer Haltung oder Bewegungssequenz, in einer ganz bestimmten Ausrichtung zueinander stehen müssen, um einen koordinierten und effizienten Bewegungsablauf zu gewährleisten. Das Alignment innerhalb eines Gelenkes und die Beziehung der Gelenke untereinander innerhalb einer Position/Stellung/Haltung bestimmen im Bezug zur Schwerkraft und Unterstützungsfläche das Maß der neuromuskulären Aktivität.

> Nur ein normales Alignment wird eine normale Innervation auslösen können und ist somit die Voraussetzung für die Durchführung von normalen Bewegungen.

Antizipation

Die Annahme, dass Handlungseffekte eine wichtige Rolle für Handlungskontrolle spielen, basiert auf theoretischen Überlegungen, die von der Forschungsgruppe „Kognition und Handlung“ erstellt wurde (Hommel et al. 2001).

> Handlungen werden durch die kognitive Vorwegnahme (Antizipation) ihrer distalen Effekte kontrolliert. D.h. wiederum für die Behandlung: Wenn der Patient nicht weiß, um was oder wie es geht bzw. was er tun soll und das Ziel nicht klar ist, kann es nicht zur Antizipation und somit nicht zum Zusammenspiel und zur Integration der Systeme kommen.Fazilitation

Fazilitation

Fazilitieren ist das Anbahnen physiologischer Bewegungen und beinhaltet die Interaktion zwischen Therapeutin und Patient. Dabei vermittelt die Therapeutin durch ihre manuelle Unterstützung das Gefühl für die Ausführung einer physiologischen Bewegung. Die Fazilitation orientiert sich an den Ressourcen des Patienten und kann variieren von dezenten taktilen Reizen bis zur maximalen Unterstützung.

> **!** Fazilitation: Zielorientierter Lernprozess, um Haltung und selektive Bewegung zu erreichen und um die Durchführung einer Funktion zu ermöglichen, zu erleichtern und zu fördern. Sie beruht auf der Interaktion zwischen Patient und Therapeutin (IBITA 1997).

> **!** Funktion: Zielgerichtete Aktivität, in der sich eine Person in einer veränderbaren und effizienten Weise zu ihrer Umwelt verhält (IBITA 1997).

Man betrachtet das ZNS heute als komplexes System, wie ein Netzwerk, in dem verschiedene dynamische Systeme zusammenarbeiten. Der jeweilige Output der Systeme kann beschrieben werden in sämtlichen Bereichen z. B. physiologisch, neural, muskulär, kinetisch und taktil-kinästhetisch oder im Verhalten etc. Die motorische Kontrolle erfolgt dabei eher über Aufgaben und Ziele und wird beeinflusst von den im Gehirn gespeicherten Erfahrungen aus vergleichbaren Ereignissen in der Vergangenheit **(Abb. 5.18)**.

Behandlungsansatz und Behandlung

Auswirkungen von Hirnverletzungen und Behandlung

Eine Schädigung des Zentralnervensystems hat verschiedene Störungen zur Folge. Die Qualität des Tonus ist abnorm: meist anfangs *hypoton*, später *hyperton*. Die früher erlernten Bewegungsmuster mit Stell- und Gleichgewichtsreaktionen gehen oft nicht einfach verloren, sondern werden durch abnormalen Tonus und mangelnde reziproke Innervation nicht mehr realisierbar. Sensorische Störungen auf den verschiedenen Ebenen liefern einen falschen Input zum Integrationsprozess, und damit erfolgt ein falscher Output, sodass die Bewegung noch weniger „normal" erfolgt.

Das Bobath-Konzept geht von der Annahme aus, dass erst diese Integration, das Zusammenspiel aller Teile eine Funktion ermöglicht. Somit stört bereits der Ausfall eines einzelnen Teiles den Integrationsprozess erheblich und führt zu einem, je nach Schweregrad der Läsion, wenig bis stark vom Normalen abweichenden motorischen Output. Aus diesem Grund kann die Hemiplegie als Folge einer Desintegration gesehen werden.

Wenn das Gehirn eines Menschen mit Hirnverletzungen nicht gefordert und gefördert wird, findet keine adäquate Reorganisation statt.

> **!** Nur wenn das Gehirn durch eine Aufgabe (z. B. den Körper gegen die Schwerkraft zu bewegen) dazu „gezwungen" wird, versucht das Gehirn wieder zu integrativen Leistungen zurückzufinden.

Beobachten – Spüren – Analysieren – Fazilitieren

> Das Behandeln ist ein fortwährendes Beobachten, Spüren, Analysieren und Fazilitieren. Befund und Behandlung sind aneinander gekoppelt und sind nur in der Theorie zu trennen.

Befunderhebung

Suche bzw. Berücksichtigung des Hauptproblems bzw. betroffenen Systems: Welches System arbeitet nicht angemessen (Hauptproblem), sodass andere Systeme keine oder falsche Informationen erhalten und dementsprechend selbst keine adäquate Antwort bewirken können. Wenn z. B. das taktil-kinäs-

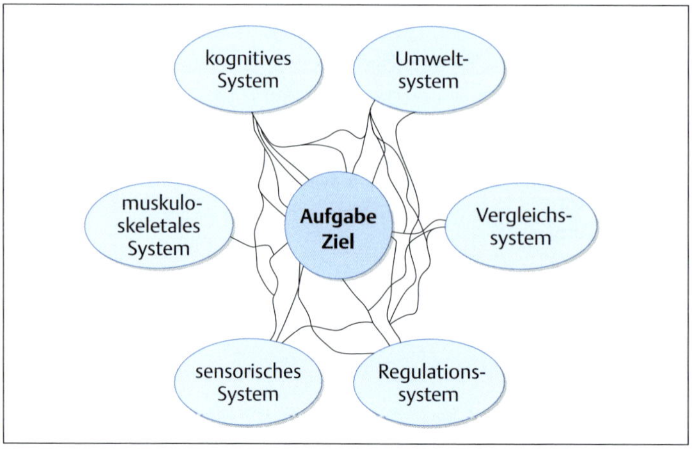

Abb. 5.18 Verschiedene dynamische Systeme sind im ZNS vernetzt.

thetische System keine Information über die Stellung des Fußes auf dem Boden und die Bodenbeschaffenheit gibt, kann es sein, dass aus einer daraus resultierenden Unsicherheit und Angst das System Tonus mehr als erforderlich „feuert" und Stabilität aufbaut. Therapeutisch wird versucht, das z. B. nicht funktionierende System Sensibilität mit geeigneten Maßnahmen zu aktivieren, ihm „Futter" zu geben, damit Spürinformation wieder wahrgenommen werden kann. Als Ersatz für die reduzierte Sensibilität können kompensatorisch über ein anderes System die erforderlichen Informationen über die Körperstellung im Raum/im Bezug zum Boden dem System Tonus ermöglichen, angepasst zu reagieren. Dieses andere System kann z. B. die visuellräumliche Wahrnehmung sein. Dabei arbeitet die Therapeutin physisch/manuell mit dem Patienten, um sich selber, durch das Spüren der Reaktionen des Patienten, ein möglichst genaues Bild über die vorhandenen Defizite zu machen und entsprechend agieren zu können.

! Zentrale Stichwörter der Befundaufnahme sind Beobachten, Spüren und Analysieren.

Im Zuge der Befundaufnahme ist auch die Klassifizierung des Patienten gemäß ICF (Internationale Klassifikation der Funktionsfähigkeit, Behinderung und Gesundheit der Weltgesundheitsorganisation WHO) hilfreich für die Erfassung der Defizite auf der Ebene der Körperfunktionen und Struktur, wobei quantitative und qualitative Aussagen gemacht werden. Sowie für die Formulierung der funktionellen und funktionalen Therapieziele. Die funktionellen Ziele haben die Aktivität zum Inhalt: d. h. die Tätigkeiten und Aufgaben, die eine Person durchführen und in den Alltag übertragen kann. Die funktionale Therapie zielt ab auf die Partizipation des Patienten an Lebenssituationen.

In diesem Zusammenhang interessant ist auch die Arbeit der *Interessen-gemeinschaft Physiotherapie in der Neurorehabilitation* (IGPNR): Sie hat downloadbare Assessments für die Rehabilitation, auch für die Neurologie, entwickelt. Der Link ist empfehlenswert: www.igptr.ch.

Behandlung

Die Behandlung Erwachsener umfasst das Anbahnen und Wiedererlernen von Bewegungen und Funktionen mit dem Ziel, wieder eine größtmögliche Selbstständigkeit bei der Erfüllung der täglichen Anforderungen und Integration in die gewohnte Umgebung bzw. den Beruf zu erreichen. Individuell wird unterschiedlich sein, ob sich der Schwerpunkt der Behandlung und die therapeutische Intervention auf das System und Subsysteme der Wahrnehmung (eigener Körpers und externer Raum), oder muskuloskeletale (Stellung und Bewegung der Gelenke und ggf. des Tonus: Feedback eigener Körper) zu sehen ist. Ziel dabei ist immer das Erlernen oder Wiedererlernen von Fähigkeiten und Fertigkeiten, wobei Lernen das Resultat von praktischer Übung und sensorischer Empfindung ist und auf der Plastizität des Gehirns beruht. Da sich das Gehirn über verschiedene Zugänge erreichen lässt, sollten alle potenziellen Zugänge genutzt werden, um fördernd einwirken zu können.

Dem Akutstadium kommt eine große Bedeutung zu. Es sollte so früh wie möglich alles getan werden, um die betroffene Seite zu stimulieren und den Patienten zur Bilateralität zurückzuführen.

> Fazilitieren ist das zentrale Stichwort der Behandlung: Die Therapie zielt darauf ab, mittels geeigneter Aufgaben und angemessener manueller Unterstützung, vorhandene Bewegungsmuster und Erfahrungen zu entlocken und zu formen sowie die mehr oder weniger automatische und willkürliche Bewegung zu schulen.

Die angepasste *Dosierung des fazilitierenden Handlings*, Hands on/Hands off, soll unterstützendes Feedback sein. Das ZNS erhält notwendige Informationen und die Möglichkeit eine dem Ziel angepasste Aktion und Reaktion zu initiieren, d. h. das fazilitierende Handling soll den Output für harmonische Bewegung positiv beeinflussen. Das Ziel wird immer sein, die Durchführung ohne therapeutische Hilfe zu bewerkstelligen.

> Im Verlauf der Behandlung macht die Therapeutin durch Beobachten, Spüren und Analysieren stetig neue Befunderhebungen, sodass die fazilitierenden Maßnahmen der Therapie das flexible und optimierte Resultat eines Wechselspiels zwischen Befund und Behandlung darstellen.

Bedeutung handlungsorientierter Aufgaben

Die Therapeutin wählt geeignete alltagspraktische Aufgaben, deren Durchführung jeweils diejenigen Komponenten erfordert, die trainiert werden sollen. Durch bekannte Aufgaben – der Klient kennt das Ziel und weiß, wie es geht – werden automatische Reaktionen und Anpassungen gefordert und gefördert. Die für den Klienten interessante Aufgabe unterstützt seine Aufmerksamkeit, motiviert ihn und generiert eine Bereitschaft zum Tun, zur Aktivität. Diese Bereitschaft für die Durchführung der Aufgabe und das bekannte Ziel *stimulieren zentrale Muster-Generatoren (CMG)*, die automatisch Bewegungsmuster auslösen. Die kontinuierlich erfolgende Bewegungsanpassung (Bewegungsausmaß und Dosierung) erfolgt wiederum im Bezug zum Ziel und wird über peripheren Input und afferente zerebelläre und kortikale Kontrolle via Basalganglien integriert. Die sensorischen Reize dienen eher der Modulation der Bewegung. Aus diesem Grund ist es für den Reorganisationsprozess des Gehirns und die Rehabilitation des Patienten gleichermaßen vorteilhaft, in der Therapie alltagspraktische Aktivitäten und Handlungen zu wählen. Zum einen existieren hierfür im Gehirn Bewegungsmuster, die die Therapeutin dem Gehirn wieder „entlocken" kann. Zum anderen werden neu zu erlernende Bewegungsmuster und Aktivitäten so in einem realen Handlungskontext vermittelt und geübt.

Handlungen unterscheiden sich von Bewegungen in ihrem intentionalen Charakter, d.h. Handlungen sind zielgerichtet. Deshalb ist es sowohl bei theoretischen Überlegungen als auch bei der praktischen Umsetzung wichtig, zwei Komponenten der Handlung zu sehen: Bewegung und Ziel. Das Gehirn kennt nicht „normale" oder „schöne" Bewegungen, sondern „Erfolg". Das ZNS wird die vorhandenen Möglichkeiten nutzen, auf leichtestem Weg das Ziel zu erreichen. Hat ein Weg zum Erfolg geführt, wird die Steuerung des Bewegungsmusters für diesen Weg gespeichert und somit erlernt.

> **!** Daher wird in der Behandlung angestrebt, das normale Alignment auf dem Weg zum Ziel zu unterstützen und fazilitieren.

Prinzipien der Behandlung

Mittels Fazilitation im adäquaten Alignment in die Bewegung führen; die Bewegung/das Gefühl der Bewegung spüren lassen; das schließt ein:

- *Haltungsvorbereitung*: spezifisch inhibitorische Mobilisation von Muskulatur als vorbereitende, symptomatisch ausgerichtete Behandlungsmaßnahme, die es ermöglicht, muskuläre Veränderungen spezifisch zu behandeln mit dem Ziel der Wiederherstellung des normalen Verlaufes der Muskelfasern (Re-Alignment) und der Verbesserung der Muskulatur in Bezug auf Rezeption, Adaptation und Dynamik.
- *Einbeziehung der Wahrnehmung und Orientierungshilfen geben:* Die Wahrnehmung des Patienten auf sensorische und kognitive Leistungen lenken.
- *Angepasste Fazilitation:* Die Hände auch wieder wegnehmen, ansonsten wird der Patient nicht selbstständig (Schwimmflügeleffekt).
- *Angemessenes Feedback:* Die Therapeutin passt Ausmaß und Zeitpunkt ihrer Rückmeldung an. Ziel ist Angst abzubauen. Es wird nur so viel Hilfe wie nötig geben.
- *Automatisierung:* Automatismen entlasten das Bewusstsein und ermöglichen zunehmende Antizipation. Sie werden durch regelmäßiges Üben und häufige, variierende Wiederholungen gefördert.

> **!** „Die einzige Antwort auf die Frage, ob das, was Sie tun, richtig ist, ist die Reaktion des Patienten auf das, was Sie tun. Ist es das, was Sie wollen, dann haben Sie Recht gehabt" (Karel Bobath 1978, o.A.).

Das Bobath-Konzept ist empirisch, aus der Erfahrung entstanden und hat sich über Jahrzehnte weiterentwickelt. Berta Bobath: „Jeder Therapeut arbeitet mit seinen Erfahrungen und seiner Persönlichkeit, das Konzept ist weitreichend und offen und ermöglicht, weiter zu lernen und der kontinuierlichen Entwicklung wissenschaftlicher Forschung, auch bei Veränderung der klinischen Bilder, folgen zu können" (Karel Bobath 1978, o.A.). Neue wissenschaftliche Erkenntnisse bereichern das Bobath-Konzept. Sie bestätigen bzw. erweitern dessen Grundlagen und Möglichkeiten.

Die Fähigkeit zum Verstehen und Anwenden dieser und weiterer Grundlagen des Bobath-Konzeptes, besonders die adäquate Durchführung, setzt ein fachliches Wissen voraus, das in von der IBITA (s.u.) anerkannten Grund- und Aufbaukursen vermittelt wird.

IBITA

Die IBITA (**I**nternational **B**obath **I**nstructors' **T**raining **A**ssociation. Die Internationale Vereinigung der Bobath-Instruktoren Behandlung Erwachsener) wurde 1986 gegründet und erstreckt sich über fünf Kontinente.

Ziele

Ziele der IBITA sind:

- Verbreitung und Optimierung der Behandlung und Rehabilitation Erwachsener mit Hemiplegie.
- Förderung und Durchführung der von ihr anerkannten Kurse.

- Erhaltung und Verbesserung des Standards der Kurse hinsichtlich Lerninhalten und Didaktik.

5.2.6 Perfetti-Konzept

Ulrike Körber

Die kognitiv-therapeutischen Übungen wurden für Patienten nach einem Schlaganfall entwickelt. Der italienische Professor Carlo Perfetti, Facharzt für Neurologie und Leiter eines Rehabilitationszentrums in Santorso/Italien, war mit den Ergebnissen der bisherigen Behandlungsmethoden nicht zufrieden. Seiner Ansicht nach wurde in der Therapie zu wenig Wert auf die aktive Aufmerksamkeit des Patienten und das Ziel der Bewegung gelegt. Anfang der 70er-Jahre begann er mit der Entwicklung seines Konzepts, das sich auch heute noch in der Weiterentwicklung befindet.

Neuere wissenschaftliche Erkenntnisse auf der Basis moderner bildgebender Verfahren bildeten die Grundlage für sein Konzept, das sich an der physiologischen Funktionsweise des Gehirns und den diversen Möglichkeiten der Reorganisation orientiert. Ein besonderes Anliegen Perfettis ist es, dass sich jede neue wissenschaftliche Erkenntnis auch in der Therapie niederschlägt und sich daher auch die praktische Arbeit mit dem Patienten ändern muss.

Neurophysiologische und neuropsychologische Hintergründe

Derzeit ist noch nicht erforscht, wie unser Gehirn in allen Einzelheiten funktioniert. In den letzten Jahren konnten jedoch wichtige Erkenntnisse über funktionale Zusammenhänge einer Bewegung gewonnen werden. So zeigte sich bei wissenschaftlichen Untersuchungen, dass bei völlig identischen Bewegungsabläufen mit jedoch unterschiedlichen Bewegungsaufträgen ganz verschiedene Regionen im Gehirn aktiviert werden.

Beispiel: Eine Hand liegt auf dem Schoß und soll an eine bestimmte Stelle auf den Tisch gelegt werden; ein Blatt Papier (an gleicher Stelle) auf dem Tisch festhalten; fühlen, ob der Tisch (an gleicher Stelle) eine bestimmte Temperatur hat. Bei allen drei Aufträgen handelt es sich exakt um die gleiche Bewegung, das Computerbild zeigt jedoch bei der jeweiligen Ausführung, dass unterschiedliche Stellen im Gehirn aktiviert werden.

Dieses Beispiel macht deutlich, dass das Ziel der Bewegung die Arbeitsweise des Gehirns beeinflusst und damit berücksichtigt werden muss.

Plastizität und ihre Bedeutung für die Rehabilitation
Die Erkenntnisse über die Plastizität des Nervensystems haben die Entwicklung des Therapiekonzepts wesentlich beeinflusst. Die Regenerationsfähigkeit der Nervenfasern innerhalb des Zentralnervensystems wurde früher im Hinblick auf eine Neubildung von Nervenfasern angezweifelt und damit eine Rehabilitation häufig infrage gestellt. Die neueren wissenschaftlichen Untersuchungen zeigen jedoch, dass durch gezielte therapeutische Maßnahmen eine neuronale Umorganisation stattfinden kann, insbesondere wenn es die Plastizität der Gehirnstruktur des Patienten zulässt.

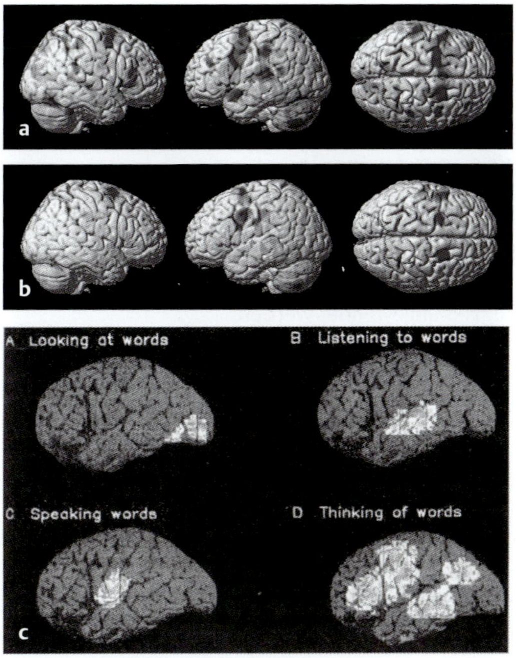

Abb. 5.19a–c Aktivierung von Gehirnregionen. **a** Bedeutungsabhängige Aktivierung bei Pianisten, denen die Aufgabe gestellt wurde, eine einfache Tonsequenzen spielende (rechte) Hand eines anderen Pianisten zu beobachten. **b** Kontrollgruppe, die bei der gleichen Aufgabe nur wenig Aktivität entwickelte, da diese Tätigkeit für diese Teilnehmer keine besondere Bedeutung hat und auch durch intensives Training diese Bedeutung nicht erlangen konnte. **c** Aktivierung verschiedener Hirnregionen bei unterschiedlichem Gebrauch von Wörtern.

Abb. 5.19a–c zeigt beispielhaft die unterschiedliche Aktivierung von Gehirnregionen. Dabei spielen u.a. so genannte „Spiegel-Neuron Netzwerke" eine wichtige Rolle. Einerseits kann sowohl die Vorstellung einer Bewegung als auch die aktive Ausführung der Bewegung im Gehirn, dieselbe Region aktivieren (Abb. 5.19a-b) andererseits kann z. B. der Umgang mit Wörtern unterschiedliche Aktivitäten im Gehirn auslösen (Abb. 5.19c).

Beziehung zwischen Sensibilität und Bewegung

In der Großhirnrinde findet sich unter anderem eine somatosensorische (*Area 5* nach Brodmann, **Abb. 5.20**) und eine motorische Repräsentation (*Area 4*), die nahe beieinander liegen und auch funktionell eng verbunden sind. Offensichtlich werden bei einem Bewegungsauftrag zuerst die kinematischen (zeitlich-räumlichen) Elemente einer Bewegung, wie z. B. die Energie für Distanz und Richtung, programmiert. Erst im Anschluss erfolgt die Bearbeitung der dynamischen Elemente der Bewegung, wie Intensität, Kraft und Art der Muskelaktivität.

Das bedeutet, dass die Reihenfolge, mit der sich der ganze Komplex Bewegung befasst, die Bedeutung einer Programmierung besitzt. Man kann z. B. auch nicht Autofahren lernen, ohne dass der Motor läuft. Es ist zwar möglich, vorher das Lenkrad zu betätigen oder die Kupplung und alle beweglichen Teile auszuprobieren, das Fahren funktioniert jedoch nur, wenn in der zeitlich genau vorgegebenen Reihenfolge alle Systeme in ihrer vollen Funktionsfähigkeit angewendet werden.

Ziel der Bewegung

Hat ein Bewegungsauftrag kein Ziel, wird keine Information aufgenommen. Demzufolge wird auch kein praktischer Sinn verfolgt. Die *Area 5* hat jedoch die Aufgabe, gerade die zum Bewegungsziel führenden Faktoren wahrzunehmen, aktive Bewegung zu verarbeiten und anschließend die Informationen an die dynamischen Elemente der *Area 4* weiterzuleiten (Firbas et al. 1998). In diesem Zusammenhang zeigt sich besonders, wie wichtig die zielgerichtete Bewegung ist, wenn sie wieder erlernt werden muss, d. h. wenn nicht auf vorhandene bekannte Bewegungsmuster zurückgegriffen werden kann.

Rolle der Rezeptoren

Die Informationen, die das Zentralnervensystem zur Durchführung einer Bewegung benötigt, werden unter anderem von den Gelenkrezeptoren geliefert. Gelenke sind reich an Rezeptoren. Ein Gelenk kann somit durchaus als Sinnesorgan betrachtet werden, das sowohl eine *wahrnehmende* Funktion als auch eine *weiterleitende* Funktion (an das Zentralnervensystem) erfüllt.

Aktive Aufmerksamkeit

Damit der Patient Reize verarbeiten kann bzw. versteht, was von ihm verlangt wird, muss er ein möglichst hohes Maß an Aufmerksamkeit aufbringen. Wie Studien belegen, ist Lernen ohne aktive Aufmerksamkeit nicht möglich.

Bewusste Bewegung ist eine höhere kortikale Leistung und wird mithilfe aktiver Aufnahme von Informationen und ihrer bewussten Verarbeitung durch das individuelle System jedes Einzelnen erzeugt. Das bedeutet, dass jeder sein eigenes individuelles „Muster" für eine konkrete Bewegung besitzt.

! Hat ein Patient keinen „Zugriff" auf sein eigenes Bewegungsmuster, ist es unmöglich, ihn ohne Aufmerksamkeit in einen Lernprozess zu führen, der es ihm ermöglicht, eine Bewegung neu zu erlernen, die anpassungsfähige und flexible Verhaltensmuster erlaubt.

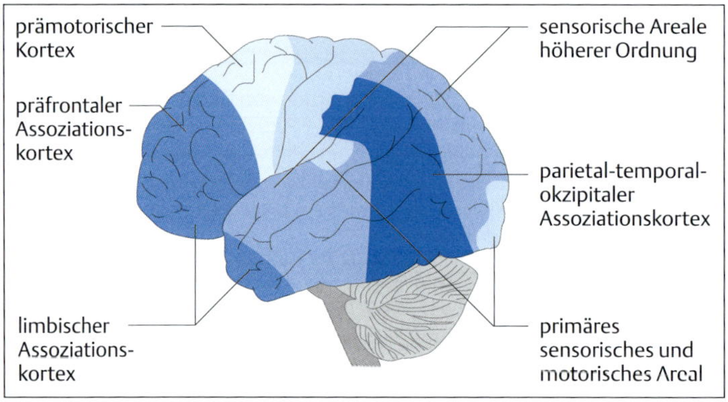

Abb. 5.20 Gehirnareale nach Brodmann.

Interaktion – Kommunikation der inneren und äußeren Beziehungen

Das Zentralnervensystem kann als Organ betrachtet werden, das ständig Informationen benötigt. Es bezieht sie über alle Sinne und Rezeptoren. Um die Informationen sinnvoll verarbeiten zu können, bedarf es einer Interaktion, die eine Art Kommunikation zwischen den Systemen im Körper, aber auch zu seiner Umwelt herstellt. Die Interaktion ist ein notwendiger Prozess, um einen Interpretationsprozess in Gang zu setzen. Studien haben gezeigt, dass der Kortex nur mithilfe bestimmter Denkprozesse ganz gezielt aktiviert werden kann (Birbaumer 2001).

Pathologie der Halbseitenlähmung

Das Hauptproblem der Beweglichkeit eines Patienten mit einer Hemiplegie ist die Spastizität. Perfetti hat die Symptomatik analysiert und in vier Komponenten unterteilt (Perfetti 1997).

Abnorme Reaktion auf Dehnung (Muskeleigenreflex pathologisch gesteigert)

Bei der passiven Bewegung beispielsweise eines Fingers, kann es zu einem reflektorischen Widerstand kommen, der vom Patienten nicht beeinflussbar ist. Diese abnormen Widerstände betreffen *typische* Muskelgruppen (im spastischen Muster) mehr als andere. Der Patient kann jedoch lernen, seine abnormen Reaktionen zu kontrollieren.

Defizit der Muskelrekrutierung

Dabei entsteht eine qualitative und quantitative Veränderung der Muskelkontraktion und die Bewegung gelingt nicht so, wie sie der Patient erwartet. Ihm erscheint es wie eine Kraftlosigkeit.

Abnorme Irradiation

Zu der eigentlich beabsichtigten Bewegung kommen unwillkürlich überschießende Bewegungen hinzu. Hierbei handelt es sich nicht um das so genannte spastische Muster, sondern um *unbewusste Mitbewegungen* (infolge mangelnder Hemmung auf Rückenmarksebene). Sie finden sowohl in der Nähe der zu aktivierenden Muskelgruppen als auch in entfernten Bereichen der betroffenen – oder auch der nicht betroffenen – Seite statt.

Beispiele: Bei Aktivierung des Daumens bewegt sich z. B. auch der Zeigefinger. Bei Aktivierung des Schultergelenks bewegen sich ebenso die Finger der gleichen Seite oder sogar Hüfte und Knie der anderen Seite.

Synergistische Schemata

Hierbei handelt es sich um einfache elementare motorische Bewegungsmuster, die immer wieder gleich ablaufen. Sie gestatten dem Patienten nicht, wichtige Informationen aus der Umwelt wahrzunehmen. Es sind die ersten Bewegungen, die nach der Läsion aktiviert werden können, aber sie intensivieren das senso-motorische Defizit und verhindern damit die gezielte Interaktion, um komplexe Bewegungen zu erlernen.

Behandlungsgrundlage und Behandlungsziele

„Erst wenn man die Arbeitsweise eines gesunden Gehirns versteht, kann man die Vorgänge in einem desorganisierten ZNS verstehen lernen und versuchen, positiv einzugreifen“ (Oberleit 1996c, S. 533).

Die therapeutischen Übungen werden entsprechend der spezifischen Pathologie jedes Patienten unter Berücksichtigung seiner kognitiven Fähigkeiten festgelegt. Perfetti sieht den Ansatzpunkt der Therapie nicht dort, wo Störungen erkannt werden, sondern in der Analyse der gesamten Organisation (Perfetti 1997). Die genaue Analyse führt zur Hypothese, mit welchen Übungen der Patient seine pathologischen Muster erkennen und kontrollieren kann. Um jedem pathologischen Element entgegenzuwirken, wurden unterschiedliche Übungsarten entwickelt **(Abb. 5.21, 5.22)**.

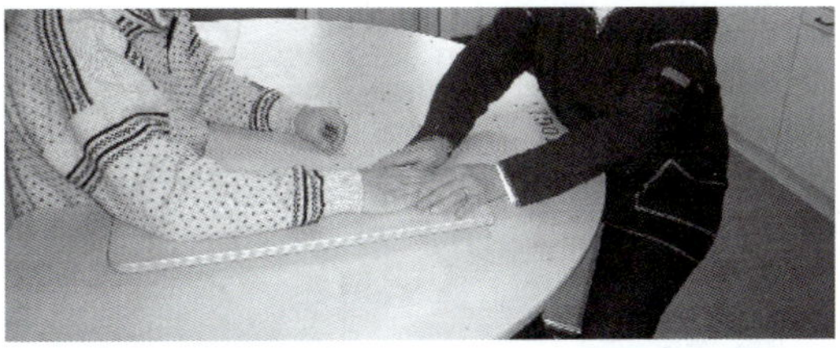

Abb. 5.21 Der rechte Unterarm des Patienten ruht auf einem Rollbrett. Die Therapeutin führt das Brett. Der Übungsauftrag lautet: Spüren Sie mit geschlossenen Augen, was mit Ihrer Schulter geschieht. Wo und wie erfahren Sie die Bewegung? Der Patient lernt seine Spürerfahrung ins Bewusstsein zu transportieren und zu artikulieren. Diese Übung erfordert ein hohes Maß an Konzentration. Die Therapeutin muss die innere Sprache (auch Metaphern) des Patienten deuten und damit die weitere Therapie erarbeiten.

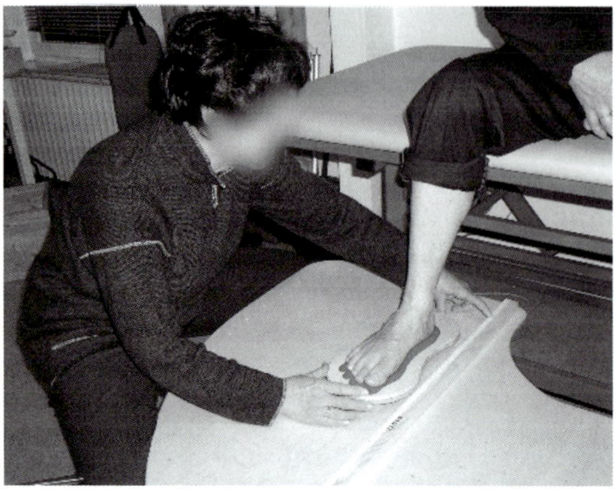

Abb. 5.22 Der Patient sitzt auf einer erhöhten Behandlungsbank. Der rechte Fuß ruht auf einem Rollbrett, das auf einem niedrig eingestellten Therapietisch von der Therapeutin leicht geführt wird. Als Begrenzung und Anhaltspunkt dient eine Leiste, die mit einem Maßband versehen ist. Der Übungsauftrag lautet: „Stellen Sie sich zunächst vor, dass Sie den rechten Fuß eine halbe Fußlänge weit nach hinten ziehen. Beschreiben Sie, in welcher Folge die Aktivität abläuft." Im zweiten Schritt versucht der Patient diese Bewegung auszuführen.

Übungen 1. Grades

Zielsetzung: Erlernen, die abnorme Reaktion auf Dehnung zu kontrollieren.

Die Bewegung wird von der Therapeutin *geführt* und jedes Gelenk wird zunächst isoliert bewegt. Die Therapeutin muss sehr einfühlsam jede Tonusveränderung und jede abnorme Bewegung registrieren, um die Übung gegebenenfalls zu vereinfachen. *Ohne* visuelle *Kontrolle* soll der Patient Informationen jeglicher Art aufnehmen und seine Empfindung verarbeiten. (Die Wahrnehmung wird so auf die sensiblen Empfindungen gelenkt und nicht von den visuellen Reizen überdeckt.) Vom Patienten wird maximale Aufmerksamkeit, jedoch *keine aktive* Bewegung gefordert.

An diesen Bereichen wird von Patient und Therapeutin gemeinsam gearbeitet:

- In welche Richtung geht die Bewegung?
- Mit welcher Geschwindigkeit wird die Bewegung geführt?
- Welche Distanz wurde bei der Bewegung überwunden?
- Entsteht durch die Bewegung eine muskuläre Spannung bzw. ein Widerstand?
- Wird ein Objekt berührt und wenn ja, auf welche Weise?

Übungen 2. Grades

Zielsetzung: Kontrolle der abnormen Irradiation.

Auch diese Übungen werden zum Teil mit geschlossenen Augen durchgeführt. Die Therapeutin *unterstützt* nur noch *teilweise* die Bewegung, die zunächst keinen Kraftaufwand erfordern, jedoch immer komplexer werdende Anforderungen stellen soll. *Teile der Bewegung werden aktiv vom Patienten übernommen.*

An diesen Bereichen wird von Patient und Therapeutin gemeinsam gearbeitet:

- Welche Bewegung ist nützlich, welche gehört nicht zum Bewegungsauftrag?
- Welche Distanz wurde überwunden?
- Mit welcher Geschwindigkeit wurde die Bewegung ausgeführt?
- Welche Qualität und welche Quantität haben die Berührungen?
- Wie viel Kraft wird für die Bewegung benötigt?
- Welcher Widerstand steht der Bewegung entgegen?

Übungen 3. Grades

Zielsetzung: Der Patient lernt, die elementaren Schemata der Bewegung selbstständig zu kontrollieren.

Die Übungen werden vom Patienten *alleine* ausgeführt. Dabei werden immer mehr zusammenhängende Bewegungen gefordert, und der Patient wird angehalten, abnorme Elemente auszuschalten, um eine gesunde physiologische Bewegung zu erreichen **(Abb. 5.23)**.

An diesen Bereichen wird von Patient und Therapeutin gemeinsam gearbeitet:

- Sind die Bewegungen zielgerichtet?
- Passt die zeitliche und räumliche Dimension der Bewegung?
- Entspricht der Kraftaufwand dem Bewegungsauftrag?
- Konnte die Bewegung mit der notwendigen Ausdauer durchgeführt werden?
- Konnten Anteile der Bewegung, die nicht „normal" waren, erkannt und kontrolliert werden?
- Konnten unwillkürliche Mitbewegungen (z. B. an Stelle der Hand bewegt sich auch der Fuß) erkannt und kontrolliert werden?

Vorteile und Grenzen

- Durch die kognitive Rehabilitation sollen Reorganisationen stattfinden, die nur durch einen Lernprozess möglich sind. Der Patient muss immer ein kognitives Problem lösen. Erst die in der Vor-

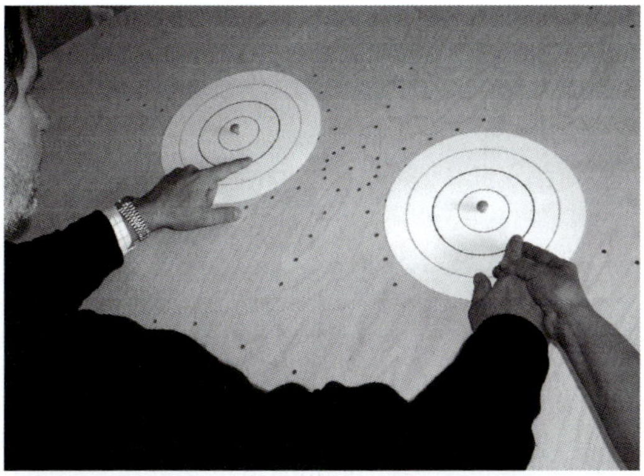

Abb. 5.23 Vor dem Patienten sind zwei symmetrisch angeordnete, gleiche Zeichnungen fixiert. Der Patient soll zunächst mit der gesunden linken Hand den kleinen Kreis umfahren und die Bewegung genau erspüren und anschließend den linken Zeigefinger vorne am Kreis ruhen lassen. Der Übungsauftrag lautet z. B.: „Schließen Sie die Augen und sagen sie mir, wann ich mit ihrem geführten Arm den gleichen Punkt erreiche, den sie mit der gesunden Hand anzeigen." Oder: „Schließen Sie die Augen und führen Sie den gesunden linken Arm in der gleichen Weise, wie ich den rechten führe."

stellung gefühlte Erwartung (perzeptive Hypothese) bahnt den Weg, in dem ein ständiger Austausch von Erwartung und Rückmeldung stattfindet. Wird der Patient zu früh aufgefordert komplexe Bewegungen auszuführen, wird ihm damit möglicherweise die Chance verwehrt, diese komplexen Bewegungen wieder zu erlangen

- Der Patient lernt nicht einzelne Bewegungen, sondern er lernt, *wie* er bewegen kann und hat damit die Chance, seine Fähigkeiten zu transportieren.
- Die Rehabilitation findet dort statt, wo die Läsion besteht, nämlich im ZNS. Damit werden auch neuropsychologische Funktionsstörungen mit einbezogen und positiv beeinflusst.
- Deutlich erschwert wird diese Therapie bei erheblichen Kommunikationsstörungen. Auch bei Patienten mit schweren kognitiven Defiziten ist diese Form der Therapie weniger erfolgreich.
- Der Patient ist zu jeder Zeit aktiv am Geschehen beteiligt. Er lernt von Anfang an, seine Fähigkeiten einzuschätzen und kann pathologischen Mustern aktiv entgegenwirken, die in viel geringerem Ausmaß auftreten. Es werden Folgeschäden durch zu frühe Belastungen vermieden. Durch die kognitiven Anforderungen werden auch die Bereiche der Aufmerksamkeit, Wahrnehmung, Gedächtnis und Sprache gefördert.
- Anwendung des kognitiv-therapeutischen Konzepts in weiteren Rehabilitationsbereichen: Das Konzept wurde zunächst vorrangig bei Patienten mit Halbseitenlähmung angewandt. Inzwischen wird das Konzept sehr erfolgreich auch bei anderen neurologischen, orthopädischen und pädiatrischen Störungsbildern eingesetzt. Eine spezielle Adaptation an die spezifischen Pathologien wird vorausgesetzt.

Therapiehilfen (Sussidi)

Sie sollten erst am Schluss der Rehabilitation eingesetzt werden. Perfetti legt großen Wert auf speziell ausgerichtete Therapiehilfen, die den unterschiedlichsten Bewegungsanforderungen angepasst sein sollten. Gegenstände des täglichen Lebens sind nach seiner Meinung nicht geeignet, da sie in der Regel zu komplexe Bewegungen verlangen. Außerdem könnten sie zur Folge haben, dass stereotyp nur eine konkrete Bewegung erlernt wird, die keine Modifikation auf andere Gegebenheiten zulässt. Er selbst hat Serien von Therapiehilfen entwickelt. Sie sind zum großen Teil aus Holz mit einer glatten Oberfläche und so angeordnet, dass sie den jeweiligen Übungsgraden angepasst sind. Übungshilfen nach dem Konzept von Perfetti sind inzwischen bei mehreren Firmen erhältlich. Jede Therapeutin hat jedoch die Möglichkeit entsprechend ihrer eigenen Kreativität, selbst geeignete Übungshilfen zu entwickeln.

5.2.7 Johnstone-Konzept

Carola Habermann

Dieses neurophysiologische Konzept wurde von Margaret Johnstone, einer schottischen Physiotherapeutin, entwickelt. Ihr Ziel ist seit über vierzig Jahren, bei Patienten mit Schädigung im ZNS durch ***taktile, propriozeptive*** und ***verbale Stimulation*** normale Bewegung und Haltung zu fördern. „Der neurotherapeutische Behandlungsansatz ... zielt primär darauf ab, Tonus, Haltungs- und Bewegungsmuster zu kontrollieren, sodass die neurologische Reorganisation des ZNS optimal angeregt wird" (Wälder 2002, S. 116f.). Weiterhin soll dadurch die Entwicklung eines spastischen Musters vermieden oder wenigstens auf ein Minimum reduziert werden. Im Johnstone-Konzept lässt sich dies über die korrekte Dehnhaltung und zirkulär anhaltenden Druck erreichen. Ziel ist es, die Hyperaktivität der Motoneuronen positiv zu beeinflussen und in den schlaffen

Anteilen der Körperabschnitte den Tonus aufzubauen durch Gewichtsbelastung, Approximation (Annäherung von außen) und Druck. Auch für die sensiblen Bahnen werden gezielte Reize für die Extero- und Propriozeptoren gesetzt.

Margarete Johnstone setzte die Idee der gezielten Druckbelastung um, indem sie eine Technik mit Druckbandagen (*Splints*) entwickelte **(Abb. 5.24a–c)**. Die Splints werden im Fachhandel und in Therapeutenkreisen auch Luftpolsterschienen genannt (Bezugsquelle: www.kaphingst-shop.de). Sie dienen als therapeutische Hilfsmittel und werden, teilweise mit weiteren Therapiemedien als Hilfen zur Förderung von physiologischen Bewegungen eingesetzt. Diese Maßnahmen sollen dem Patienten entweder assistiv oder selbstständig zu einem verbesserten Bewegungsausmaß verhelfen.

Die speziellen Kunststoffsplints werden aufgeblasen und legen sich mithilfe der warmen Atemluft um die zu behandelnde Extremität. Um eine Schweißirritation zu verhindern, wird vorher ein Baumwollschlauch (z. B. Verbandsmaterial) über die Extremität gezogen. Die Tragedauer richtet sich nach dem Behandlungsziel und der gewünschten Tonusveränderung, jedoch sollte eine Stunde nie überschritten werden.

Die Druckbandagen können bei der Lagerung im Bett zu einer Ruheaktivität eingesetzt werden; hauptsächlich werden sie aber zu aktiven, dynamischen und handlungsorientierten Bewegungsabläufen verwendet. Der andauernde und mittels der Druckbandage zirkulär verlaufende Druck führt zu einer langsamen Dehnung und zur Tonusnormalisierung, wodurch die spastischen Synergien beeinflusst werden. Nach der Entfernung des Splints werden Übungen zur taktilen und propriozeptiven Wahrnehmung durchgeführt, da die gedehnten Antagonisten nun eher einen normalen Bewegungsablauf zulassen.

Eine weitere Anwendungsmöglichkeit der Splints besteht in der Stabilisierung der paretischen Extremität. Der Splint ersetzt die bei der Behandlung oft fehlende „dritte Hand“ der Therapeutin, indem z. B. der Arm in einer stabilen Streckung gehalten wird, während die Therapeutin im Rumpf-Schul-

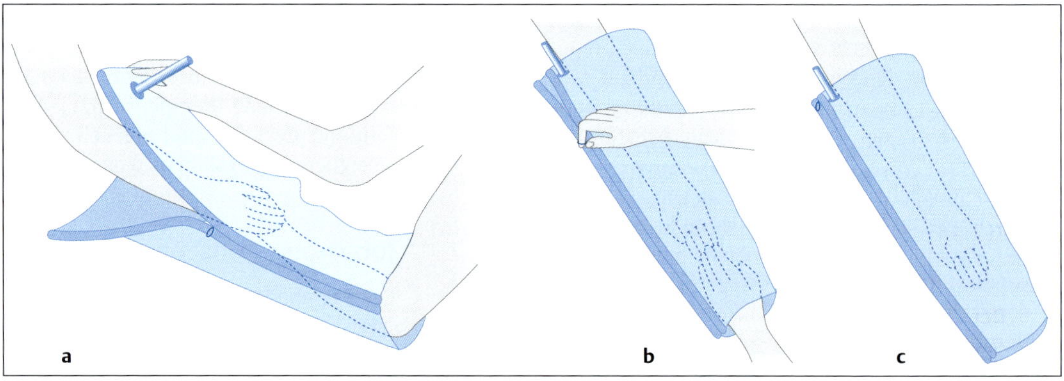

Abb. 5.24a–c Anlegen einer Druckbandage (Splint).

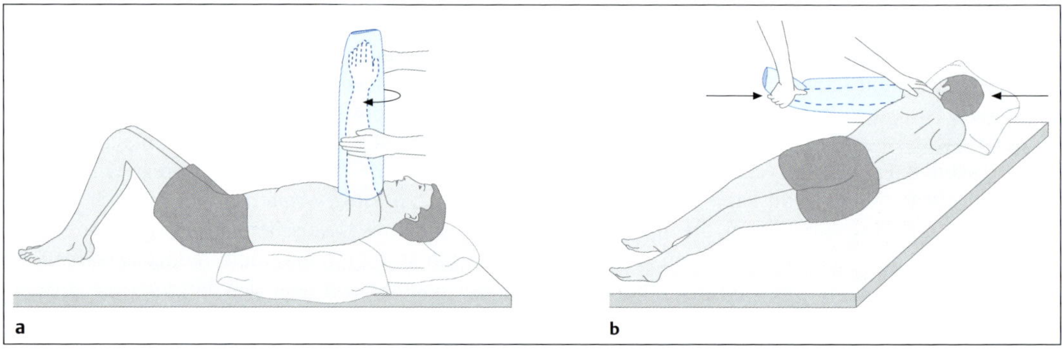

Abb. 5.25a–b „Dritte Hand“.

tergürtel-Bereich tonus-aufbauende Sequenzen übt **(Abb. 5.25a–b)**.

Die Stabilisation lässt auch frühzeitige Belastung der proximalen Gelenke zu, z.B. bei der Gewichtsverlagerung im Stand. Ein anderer Vorteil für die Behandlung liegt in der Möglichkeit zur passiven Kontrolle der abnormen Reaktion auf Dehnung (Reaktion mit Tonuserhöhung bei Dehnung gegen das spastische Muster), der abnormen Irradiation („Abstrahlen" der Tonuserhöhung auf andere Körperabschnitte) und der Ausnutzung des Overflows (neuronale Aktivität aus intakten Muskelgruppen, die in die paretische Muskulatur einfließt).

Der Splint wird ausschließlich im physiologischen Erholungsmuster angelegt. Einen weiteren Vorteil bietet der Splint bei schmerzhaften und ödematösen Zuständen, da sich während der Behandlung die schmerzenden Hand- und Fingergelenke im Handsplint geschützt lagern lassen. Dadurch wird auch die Ödemrückbildung günstig beeinflusst. Zusätzlich wirken sowohl der Druckanstieg während des Aufblasens ebenso wie der Druckabfall beim Ablassen der Luft positiv auf die taktilen Rezeptoren.

Die Möglichkeiten, die Splints bei aktiven, dynamischen und handlungsorientierten Tätigkeiten zu nutzen, sind sehr vielfältig. Durch das Anlegen in verschiedenen Armstellungen oder in unterschiedlicher Größe lassen sich z.B. dynamisches Stützen, aktives Greifen oder verschiedene Aktivitäten auf der Matte durchführen, während der Splint die gewünschte Haltung der Extremität stabilisiert, wodurch sich der tiefensensible Input noch verstärkt.

> **!** Der Vorteil des Johnstone-Konzepts besteht darin, dass zu den sonst eingesetzten Stimuli für das propriozeptive System durch den Druck ein zusätzlicher Reiz ausgelöst wird.

Eine Erweiterung der Drucktechnik besteht darin, dass mithilfe einer Luftdruckpumpe intermittierende Druckveränderungen erzeugt werden, umso bei längerfristigen Behandlungen komplette Sensibilitätsausfälle zu verbessern.

Zum Johnstone-Konzept gehören noch weitere Therapiemedien, die der Restitution von Patienten mit Schlaganfällen dienen sollen. So empfiehlt Margarete Johnstone den Einsatz der Schaukelbank und des Schaukelstuhls, um mit der Schaukelaktivität die Stell- und Gleichgewichtsreaktionen des Körpers auf den Kopf zu stimulieren.

In diesem Konzept haben die Aktivitäten auf der Matte einen großen Stellenwert. Der Boden bietet eine große sichere Unterstützungsfläche und hilft, die aus der Entwicklung des Kindes abgeleiteten Basisfunktionen, wie z.B. Drehen um die eigene Körperachse, Unterarmstütz in Bauchlage und Vierfüßlerstand auf dieser Ebene zu trainieren. Dies hat zum Ziel, dem Patienten an Stelle der einseitigen Haltung im Sitzen oder Liegen die Veränderungen der Schwerkraft nahe zu bringen. Auch die durch neuropsychologische Störungen bedingten Ängste vor Lageveränderungen lassen sich damit therapieren.

Margarete Johnstone legt in ihrem Konzept großen Wert darauf, alle den Patienten versorgenden und behandelnden Berufsgruppen, Familienmitglieder, Laien und Co-Therapeuten in Heimprogrammen und Gruppenaktivitäten miteinzubeziehen und anzuleiten. Ihr Ziel ist es, durch alle diese Maßnahmen eine größtmögliche Selbstständigkeit des Patienten zu erreichen. Die Vorteile des Konzepts für die Ergotherapie liegen in der interdisziplinären Ausrichtung und der Möglichkeit, die Behandlung sensorischer und motorischer Defizite optimal miteinander zu verbinden.

Hinsichtlich der Evidenz des Einsatzes der Splints gibt es noch wenige Untersuchungen (z.B. Feys et al. 1998). Die Beschreibungen basieren eher auf Erfahrungen von Therapeuten und sind gestützt durch Literatur (Wälder 2002, Biebl 2003). Allerdings basieren einige Grundannahmen des Konzepts auf evidenzbasierten Grundlagen moderner Neurorehabilitation, wie Forced-use-Therapie (Taub et al. 1998, Kap. 5.2.9) oder dem repetitiven Training (Eickhof 2001).

5.2.8 Forced-use-Therapie

Alexandra Ott

In den 90er-Jahren entwickelte Edward Taub (Ph.D., lat. Philosophiae Doctor, im Sinne von „Doktor der Wissenschaften") mit seinen Mitarbeitern in Birmingham, Alabama/USA die Forced-use-Therapie (FUT), auch Constraint Induced Movement Therapie (CIMT) oder Taubsches Training genannt. Vorläufer waren Anfang der 60er-Jahre Experimente mit Affen, in denen man diesen die innervierenden Bahnen einer oberen Extremität durchtrennte (Deafferentation) und die andere obere Extremität immobilisierte. Untersuchungen ergaben, dass durch gezielte somatosensorische Stimulation der betroffenen oberen Extremität neue Verbindungen in den zuständigen kortikalen Arealen geknüpft wurden, sodass die Affen diese wieder einsetzten (Naylor 2005). Während langjähriger neurologischer und lerntheoretischer Grundlagenforschung untersuchten Taub und seine Mitarbeiter diese Erkenntnis im Hinblick auf den menschlichen Organismus. Es wurde deutlich, dass die Reorganisation des Gehirns auch beim Menschen das Wiedererlernen verschiedener Arm-/Handfunktionen ermöglicht. Daraufhin wurde die Forced-use-Therapie entwickelt. Zielgruppe waren zunächst Erwachsene mit Hemiparesen verschiedenster Ursachen, wie z. B. Schlaganfall, Zerebralparese, Hemisphärektomie. Später wurde die Therapie erfolgreich in die Arbeit mit Kindern übertragen.

Bei Hemiparesen, erleben Betroffene deutliche Einschränkungen in ihren Handlungskompetenzen und immer wiederkehrende Frustration beim Einsatz der betroffenen Extremität. Hier spielen zwei Faktoren eine Rolle:

- Der Einsatz der betroffenen oberen Extremität ist deutlich mühsamer als der der nicht betroffenen Extremität.
- Der Einsatz der betroffenen Extremität bringt deutlich mehr Misserfolge als der der anderen (Novak 2004).

Dies führt zur Vermeidung des Einsatzes, dem so genannten „Learned non-use“, also dem erlernten Nicht-Gebrauch. Bimanuelle Aktivitäten sind infolgedessen nicht mehr oder nur sehr begrenzt möglich. Grundgedanke der Forced-use-Therapie ist, den erlernten Nicht-Gebrauch zu überwinden und den Einsatz der betroffenen Seite zu forcieren. Ziel ist es, sowohl Quantität als auch Qualität des Einsatzes der betroffenen Seite zu verbessern und ein größtmögliches Maß an Selbstständigkeit in alltagsrelevanten bimanuellen Handlungen und Aktivitäten zu erreichen.

Wird die Forced-use-Therapie in Erwägung gezogen, sollte zunächst eine umfassende Diagnostik durchgeführt werden. Hierbei ist die Zusammenarbeit zwischen Neurologe/Neuropädiater, Psychologe, Ergotherapeutin und Physiotherapeutin wünschenswert, um den Patienten als „Ganzes“ zu erfassen und nicht auf die Arm-/Handfunktion zu reduzieren. Verlässliche Ergebnisse resultieren aus standardisierten Testverfahren, die es ermöglichen, den Verlauf und Nutzen der Therapie zu messen und zu dokumentieren. Als Voraussetzung für die Forced-use-Therapie sollten folgende Faktoren gegeben sein:

- ein gewisses Maß an Arm-/Handfunktion, d. h. eine Restbeweglichkeit der Arm-, Hand- und Fingergelenke sowie die Möglichkeit von Initiativbewegungen,
- bestimmte grobmotorische Fertigkeiten, wie z. B. stabiles Sitzen oder sicheres Gehen,
- ein gesichertes kognitives Niveau, um die Situation und gestellte Anforderungen zu verstehen,
- die Fähigkeit, die Aufmerksamkeit längere Zeit aufrecht zu erhalten und zu richten,
- Motivation und Kooperation des Patienten (und gegebenenfalls der Eltern).

Sind diese Voraussetzungen gegeben, kann die Forced-use-Therapie durchgeführt werden. Die nicht betroffene Extremität wird immobilisiert, z. B. durch einen stabilen Handschuh oder eine Armschlinge (**Abb. 5.26**). Im repetitiven Training – bei dem davon ausgegangen wird, dass durch die häufig wiederholten gleichförmigen Bewegungen Aktivierung und zentrales Lernen im zuständigen motorischen Kortex stattfindet (Freivogel 1999) – werden alltagsrelevante und für den Patienten bedeutungsvolle Handlungen und Aktivitäten geübt. Diesen werden Schwierigkeitsgrade zugeordnet, anhand derer die Therapie mit ihren Inhalten und Zielen systematisch aufgebaut wird.

Der Therapiezeitraum kann je nach Setting unterschiedlich sein, sollte jedoch mindestens zwei Wochen andauern, um effektiv sein zu können. Die Kombination mit bimanuellem Training ist sinnvoll, um dem Patienten die Möglichkeit zu bieten, sogleich die Anwendung der neu gewonnenen Handlungskompetenzen in bimanuellen Aktivitäten zu erfahren. Während des gesamten Therapieverlaufs wird außerdem gemeinsam mit dem Patienten bzw. bei der Behandlung von Kindern mit den Eltern überlegt, wie das Erlernte nach Ablauf der Therapie in den Handlungsalltag in gewohnter Umgebung, d. h. zu Hause, eingebunden werden kann.

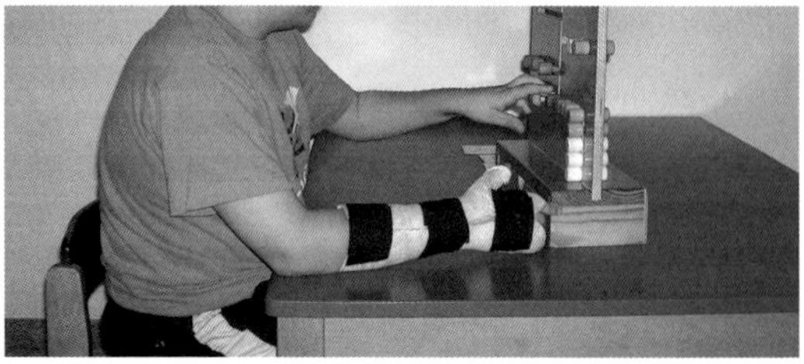

Abb. 5.26 Forced-use-Therapie.

5.2.9 Biofeedback und Elektromyostimulation

Jarko Broutschek

Geschichte

Die Geschichte der Elektrotherapie reicht bis in das erste nachchristliche Jahrhundert zurück. Der Arzt Seribonius Largus beschreibt den Einsatz eines Zitterrochens zur elektrotherapeutischen Behandlung bereits im Jahr 46 n. Chr. Die von den lebenden Fischen abgegebenen elektrischen Impulse wurden zur Behandlung von Kopfschmerzen und Gicht benutzt.

Erst im 19. Jahrhundert wurden mittlerweile technisierte Ströme zu neurologischen Behandlungen eingesetzt. Die Behandlung erfolgte mit verschiedenen Stromformen, mittels punktuell aufgesetzten Elektroden bis hin zu hydroelektrischen Vollbädern. Es begann eine Zeit der gezielten Untersuchung der Zusammenhänge zwischen Schwingungsfrequenzen, Menge und Dauer verwendeter Ströme und therapeutischem Nutzen. In der zweiten Hälfte des 20. Jahrhunderts verfeinerten sich die Messverfahren. In dieser Zeit erfolgte die Entwicklung der ersten EMG-Biofeedbackgeräte.

Aktuelles

Heute ist die therapeutische Anwendung von EMG-Biofeedback und Elektromyo-stimulation (EMS) gut erforscht. Zahlreiche Studien belegen die diagnostische Aussagekraft und therapeutische Wirksamkeit (Mokrusch 2004). Beide Verfahren lassen sich mit funktionellen Techniken wie Bobath, PNF und Manueller Therapie sinnvoll kombinieren. Moderne Gerätetechnik erlaubt zunehmend auch die indikationsgerechte Selbstbehandlung von Patienten. Heimübungsprogramme, therapeutisch überwacht, erhöhen die Therapiedichte bei gesicherter Qualität und tragen dazu bei, die negativen Auswirkungen einer Funktionsdefensive zu vermeiden.

In der Ergotherapie sind Verfahren wie Biofeedback und Elektrostimulation relativ neu. Die Erweiterung des allgemeinen Anforderungsprofils für Ergotherapeuten führt dazu, dass sich mehr fachliche Überschneidungen zu artverwandten Berufen ergeben. Da es in der ergotherapeutischen Anwendung darum geht, Patienten eine Handlung zu erleichtern, zu ermöglichen oder den Lernprozess beim Wiedererlangen einer Aktivität zu beschleunigen, haben diese Methoden auch im Bereich Ergotherapie ihre Berechtigung. Sie erhöhen die Effektivität der Rehabilitation für einen großen Teil der betroffenen Patienten deutlich. Das ist durch zahlreiche Studien in der Vergangenheit belegt worden (Winkel 1997). Interessant in diesem Zusammenhang ist, dass Patienten, die am schwersten betroffen sind, nachweisbar am deutlichsten profitieren, insbesondere Patienten mit komplett schlaffen Paresen und starker Spastik, deren Störungen schwierig zu behandeln sind (Winkel 1997). Durch EMS können diese Patienten deutlich einfacher oder teilweise überhaupt erst effektiv behandelt werden. Auch bei weniger dramatischen Fällen lässt sich durch die Anwendung von EMS und Elektromyogramm (EMG) die Behandlung und Diagnostik deutlich wirkungsvoller gestalten. Im Gegensatz zu herkömmlichen Mess- und Dokumentationsverfahren erhält die Therapeutin über das EMG Daten, die die Nachvollziehbarkeit ihres Behandlungserfolgs verbessern. Denn auch für Ergotherapeuten werden Effektivitätsnachweise und die Wirtschaftlichkeit der Heilmittel zunehmend wichtiger.

Besonders in Verbindung mit handlungsorientierten Verfahren kann bei der Analyse von Fehlfunktionen, der Verbesserung der Wahrnehmung von Spannungszuständen und bei der Tonusregulation ein für die Patienten deutlich besser nachvollziehbares Ergebnis erreicht werden. Dieses verbesserte Verständnis ist oft ein nicht zu unterschätzender Motivationsfaktor für den weiteren Rehabilitationsprozess.

In neurologischen Zentren und Frührehabilitationszentren werden Biofeedback und EMS häufig, in der ambulanten Nachsorge deutlich seltener angewandt. Der Hauptgrund dafür ist, dass es wenige ambulante ergotherapeutische Einrichtungen gibt, die sich diesem Thema schwerpunktmäßig widmen. Die Technik kann von jeder Ergotherapeutin eingesetzt werden, die die Gerätetechnik erlernt und sich ein umfassendes physiologisches Verständnis erworben hat.

Neurophysiologische Grundlagen

Die Überleitung der Erregung zwischen Nerv und Muskel erfolgt durch neuromuskuläre Synapsen. An der Synapse, auch motorische Endplatte genannt, wird ein ankommender elektrischer Impuls in einen chemischen Reiz umgewandelt. Dieser Impuls kann zur Messung abgeleitet oder durch einen Impulsstrom in seiner Funktion ersetzt werden. Die Ausschüttung von Neurotransmittern bewirkt eine rasche Verkürzung der Muskelfasern mit einer nachfolgend langsamen Entspannung. Nach erfolgter Kontraktion befindet sich der Muskel kurzzeitig in einem Zustand verminderter Erregbarkeit. Diese Phase wird Refraktärphase genannt. Die Messung der fließenden Ströme im EMG, die Wirkung von EMS über die Haut und die physiologische Wechselwirkung auf das Bewegungssystem bilden die Grundlage der therapeutischen Verfahren.

Therapie

Technik von Elektromyogramm und Biofeedback

Mit an der Hautoberfläche angebrachten Elektroden werden die Summen elektrischer Impulse von willkürlichen Bewegungen erfasst. Die Gerätetechnik erlaubt eine optische und/oder akustische Darstellung auf dem Gerätemonitor. Dabei können ganze Impulsserien aufgezeichnet, dargestellt und verglichen werden. Therapeuten erhalten so ein Instrument für die Diagnostik des „Ist-Zustandes" des neuromuskulären Systems der Patienten sowie für die Verlaufskontrolle, das bei fachkundiger Anwendung harte Daten liefert. Für die Therapie kann durch die Rückkopplung über das Gerät der Regelkreis für einen Soll-Ist-Vergleich geschaffen werden. Diese Art der Rückmeldung wird häufig als *Biofeedback* bezeichnet.

Therapieziele von Elektromyogramm und Biofeedback

Mit dem Einsatz von EMG und Biofeedbackgeräten können folgende Ziele verfolgt werden:

- Patienten können mittels der Gerätekontrolle lernen, Spannungsverhältnisse bewusster wahrzunehmen und das Entspannen der ausgewählten Muskulatur trainieren. Eine Funktionsanbahnung ist über Intentionsübungen durch Darstellung geringster Restpotenziale möglich. Bei Intentionsübungen reicht es schon aus, dass der Patient sich eine Handlung vorstellt, sie gedanklich plant. Er erhält über das Gerät eine Rückmeldung, ob der Impuls für die gewünschte Bewegung am Erfolgsorgan bzw. bei der Muskulatur ankommt. Schon lange bevor eine erste Bewegung stattfindet, kann eine positive Entwicklung so optisch oder akustisch sichtbar und für den Patienten erlebbar gemacht werden.
- Bei der Koordinationsverbesserung ist meist schon eine Funktion vorhanden. Es geht um ein bewusstes Einbinden vernachlässigter Komponenten. Am ehesten wirksam sind viele Wiederholungen mit geringem Spannungsmuster. Gemessen wird vorzugsweise im Mehrkanalbereich. Dabei können zwei oder mehrere Muskeln der kontralateralen Seite bei rhythmischen Bewegungswiederholungen im Vergleich dargestellt werden. Die Aufgabe des Patienten besteht darin, möglichst zeit- und spannungsgleich zu arbeiten.
- Bei der angestrebten Kräftigung von Muskulatur wird meist mit isometrischen Spannungsmustern über einem Maximalkraftwert von 50 % gearbeitet. Dem Patienten wird eine Schwelle vorgegeben, die bei Erreichen und Einhalten der übrigen Trainingsparameter zu einer Muskelkräftigung führt.

Technik der Elektromyostimulation

Mit an der Hautoberfläche angebrachten Elektroden werden über die Geräte geringe Mengen Strom in den Körper eingebracht. Diese bewirken je nach Frequenz und Stärke ein Muskelflattern oder mehr oder weniger starke Anspannung der angesprochenen Muskulatur.

Die für die funktionelle Therapie wirksamsten Ströme liegen im Niederfrequenzbereich. Das bedeutet zwischen 5 und 200 Hz.

Die aktiven Elektroden werden über den zu stimulierenden Muskeln oder Muskelgruppen angebracht. Die Stromgabe erfolgt längs zum Muskelgewebe. Je weiter die Elektroden voneinander entfernt sind, umso tiefer dringt der Strom ins Gewebe ein. Das bedeutet unter Umständen, dass die gegenüberliegende antagonistische Muskulatur ebenfalls stimuliert wird. Die Stromgabe ist stark abhängig von der Elektrodengröße. Je kleiner der Muskel bzw. das zu stimulierende Areal ist, umso kleiner sind die Elektrodenflächen und umso niedriger ist die zu verwendende Stromstärke. In der Regel wird im Bereich der Extremitäten mit Elektroden von 4 mal 4 cm gearbeitet.

Die Stromstärke, angegeben in Milliampere (mA), bestimmt die Stärke der Reaktion der Muskelkontraktion. Die Frequenz, angegeben in Hertz (Hz), bestimmt die Art der Reaktion der Muskulatur. In den meisten Fällen wird mit biphasischem Strom gearbeitet. Das bedeutet, dass die Ladung zwischen den Elektroden ständig wechselt. Dadurch kommt es nicht zu galvanischen Prozessen und damit verbundenen Verätzungen unter der Haut. Nur für wenige Indikationen ist monopolarer Strom notwendig.

Therapieziele von EMS und EMG-abhängiger EMS

Mit dem Verfahren können in Abhängigkeit zur Frequenz verschiedene Wirkungen nacheinander oder gleichzeitig erreicht werden, das sind: Tonussenkung, Tonus-erhöhung, Bewegungsanbahnung, Förderung von Bewegungs- und Stellungsgefühl, Verbesserung von Durchblutung, Beeinflussung von Schmerz.

- Der TENS-Effekt zur „verdeckenden" Schmerzbehandlung entsteht bei Frequenzen zwischen 50 und 150 Hz. Das Grundprinzip besteht darin, dass Schmerzimpulse über langsam leitende Bahnen zum Gehirn gelangen. Ein durch die Elektrotherapie ausgelöster konkurrierender Impuls über schnell leitende Fasern wird primär verarbeitet. Der Schmerzimpuls wird ausgeblendet und der elektrische Impuls gelangt durch Transmissionszellen ins ZNS. Diese Hemmung wird durch höherschwingende Ströme besser ausgelöst. Der Stromeintrag darf durchaus bis zur Toleranzschwelle des Patienten gehen.
- Fast alle Frequenzen haben eine Auswirkung auf die Durchblutung. Die häufig benutzten bipolaren Ströme haben vor allem Auswirkungen auf die Gefäßwandspannung (Vasomotorik) und das vegetative Nervensystem.
- Tonusvermindernde Maßnahmen können bei zentralen Schäden (Spastik), aber auch bei Spannungssyndromen aufgrund peripherer Nervenkompressionen notwendig werden. Der eingebrachte Strom hat hier eine Frequenz von 3 bis 5 Hz. Die Stimulation erfolgt dadurch in der Refraktärphase, sodass eine zwischenzeitliche Erholung der betroffenen Muskulatur nicht mehr möglich ist. Stimuliert wird deutlich unterschwellig. Beim ersten Spannungszeichen der Muskulatur wird die Strommenge begrenzt. Es geht hier nicht primär um Spürinformationen der ohnehin angespannten und oft schmerzhaften Muskulatur. Die Entspannung hält je nach Krankheitsbild und Ausbildungsgrad 2 bis 24 Stunden an. Die Therapie muss regelmäßig wiederholt werden.
- Tonusregulierende Maßnahmen können bei Spastik auch Stimulationen der paretischen Muskulatur sein. Gelingt es, die eingeschränkten Antagonisten anzusprechen, kommt es auf der Gegenseite häufig zu einer Spontanentspannung der spastischen Muskulatur. Das kann einerseits durch die reziproke Innervation bedingt sein, andererseits auch durch die Verbesserung afferenter Spürinformationen die Kompensationsmechanismen überflüssig machen. Stimuliert wird mit einer Frequenz von 27 bis 70 Hz, bis sich die Muskulatur deutlich entspannt. Die Elektrotherapie kann vor einer funktionellen Behandlung effektiv sein. Möglich ist aber auch, die Stimulation unmittelbar in die Therapie einzubinden und rhythmisch wiederkehrende Bewegungen elektrotherapeutisch zu unterstützen.
- Sinnvoll ist es auch, einzelne Verfahren zur Tonussenkung und Tonusregulierung miteinander zu kombinieren. Besonders wirkungsvoll ist es, zunächst die spastische Muskulatur zu entspannen. Die paretischen Antagonisten sind dann leichter in Längenverhältnisse zu bringen, die eine Kontraktion durch Strom ermöglichen.
- Ein Verfahren, das besonders geeignet zur Funktionsanbahnung ist, stellt die EMG-abhängige und EMG-getriggerte Elektrostimulation dar. Dabei bekommt der Patient entweder einen initialen elektrischen Impuls für eine Bewegung, die er selbst vervollständigt, oder er beginnt eine Bewegung, die dann bis zur vollständigen Bewegung nachstimuliert wird. Im ersten Fall geht es um Patienten, die eine Funktion haben, aber aufgrund der Einschränkung im propriozeptiven Bereich die Bewegung nicht initiieren können. Im zweiten Fall wird dagegen das motorische Wiedererlernen einer vollständigen Funktion verbessert. Nur durch ständige langfristige Wiederholungen führen diese Verfahren zum Erfolg.

Indikationen

Indikationen für EMS-Verfahren sind:

- zentrale Schäden mit Störungen der Tonusverhältnisse, der Propriozeption, der Koordination und Kraft,
- regenerationsfähige periphere Nervenschäden, Z.n. inkompletter Querschnittverletzung,
- degenerative Erkrankungen wie Rheuma, Multiple Sklerose,
- muskuläre Atrophien verschiedener Genesen,
- Schmerzen und Durchblutungsstörungen.

Kontraindikationen

Kontraindikationen für EMS-Verfahren bzw. Stimulationen sind:

- Herzerkrankungen und Herzschrittmacher (kontraindiziert ist die Stimulation im Rumpfbereich),
- Schwangerschaften (kontraindiziert ist die Stimulation im Bauchbereich),
- offene Wunden, akute Entzündungen, Tumoren ungeklärter Genese, Implantate, Metall in Form von Platten, Schrauben oder Drähten.

5.2.10 Affolter/St. Galler-Modell

Friederike Kich von Starck

Dieses Behandlungskonzept entstand Ende der 70er-Jahre aus einer über zehnjährigen klinischen

Forschungsarbeit im Rahmen des „Schweizerischen Nationalfonds zur Förderung der wissenschaftlichen Forschung" von Frau Dr. phil. Affolter und ihren Mitarbeitern. Ihre Forschung wurde stark von der Arbeit Jean Piagets beeinflusst, dessen Annahmen sie um neuere Erkenntnisse aus der kognitiven- und Entwicklungspsychologie erweiterte. Das Modell hat große Akzeptanz erfahren, wurde in den vergangenen Jahren immer wieder überarbeitet und wird auch heute weiter entwickelt. Der Ansatz widmet sich neben der auffälligen Entwicklung des Kindes/Jugendlichen auch der Rehabilitation Erwachsener, besonders nach schweren Hirnverletzungen. Die ersten beiden Lebensjahre sind für das Konzept sehr wichtig.

Entwicklungsleistungen in den ersten beiden Lebensjahren

Die Auseinandersetzung (Interaktion) mit der Umwelt innerhalb problemlösender Alltagsgeschehnisse bildet die Wurzel der Entwicklung (Wurzelmodell). Der Alltag besteht aus wechselnden Situationen, denen der Mensch sich ständig anpassen muss, wenn er ein bestimmtes Ziel erreichen will. Die Wahrnehmungsorganisation spielt in dieser Interaktion eine zentrale Rolle. Unter Wahrnehmung versteht Affolter: „... das Aufnehmen von Reizen über die verschiedenen Sinnesbereiche, die uns mit der Umwelt verbinden. Umwelt ist noch nicht die Wirklichkeit. Damit die Umwelt zur Wirklichkeit wird, muss ich mich mit Ursachen und Wirkungen auseinandersetzen" (Affolter 1987, S. 17).

Newell und Simon (1972) charakterisieren ein Problem auf folgende Weise: „Eine Person ist mit einem Problem konfrontiert, wenn sie etwas wünscht und nicht sofort weiß, welche Serien von Handlungen sie ausführen muss, um es zu erhalten" (Oerter u. Montada 2002, S. 470).

Dabei bildet das taktil-kinästhetische System die Grundlage für die Wahrnehmungsorganisation und das daraus hervorgehende Lernen in Verbindung mit den anderen Sinnessystemen (intermodale Organisation). Das Spüren ermöglicht wahrzunehmen, was wirklich ist. Die *topologischen* Veränderungen wie Berühren, Umfassen und Umfasst werden, Wegnehmen, Loslassen, Trennen, Zusammenbringen, Ortsveränderung, Transportieren und Aushändigen sind Basisprozesse, innerhalb welcher der gesunde Mensch durch viele Explorationen bedeutungsvolle Beziehungen entdeckt und verinnerlicht. Über diese Informationssuche setzt sich der Mensch aktiv mit seiner Umwelt auseinander und erkennt Zusammenhänge zwischen Ursache und Wirkung. Im Laufe der Entwicklung werden immer komplexere Zusammenhänge zwischen Ursache und Wirkung über das Spüren untersucht und erkannt. Dies geschieht in der Exploration von Problemen, um zu einer sinnvollen Lösung zu gelangen. Derartiges Problemlösen im Hinblick auf ein übergeordnetes Ziel schafft und verändert die Wirklichkeit. Dabei werden die Handlungsabläufe immer komplexer. Der Mensch versteht, was er tut. Er kann zielgerichtete Handlungen selbst ausführen und anfangen zu planen.

Kennzeichen einer gesunden Entwicklung

Kennzeichen für eine gesunde Entwicklung sind:

- Suche nach taktil-kinästhetischer Information und ihre Verarbeitung mit der Umwelt,
- Verbindung der taktil-kinästhetischen Information mit den anderen Sinnessystemen,
- Erkennen von Ursache und Wirkung,
- zielgerichtete Handlungen und Problemlösungen.

Die verschiedenen Entwicklungsleistungen sind nicht direkt voneinander abhängig, sondern haben eine gemeinsame Wurzel in der gespürten Interaktionserfahrung im Rahmen von *problemlösenden Alltagsgeschehnissen (PLAGS)*.

Andersartige Entwicklung bei Wahrnehmungsgestörten

Wahrnehmungsbehinderungen führen zu einer veränderten Wahrnehmungsorganisation der Umwelt. Die Interaktionen mit der Umwelt sind andersartig und sehr vielfältig; sie werden als verhaltensauffällig oder sonderbar interpretiert. Beim Lösen alltäglicher Probleme geben die Betroffenen schnell auf (geringe Frustrationstoleranz) und kommen nicht zum Ziel. Ihre Informationssuche ist auffällig.

Personen mit Wahrnehmungsbehinderung suchen auch nach Spürinformation und Widerstandsveränderungen, aber in der Regel mit einem Übermaß nach kinästhetischer Information. Für das Problemlösen ist jedoch die gespürte Information – im flexiblen Wechsel zwischen kinästhetisch und taktil – eine Voraussetzung, sodass ein Scheitern bei der Problemlösung und somit Frustrationen die Folge sind.

Entwicklungsleistungen bei Kindern mit Wahrnehmungsstörungen
Charakteristisch für die Entwicklungsleistungen bei Kindern mit Wahrnehmungsstörungen ist:
- Die Entwicklung der Wahrnehmungsleistungen ist auffällig.
- Das Entwicklungsprofil ist diskrepant, z.B. Verhalten in vertrauten versus unvertrauten Situationen.
- Das Problemlösungsverhalten ist andersartig.

Behandlungskonzept: Lernen in der Wirklichkeit

Das Modell vermittelt der Person mit Wahrnehmungsstörungen über die Körperführung angemessenere Spürinformation über den Alltag innerhalb problemlösender Alltagsgeschehnisse. Es wird immer auf der Verständnisstufe des Wahrnehmungsgestörten gearbeitet, da Verständnis eine wichtige Voraussetzung für das Lernen ist. Nur dann ist das Führen als Dialog zu sehen und nicht als Fremdbestimmung. Das gemeinsame Handeln ist also ein Kommunikationsangebot.

Damit etwas gelernt werden kann, muss das Alltagsgeschehnis ein sinnvolles Ziel für den Patienten darstellen. Über das Spüren verändert sich sein Verhalten, wobei Lernschritte beobachtet werden können, die mit einer bestimmten Regelmäßigkeit erfolgen und bis zur Ausführung in vier Lernstufen unterteilt werden.

1. Stufe
Bei der Körperführung reagieren Wahrnehmungsgestörte auf die Berührung zunächst häufig z.B. mit auffällig erhöhten Tonus oder Wegschauen.

2. Stufe
Mit fortschreitender Führung reguliert sich der Tonus, und der Blick richtet sich auf das Geschehen. Dies geschieht, wenn ausreichend Information über die Widerstandsveränderungen geschaffen wird. Weiterführende Berührung innerhalb eines *problemlösenden Geschehnisses* bringt zunehmende Vertrautheit mit der gespürten Information.

3. Stufe
Diese zeichnet sich durch ein längeres Spüren in Verbindung mit dem Sehen aus. Die Hand-Augen-Koordination nimmt zu. Dabei handelt es sich um eine intermodale Organisation mit einer Zeitkomponente. Bedingt durch das Problemlösen wird eine bestimmte *Reihenfolge* der Betätigungen erforderlich. Bei genauer Beobachtung lässt sich feststellen, dass die so gewonnene intermodale Information sich in einer Reihenfolge (Serie) organisiert. Der Wahrnehmungsgestörte lächelt oder wendet sich ab, was als Wiedererkennen des Gespürten zu deuten ist. Es kann auch interpretiert werden, dass er jetzt alleine weitermachen möchte.

4. Stufe
Sie beinhaltet eine Erwartungshaltung zum Geschehnis. Das Verhalten geht über ein Wiedererkennen hinaus, da etwas Zukünftiges mit eingeschlossen wird (Affolter 1987). Die Erwartung betrifft in diesem Moment eine Tätigkeit, die unmittelbar folgt.

Die Verhaltensänderungen können als mit der Umwelt vertraut interpretiert werden. Nach vielen Erwartungsleistungen beginnt die wahrnehmungsgestörte Person auf dieser Stufe, Tätigkeiten selbst auszuführen, d.h. ihr Verständnis hat ein beachtliches Ausmaß angenommen.

Das Modell geht davon aus, dass das Sprechen innerhalb der geführten Problemexploration bzw. -lösung keine angemessene Basis für die Organisation ist. Die Verbalisierung erfolgt anschließend oder später.

Bei allen therapeutischen Schritten ist die emotionale Beteiligung mit eine Voraussetzung für eine angemessene Körperführung ohne Manipulation.

Die problemlösenden Alltagsgeschehnisse ermöglichen das Erkennen und Lösen von Problemen, da von einer gestörten Organisation der gespürten Informationsaufnahme und -verarbeitung ausgegangen wird. Gespürte Erfahrungen in problemlösenden Alltagsgeschehnissen bilden die Grundlage der Entwicklung.

Anerkannte Weiterbildungen werden von der Arbeitsgemeinschaft für Probleme bei Wahrnehmungsstörungen (APW) organisiert und durchgeführt. Homepage: www.apwschweiz.ch.

5.2.11 Handlungsorientierte Diagnostik und Therapie (HoDT)

Friederike Kolster

Die Handlungsorientierte Diagnostik und Therapie (HoDT) ist ein ergotherapiebasiertes, klientenzentriertes Therapiekonzept. Es wurde seit Mitte der 90er-Jahre für die Behandlung von erwachsenen Patienten mit neuropsychologischen Störungen von Friederike Kolster entwickelt.

Die HoDT stellt eine Synthese her zwischen der handlungs- und klientenzentrierten Therapie und der bewährten ergotherapeutischen Praxis, die Therapie an den Basisfähigkeiten auszurichten. Ziel der HoDT ist die Erweiterung der Handlungskompetenz der Patienten. Im Konzept ist „Handlung" das zentrale, richtungweisende Element für die Durchführung des Befundes, die Sichtweise/Interpretation der Beeinträchtigung, die Zielsetzung der Therapie, Medienwahl, Methodik und das therapeutische Vorgehen in der Behandlung sowie die Evaluation und Dokumentation des Therapieerfolges.

Die HoDT ist in jeder Rehabilitationsphase und jedem therapeutischen Setting anwendbar und kann vom gesamten therapeutischen Team angewandt werden.

Grundprinzipien und Leitlinien

Grundprinzipien und Leitlinien des ergotherapeutischen Vorgehens in der HoDT sind:

- klientenzentriertes Arbeiten,
- Befunderhebung mit gezielter Intervention in Alltagssituationen,
- Erreichen einer Handlungskompetenz,
- Selbstständigkeit und Autonomie,
- Handlungs- und Basisziele,
- Neuzuordnung neuropsychologischer Phänomene,
- Beachten der Handlungslogik,
- Awareness als wesentliches Element der Therapie,
- Therapie in Schlüsselsituationen,
- Reduktion der Anforderungen,
- Gezielte kleinschrittige Intervention,
- Transparenz und Information,
- Arbeit mit Angehörigen und Bezugspersonen.

Im Folgenden werden diese Prinzipien und Leitlinien näher beschrieben.

Klientenzentriertes Arbeiten

Die HoDT versteht sich als Therapieform, in der Wünsche und Bedürfnisse der Patienten/Klienten im Zentrum des therapeutischen Handelns stehen. Dieser Grundsatz wirkt sich auf die Kommunikation, Befunderhebung, Zielsetzung und Behandlungsstrategien aus.

Befunderhebung mit gezielter Intervention in Alltagssituationen

Der Befund erfolgt im Rahmen der HoDT durch „gezielte Beobachtung mit gezielter Intervention" in Alltagssituationen (Habermann u. Kolster 2002, S. 547). Hierbei wird die Occupational Performance (Kap. 1.11) des Patienten bei Handlungen die der Patient durchführt beobachtet. Während und nach der Beobachtung bildet die Therapeutin ihre Hypothesen nach den Prinzipien des Clinical Reasoning.

Während der Handlung des Patienten wird die Therapeutin sowohl zurückhaltend beobachten als auch gezielt intervenieren und die Verhaltensänderung, die durch die Intervention erfolgt, ebenfalls beurteilen. Vorteile der Befunderhebung im Rahmen der gezielten Beobachtung und gezielten Intervention sind:

- Sie ist sehr effektiv, da sie nicht störungsbildspezifisch prüft. Mehrere Störungsbilder können gleichzeitig befundet und die Differenzialdiagnose erhoben werden.
- Es besteht ein sinnvoller Bezug zum Alltag des jeweiligen Patienten.
- Sie gibt Informationen über die funktionelle Unabhängigkeit des Patienten in der geprüften Situation, das Ausmaß der Störung, den Einfluss der Störung auf die Performance und – sehr therapierelevant – die Beeinflussbarkeit der Störung.

Wenn nötig, wird das Befundergebnis durch weitere störungsbildspezifische Befunde und Tests abgesichert. Die Ergebnisse der Befunderhebung werden, soweit möglich, mit dem Patienten besprochen und das weitere Vorgehen mit ihm abgestimmt.

Erreichen einer Handlungskompetenz

Damit ein Patient das in der Therapie Erlernte wirklich zur Verfügung hat, ist es notwendig, nicht nur die Grundfunktion zu vermitteln, sondern auch die Anwendung in verschiedenen Situationen. Soll der Patient die gewünschten Handlungen in verschiedenen Situationen ausführen können, muss in der Therapie auch hierauf eingegangen werden, da die Übertragung des Gelernten auf andere Situationen ein komplexer Lernvorgang ist.

Für die Therapie folgt daraus:

- Bei jedem angestrebten Handlungsziel wird geprüft, wie eingeübt, wie „automatisiert" der Patient diese Handlungen beherrschen sollte. Anschließend wird in der Therapie und ggf. im Eigenprogramm die gewünschte Handlungsfähigkeit gefestigt. Ebenso wird geprüft, in wel-

chen Variationen der Patient diese Handlung ausführen können sollte.
- Werden, um Therapiezeit zu sparen, verschiedene Handlungen immer nur angerissen, ohne dass der Patient wirkliche Kompetenz in ihnen erlangt, besteht die Gefahr, dass er diese im Alltag nicht ausführen kann und die Therapiezeit sozusagen „vergeudet" ist.

Selbstständigkeit und Autonomie

Teilweise ist es für Menschen mit Beeinträchtigungen nicht möglich, nicht erstrebenswert oder zu anstrengend, alle Aspekte einer Handlung selbstständig durchzuführen. Autonomie in Handlungen bedeutet, dass diese auf die vom Betroffenen gewünschte Art und zum gewünschten Zeitpunkt durchgeführt werden, dies kann auch durch eine andere Person erfolgen.

Für die Therapie folgt daraus:
- Das in Anspruch nehmen von Hilfe/Assistenz ist ein Lernprozess für alle Beteiligten, der in der HoDt berücksichtigt und unterstützt wird.
- Bei der Auswahl der Handlungsziele wird der Aspekt des Hilfenehmens mit berücksichtigt.

Handlungs- und Basisziele

Infolge der Patientenorientierung der HoDT werden mit dem Patienten Handlungsziele vereinbart. Die Auswahl bzw. Selektion der Basisziele ist in der HoDT in der Regel davon abhängig, ob sie für das Erreichen der vereinbarten Handlungsziele notwendig sind.

> ***Handlungsziel***: auf die Handlung bezogen.
> ***Basisziel***: auf Basiskompetenzen/Performanzkomponenten bezogen.

Es ist sehr wichtig, dem Patienten deutlich zu vermitteln, auf welche Weise die Basisziele mit den von ihm angestrebten Handlungszielen in Verbindung stehen.

Für die Therapie folgt daraus:
- Die Ziele beziehen sich auf die Verbesserung gewünschter Handlungsfähigkeiten.
- Es werden ausgewählte Ziele angestrebt, die in der Therapie kontinuierlich erarbeitet werden und deren Erreichen durch die Verbesserung der Performance kontinuierlich evaluiert wird.
- Die HoDT kann alleine in der Ergotherapie angewandt werden, ist aber besonders wirksam, wenn auch andere Berufsgruppen ihre ZIelsetzung und ihr Handeln darauf gründen.

Neuzuordnung neuropsychologischer Phänomene

Die Neuzuordnung besteht darin, dass ein Teil der Phänomene/Störungen im Sinne der ICF als Funktionsstörungen bewertet werden, andere als daraus logisch folgende Aktivitäts- oder Partizipationsstörungen. Eine Differenzierung der Phänomene in diese drei Bereiche ist notwendig, da jeweils andere Behandlungsansätze erforderlich sind.

Für Befund und Therapie folgt daraus:
- Störungen der Aktivität und Partizipation werden daraufhin untersucht, an welchem Punkt genau der Patient überfordert ist, wodurch genau seine Handlungsfehler und „Verhaltensstörungen" verursacht sein könnten.
- In der Therapie werden diese Punkte als Ansatzpunkt für die Therapie genommen.
- Eine Verhaltensmodifikation ist nur über eine Veränderung der Ursachen dieses Verhaltens zu erreichen.
- Abhängig vom Störungsbild ist es teilweise nötig, direkt an den Basisfunktionen zu arbeiten, da oft die Anwendung dieser Basisfunktion in einer Aktivität bereits eine zu hohe Anforderung darstellt.

Beachten der individuellen Handlungslogik

Unter Handlungslogik versteht man die spezifische Herangehensweise eines Menschen an eine Handlung, die sich folgerichtig (logisch) auf seine stattgefundene Wahrnehmung und Verarbeitung sowie seine Handlungsvorerfahrungen gründet. Wir verhalten uns nicht auf der Grundlage dessen, was in der Realität vorhanden ist, sondern auf der Grundlage dessen, was wir von der Welt in uns aufgenommen, als inneres Bild gespeichert haben. Die HoDT geht davon aus, dass es anhand des beobachtbaren Verhaltens möglich ist, Vermutungen über diese innere Handlungslogik anzustellen und damit Theorien über die Verarbeitungsmechanismen des Patienten zu bilden.

Für die Therapie folgt daraus:
- Das Verhalten wird auf die Handlungslogik hin untersucht.
- Die Gleichwertigkeit der Wahrnehmung/Handlungslogik wird nicht infrage gestellt.
- Es wird erarbeitet, ob und auf welche Weise die innere Handlungslogik den Erfolg der Handlungen beeinträchtigt. Dieses geschieht so weit wie möglich gemeinsam mit den Patienten.
- Auf dieser gemeinsamen Basis entstehen die weiteren Therapieziele und -wege.

Awareness als wesentliches Element der Therapie
Unter Awareness versteht man die Fähigkeit, die eigenen Fähigkeiten und Defizite einzuschätzen. Eine wesentliche Auswirkung der Unawareness ist, dass Patienten Störungen im eigenen Alltag nicht/ zu wenig mit der eigenen Erkrankung in Zusammenhang bringen können. Dieses hat weitreichende Auswirkungen für die Selbsteinschätzung, den therapeutischen Prozess und den psychosozialen Bereich.

McGlynn und Schacter (1989) unterscheiden vier aufeinanderfolgende Phasen der Awareness:
- (*Globale*) *Unawareness*: Nichtwahrnehmen/ Leugnen der Störung, überraschte Reaktion auf Demonstration des Defizits durch andere.
- *Informelle Awareness*: Der Patient beschreibt sein Defizit verbal. Dies hat jedoch keine Konsequenz für die Handlung.
- *Auftauchende Awareness*: Das Defizit wird im Moment eines Versagens wahrgenommen.
- *Vorausschauende Awareness*: Der Patient ist sich des Defizits bewusst und berücksichtigt es im Alltag entsprechend. Er erwägt Konsequenzen und ihre Auswirkungen für sich und andere.

Für die Therapie folgt daraus:
- Wirksame Therapie ist meist erst ab der Phase der auftauchenden Awareness möglich. Daher ist die Basis der Therapie neuropsychologischer Störungen, mit dem Patienten zunächst an der Entwicklung seiner Awareness zu arbeiten.
- Die Therapie der Awareness ist in der HoDT zentraler Bestandteil des Therapieprozesses.

Therapie in Schlüsselsituationen
„Schlüsselsituationen" werden in der HoDT die Alltagssituationen genannt, in denen der Patient „offen" ist für die Funktionen, die er wieder neu erlernen muss. Dies sind Situationen, in denen er bemerkt, dass etwas nicht stimmt und an der Lösung des Problems interessiert ist.

Therapie in Schlüsselsituationen ist besonders wirksam, um die Entwicklung der Awareness bei Patienten zu erreichen und die Kenntnis des Patienten darüber, auf welche Weise seine neuropsychologische Störung ihn „stört", herzustellen oder zu verbessern.

Für die Therapie folgt daraus:
- Für jeden Patienten werden spezifische Schlüsselsituationen ermittelt.
- Da Schlüsselsituationen meist bei der Bewältigung von Alltagssituationen auftreten, bieten sich diese als therapeutisches Setting besonders an.

Reduktion der Anforderungen
Unsere Alltagshandlungen, die uns so „normal" und „einfach" vorkommen, sind überaus komplex und nur durch jahrelange Übung für uns einfach geworden. Jede Handlung besteht aus einer Folge von Problemstellungen, die gelöst werden müssen. Für diese Problemlösungen benötigen wir eine Vielzahl von Funktionen, deren Zusammensetzung je nach Handlung unterschiedlich ist.

Patienten mit neuropsychologischen Störungen können diesen Problemlöseprozess oft nicht mehr bewältigen. Damit sie eine Handlung erfolgreich durchführen und daran lernen können, wie die Bewältigung dieser Handlung funktioniert, ist es notwendig, in der Therapie die Anforderungen der Situation überaus stark zu reduzieren.

Die Reduktion kann auch dadurch erfolgen, dass nicht mehr unmittelbar handlungsbezogen, sondern mit anderen Therapiematerialien direkt an der Basisfunktion des Patienten gearbeitet wird. Erst anschließend wird der Handlungsbezug wieder hergestellt. Eine weitere Reduktionsform ist, jeweils nur an einer Störung zu arbeiten und den Patienten in allen anderen Anforderungen zu unterstützen.

Gezielte kleinschrittige Intervention
Drei Bereiche der Intervention werden unterschieden:
- unterstützende Intervention zur Bewältigung einer Situation,
- Intervention zur Befunderhebung,
- therapeutische Intervention zur Arbeit an Basis- oder Handlungszielen.

Die Art und Weise der gezielten kleinschrittigen Intervention unterscheidet sich je nach Bereich maßgeblich.

Information und Transparenz
Die Patientenorientierung des Konzeptes erfordert eine patientengerechte Information über das Störungsbild und behutsame Prognosen über die mögliche Entwicklung/Verbesserung der Performance. Durch eine dem Patienten und seinen Kapazitäten angepasste Transparenz der Therapieziele und -inhalte ist es ihm möglich, seine partnerschaftliche Rolle im Therapieprozess auszufüllen.

Je besser der Patient einordnen kann, woran er gerade arbeitet (und eben *nicht*: woran die Therapeutin gerade arbeitet), und was diese Arbeit mit seinem Alltag und dem Erwerb bzw. der Verbesserung von Handlungskompetenzen zu tun hat, desto größer ist der Lernerfolg.

Arbeit mit Angehörigen und Bezugspersonen
Eine wichtige Säule der HoDT ist die Arbeit mit den Personen, die den Patienten betreuen und begleiten. Hierzu gehören:

- Information über das Störungsbild und die Handlungslogik des Patienten, Einschätzungen der jetzigen Performance und vorsichtige Prognosen über die Entwicklung der Performance in einem überschaubaren Zeitraum (nach Absprache im interdisziplinären Team),
- Absprachen über Handlungsziele,
- Absprachen darüber, wie das bereits Gelernte und zu Lernende in den häuslichen Alltag übertragen werden kann,
- im Einzelfall: Absprachen zur unterstützenden Begleitung der Patienten in Handlungen durch die Betreuungspersonen.

Informationen über Fortbildungsmöglichkeiten erhalten Sie auf: www.ergo-kolster.de.

5.2.12 Alltagsorientierte Therapie (AOT) bei Patienten mit erworbenen Hirnschädigungen

Renate Götze

Bei der Mehrzahl von Patienten mit einer erworbenen Hirnschädigung muss trotz der spontanen und behandlungsbedingten Verbesserungen in den ersten Wochen und Monaten nach dem Krankheitsereignis mit bleibenden sensomotorischen und neuropsychologischen Beeinträchtigungen gerechnet werden. Diese chronischen Folgen wirken sich auf die Selbstständigkeit in vielen Bereichen des täglichen Lebens aus. Auch wenn die Eigenständigkeit in der basalen Selbsthilfe gesichert werden kann, bleiben viele Patienten bei komplexen Aktivitäten z.B. der Benutzung öffentlicher Verkehrsmittel, beim Einkauf, bei Behördengängen oder bei finanziellen Angelegenheiten auf Hilfe angewiesen. Ebenso sind viele Tages- und Freizeitgestaltungen (Sport, Hobbys, Besuch kultureller Veranstaltungen) und die damit verbundene Aufrechterhaltung sozialer Kontakte nicht mehr ohne Unterstützung durch andere Personen möglich.

Therapie im Alltag

Mit dem Ziel, die Auswirkung bestehender Defizite auf den Alltag des jeweiligen Patienten zu minimieren, arbeiten verschiedene Therapeuten mit dem Patienten an der Verbesserung gestörter sensomotorischer, visueller, kommunikativer oder neuropsychologischer Funktionen und an der Vermittlung störungsspezifischer Kompensationsstrategien.

Im Alltag wird allerdings in der Regel ein effektives Zusammenwirken mehrerer funktioneller Teilleistungen oder Einzelfertigkeiten benötigt. Das Einkaufen beispielsweise erfordert den Einsatz visueller, motorischer, sprachlicher und kognitiver Funktionen. So kann es erforderlich sein, sich anhand von Hinweisschildern zu orientieren, den Einkauf zu planen, den Einkaufswagen zu schieben, Produktnamen zu lesen, Kontakt zum Verkaufspersonal aufzunehmen und mit Geld umzugehen.

Gerade schwer beeinträchtigten Patienten gelingt der Transfer von im Klinik-Setting erworbenen Fähigkeiten in den komplexen Kontext von Alltagsanforderungen nicht ohne Weiteres. Zudem treten in realen Situationen viele zusätzliche Störquellen und Belastungsfaktoren (Lärm, Ablenkungen, Zeitdruck, unerwartete Ereignisse) auf, die es hirngeschädigten Patienten noch schwerer machen, Handlungen erfolgreich auszuführen. Zusätzlich kann die Bewältigung des Alltags durch mangelnde Störungseinsicht oder die Krankheitsverarbeitung (Ängste, Vermeidungsverhalten) behindert werden. Daher ist es sinnvoll, bestimmte Handlungen direkt im Alltag zu üben. Das gilt auch für Alltagssituationen, die in der Klinik nicht nachgestellt werden können, wie Rolltreppe fahren, die Benutzung öffentlicher Verkehrsmittel oder das Überqueren belebter Straßen.

Die skizzierten Schwierigkeiten, einen wirklich alltagsrelevanten und stabilen Erfolg der Rehabilitation sicherzustellen, hat zur Entwicklung verschiedener Behandlungselemente oder auch ganzer Therapiekonzepte angeregt, um den Bewältigungsprozess der Betroffenen über die spezifischen Einzeltherapien hinaus zu unterstützen (Gauggel et al. 1998, Goldenberg et al. 2002). Der von Götze und Kolleginnen in der Abteilung für Neuropsychologie im Städtischen Krankenhaus München Bogenhausen entwickelte Therapieansatz der Alltagsorientierten Therapie (AOT) zielt bereits während der stationären oder teilstationären Phase der Rehabilitation auf die Bewältigung komplexer außerhäuslicher Situationen und stellt damit eine wichtige Ergänzung zu den in der Klinik durchgeführten Therapien dar. Mit dem interdisziplinären und gruppentherapeutischen AOT-Konzept soll der Transfer von in der

Einzeltherapie erarbeiteten Fähigkeiten und Strategien in den individuellen Alltag des Patienten unterstützt werden.

Durchführung

Die Durchführung der AOT findet teils in einem Gruppensetting und teils in Einzelbetreuung statt. Drei Therapeuten arbeiten dabei in einem interdisziplinären Team mit drei bis vier Patienten. Das Therapeutenteam besteht in unserer Abteilung aus einer Physiotherapeutin, einer Ergotherapeutin und einer Logopädin bzw. einem Logopäden. An einem festgelegten Nachmittag der Woche verlassen Patienten und Therapeuten gemeinsam für drei Stunden die Klinik, um, zunächst in einer Eins-zu-eins-Betreuung, an den für jeden einzelnen Patienten relevanten Alltagsaufgaben (z.B. Kleidung einkaufen) zu arbeiten. Am Ende trifft sich die gesamte Gruppe zum Erfahrungsaustausch wieder.

Zwei Tage vor der Exkursion findet eine einstündige Nachbesprechung der jeweils vorherigen und eine Vorbesprechung der bevorstehenden Exkursion statt. Zu Beginn der Stunde treffen sich nur die Therapeuten zu einer ersten Evaluation und Dokumentation der bislang erreichten Ziele und diskutieren dabei Fähigkeiten und Schwierigkeiten der einzelnen Patienten aus den verschiedenen fachspezifischen Blickwinkeln. In der zweiten Hälfte kommen die Patienten hinzu und berichten, was ihnen bei der letzten AOT gut gelungen und was Ihnen schwer gefallen ist. Danach folgen die Planung und individuelle Zielfestlegung für die nächste AOT.

Die AOT-Maßnahme beginnt in der Regel zu einem Zeitpunkt, an dem für den Patienten ein Leben mit wahrscheinlich bleibenden Behinderungen im Alltag in den Mittelpunkt rückt. Sie wird typischerweise parallel zu den Funktionstherapien durchgeführt. Dabei sollten die Inhalte von klinischer und außerhäuslicher Therapie gut aufeinander abgestimmt werden. Auch die Einbeziehung von Angehörigen ist Teil des Konzepts. Dies kann sowohl bei der Zielfindung als auch bei Durchführung der Aktivitäten geschehen. Hauptziele der Angehörigenarbeit in der AOT sind zum einen das Aufzeigen der Fähigkeiten des Patienten und der noch bestehenden Schwierigkeiten bzw. Gefahrensituationen bei der Bewältigung bestimmter Alltagsaufgaben. Zum anderen ermöglicht eine genaue Absprache über Art und Dosierung benötigter Hilfestellungen bzw. Vorbereitungen häufig erst ein Gelingen verschiedener Anforderungen. Vor allem bei schwerer betroffenen Patienten ist ein derartiger Einbezug der Angehörigen zur Sicherung bereits erreichter Leistungen in den persönlichen Alltag wichtig.

Eine detaillierte Beschreibung des Ablaufes und der konkreten Durchführung der AOT als einem interdisziplinären, gruppentherapeutischen Ansatz ist bei Götze und Höfer (1999) und Götze (2002) nachzulesen.

Studie zur AOT

Um nach jahrelangen guten Erfahrungen in der klinischen Praxis die Effekte der AOT systematisch zu erfassen und zu dokumentieren, wurde eine Therapiestudie durchgeführt. Der Therapiestudie lag die Frage zugrunde, wie sich die Wirksamkeit einer individuell ausgerichteten Therapie nach dem AOT-Konzept valide erfassen lässt. Hierfür wurde zum einen ein Protokollverfahren mithilfe einer Ratingskala für spezifische, von Patient zu Patient unterschiedliche Alltagssituationen entwickelt. Zum anderen wurde versucht, AOT-bedingte Veränderungen anhand von zwei Standardsituationen abzubilden (wie beispielsweise bei Keller et al. 2002). Weiterhin sollte untersucht werden, ob sich die Veränderungen in den Alltagsleistungen auch in der Einschätzung der Patienten widerspiegeln und inwieweit Verbesserungen in der AOT auch einen Einfluss auf die Bewertung der Lebensqualität haben.

Die Ergebnisse der Studie belegen, dass alle Patienten der Untersuchungsstichprobe nach der Durchführung der Alltagsorientierten Therapie weit besser in der Lage waren, die in der Therapie trainierten Alltagssituationen zu bewältigen (Götze et al. 2005).

5.2.13 Propriozeptive neuromuskuläre Fazilitation (PNF)

Corinna Jacobs

Propriozeptive neuromuskuläre Fazilitation (PNF) ist ein Behandlungskonzept zur Muskel- und Bewegungsschulung auf neurophysiologischer Basis. Es wurde in den 50er-Jahren in Kalifornien (USA) empirisch entwickelt und steht untrennbar mit den Namen Dr. Hermann Kabat (Neurophysiologe, 1947), Maggie Knott und Dorothy Voss (Physiotherapeutinnen, 1956) in Verbindung. Es beruht auf neurophysiologischen Erkenntnissen unter anderem von Sherrington (1947) und wird primär in der Traumatologie, Orthopädie und Neurologie angewendet.

Durch die Verwendung propriozeptiver und exterozeptiver Reize sowie dem Gebrauch spezieller Techniken werden unter Berücksichtigung der normalen Bewegungsentwicklung und des motorischen Lernens die *Reaktionen des neuromuskulären Systems gefördert*. Dadurch wird das *Erlernen und Ausführen* der jeweils gewünschten *Bewegung fazilitiert* (erleichtert, Bahnen der Bewegung; *„Fazilitation“*). Die Propriozeptoren befinden sich in den Muskelspindeln, Sehnen und Gelenken und liefern Informationen über Gelenkstellung und Bewegung. Die Exterozeptoren sind in Haut, Augen und Ohren. Das Behandlungskonzept PNF unterscheidet zwischen Philosophie, Grundprinzipien und Techniken.

Philosophie

In der Philosophie des PNF wird der Mensch als Ganzes gesehen. Das bedeutet, die Herangehensweise (Approach) soll positiv auf das gerichtet sein, was der Patient beherrscht, worin er gut ist. So kann z.B. das Einleiten der Drehbewegung sowohl über die Rumpfflexion als auch über die Rumpfextension erfolgen. In der Behandlung wird die Bewegungsrichtung als Grundlage gewählt, die dem Patienten leichter fällt. Wenn es dem Patienten leichter fällt, kann auch indirekt gearbeitet werden. Das bedeutet beispielsweise, die Schulterbeweglichkeit über die Rumpfarbeit zu verbessern.

In der Therapie sollen Kraftreserven mobilisiert werden, indem der Patient nicht nur physisch, sondern auch intellektuell und emotional auf seinem Niveau gefordert wird. Erreicht wird dies unter anderem durch Üben einer Gesamtbewegung mit einem funktionellen Ziel.

Beispiel: Nicht nur die Sequenz „Drehen“, sondern der gesamte Bewegungsablauf mit dem Ziel „Aufstehen aus dem Bett“ wird geübt. Die Umwelt wird so gut wie möglich einbezogen, d.h. nicht nur das Drehen auf der Matte, sondern auch auf einer Matratze wird geübt. Das Drehen muss über die Seite beherrscht werden, die auch unter den häuslichen Gegebenheiten nötig ist.

Gerade hiermit kommt die PNF-Philosophie den Gedanken der Ergotherapie sehr nah. Die Aktion, die Tätigkeit mobilisiert Reserven und erleichtert den Transfer der körperlichen Weiterentwicklung auf andere Situationen des täglichen Lebens.

Viele Wiederholungen, Bekanntes aufgreifen, wechselnde Anforderungen und Wechsel in der Aktionsfolge helfen, die optimale Funktionsfähigkeit wieder zu erlangen. Häufige Wechsel der Ausgangsstellungen mit jeweils variierenden Komponenten der Muskelbeanspruchung schaffen die Voraussetzung zur besseren Integration des Gelernten und helfen, sowohl die Konzentration als auch die muskuläre Ausdauer des Patienten zu verbessern.

Behandlungstechniken und Behandlungsprinzipien

Die Behandlungstechniken und -prinzipien werden zur Fazilitation, Inhibition, Kräftigung und Entspannung von Muskelgruppen eingesetzt. Die damit verfolgten Ziele sind:

- Verbesserung der Stabilität und Kontrolle,
- Verbesserung des Bewegungsgefühls und der Koordination,
- Erweiterung des Bewegungsausmaßes,
- Verbesserung der Ausdauer, Kraft und Mobilität,
- Schmerzminderung.

Die Behandlungstechniken werden je nach Ziel variiert und eingesetzt. Sie können fazilitieren oder inhibieren und werden so eingesetzt, dass die Konzentration und Ausdauerleistung des Patienten unterstützt wird. In diesem Text wird auf die Techniken nicht weiter eingegangen.

Zu den Behandlungsprinzipien zählen:

- Traktion (Zug) und Approximation (Druck),
- PNF–Pattern,
- Irradiation,
- optimaler Widerstand,
- manueller Kontakt,
- Körperposition und Körpermechanik,
- verbale Stimuli,
- visuelle Stimuli,
- Stretch,
- Timing.

Während des gesamten Bewegungsablaufs gegebene Traktion oder Approximation fazilitieren die Muskelkontraktion. Die Bewegung verläuft in so genannten Pattern, das sind spiralförmige und dreidimensionale Bewegungsdiagonalen. Sie entstehen natürlich durch die in unserem Körper spiralig-diagonal angeordneten Muskeln. Die Bewegungsdiagonalen werden gezielt fazilitiert. Dabei werden stärkere synergistische Muskelgruppen genutzt. Es kommt zu einer Unterstützung schwächerer durch stärkere Bewegungsanteile. Dies ist das Prinzip der Irradiation (Ausbreitung von Muskelanspannung).

Irradiation kann nur bei einem optimal gegebenen – *nicht maximalen* – Widerstand über den manuellen Kontakt Therapeutin/Patient entstehen.

Der Widerstand fazilitiert die Muskelkontraktion und fördert das Bewegungsgefühl, kann aber auch kräftigend verwendet werden. Der manuelle Kontakt erfolgt im Lumbrikalgriff auf den zu fazilitierenden Muskelgruppen. Die Rotationskomponente der dreidimensionalen Bewegung kann dabei von der Therapeutin optimal gesteuert werden. Über die Haut- und Druckrezeptoren wird die Information über den gewünschten Bewegungsablauf, seine Richtung und die notwendige Kraft vermittelt. Die richtige Positionierung der Therapeutin ist notwendig, um den Bewegungsablauf des Patienten zu beeinflussen und zu kontrollieren.

Verbale und visuelle Stimuli werden gegeben und der Bewegungsauftrag mit einem dem Ziel angepassten Stimmvolumen erteilt. Die Aufforderung, der Bewegung wenn möglich „hinterherzuschauen", nutzt die für die Komplexbewegung synergistischen Halte- und Stellreaktionen des Nackens. Der Blickkontakt zwischen Therapeutin und Patient ist eine wichtige nonverbale Kommunikation.

Der Stretchstimulus dehnt die Muskulatur und die Synergisten in der Region und führt zu einer erhöhten Muskelantwort. Eine koordinierte Bewegung erfordert eine bestimmte Bewegungsreihenfolge. Diese wird im PNF als Timing bezeichnet. Die Entwicklung der motorischen Kontrolle verläuft von proximal nach distal und von kranial nach kaudal. Eine ausgereifte, koordinierte Bewegung hingegen erfolgt von distal nach proximal. Beispielsweise können wir den Rumpf und das Schulterblatt stabilisieren, um mit der Hand etwas zu greifen. Die Bewegung beginnt dabei mit der Absicht des Greifens distal, mit der Hand. In der Therapie muss immer zuerst die proximale Stabilität erarbeitet werden.

PNF und Ergotherapie

Ein Teil der besonderen Anwendbarkeit von PNF in der Ergotherapie liegt darin, dass die funktionellen Bewegungsabläufe, die „Pattern", in denen geübt wird, in unterschiedlichen Aktivitäten in die Therapieeinheit integriert und umgesetzt werden können, weil diese aus physiologischen Gesamtbewegungen bestehen. Häufige Wiederholungen des Bewegungsmusters können durch den Einsatz unterschiedlicher Aktivitäten mit vielen Variationen angeboten werden, wie z. B. aus dem täglichen Leben, handwerkliche Verfahren oder therapeutische Spiele. Beispielsweise kann geübt werden, eine Tasse oben aus dem Schrank zu holen oder hinein zu stellen oder eine Pfanne unten in den Herd hinein zu räumen So können die Prinzipien des mototrischen Lernens (z. B. Wiederholungen, Variationen) umgesetzt werden. Dies wiederum ist eines der Grundprinzipien im PNF.

Das Erlernen und Anwenden der geübten Bewegungsmuster wird somit fazilitiert. Besonders nahe liegt der Ergotherapie der Gedanke, dass durch das Üben mit einem funktionellen Ziel Reserven mobilisiert werden können.

Als Fazit bleibt bezogen auf die Sprache der ICF fest zu halten: PNF ist eine Methode, die Verbesserungen auf Körperfunktionsebene zum Ziel hat. Durch die Philosophie der PNF sowie die gezielte Kombination mit Techniken und Grundprinzipien wird jedoch die Aktivitätsebene nicht nur integriert, sie wird als fazilitierender Faktor bewusst eingesetzt. Die körperliche Komponente in der Ausführung der Betätigung kann methodisch integriert werden. Diese Verbindung von Körperfunktionsebene und Aktivitätsebene macht die Methode für die Ergotherapie so geeignet.

5.2.14 Feldenkrais

Friedmar Helmke

„Ein jeder bewegt sich; empfindet, denkt, spricht auf die ganz ihm eigentümliche Weise, dem Bild entsprechend, das er sich im Laufe seines Lebens von sich gebildet hat ... Dieses Ich-Bild, das einer sich von sich macht, ist teils ererbt, teils anerzogen; zu einem dritten Teil kommt es durch Selbsterziehung zustande" (Feldenkrais 1996, S. 31). So beschreibt Moshé Feldenkrais, der Begründer der Feldenkrais-Methode, eine der Grundannahmen seiner Lernmethode. Im Bereich der Selbsterziehung ermöglicht die Feldenkrais-Methode Lernprozesse, die zur Erweiterung des eigenen Ich-Bildes führen.

Moshé Feldenkrais (Doktor der Physik) wurde 1904 in Russland geboren und wanderte als 15-Jähriger in das damalige Palästina aus. In den 30er-Jahren studierte er in Paris Physik und forschte mit Joliot-Curie an der ersten Kernspaltung. Feldenkrais lebte von 1940 bis 1951 in Großbritannien und ab 1951 in Israel, wo er 1984 in Tel Aviv starb.

Moshé Feldenkrais gilt als Pionier der Erforschung neuromuskulärer sowie psychischer Prozesse und Zusammenhänge. Bereits in den 40er-Jahren zeigte er die grundlegende Bedeutung des vestibulären und kinästhetischen Systems für die menschliche Entwicklung auf und entwickelte im Laufe seines Lebens seine einzigartige Methode neuromuskulären Lernens, die Feldenkrais-Methode.

Konzept

Würde man diese Methode als ein therapeutisches Verfahren bezeichnen, hieße, sie misszuverstehen und auf den Teilaspekt sensomotorischen Lernens zu reduzieren. In der Feldenkrais-Methode wird vielmehr sinnlich und motorisch erfahrbar, dass nicht nur Haltungs- und Bewegungsgewohnheiten, sondern auch damit verbundene Denk- und Einstellungsgewohnheiten durch geleitete Bewegungserfahrung bleibend erweitert und verändert werden können. Die Feldenkrais-Methode ist somit ein Baustein im Konzept der alltagsorientierten eigenständigen Betätigung.

Die Übungen (Lektionen) der Feldenkrais-Methode sind so aufgebaut, dass präzise Anleitungen für Einzelbewegungen und Bewegungsabfolgen gegeben werden, die in Ausführungsrichtung, -geschwindigkeit und -abfolge variieren und mehrmals wiederholt werden. Die Wiederholungen und Pausen dienen jedoch nicht nur dem Einüben einer Bewegungsautomatisierung, sondern lassen Raum für die kinästhetische und taktile Prüfung der Ausführung und für das forschende, neugierige Entdecken kinästhetischer und sensomotorischer Zusammenhänge.

Die nach innen oder außen gerichtete Wachheit ist ein besonderes Kennzeichen der Feldenkrais-Methode und wurde von Moshé Feldenkrais Bewusstheit genannt. Dem Lernenden wird dabei kein festgelegtes Wissenssystem „richtiger" oder „falscher" Bewegungen und Körperhaltungen vermittelt. Vielmehr wird das selbstständige, aktive und eigenverantwortliche sensomotorische Lernen als ein ganzheitlicher Lernprozess gelehrt. Dieser Lernprozess stärkt und entwickelt das Empfinden für die der jeweiligen Situation angemessenen Bewegungen und Haltungen und erinnert an das wertungsfreie, spielerische Entdecken und Lernen von Kindern.

Moshé Feldenkrais hat zwei Techniken zur Vermittlung dieser Lernprozesse entwickelt:

- „Bewusstheit durch Bewegung" und
- „Funktionale Integration".

„Bewusstheit durch Bewegung" wird in der Gruppe überwiegend verbal vermittelt, wobei jeder Teilnehmer seine Bewegungen selbstständig und eigenverantwortlich ausführt. „Funktionale Integration" wird in Einzelarbeit überwiegend nonverbal vermittelt, wobei der Feldenkrais-Lehrer den Schüler mit seinen Händen berührt und bewegt. Es ist ein Kommunizieren, Wahrnehmen und Lernen vorwiegend auf taktil-kinästhetischer Ebene.

Indikation

Für die Feldenkrais-Methode gibt es in der Orthopädie, Neurologie, Pädiatrie, Psychiatrie und Geriatrie vielfältige Anwendungsmöglichkeiten. Beispielhaft genannte Indikationen sind hierfür:

- Beschwerden des Bewegungsapparates und Schmerzproblematik,
- neurologische Erkrankungen wie Multiple Sklerose oder Apoplex,
- Entwicklungsverzögerungen bei Säuglingen,
- Wahrnehmungs- und Entwicklungsstörungen, Zerebralparesen, Aufmerksamkeitsstörungen bei Kindern,
- Begleitung von Psychotherapien bei psychosomatischen Krankheitsbildern,
- eingeschränkte Beweglichkeit im Alter.

Die Feldenkrais-Methode in das eigene therapeutische Vorgehen und Handeln zu integrieren, kann jedoch nur auf der Basis der Selbsterfahrung der Therapeuten in der Feldenkrais-Methode erfolgen. In dem Maße, in dem durch Selbsterfahrung die Methode angeeignet wurde, kann diese an den Patienten weitergegeben werden.

Information

Weitere Informationen über die Feldenkrais-Methode, Seminare und Ausbildungskurse unter www.feldenkrais.de. Hier können ebenfalls die Broschüren „Die Feldenkrais-Methode im medizinischen Kontext" und „Lernen in Bewegung: Die Feldenkrais-Methode" angefordert werden.

5.2.15 Weitere Behandlungsansätze

Carola Habermann

In diesem Abschnitt werden drei weitere Behandlungsformen aufgezeigt. Sie zeigen unterschiedliche Betrachtungsweisen menschlicher Bewegung. Das „Konzept der funktionellen Bewegungslehre (FBL)" ist ein Modell zur spezifischen Orientierung am Körper und vermittelt eine gezielte Sprache, um Bewegungen anzuleiten. Somit können Bewegungen und Bewegungsabweichungen analysiert und verändert werden.

Das Behandlungskonzept der „Spiraldynamik" basiert ebenfalls auf dem Blickwinkel menschlicher Bewegungskoordination. Es betrachtet den Bauplan des menschlichen Körpers und die Bewegung anhand eines besonderen anatomischen Hintergrunds. Seine Modellbildung basiert auf der Spiralform knöcherner Strukturen. Die spiralige Verschraubung zwischen jeweils zwei Bewegungsabschnitten regen zu einer spezifischen Analyse und Anleitung von Bewegungen an.

Die dritte Behandlungsform basiert auf der modernen Hirnforschung und den sich daraus entwickelten Theorien zur zerebralen Organisation von Bewegung. Der Therapieansatz wird damit begründet, dass zum einen bereits eine gedachte Bewegung als mentaler Prozess zu Hirnaktivität an der entsprechenden Stelle im Gehirn führt. Zum anderen wird durch die „gedachte Bewegung" der so genannte „Learned-non-use" vermieden (Kap. 5.2.9). Dieser Theorieansatz, die Spiegeltherapie, basiert auf der Annahme, dass die Bildung von Engrammen im prämotorischen Kortex angeregt wird durch die erhöhte Aktitivität während der „gedachten Bewegung" (Morton u. Rothgangel 2004).

Konzept der Funktionellen Bewegungslehre (FBL)

Die Schweizerin Susanne Klein-Vogelbach entwickelte in den 70er-Jahren dieses Konzept der „normalen Bewegung". Es verhilft mittels Orientierungspunkten und -ebenen das Bewegungsverhalten eines Menschen zu analysieren. Das Leitbild der Behandlung ist die Ausrichtung an der „normalen Bewegung" (Klein-Vogelbach 2001) unter Berücksichtigung zweier Perspektiven.

Die erste Perspektive ist die Orientierung des Individuums am eigenen Körper, vom eigenen Körper aus und im Raum. Die zweite ist die Orientierung der Therapeutin am Menschen. Orientierungshilfen sind dabei beispielsweise die Körperebenen (Transversal-, Sagittal- und Frontalebene, Kap. 4.2.1). Weiterhin orientiert man sich am Körper durch topographische Ortsbezeichnungen, wie ventral und dorsal oder distal (entfernt von der Körpermitte) und proximal (nah an der Körpermitte), womit zugleich auch Bewegungsrichtungen des eigenen Körpers bei Bewegungen im Raum beschrieben werden können (z. B. *nach* ventral, *nach* dorsal etc.).

Weitere Orientierungspunkte für die Therapeutin sind die Gelenke, Gelenkkapseln und Bänder sowie die Muskeln hinsichtlich ihrer Funktion für eine Bewegung. Damit vermittelt das Konzept spezifische Beobachtungskriterien zur Begutachtung von Bewegungsabläufen des Patienten. Die Betrachtung gliedert sich im Detail in funktionelle Körperabschnitte auf. Dabei werden Aktivitätszustände und Bewegungsanalysen durch Differenzierung der Gleichgewichtsreaktionen beobachtet.

Die Bewegungsanalysen werden folgendermaßen durchgeführt:

Die Therapeutin beobachtet die Bewegungen des Patienten während seines Kontakts mit seiner Umwelt (Unterlage, Abstützung oder andere Kontaktflächen). Sie beachtet dabei, wie Veränderungen in der Bewegung entstehen, nach den folgenden Kriterien:

- Analyse der Bewegungsrichtung anhand des kritischen Distanzpunkts (körpereigener Punkt, der die Richtung einer Bewegung am deutlichsten einhält),
- Gewichtsverschiebungen nach beschleunigenden oder bremsenden Gewichten bewerten (Beobachtung der Anforderungen an das Gleichgewicht),
- Differenzierung der Bewegungen nach
  - Veränderungen der Gelenkstellungen,
  - Bewegungen zwischen Körper und Kontaktstelle,
  - Bewegungen im Raum,
- Beobachtung der Aktivitätszustände anhand der Muskelaktivitäten
  - heben,
  - halten,
  - bewegen,
  - bremsen,
  - am Fallen hindern.

Dieses Konzept ermöglicht der Ergotherapeutin eine Befunderhebung auf der Grundlage der normalen Bewegung. Die sensomotorischen Störungen können in einer ergänzenden Form beschrieben werden. Für den therapeutischen Ansatz lassen sich Grundlagen für das Bewegungslernen entwickeln und „missglückte" Bewegungen besser beurteilen (Habermann 2002). Da es sich um ein Konzept handelt, welches das „Handling" und die Bewegungsanweisung der Therapeutin zum Patienten verbessern soll, kann es nicht den Anspruch auf eine evidenzbasierte Therapiemaßnahme erheben. Die Wirkung wird ausschließlich durch die Erfahrungen von Therapeuten beschrieben.

Spiraldynamik

Dem Schweizer Arzt Dr. med. Christian Larsen fiel beim Anatomiestudium die „spiralförmige" Grundstruktur im Knochenbau (Anordnung der Knochenstrukturen) auf. Außerdem stellte er fest, dass Bewegungen ebenso „spiralförmig" sein können. Auf diesen Beobachtungen basiert sein Bewegungskonzept, das er mit der französischen Physiotherapeutin Yolande Deswarte in einer interdisziplinären und internationalen Forschungsgruppe seit 1981 entwickelt und lehrt. Ihre Interpretation menschlichen Körperbaus und -funktion basiert auf den in der Natur vorkommenden spiralförmigen Prinzipien. Larsen führt als Beispiel die Doppelhelix der DNA oder auch die Anordnung der Herzmuskelfasern im Ventrikel oder den Faserverlauf des Gehörnervs an (Larsen 2003). Diese Form steht nach seiner Ansicht für die Funktionen von Dynamik, Wachstum und Stabilität. Das spiralförmige Konstruktionsprinzip zeigt er beispielsweise im Fußskelett **(Abb. 5.27)** oder bei der spiraligen Verschraubung zwischen jeweils zwei Bewegungspolen (Özelt 2002) hier gezeigt an Ober- und Unterarm **(Abb. 5.28)**. Er beobachtete unter dem Gesichtspunkt der spiralförmigen Bewegung, dass sich hier in der Dreidimensionalität Achterbewegung zeigen **(Abb. 5.29)**. Sie ergeben sich aus der Dynamik des Verschraubens und Entschraubens sowie dem Verschrauben in die entgegengesetzte Richtung (Özelt 2002).

Das Konzept ist aus diesen Gesichtspunkten entwickelt und ist als gedankliches Konstrukt nicht beweisbar. Larsen zeigt allerdings die therapeutische Wirksamkeit auf (Larsen 2003).

Der Natur und Technik abgeschaute Nutzen der spiraligen Verschraubung für Dynamik und Statik wird in diesem Konzept auf die Bewegungsqualität übertragen. Die Spiraldynamik wird als sinnvoll für die Bewegung in Bezug auf Koordination und Ökonomie betrachtet.

Beispiel: Bei den Strukturen des Beines fällt auf, dass der Bau des Schenkelhalses (Femurs) eine Antetorsi-

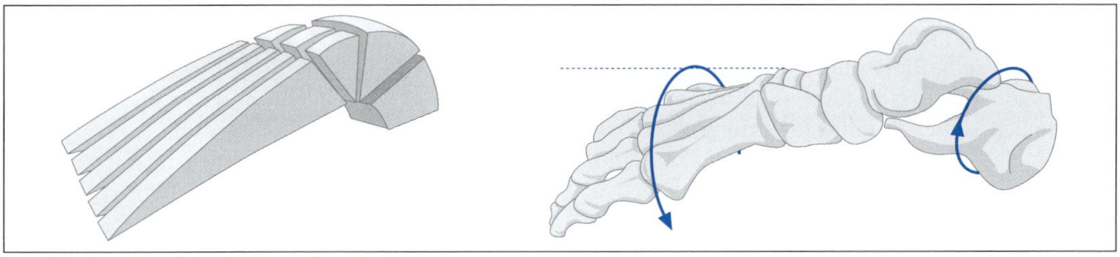

Abb. 5.27 Beispiel des Spiralprinzips am Fußskelett (nach Larsen 2003).

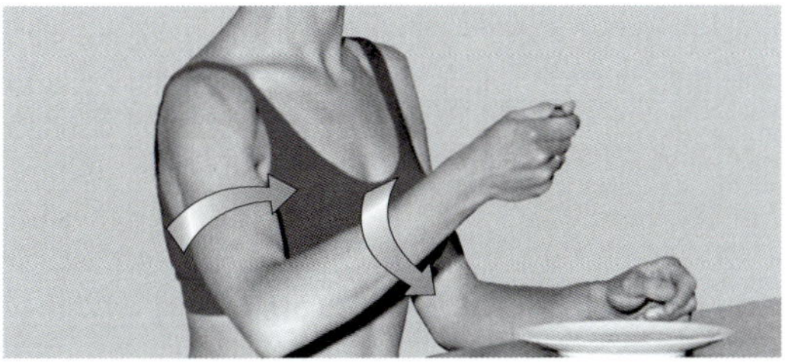

Abb. 5.28 Bewegung der Hand zum Mund: Ober- und Unterarm drehen gegeneinander (Heel 2003).

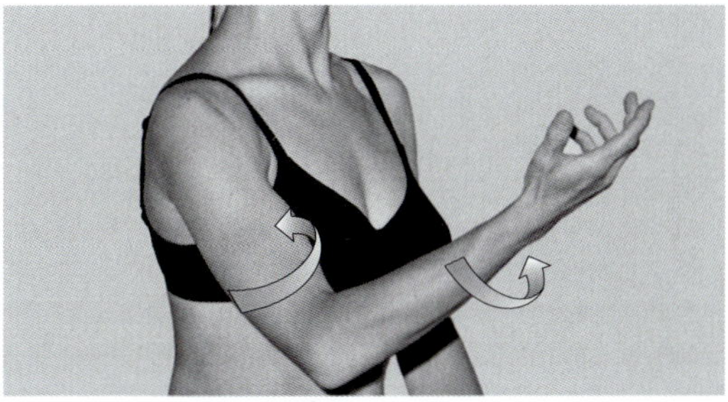

Abb. 5.29 Bewegung der Hand zum Mund: Die Pfeile zeigen die spiralförmige Verschraubung von Ober- und Unterarm (Heel 2003).

on zeigt und das muskuläre Gerüst eine größere Anzahl an Außenrotatoren aufweist. Damit ist die Funktion der Drehrichtung im Oberschenkel nach außen gegeben. Im Bereich des Kniegelenks überwiegen die Innenrotatoren und bewirken so eine Gegenrotation im Unterschenkel. Mit dieser spiraligen Verschraubung entsteht unter Belastung eine stabile Achse für das Bein (Heel 2003).

Bei Bewegungen sorgen bestimmte Anteile anderer Muskelketten für Entlastung aus der Stabilität und ermöglichen eine achsengerechte Mobilität. Diese Bewegungsabläufe werden unter ihrer spiralförmigen und dreidimensionalen Struktur beobachtet. Bei Fehlhaltungen und gestörten Bewegungsabläufen in den spiraligen Verschraubungen und Achterbewegungen werden die beteiligten Strukturen mobilisiert. Der spiralförmig angeordnete Bewegungsrhythmus soll wiederholt zu maximaler Verlängerung und Verkürzung von Muskeln, Bändern und Faszien und damit zur Harmonisierung des Zusammenspiels führen (Özelt 2002).

Das therapeutische Prinzip ist, dem Patienten sein natürliches Bewegungspotenzial wieder erlernen zu lassen. Seine Aufgabe ist es, seinen Körper und seine vorhandenen Bewegungen zu spüren. Dabei ist er gefordert, seine Blockaden und die alten Haltens- und Verhaltensmuster zu lösen sowie neue zu üben. Letztendlich steht die gute Bewegungskoordination im Vordergrund, durch die der Patient ein Gefühl von Leichtigkeit und Spannkraft erfahren kann (Larsen 2003). Hilfreich ist das Konzept der Spiraldynamik auch beim Analysieren der „normalen Bewegung". Die dreidimensionale Blickrichtung und das Prinzip „die Funktion folgt der Form" ermöglichen eine genaue Befunderhebung unphysiologischer und ein Erarbeiten physiologischer Bewegungsabläufe. Durch die Bestimmung über Prinzipien des Baus und der Funktion bleibt genügend Spielraum für die individuelle und variable Anwendung physiologischer Bewegungen. Nach erfolgter Mobilisation und Stabilisation durch Übungen folgt die Integration des Erlernten in den Alltag. Dieser Transfer zeigt die Bedeutung für die Ergotherapie (Özelt 2002).

Die Anwendung innerhalb der ergotherapeutischen Behandlung in der Neurologie hat einen besonderen Schwerpunkt. Durch die Bewegungsanweisungen lernt der Patient genau die relevanten Bewegungsrichtungen. Da auf das Spüren und Wahrnehmen von Bewegungszusammenhängen großer Wert gelegt wird, werden für den Patienten verschiedene Informationskanäle angeboten. Dadurch erlebt er geordnetete Wahrnehmungen seines Körpers, die auch seiner eigenen Orientierung dienen. Die ruhigen Bewegungsaufträge ermöglichen mehr Tonuskontrolle. Spannungen, die eine Tonuserhöhung herbeiführen, lernt der Patient selber zu beobachten und zu regeln (Larsen 2003).

„Die Spiraldynamik bereichert die Arbeit in der Ergotherapie. Sie gibt klare Richtlinien und viel Freiraum im Tun der Therapeutin" (Özelt 2002, S. 229). Diese Behandlungsmöglichkeit basiert damit auf den Erfahrungen von anderen Therapeuten und kann in der Evidenzhierarchie (Kap. 1.15) nur auf der untersten Stufe eingeordnet werden.

Das Institut für Spiraldynamik bietet Fortbildungen zum Thema an:
Spiraldynamik International
Kurssekretariat, Toblerstr. 51, CH-8044 Zürich

Spiegeltherapie – Spiegeltraining

Bei dieser Therapieform wird dem Patienten ein Spiegel in sagittaler Richtung mit 90° zur Frontalebene vor den Körper gestellt. Die betroffene Extremität wird so hinter der Spiegelfläche gelagert, dass sie für den Patienten nicht mehr sichtbar ist (**Abb. 5.30a–b**). Er soll seine gespiegelte nicht-betroffene Extremität so wahrnehmen, als sei es die betroffene. Nach dem Prinzip von einfachen zu komplexen Bewegungen hat sich folgende Gestaltung der Therapieeinheiten bewährt:

- Die Aufgabenstellungen werden nur mit der nicht-betroffenen Extremität durchgeführt. Der Effekt ist eine Imagination für die betroffene Seite.
- Parallel zu den Bewegungen der nicht-betroffenen Extremität wird fazilitierte oder anteilig selbstständig ausgeübte Aktivität der betroffenen Extremität durchgeführt. Damit erhält die betroffene Seite zusätzliche propriozeptive Stimuli.

Beide Aufgabenstellungen können variiert werden mit Bewegungen,

- die Stellungswechsel der Extremität erfordern,
- die den Umgang mit Gegenständen erfordern.

Die Therapieziele sind bei diesen Übungen

- normaler Tonus,
- Funktionszuwachs,
- komplexe Bewegungen.

Die Durchführungsmodalitäten und ihre Effekte sind wissenschaftlich noch nicht abgesichert. Während Morton und Rothgangel (2004) in ihrer Studie die Fazilitation der betroffenen Seite mit Aktivität und mit einem Objekt postulieren, verzichten Dohle et al. (2004) darauf. Sie sind der Meinung, dass

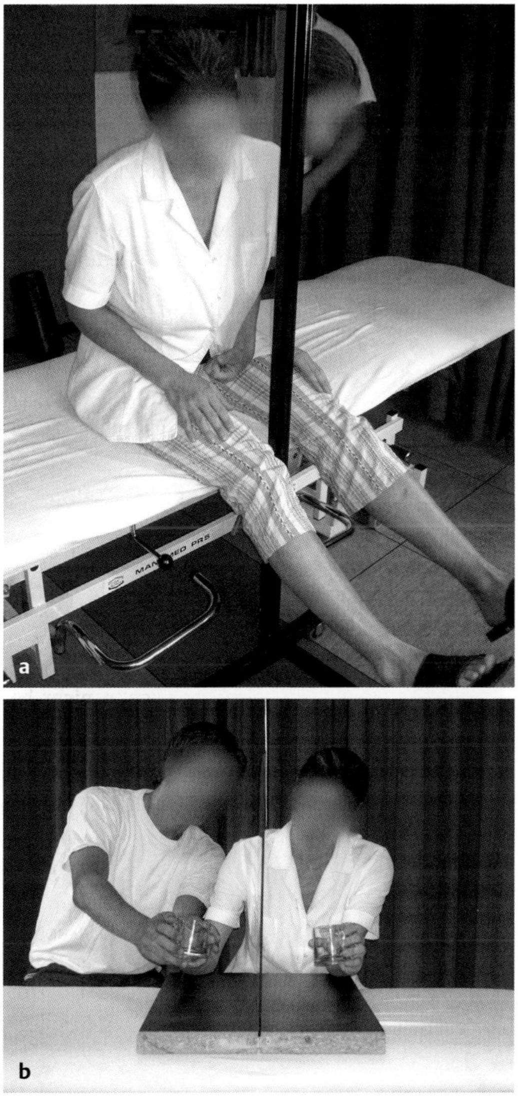

Abb. 5.30a–b Spiegeltherapie. **a** Die Patienten sieht im Spiegel ihr nicht-betroffenes Bein, es entsteht die Illusion, dass sie ihr betroffenes Bein bewegt. **b** Die Patientin bewegt auf beiden Seiten des Spiegels den gleichen Gegenstand.

damit weitere neuronale Anforderungen an das ZNS gestellt werden, die möglicherweise überfordernd wirken könnten. Ihre Variation zur reinen Imagination ist, dass „die betroffene Extremität so gut wie es geht aktiv mitbewegt wird" (Dohle et al. 2004, S. 64). Grundlage bei der Durchführung der Spiegeltherapie sind in jedem Fall die Gesetze des „motorlearning": Es muss gewährleistet sein, dass es zu einer ausreichend hohen Anzahl an Wiederholungen kommt (repetetives Üben). Des Weiteren muss die Aufgabe stets an das momentane Leistungsniveau des Patienten angepasst werden („shaping").

Ein Prinzip des Spiegeltrainings beruht auf der Neuroimagination. Nachweislich kommt es bereits bei vorgestellter Bewegung zu neuronaler Aktivität. Hirnaktivität kann in dem der Bewegung zugehörigen Areal beobachtet werden, wenn sich eine Bewegung nur vorgestellt wird. Durch die Beobachtung von Bewegung der nicht betroffenen Extremität in einem Spiegel scheint das betroffene Hirnareal stimuliert zu werden. Noch nicht nachgewiesen ist, ob die zusätzliche Bewegung der betroffenen Extremität einen weiteren Effekt hat (Dohle et al. 2004). Unbekannt ist auch, welchen Effekt die therapeutische Fazilitation hat. Die randomisierten und einfach verblindeten Patientengruppen bei Morton und Rothgangel (Koller 2004) zeigten jedenfalls Effekte hinsichtlich einer verbesserten Motorik. Die eine Gruppe erhielt ein Übungsprogramm zur Tonusregulation und zum Funktionstraining in gewohnter Weise. Die andere Gruppe absolvierte das gleiche Programm, unterstützend wurde jedoch ein Spiegel eingesetzt. Der Funktionszuwachs der „Spiegelgruppe" war deutlicher. Allerdings ist es unklar, ob der Effekt nicht auch bei ausschließlicher Imagination aufgetreten wäre.

Damit wird deutlich, dass der Erfahrungsschatz der Therapeuten alleine noch kein Beweis für Wirksamkeit sein kann. Wenn bei der Arbeit mit einem Spiegel der Patient Verbesserungen erzielt, ist trotzdem noch nicht geklärt, woher der Effekt stammt. Die Effizienz des Spiegeleinsatzes hängt damit zunächst von den Erfahrungen der Therapeuten ab. Ungeklärt ist auch die Wirkung auf die Handlungen des Patienten. Welche Effekte für die Ergotherapie nutzbar sind, muss ebenfalls noch erforscht werden. Weitere Studien können dies verbessern, sodass anhand der Studienergebnisse Empfehlungen zur Therapiedurchführung entstehen. Die Studien sind zwar noch in der Anfangsphase, aber dennoch vielversprechend. Auch die Anwendung ist noch nicht weit verbreitet, Spiegel werden zum Teil eher intuitiv eingesetzt. Interessierten Therapeuten wird empfohlen, sich mit der Literatur auseinander zu setzen. Die erste Veröffentlichung zur Spiegeltherapie findet sich in der medizinischen Fachzeitschrift „The Lancet". Herb-Hassler (2001) berichtet für die Ergotherapie darüber in einem Artikel und schildert, dass die Methode in einem Therapiezentrum in Deutschland eingesetzt wird. Weitere Berichte über Fall- bzw. Pilotstudien zu dieser Therapieform finden sich auch in der physiotherapeutischen Literatur (Wulf 2004). In der oben zitierten physiotherapeutischen Bachelor-arbeit beschreiben Morton und

Rothgangel (2004) die Wirkung des Spiegeltrainings ebenfalls, nachgewiesen durch eine Pilotstudie (Koller 2004). Über Grundlagen und Anwendungsmöglichkeiten berichtet eine Forschungsgruppe, die mit einer randomisierten Studie die Therapieefekte aufzeigen will (Dohle et al. 2005). Diese Studie wird voraussichtlich 2006 genauere Ergebnisse zeigen.

Spiegeltherapie oder Spiegeltraining ist also eine relativ „junge" Therapieform, die auch im Ausland mit unterschiedlichen Studien untersucht wurde (Übersicht bei Dohle et al. 2005). Ihre Wirksamkeit ist damit bereits zum Teil evidenzbasiert.

5.3 Neuropsychologische Verfahren

Carola Habermann

Häufig sind Patienten mit neurologischen Erkrankungen nicht nur von sensomotorischen Ausfällen betroffen. Es finden sich bei erworbenen wie auch angeborenen Hirnschädigungen zusätzlich neuropsychologische Störungsbilder. Diese sind für die ergotherapeutische Behandlung von großer Bedeutung. Die Ergotherapeutin erkennt, wie die Störungen den Patienten in jeder Situation am adäquaten Handeln, Erleben und Verhalten hindern. Umwelteinflüsse können vom Patienten nicht verarbeitet werden oder werden von ihm fehlinterpretiert. Dieses Verhalten wird *neurobehaviour* (Neuroverhalten) genannt. Die Störung zu erkennen und die subjektive Wahrnehmung des Patienten anzuerkennen ist die vordergründigste Aufgabe aller Therapeuten.

! „Viel zu häufig versäumen es Therapeuten, den Anteil des subjektiven Erlebens der Patienten an der Symptomentstehung ausreichend zu berücksichtigen, was besonders bei höheren Hirnfunktionsstörungen wichtig ist" (Prigatano 2004, S. 42).

Neuropsychologen und Ergotherapeuten haben festgestellt, dass für schwer beeinträchtigte Patienten die Beeinträchtigungen des Alltags vorrangig sind. Einzelne, isolierte Störungen auf der Körperfunktionsebene lassen sich z.T. nur schwer in abstrakter Weise befunden und behandeln, sondern besser im Kontext des Alltags. Hier zeigen sich die subjektiven Erlebens- und Verhaltensauffälligkeiten viel deutlicher. Generalisierungseffekte sind bei ausschließlich störungsorientierter Therapie fraglich. Daher gilt auch für die neuropsychologischen Verfahren, dass die Teilnahme an Aktivität und die Partizipation als Therapieziele vor der einzelnen neuropsychologischen Leistung stehen. Wie in den anderen Behandlungsverfahren der Ergotherapie, unterstützt die Nomenklatur der ICF (Kap. 1.9) auch hier bei der Klassifikation der Ressourcen und Störungen des Patienten. Man kann davon ausgehen, dass die Anwendung der ICF als Klassifikationsinstrumentarium sich die nächsten Jahre weiter verbreiten wird. Daher sollte bei der Erstellung oder Anwendung von Assessments zur Befunderhebung, aber auch für die Berichtsstruktur die Nomenklatur der ICF angewandt werden (Habermann 2002, 2005).

Neuropsychologische Störungen kommen selten in ihrer beschriebenen Form isoliert vor. Es finden sich Mischbilder und assoziierte Störungen, die sich gegenseitig beeinflussen. Oftmals potenzieren sie sich in ihren Auswirkungen auf das Erleben und Verhalten des Patienten. Das macht zwar die Kenntnis der einzelnen Störungsbilder wichtig, dennoch muss die Ergotherapie Zusammenhänge der neuropsychologischen Störungsbilder und die alltagstaugliche Handlungsfähigkeit des Patienten im Vordergrund sehen. Daher sind die folgenden Kapitel so aufgebaut, dass sie sich sowohl um die einzelnen Störungsbilder als auch um die Handlungsorientierung bemühen. Des Weiteren wird auf mögliche Behandlungsansätze neuropsychologischer Störungen hingewiesen.

5.3.1 Diagnostische Verfahren

Carola Habermann

Abhängig von den Fachbereichen und Lebensaltern haben die neuropsychologischen Störungen unterschiedliche Erscheinungsbilder und Verläufe. Die Befunderhebungsmöglichkeiten sowie Behandlungsverfahren und -mittel unterscheiden sich dementsprechend.

In diesem Lehrbuch werden übergreifend die gemeinsamen Grundprinzipien beschrieben. In Kapitel 2, *Ergotherapeutischer Behandlungsprozess,* wurde bereits auf die Grundprinzipien der Befunderhebung eingegangen. Wie bereits erwähnt, sind folgende Prinzipien von zentraler Bedeutung:

- Die ergotherapeutische Befunderhebung ist ein diagnostisches Verfahren.
- Die Befunderhebung verläuft durchgehend in jeder Therapieeinheit und jeder beobachteten Alltagssituation und ist nie abgeschlossen.

Im Folgenden werden die neuropsychologisch fundierten ergotherapeutischen Befundarten aufgeführt. Die Aufzählungen sind beispielhaft und können nicht vollständig sein. Eine kommentierte Liste unterschiedlichster Befundsysteme findet sich auch im „Indikationskatalog Ergotherapie" (DVE 2004). Weiterhin wird in den nächsten Abschnitten auf die entsprechenden Besonderheiten von diagnostischen Verfahren hingewiesen. Zusammenfassende Grundgedanken schließen den Abschnitt ab.

Elemente der Befunderhebung

Die Auswahl wird mit beeinflusst durch den jeweiligen Schwerpunkt einer *Institution*, die benötigte *Schwierigkeitsstufe* sowie durch das *Alter* und die *Ressourcen des Patienten*. Des Weiteren ist die Auswahl eines Befundsystems von der Orientierung an einem *klientenzentrierten Paradigma* abhängig (Kap. 2.4).

Klientenzentrierte Befunderhebung

Die meisten Befundsysteme im Bereich der neuropsychologischen Störungen erfassen den Klienten auf der Ebene der Störungen seiner Körperfunktionen (Kap. 1.9 ICF). Weniger verbreitet sind Erfassungsmöglichkeiten seiner Aktivität und Partizipation, der Teilhabe im Konzept der ICF. Einige Assessments der ergotherapeutischen Praxismodelle (Kap. 1.11) können Aktivitäten, Handlungen, Betätigungen oder eben die Teilhabe eines Patienten erfassen. Allerdings klären diese Assessments selten, ob eine neuropsychologische Fähigkeit für die Handlung nötig ist. Eine Ausnahme ist das PRPP des OPMA (Occupational Performance Model Australia). Mit dem PRPP wird die Befunderhebung von Störungen des Informationsverarbeitungsprozesses durchgeführt. Dies geschieht mittels Analyse der Ausführung von Alltagsaktivitäten (Chapparo u. Ranka 1997). Die Autorinnen gehen davon aus, dass der Mensch während der Durchführung von Tätigkeiten immer den Prozess des Wahrnehmens (*P*erceive), Erinnerns (*R*ecall), Planens (*P*lan) und Ausführens (*P*erform) durchläuft (Kap. 1.11.2 oder Habermann u. Kolster 2002). Wahrnehmung, Gedächtnis und problemlösendes Planen sind neuropsychologische Fähigkeiten.

Eine weitere Möglichkeit, klientenzentriert die relevanten Alltagsprobleme zu befunden, bietet das Neuropsychologische Befundsystem für die Ergotherapie von Götze et al. (2005b). Auf dieses wird noch näher eingegangen (S. 392 f). Seine Bedeutung im klientenzentrierten Paradigma erfährt dieses Befundsystem dadurch, dass es ganzheitlich und alltagsnah die Handlungen des Klienten erfassen lässt (Götze et al. 2005b). Wenn es für den Klienten wichtig ist, auch außerhalb der Institution alltagsnahe Handlungen durchzuführen, empfiehlt sich zur vorherigen Befunderhebung der klientenzentrierte AOT-Fragebogen (Habermann u. Kolster 2002). Der Fragebogen wurde in Anlehnung an das COPM (Kap. 1.11.2) entwickelt. Er erfasst die subjektive Wichtigkeit und Einschätzung der Fähigkeiten für Tätigkeiten des außerhäuslichen Alltags, die für den Patienten von Relevanz sind (Götze in: Habermann u. Kolster 2002).

Wie einleitend bereits erwähnt, ist das subjektive Erleben der Hirnschädigung von großer Bedeutung. Kein herkömmliches Befundsystem erfasst die veränderte Wahrnehmung des Klienten selbst. „Das Erleben des Patienten ist häufig durch Verwirrung und Frustration gekennzeichnet. ... Dem Patienten das Gefühl zu geben, mit seinen Störungen nicht alleine zu sein und ihn im Umgang mit seinen verwirrenden Erfahrungen zu unterstützen, steht dabei im Vordergrund und ist von erheblicher Bedeutung" (Prigatano 2004, S. 22). Diese Unterstützung gibt der Klientenzentrierung beim Befunden von neuropsychologischen Störungen eine besondere Richtung.

Institution

Abhängig vom Schwerpunkt einer Klinik, Praxis oder Ambulanz werden für eine neuropsychologisch fundierte Diagnostik unterschiedliche Instrumentarien gewählt. In Fachkliniken für neurologische Patienten gibt es unter Umständen Neuropsychologen, die bestimmte diagnostische Aufgaben übernehmen. Daher wird sich dort die spezifisch ergotherapeutische Befunderhebung auf die Auswirkungen im Handeln und Verhalten, besonders in Alltagssituationen, beziehen.

Sind keine entsprechend vorgegebenen Strukturen vorhanden, lassen sich mithilfe der Befragung und Beobachtung (siehe unten) gewisse Befunderhebungen vornehmen.

Schwierigkeitsstufe

Die korrekte Auswahl des an die Störung des Patienten angepassten Befundsystems oder der -methode hängt von den ersten Informationen ab, die die Therapeutin über den Patienten erhält.

> ! Für die Befunderhebung gilt: Es sollten nicht zu viele und verwirrende Items abgefragt bzw. getestet werden.

Wenn herkömmliche neuropsychologische Tests verwendet werden, sind deren Ansprüche oft zu hoch für den getesteten Einzelbereich. Die tatsächlich im Alltag vorhandenen Schwierigkeiten werden dann nicht erfasst. Daher erscheint es besonders bei schwer betroffenen Patienten eher sinnvoll, auf solche standardisierte Tests zu verzichten und stattdessen die unter *Befragung* aufgezählten Handlungs- und am Alltag des Patienten orientierten Befundsysteme zu verwenden. Des Weiteren beinflussen die assoziierten Störungen des Patienten die Auswahl der Schwierigkeitsstufe. Abhängig vom Läsionsort können miteinander verbundene Störungen auftreten, beispielsweise kann ein Patient mit Neglect (Vernachlässigungsphänomen) zugleich auch von einer Pusher-Symptomatik und dem Extinktionsphänomen betroffen sein oder eine Läsion im frontoparietalen Übergangsbereich kann sowohl mit starken Stimmungsschwankungen als auch mit gestörter motorischer Handlungsplanung einhergehen. Vom Ausmaß der Störung wird dann abhängig sein, mit welchem Schwierigkeitsgrad ein Befundsystem gewählt wird.

Alter des Patienten

Es gibt altersübergreifende und für verschiedene Altersstufen normierte Befundverfahren. Diese werden unter *Befundarten* in den jeweiligen Unterpunkten entsprechend erläutert.

Eine Besonderheit in der altersgerechten Befunderhebung stellt der Umgang mit dementen Patienten dar. Bei einer Demenz handelt es sich nicht um ein einheitliches Krankheitsbild, sondern um ein Syndrom mit unterschiedlichen Erscheinungsbildern und Ausprägungen. Die gestörten Teilleistungsbereiche sind sorgfältig zu untersuchen. Im Vordergrund einer beginnenden Demenz stehen häufig subjektiv wahrgenommene Gedächtnisstörungen. Diese können allerdings auch mit einer Depression zusammenhängen und liefern noch keinen konkreten Hinweis auf eine pathologische Veränderung. Daher muss die Befunderhebung sorgfältig und mithilfe fremdanamnestischer Angaben durchgeführt werden (*unspezifische und systematische Befragung, Befragung Angehöriger* etc.).

Ressourcen des Patienten

Um einen geeigneten Therapieansatz für die Behandlungsplanung festzulegen, ist es neben anderen Befundinhalten ebenso wichtig, ein Befundsystem zu wählen, das die Fähigkeiten und Fertigkeiten im Rahmen der Ressourcen des Patienten dokumentiert. Auch hier bieten sich die klientenzentrierten Assessments eher an, da sie vorhandene Fähigkeiten des Patienten berücksichtigen.

> **!** Zentrale Ressourcen sind der Bildungsgrad und die beruflichen Erfahrungen des Patienten. Befundsysteme, die das frühere Niveau des Patienten ansprechen, werden eher akzeptiert als z. B. Systeme mit einem spielerischen, „kindlichen“ Niveau.

Kultureller Hintergrund

Patienten, die von anderen kulturellen Einflüssen geprägt sind, könnten mit neuropsychologischen Befundsystemen Schwierigkeiten haben. Hier gilt es zunächst festzustellen, ob es wirklich keine sprachlichen Verständigungsprobleme gibt. Aufgaben, die in schriftlicher Form gestellt werden, müssen ebenfalls dahingehend überprüft werden. Zudem können andere Lebensgewohnheiten die Standards von Testverfahren infrage stellen.

Instrumente der Befunderhebung

Als Instrumente zur Befunderhebung werden im Folgenden verschiedene Formen der Befragung, Beobachtung sowie Screening- und weitere Testverfahren vorgestellt.

Befragung

Es wird zwischen unspezifischen, systematischen und standardisierten Befragungen unterschieden.

Unspezifische Befragung

Diese Art der Befragung wird wie folgt definiert.

> ***Unspezifische Befragung:*** sich vom Gesprächsverlauf leiten lassende Informationserhebung (narrative Form; Hörmann 1995).

Patienten mit neuropsychologischen Störungen haben häufig Hemmungen, über ihre Störungsbilder zu berichten. Daher muss bei der Befragung eine vertrauensvolle Atmosphäre gegeben sein. Durch einfühlsame Fragen nach Auffälligkeiten im Handeln und Verhalten werden erste Ansatzpunkte aufgedeckt, die Hinweise auf eine Störung geben könnten. So berichtet vielleicht ein Patient oder ein Angehöriger, dass der Patient häufig irgendwo anstößt oder Dinge übersieht, die sich direkt vor ihm befinden. Dies wären dann erste diskrete Hinweise darauf, dass eine visuelle Wahrnehmungsstörung oder Störungen räumlicher Leistungen vorliegen könnten. Vor allem bei noch eingeschränkter Awareness, wenn z. B. der Patient Störungen nicht wahrnehmen will, sie leugnet usw. (Kap. 5.2.12 globale Unawareness, Kolster 2002), ermöglicht ein „lockereres“ Gespräch über den Alltag und seine Hindernisse eher einen ersten Einblick in neuropsychologische Störungen als ein Fragebogen, den ein Patient als „Kinderkram“ negiert.

Systematische Befragung

Interviews und Fragebögen werden zur systematischen Befragung eingesetzt.

> ***Interview***: geplanter, zielgerichteter und verbaler Kommunikationsprozess zur Erhebung spezifischer Informationen (Hörmann 1995).

Auch hier ist eine einfühlsame Fragetechnik anzuwenden; es empfiehlt sich, eine strukturierte und möglichst standardisierte Frageliste zu benutzen. Diese sollte sich sinnvollerweise an den Handlungsfeldern des ADL orientieren, wie der „Fragebogen zur Erfassung räumlicher Alltagsprobleme" nach Kerkhoff und Münßinger (Habermann u. Kolster 2002, Kerkhoff 2004). Für die Befunderhebung bereits erweiterter Alltagshandlungen könnte der Fragebogen des AOT von Götze und Höfer (1999) verwendet werden. Auch das bereits erwähnte Interview anhand des COPM verhilft in einer annähernd standardisierten Form, einen handlungsorientierten Befund durch die Befragung zu erhalten.

Standardisierte Befragung unter Testbedingungen

Hierzu gibt es umfassende Befundverfahren anderer Berufsgruppen. Diese Befundverfahren erfüllen bestimmte Testbedingungen und werden auch von Ergotherapeuten verwendet.

Beobachtende Verfahren

Es wird zwischen freier, systematischer und standardisierter Beobachtung unterschieden, die im Folgenden anhand von Beispielen beschrieben werden.

> ***Beobachtung:*** freie oder entlang bestimmter Kategorisierungssyteme praktizierte Registrierung bzw. Protokollierung oder Beurteilung (Ratingverfahren) fremden Verhaltens (Hörmann 1995).

Freie Beobachtung und Protokollierung

Die Therapeutin beobachtet den Patienten im Tagesablauf bei seinen Alltagshandlungen oder anderen Aufgaben, z. B. handwerklicher Art oder beim Schreiben oder Zeichnen und notiert sich die Orientierung und Auffälligkeiten während der Handlungsabläufe. Im Anschluss werden die Auffälligkeiten nach den bekannten neuropsychologischen Störungsbildern kategorisiert und interpretiert.

Systematische Beobachtung und Protokollierung

Das systematische Beobachten bzw. Protokollieren der Beobachtungen erfolgt auf der Grundlage bestimmter *Kategorisierungssysteme*.

Umfassendes Befundverfahren

Hierzu zählt das bereits oben erwähnte Neuropsychologische Befundsystem für die Ergotherapie von Götze et al. (2005b). Es handelt sich dabei um die gründlich überarbeitete Form des gleichnamigen Materials von Michal aus dem Jahr 1994. Diese Ergotherapeutinnen haben umfassende Befundverfahren zusammengestellt, welche unter anderem Aufgaben mit Papier/Stift, aber auch einige Bögen zur Beobachtung von Alltagsaktivitäten bzw. Fragebögen enthalten. Es berücksichtigt die Performance, die Awareness und das Coping des Patienten bevor zu einzelnen Störungsbildern die genannten Befundbögen angeboten werden. Diese Sammlung macht es möglich, anhand der vorangestellten Handlungsanalyse bestimmte Störungsbilder zu interpretieren. Hat die Therapeutin bereits den Verdacht auf eine neuropsychologische Störung, lassen sich anhand des Befundsystems mithilfe von Arbeitsblättern oder Fragebogen entsprechende Beobachtungen verdeutlichen. Die Sammlung ist für alle Altersgruppen neurologischer Patienten mit abgeschlossener Gehirnentwicklung geeignet.

Beobachtungen in ADL-Situationen

Die Therapeutin beobachtet den Patienten in einer vorbereiteten ADL-Situation, indem sie die benötigten Gegenstände oder Werkzeuge in einer ganz bestimmten, wiederholbaren Form arrangiert hat. Außerdem liegt ihr ein entsprechender Erhebungsbogen vor, der die Alltagssituation strukturiert. Der Erhebungsbogen und die Anleitung zur „Dokumentation der Performance" aus dem Neuropsychologischen Befundsystem (Götze et al. 2005b) unterstützen die systematische Beobachtung:

- *Beispiel Zähne putzen:* Der Patient wird zu einem Waschbecken geführt, wo seine Utensilien auf seiner betroffenen Seite arrangiert sind. Das Protokollblatt (**Abb. 5.31**) zeigt die Teilhandlungen sowie die Fähigkeiten des Patienten in Bezug auf diese Teilhandlungen und notwendige Hilfestellungen. Die Bezeichnung mit einem + oder einem – pro identifizierter Teilhandlung klärt, ob diese Teilhandlung selbstständig oder mit Hilfe ausgeführt wurde.
- *Beispiel Anziehen*: Die Situation ist immer identisch vorbereitet. Der Patient sitzt z. B. neben dem Bett (oder einem Tisch), auf dem seine Kleidungs-

Alltagssituation: Zähne putzen
Checkliste der wesentlichen Teilhandlungen:

Zahnpastatube nehmen, öffnen, Zahnbürste nehmen, Zahnpasta auf die Zahnbürste geben, Tube zuschrauben, Tube weglegen, Zähne putzen, Mund ausspülen, Zahnbürste reinigen, Bürste weglegen, Mund abwischen.

Beschreibung der Fähigkeiten des Patienten und der notwendigen Hilfestellungen durch die Therapeutin:

Patient nimmt Zahnpastatube und öffnet sie eigenhändig, holt	+ +
sich die Zahnbürste, hat nun beides in der Hand, schaut Therapeutin	+
an und macht deutlich, dass er Hilfe wünscht. Therapeutin	
zeigt ihm, wie er die Zahnbürste mit der paretischen Hand	–
fixieren kann, um dann Zahnpasta auf die Bürste zu geben. Will	
Zahnpastatube wieder eigenhändig schließen, gelingt nicht, benötigt	–
Hinweis, den gleichen Trick wie bei der Zahnbürste zuvor anzuwenden	
und die Tube in die paretische Hand zu geben. Beginnt zu putzen,	
bleibt aber nur links. Will aufhören, wird aufgefordert auch rechts	–
zu putzen. Spuckt Zahnpasta aus und wäscht Zahnbürste aus und	+
räumt sie weg. Aufforderung notwendig, dass er Mund ausspült.	+ +
Wischt sich links das Gesicht ab, übersieht Zahnpasta rechts,	– –
benötigt Aufforderung.	6/11 55% selbstständig

Abb. 5.31 Protokoll zur ADL-Situation Zähne putzen (Götze et al. 2005b).

tücke nebeneinander, aber nicht in der richtigen Reihenfolge vorbereitet liegen. Die Kleidung ist auf seiner betroffenen Seite angeordnet, die Therapeutin steht vor dem Patienten. Die Teilhandlungen könnten sein:

- visuelle Exploration nach der Kleidung,
- ordnen der Kleidung nach der richtigen Reihenfolge,
- Hemd richtig vor sich hinlegen,
- hineinschlupfen in Armlöcher,
- Halsausschnitt über den Kopf führen.

Folgende Beobachtungen und therapeutische Interventionen sind möglich:

- Der Patient beginnt in falscher Reihenfolge und übersieht sein Unterhemd, die Therapeutin macht ihn darauf aufmerksam.
- Er findet die Armlöcher nicht, die Therapeutin führt seine Arme in die Löcher.
- Er verdreht die Kleidung bis zur völligen Verwirrung, die Therapeutin zieht sie für ihn wieder gerade.
- Er zieht nun sein Hemd über den Kopf.

Auch hier kann wieder entsprechend des Protokollblattes die Bewertung vorgenommen werden. Im Anschluss daran erfolgt das Rating, welches von Götze et al. (2005a) standardisiert entwickelt wurde.

Papier-Stift-Aufgaben

Hierzu gibt es verschiedene Aufgabengebiete, die zeichnerische Lösungen des Patienten erfordern. Meist dienen diese Aufgaben der Dokumentation eines Neglects (Vernachlässigungsphänomen) oder von Störungen räumlicher Leistungen. Viele dieser Aufgaben sind aus Versionen neuropsychologischer Testungen entnommen und finden sich in den verschiedensten Varianten innerhalb ergotherapeutischer Abteilungen. Sie können jedoch nur der hauseigenen Dokumentation dienen, da sie nicht normiert sind oder aus dem Zusammenhang eines evaluierten Tests genommen sind.

Das Material aus dem „Neuropsychologisches Befundsystem für die Ergotherapie" von Götze et al. (2005b) bietet zur beobachtenden Diagnostik von Neglectphänomenen und Störungen räumlicher Leistungen ebenfalls Papier-Stift-Aufgaben.

Zur weiteren systematischen Beobachtung können auch Therapiematerialien herangezogen werden, wenn die Aufgabenstellung zum Vergleich einer Leistungsfähigkeit wiederkehrend und systematisch gleich bleibt. Bestimmte Items neuropsychologischer Störungen, wie Problemlösungsverhalten, Gedächtnis und die Störungen räumlicher Leistungen, lassen sich mithilfe des Therapiematerials von Verena Schweizer beobachten (Schweizer 2005).

Der Nachteil bei der Verwendung von Therapiematerial zur Befunderhebung liegt darin, dass mit dem verwendeten Material nicht mehr therapiert werden darf. Ansonsten erzielt die Häufigkeit der Verwendung beim Patienten einen Lerneffekt, weshalb keine Verbesserung der eigentlichen Störung nachgewiesen werden kann. Dieselbe Problematik ergibt sich durch Material, das wenige Variationen bietet. Auch hier würde durch den Gewöhnungseffekt der eigentliche Therapieerfolg nicht messbar sein.

Beobachtung somatosensorischer Störungen

Eine bestimmte Kategorie somatosensorischer Störungen gehört in die Gruppe der neuropsychologischen Probleme. Es handelt sich um das *Extinktionsphänomen*, das Auslöschphänomen von Reizen.

Befunderhebung des Extinktionsphänomens: Die Therapeutin stimuliert den Patienten auf zwei exakt gleichen Ebenen mit zwei ebenso exakt gleichen Reizen, der so genannten *doppelseitigen Simultanstimulation (DSS)*. Das Extinktionsphänomen liegt vor, wenn der Patient beispielsweise bei taktilen oder akustischen Reizen die Einzelreize auf jeweils beiden Seiten wahrnehmen kann, jedoch bei gleichzeitig gesetzten Reizen (DSS) nur den Reiz auf der weniger betroffenen Seite wahrnimmt. Da das Extinktionsphänomen auch bei gemischten Reizen vorkommen kann, ist die Beobachtung in den ADL als zusätzliche Absicherung vorzunehmen. Auffällig könnte beispielsweise sein, dass bei visueller Aufmerksamkeitsanforderung eine motorische Schwäche ausgelöst wird (Kolster 2002).

Handwerkliche Tätigkeit

Für eine systematische Beobachtung neuropsychologischer Störungen bei der Ausführung einer handwerklichen Tätigkeit muss die Therapeutin zuerst eine Analyse erstellen, welche neuropsychologischen Fähigkeiten diese Tätigkeit erfordert. Anschließend lässt sich anhand der beim Patienten beobachteten Probleme das Störungsbild beschreiben. Handwerkliche Tätigkeiten beinhalten häufig mehrere Fähigkeitskriterien, weshalb eine Beschreibung des neuropsychologischen Störungsbildes nur mit guter therapeutischer Kompetenz möglich ist. Wenn die handwerkliche Tätigkeit einer bedeutenden Alltagshandlung des Patienten entspricht, kann wiederum das Performanceprotokoll aus Götze et al. (2005b) verwendet werden.

Am ehesten können handwerkliche Tätigkeiten dazu dienen, kognitive Fähigkeiten, wie Problemlösungsverhalten, planerisches Handeln und bestimmte Gedächtnisleistungen zu beobachten.

Spiele

Spiele oder ähnliches Material eignen sich zur Beobachtung bestimmter neuropsychologischer Fähigkeiten. Auch hier ist genau zu unterscheiden, welche Fähigkeiten das Material verlangt. Als Beispiel sei hier das bekannte Spiel *Mensch-Ärgere-Dich-Nicht* genannt, nicht als *das* Medium für systematische beobachtende Verfahren, sondern als Beispiel für eine Spielanalyse nach neuropsychologischen Kriterien. Es werden folgende Fähigkeiten benötigt:

- Regelverständnis (meist noch durch das semantische und das episodische Langzeitgedächtnis vorhanden),
- räumlich-perzeptive (Längen-, Distanz- und Richtungseinschätzung) und räumlich-kognitive Fähigkeiten (Wahrnehmen der Perspektive bei der Richtungsänderung; Würfel und Spielfigur aus unterschiedlichen Perspektiven wiedererkennen),
- Praxie (Handlungsablauf würfeln und setzen; Handbewegung in ihrer Sequenz),
- Farbwahrnehmung,
- Aufmerksamkeit, Konzentration, planerisches Handeln und Arbeitsgedächtnis.

Daraus lässt sich ermessen, unter welchen Gesichtspunkten Spiele und ähnliches Material zur systematischen Beobachtung herangezogen werden können. Das Material muss ein systematisches Vorgehen zulassen und darf nicht zu viele neuropsychologische Fähigkeiten gleichzeitig abverlangen.

Computer

Viele der vorhandenen Computerprogramme sind zwar als Übungsprogramme konzipiert, sie ermöglichen aber trotzdem eine Beobachtung von Störungen. Voraussetzung ist, dass das Programm nur ein Item einer fraglichen Störung herausgreift. Sobald mehr als eine neuropsychologische Teilleistung gefordert ist, lässt sich das Störungsbild des Patienten nicht mehr korrekt differenzieren.

Die meisten Softwareanbieter haben in ihrem Angebot Programme für Konzentrations-, Gedächtnis-, Reaktions-, Wahrnehmungs- und Gesichtsfeldstörungen. Dabei bietet die Software die Möglichkeit einer Lernzielkontrolle und Auswertung der Lösungsergebnisse, wodurch unter Umständen eine Befundstellung ermöglicht wird. Zur Verlaufsbeschreibung der Therapie ist das Medium auf jeden Fall besser geeignet.

Arbeitsdiagnostik

Das Besondere an arbeitsdiagnostischen Verfahren ist, dass sie überwiegend in arbeitstherapeutischen Einrichtungen verwendet werden (Kap. 7). Sie beinhalten Items, die alle Grundarbeitsfähigkeiten beurteilen. Die neuropsychologischen Fähigkeiten werden hier eher mit kognitiven Fähigkeiten bezeichnet. Dennoch muss sich die Therapeutin klar darüber sein, dass sich hinter der Kognition neurobiologische Vorgänge verbergen. Störungen bei kognitiven Leistungen lassen sich auf neuropsychologische Störungen zurückführen.

Merkmalprofile zur Eingliederung Leistungsgewandelter und Behinderter in Arbeit (MELBA)

In diesem Verfahren werden Arbeitsplätze auf ihre Anforderungen und Personen auf ihre Leistungsbereiche hin beobachtet und die dabei erstellten Profile miteinander verglichen. Die Kriterien sind nach Merkmalkomplexen aufgeteilt, wobei einer der Bereiche folgende kognitive Merkmale beinhaltet:

- Arbeitsplanung
- Auffassung,
- Aufmerksamkeit,
- Konzentration,
- Lernen/Merken,
- Problemlösung,
- Umstellung,
- Vorstellung.

Die Fähigkeiten Lesen, Rechnen, Schreiben und Sprechen werden als *Kulturtechniken* bzw. *Kommunikation* in einem eigenen Merkmalkomplex zusammengefasst. Durch die Beurteilung anhand einer fünfstufigen Skala ergibt sich die Möglichkeit zu einem quantitativen Vergleich.

Mit diesem Instrumentarium lässt sich jedoch weder eine Aussage darüber machen, ob der Patient eine Aufgabe durchführen kann, noch die Ursache für diese Unfähigkeit herausfinden. Es ist eher zur Dokumentation geeignet.

IDA

Bei IDA, dem Instrumentarium zur Diagnostik von Arbeitsfähigkeiten, handelt es sich um ein Set aus insgesamt 14 standardisierten Arbeitsproben. Außer verschiedenen „Papier- und Bleistift"-Verfahren werden einige manuelle Aufgaben angeboten, bei denen der Patient beobachtet werden kann.

IDA ist auf MELBA abgestimmt und dient dazu, arbeitsrelevante Schlüsselqualifikationen zu erheben und zu beurteilen. Die Dokumentation erfolgt mit MELBA. Es werden 14 Arbeitsproben angeboten, die folgende Fähigkeiten beurteilen helfen:

- kognitive Fähigkeiten,
- Fähigkeiten zur Art der Arbeitsausführung,
- psychomotorische Fähigkeiten und
- Fähigkeiten aus dem Bereich Kulturtechniken/Kommunikation

Die Definitionen entsprechen denen aus MELBA. IDA dokumentiert damit auch neuropsychologische Fähigkeiten. Es ist ein wissenschaftlich entwickeltes Instrumentarium der Universität Siegen (www.melba.de 2006).

Als Anwender dieser spezifischen Befunderhebungssysteme im beruflichen Bereich werden Ergotherapeuten zwar nicht explizit genannt, in der Praxis hat sich jedoch gezeigt, dass die arbeitstherapeutischen Bereiche in der Rehabilitation durchaus mit den Systemen arbeiten.

Standardisierte Beobachtung unter Testbedingungen

Es kann ganz sicher davon ausgegangen werden, dass bestimmte neuropsychologische Störungen gewisse Beeinträchtigungen im täglichen Handeln hervorrufen. Um diese gezielt zu beobachten, müssen zur Befunderhebung immer die gleichen Situationen verwendet werden, damit eine Form von Standardisierung gewährleistet ist. Da es erst einige standardisierte ergotherapeutische Befunderhebungen gibt, sollten sich Therapeuten mit entsprechender Klientel an einer Evaluation beteiligen.

- *Ergotherapeutisches Assessment (EA):* Das EA ist von 1996 bis 1999 von Ergotherapeuten unter wissenschaftlicher Begleitung entwickelt worden. Ergotherapeuten beurteilen mit dem Assessment die Leistungen des Patienten in seinen Aktivitäten. Es werden alltagsrelevante Folgen von Störungen identifiziert, die sich auf sensomotorische, neuropsychologische und psychosoziale Funktionen beziehen. Die aufgelisteten Domänen beinhalten auch Items zu neuropsychologischen Funktionen. Sie werden in einer Viererskalierung beurteilt (Voigt-Radloff u. Heiss 2003). Die Ergotherapeutin kann zum Beurteilen der Domänen beliebige Informationsquellen nutzen und daher auch die Beobachtung einsetzen.
- *Functional Independence Measure (FIM)*: Das aus den USA stammende validierte Beobachtungsverfahren ist für den deutschsprachigen Raum angepasst (Schulz 2002, Fischer 2003). Es beurteilt funktionelle, aber auch neuropsychologisch gesteuerte ADL-Fähigkeiten. Damit ist der FIM spezifisch ergotherapeutisch einsetzbar (siehe folgender Abschnitt *Testverfahren, ADL*).

Auch bei den beobachtenden Verfahren gibt es Befundsysteme anderer Berufsgruppen, die Testbedingungen erfüllen und von Ergotherapeuten verwendet werden (siehe nächster Abschnitt).

Screening- und Testverfahren

Für den neuropsychologischen Bereich gibt es im deutschen Sprachraum einige ergotherapeutisch fundierte und spezifisch handlungsorientierte Testmaterialien. Die meisten Tests stammen aus Entwicklungen von Ärzten, Psychologen und Neuropsychologen. Gleichwohl setzen immer mehr Ergotherapeuten bestimmte Tests ein, da auch in den Testanweisungen *ärztlichem Hilfspersonal* (Erzigkeit 1992) oder *unterschiedlichen Berufsgruppen* (AGAST 1995) die Befähigung zur Durchführung erteilt wird.

Zur Anwendung umfassender Tests benötigen Ergotherapeuten entsprechende Fortbildungen zur Testtheorie und -anwendung. Die Auswertung und Interpretation dieser Verfahren muss nach den vorgegebenen Normierungen erfolgen, sonst sind die Ergebnisse nicht beurteilbar. Zudem gehören ausreichende neuropsychologische Kenntnisse dazu, um die richtigen Rückschlüsse aus den Testergebnissen zu ziehen.

Screening

Screening kommt aus dem Englischen und bedeutet Durchsiebung, Rasterung, Selektion, Durchleuchten. Es wird als Begriff für Testverfahren eingesetzt, die innerhalb eines bestimmten Bereichs nach bestimmten Kriterien suchen. Das „Durchsieben" nach vorhandenen Störungsbildern mittels umfassender Befundsysteme liefert einen schnellen groben Überblick.

Die Ergotherapeutische Untersuchungsreihe neuropsychologischer Störungen (EUNS), von Ergotherapeuten entwickelt und an einer gesunden Kontrollgruppe normiert, dient dem Screening visueller Basisleistungen und Raumwahrnehmungsleistungen (Engelke et al. 2005). Es ermöglicht Untersuchungen unterschiedlicher Funktionen visueller Basis- und Raumwahrnehmungsleistungen **(Tab. 5.8)**.

Ein weiteres Screening mit kleineren, ausgewählten Teilbereichen ist z.B. der *Mini-Mental-Status-Test (MMST)*. Dieser ist normiert und wird in der Geriatrie nach Anweisung eines Arztes oder Neuropsychologen auch von Ergotherapeuten eingesetzt.

Das Screeningverfahren MMST wird in verschiedenen Varianten verwendet. Die Originalversion (Folstein et al. 1975) umfasst ebenso wie die, von der Arbeitsgruppe geriatrisches Assessment (AGAST 1995) bearbeitete und empfohlene Fassung, dreißig Fragen. Das Verfahren ermöglicht im Rahmen eines geriatrischen Assessments eine erste globale Überprüfung kognitiver Fähigkeiten. Die Aufgaben im ersten Teil betreffen Fragen zur Orientierung und Überprüfung von Gedächtnis und Aufmerksamkeit. Im zweiten Teil werden die Fähigkeiten zur Benennung von Alltagsgegenständen, Lesen und Lese-Sinn-Verständnis, Schreiben und eine visuell-konstruktive Funktion überprüft. Das anhand von Punkten berechnete Ergebnis kann mit kognitiven Einschränkungen unterschiedlicher Schweregrade interpretiert werden.

Weitere Testverfahren

Pädiatrische Testverfahren

- *Tübinger Lurija-Christensen Neuropsychologische Untersuchungsreihe für Kinder* (TÜKI): Diese Testbatterie ist eine Weiterentwicklung und Adaption des TÜLÜC (s.u.). Sie erlaubt eine umfassende Diagnostik und Differenzialdiagnose neuropsychologischer Störungen sowie deren spezifische Lokalisation (Testzentrale Göttingen 2006).

Tab. 5.8 Ergotherapeutische Untersuchungsreihe neuropsychologischer Störungen (EUNS)

Visuelle Basisleistungen	Raumwahrnehmungsleistungen
▪ Sehschärfe ▪ Kontrastsehen ▪ Farbsehen ▪ Gesichtsfeld (Ausmaß) ▪ Augenmotorik ▪ Kommandobewegungen (Blick in vorgegebene Richtung) ▪ Folgebewegungen/Vergenz (gegensinnige Bewegung beider Augen) ▪ Saccadische Augenbewegungen (ruckartige Augenbewegungen, „Flattern") ▪ Traicing (Spuren verfolgen) ▪ Visuelles Suchen	▪ Linienhalbierung ▪ Längenvergleich ▪ Winkelvergleich ▪ Formenvergleich ▪ Linienextrapolation ▪ Kurvenextrapolation ▪ Mentale Rotation

Die Untersuchungsreihe umfasst die folgenden 15 Bereiche:
- Gesamtkörperkoordination,
- räumliche Orientierung,
- motorische Funktionen der Hände,
- Mosaiktest,
- orale Praxis,
- rezeptive Sprache,
- sprachliche Regulation motorischer Vollzüge,
- expressive Sprache,
- akustisch-motorische Koordination,
- Lernprozess Wortreihe,
- höhere hautkinästhetische Funktionen,
- amnestische Prozesse,
- Stereoagnosie,
- Denkprozesse,
- höhere visuelle Funktionen.

„Mit der TÜKI lassen sich die stimmigen Unterschiede zwischen den einzelnen Untergruppen (kinderpsychiatrische Patienten, sprachgestörte Kinder, verhaltensauffällige und/oder lernbehinderte Kinder, lese-/rechtschreibschwache Kinder, Kindergartenkinder und Frühgeborene) deutlich abbilden" (Testzentrale Göttingen 2006, S. 300).

- *Deutsche Version des DTVP-2*: Dieser Test misst die visuelle und neuropsychologische Verarbeitung von Kindern im Alter von 4 – 10, 11 Jahren. Er erschien 1993 in den USA in erweiterter Fassung als *Developmental Test of Visual Perception* (DTVP-2). Ausführlich ist der Test im Kapitel 5.3.2 beschrieben.

Testverfahren für den Erwachsenenbereich im mittleren Lebensalter

- *Tübinger Lurija-Christensen Neuropsychologische Untersuchungsreihe* (TÜLÜC): Der Test dient der neuropsychologischen Diagnostik im Erwachsenenalter und umfasst die folgenden zehn Untersuchungsbereiche (Testzentrale Göttingen 2006):
  - höhere motorische Funktionen,
  - akustisch-motorische Koordination,
  - höhere kutane und kinästhetische Funktionen,
  - höhere visuelle Funktionen,
  - expressive Sprache,
  - rezeptive Sprache
  - Schriftsprache,
  - arithmetische Operationen,
  - mnestische Funktionen,
  - intellektuelle Prozesse.

  „Durch die sukzessive und qualitative Analyse wird die Struktur der jeweiligen Störung aufgedeckt und derjenige Faktor oder Primärdefekt ermittelt, der grundlegend für ein beobachtetes oder vermutetes Syndrom ist. .... Die einzelnen Untersuchungsbereiche sind hierarchisch strukturiert, mit ansteigender Schwierigkeit und Komplexität von den elementaren bis zu den komplexen Funktionen" (Testzentrale Göttingen 2006, S. 293).
- *Kurztest zur Erfassung von Gedächtnis und Aufmerksamkeitsstörungen* (*SKT* [vormals Syndrom-Kurztest]; Erzigkeit 24., neu normierte Auflage 2001): Der Einsatzbereich des SKT liegt in der Messung des Schweregrades von Gedächtnis- und Aufmerksamkeitsstörungen bei demenziellen Erkrankungen, zerebralen Leistungsinsuffizienzen, (hirn-) organischen Psychosyndromen, Hirnleistungsstörungen im Alter, Durchgangssyndromen und organisch bedingten psychischen Syndromen und Störungen. Der Test umfasst neun Subtests mit Aufgaben zur Merkfähigkeit, Zahlenlesen und -ordnen, Aufmerksamkeits- und Interferenzaufgaben. Er ist für verschiedene Altersgruppen und Intelligenzklassen normiert. „Mit der Neuauflage des Manuals werden getrennt Auswertungen für die Faktoren „Gedächtnis" und „Aufmerksamkeit" empfohlen. Zusätzlich werden für höhere Altersklassen differenziertere Normen für den Gesamtwert vorgelegt. .... Untersuchungen, die mittlerweile aus mehr als 15 Ländern vorliegen, belegen die Einsatzmöglichkeiten des SKT in internationalen multizentrischen Studien" (Testzentrale Göttingen 2006, S. 282).

Geriatrische Testverfahren

Die meisten geriatrischen Testverfahren stehen im Rahmen eines Assessments als Anteil zur Beurteilung der kognitiven Leistungsfähigkeit. Es genügt allerdings auch bei diesem Klientel nicht, nur die Kognition zu beurteilen. Der Therapieerfolg ist von einer differenzierteren ergotherapeutischen neuropsychologisch fundierten Diagnostik abhängig. Die Therapeutin muss die Ursache für Leistungseinbußen befunden.

- *Nürnberger-Alters-Inventar* (NAI): Dieses Testinstrumentarium dient unter anderem der Messung kognitiver Leistungen in einem Geltungsbereich für Erwachsene ab 55 Jahren. Er umfasst modifizierte Subtests aus dem Hamburg-Wechsler-Intelligenztest für Erwachsene (HAWIE), den Labyrinth-Test (nach Chapuis), den Benton-Test (in der Wahlform) und den Zahlenverbindungstest (Version G für gerontopsychiatrische Anwendung). Seine Normierung liegt für drei Altersbereiche (55–69 Jahre, 70–79 Jahre, 80 Jahre und älter) vor und es ermöglicht eine Verlaufsuntersuchung. Allerdings wird er aufgrund der verschiedenen Bestandteile als zu komplex für die Ergotherapie beurteilt (Fischer et al. 1986).

- *Kurztest zur Erfassung von Gedächtnis- und Aufmerksamkeitsstörungen* (SKT; Erzigkeit 24., neu normierte Auflage 2001): Der SKT ist für eine Altersspanne über 65 Jahren normiert und somit für die Befunderhebung in der Geriatrie geeignet (s.o.).

Themenspezifische Testverfahren

ADL

- *Functional Independence Measure* (FIM, Funktionaler Selbstständigkeitsindex): Dieser Test stammt aus den Vereinigten Staaten, wurde für Deutschland übersetzt und für die Verhältnisse in deutschsprachigen Ländern überarbeitet. Er ist mit einem für Deutschland evaluierten Datenschema versehen und wird von einer Projektgruppe betreut (Schulz 2002, Fischer 2003). Der FIM bewertet mit einer siebenstufigen Skala die Fähigkeiten zur Selbstversorgung, Kontinenz, Transfer und Fortbewegung. Für die Beurteilung der neuropsychologischen Fähigkeiten stellt der Test folgende Items zur Verfügung:
  - *Verstehen*: Verstehen akustischer und visueller Kommunikation.
  - *Ausdruck*: Mündlicher oder anderweitiger Ausdruck von Sprache. Zusammengefasst sind hier sowohl die Fähigkeit zum verständlichen Sprechen als auch der klare Ausdruck von Sprache mit Hilfsmitteln wie Schreib- oder Kommunikationsgeräten.
  - *Soziales Verhalten*: angemessenes Verhalten in alltäglichen Situationen, d. h. affektive Kontrollmöglichkeiten, Kritikfähigkeit und deutliche Eigenwahrnehmung.
  - *Problemlösung*: Leistungen des Patienten im Umgang mit alltäglichen Problemen sowie Entscheidungsfähigkeit über finanzielle, soziale und persönliche Angelegenheiten, d. h. Fähigkeit, richtige Schritte einzuleiten, durchzuführen und gegebenenfalls selbstständig zu korrigieren.
  - *Gedächtnis*: Leistungen, die im Zusammenhang mit dem Erkennen und Erinnern bei täglichen Aktivitäten notwendig sind, d. h. Fähigkeit, Informationen abzuspeichern, abzurufen und zu lernen.

  Da der FIM ein Beobachtungsverfahren ohne Zeitvorgabe ist, eignet er sich für Patienten jeder Altersstufe. Es handelt sich hier um ein Bewertungsinstrumentarium für den Schweregrad einer Schädigung, wodurch er unabhängig von der Diagnose ist und daher auch in anderen Fachbereichen eingesetzt werden kann (Kap. 8)
- *„Geldzählen“* (im Bereich Geriatrie): Das von der AGAST empfohlene Geldzählen nach Nikolaus (AGAST 1995) erfüllt nach deren Aussage alle Testgütekriterien. Es umfasst außer der Überprüfung motorischer Funktion auch kognitive Fähigkeiten. Der zu testende Patient soll einen festgelegten Geldbetrag abzählen, den er einer genau beschriebenen Geldbörse entnehmen soll. Die Ergebnisinterpretation erfolgt nach der gestoppten Zeit, die der Patient zur Lösung der Aufgabe benötigt. Der Test ist eigentlich Bestandteil eines geriatrischen Assessments und könnte aufgrund seiner ADL-Spezifität der Ergotherapie zugeordnet werden.

Papier-Stift-Aufgaben

Clock Completion (CC, „Uhren ergänzen“): Auch dieses Screeningverfahren wird von AGAST (1995) zur Beobachtung kognitiver Defizite, Neglectphänomene, Apraxie und Gesichtsfeldeinschränkungen empfohlen. Zur Auswertung liegt ein System nach Watson (AGAST 1995) vor, das jedoch nur Rückschlüsse auf den allgemeinen Begriff der Hirnleistungsstörung zulässt. Differenziertere Befunderhebung zu einzelnen Störungen lassen sich nur über die systematischen beobachtenden Verfahren erzielen.

Computer

Sowohl bei der Diagnostik als auch Therapie hat der Einsatz des Computers in den letzten Jahren zunehmend an Bedeutung gewonnen. Trotzdem wird er sowohl von Therapeuten als auch Patienten recht unterschiedlich akzeptiert. Das Medium kann zwar bei der objektiven Messung und Dokumentation von Leistungen hilfreich sein, ersetzt aber auf keinen Fall die Therapeutin.

Die vorhandenen Programme reichen von der reinen Erfassung der von der Therapeutin zuvor abgefragten Leistungen bis hin zur optischen Darbietung der Tests, die der Patient am Bildschirm bearbeitet und die durch den Computer erfasst und ausgewertet werden. Einige Testversionen der üblichen Papier/Stift-Variante sind zusätzlich als computergestützte Fassung erhältlich (Testzentrale des Bundesverbandes Deutscher Psychologen 2006).

Eine umfangreiche Sammlung mit entsprechenden Beschreibungen und Hinweisen wurde vom Kuratorium ZNS (Neurologisches Rehabilitationszentrum Vallendar 1994) in einem Softwarekatalog zusammengestellt, der neben einer Programmübersicht und -beschreibung ein Verzeichnis für den Anwendungsbereich sowie entsprechende Anbieter enthält. Aus der Übersicht der Anwendungsbereiche lässt sich entnehmen, welche der Programme für Tests zu verwenden sind. Wie bei allen anderen Testmaterialien auch ist die Auswahl möglichst so zu treffen, dass nur eine neuropsychologische Störung erfasst wird.

Zusammenfassung

Im Folgenden einige zusammenfassende, grundlegende Gedanken zur ergotherapeutischen Befunderhebung bei neuropsychologischen Störungen.

! Der Patient selbst – und nicht die Grund- und Erwartungshaltung seiner Umwelt oder des Therapeuten – ist der Maßstab für den Befund seiner Leistungen.

Ergotherapeutische Spezifität

Die spezifische ergotherapeutische Befunderhebung neuropsychologischer Störungen ist notwendig, um die Ursachen für das veränderte *Neuroverhalten* des Patienten und seiner Handlungsfähigkeit zu erkennen. Die Verwendung von Systemen anderer Berufsgruppen lässt häufig nur symptomorientierte Diagnosen ohne Hinweise auf die Ursachen zu. Die Grenzen dieser Befunderhebung wurden bereits in der Einleitung aufgezeigt. Erstellen Ergotherapeuten anhand dieser Systeme ihre Befunde, reduzieren sie zum Teil die Möglichkeit der kennzeichnenden ergotherapeutischen Blickrichtung auf die Handlungsfähigkeit und das Neuroverhalten. Daher empfehlen sich, wie am Anfang dieses Kapitels betont, die von *Ergotherapeutinnen* entwickelten Befundsysteme zur Handlungs- und Aktivitätsorientierung.

Ziele der Befunderhebung

Der Befund der Therapeutin

- ermöglicht dem Patienten das Ausmaß seiner gestörten Handlung zu beschreiben. Er soll die Wichtigkeit seiner Handlungen beurteilen und sich über die Qualität und seine Zufriedenheit mit der Ausführung äußern (z.B. COPM, Kap. 1.11.2). Dazu soll er seine intakten Fähigkeiten und Ressourcen beschreiben.
- zielt auf die (Definition der) neuropsychologische(n) Ursache der Störung im Handeln und Verhalten ab. Die Erklärung der neuropsychologischen Ursachen verhilft dem Patienten zu mehr Awareness und zu mehr Selbstständigkeit im Umgang mit seinen Störungen.
- ermöglicht der Therapeutin, ein Verständnis für das Erleben des Patienten zu entwickeln, was als Vorraussetzung für die Therapieplanung gilt (Prigatano 2004).
- dient der Entwicklung eines therapeutischen Behandlungsplans gemeinsam mit dem Patienten. Dieser orientiert sich jedoch nicht ausschließlich entlang des diagnostizierten Symptoms. Vielmehr entwickelt er sich aus der befundeten Größe und dem Ausmaß der Störung und ihrer Auswirkung auf den Alltag des Patienten.
- dient der Schwerpunktfindung im Behandlungsplan. Die Therapeutin muss das Ausmaß der neuropsychologischen Störung mit Mehrfachdiagnosen durch eine Schwerpunktbildung im Behandlungsplan berücksichtigen. Eine Befundbewertung mit dem Patienten wird die für ihn notwendige Priorität definieren und den Behandlungsschwerpunkt an seinen vorhandenen Bedürfnissen orientieren. So wird es ermöglicht, den Handlungsansatz für den Alltag des Patienten gemeinsam festzulegen.

5.3.2 Frostig-Konzept

Rega Schaefgen

Das Frostig-Konzept wird in der Ergotherapie als bewährtes Verfahren der perzeptuomotorischen Behandlung von Kindern mit Lernschwierigkeiten eingesetzt.

Konzept

Marianne Frostig wurde 1906 in Wien geboren. Sie war Sozialarbeiterin, Rhythmiklehrerin, Ergotherapeutin, Lehrerin, Psychologin und Professorin für humanistische Psychologie. Frostig gründete in Los Angeles die *Marianne Frostig School for Educational Therapy*, eine Schule für Kinder mit Lernproblemen. Außerdem entwickelte sie eine neue Herangehensweise bei der Behandlung von Kindern mit Lernproblemen: den „Frostig-Approach".

Ihr Ansatz beinhaltete bereits die interdisziplinär vernetze Zusammenarbeit von Lehrern, Therapeuten und Psychologen und basiert auf der humanistischen Psychologie. Gezielt werden sowohl die kindliche Entwicklung gefördert als auch Lernstörungen behandelt. Sie erkannte als erste die Bedeutung der Bewegung für das Lernen. „Bewegen –

Wachsen – Lernen" heißt das Buch Marianne Frostigs (1980), das das Gesamtkonzept darstellt.

Im Frostig-Konzept sind pädagogische und psychologische Theorien mit Erkenntnissen aus der Neurophysiologie und Neuropsychologie integriert. Es ist gekennzeichnet durch die

- Individualisierung von Lernwegen,
- Achtung vor der persönlichen Würde des Kindes,
- Respektierung seiner individuellen Bedürfnisse,
- Betonung von Motivation und Eigeninitiative sowie durch die
- Förderung der eigenen Ideen und der kreativen Ausdrucksmöglichkeiten des Kindes.

Diagnostik

Entsprechend ihrer Theorie, dass Lernproblemen Wahrnehmungsstörungen zugrunde liegen, entwickelte Frostig 1963 einen Test für vier- bis achtjährige Kinder, der in Deutschland als *Frostig Entwicklungstest der visuellen Wahrnehmung* (FEW) weit verbreitet war. Dieser Test prüfte schulrelevante, visuelle Wahrnehmungsfaktoren kombiniert mit motorischen Leistungen. In den USA wurde dieser Test überarbeitet und besteht jetzt aus zwei Teilen. Der erste Teil untersucht die rein visuellen Faktoren, der zweite untersucht speziell die visuomotorischen Faktoren. Er erschien 1993 in den USA in erweiterter Fassung als *Developmental Test of Visual Perception* (DTVP-2).

Der DTVP-2 wurde ins Deutsche übersetzt und neu bearbeitet, d. h. er wurde standardisiert und die Testanweisungen wurden zum Teil präzisiert. Diese überarbeitete Version erscheint 2006 als Deutsche Version des DTVP-2 mit folgenden acht Untertests:

- *Visuomotorische Fähigkeiten:* Ausrichten des Körpers oder von Körperteilen am Gesehenen, geprüft durch Papier-Bleistift-Aufgaben.
- *Auge-Hand-Koordination:* mit dem Bleistift innerhalb von Begrenzungen entlangfahren.
- *Kopieren:* Nachmalen zunächst einfacher und schließlich komplexer Muster.
- *Räumliche Beziehung:* Punkte anhand einer Vorlage richtig verbinden, dabei werden sowohl die Motorik als auch die korrekte Anordnung beachtet.
- *Visuomotorische Geschwindigkeit:* Muster anhand einer Vorlage möglichst schnell erkennen und in eine andere Vorlage eintragen.
- *Visuoperzeptive Fähigkeiten:* Unterscheiden optischer Merkmale, ihrer Anordnung sowie durch die Assoziation mit Gedächtnisinhalten interpretieren.
- *Raumlage:* Identifizieren einer Position im Raum in Bezug zum Betrachter.
- *Figur-Grund:* Fokussieren und identifizieren einer Figur vor einem Hintergrund.
- *Gestalt schließen:* visuelle Antizipation als Ergänzung des unvollständig Gesehenen zur Identifikation einer Figur.
- *Formkonstanz:* Erkennen von Formen und Farben unabhängig von Lage und Größe oder des Zusammenhangs.

Frostig war überzeugt, dass auch sensomotorische Fähigkeiten Voraussetzung für das Lernen sind. Deshalb entwickelte sie 1972 den FTM (Test der motorischen Entwicklung M. Frostig), der 1985 mit schwedischer Normierung als deutsche Bearbeitung herausgegeben wurde.

Behandlungsprinzipien

Ein individuell entworfener Förderplan wird aufgestellt (Kap. 2) nach einer genauen Basisdiagnostik der Motorik (Frostig Test Motorik) und einer auditiv-visuellen Einschätzung der visuellen Wahrnehmung mit dem Frostig-Test sowie nach dem Psycholinguistischen Entwicklungstest und einer gründlichen Verhaltensbeobachtung. Ein Prinzip ist die interdisziplinäre Sichtweise und Zusammenarbeit der verschiedenen pädagogischen, psychologischen und therapeutischen Fachdisziplinen und die flexible Methodenwahl. Grundsätzlich steht die Motivation des Kindes im Vordergrund, sie wird als Schlüssel zum Lernerfolg betrachtet. Weitere Prinzipien sind:

- Freude am Leben und Tun als Leitprinzip,
- Individualisierung des Ansatzes,
- Empathie mit Akzeptanz der kindlichen Individualität,
- Ermutigung zu Neugier und eigener Erfahrung,
- Erzeugung von Vertrauen durch Vertrauen,
- Bewegungs- und Wahrnehmungslernen zum Vertrauen in den eigenen Körper und als Voraussetzung zum abstrakten Lernen,
- Aufbau auf den Stärken des Kindes,
- Systematisierung der Lernschritte und ihre Anpassung an das Leistungsniveau des Kindes,
- stufenweise Übergabe und Übernahme von Verantwortung kombiniert mit stufenweise zunehmender Selbstbestimmung.

Weiterentwicklung des Frostig-Konzepts

- *Internationale Frostig-Gesellschaft*: Ein Jahr nach dem Tod von Marianne Frostig wurde 1986 die Internationale Frostig Gesellschaft mit Sitz in Würzburg gegründet. Dort findet jedes Jahr im November der Internationale Frostig Kongress statt. Die Gesellschaft bietet u.a. eine interdisziplinäre Weiterbildung im Frostig-Konzept mit Zertifikatsabschluss an. Ausführliche Informationen unter: www.frostig-gesellschaft.de. Die Aktualität von Frostigs Publikationen dokumentiert die Übersetzung und Zusammenstellung ihrer Publikationen durch Lockowandt (1994). Die Frostig-Gesellschaft fühlt sich ihrem Erbe und der Weiterentwicklung dieses bewusst pädagogischen *und* therapeutischen bzw. interdisziplinären Konzeptes verpflichtet.
- *Nach dem Frostig-Konzept arbeitende Schulen* in Deutschland:
  - Marianne Frostig Schule in Offenbach, gegründet von Dr. I. Milz www.marianne-frostig-schule.de,
  - Staatliches Förderzentrum Marianne Frostig in Dorndorf/Rhön www.th.schule.de/wak/foez-dorndorf.

Weitere Informationen über das Konzept:
Internationale Frostig-Gesellschaft e.V.
Berner Straße 10, D-97084 Würzburg
Tel./Fax: 0931/661355
www.frostig-gesellschaft.de

5.3.3 Behandlungsverfahren und Behandlungsmittel

Carola Habermann

Die Behandlung neuropsychologischer Störungen ist ein vielfältiges und sehr spannendes Gebiet. Durch die unterschiedlichen Genesen (Ursachen), Erscheinungsbilder, Verläufe und Lebensalter der Patienten sind Art und Weise der Behandlung sowie Anwendung der Behandlungsmittel sehr verschieden. Die gemeinsamen wesentlichen Grundzüge werden im Folgenden dargestellt.

Grundgedanken zur Therapie neuropsychologischer Störungen

Wie bei der Befunderhebung ist es auch für die Behandlung wichtig, etwas über die *Grundstimmung* der Patienten zu berichten. Jeder Mensch nimmt die Umwelt auf seine eigene Art und Weise wahr und für jeden ist das Wahrgenommene zunächst richtig bzw. richtungweisend – es bildet die Grundlage seines Verhaltens und seiner Handlungen.

Das Zentralnervensystem stellt sich während seiner Entwicklung auf die Umwelt ein, um das Verhalten den Erfordernissen bestmöglich anpassen zu können.

Basis für neuronales Lernen

Bei einer neuropsychologischen, besonders einer plötzlich erworbenen, Störung wird der Mensch damit konfrontiert, dass seine Umwelt nicht mehr zu seiner Wahrnehmung passt. Das Zentralnervensystem gibt ihm übliche *Handlungsaufträge*, die er scheinbar wie gewohnt ausführt. Unglücklicherweise ist dem Patienten aber nicht nur der korrekte, der Umwelt angepasste Handlungsentwurf verloren gegangen, sondern auch die Möglichkeit, die Richtigkeit seiner Handlung zu überprüfen.

> **!** Neuropsychologische Störungen stören den Patienten bei der Wahrnehmung seiner selbst und der Umwelt sowie bei der Ausführung und Überprüfung seiner Bewegungen und Handlungen.

So handelt der Patient – scheinbar – wie gewohnt und muss erleben, dass seine Handlung trotz großer Mühe nicht mehr zum Erfolg führt, ohne dass er den Grund dafür versteht. Zusätzlich greifen die Menschen in seinem Umfeld ständig ein und versuchen, seine Handlungen und Wahrnehmungen zu korrigieren. Er erlebt Frustration und Verwirrung, es kann zu Katastrophenreaktionen kommen und nicht zuletzt erlebt er eine permanente Müdigkeit, da sein Gehirn Höchstleistungen zur Kompensation vollbringen muss (Prigatano 2004).

Eine Korrektur bzw. Veränderung des Neuroverhaltens ist nur möglich, wenn der Patient – und damit auch sein Zentralnervensystem – begreifen und erfassen kann, was geschieht. Darin liegt eine Grundaufgabe der Therapie. Aus diesem Grund muss die Therapeutin einerseits über fundierte Sachkenntnis und andererseits über ein hohes Maß an Einfühlungsvermögen verfügen, um zu verstehen, *warum* der Patient in welchem Moment *wie* handelt. Erst dann kann er die neuropsychologische Störung definieren, die Auswirkungen der Störungen auf die

Handlungskompetenz des Patienten einschätzen und nicht zuletzt die sozioemotionalen Folgen der Defizite verstehen und anderen vermitteln.

Diese Vorgänge unterstützen das Vertrauensverhältnis zwischen Patient und Therapeutin, das die Grundlage einer gezielten und effektiven Behandlung bildet. Für die Behandlung ist wesentlich, dass der Patient allmählich merkt, wie seine Fähigkeit, im Alltag erfolgreich zu handeln, durch die Therapie verbessert wird.

Besonderheiten bei der ergotherapeutischen Behandlung neuropsychologischer Störungen

Die Ergotherapie als handlungsorientierte Methode bietet sich als Behandlungsverfahren an, da mit ihrer Hilfe die Ursachen des veränderten Neuroverhaltens aufgespürt und gezielt beeinflusst werden können. Die Behandlung kann entweder durch therapeutisch eingesetzte Handlungen oder durch „abstraktes" Training von Basisfunktionen erfolgen. Hierbei ist stets zu beachten, dass ein Generalisierungseffekt bei vielen Übungsverfahren nicht nachgewiesen oder gar nicht beobachtet werden kann. Es ist nicht gesichert, dass eine Aufgabe, die erfolgreich trainiert wurde, durch eine Verbesserung der dabei beübten Funktion entstanden ist. Es könnte sich genauso die Effizienz *ungestörter* Funktionen, die bei der Lösung der Aufgabe beteiligt sind, gesteigert haben. Erlernte Routinen sind genau an die Handlungen gebunden, mit denen sie trainiert wurden (Goldenberg et al. 2002). So erscheint es verständlich, dass alltagsorientierte Aufgaben die Performance des Patienten eher verbessern (Götze et al. 2005a).

Ziele der ergotherapeutischen Behandlung neuro-psychologischer Störungen

Die Patienten sind aufgrund der neuropsychologischen Störungen meist erheblich in ihrer Lebensqualität eingeschränkt. Die Ursache hierfür liegt – wie bereits beschrieben – oft in der verminderten Handlungskompetenz und dem damit verbundenen Leidensdruck. Daher zeigt sich die Bedeutung der Ergotherapie anhand ihrer Definition (DVE 2004; S. 157) durch das Ziel bedeutungsvolle Betätigungen in den Bereichen Selbstversorgung, Produktivität und Freizeit durchzuführen, um zu mehr Handlungskompetenz zu kommen.

Grundlage ist auch in der Behandlung die *Klientenzentriertheit* (Kap. 5.2.3, Klientenzentrierter Befund und Kap. 2.4). Die Zielsetzung und damit der Behandlungsschwerpunkt orientiert sich gleichermaßen an den Bedürfnissen des Patienten als auch an den von der Therapeutin erstellten Befunden und Befundbewertungen.

Das „Störende" an neuropsychologischen Störungen sind die eingeschränkte Bewegungs- und Handlungsfähigkeit des Patienten. Ziele der ergotherapeutischen Behandlung sind daher:

- Verbesserung der subjektiven Lebensqualität des Patienten,
- Kenntnis der neuropsychologischen Störungen und deren Folgen für Patienten und Angehörige,
- Verminderung der einzelnen neuropsychologischen Störungen und die Beeinflussung ihrer Wechselwirkungen,
- Verbesserung bzw. Erhalt der Handlungsfähigkeit,
- Verbesserung bzw. Erhalt der Bewegungsfähigkeit und Mobilität, soweit die Einschränkungen durch die neuropsychologischen Störungen verursacht sind,
- Verbesserung grundlegender kognitiver Fähigkeiten,
- Steigerung der Awareness des Patienten,
  - wahrnehmen und beschreiben können der Störung,
  - Bewusstheit bezüglich der Defizite und deren Berücksichtigung im Alltag,
  - erkennen von Konsequenzen und Auswirkungen der Störung für sich und andere (Kolster 2002).

Erfolg der ergotherapeutischen Behandlung

Eine erfolgreiche ergotherapeutische Behandlung neuropsychologischer Störungen bewirkt einen Zuwachs an Handlungskompetenz, sodass der Patient die Anforderungen der Aktivitäten des täglichen Lebens zunehmend besser bewältigen kann.

Neuropsychologische Störungen sind in ihrer Art, Ausprägung, Wechselwirkung und Beeinflussbarkeit sehr unterschiedlich. Daher ist es kaum möglich, allgemein gültige Kriterien zu benennen, an denen ein Behandlungserfolg zu messen ist; jedes der oben genannten Ziele hat eigene Erfolgskriterien.

Als allgemeiner Maßstab eignet sich am ehesten ein von Patient und Therapeutin wahrnehmbarer Zuwachs an Handlungskompetenz. Je nach Ausprägung der Störung kann dies ein objektiv kleiner

Schritt (z.B. das Finden des linken Ärmels am Pullover) oder großer Handlungszuwachs (z.B. selbstständiger Einkauf) sein. Auch die Verbesserung der subjektiven Lebensqualität ist ein wichtiger Indikator.

Anders zu bewerten ist der Behandlungserfolg bei demenziellen Erkrankungen und anderen Erkrankungen mit progredientem Verlauf. Hier kann schon ein verzögerter Krankheitsverlauf in den ergotherapeutisch behandelten Bereichen Hinweis auf eine erfolgreiche Behandlung sein.

Prognostische Faktoren

Abhängig von den prognostischen Faktoren des betreffenden Patienten stehen bei der Rehabilitation die Restitution, Kompensation, Substitution oder die Adaptation der Alltagssituationen im Vordergrund (Goldenberg 2002). Die folgenden Faktoren bestimmen gemeinsam, inwieweit die Störungen manifest bzw. behandelbar sind:

- Alter und Gesundheitszustand (Begleiterkrankungen etc.),
- Art, Umfang und Ursache der Schädigung,
- Zeitpunkt, zu dem die Störungen aufgetreten sind, Erkrankungszeitraum,
- neuronale Plastizität des Zentralnervensystems,
- Awareness (Krankheitseinsicht/Störungsbewusstsein, Konsequenzen erwägen).

Bei neuropsychologischen Störungen kommt erschwerend hinzu, dass die meisten Defizite das Zentralnervensystem beim Lernen behindern. So leidet ein hoher Prozentsatz der Patienten mit neuropsychologischen Defiziten an Aufmerksamkeitsstörungen. Therapie bedeutet für das Zentralnervensystem, dass Lernen stattfindet. Für das schnelle Lernen neuer Inhalte ist unbeeinträchtigte Aufmerksamkeit jedoch eine Grundvoraussetzung, sodass hierbei in der Therapie weitere Hürden zu überwinden sind.

Weiterhin spielen die Wechselwirkungen der Störungsbilder eine wesentliche Rolle. Kann ein Patient beispielsweise alles, was sich auf der linken Seite befindet, aufgrund eines ausgeprägten Neglects nicht wahrnehmen und hat gleichzeitig durch räumlich-visuelle und räumlich-konstruktive Störungen Schwierigkeiten, komplexe räumliche Zusammenhänge zu erkennen, verstärken sich die Folgen der Störungen. Der Patient wird beim Versuch, den Raum zu begreifen, ständig dadurch behindert, dass für ihn die linke Seite nicht existiert.

Behandlungsverfahren

Die ergotherapeutischen Behandlungsverfahren bei neuropsychologischen Störungen gestalten sich vielfältig und erfolgreich, wurden bisher allerdings noch wenig kategorisiert. Götze und Höfer haben 1999 mit ihrem transdisziplinären Ansatz der alltagsorientierten Therapie (AOT) eine wesentliche Forderung für die Ergotherapie und die anderen Berufsgruppen eines Reha-Teams aufgestellt. AOT soll „in konkreten, für den einzelnen Patienten relevanten ... Alltagssituationen" stattfinden (Götze u. Höfer 1999, S. 8). Zwar postuliert die AOT außerhäusliche Situationen, dennoch kann davon ausgegangen werden, dass der Therapieerfolg sich genauso bei innerhäuslichen Alltagsituationen einstellt. Auch Goldenberg et al. (2002) sehen ein wichtiges Ziel darin, dem Patienten zu helfen, dass sie wichtige Bereiche ihres täglichen Lebens bewältigen und daher „bilden die Besonderheiten ihrer Alltagssituationen die Richtschnur für Diagnose und Therapie" (Goldenberg et al. 2002, S. 9). Auch wenn die Therapeutin sich zunächst aufgrund komplexer Störungen für das isolierte Training eines Leistungsbereichs entscheidet, muss sie den Transfer der verbesserten Leistung auf Alltagleistungen mit dem Patienten erarbeiten.

> **!** „...Betätigung (wird) als therapeutisches Medium eingesetzt" (Definition „Ergotherapie", DVE 2004, S. 157).

Fallbeispiel: unterschiedliche therapeutische Vorgehensweisen

Im Folgenden werden die zwei grundlegenden Herangehensweisen anhand eines Patientenbeispiels zunächst erläutert **(Tab. 5.9)** und anschließend auf ihre Wirkweise hin analysiert **(Tab. 5.10)**.

- *Problem*: Ein Patient mit Schlaganfall kann sich nicht anziehen und nicht mit dem Rollstuhl manövrieren etc. Er hat diese Probleme, weil bei ihm das Erkennen und Handeln in komplexen räumlichen Zusammenhängen gestört sind (räumlich-perzeptive und räumlich-konstruktive Störung).
- *Therapieziel*: Der Patient begreift komplexe räumliche Zusammenhänge und kann dieses Wissen handelnd anwenden.
- *Behandlung*: **Tab. 5.9**.

Tab. 5.9 Therapiebeispiele

	Vorgehensweise 1: Isoliertes Training	Vorgehensweise 2: Alltagstraining
Therapie-situation	Vier Würfel sollen zu einem Quadrat zusammengelegt werden.	Der Patient zieht sich einen Pullover an.
Sichtbares Problem	Zunächst wird statt des Quadrates ein „L" gelegt.	Er verfängt sich zunächst im Pullover und kann ihn nicht anziehen.
Therapeutisches Vorgehen	Anhand der Würfel und ggf. einer Vorlage werden die räumlichen Beziehungen erarbeitet. Der Patient lernt schrittweise, die Würfel in die richtige Beziehung zueinander zu setzen. Die Aufgabe wird zunehmend komplexer gestaltet.	Anhand des Pullovers und des Körpers erklärt die Therapeutin die räumlichen Beziehungen (Arm zu Ärmel; hinauf- statt herunterziehen etc.). Der Patient lernt so, den Pullover in seiner Komplexität zu verstehen. Zunächst hilft die Therapeutin viel, der Patient übernimmt nach und nach mehr Handlungsanteile.
Vorteil	Die Therapeutin kann die Anforderungen sehr gezielt an den Patienten anpassen.	Verstandenes und Begriffenes wirken sich sofort auf den Handlungserfolg aus, der Patient erkennt den Therapieerfolg.

Tab. 5.10 Analyse der Wirkweise

	Vorgehensweise 1 Isoliertes Training	Vorgehensweise 2 Alltagstraining
Wirkweise	Direkt am Problem der räumlich-kognitiven Störung ohne „Ablenkung" durch Handlung	Handelnd über Reflektion des Handlungserfolges – „die Handlung als Steuer und Spiegel"
Definition	Mithilfe weniger, ausgewählter Therapiemedien (Papier/Stift, besondere Therapiemedien, Computer) wird direkt am Problem angesetzt	Der Patient wird mit einer für ihn bedeutsamen Handlung konfrontiert (ADL; Handwerk, Spiel), zu deren erfolgreicher Bewältigung die gewünschten Fähigkeiten benötigt werden
	Beide Ansätze sind gleichermaßen betätigungsorientiert, mit dem Ziel, die Handlungskompetenz zu verbessern. Das Ziel ist jedoch verschieden:	
Ziel	Räumlich-kognitive Basisleistung	Alltagsfähigkeit
Medieneinsatz	Die Therapeutin setzt die Medien sehr gezielt ein	Die Therapeutin kann Art und Anzahl der Medien nur teilweise selbst auswählen und deren Anforderung steuern, weil für die Handlung bestimmte Medien erforderlich sind
Vorteile	▪ Ermöglicht Patient und Therapeutin die direkte Konzentration auf Ressourcen, Problem und Problemlösung ▪ Der Patient wird nicht mit einer komplexen Handlung konfrontiert	▪ Ermöglicht oft Handlungen, die den Wünschen der Patienten sehr nahe kommen. ▪ Lebendig, alltags- und handlungsbezogen.
Nachteile	▪ Schwierig, patientenorientiert anzuwenden, da die Therapie vom Patienten als nicht nachvollziehbar und sinnlos empfunden werden kann ▪ Wirkt sehr „theoretisch"	▪ Die Handlung ist oft verwirrend komplex und birgt damit die Gefahr des Scheiterns und der Überforderung in sich. ▪ Der Wunsch, einen Handlungserfolg zu haben, kann vom eigentlichen Vorhaben – der gezielten Therapie der Störung – ablenken.

Tab. 5.10 Fortsetzung

	Vorgehensweise 1 Isoliertes Training	Vorgehensweise 2 Alltagstraining
Anforderung an das Zentralnervensystem	Erfordert die Fähigkeit, das Gelernte auf Alltagstätigkeiten zu übertragen	Erfordert die Fähigkeit, das Gelernte auf andere Alltagstätigkeiten zu übertragen und zu generalisieren
Therapiesituation	„Extra"-Therapiesituation	Nach Wahl „Extra"-Therapiesituation, oder es wird eine ohnehin zu bewältigende Tätigkeit therapeutisch genutzt
Erfolgskontrolle	Rückmeldung über das Gelingen durch die Bewältigung der Aufgabe und die Therapeutin	Rückmeldung über das Gelingen durch den Handlungserfolg und den Therapeuten.

Die Wahl der Behandlungsweise hängt von verschiedenen Faktoren ab:

- Störungsbild: Art und Schwere der Störung, bestehen Wechselwirkungen mit anderen Störungsbildern?
- Sichtbarer Therapieerfolg nach einigen Therapieeinheiten: Ist ein Kompetenzzuwachs/-erhalt messbar?
- Akzeptanz des Patienten: Mag er die Arbeit mit den Würfeln oder ist das „Kinderkram"?
- Sind Transferierbarkeit und Generalisierung auf für den Patienten wichtige Alltagsbetätigungen gegeben?
- Strukturelle Gegebenheiten: Gibt es die Möglichkeit, ein ruhiges und konzentriertes Anziehtraining zu gestalten oder stört die Anwesenheit des Zimmernachbarn?
- Besteht die Möglichkeit aushäusige Therapieeinheiten abzuhalten?

Für verschiedene Therapiemethoden gibt es noch zuwenig Untersuchungen. In einigen Teilbereichen werden weiterhin neuropsychologische Therapiemethoden auf ihre Wirksamkeit hin wissenschaftlich überprüft. Selten spielen dabei ergotherapeutische Schwerpunkte eine Rolle. Beispielhaft aufgeführt sind die folgenden Untersuchungen:

- Die Wirksamkeit der AOT wurde nachgewiesen (Götze et al. 2005a).
- Über Wirksamkeitsstudien unterschiedlicher Qualität verschiedener neuropsychologischer Therapieansätze berichten Hildebrandt et al. (2004).
- Ein Therapieprogramm für exekutive Dysfunktionen wird als wirksam in Teilbereichen beschrieben (Harth et al. 2005).

Behandlungsmittel

Abhängig vom Behandlungsverfahren werden in der ergotherapeutischen Behandlung neuropsychologischer Störungen die vielfältigsten Behandlungsmittel bzw. Medien eingesetzt. Sie sind in ihrer Beschreibung den in der Befunderhebung aufgezählten Medien ähnlich.

! Zur Befunderhebung verwendete Materialien werden nicht in der Therapie eingesetzt. Ein erneuter Befund mit dem gleichen Material bildet sonst ausschließlich den Lernerfolg mit genau diesem Material ab und nicht das Beheben eines Störungsbildes.

Kriterien für den Medieneinsatz sind:

- Lebensalter,
- Therapieziel und Behandlungsverfahren,
- Störungsbild und Begleiterkrankungen,
- Motivation und Akzeptanz des Patienten,
- Ausstattung und Arbeitsweise der Abteilung
- Transferierbarkeit auf Alltagsanforderungen.

Entsprechend der unter *Behandlungsverfahren* beschriebenen Kategorisierung lassen sich die Medien grob in zwei Gruppen einteilen:

- Computer, Papier-Stift und Extra-Therapiematerial (Beispiel: Würfel),
- Handwerk und ADL (direkt handlungsbezogene Methode, Beispiel: Pullover).

Spiele sind je nach Komplexität der Anforderungen, Variabilität der Spielregeln und Bezug für den Patienten zu einer bedeutsamen Handlung in beiden Bereichen zu nutzen.

Therapiematerial
In der Therapie können z.B. folgende Materialien eingesetzt werden:

- Montessori- oder Nikitin-Material (z.B. bei www.montessori-shop.de),
- Pertra-Satz (Fa. Holz-Hoerz: www.pedalo.de),
- Hausmosaik (Schweizer 2005),
- Holzwürfel (selbstgebaut oder z.B. hier genannte Hersteller),
- „Differix“ (Ravensburger Spiele),
- Bildkarten zu unterschiedlichsten Themen (z.B. bei www.schubi.com)
- Im Behandlungskontext gestaltete Therapiematerialien.

Mit den genannten Materialien sind folgende Vor- und Nachteile verbunden:

Vorteil: Die genannten Materialien sind sehr gezielt einsetzbar.

Nachteil: Manche Materialien sind für den Patienten wenig „reizvoll“ und wirken eher, wenn sie als Spielmaterial für Kinder und Jugendliche verwendet werden.

Papier-Stift-Aufgaben
Diese werden von vielen verschiedenen Herstellern bzw. Autoren angeboten oder können auch selbst hergestellt werden.

Vorteile: Sie sind problemlos verfügbar und gezielt einsetzbar. Lösungsbögen ermöglichen die Selbstkontrolle des Patienten.

Nachteil: Die zweidimensionale Darstellung erschwert den Transfer auf die dreidimensionale Realität. Es ist wenig Handlungsbezug vorhanden.

Computer
Hier finden sich Trainingsprogramme zur Förderung der Hirnleistung und zur neuropsychologischen Rehabilitation mit unterschiedlichem Schweregrad von verschiedenen Anbietern (siehe Befunderhebung). Viele Patienten finden den Computer als Therapiemedium sehr ansprechend und sind zur Therapie gut motiviert. Der Computer stellt keine sozialen Anforderungen und ist „neutral“. Wenn die Arbeit am Computer für den Patienten zu seinen bedeutsamen Handlungen gehört, hat er mehr Priorität.

Vorteile: Er ist gezielt funktionsbezogen einsetzbar. Ergebnisse können problemlos festgehalten und Behandlungsverläufe erstellt werden.

Nachteil: Die zweidimensionale Darstellung erschwert den Transfer auf die dreidimensionale Realität. Es ist wenig Handlungsbezug vorhanden.

Spiele
Viele der im Handel erhältlichen Spiele lassen sich für die Therapie neuropsychologischer Defizite adaptieren. Einige sind sehr variabel, so kann z.B. das Memory-Spiel unter anderem zum Training der visuellen Exploration, zum Erkennen und Benennen von Bildern, zum Gedächtnistraining oder zur Verbesserung der verbalen Kommunikation in einer Gruppe eingesetzt werden. Dabei können Anzahl und Art der Karten, die Zahl der Mitspieler sowie die Spielregeln variabel gestaltet werden.

Vorteile: ansprechende Aufmachung, Spannung, Übungscharakter stehen nicht ständig im Vordergrund.

Nachteil: Manche Spiele haben für Erwachsene einen zu kindlichen Charakter. Besonders fraglich ist hier der Transfer auf eine Alltagsanforderung.

Bewegung und psychomotorische Aktivität
Bewegung, psychomotorische Aktivität und der Körper selbst sind durch die engen Zusammenhänge zwischen Wahrnehmungsverarbeitung und Bewegung vielfältig genutzte Therapiemittel bei neuropsychologischen Störungen.

ADL und IADL
Bei Nutzung der Aktivitäten des täglichen Lebens als Therapiemedium ist Folgendes zu beachten:

- Der eigentliche Zweck besteht für den Patienten meist in der Bewältigung des Alltags und der Befriedigung von Alltagsbedürfnissen. Der Pullover wird z.B. angezogen, damit man bekleidet ist. Die Therapeutin unterstützt den Patienten, den Pullover alleine anzuziehen. Der Einkauf wird erledigt, damit man Vorräte zu Hause hat. Die Therapeutin supervidiert den Patienten, den Einkauf so selbstständig wie möglich zu erledigen.
- Andererseits ist der Zweck die gezielte Therapie neuropsychologischer Störungen. Der Vorgang des Anziehens wird z.B. zur grundsätzlichen Erläuterung räumlicher Beziehungen genutzt, sodass das Angezogensein nur einen „Nebeneffekt“ darstellt. Der Vorgang des Einkaufens wird z.B. grundsätzlich zur Wahrnehmung noch bestehender Schwierigkeiten und der Überwindung dieser genutzt, sodass die Bevorratung nur der Nebeneffekt ist.

Da in der Ergotherapie beide Therapiesituationen auftreten, ist es für den Patienten sehr wichtig zu wissen, welchen Zweck die Therapeutin gerade verfolgt. Die Vor- und Nachteile sind in **Tab. 5.9** beschrieben. Die Aktivitäten im IADL sind dem Patienten deutlich vermittelt, wenn die Therapie nach den Regeln der AOT erfolgt.

Handwerk

Durch die Vielzahl der verschiedenen Techniken und die zum Teil immensen Variationsbreiten innerhalb einer Technik lassen sich handwerkliche Tätigkeiten den jeweiligen Erfordernissen anpassen und damit durchaus zur gezielten ergotherapeutischen Behandlung neuropsychologischer Störungen nutzen. Allerdings sind die Anforderungen an die Therapeutin hoch, da gleichermaßen genaue Kenntnis der Technik und ihrer Variationsmöglichkeiten sowie des Störungsbildes und seiner Beeinflussungsmöglichkeiten erforderlich sind.

Auch beim Handwerk ist ebenso wie bei den ADL der Unterschied zwischen dem Zweck der Fertigstellung des Werkstücks und der gezielten Therapie umschriebener Defizite entscheidend und kann zu Problemen führen. Beispielsweise möchte ein Kind sein Boot fertig stellen und schwimmen lassen, ob das Bootshaus nun in der richtigen räumlichen Beziehung zum Schiffskörper steht oder nicht. Des Weiteren ist es auch hier wieder von hoher Relevanz, ob die handwerkliche Technik für den Patienten eine Bedeutung hat oder ob er sie nur macht „weil die Therapeutin sie ausgesucht hat."

Vorteil: Handwerk kann für die Patienten ein motivierendes Medium sein, gerade durch die Herauslösung aus den Alltagsproblemen und die sicht- und vorzeigbaren Erfolge.

Nachteile: Eine gute und damit oft zeitaufwändige Planung sowie Vor- und Nachbereitung sind erforderlich. Es fallen Materialkosten an.

Setting

Es wird zwischen situativem und personellem Setting unterschieden.

Situatives Setting

Jedes Behandlungsverfahren erfordert ein entsprechendes situatives Setting. Die Therapie kann in Therapieräumen stattfinden. Manchmal bieten sich auch der stationäre und häusliche Alltag oder das „richtige Leben" an (z. B. Besuch im Supermarkt, siehe AOT), in dem Konzentration, Figur-Grund-Wahrnehmung oder Alltagskommunikation geübt werden können.

Personelles Setting

Neuropsychologische Störungen werden zwar meist in Einzeltherapien behandelt, unter bestimmten Bedingungen bietet sich jedoch auch Gruppentherapie an (siehe AOT). Entscheidend bei der Auswahl des personellen Settings sind folgende Leitfragen:

- Wie eng soll die therapeutische Begleitung sein?
- Wie viel therapeutische Intervention ist nötig?
- Erfordert das Behandlungsverfahren ein bestimmtes Setting?
- Welches Setting bevorzugt der Patient?
- Welche Auswirkungen hat das Setting auf die Motivation und Arbeitsweise des Patienten?
- Fühlt sich der Patient in einer Einzelbehandlung geschützt oder übermäßig kontrolliert?
- Fühlt sich der Patient durch eine Gruppe eher gestört oder unterstützt?
- Sind Einflusse anderer Patienten und gruppendynamische Prozesse für die Behandlung erwünscht oder hinderlich?
- Wie sind die räumlichen Möglichkeiten für Gruppen- und Einzeltherapien?

Interdisziplinäre Zusammenarbeit

Die interdisziplinäre Zusammenarbeit hängt von der Institution, in der die Behandlung stattfindet, und dem Umfeld des Patienten ab (Kap. 5.2). Neuropsychologische Störungen sind für alle Beteiligten – Patienten, Angehörige und Freunde, Pflegepersonen und Therapeuten – schwer zu verstehen und oft nicht nachvollziehbar (Kap. 5.3.3, Grundgedanken zur Therapie neuropsychologischer Störungen). Ergotherapeuten haben eine wichtige Funktion als Mittler, da sie die Handlungslogik der Patienten deuten, die Folgen der Störung für den Alltag des Patienten einschätzen und anderen die unverständlichen Reaktionen und Handlungsweisen erklären können.

Das Behandlungsfeld neuropychologischer Störungen teilen sich Ergotherapeuten mit Pädagogen, Heil- und Sonderpädagogen, Psychologen und Neuropsychologen. Die Arbeitsfelder überschneiden sich zwar, doch durch die verschiedenen Schwerpunkte der einzelnen Berufsgruppen entsteht oft eine intensive und fruchtbare Zusammenarbeit. Der ergotherapeutische Anteil besteht darin, einerseits Grundfähigkeiten zu verbessern und andererseits die Übertragung des Gelernten in den Alltag zu ermöglichen bzw. zu unterstützen.

Zur Beeinträchtigung in der Zusammenarbeit mit anderen Berufsgruppen kann der Sprachgebrauch im ergotherapeutischen Fachbereich führen, da ein ergotherapeutisches Behandlungsverfahren als „neuropsychologisch" bezeichnet wird, obwohl es eine Berufsgruppe mit gleichem Namen, jedoch anderen Schwerpunkten gibt.

Literatur

Neurophysiologische, neuropsychologische und medizinische Grundlagen, neuronales Lernen

Becker H, Steding-Albrecht U, Hrsg. Ergotherapie im Arbeitsfeld Pädiatrie. Stuttgart: Thieme; 2006.

Fröhlich A. Wahrnehmungsstörungen und Wahrnehmungsförderungen. Edition Schindele; 1996.

Gisler T. Differenzierung im Beweglichkeitstraining. Stuttgart: Thieme; 1998.

Habermann C, Kolster F. Ergotherapie im Arbeitsfeld der Neurologie. Stuttgart: Thieme; 2002.

Howle J. Neurodevelopmental Treatment Approach. NDTA; 2002.

Lundy-Ekman L. Fundamentals for Rehabilitation. London: W.B. Saunders Company; 2000.

Radlinger L, Bachmann W, Homburg J, Leunenberger U, Thaddey G. Rehabilitative Trainingslehre. Stuttgart: Thieme; 1998.

Ryerson S, Levit K. Functional Movement Reeducation. London: Churchill Livingstone; 1997.

Schmidt R, Schaible H. Neuro- und Sinnesphysiologie. 4. Auflage. Heidelberg: Springer; 2000.

Schmidt PF, Thews G, Lang F, Hrsg. Physiologie des Menschen. 28. Auflage. Heidelberg: Springer; 1999.

Umphrey A. Neurologische Rehabilitation. Berlin, Heidelberg: Springer; 2000.

WHO. International Classification of Function, Disability and Health. WHO/Genf: 2001.

Neurophysiologische und neuropsychologische Verfahren, Bobath-Konzept: Kinder, Jugendliche und Erwachsene

Baumann T. Atlas der Entwicklungsdiagnostik. Stuttgart: Thieme; 2002.

Becker H, Steding-Albrecht U, Hrsg. Ergotherapie im Arbeitsfeld Pädiatrie. Stuttgart: Thieme; 2006.

Bernard K. In: Hüter-Becker A, Dölken, Hrsg. Physiotherapie in der Pädiatrie. Stuttgart: Thieme; 2005, 65ff.

Bernard K. In: Biewald F, Hrsg. Das Bobath-Konzept. München: Urban & Fischer; 2004, 64ff.

Bobath K. Das Bobath-Konzept. Grundsätzliches zum theoretischen Hintergrund in der Behandlung von Kindern mit cerebralen Bewegungsstörungen und sonstigen zentral-neurologischen Erkrankungen. Zuerst veröffentlicht in: Kinderarzt. 1990; 6. In: Biewald F, Hrsg. Das Bobath-Konzept: Wurzeln, Entwicklungen, neue Aspekte. München: Urban & Fischer; 2004, 14.

Dreier S. Vortrag auf der EBTA-Tagung. Berlin: 2004.

Feiler M. Klinisches Reasoning. Berlin: Springer; 2003.

Finnie Nancie R. Hilfe für das cerebral gelähmte Kind. 6. durchgesehene Auflage. Ravensburg: Otto Maier; 1985.

GKB. Unveröffentlichte Unterrichtsdefinitionen. 2005.

Grafmüller-Hell C, Nørgaard R. In: Biewald F, Hrsg. Das Bobath-Konzept. München: Urban & Fischer; 2004, 74.

Hagedorn R. Ergotherapie – Theorien und Modelle. Stuttgart: Thieme; 2000.

Hirschfeld H. Posture and movement. In: Viebrock H, Brandl U, Hrsg. Neurophysiologie cerebraler Bewegungsstörungen. Berlin: Springer; 1996.

Holtz R. Therapie- und Alltagshilfen für zerebralparetische Kinder. München: Pflaum; 2004.

Hufschmidt A, Lücking CH, Hrsg. Neurologie compact Leitlinien für Klinik und Praxis. Stuttgart: Thieme; 2003.

Michaelis R, Niemann G. Entwicklungsneurologie und Neuropädiatrie. 2. überarbeitetet Auflage. Stuttgart: Thieme; 1999.

Ohrt B. In: Biewald F, Hrsg. Das Bobath-Konzept. München: Urban & Fischer; 2004, S. 32ff.

Sonnenschein C. Über die therapeutische Kunst die Hände im richtigen Moment vom Kind wegzunehmen. Was kann das Bobath-Konzept für die ergotherapeutische Kindertherapie leisten? In: Biewald F, Hrsg. Das Bobath-Konzept. München: Urban & Fischer; 2004.

Steding-Albrecht U. Bobath-Konzept. In: Becker H, Steding-Albrecht U, Hrsg. Ergotherapie im Arbeitsfeld Pädiatrie. Stuttgart: Thieme; 2006.

Steding-Albrecht U. Das Bobath-Konzept im Alltag des Kindes. Stuttgart, New York: Thieme; 2003.

Treml-Sieder H. In: Biewald F, Hrsg. Das Bobath-Konzept. München: Urban & Fischer; 2004, 2ff.

Vereinigung der Bobath-Therapeuten Deutschland e.V., Hrsg. Zum Gedanken an Dr. h.c. Berta Bobath und Dr. med. Karel Bobath 1991.

Viebrock H, Brandl U. Neurophysiologie cerebraler Bewegungsstörungen und Bobath-Therapie. Kongressband; 1996.

Welling A. Niklas und die Bobath-Therapie, Dokumentation einer Einzelfallstudie. Stuttgart: Thieme; 2006.

Wiebel-Engelbrecht I. In: Biewald F, Hrsg. Das Bobath-Konzept. München: Urban & Fischer; 2004, 104ff.

Internet
www.bobath-vereinigung.de
www.bobath-kurse.de
www.bobath.ndt.com
www.bobath.org

Sensorische Integrationstherapie

Ayres J. Sensory Integration and learning disorders. Los Angeles: Western Psychological Services; 1972.

Ayres J. Lernstörungen: Sensorisch-integrative Dysfunktionen. Deutsche Übersetzung. Heidelberg: Springer; 1979.

Ayres J. SIPT sensory integration and Praxis Tests. Los Angeles: Western Psychological Services; 1989.

Ayres J. Bausteine der kindlichen Entwicklung: Die Bedeutung der Integration der Sinne für die Entwicklung des Kindes. 3. korrigierte Auflage. Heidelberg: Springer; 1998.

Bundy A, Lane S, Murray E. Sensory Integration: Theory and Practice. Second Edition. Philadelphia: F.A. DAVIS Company; 2002.

Borchardt K, Hrsg. Die Sensorische Integrationstherapie: eine wissenschaftlich fundierte angewandte Therapiemethode in der pädiatrischen Ergotherapie. 2. Aufl. Idstein: Schulz-Kirchner; 2003.

Borchardt K, Borchardt D, Kohler J, Kradolfer F. Sensorische Verarbeitungsstörung: Theorie und Therapie der Sensorischen Integration. Idstein: Schulz-Kirchner; 2005.

Fisher A, Murray E, Bundy A. Sensorische Integrationstherapie: Theorie und Praxis. Reihe Rehabilitation und Prävention. Bd. 41. Heidelberg: Springer; 1998.

Hüther G. Bedienungsanleitung für ein menschliches Gehirn. Göttingen: Vandenhoeck & Ruprecht; 2005.

Kephardt NC. The Slow Learner in the Classroom. Columbus: Merill Publishing; 1960.

Kielhofner G, Marotzki U, Mentrup C. Model of Human Occupation (MOHO). Grundlagen für die Praxis. Heidelberg: Springer; 2005.

Marotzki U, Hrsg. Ergotherapeutische Modelle praktisch angewandt. Berlin, Heidelberg: Springer; 2002.

Miesen M, Hrsg. Berufsprofil Ergotherapie 2004. Idstein: Schulz-Kirchner; 2004.

Pätzold I, Wolf M, Hörning A, Hoven J. Weißt du eigentlich was mir wichtig ist? Dortmund: Borgmann; 2005.

Price A. Kursunterlagen. 1985.

Oetter P, Richter E, Frick S. M.O.R.E.: Der Mund als Quelle sensorisch-integrativer Funktionen. Dortmund: modernes lernen; 1999.

Projektgruppe Ergotherapeutische Befundinstrumente in der Pädiatrie. Befundinstrumente in der pädiatrischen Ergotherapie, DVE Hrsg. Idstein: Schulz-Kirchner; 2004.

Schaefgen R. Aufmerksamkeits-Defizit-Syndrom: Eine Form der sensorischen Integrationsstörung. Bergen: Eigenverlag; 1999.

Smith Roley S, Blanche E, Schaaf R. Sensorische Integration: Grundlagen und Therapie bei Entwicklungsstörungen. Heidelberg: Springer; 2004.

Spitzer M. Lernen Gehirnforschung und die Schule des Lebens. Heidelberg, Berlin: Spektrum; 2002.

Strebel H, Sulzmann I. Don´t tell – ask! Ergotherapeutisches Handbuch zur praktischen Umsetzung des klientenzentrierten Ansatzes in der Ergotherapie. Idstein: Schulz-Kirchner; 2005.

Williams M, Shellenberger S. Wie läuft eigentlich dein Motor? Das „Alert Programm". Dortmund: modernes lernen; 2001.

Castillo Morales Konzept

Castillo Morales R. Die orofaziale Regulationstherapie. München: Pflaum; 1991/2000.

Enders A. Das Castillo Morales Konzept in der Frühförderung. In: Leyendecker C, Horstmann T, Hrsg. Große Pläne für kleine Leute. München: Ernst Reinhardt; 2000

Haberstock B. Castillo Morales Konzept. In: Hüter-Becker A, Schewe H, Heipertz W, Hrsg. Physiotherapie, Bd. 12. Stuttgart: Thieme; 1999.

Lurija AR. Das Gehirn in Aktion. Reinbek bei Hamburg: rororo; 1993.

Internet
www.castillomoralesvereinigung.de
www.rcmorales.com.ar

Therapie des Fazio-oralen Traktes (F.O.T.T.)

Bartholome G. Schluckstörungen: Diagnostik und Rehabilitation. 2. Aufl. Stuttgart, Jena, Lübeck, Ulm: G. Fischer; 1999.

Böhme G. Sprach-, Sprech-, Stimm- und Schluckstörungen: ein Lehrbuch, Bd. 1. Stuttgart, Jena, Lübeck, Ulm: G. Fischer; 1997

Böhme G. Sprach-, Sprech-, Stimm- und Schluckstörungen: ein Lehrbuch, Bd. 2. Stuttgart, Jena, Lübeck, Ulm: G. Fischer; 1998

Coombes K. Von der Ernährungssonde zum Essen am Tisch – Aspekte der Problematik, Richtlinien für die Behandlung. In: Wege von Anfang an. Lipp

B, Schlaegel W, Hrsg. Villingen-Schwenningen: Neckar-Verlag; 1996.

Davies PM. Wieder aufstehen: Frühbehandlung und Rehabilitation für Patienten mit schweren Hirnschädigungen. Berlin, Heidelberg: Springer; 1995.

Gratz C, Woite D. Die Therapie des Facio-Oralen Traktes bei neurologischen Patienten: zwei Fallbeispiele. Idstein: Schulz-Kirchner; 1999.

Habermann C, Kolster F, Hrsg. Ergotherapie im Arbeitsfeld Neurologie. Stuttgart, New York: Thieme; 2002.

Kolb G, Hrsg. Dysphagie: Kompendium für Ärzte und Sprachtherapeuten in Klinik, Rehabilitation und Geriatrie. München: Urban und Vogel; 2000.

Köhler W, Schröder C, Niers N. Schluckstörungen. Blaue Reihe, Bd. 8. Pfrimmer Nutricia GmbH. Fröhlich A. Basale Stimulation – Das Konzept. Düsseldorf: Verlag Selbstbestimmtes Leben; 1998.

Nusser-Müller-Busch R. Die Therapie des Facio-Oralen Traktes – FOTT. Stuttgart: Gustav Fischer; 1997.

Pschyrembel Klinisches Wörterbuch. Berlin: de Gruyter, 2002.

Schalch F. Schluckstörungen und Gesichtslähmung: therapeutische Hilfen. Stuttgart, Lübeck: G. Fischer; 1994.

Bobath-Konzept: Behandeln von Erwachsenen mit Hemiplegie

Bobath K, Bobath B. Die Behandlung erwachsener Hemiplegiepatienten: Ein Vortrag im Fortbildungszentrum Hermitage (Video). Bad Ragaz: 1978.

Deutsche Gesellschaft für Neurologie. Leitlinien der deutschen Gesellschaft für Neurologie. www.dgn.org. Abgerufen: 11.2005.

Grete J. In: IBTA Deutschland, Hrsg. Das Bobath-Konzept: Wege… Entwicklungen… Erinnerungen … (Video). 2000.

Hommel B, Müssler J, Aschersleben G, Prinz W. Theory of Event Coding (TEC): A Framework for Perception and Action Planning. Behav. Brain. Sci. 2001: 10; 849.

Saltuari L. Rehabilitation ist motorisches Lernen. www.universimed.com. Abgerufen: 01.2005.

Shumway-Cook A, Woollacott M. Motor Control. Philadelphia: Lippincott Williams & Wilkins; 1995.

Internet

www.ibita.org/ (IBITA International)

www.bobath-instruktorinnen.de/ (IBITA Deutschland)

www.ibitaswiss.ch (IBITA Schweiz)

www.igptr.ch/ (IG Physiotherapie in der Neuro-Rehabiltation)

Perfetti-Konzept

Birbaumer G. Das Gehirn denkt nicht in Muskelkontraktionen. Rundbrief, VFCR (Verein für Cognitive Rehabilitation). Dossier: 2005.

Firba W, Gruber H, Mayer R. Funktionelle Neuroanatomie. Berlin: Springer; 1998.

Oberleit S. Kognitive therapeutische Übungen nach Prof. Perfetti. Krankengymnastik. 1996;4: 533.

Perfetti C. Der Hemiplegische Patient. München: Pflaum; 1997.

Johnstone-Konzept

Biebl J. Physiotherapeutische Rehabilitation nach dem Johnstone Konzept – Funktion und Wirkung der Splints bei Schlaganfallpatienten. Unveröffentlichte Diplomarbeit des Ausbildungszentrum West für Gesundheitsberuf. Innsbruck: 2003.

Eickhof C. Grundlagen der Therapie bei erworbenen Lähmungen. München: Pflaum; 2001.

Feys HM, De Weerdt WJ, Selz BE, Cox Steck GA, Spichiger R, Vereeck LE, Putman KD, Van Hoydonck GA. Effect of a Therapeutic Intervention for the Hemiplegic Upper Limb in the acute Phase after Stroke. A Single-Blind, Randomized, Controlled Multicenter Trial. Stroke. 1998; 29: 785.

Johnstone M. Die Rehabilitation des Schlaganfallpatienten. Stuttgart: G. Fischer; 1980.

Johnstone M. Die Hausbetreuung des Schlaganfallpatienten. Stuttgart: G. Fischer; 1987.

Johnstone M. Therapie der vaskulären Hemiplegie. Übersetzt von Selz B. und Cox-Streck G. München: Pflaum; 2000.

Taub E, Crago JE, Uswatte G. Constraint-Induced Movement Therapie: a new approach to treatment in physical rehabilitation. Rehab Psychol 1998; 43: 152-170.

Wälder F. Neurotherapeutischer Behandlungsansatz nach Johnstone. In: Habermann C, Kolster F. Ergotherapie im Arbeitsfeld Neurologie. Stuttgart: Thieme; 2002.

Forced-use-Therapie

Bauder H, Taub E, Miltner WHR. Behandlung nach Schlaganfall, Die Taubsche Restruktionstherapie, Reihe: Therapeutische Praxis. Göttingen: Hogrefe; 2001.

Eliasson AC, Krumlinde L, Shaw K, Wang C. Effects of constraint-Induced Movement Therapie in young children with hemiplegic cerebral palsy: an adapted model. Developmental Medicine & Child Neurology. 2005; 47: 266.

Freivogel S. Rehabilitation von Störungen der Willkürmotorik. In: Frommelt P. Neurorehabilitation. Berlin: Blackwell; 1998.

Hummelsheim H. Repetives Üben in der Rehabilitation zerebraler Paresen. Krankengymnastik. 2000; 52: 966-971.

Karg B. Therapie und Praxis. Willensstärke und Ausdauer sind Voraussetzungen – Wenn das Gehirn neu organisiert wird. Schlaganfallmagazin. 2000: 2; 23.

Koenen A, Ott A. Spielen mit beiden Händen – trotz Hemiparese. Dortmund: verlag modernes lernen; 2005.

Naylor CE, Bower E. Modified constraint-Induced Movement Therapie for young children with hemiplegic cerebral palsy: a pilot study. Developmental Medicine & Child Neurology. 2005; 47: 365.

Novak I. Constraint-Induced Movement Therapie (CIMT), Research Fellow, Cerebral Palsy Institute, 2004.

Taub E, Morris D. Constraint Induced Movement Therapie to enhance recovery after stroke. University of Alabama at Birmingham, USA. 2001; 279.

Willis JK, Morello A, Davie A, Rice JC, Bennett JT. Forced Use Treatment of Childhood Hemiparesis. Pediatric. 2002; 7: 94.

Wolf SL, Lecraw DE, Barton LA, Jann BB. Forced Use of Hemiplegic Upper extremities to reverse the effect of learned nonuse among chronic stroke and head injured patients. Expl. Neurol. 1989: 2;125–132.

Biofeedback und Elektromyostimulation: ergänzende Behandlungsverfahren

Bossert FP, Vogedes K. Elektro-, Licht- und Strahlentherapie. München: Urban & Fischer; 2003.

Gillert O. Elektrotherapie. München: Pflaum Verlag; 1983.

Mangold S, Keller T. Anwendungsgebiete der Elektrotherapie in der Ergotherapie. Ergotherapie & Rehabilitation. 2006; 2: 19.

Mokrusch T. In: GESET, Hrsg. Fachtagung für neurologische Rehabilitation. Jena, 2004.

Rief W, Birbaumer N, Hrsg. Biofeedbacktherapie. Stuttgart: Schattauer; 2000.

Winkel D. Nichtoperative Orthopädie und Manualtherapie, Teil 3. Stuttgart: Gustav Fischer; 1997.

Affolter/St. Galler-Modell

Affolter F. Wahrnehmung, Wirklichkeit und Sprache. Villingen-Schwenningen: Neckar-Verlag; 1987.

Affolter F, Bischofberger W. Nonverbal Perceptual and Cognitive Process in Children With Language Disorders: Toward a New Framwork for Children Intervention. Wahwah, NJ: Lawrence Erlbaum Associates; 2000.

Oerter R, Montada L, Hrsg. Entwicklungspsychologie. Weinheim: Beltz; 2002.

Stockman IJ. Movement and Action in Learning and Development. Clinical Implications for Pervasive Developmental Disorders. San Diego: Elsevier Academic Press; 2004.

Stockman IJ. Theoretische Verbindungen zum Affolter Behandlungskonzept in den USA: APW–Informationsblatt Nr. 6/2001.

Handlungsorientierte Diagnostik und Therapie (HoDT)

Habermann C, Kolster F. Ergotherapie im Arbeitsfeld Neurologie. Stuttgart: Thieme; 2002.

Kolster F. HODT (Grundlagen), Neglect, Pusher-Symptomatik, Apraxie (jeweils Befunderhebung und Therapieansätze). In: Habermann C, Kolster F. Ergotherapie im Arbeitsfeld Neurologie. Stuttgart: Thieme; 2002.

Kolster F. Therapieziele in der Neurologie. Neue Reihe Ergotherapie, Reihe 10, Band 6. Idstein: Schulz-Kirchner; 2001.

www.ergo-kolster.de

Alltagsorientierte Therapie (AOT) bei Patienten mit erworbenen Hirnschädigungen

Gauggel S, Konrad K, Wietasch AK. Neuropsychologische Rehabilitation. Ein Kompetenz- und Kompensationsprogramm. Weinheim: Beltz; 1998.

Goldenberg G, Pössl J, Zielger W. Neuropsychologie im Alltag. Stuttgart: Thieme; 2002.

Götze R, Höfer B. Alltagsorientierte Therapie bei Patienten mit erworbener Hirnschädigung. Stuttgart: Thieme; 1999.

Götze R. Alltagsorientierte Therapie bei Patienten mit erworbener Hirnschädigung. In: Habermann C, Kolster F. Ergotherapie im Arbeitsfeld Neurologie. Stuttgart: Thieme; 2002.

Götze R, Pössl J, Ziegler W. Überprüfung der Wirksamkeit der Alltagsorientierten Therapie (AOT) bei Patienten mit erworbener Hirnschädigung. Neurologische Rehabilitation. 2005; 1: 13-20.

Keller M, Kool J, Kesselring J. Valenser Alltagsorientierte Therapien (VAT) – Validierung eines neuen Verfahrens zum Messen der Selbständigkeit von neurologischen Patienten. Neurologische Rehabilitation. 2002; 8: 239-46.

Propriozeptive neuromuskuläre Fazilitation (PNF)

Buck M, Beckers D, Adler S. PNF in der Praxis: eine Anleitung in Bildern. 2., überarb. und erw. Aufl. Berlin, Heidelberg: Springer; 1993.

Knott M, Voss D. PNF – Bewegungsmuster und Techniken. 4., überarb. und erw. Aufl. New York: Gustav Fischer Verlag; 1988.

Riegel A. Propriozeptive Neuromuskuläre Fazilitation, nicht veröffentlichtes Fortbildungsskript: PNF in der Handtherapie: Gesichtspunkte des funktionellen Trainings, der indirekten Behandlung und des gesamtheitlichen Grundkonzeptes. München: 1998.

Sullivan PE, Markos PD, Minor MAD. PNF – Ein Weg zum therapeutischen Üben. Stuttgart: Fischer; 1985.

Feldenkrais

Bisges G. Feldenkrais. Bewusstes Bewegen. Begleitvideo zur Bayern3 TV-Serie Telegym, Nr.15. Tutzing: PSF Film + Videoprogramm; 1995.

Bleis C. Feldenkrais. Fit und beweglich auf sanfte Art. München: BLV; 2005.

Feldenkrais M. Bewusstheit durch Bewegung. Der aufrechte Gang. Frankfurt: Suhrkamp; 1996.

Feldenkrais M. Abenteuer im Dschungel des Gehirns. Der Fall Doris. Frankfurt: Suhrkamp; 1997.

Hanna T. Beweglich sein ein Leben lang. München: Kösel; 2003.

Russel R, Hrsg. Feldenkrais im Überblick. Paderborn: Junfermann; 2004.

Shelhav-Silberbusch C. Bewegung und Lernen. Die Feldenkrais-Methode als Lernmodell. Dortmund: verlag modernes lernen; 1999.

Triebel-Thome A. Feldenkrais. Bewegung – ein Weg zum Selbst. Einführung in die Methode. Buch mit Audio-CD. Paderborn: Junfermann; 2002.

Walterspiel B. Das Abenteuer Bewegung. 4 Audio-CDs. München: Kösel; 2004.

www.feldenkrais.de

Weitere Behandlungsansätze

Dohle C, Nakaten A, Püllen J, Rietz C, Karbe H. Grundlagen und Anwendung des Spiegeltrainings. In: Minkwitz K, Scholz E, Hrsg. Standardisierte Therapieverfahren und Grundlagen des Lernens in der Neurologie. Idstein: Schulz-Kirchner; 2005.

Habermann C. Konzept der Funktionellen Bewegungslehre, FBL. In: Habermann C, Kolster F. Ergotherapie im Arbeitsfeld Neurologie: Stuttgart: Thieme; 2002.

Heel C. Arm: Koordinationseinheit Schulter. In: Hüter-Becker A, Hrsg. Lehrbuch zum Neuen Denkmodell der Physiotherapie, Band 1: Bewegungssystem. Stuttgart: Thieme; 2003.

Herb-Hassler R. Behandlung der Halbseitenlähmung mit einem Spiegel. Ergotherapie und Rehabilitation. 2001; 3: 19.

Klein-Vogelbach S, Mohr G, Spirgi-Gantert I. Funktionelle Bewegungslehre. Therapeutische Übungen. Instruktion und Analyse: 4. Aufl. Heidelberg: Springer; 2001.

Koller FM. Wissenschaft nachgefragt, Chronische Hemiparese: Spiegeltherapie wirkt. physiopraxis. 2004; 6: 16.

Larsen C. Füße in guten Händen. Stuttgart: Thieme; 2003.

Morton A, Rothgangel A. Schlaganfall-Rehabilitation: Spiegeltherapie Illusion mit Erfolg. physiopraxis. 2004; 11-12: 44.

Özelt W. Spiraldynamik – ein Konzept für die ergotherapeutische Praxis. In: Habermann C, Kolster F. Ergotherapie im Arbeitsfeld Neurologie. Stuttgart: Thieme; 2002.

Wulf D. Mentales Training In: Hüter-Becker A, Dölken M, Hrsg. Physiotherapie in der Neurologie. Stuttgart: Thieme; 2004.

Neuropsychologische Verfahren

Arbeitsgruppe Geriatrisches Assessment, AGAST. Geriatrisches Basisassessment. Nikolaus T, Bach M, Oster P, Schlierf G. 2. aktualisierte Aufl. München: MMV (Schriftenreihe Geriatrie-Praxis); 1997.

Chapparo C, Ranka J, Hrsg. Occupational Performance Model (Australia): Monograph 1. Lidcombe: Occupational Performance Network; 1997.

DVE, Deutscher Verband der Ergotherapeuten e.V., Hrsg. Indikationskatalog Ambulante Ergotherapie. Idstein: Schulz-Kirchner; 2004.

DVE, Miesen M, Hrsg. Berufsprofil Ergotherapie 2004. Idstein: Schulz-Kirchner; 2004.

Engelke G, Middendort C, Neidhard K. Ergotherapeutische Untersuchungsreihe neuropsychologischer Funktionen (EUNS), Neue Reihe Ergotherapie. Idstein: Schulz-Kirchner; 2005.

Fischer W. Zentrum für Informatik und wirtschaftliche Medizin CH-9116 Wolfertswil (Schweiz). http://www.fischer-zim.ch/ 2003; Abgerufen: 05.2005.

Folstein MF, Folstein S, Mc Mugh PR. Mini-Mental State: A practical method for grading the cognitive state of patients for the clinician. J Psychiatr Res. 1975;12:189–198.

Goldenberg G. Neuropsychologie: Grundlagen – Klinik – Rehabilitation. 3. akt. u. erw. Aufl. München: Urban & Fischer; 2002.

Götze R, Höfer B. AOT – Alltagsorientierte Therapie bei Patienten mit erworbener Hirnschädigung. Stuttgart: Thieme; 1999.

Götze R, Pössl J, Ziegler W. Überprüfung der Wirksamkeit der Alltagsorientierten Therapie (AOT) bei Patienten mit erworbenen Hirnschädigungen. Ergotherapie & Rehabilitation. 2005a; 10: 6–12.

Götze R, Zenz K, Michal C. Neuropsychologisches Befundsystem für die Ergotherapie. Heidelberg: Springer; 2005b.

Habermann C, Kolster F. Ergotherapie im Arbeitsfeld Neurologie: Stuttgart: Thieme; 2002.

Habermann C, Wittmershaus C. Ergotherapie im Arbeitsfeld Geriatrie: Stuttgart: Thieme; 2005.

Harth S, Münte TF, Müller SV. Wie wirksam ist kognitive Gruppentherapie bei exekutiver Dysfunktion. Neurologie & Rehabilitation. 2005: 5; 279–288.

Hildebrandt H, Müller SV, Schwendtmann G. Evidenzbasierte neuropsychologische Therapie. Neurologie & Rehabilitation. 2004;2: 57–68.

Hörmann G. Ziele, Methoden und Konzepte von Diagnostik, in Skalen und Scores in der Neurologie. Stuttgart: Thieme; 1995.

Kerkhoff G. Neglect und assoziierte Störungen. Göttingen: Hogrefe; 2004.

Kolster F. Handlungsorientierte Diagnostik und Therapie (HoDT). In: Habermann C, Kolster F. Ergotherapie im Arbeitsfeld Neurologie: Stuttgart: Thieme; 2002.

Prigatano GP. Neuropsychologische Rehabilitation. Berlin: Springer; 2004.

Prosiegel M. Neuropsychologische Störungen und ihre Rehabilitation. 2. Auflage. München: Pflaum; 1998.

Schweizer V. Neurotraining. 3. Aufl. Heidelberg, Berlin: Springer; 2005.

Testzentrale Göttingen. Testkatalog 2006/2007. Göttingen: Hofgrefe; 2006.

Voigt-Radloff S, Heiss HW. Abgestimmte therapeutische Assessmentverfahren: Entwicklungsstatus und Ergebnisse am Beispiel des Ergotherapeutischen Assessment. Neurol Rehabil. 2003:6; 280–285.

Internet

www.melba.de/melba/ida.html. Abgerufen: 02.2006.

Schulz H. FIM Manual. Messung der Funktionalen Selbständigkeit (Functional Independence Measure). Meerbusch: 2002: 48 S. Internet: www.fim-pflegeplanung.de/kitteltaschenbuch.pdf. Zugriff Mai 2005

Frostig-Konzept

Dacheneder W. Der Developmental Test of Visual Perception 2 (DTVP-2) – ein neuer amerikanischer Frostig-Test. Teil I: Kritik des FEW. Ergotherapie & Rehabilitation. 2001; 8:15–9.

Dacheneder W, Weiland G. Der Developmental Test of Visual Perception 2 (DTVP 2) – ein neuer amerikanischer Frostig-Test, Teil II: Darstellung des DTVP 2 mit zwei Fallbeispielen. Ergotherapie & Rehabilitation: 2001; 9: 16–24.

Frostig M. Bewegungserziehung. Neue Wege der Heilpädagogik. 6. Aufl. München: Reinhardt; 1980.

Frostig M. Education for dignity. New York: Grune & Stratton;1976.

Frostig M. Maslow – Lernprobleme in der Schule. Stuttgart: Hippokrates; 1978.

Frostig M. Mein Leben: Lernen – Schritt für Schritt, „My slow path of learning“. Dortmund: borgmann publishing; 1992.

Frostig M, Horne D. Visuelle Wahrnehmungsförderung, Arbeitsheft 1–3. Braunschweig: Schroedel Verlag; 2002.

Hammill DD, Pearson NA, Voress JK. DTVP-2, Developmental Test of Visual Perception. 2. Auflage. Göttingen: Hogrefe; 1993.

Internationale Frostig Gesellschaft, Hrsg. Das Spiel des Kindes – Schritte ins Leben. Dortmund: Borgmann; 1991

Internationale Frostig Gesellschaft, Hrsg. Die Kinderzeichnung im Spiegel der Entwicklung. Dortmund: Borgmann; 1991.

Internationale Frostig Gesellschaft, Hrsg. Wahrnehmung und Persönlichkeit. Dortmund: Borgmann; 1992.

Internationale Frostig Gesellschaft, Hrsg. Integration durch Wahrnehmung und Sprache. Dortmund: Borgmann; 1993.

Internationale Frostig Gesellschaft, Hrsg. Auditive Wahrnehmung. Dortmund: Borgmann; 1995.

Internationale Frostig Gesellschaft, Hrsg. Prävention von Lern- und Verhaltensstörungen und die Bedeutung der Bewegung für die soziale, emotionale und intellektuelle Förderung des Kindes. Dortmund: Borgmann; 1999.

Internationale Frostig Gesellschaft, Hrsg. Das menschliche Gedächtnis – grundlegende Funktion für das Lernen. Dortmund: Borgmann; 2000.

Internationale Frostig Gesellschaft, Hrsg. Dyskalkulie. Dortmund: Borgmann; 2001.

Lockowandt O, Hrsg. Frostig Integrative Therapie – Lesen und Lesestörung. Dortmund: Borgmann; 1994.

Lockowandt O, Hrsg. Frostig Integrative Therapie – Theorie und Praxis, Band 1 und 2. Dortmund: Borgmann; 1994.

Internet

www.frostig-gesellschaft.de

6 Psychosoziale Behandlungsverfahren

Inhalt:

6.1 Einführung und Gegenstand psychosozialer Behandlungsverfahren

Clara Scheepers

Psychosoziale Aspekte finden sich in allen ergotherapeutischen Verfahren wieder, da begleitend zu funktionellen und neurophysiologischen Einschränkungen Fragestellungen der Krankheitsverarbeitung, Identitätskrisen, Neuorientierungen bewältigt werden müssen.

Die in Kapitel 6.2 behandelten sozialwissenschaftlichen Grundlagen sind daher grundlegend bedeutsam für alle Behandlungsverfahren, wenngleich ihr Schwerpunkt bei den psychosozialen Behandlungsverfahren liegt. Die medizinischen Grundlagen (Kap. 6.3) beziehen sich daher eindeutig auf die historisch gewachsenen Stammbereiche psychosozialer Behandlungsverfahren: Psychiatrie und Psychosomatik.

Die Klinischen Neurowissenschaften haben begonnen, die alten Denkstrukturen der Psychiatrie infrage zu stellen. Die klassischen Entstehungsmodelle von psychiatrischen und psychosomatischen Erkrankungen müssen sich einer kritischen neurowissenschaftlichen Betrachtung unterziehen. Diesen neueren Entwicklungen steht in der Ergotherapie die grundlegende Auseinandersetzung um ihren Gegenstandsbereich, ihrem Kernziel gegenüber, die sich stärker aus den sozialwissenschaftlichen Bezugsystemen ableiten lässt. Welchen Einfluss neurowissenschaftliche Forschungsansätze auf die Ergotherapie nehmen werden, ob sich Veränderungen durch psychosoziale Behandlungsmethoden durch bildgebende Verfahren verifizieren lassen, bleibt abzuwarten. Dass jedoch ein Trainingsangebot, welches vom Klienten mit großer Begeisterung umgesetzt und erfolgreich zu Ende geführt wird, die Plastizität seines Gehirnes positiv unterstützt, scheint unbestritten. Ergotherapeuten sind gefordert ihre bisherigen Ziele und Therapiemaßnahmen diesen Veränderungen anzupassen.

Psychosoziale Behandlungsverfahren stellen in diesem Kapitel verstärkt der aus psychiatrischen und psychosomatischen Krankheiten resultierende Fähigkeitsstörungen in den Mittelpunkt ihrer Betrachtung. Unter Nutzung handwerklicher, gestalterischer Medien, kognitiver oder lebenspraktischer Angebote sowie kommunikativer bzw. wahrnehmungsfördernder Maßnahmen können Ergotherapeuten versuchen, Selbsthilfepotenziale zu unterstützen, die eine Betätigung einleiten können. Dabei wird von spezifischen Wirkfaktoren der eben genannten Medien und Methoden ausgegangen, um den therapeutischen Prozess zu lenken.

Die Kapitel 6.4–6.6 versuchen, diese Neuentwicklungen aufzugreifen. Daher werden im Folgenden die psychosozialen Behandlungsverfahren, analog der Auflistung in der AprV dargestellt. Die AprV ergänzt die alte Systematik nach Scheiber in der psychiatrischen Ergotherapie:

- symptombezogen-regulierende Methode,
- subjektbezogen-ausdruckszentrierte Methode,
- soziozentriert-interaktionelle Methode,
- kompetenzzentrierte, lebenspraktische und alltagsorientierte Methoden,
- wahrnehmungsbezogene und handlungsorientierte Methoden,
- Einbeziehung von angrenzenden psycho- und körpertherapeutisch orientierten Methoden.

Der Einsatz dieser Methoden in der ambulanten und stationären Behandlung muss innerhalb der Heilmittelstruktur umgesetzt werden. Dieses erschließt sich beim genauen Betrachten der Leitsymtomatik und Therapieziele.

Allgemeine Voraussetzungen und Grundlagen wie die Diagnostik, Therapieplanung, Behandlungssetting orientieren sich im Grundsatz an der Arbeit mit psychiatrischen oder psychosomatischen Klienten. Sie wurden in der nun vorliegenden Fassung mit deutlicheren Akzenten der Klientenzentrierung, Lebensweltorientierung und Hinweisen zu weiterführenden Theoriemodellen oder Systematiken ergänzt. Vertiefende Ausführungen zur Umsetzung der neuen Konzepte und Modelle, sowie die Adaption dieser Behandlungsverfahren auf Themen der Kinder- und Jugendpsychiatrie, Sucht, Gerontopsychiatrie können in diesem Kapitel nicht erwartet werden. Sie werden ausführlich im von Kubny-Lüke herausgegebenen Buch „Ergotherapie im Arbeitsfeld Psychiatrie" (2003) dargestellt. Ergänzende Weiterbildungen, wie z. B. die psychotherapeutisch orientierten Verfahren der Konzentrative Bewegungstherapie, der Gestaltungstherapie, die Bedeutung des Spiels und der Sensorischen Integrationstherapie im psychiatrischen Kontext werden kurz beschrieben. Kapitel 6 schließt mit Ausführungen zum Qualitätsmanagement in der Psychiatrie.

Gegenstand der Ergotherapie in der Psychiatrie

Das Ziel der Ergotherapie, die Hinführung in eine Betätigung, die die Teilhabe am beruflichen und sozialen Leben unterstützt, impliziert eine umfassende Sichtweise von Klientenfaktoren, Fähigkeiten, Gewohnheiten, Erwartungen, Umfeldfaktoren. Die bisherige am psychiatrischen oder psychosomatischen Krankheitsbild sich orientierende Therapievorstellung weicht langsam einem salutogenetischen Denken, welches den Klienten als Partner im therapeutischen Geschehen deutlicher in die Planung mit einbezieht. Seine Erwartungen und Ziele erhalten Priorität und gestalten den therapeutischen Prozess mit. Diese können sich aber verändern, angesichts der sich neu entwickelnden Kompetenzen oder durch die Erfahrung an eigene und äußere Grenzen zu stoßen.

Menschliches Handeln strebt in der Regel nach einem Gleichgewicht zwischen Anforderungen der Umwelt und dem Wunsch, sich in ihr wohl zufühlen und sie sich zu eigen zu machen. Diese natürliche Grundmotivation wird durch Erkrankung, belastende Umwelt-, Stressfaktoren oder Kommunikationsstrukturen beeinträchtigt bis hin zu dem Punkt, dass Menschen aus bisherigen gewohnten Systemen herausfallen. Mithilfe klientenzentrierter Verfahren gilt es, Weichenstellungen für die Wiedereingliederung in vertraute oder adäquate Lebensstrukturen zu fördern.

Die im Kapitel 1.11 skizzierte Systematik des AOTA-Frameworks erscheint geeignet, diesen klientenzentrierten Blick auf die ergotherapeutische Arbeit in den psychiatrischen Bereichen zu übertragen. Viele Begriffe des AOTA-Frameworks sind der ICF entnommen (Kap. 1.11), der sich in Deutschland erst langsam zu etablieren beginnt. Das nachfolgende Schema lehnt sich an die Domain des AOTA-Frameworks an und versucht eine Brücke zu schlagen zwischen gewohnten Begrifflichkeiten ergotherapeutischer Praxis in der Psychiatrie und der Erklärung des Gegenstandsbereiches der Ergotherapie. In der Domain des AOTA-Frameworks wird der Gegenstandsbereich der Ergotherapie in sechs Aspekte aufgegliedert. Dieses für die gesamte Ergotherapie anzuwendende Grundschema wurde hier in einem äußeren Rahmen für die psychiatrische Ergotherapie ergänzt, um es mit dem Wissen, den Grundlagen und Kontextfaktoren, die für diese Aufgabe benötigt werden, zu verknüpfen.

Der *innere Kern* zentriert den Fokus der Ergotherapie auf ihr Kernziel, die Betätigung zur Partizipation oder Teilhabe im bedeutungsvollen Kontext (**Abb. 6.1**). Der *innere Kreis* beschreibt in den folgenden Bereichen die klientenbezogenen zu erhebenden objektivierbaren Fakten, Beobachtungen sowie seine subjektive Einschätzungen, Vorstellungen, Wünsche und Befürchtungen.

- A Performanz in Betätigungsbereichen,
- B Performanzfertigkeiten,
- C Performanzmuster,
- D Kontext,
- E Aktivitätsanforderungen,
- F Klientenfaktoren.

Lediglich der Bereich E Aktivitätsanforderungen versucht den therapeutisch möglichen Rahmen und das Setting auf die Bedingungen des Klienten abzustimmen. Das runde Schema soll verdeutlichen, dass es zwischen den einzelnen Bereichen keine Hierarchie gibt, jeder Bereich ist aus Sicht einer ganzheitlichen Betrachtung bedeutungsvoll.

Der *äußere Kreis* wurde der AOTA-Domain hinzugefügt. Der einzelne Klient ist immer Teil verschiedener Systeme und fordert als Persönlichkeit mit individuellen Zielvorstellungen eine vielfältige Auseinandersetzung. Somit müssen Ergotherapeuten über die psychiatrische Gesamtklientel hinaus sich medizinisches Fachwissen und sozialwissenschaftliche Grundlagen, Befundsysteme, Testverfahren, psychosoziale Behandlungsmethodik, Qualitätssicherungssysteme u.a. aneignen und zudem sich auch in eine gesellschaftspolitische Auseinandersetzung begeben.

Neben dieser Systematik der zu erhebenden Klientenfaktoren begeben sich Therapeutin und Klient in einen Prozess, in dem zum einen die Fähigkeiten und Schwierigkeiten sowie mögliche Perspektiven erhoben und überprüft werden. Auf diesen Ergebnissen basieren Behandlungsplanung, Durchführung und Evaluation der Behandlung. Klinisches Reasoning kann und sollte diesen Prozess begleiten und vertiefen.

Nicht angesprochen in der Domain des AOTA-Frameworks, aber von den Praktikern im psychosozialen Bereich besonders hervorgehoben, wird die professionelle Beziehung zwischen Therapeuten und Klienten. Sie wird oft als tragendes Element der Therapie betrachtet. Jede Ergotherapeutin, jeder Ergotherapeut bringt in die Therapie seinen eigenen Kontext mit, hat eine individuelle therapeutische Haltung und Persönlichkeit entwickelt oder schlüpft in eine „therapeutische Haut", aus der heraus z.B. auf psychoanalytischer, systemischer oder verhaltenstherapeutischer Basis verstanden, re-agiert oder interveniert wird. Die therapeutische Beziehung dient als professionelle Grundlage der Begleitung und Unter-

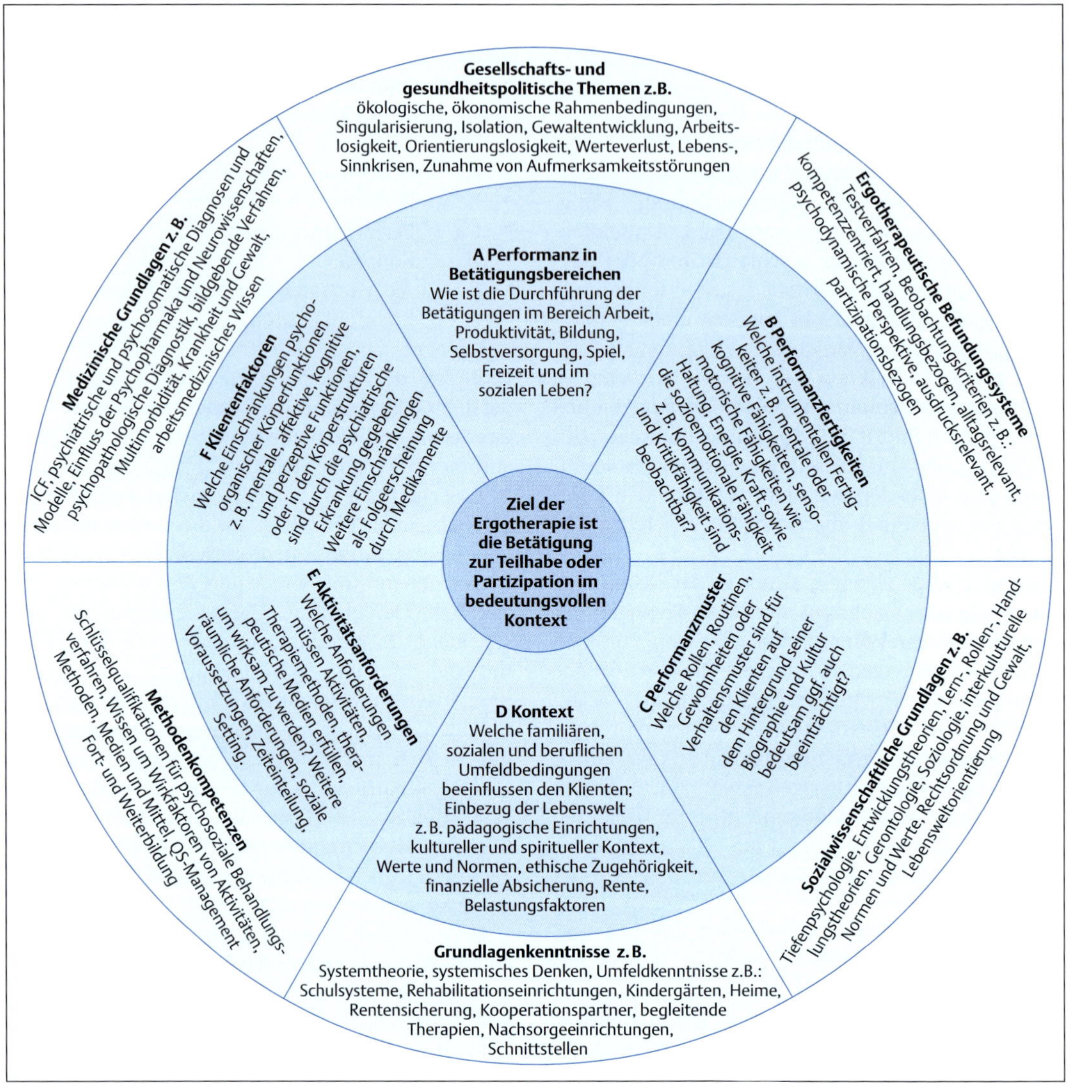

Abb. 6.1 Performanz- und Wissensbereiche in Anlehnung an die AOTA-Domain.

stützung des Klienten zur Durchführung von Betätigungen, die eine Partizipation im bedeutungsvollen Kontext ermöglicht.

6.2 Sozialwissenschaftliche Grundlagen

Gisela Beyermann

6.2.1 Sozialwissenschaftliche Grundlagen als Reflexions- und Handlungswissen

Ergotherapie ist ein praktischer Beruf. Gleichzeitig bemüht sie sich seit einigen Jahren, im Ausland mit schnelleren Erfolgen, um die Akademisierung der Ausbildung und die Wissenschaftlichkeit ihrer Theorie. Beides ist kein Selbstzweck. Akademisierung ist eine Bedingung für Wissenschaftlichkeit und die Basis dafür, dass Patienten die möglichst beste Therapie bekommen. Wissenschaftlichkeit umfasst ein solides theoretisches Fundament auf der einen Seite und Wirksamkeitsnachweise auf der anderen Seite. Dabei handelt es sich um einen für die Zukunft offenen Prozess, denn sowohl die Bezugswissenschaften (Kap. 1.5) als auch die Ergotherapie entwickeln sich ständig weiter. Zum Thema Wirksamkeitsnachweise siehe Kapitel 1.14.

Sozialwissenschaftliche Grundlagen beschäftigen sich mit menschlichem Verhalten. Es gibt keine Theorie, die alleine das menschliche Verhalten in seiner Vielfältigkeit und Komplexität erklären könnte, alle verfolgen jedoch zwei Ziele:

- Die verschiedenen Aspekte menschlichen Verhaltens zu verstehen.
- Auf dieser Grundlage Vorhersagen zu treffen.

Sozialwissenschaftliche Theorien können im psychosozialen Arbeitsfeld der Ergotherapie keine Rezepte anbieten, sie eröffnen aber Möglichkeiten, die Lebensprobleme von Patienten und Angehörigen zu verstehen, psychosoziale Erkrankungen der Patienten nachzuvollziehen und die Wirksamkeit ergotherapeutischer Angebote zu reflektieren bzw. theoretisch zu fundieren. Darüber hinaus können sie für die berufliche Tätigkeit im therapeutischen Bereich sowie bei der Verständigung mit anderen Gesundheitsberufen Hilfestellung leisten. Damit sind sozialwissenschaftliche Theorien als Reflexions- und Handlungswissen unverzichtbar.

6.2.2 Theoretische Ansätze der Sozialwissenschaften

Im Mittelpunkt der aktuellen Selbstdefinitionen von Ergotherapie steht die These, dass Ergotherapeuten Menschen helfen, die auf dem Hintergrund von Erkrankung oder Behinderung Handlungsprobleme haben. Gleichzeitig geht man davon aus, dass auch die von Ergotherapeuten benutzten Methoden in unterschiedlichster Weise ein Handlungselement haben. D.h. der Ergotherapie liegt die grundsätzliche Annahme zugrunde, dass Handlungsprobleme der Patienten mittels „Handlung" kompensiert, gelöst oder zumindest reduziert werden können. Es kann sich dabei um Handlungsprobleme auf der Funktions-, Aktivitäts- und Partizipationsebene handeln (Kap. 1.9 ICF).

Um die Handlungsprobleme der Patienten, insbesondere im psycho-sozialen Arbeitsfeld, zu verstehen und ergotherapeutisch sinnvoll arbeiten zu können, reichen handlungstheoretische Grundlagen *allein* nicht aus, denn diese beschäftigen sich überwiegend mit erfolgreichem menschlichen Handeln. Die im Kapitel 1.5 dargestellten Kerntheorien der Ergotherapie Handlungs-, Rollen- und Systemtheorie müssen stärker auf psychosoziale Erkrankungen und ihre Behandlung fokussiert werden. Sie müssen aber auch um die Themen Persönlichkeit, Lernen und Entwicklung erweitert werden, um Genese, Symptomatik und Therapieprobleme und -aufgaben zu verstehen. Dabei geht Ergotherapie davon aus, dass bei reflektierter Vorgehensweise viele theoretische Fundamente, diagnostische und methodische Verfahren miteinander kompatibel sind, wenn grundlegende Positionen wie Respekt vor der Autonomie des Patienten, Orientierung an den Anliegen des Patienten und seinen Ressourcen sowie die Beziehungsaspekte auf der einen Seite (Patientenorientierung) und die jeweiligen krankheits- oder behinderungsbedingten Aspekte (medizinische Orientierung) beachtet werden.

Im Folgenden werden theoretische Ansätze der Sozialwissenschaften für das psychosoziale Arbeitsfeld in drei Schritten erörtert:

- Zuerst erfolgt eine Darstellung wie Praxis, Theorien und Metatheorien sich gegenseitig beeinflussen.
- Dann erfolgt anhand einer Tabelle zur Klassifikation und Beschreibung ergotherapeutischer Behandlungsverfahren ein Überblick, welche Metatheorien die verschiedenen ergotherapeutischen Arbeitsfelder prägen.
- Dies mündet in eine zusammenfassende Darstellung von Theorien zu den Themen Persönlichkeit, Entwicklung, Lernen, Handeln, Rolle und System in ihrer Bedeutung für das Verstehen ergotherapeutischer Patienten bzw. das Handeln im psy-

chosozialen Arbeitsfeld. Leitend sind dabei folgende Fragestellungen:

- Persönlichkeit: Wie kann die Persönlichkeit von Patienten verstanden bzw. deren Verhalten beeinflusst werden?
- Entwicklung: Wie lässt sich die Entwicklung von Patienten verstehen bzw. beeinflussen?
- Lernen: Wie können das Lernen, Lernprobleme und -chancen von Patienten verstanden bzw. beeinflusst werden?
- Handeln: Wie kann man auf diesem Hintergrund sowie den handlungstheoretischen Grundlagen die Handlungsprobleme der Patienten verstehen und behandeln?
- Rolle: Wie kann man insbesondere ihre Probleme verstehen, Rollen zu erwerben und sie mit Leben zu füllen?
- System: Wie kann man ihre Probleme, in der Umwelt bzw. in Systemen zurechtzukommen, verstehen und systemische Therapieelemente nutzen?

Forschung steht auch in den Sozialwissenschaften nicht still. Forschungsergebnisse sind die Summe der im historischen Prozess aufgehäuften Resultate. Für die sozialwissenschaftlichen Grundlagen dieses Kapitels wurden überwiegend Standardautoren und -theorien ausgewählt. So haben z. B. sowohl die klassische Psychoanalyse nach Freud als auch die Entwicklungstheorie Piagets, die Rollentheorie Dahrendorfs und die Beziehungs- und Ich-Entwicklungstheorie Mahlers im Laufe ihrer Existenz Kritik erfahren und sind korrigiert, ergänzt und modifiziert worden. Hauptaufgabe dieses Kapitel ist es, in die jeweilige Frage- und Denkweise sowie die grundlegenden Strukturen des Themas einzuführen, die breitgefächerte Darstellung neuerer Ergebnisse wird dagegen zurückgestellt. Dies scheint fachwissenschaftlich angesichts der Vielzahl von neueren, inhaltlich komplexen Forschungsergebnissen und auch didaktisch entsprechend dem Lehrbuchcharakter dieses Bandes angemessen.

6.2.3 Praxis, Metatheorien, Theorien und Theorien der Praxis

In der Geschichte der Sozialwissenschaften haben sich verschiedene Perspektiven gebildet, wie menschliches Verhalten beobachtet, beschrieben, erklärt und beeinflusst werden kann. Vorab gilt es jedoch, darauf hinzuweisen, dass wissenschaftliche Disziplinen immer Metatheorien, Theorien als auch so genannte Theorien der Praxis beinhalten:

- *Praxis*: Sie ist die Wirklichkeit, in der sich beispielsweise therapeutische Vorgänge ereignen.
- *Theorien der Praxis*: Sie umfassen das Erfahrungswissen der Praktiker, das unabhängig von seiner wissenschaftlichen Fundierung handlungsanleitend ist. Dieses Erfahrungswissen kann individuellen Charakter haben, aber auch als therapeutisches Programm oder Konzept veröffentlicht sein und von vielen Berufsangehörigen genutzt werden. Die Ergotherapie kennt eine Fülle von Theorien der Praxis, *z. B. Konzentrative Bewegungstherapie und Gestaltungstherapie.*
- *Theorien*: Sie beschreiben die wissenschaftlich reflektierte Praxis und versuchen zu erklären, warum sich diese so darstellt. Sie können aber auch Forderungen und Handlungsanweisungen umfassen, wie die Wirklichkeit aussehen sollte.
- *Metatheorien:* Sie erklären, wie Theorien aussehen bzw. wie sie aussehen sollten.

Dies hat zur Folge, dass formulierte Gesetzmäßigkeiten und Prognosen nur im Rahmen des jeweiligen Denkmodells unter Bezug auf die jeweilige Metatheorie *gültig* sind. Persönlichkeit und Lernen werden z. B. sowohl auf dem Hintergrund des psychodynamischen als auch des behaviouristischen Modells erforscht und Entwicklung sowohl auf dem Hintergrund des biopsychologischen als auch des psychodynamischen Modells.

Beispiel: Das Gesetz *„Wenn Gewalt – dann Aggression"* gilt nur im Rahmen eines einzelnen Modells. Andere Modelle bieten andere Erklärungen für Gewalt, so z. B. *„Wenn Frustration – dann Gewalt."*

6.2.4 Klassifikation und Beschreibung ergotherapeutischer Behandlungstheorien nach Bezugsdisziplinen bzw. Modellen

Für die Ergotherapie als Ganzes sind vor allem vier Metatheorien von entscheidender Bedeutung, da sie dominante Theorien, Konzepte und Methoden der verschiedenen ergotherapeutischen Arbeitsbereiche prägen. An dieser Stelle können jedoch nicht die umfangreichen Metatheorien dargestellt werden. Deswegen beschränkt sich die Darstellung auf die jeweiligen Teilmodelle, die sich mit Erklärungen für menschliche Erkrankungen und Behinderungen beschäftigen (**Tab. 6.1**).

Tab. 6.2 benennt die jeweiligen Schwerpunkte (Beyermann 1998) und zeigt den folgenden Aufbau:

Tab. 6.1 Beeinflussung ergotherapeutischer Behandlungsverfahren durch Modelle

Behandlungsverfahren	Modelle
Motorisch-funktionelle Verfahren	*Biophysiologisches Modell*
Neurophysiologische Verfahren	*Biophysiologisches Modell* *Systemischer Denkstil*
Neuropsychologischen Verfahren	*Biopsychologisches Modell* *Systemischer Denkstil*
Psychosozialen Verfahren	*Psychodynamisches Modell* *Systemischer Denkstil*
Arbeitstherapeutische Verfahren	*Systemischer Denkstil*

Tab. 6.2 Klassifikation und Beschreibung ergotherapeutischer Behandlungsverfahren nach den jeweiligen Bezugsdisziplinen und ihren theoretischen Grundannahmen (aus: Beyermann G. Didaktische Grundprobleme in der Ausbildung von Gesundheitsberufen am Beispiel der Ergotherapie (Dissertation). Heidelberg: Universität Heidelberg; 1998)

Thema	Motorisch-funktionelle Behandlungsverfahren	Neurophysiologische und neuropsychologische Behandlungsverfahren	Psychosoziale Behandlungsverfahren
Anwendungsbereiche	Körperliche Störungen, v. a. in der Orthopädie, Chirurgie, Geriatrie.	Neurologische bzw. Entwicklungsstörungen, v. a. in der Pädiatrie und Neurologie.	Psychosoziale Störungen, v. a. in der Psychiatrie, Psychosomatik und Geriatrie.
Ergotherapeutische Angebote (Beispiele):	**Maßnahmen:** ▪ Handwerkliche und gestalterische Angebote; ▪ Selbstständigkeitstraining (ADL); ▪ Hilfsmittelversorgung. **Methodenkonzepte:** ▪ Gelenkmobilisation; ▪ Muskelkräftigung; ▪ Sensibilitätstraining; Behandlung nach Bobath.	**Maßnahmen:** ▪ Handwerkliche, gestalterische und spielerische Angebote; ▪ Angebote mittels funktioneller Medien, Spiele, neuropsychologischer Übungsmaterialien. **Methodenkonzepte:** ▪ Wahrnehmungsförderung bzw. Sensorische Integration nach Konzepten von Affolter, Ayres, Bobath, Frostig, Johnstone, Perfetti etc.; Neuropsychologisches Hirnleistungstraining.	**Maßnahmen:** Kompetenzzentrierte, ausdruckzentrierte und interaktionelle Methode (nach Scheiber 1995). **Methodenkonzepte:** ▪ Gestaltungstherapie; Konzentrative Bewegungstherapie
Metatheoretische Grundlagen	**Biophysiologisches Modell:** Im Vordergrund steht das Verhältnis zwischen gestörten körperlichen Funktionen und Handlungsproblemen. Die Bedeutung anatomischer und organischer Strukturen sowie physiologischer Prozesse für die Handlungsproblematik wird untersucht.	**Biopsychologisches Modell:** Im Vordergrund steht das Verhältnis zwischen gestörten funktionellen Systemen und Handlungsproblemen. Die Bedeutung bestimmter Hirnregionen bei bestimmten Verhaltensweisen wird untersucht und in Beziehung zu den Handlungsproblemen gesetzt.	Im Vordergrund steht das Verhältnis zwischen psychischen Funktionen und Handlungproblemen. **Psychodynamisches Modell:** ▪ Klassische Psychoanalyse: Handlungen werden als Reaktionen auf traumatische Erfahrungen interpretiert. ▪ Humanistische Psychologie: Persönliche Werte und Beziehungen begründen Handlungen. **Lerntheoretisches Modell:** Handlungsmuster werden durch Verstärkung gelernt und aufrechterhalten.

Tab. 6.2 Fortsetzung

Thema	Motorisch-funktionelle Behandlungsverfahren	Neurophysiologische und neuropsychologische Behandlungsverfahren	Psychosoziale Behandlungsverfahren
Grundannahmen über die Natur des Menschen	Der Körper wird als biologisch-physikalisches System gesehen: Die Funktion (z. B. Bewegung) bestimmt die Struktur (z. B. Bewegungsapparat). Störungen in diesem System beeinflussen Handlungsmöglichkeiten.	Der Körper wird als biologisch-dynamisches System gesehen: Die Funktion (z. B. Wahrnehmung) bestimmt die Struktur (z. B. Wahrnehmungssystem). Störungen in diesem System beeinflussen Entwicklungs- und Handlungsmöglichkeiten.	**Psychodynamisches Modell:** ▪ Klassische Psychoanalyse: Triebe drängen auf Bedürfnisbefriedigung, wodurch der Mensch in Konflikt mit seiner sozialen Realität geraten kann. Humanistische Theorien: Menschen streben nach Wachstum und Selbstverwirklichung. **Lerntheoretisches Modell:** Menschen werden mit der Fähigkeit zum Lernen geboren
Normale menschliche Entwicklung	Nicht die physische oder psychische Entwicklung, sondern die gegenwärtige Erkrankung bzw. Behinderung steht im Mittelpunkt	Die Entwicklung von Handlungs- und Denkmöglichkeiten beruht auf dem Wechselspiel von Erfahrung und Ausdifferenzierung der Hirnstruktur.	**Psychodynamisches Modell:** Psychosoziale Entwicklung entsteht durch die Lösung von Konflikten in aufeinander folgenden Phasen **Lerntheoretisches Modell:** Lernen wird durch Verstärkung gesteuert.
Grundannahmen über die Störung	Grundannahme über die körperliche Störung: Körperliche Störungen beruhen auf Infekten, degenerativen Prozessen, Frakturen usw.	Grundannahme über die neurophysiologische bzw. -psychologische Störung: Begrenzte Erfahrungsräume begrenzen die Ausdifferenzierung der Hirnstruktur – geschädigte Hirnstrukturen erschweren die Verarbeitung von Erfahrungen und die weitere Ausdifferenzierung von Hirnstrukturen.	Grundannahme über die psychische Störung: **Psychodynamisch:** Störungen spiegeln unangemessene Konfliktlösungen und Fixierungen auf früheren Stufen wider. Sie haben starke Impulse und/oder schwache Kontrollen hinterlassen. **Lerntheoretisch:** Problematisches Verhalten entsteht durch Lernen. Es gibt keine „zugrunde liegende" Störung. **Medizinisch:** Die Störung beruht auf gestörten physiologischen Prozessen.
Therapieziel	Die Therapie zielt auf die Heilung, Kompensation oder Integration geschädigter Funktionen. Im Mittelpunkt steht die (Wieder-)Aneignung von (motorischen) Fähigkeiten.	Die Therapie zielt auf die Anregung neuronaler Plastizität bzw. Ausdifferenzierung der Hirnstruktur, um (basale) Funktionen (wieder) aufzubauen.	Die Therapie vermittelt alltags- und berufspraktische sowie soziale Fähigkeiten, um die Integration in den Alltag, die Berufspraxis und Gesellschaft zu fördern. Im Mittelpunkt steht die Neuorganisation bzw. Selbstorganisation von Verhalten.
Rolle der Ergotherapeutin	Die Ergotherapeutin arbeitet als Anleiterin, Beraterin und Trainerin. Sie hilft, Fertigkeiten und Fähigkeiten zu erhalten bzw. eröffnet Möglichkeiten, mit den geschädigten Funktionen umzugehen.	Die Ergotherapeutin arbeitet als „Entwicklungsbegleiterin". Sie eröffnet neue sinnliche und motorische Erfahrungsräume und hilft, (neue) Fertigkeiten und Fähigkeiten einzuüben.	Die Ergotherapeutin arbeitet als „Wegbegleiterin". Sie eröffnet neue psychosoziale Erfahrungsräume und hilft, (neue) Fertigkeiten und Fähig-keiten einzuüben.

Tab. 6.2 Fortsetzung

Thema	Motorisch-funktionelle Behandlungsverfahren	Neurophysiologische und neuropsychologische Behandlungsverfahren	Psychosoziale Behandlungsverfahren
Rolle der eingesetzten Angebote	Die Angebote zielen v. a. auf motorische bzw. manuelle Fertigkeiten und Fähigkeiten.	Die Angebote zielen auf basale Funktionen der Wahrnehmung, Motorik, Kognition und soziale Fähigkeiten. Im Mittelpunkt steht deren Integration.	Die Angebote zielen sowohl auf die Erweiterung motorischer, manueller, sinnlicher und kognitiver Fähigkeiten, als auch darauf, (neue) Möglichkeiten des emotionalen und verbalen Ausdrucks sowie der sozialen Interaktion zu eröffnen.

Praktische Anwendungsbereiche der Ergotherapie umfassen immer unterschiedliche ergotherapeutische Angebote (Maßnahmen, Methodenkonzepte). Diese gehen ebenso wie die Theorien über Erkrankungen/Behinderungen auf verschiedene Metatheorien/Theorien zurück. Auch liegen diesen unterschiedlichen Annahmen über die Natur des Menschen, seine Entwicklung und die evtl. Störung zugrunde. Daraus folgern tendenziell unterschiedliche Schwerpunkte bei den Therapiezielen, der Rolle der Ergotherapeutin und der Rolle der eingesetzten Angebote. Nähere Erläuterungen zur Tabelle finden sich am Beispiel der psychosozialen Behandlungsverfahren im folgenden Kapitel.

Patienten mit psychischen Störungen zeigen oft Probleme sowohl im Bereich der Psychodynamik (z.B. Widerstände) als auch im Bereich der Biopsychologie (z.B. stressbedingte Verspannungen) und des Lernens (z.B. Motivation), manchmal ebenso im Bereich der Biophysiologie *(z.B. Gedächtnis).* Dem behavioristischen Modell kommt aufgrund der großen Bedeutung von Lernvorgängen eine große Bedeutung zu (als grundlegende Theorie des Lernens sowie als Grundlage der verhaltenstherapeutischen Methode). Potenziell können also alle Denkmodelle, die die Ergotherapie als Ganzes prägen, gerade im psychosozialen Arbeitsfeld von Bedeutung sein und werden deshalb am folgenden Beispiel erläutert.

Biopsychologisches Modell

Dieses Modell erklärt das menschliche Verhalten, indem es dieses auf seine biologischen Grundlagen zurückführt. Dieser Ansatz wird meist von Neurowissenschaftlern vertreten, die als Biologen, Physiologen, Chemiker, Pharmakologen und Psychologen an der Erforschung des Nervensystems und vor allem des Gehirns arbeiten. Nach Zimbardo liegen diesem Ansatz vier charakteristische Grundannahmen zugrunde (Zimbardo 1992, S. 6):

- „Psychologische Phänomene – menschliches Verhalten, Erleben und Bewusstsein – können aufgrund physikalischer und biochemischer Prozesse verstanden werden."
- „Es lässt sich auf menschliches Verhalten folglich das allgemeine Prinzip des *Reduktionismus* anwenden, dass komplexere Phänomene durch Reduktion auf die ‚kleineren' spezifischeren Phänomene ‚niedrigerer' Ebenen befriedigend erklärt werden können."
- „Jegliches Verhalten und Verhaltenspotenzial wird durch körperliche Strukturen und zum großen Teil durch ererbte Prozesse bestimmt."
- „Erfahrung kann das Verhalten ändern, indem sie die zugrunde liegenden Strukturen und Prozesse modifiziert."

Psychodynamisches Modell

Die psychodynamische Perspektive umfasst eine Reihe unterschiedlicher Ansätze. Diesen ist die Annahme gemeinsam, dass Verhalten durch *intrapsychische* Kräfte motiviert wird. In der Ergotherapie werden z.B. Theorien rezipiert, die der Motivationspsychologie oder Psychoanalyse angehören.

Die Motivationspsychologie geht davon aus, dass Deprivationszustände beispielsweise bei Sucht und physiologischen Erregungen, wie Hunger, Konflikte und Frustrationen, Spannungen erzeugen, die Handlungen auslösen. Ziel der Handlung ist es jeweils, die Spannung zu lösen.

Die klassische Psychoanalyse nach Freud nimmt an, dass sowohl lustorientierte als auch destruktive Triebe Spannungen und Handlungen auslösen. Die Nachfolger Freuds haben das Triebmodell in vielfacher Hinsicht modifiziert. Neopsychoanalyse und humanistische Theorien stellen die Fähigkeit des Menschen, sich der Umwelt anzupassen bzw. die sozialen Einflüsse auf die Entwicklung des Menschen, in den Vordergrund.

Behaviouristisches Modell

Dieses Modell hat weder Interesse an den biologischen Grundlagen noch am psychischen Innenleben des Menschen. Der klassische Behaviourismus geht davon aus, dass das Verhalten von Organismen durch Umweltbedingungen determiniert ist. Menschen sind weder gut noch böse, sie reagieren. Behaviouristen orientieren sich am naturwissenschaftlichen Ideal der Beweisführung und erheben ihre Daten in Laborexperimenten. Häufig experimentieren sie mit Tieren, da dabei die Bedingungen einfacher zu kontrollieren sind. Die Ergebnisse werden als Schlüssel zum menschlichen Verhalten gesehen, da die Behaviouristen davon ausgehen, dass es generelle artübergreifende Verhaltensprinzipien gibt.

Systemischer Denkstil

Die bisher genannten Modelle beanspruchen in erster Linie fachspezifische Relevanz und werden vor allem von der Medizin, Psychologie und Pädagogik genutzt. Die allgemeine Systemtheorie besteht auf einer interdisziplinären Universalität. Sie entstand aufgrund der verblüffenden Ähnlichkeiten der Systemprobleme in den unterschiedlichsten Wissenschaften (Chemie, Biologie, Medizin, Psychologie, Soziologie, Betriebswirtschaft usw.), die sich alle mit dem Problem der Komplexität auseinander setzen müssen. Die Intention systemischer Theorien ist es, die Komplexität des jeweiligen Gegenstandsbereichs nicht künstlich zu reduzieren bzw. Probleme nicht zu isolieren, sondern die Komplexität ernst zu nehmen und Verfahren zu entwickeln, um sie zu beschreiben und zu bearbeiten.

Mit dem systemischen Denkstil sind sehr unterschiedliche Modelle in vielen Wissenschaften verknüpft. Auch das Model of Human Occupation von Gary Kielhofner beschäftigt sich vor dem systemischen Hintergrund mit dem Verhalten des Menschen (Kap. 1.12).

6.2.5 Theorien zu Persönlichkeit, Entwicklung, Lernen im Hinblick auf ergotherapeutisches Verstehen und Behandeln

Da die folgenden Theorien in jedem Arbeitsfeld der Ergotherapie relevant sind und an keiner anderen Stelle im Überblick dargestellt werden, werden sie hier in ihrer berufsübergreifenden Relevanz dargestellt, auch wenn immer mal wieder Beispiele aus dem psycho-sozialen Arbeitsfeld eingehen.

Persönlichkeit, Lernen, Entwicklung, wie auch Handeln, Rolle und System sind keine exklusiven Phänomene, die sich bei gesunden bzw. erkrankten und behinderten Menschen grundsätzlich anders vollziehen. Je nach Grad der Erkrankung und Behinderung gestalten sich Persönlichkeit, Lernen, Entwicklung wie auch Handeln, Rolle und System unter deutlich erschwerten Bedingungen. Der erkrankte oder behinderte Mensch lebt sein Leben mit teilweise anderen „Karten". Im psycho-sozialen Arbeitsfeld, sprich bei psychiatrisch oder psychosomatisch erkrankten oder behinderten Menschen, gilt tendenziell, z. B. im Gegensatz zum motorisch-funktionellen Arbeitsfeld, dass die jeweiligen Erkrankungen bzw. Behinderungen in stärkerem Ausmaß ganzheitliche Symptome und Folgen zeigen, sprich alle hier thematisierten Bereiche Persönlichkeit, Entwicklung, Lernen, Handeln, Rolle und System sind betroffen. Ebenso gilt aber auch, dass häufig keine kurzschlüssige Ableitung, sprich z. B. wenn Depression, dann entsteht immer das Problem mit der Mutterrolle, erlaubt ist. Auch kurzschlüssige Herleitungen sind nicht möglich, z. B. wenn Depression, dann ist immer Konzentrative Bewegungstherapie sinnvoll. Jeder Patient ist ein eigenes Individuum und das, was für ihn und sein Problem die beste Intervention ist, muss sich dementsprechend für jeden individuell reflektierend gestalten. Gerade um individuell gestalten zu können, benötigt die Ergotherapeutin sowohl ein breites Theorie- als auch ein breites Interventionsrepertoire.

Persönlichkeit

> „Persönlichkeit ist das, was ein Individuum charakterisiert. Der Begriff bezieht sich auf die einzigartigen psychologischen Merkmale eines Individuums, die eine Vielzahl von charakteristischen konsistenten Verhaltensmustern (offenen und verdeckten) in verschiedenen Situationen und zu verschiedenen Zeitpunkten beeinflussen.“ (Zimbardo 1992, *S. 398)*

Persönlichkeitstheorien beinhalten unterschiedliche Auffassungen zu den folgenden Punkten:

1. Annahmen über die *Herkunft* der Persönlichkeit
   - Erbe oder Umwelt;
   - Betonung der Vergangenheit, Gegenwart oder Zukunft;
   - Bewusstes und Unbewusstes.
2. Annahmen zur Veränderung der Persönlichkeit
   - Lernprozesse oder angeborene Gesetze des Verhaltens;
   - Innere Disposition oder äußere Situation.

Die Mehrzahl der ergotherapeutischen Angebote setzt voraus, dass die Persönlichkeit und das Verhalten über therapeutische Angebote positiv zu beeinflussen sind. Barrieren, die in der Veranlagung, angeborenen Gesetzen des Verhaltens oder der inneren Dispositionen liegen können, werden als im therapeutischen Prozess reduzierbar betrachtet.

Im Folgenden werden drei verschiedene Formen von Persönlichkeitstheorien dargestellt: *Typologien, dynamische Persönlichkeitstheorien, Persönlichkeit in der Psychoanalyse* und *in der Lerntheorie*.

Typologien

Eine der frühesten Typologien stammt aus dem fünften Jahrhundert und wurde von Hippokrates entwickelt. Er geht davon aus, dass der Körper vier Flüssigkeiten enthält, von denen jede mit einem bestimmten Temperament zusammenhängt. Für ihn besteht z.B. ein Zusammenhang zwischen dem Blut und dem sanguinischen Temperament, das sich in einer heiteren und aktiven Persönlichkeit manifestiert.

Eine moderne Typologie, die häufig in psychosozialen Beratungssituationen genutzt wird, ist der persönlichkeitstheoretische Wegweiser von Schulz von Thun. Er unterscheidet nicht vier Typen, sondern vier Grundbestrebungen, die jeder Mensch mehr oder weniger verfolgt. Er schlägt die Kategorien *Nähe – Distanz* und *Dauer – Wechsel* vor (Schulz von Thun 1993, S. 150f). Die Kenntnis dieser Bestrebungen kann helfen, den jeweiligen Menschen besser zu beschreiben und zu verstehen.

Dynamische Persönlichkeitstheorien

Diese betonen die stetige Veränderung und Entwicklung der Persönlichkeit in der Auseinandersetzung mit einander widerstrebenden Kräften und den Anforderungen der Umwelt. Im Gegensatz zu Typologien beschreiben sie nicht nur, sondern bieten auch ein Erklärungsmodell dafür, warum Menschen unterschiedliche Persönlichkeiten entwickeln.

Persönlichkeit in der Psychoanalyse

Eine der wichtigsten dynamischen Persönlichkeitstheorien hat Sigmund Freud entwickelt. Die Psychoanalyse Freuds ist eine „große“ Theorie. Sie versucht, vom Ursprung und Verlauf der Persönlichkeitsentwicklung über das Wesen der Psyche bis zur Entwicklung von Störungen und pathogenen Persönlichkeiten sowie der Persönlichkeitsveränderung durch die Therapie ein umfassendes Konzept vorzulegen. Sie umfasst Metatheorien und Theorien. Die Grundbegriffe der klassischen psychoanalytischen Persönlichkeitstheorie sind:

Psychologischer Determinismus

Im Mittelpunkt steht die Annahme, dass intrapsychische Ereignisse das Verhalten und die Intentionen des Menschen bestimmen. Oft sind die Motive bewusst, häufig wirken sie auch unbewusst. Freud glaubte, dass die (häufig körperlichen) Symptome nicht zufällig auftreten, sondern in einer Beziehung zu bedeutungsvollen, traumatischen Lebensereignissen stehen.

Frühkindliche Erfahrung

Freud geht von einer Kontinuität der Persönlichkeitsentwicklung aus. Insbesondere die frühen kindlichen und da vor allem die psychosexuellen Erfahrungen sind von Bedeutung.

Triebe

Freud entwickelte seine Theorie auf dem Hintergrund der Neurophysiologie des 19. Jahrhunderts. Ursprünglich postulierte Freud zwei grundlegende Triebe. Das Realitätsprinzip bezog sich auf das Ego (Ich) und die Selbsterhaltung (körperlich existenzielle Bedürfnisse), das Lustprinzip auf den Eros, das sich vor allem in sexuellem Verlangen und dem Interesse an der Arterhaltung manifestiert. Er interessierte sich besonders für die sexuellen Impulse, deren Energiequelle er als Libido bezeichnete. Klinische Erfahrungen nach dem Zweiten Weltkrieg veranlassten ihn, einen Todestrieb wirken zu sehen, der Menschen zu aggressivem und destruktivem Handeln veranlasst.

Unbewusste Prozesse

Freud erweiterte die Sichtweise auf die Persönlichkeit, indem er davon ausging, dass der Mensch zum Handeln fähig ist, ohne zu wissen warum. Psychoanalytisch betrachtet, hat der Mensch häufig keinen direkten Zugang zu den wahren Motiven seines Handelns. Dies gilt gerade dann, wenn es von traumatischen Erfahrungen beeinflusst wird.

Die psychische Struktur

Freud entwickelte ein Modell, das seine Vorstellungen von der Struktur der menschlichen Psyche zusammenfasst und nannte es den *psychischen Apparat*. Dieser beinhaltet drei Teilbereiche: das Es, das Ich und das Überich. Nach Freud bilden sich die Grundstrukturen und die Beziehungen dieser Instanzen untereinander in den ersten sechs Jahren aus. Danach sind Ergänzungen und Korrekturen des Gehäuses möglich, jedoch kein gänzlicher Abriss und Neubau.

Es. Das Es umfasst alle Triebkräfte, die auf Selbsterhaltung, sofortige Befriedigung der Bedürfnisse und Orientierung am Lustprinzip drängen. Das Es bildet das Energiereservoir, das Kräftepotenzial oder die vitale Basis des Menschen. Auf der anderen Seite umfasst es keinen Realitätssinn. Es kennt keine Logik, keine Moral, keine Kausalität und keine Rücksicht auf andere.

Ich. Das Ich sorgt für den angemessenen Bezug zur Realität. Im Laufe der Entwicklung bildet sich das Ich in der Interaktion von Kind und Umwelt heraus. Das Ich kennt Logik, Moral, Kausalität und die Rücksicht auf andere. Es wägt zwischen Lustgewinn und drohenden Gefahren, Eigennutz und Schaden, Zweckhaftigkeit und Sinnlosigkeit ab. Aufgabe des Ich ist es, das Es zu steuern, indem es zwischen dem, was das Es *wünscht* und dem, was die Außenwelt *fordert bzw. zulässt*, vermittelt, wodurch es auch zwischen dem Es und dem Überich vermittelt.

Überich. Das Überich leitet die Orientierung an gesellschaftlichen Normen. Zunächst bilden die elterlichen Normen und Werte das Überich. Diese werden im Lauf der Zeit verinnerlicht und das Gewissen entsteht. Fehlverhalten gegenüber den gesellschaftlichen Normen führt zu Gewissensängsten. Normerfüllung wird als positives Selbstwertgefühl erlebt. Der Prozess der Verinnerlichung umfasst die Vermeidung von Konflikten mit den Bezugspersonen. Hier übernimmt das Überich eine befehlende, drohende, bestrafende Funktion. Der Prozess beinhaltet jedoch auch den Wunsch, den geliebten Bezugspersonen ähnlich zu werden. Es bildet sich ein Ich-Ideal aus, d. h. die Summe der positiven Bilder, denen das Ich folgt.

Abwehrmechanismen

Freud geht davon aus, dass jeder Mensch bestimmte Abwehrmechanismen in Form von psychischen Strategien benötigt, um die Konflikte des Lebens zu bewältigen. Der grundlegende Abwehrmechanismus ist die Verdrängung. Konflikte, die wir nicht lösen können und Gefühle, die wir nicht ausleben können, wie z. B. Hassgefühle gegenüber den Eltern, werden verdrängt. Angst entsteht, wenn die Verdrängung nicht funktioniert.

Die kritischen Stimmen zu Freuds Theorie gestalten sich vielfältig. Einwände kommen unter anderem von den Wissenschaftlern, die dem Konzept der naturwissenschaftlichen Methodologie anhängen. Aus dieser Perspektive ermöglicht die Theorie zwar eine historische Rekonstruktion der jeweiligen Lebensgeschichte und des Symptoms, liefert jedoch keine Erklärungen und Voraussagen im naturwissenschaftlichen Sinne. In diesem Zusammenhang wird auch kritisiert, dass einige Grundannahmen prinzipiell unwiderlegbar sind, da Libido, Fixierung oder Verdrängung der experimentellen Überprüfung nicht zugänglich sind.

Persönlichkeit in der Lerntheorie

Die behaviouristisch orientierten Lerntheorien sehen die Persönlichkeit und das Verhalten des Menschen primär durch die äußere Umwelt, konkret durch die Verstärkung von Verhalten geformt. Menschen unterscheiden sich nicht in grundsätzlich im Typus, ihren Eigenschaften und Dispositionen, sondern die erlebten Situationen und die gemachten Erfahrungen sind unterschiedlich. Demzufolge interessieren sich Behaviouristen auch nicht für überdauernde Typen, Eigenschaften und Dispositionen, sondern für die Gestaltung der Umweltbedingungen.

Kritiker weisen unter anderem darauf hin, dass sich mit diesem Persönlichkeitsbild nicht erklären lässt, woher neue Ideen, kreative Leistungen, Erfindungen und Kunstwerke kommen, da Lernen und Persönlichkeit ausschließlich als auf der erlernten Wiederholung zuvor verstärkter Reaktionen beruhen.

Neuere lerntheoretische Ansätze berücksichtigen diese Kritik und beziehen zunehmend kognitive Prozesse ein. Als Beispiel soll die sozial-kognitive Lerntheorie Banduras vorgestellt werden (Bandura 1979). Die Lerntheorie betont die Fähigkeit des Menschen, kognitive Prozesse durchzuführen. In diesem Konzept werden Menschen weder durch angeborene Kräfte getrieben, noch sind sie ausschließlich durch die Anpassung an Umweltanforderungen geprägt. Diese Lerntheorie beruht auf der Annahme komplexer Wechselwirkungen zwischen individuellen Faktoren, Verhaltensweisen und Umweltreizen. Der Mensch ist zur Selbststeuerung in diesem komplexen Feld fähig.

Ein wichtiges Element der Theorie Banduras besteht in der Betonung des Beobachtungslernens und damit der sozialen Interaktion. Menschen beobachten andere in ihrer Umgebung und sind in der Lage, aufgrund dieser Beobachtung ihr eigenes Verhalten zu ändern. Im Gegensatz zur klassischen behaviouristischen Theorie ist demnach zum Lernen keine Handlung erforderlich. Fertigkeiten, Fähigkeiten, Einstellungen und Überzeugungen ebenso wie geschlechtliche und berufliche Identität lassen sich durch die Beobachtung anderer erwerben.

Eine weitere zentrale Kategorie ist die Selbstwirksamkeit. Bandura geht davon aus, dass Menschen nur lernen, wenn sie glauben, die nötigen Voraussetzungen zu besitzen. Wie die Menschen ihre Selbstwirksamkeit beurteilen, hängt von ihren Leistungen, aber auch von den beobachteten Leistungen anderer, von sozialen und selbstgesteuerten Überzeugungen (andere glauben an uns) und von den emotionalen Zuständen ab.

Bedeutung für die ergotherapeutische Praxis

Ergotherapie ist ein Berufsfeld, das auf viele wissenschaftliche Theorien Bezug nimmt. Sie ist keine therapeutische Schule, die aus einem übergreifenden theoretischen Bezugsrahmen eine Summe aufeinander abgestimmter Interventionsstrategien ableitet.

Abhängig von der eigenen Persönlichkeit, der Ausbildung und beruflichen Sozialisation, dem Arbeitsfeld und den Behandlungsverfahren bzw. Methoden werden Ergotherapeuten sich mehr oder weniger an Persönlichkeitstheorien der Psychoanalyse, Lerntheorien oder anderen Theorien orientieren. Entscheidend sind die Praktikabilität und Effizienz der Theorie und dass die Entscheidung reflektiert, im Bewusstsein um die Alternativen erfolgt.

Freuds Modell und die Modifizierung durch seine Nachfolger erwies sich in der Psychologie und den medizinischen Arbeitsfeldern als sehr hilfreich und folgenreich. Psychoanalytische Kenntnisse stellen eine Verständigungsgrundlage zu anderen Berufsgruppen vor allem im psychosozialen, aber auch im medizinischen Arbeitsfeld dar. Die Kenntnis des psychischen Apparats eröffnet die Möglichkeit, Strukturen menschlichen Verhaltens zu beschreiben und psychische Störungen zu erfassen, indem diese als Störungen zwischen den Instanzen oder als Defizite der Entwicklung beschrieben werden können.

In diesem Sinn dienen Kenntnisse in der Psychoanalyse zum Verständnis für das Verhalten des Patienten, aber auch zur Orientierung für das Verhalten der Therapeuten. Ebenso sind lerntheoretische Ansätze für die therapeutische Arbeit von Bedeutung, da sie sowohl der Verständigung und dem Verständnis als auch den auf ihnen beruhenden Handlungskonzepten, wie z. B. der Verhaltenstherapie, zugute kommen.

Beispiel aus psychoanalytischer Sicht: Ein Patient ist überhaupt nicht für die Therapie motiviert. Er möchte lieber eine Zigarette rauchen (Triebimpuls des Es). Er weiß aber, dass das Rauchen während der Therapie verboten ist (geltende Norm) und dass die Therapeutin eine Normverletzung nicht zulassen wird, ihn ermahnt oder die Therapiestunde abbricht. Die Ermahnung würde ihn nicht stören (mildes Überich), der Abbruch der Therapiestunde käme seinem Triebwunsch entgegen, da er dann rauchen könnte. Da ihm jedoch klar ist, dass die Therapeutin möglicherweise seine grundsätzliche Therapiebereitschaft infrage stellen würde (Realität), verschiebt er sein Bedürfnis und spricht entweder seine Demotivation an oder macht lustlos mit (Entscheidung des Ichs). Abhängig vom situativen Triebdruck, den individuellen Überich-Forderungen, den realen Gegebenheiten und der Ich-Stärke werden verschiedene Personen jeweils unterschiedliche Entscheidungen treffen.

Beispiel aus lerntheoretischer Sicht: Der Patient ist überhaupt nicht motiviert. Die Ergotherapeutin fragt sich (und vielleicht auch den Patienten) weshalb? Sie geht zunächst davon aus, dass ihn die äußere Situation nicht genügend motiviert, z. B. die Beziehung zur Therapeutin, der Therapieraum oder das therapeutische Angebot. Erscheinen diese Faktoren ausgeschlossen, fragt sie sich (und vielleicht auch den Patienten), ob das therapeutische Angebot zu schwer oder zu leicht ist, d. h. sie überprüft, ob der Patient glaubt, die nötigen Voraussetzungen mitzubringen.

An diesen Beispielen wird deutlich, dass verschiedene Persönlichkeitstheorien die Überlegungen der

Therapeutin in sehr unterschiedliche Richtungen lenken können.

Im ersten Fall steht die Persönlichkeit des Patienten im Mittelpunkt der Reflexion, im zweiten die Wechselwirkung zwischen der Persönlichkeit und dem therapeutischen Prozess, wobei beides hilfreich sein kann.

Entwicklung

Im Folgenden geht es darum zu verdeutlichen, wie Theorien helfen können, die Entwicklung von Patienten zu verstehen und zu beeinflussen. Ergotherapeuten arbeiten in einer Reihe von Arbeitsfeldern entwicklungsorientiert. Vor allem Kinder, Jugendliche und Erwachsene mit neurologischen Erkrankungen, psychosozialen Störungen und geistigen Behinderungen erhalten ergotherapeutische Unterstützung.

Methodisch reicht die Palette von spielerischen, handwerklich-gestalterischen, sensorischen und motorischen Angeboten über therapeutische Gesamtkonzepte, wie z.B. Sensorische Integration, Bobath- und Affolter-Konzept bis zur Angehörigenberatung, -anleitung und Umweltgestaltung. Für diese Aufgaben ist ein Wissen über die normale Entwicklung und mögliche Störungen erforderlich.

Ein strukturierendes Konzept, wie z.B. Baacke es entwickelt hat (Baacke 1991a u. b), kann dazu beitragen, dass die Auseinandersetzung mit den sozialwissenschaftlichen Grundlagen zur Entwicklung von Kindern und Jugendlichen über eine Sammlung von Fakten und Theorien hinausgeht. Nach diesem Modell ist ein Kind weder gänzlich durch seine biologische Ausstattung bestimmt noch vollkommen formbar, sondern es stellt eine wachsende dynamische Einheit dar, die seine Umweltbereiche fortschreitend kennen lernt, in Besitz nimmt und auch umformt. Das Modell umfasst vier sozialökologische Zonen, die das Kind mit fortschreitendem Alter erobert (Baacke 1991, S. 96):

1. ökologisches Zentrum, z.B. Familie;
2. ökologischer Nahraum, z.B. Nachbarschaft;
3. ökologische Ausschnitte, z.B. Schule, Geschäfte;
4. ökologische Peripherie, z.B. Urlaubsorte.

Die verschiedenen Bereiche sind in dem Maße entwicklungsfördernd, als sie dem Kind ermöglichen, immer komplexere Tätigkeiten, Beziehungen und Rollen zu erfahren.

Die stetige Zunahme ergotherapeutischer Arbeit mit Kindern und Jugendlichen ist vor allem auf zwei Aspekte zurückzuführen:

- Fortschritt in der Medizin und Diagnostik;
- gegenwärtiger Wandel der kindlichen Lebensverhältnisse.

Für Kinder gestalten sich Beziehungserfahrungen sehr unterschiedlich. Der Trend zu Klein- und Teilfamilien führt zu einer erheblichen Reduktion von Beziehungserfahrungen. Der gleichzeitige Trend zur Intensivierung der Eltern-Kind-Beziehung in der Ein-Kind-Familie kann diese Reduktion nicht unbedingt ausgleichen, sondern sie eher noch verschärfen.

Für viele, besonders kranke und behinderte Kinder trifft eine Reduktion der sinnlich-unmittelbaren Erfahrungsmöglichkeiten zu. Die Ursachen hierfür sind vielfältig und nicht immer sind es Krankheiten oder Behinderungen, die die Erfahrungsmöglichkeiten einschränken. Die Primärerfahrungen werden durch die Wohnungssituation, pädagogisch organisierte Spezialräume, wie Kinderzimmer, Spielplätze und Kindergärten, Technisierung der Haushalte, Medien und vorgefertigtes Spielzeug begrenzt.

> Entwicklungsorientierte Ergotherapie heißt, angemessene Eigentätigkeiten und Primärerfahrungen zu ermöglichen. Das Bild von Welt und Wirklichkeit, Persönlichkeits- und Beziehungsentwicklung sowie der Erwerb komplexerer Tätigkeiten sind an die aktive Auseinandersetzung mit der Wirklichkeit gebunden.

Entwicklungsabschnitte

Grundlage für die menschliche Entwicklung ist die Tatsache, dass der Mensch eine „physiologische Frühgeburt" darstellt. Das bedeutet, der Mensch erlangt erst im Alter von einem Jahr artspezifische Fähigkeiten, die höhere Säugetiere schon bei der Geburt beherrschen.

Durch die frühe Geburt bieten sich viele Entwicklungsmöglichkeiten, da das Verhalten des Säuglings durch seine physiologische Unreife und nur schwach ausgeprägte Instinkte nicht so weit festgelegt ist wie das der Tiere. Der „weltoffene" Säugling ist erziehungsbedürftig und erziehungsfähig (Senckel 1994, S. 34).

Es wird zwischen dem chronologischen und dem Entwicklungsalter unterschieden. So liegt beispielsweise ein vierjähriges Kind, das erst über die motorischen Fähigkeiten eines durchschnittlichen zweijährigen Kindes verfügt, in seinem motorischen Entwicklungsalter um zwei Jahre zurück.

Zur Entwicklung liegen Theorien und Forschungen aus unterschiedlichen Perspektiven vor. Ein Teil der Arbeiten ist auf bestimmte Lebensabschnitte ausgerichtet, wie beispielsweise Säuglings- und Kleinkindalter.

Andere Arbeiten stellen bestimmte Entwicklungsbereiche in den Vordergrund, z. B. motorische, kognitive, emotionale, soziale, psychosexuelle oder moralische Entwicklung. Abhängig vom theoretischen Hintergrund können bestimmte Entwicklungsbereiche auch miteinander verknüpft betrachtet werden, wie beispielsweise die psychosexuelle Entwicklung und die Persönlichkeitsbildung.

Die traditionelle Entwicklungspsychologie begrenzte sich auf das Säuglings-, Kleinkind-, Schulkind- und Jugendalter. Das Erwachsenenalter galt als Phase der Stabilität. Die neue Sichtweise spricht von der Entwicklungspsychologie der Lebensspanne und geht davon aus, dass jeder Lebensabschnitt seine spezifischen Aufgaben und Anforderungen umfasst.

Obwohl Ergotherapeuten mit Menschen aller Lebensabschnitte arbeiten, wird im Folgenden der Schwerpunkt auf die klassischen Themen der Entwicklungspsychologie, das Säuglings-, Kleinkind- und Grundschulalter, gelegt.

1. Das Säuglingsalter

Im Säuglings- und im Kleinkindalter beruht die Diagnose in erster Linie auf den Beobachtungen der Ergotherapeutin bzw. der Familienangehörigen, auf Screeningverfahren und Testverfahren. Die Beobachtungen werden mit Entwicklungsskalen, wie z. B. der Münchner funktionellen Entwicklungsdiagnostik (MFED), dem Denver-Screening oder dem ET6-6 verglichen, um die Fähigkeiten und Defizite zu beschreiben (Zimbardo 1992, S. 46). **Tab. 6.3** gibt einen Überblick über die Normen zur kognitiven und motorischen Entwicklung.

2. Das Kleinkindalter

Das Kleinkindalter beginnt mit dem Laufen und den ersten sinnvollen Worten, wenn das Kind keine symbiotische Fürsorge mehr benötigt und neugierig und expansiv erkundend auf seine Umwelt zugeht. Es entwickelt die *Grobmotorik* (sich drehen, rückwärts gehen, balancieren, hüpfen, auf einem Bein stehen). Im Alter von fünf bis sechs Jahren ist die Entwicklung der Grobmotorik weitgehend abgeschlossen.

Sobald das Kind eine grobe Bewegungsfunktion beherrscht, beginnt es, diese auszudifferenzieren, d. h. es übt die *Feinmotorik*. Im 4. Lebensmonat ergreift es einen Würfel mit der ganzen Hand, im 5. Monat benutzt es beim Greifen den Daumen, im 6. Monat fasst es mit der Hand nach einem kleinen Gegenstand und im 7. Monat fasst es nach Krümeln und übt die verschiedenen Greifmöglichkeiten, die es am Ende des ersten Jahres weitgehend beherrscht.

Die einzelnen Schritte sind an die neurophysiologische Reifung gebunden. Das Kind wiederholt Bewegungen oder Laute, die es bereits spontan hervorgebracht hat. Die Entwicklung des Kindes bestimmt seine Art des Spiels.

In den ersten zwei Jahren spricht man von *Funktionsspielen*. Das Kind spielt mit seinem Körper und allen zugänglichen Materialien, wobei die Bewegungsfreude und das Experiment im Mittelpunkt stehen. Es spielt mit einem Ball, läuft hinter ihm her und trainiert dabei seine Grobmotorik. Beim Ergreifen des Balls übt es seine Auge-Hand-Koordination. Es experimentiert mit dem Ball, rollt ihn, wirft ihn, legt sich auf ihn, rollt ihn bergauf oder bergab und erfährt so dessen Funktionen und die eigenen Handlungsmöglichkeiten. Ein wichtiger Bestandteil dieser Funktionsspiele sind die Wiederholungen in unzähligen Variationen.

Gegen Ende des zweiten Lebensjahres kommen zwei weitere Spielformen hinzu. Die wachsende Vorstellungskraft ermöglicht es dem Kind, wahrgenommene Vorgänge im *Symbol- oder Rollenspiel* darzustellen. Es ahmt in der Umgebung gesehene Erfahrungen nach, wie z. B. Auto fahren, einkaufen, arbeiten, schlafen gehen. Dabei werden benötigte, aber nicht vorhandene Gegenstände durch die verschiedensten Dinge ersetzt. Eine Stück Holz, eine Schachtel oder ein Spielzeugauto stehen für das Auto des Vaters. Im Symbol- und Rollenspiel werden neben sinnlichen und motorischen Erfahrungen alltägliche Handlungsabläufe verinnerlicht, Einfühlungsvermögen und Sozialverhalten geübt, Normen verarbeitet, Fantasie entwickelt und emotionale Konflikte verarbeitet.

Gegen Ende des zweiten Lebensjahres beginnt das *Konstruktionsspiel*. Die Vorstellungskraft versetzt das Kind in die Lage, nicht nur Steine aufeinander zu setzen, sondern nach seiner Vorstellung einen Turm zu bauen. Je älter die Kinder werden, umso umfangreicher ist das Erfahrungswissen, das in die Spiele eingeht. Sie erweitern ihr Wissen stetig um verschiedene Materialien, differenzierte Formen von Fahrzeugen, Häusern und Schiffen sowie sozialen Rollen und Umgangsformen und erwerben die Fähigkeit, einen mehrgliedrigen Handlungsablauf zu planen und durchzuführen. Auch wenn sie ihr Wissen noch kaum in Worte fassen können, verfügen sie über Kenntnisse über

Raum und Zeit, Schwere und Statik sowie logische Beziehungen.

Ab dem vierten Lebensjahr beginnt das *Regelspiel*, das voraussetzt, dass Ursache und Wirkung, Gebote und Verbote erkannt und anerkannt werden. Regelspiele bieten aber auch den Lernanlass, sich entsprechend festgelegten Regeln zu verhalten und in die soziale Gemeinschaft einzufügen.

3. Das Grundschulalter

Das Grundschulalter leitet den ersten Gestaltwandel ein. Das Kind verliert die kleinkindhaften Proportionen, der Bauch verschwindet, der Rumpf wird ebenso wie Arme und Beine länger. Daneben setzt der Zahnwechsel ein und grob- und feinmotorisch ist das Kind jetzt ziemlich geschickt.

Für die weitere Entwicklung sind nun neben den Eltern die Schule und die Freunde von großer Bedeutung, womit auch einige neue Entwicklungsaufgaben verbunden sind.

In der Schule muss sich das Kind vielen Regeln unterordnen und in eine soziale Gemeinschaft einfügen. Dies fordert von ihm, Impulse und Bedürfnisse zurückzustellen bzw. zu kontrollieren. Von ihm wird verlangt, stillzusitzen und auf sozialem Gebiet darf es nicht spielen oder träumen, sondern muss aufpassen und sich am Unterricht beteiligen.

Das Lernen wird nicht mehr durch das eigene Neugierverhalten, sondern durch die Anforderungen des Lehrers und auch die Konkurrenz zu den anderen Kindern gesteuert. Zum ersten Mal erhält es eine Beurteilung aufgrund seines Leistungsvermögens und muss mit dem Leistungsdruck umgehen. Auch das Sozialverhalten wird einer strengeren Beurteilung unterzogen. All das erfordert ein hohes Maß an Selbstkontrolle und strengt das Kind

Tab. 6.3 Normen zur kognitiven und motorischen Entwicklung (Zimbardo, Psychologie. Springer Verlag 1992)

Ein Monat	Fünf Monate
Reagiert auf Geräusche Beruhigt sich, wenn es hochgenommen wird Folgt den Bewegungen einer Person mit den Augen Behält ein großes, leicht greifbares Objekt in der Hand Gelegentliche Lautbildung	Unterscheidet fremde von vertrauten Personen Produziert unterschiedliche Laute (z. B. für Freude, Ungeduld, Zufriedenheit) Bemüht sich, ohne Unterstützung zu sitzen Dreht sich vom Rücken auf die Seite Benutzt beim Greifen teilweise den Daumen
Zwei Monate	***Sechs Monate***
Soziales Lächeln Zeigt Vorfreude (auf Gefüttert werden, Gehalten werden etc.) Erkennen der Mutter Erkundet seine nächste Umgebung Augenbewegungen als Reaktion auf die Objekte und Schatten (Augenzwinkern) Heben und Aufrechthalten des Kopfes	Ausdauernde Greifversuche, hebt Würfel mit Geschick Gibt Gegenstand von einer Hand in die andere Hebt Becher hoch und benutzt ihn zum Klopfen Lächelt sein Spiegelbild an und lässt sich gerne necken Greift mit einer Hand nach kleinem Gegenstand
Drei Monate	***Sieben Monate***
Bildung von Lauten als Reaktion auf Lächeln und Sprechen eines Erwachsenen Suche nach Geräuschquellen Antizipiert das Hochgenommenwerden und führt entsprechende Bewegungen aus Reaktion auf Verschwinden des Gesichtes eines Erwachsenen Sitzen mit Unterstützung, hält den Kopf dabei aufrecht	Reagiert spielerisch auf einen Spiegel Behält zwei von drei angebotenen Würfeln Kann gut und sicher allein sitzen Benutzt beim Greifen den Daumen richtig in Opposition zu den Fingern Sammelt Krümel vom Tisch
Vier Monate	***Acht Monate***
Kopf folgt baumelndem Ring, verschwindendem Löffel oder über den Tisch geschubstem Ball Betrachtung und Untersuchung der eigenen Hände Erkennen nichtvertrauter Situationen Ergreift Würfel mit ganzer Hand Sitzen mit geringer Unterstützung	Bringt vier unterschiedliche Silben hervor (z. B. »da-da, mi, a-am«) Lauscht vertrauten Worten mit erhöhter Aufmerksamkeit Läutet Glocke absichtsvoll Versucht, drei angebotene Würfel zu ergreifen Erste Versuche zu Schrittbewegungen

an, wodurch auch Frustrationen und Aggressionen hervorgerufen werden können. Viele Kinder werden in diesem Alter verhaltensauffällig und einige kommen mit ihren Eltern in die ergotherapeutische Praxis. Verbreitete Diagnosen sind Konzentrationsschwierigkeiten, Hyperaktivität oder Teilleistungsstörungen.

Die gleichaltrigen Kinder (Peergroup) üben einen starken Einfluss auf die Entwicklung aus. Freundschaften vertiefen sich und selbstorganisierte Gruppenspiele oder auch regelmäßige außerschulische Aktivitäten beispielsweise in Vereinen nehmen zu. Den Kindern ist es oft wichtig, einer Gruppe anzugehören und einen gewissen Rang einzunehmen. Dabei kann der Anpassungsdruck in den Gruppen sehr groß sein und in falsche Richtungen weisen, z.B. wenn äußere Merkmale wie die Firmenmarke der Turnschuhe Kinder zu Außenseitern stempelt oder geforderte Mutproben, Gefahren beinhalten. Durch die Erweiterung des kindlichen Lebensraumes erweitert sich auch der Horizont. Diejenigen, die Probleme mit Freunden und in Gruppen erleben oder sich vor den Fernseher oder Computer zurückziehen, leiden häufig darunter.

Bedeutung für die ergotherapeutische Praxis

Für die ergotherapeutische Tätigkeit ist vor allem das Wechselspiel zwischen Handlung und Denken von Bedeutung. Die Entwicklung des Menschen ist an seine Umwelterfahrungen gebunden, d.h. seine Handlungs- und Denkmöglichkeiten beruhen auf dem Zusammenspiel von sinnlicher Wahrnehmung, motorischer Reaktion, sozialer Erfahrung und der Ausdifferenzierung der Hirnstruktur. Die Ergotherapie bietet sinnliche, motorische und soziale Erfahrung, um die Entwicklung von Handlungs- und Denkmöglichkeiten zu fördern.

Dies setzt voraus, dass die ergotherapeutische Diagnose die Fähigkeiten und Defizite des Säuglings, Kindes oder Jugendlichen erkennt, um die Fähigkeiten zu stärken und die Defizite zu mindern. Grundlage für die Diagnose sind Normen, d.h. Standard- oder Vergleichsdaten, die die für ein bestimmtes Alter typischen Fähigkeiten vorgeben. Diese Normen werden zum großen Teil von der Neuropädiatrie und Entwicklungspsychologie sowie von der Pädagogik zur Verfügung gestellt. Alle Normen sind nur Durchschnittswerte, lassen durchaus individuelle Abweichungen zu. So beginnen manche Kinder bereits mit elf Monaten, andere erst mit 18 Monaten zu laufen. Normwerte werden in aufwändigen Untersuchungen ermittelt, dennoch sind Messfehler möglich.

In der Literatur werden die Normen zumeist in bestimmten Stufen, Phasen, Stadien oder Perioden gebündelt. Viele wissenschaftliche Ergebnisse weisen darauf hin, dass Tiere und Menschen in den ersten Lebensjahren bestimmte Erfahrungen gemacht haben müssen, damit die Entwicklung normal weiter verlaufen kann. Obwohl die individuellen Unterschiede in der Entwicklungsgeschwindigkeit beträchtlich sind, kann davon ausgegangen werden, dass alle Kinder die Phasen in der oben beschriebenen Reihenfolge durchlaufen müssen.

Entwicklung aus der Sicht der kognitiven Psychologie

> „Kognitive Entwicklung umfasst die Veränderung der Erkenntnisprozesse und des Wissens, der Wahrnehmung, des Denkens, der Vorstellung und des Problemlösens.“ (Zimbardo 1992, S. 65)

Unser Wissen und die gegenwärtige wissenschaftliche Forschung beruhen weitgehend auf den Arbeiten Piagets (1974). Im Mittelpunkt seiner Arbeit stand nicht, was und wie viel Kinder wissen, sondern wie sich ihr Denken und ihre inneren Vorstellungen von der äußeren Realität im Laufe ihrer Entwicklung verändern.

Nach Piaget sind an der kognitiven Entwicklung zwei elementare Prozesse beteiligt, die *Assimilation* und die *Akkommodation*, die sich in der Anpassung (Adaptation) an die Umwelt ausbilden. Das Ergebnis ebenso wie die Voraussetzung für diese Erfahrungsprozesse sind kognitive Strukturen. Jeder Handlung entspricht eine kognitive Struktur, die zur vorbewussten Organisation von Wahrnehmung, Denken und Handeln führt. Spezifische Strukturen bezeichnet Piaget als Schemata, z.B. Saugen, Greifen, Zählen.

Beispiel: Das Saugen ist ein angeborener Reflex. Beim Übergang vom Trinken an der Brust zu dem aus der Flasche bzw. Tasse werden stetig Assimilation und Akkommodation genutzt. Zu Beginn verfügt der Säugling über ein Handlungschemata dafür, wie er an der Brust saugt. Er saugt aber auch am Daumen, am Schnuller oder an der Windel. Assimilation bedeutet, dass die vom Individuum aufgenommene Information so verändert wird, dass sie sich in vorhandene Schemata einfügt. Irgendwann macht das Kind die Erfahrung, dass das vorhandene Handlungs- oder Erklärungskonzept nicht mehr ausreicht und verändert bei der Akkommodation die Schemata selbst, um der Information zu entsprechen bzw. um nicht zu anderen Schemata im Widerspruch zu stehen. Es lernt wahrzunehmen, dass sich Flüssigkeit aus der Brust und der Flasche, jedoch nicht aus anderen Gegenständen saugen lassen, und es stellt fest, dass zum Trinken die Flasche im richtigen Winkel gehalten werden muss.

Nach Piaget beruht Entwicklung auf einem allgemeinen Prinzip, dem Äquilibrationsprinzip (Gleichgewichtsmodell). Auslöser für die Akkommodation sind immer „Probleme", das bedeutet, die verfügbaren Handlungs- und Denkmuster reichen nicht aus, um die neue Aufgabe befriedigend zu lösen und es besteht ein *kognitives Ungleichgewicht* zwischen dem Wollen, Wissen und Können. Die Assimilation ermöglicht es, das kognitive Gleichgewicht wiederherzustellen und führt zu einer zunehmenden Ausdifferenzierung und Komplexität der Handlungs- und Denkmöglichkeiten. Mit der fortschreitenden Entwicklung werden Assimilation und Akkommodation immer unabhängiger von der sinnlichen Wahrnehmung und können auch ausschließlich als Denkoperationen ablaufen.

Piaget unterscheidet vier qualitativ unterschiedliche Entwicklungsstufen, die alle Kinder, wenn auch mit unterschiedlicher Geschwindigkeit (Invariabilitätsannahme), so doch in der gleichen Reihenfolge durchlaufen. Die Stufen beschreiben unterschiedliche Qualitäten des Denkens bzw. Denkvermögens.

1. Phase der sensomotorischen Intelligenz (0 bis 18 bzw. 24 Monate)

Diese Phase wird durch das Zusammenspiel von sinnlicher Wahrnehmung und Bewegung gesteuert. Da das Kind in den ersten zwei Jahren so viele kognitive Strukturen erwirbt, wird die Phase in sechs Substufen unterteilt:

- Reflexe;
- Einfache Gewohnheiten = primäre Kreisreaktionen;
- Aktive Wiederholungen = sekundäre Kreisreaktionen;
- Koordination der erworbenen Handlungsschemata und ihre Anwendung in neuen Situationen = Mittel-Zweck-Differenzierung;
- Entdeckung neuer Handlungsschemata durch aktives Experimentieren = tertiäre Kreisreaktion;
- Erfinden neuer Mittel durch geistige Kombination = inneres Probehandeln.

In diesem Rahmen kann nur eine Entwicklung der sensomotorischen Phase ausführlich dargestellt werden, die alle Subphasen durchläuft: Stetig entwickelt sich die Objektpermanenz, d. h. das Kind weiß um die Existenz eines Gegenstandes, auch wenn es ihn gerade nicht sieht.

Kurz nach der Geburt folgt ein Säugling einem bewegten Objekt mit den Augen. Mit zwei bis drei Monaten fixiert er die Stelle, an der ein Objekt aus seinem Blickwinkel verschwunden ist.

Mit vier bis acht Monaten sucht er mit Blicken nach einem beweglichen versteckten Gegenstand.

In den folgenden Monaten sucht und findet er immer leichter Gegenstände, selbst wenn er sie nicht sehen kann (8–18 Monate).

Im Alter von etwa zwei Jahren ist das Kind mit viel Freude in der Lage, Verstecken zu spielen und verfügt endgültig über die innere Repräsentation eines Gegenstandes bzw. einer Person, auch wenn ihn (sie) nicht sehen oder ertasten kann.

2. Präoperative oder präoperationale Phase (1,5/2 Jahre bis 6/7Jahre)

Diese Phase wird durch die Vorstellungskraft ermöglicht. Das Denken der Kinder wird immer mehr von Symbolen abhängig und löst sich von sensomotorischen Beziehungen, ist jedoch immer noch stark auf Anschauung angewiesen.

Die Anschauung ist in dieser Phase durch Zentrierung gekennzeichnet. Die Aufmerksamkeit des Kindes bezieht sich auf einen Gegenstand oder auf ein Merkmal. Deutlich wird dies z. B. in den verbalen Äußerungen. So werden beispielsweise alle Sitzgelegenheiten Stuhl genannt, egal ob es sich um einen Stuhl, Sessel oder Hocker handelt und alle Katzen heißen „Miau", unabhängig davon ob es ein und dieselbe oder verschiedene Katzen sind. Möglicherweise werden sogar alle Tiere – egal ob Hund oder Pferd – als Katze bezeichnet.

Die Anschauung ist durch Egozentrismus charakterisiert. Das bedeutet, das Kind ist nicht in der Lage, sich in die Sichtweise eines anderen hineinzudenken. Unabhängig vom Standort der Mutter, meint es, die Mutter müsse die Dinge im gleichen Blickwinkel sehen (auch empfinden und beurteilen).

Die Logik dieses Alters beschreibt Piaget als transduktives oder analoges Schlussfolgern. Da dem Kind das notwendige Sachwissen fehlt, um die jeweiligen Zusammenhänge zu erklären, greift es in Analogieschlüssen auf Situationen, die es bereits kennt.

Senkel beschreibt beispielsweise ein Kind, das sich zum ersten Mal an der Nordsee aufhielt. Als es am folgenden Morgen plötzlich das Watt an der Stelle sah, wo am Abend zuvor das Wasser flutete, rief es: „Schau, Mami, da hat jemand das Meer abgelassen." Es hatte seine Erfahrung vom Ablassen des Wassers aus der Badewanne übertragen (Senkel 1994, S. 279).

Damit geht magisches und anthropomorphes Denken einher. Sein Kausalitätsbedürfnis drängt das Kind in Richtung magischer Deutungen. Alle dem Kind begegnenden Erscheinungen sind „gemacht". Menschen, die Sonne, der Mond, Hexen, Riesen, Zwerge oder der liebe Gott bestimmen die Welt. Da das Kind glaubt, dass alle Dinge seiner Umgebung die gleichen Fähigkeiten hat wie es selbst, werden die Gegenstände vermenschlicht, so ist z.B. der Tisch „böse", weil er das Kind absichtlich gestoßen hat, der Himmel weint, wenn es regnet, die Sonne freut sich, wenn sie scheint, und sie geht unter, weil sie müde ist.

Bezugspersonen, die den Kindern solche Erklärungen bieten, entsprechen der kindlichen Denkweise, während diejenigen, die vorzeitig naturwissenschaftliche Erklärungen anbieten, eher Verwirrung hervorrufen, als dass sie Verständnis erzeugen.

3. Konkret-operative Phase (7 bis 11 Jahre)

Auf dieser Stufe überwindet das Denken die egozentrische Perspektive und löst sich von der Anschauung und von magischen und antropomorphen Erklärungen. Denken entspricht nun nicht mehr einer inneren Handlung, sondern einer angenommenen Vorstellung.

Jetzt erfolgt auch die Dezentrierung. Das Kind ist in der Lage, zwei oder mehr physikalische Aspekte gleichzeitig zu berücksichtigen. Das klassische Beispiel ist das Experiment zur Invarianz (Unveränderbarkeit der Menge).

Beispiel: Wenn die gleiche Menge einer Flüssigkeit, zum Beispiel Limonade, in zwei Gläser gegossen werden, berichten alle Fünf-, Sechs- und Siebenjährigen, dass beide Gläser gleich viel enthalten. Wird jedoch die Limonade von einem Glas in ein höheres und schmaleres gegossen, gehen die Meinungen auseinander. Die Fünfjährigen wissen, dass im schmalen hohen Glas dieselbe Limonade ist (qualitative Identität), glauben aber, dass sie irgendwie mehr geworden sei. Die Sechsjährigen sind unsicher, sagen aber auch, in dem hohen Glas sei mehr drin. Die Siebenjährigen „wissen", dass es keinen Unterschied gibt. Die jüngeren Kinder verlassen sich noch auf den Augenschein, die älteren vertrauen jetzt auf eine Regel. Sie berücksichtigen auch die zwei Dimensionen Höhe und Breite (Zimbardo 1992, S. 68).

In dieser Phase ist das Ergebnis des kindlichen Denkens keine Tatsache mehr, sondern kann wieder rückgängig gemacht werden (Reversibilität). So ergibt sich z.B. beim Zurückschütten der Flüssigkeit wieder die ursprüngliche Höhe im Glas. Es kann jetzt auch Reihen (Sereation) und Klassen (Klassifikation) bilden. Die Dinge lassen sich systematisch nach ihrer Größe oder Klassenzugehörigkeit ordnen.

Grundlage für diese Leistungen ist die Tatsache, dass das Kind jetzt mehrere geistige Handlungen zu einem systematischen Zusammenhang kombinieren kann. Diese Denkform bezeichnet Piaget als *konkret-operative Operationen*, da sie immer noch erfahrungs- und realitätsgebunden sind.

4. Formal-operative Phase (11–15 Jahre)

Auf dieser Stufe ist das Denken nicht mehr an die erlebte oder erlebbare Realität gebunden, und es sind abstrakte und formal-logische Schlüsse möglich. Die Denkfigur

A = B und A' = B, daraus folgt: A' = A

wird verstanden und kann durchgeführt werden. Damit ist hypothetisches Denken möglich geworden, das ausschließlich von Annahmen ausgeht und keinen Realitätsbezug benötigt.

Bedeutung für die ergotherapeutische Praxis

An Piagets Theorien und Forschungen wurde vielfältige Kritik geübt. Einen Überblick hierzu gibt August Flammer in seinem Buch „Entwicklungstheorien" (Flammer, 1996, S.132f). Eine Kritik zielt darauf, dass intellektuelle Leistungen stark vom sozialen und kulturellen Hintergrund abhängen, die wiederum über Umweltgestaltung und Bezugspersonen gefördert werden können. In der Praxis ist bei normal entwickelten Kindern häufig ein schnelleres als das von Piaget beschriebene Durchlaufen der Phasen festzustellen.

Trotz solcher Kritiken werden das Grundkonzept von Assimilation und Akkommodation sowie die Vorstellung des stufenartigen Aufbaus der kognitiven Entwicklung weitgehend akzeptiert.

Unabhängig von der zutreffenden Kritik und entwicklungspsychologischen Weiterentwicklungen ist das Konzepts Piagets für die Ergotherapie von grundlegender Bedeutung. Ergotherapeutische Angebote beruhen darauf, dass durch sinnliche, motorische und soziale Erfahrungen die Assimilation und Akkommodation der Patienten angeregt und Handlungs- und Denkmöglichkeiten erweitert werden. Darüber hinaus bietet das Stufenmodell eine Orientierung sowohl bei der Diagnostik als auch bei der Auswahl und Adaption, d.h. der entwicklungsgerechten Anpassung der therapeutischen Angebote. Weiterhin unterstützt es den altersadäquaten

Umgang mit Kindern. Das Wissen um magisches Denken, konkrete und formale Operationen usw. hilft, die therapeutischen Gespräche und Anweisungen auf einer angemessenen sprachlichen Ebene zu platzieren.

Entwicklung aus der Sicht der Psychoanalyse

Die Psychoanalyse, die sich als Theorie und Methode zur Erforschung der unbewussten Konflikte und ihrer Behandlungspraxis sieht, hat sich historisch und aktuell in derartig viele verschiedene Subdisziplinen, Theorien, Forschungen, Behandlungs- und Beratungstechniken differenziert, dass es in diesem Rahmen nicht möglich ist, einen Überblick zu geben. Im Mittelpunkt stehen hier Freuds Aussagen zur psychosexuellen Entwicklung.

Freud hat erstmals die Bedeutung der psychosexuellen Entwicklung für die Gesamtentwicklung erfasst. Lange wurde die Vorstellung gehegt, dass Sexualität nur die Reifung und Übung der Sexualfunktionen betrifft und erst in der Pubertät beginnt. Freud machte deutlich, dass die psychosexuelle Entwicklung auch die Ausbildung der Geschlechtsidentität, der Integration der Sexualität in die Gesamtpersönlichkeit und die Entwicklung der Beziehungsfähigkeit einschließt. Er beschreibt die psychosexuelle Entwicklung anhand einer Stufentheorie mit fünf Phasen.

1. Orale Phase

In den ersten ein bis zwei Lebensjahren ist der Mund das wesentliche Organ der Erkenntnis und des Lustgewinns. Er dient der Nahrungsaufnahme, Stimulation und Kontaktaufnahme. Das Kind verbringt einen großen Teil der Zeit mit Saugen an der Brust, der Nahrungsaufnahme aus der Flasche, Saugen an den Fingern, den Spielsachen und anderen Gegenständen, wodurch körperliche Lust vermittelt wird.

2. Anale Phase

Vom zweiten bis zum vierten Lebensjahr erwirbt das Kind zunehmend körperliche Unabhängigkeit durch Üben seiner Fähigkeiten und nimmt so den Körper in Besitz. Während dieser Phase erlangt das Kind auch die Kontrolle über den Schließmuskel. Diese Fähigkeit ermöglicht neue sinnliche Erfahrungen, eröffnet aber auch erste Produktivität und Stolz auf das eigene „Werk". Die Beherrschung der Körpervorgänge und die Macht, den Eltern Freude bzw. Ärger zu bereiten, bieten Raum zur Selbstbehauptung.

3. Phallische bzw. ödipale Phase

Vom dritten bis fünften Lebensjahr richtet sich das Interesse der Kinder immer stärker auf die Genitalien. Das Kind erkennt, dass es seine Geschlechtszugehörigkeit nicht frei wählen kann. Es ahmt den gleichgeschlechtlichen Elternteil nach und richtet gleichzeitig seine Liebe vor allem auf den gegengeschlechtlichen Teil. Nach Freud gerät das Kind dadurch in einen schweren, so genannten ödipalen Konflikt. Umwirbt es die begehrte Mutter, tauchen Verlust- oder Strafängste gegenüber dem Vater auf. Es reagiert mit Schuldgefühlen und möglicherweise Kastrationsängsten. Zur Bewältigung des Konfliktes ist die elterliche Unterstützung nötig.

4. Latenzzeit

In der Latenzzeit, dem sechsten Lebensjahr bis zum Beginn der Pubertät, stellt die sexuelle Entwicklung nur einen Nebenschauplatz der Entwicklung dar. Nach Freud ruhen in dieser Zeit die sexuellen Impulse weitgehend. Diese Sicht wird heute nicht mehr geteilt. Auch wenn die Entwicklungsschwerpunkte sich auf die Auseinandersetzung mit der Außenwelt und kognitiven und sozialen Aufgaben verlagern, bleiben sexuelle Neugierde und der Wunsch nach sinnlicher Befriedigung erhalten.

5. Genitale Phase

In der Pubertät erzeugen die hormonellen Veränderungen einen Triebdruck, der bis dahin unbekannt war. Die Geschlechtsorgane, das Interesse an sexuellem Lustgewinn und die Auseinandersetzung mit der eigenen geschlechtlichen Identität rücken wieder in den Mittelpunkt.

Nach Freud führt zu viel Verwöhnung ebenso wie zu viel Frustration dazu, dass das Kind in einer Phase fixiert bleibt. Das Modell der psychosexuellen Entwicklung wird zur Entstehung von neurotischen und psychotischen Störungen in Beziehung gesetzt. Orale Fixierung wird im Zusammenhang mit psychischen und anderen Abhängigkeiten (Essen, Drogen), anale Fixierung mit der Entwicklung von zwanghaften und geizigen Persönlichkeitszügen gebracht.

Bedeutung für die ergotherapeutische Praxis

Es würde zu weit führen, die Vielzahl von Kritiken, Ergänzungen und Weiterentwicklungen der psychoanalytischen Entwicklungspsychologie aufzubereiten. Ein grundlegender Einwand besteht darin, dass Freuds Entwicklungstheorie nicht ausreichend nachgewiesen sei, da sie sich nicht auf Beobachtungen von Kindern, sondern auf Erinnerungen von Erwachsenen stützt.

Insgesamt bietet die Psychoanalyse ein umfangreiches Wissen über die Wechselbeziehung der Trieb- und der Ich-Entwicklung. Neuere Ansätze beziehen die Objektentwicklung ein. Keine andere Disziplin hat so viel Wissen zur Mutter-Kind-Interaktion, Bedeutung des Vaters, Loslösung von der Mutter bzw. Individuation, Ausbildung von Geschlechtsidentität, Rollenübernahme und vieles mehr hervorgebracht. Vor allem in der Psychiatrie und Psychosomatik beziehen sich viele Erklärungsmodelle und Behandlungsverfahren auf psychoanalytische Grundlagen.

Beziehungs- und Ich-Entwicklung

Von großer Bedeutung für die moderne Psychoanalyse ist das Konzept der Objektbeziehungen. Die klassische Psychoanalyse Freuds war eine *One-Body-Psychologie*. Obwohl er durchaus gesellschaftliche und soziale Abhängigkeiten sah, bezogen sich alle seine psychoanalytischen Begriffe auf das Individuum und nicht auf die wechselseitige Beziehung zwischen dem Kind und seinen Bezugspersonen.

Mit dem Begriff *Objekt* werden in Anlehnung an die Philosophie alle Gegenstände und Individuen bezeichnet, die dem erkennenden Subjekt gegenüberstehen. Die Flasche, der Schnuller und die Mutter sind für das Kind bedürfnisbefriedigende Objekte. Gleichzeitig stellen sie aber auch reagierende Partner dar, die kindliche Verhaltensweisen mit eigenem Verhalten beantworten. Menschen sind reagierende Partner mit potenziell unendlichen Reaktionsmöglichkeiten. Die Psychoanalyse interessiert sich für die Voraussetzungen der Interaktion, die Qualität der Beziehung und für die kognitiv-emotionalen Prozesse beim Kind und der Bezugsperson. Zur Beziehungs- und Ich-Entwicklung liegen viele Untersuchungen vor. Die folgenden Ausführungen sind vor allem an Mahler orientiert (Mahler 1978).

In körperlicher Hinsicht ist das Kind nach der Geburt ein eigenständiger Organismus, psychisch ist es aber noch lange auf die emotionale Einheit bzw. die Unterstützung durch eine Bezugsperson angewiesen. Erst im Laufe der ersten drei Jahre entwickelt es langsam die Grundlagen einer *Ich-Identität* oder *Selbstkonstanz.*

Selbstkonstanz wird als das zeitlich überdauernde gleich bleibende Empfinden und Bewusstsein der eigenen Person definiert, zu der sich parallel eine Objekt- und Beziehungskonstanz entwickelt. Dies bedeutet, dass auch das Gegenüber differenziert wahrgenommen und eine Beziehungsgestaltung zugelassen wird.

Nach Mahler beginnt die „psychische" Geburt des Menschen, wenn dem Kind zum ersten Mal bewusst wird, dass es getrennt von der Mutter existiert. Damit beginnt die Loslösung und Individuation.

1. Primärer Zustand und symbiotische Phase (1. bis 6. Monat)

Das wesentliche Kennzeichen der symbiotischen Phase ist die „omnipotente Fusion mit der Mutter, und insbesondere die illusorische Vorstellung einer gemeinsamen Grenze der beiden in Wirklichkeit physisch getrennten Individuen" (Mahler zit. in Mertens 1993, S. 49).

Die Mutter muss lernen, die verloren gegangene physische Einheit durch eine psychische zu ersetzen. Die Bereitschaft und das Verhalten der Mutter (oder Hauptbezugsperson) sind entscheidend für die Entwicklung eines basalen Sicherheitsgefühls und grundlegender emotional-kommunikativer Fähigkeiten. Das Kind kann noch nicht zwischen innen und außen, selbst und anderen unterscheiden. Es speichert seine Erlebnisse als diffuse Grundeinstellungen:

- Positive Erlebnisse erzeugen das Gefühl:
  - das Leben ist gut;
  - ich bin gut, denn ich fühle mich gut.
- Negative Erlebnisse erzeugen das Gefühl:
  - das Leben ist schlecht;
  - ich bin wertlos, denn mir geht es schlecht.

Aus dem Einssein mit der Mutter und der Einheit Bedürfnis und Bedürfnisbefriedigung entsteht allmählich die Bindung mit der Mutter. Das Kind erwirbt mit der Kenntnis von der Abwesenheit der Mutter auch die „haltende Gegenwart", d. h. die Sicherheit einer befriedigenden Umwelt. In der Kommunikation mit der Mutter, im gegenseitigen Reagieren und Widerspiegeln (mimisch, gestisch und verbal) übernimmt es die mütterlichen Gefühle, Haltungen und Erwartungen. Das Ich-Gefühl entwickelt sich zuerst auf der körperlichen Ebene. Über das Körpererleben, das Anschmiegen an die Mutter und den Verlust des körperlichen Kontaktes erfährt es seine Körpergrenzen und entwickelt ein rudimentäres Körper-Ich.

2. Loslösungs- und Individuationsphase

Differenzierungsphase (5. bis 13. Monat). Mit dem vierten bzw. fünften Monat beginnt sich das Kind aus der symbiotischen Einheit zu lösen und die explorativen Verhaltensweisen nehmen zu. Es kann seinen Körper halten, wenn die Mutter es trägt und wendet sich ab, um die Umgebung besser zu sehen. Es beginnt zu rollen, robben und krabbeln. Zu dieser körperlichen Differenzierung gehört die Herausbildung intrapsychischer Autonomie.

Gleichzeitig mit der Ich-Entwicklung wachsen Verlust- und Trennungsängste. Das Kind beginnt zu fremdeln und kommt nach Ausflügen immer wieder zur Mutter als Sicherheitsbasis zurück. Es macht auch die ersten Erfahrungen mit Verboten und der Kraft der eigenen Aggression. Ein Übergangsobjekt, wie z.B. der Schnuller, ein Schnüffeltuch oder ein Kuscheltier hilft, die Gefühle von Disharmonie, Verlust oder Trennungsangst zu ertragen. Das Übergangsobjekt stellt eine kreative Konfliktlösung bei empfundenem Mangel dar.

Übergangsphase (11. bis 18. Monat). Das Kind wird immer selbstständiger. Seine motorischen Möglichkeiten nehmen zu, der Spracherwerb setzt ein, und das Kind spiegelt sich in der Bewunderung von Vater und Mutter. Die Mutter, die weiterhin als Heimatstützpunkt zur Verfügung steht, die Umwelt angemessen gestaltet und Erfahrungen des Kindes positiv begleitet, ermöglicht dem Kind die Erfahrung „Ich kann, was ich will" (*Omnipotenzgefühle*). Diese Haltung erleichtert es dem Kind, Schwierigkeiten und Hindernisse hinzunehmen (z.B. Hinfallen) und sich noch mehr von der Mutter zu lösen.

Wiederannäherungsphase (18. bis 24. Monat). In dieser Zeit lässt sich häufig eine verstärkte Trennungsangst beobachten. Die fortgeschrittene kognitive Entwicklung hat zur Folge, dass die Trennung von der Mutter bewusster wird. Gleichzeitig führt die körperliche Entwicklung dazu, dass die Möglichkeit der Trennung vielfältiger wird und das Omnipotenzgefühl wird durch die Widerstände der Umgebungen (z.B. der Stuhl ist zu hoch) und die Verbote und Anforderungen der Eltern infrage gestellt. Mahler bezeichnet die konflikthafte Situation als *Wiederannäherungskrise* oder *Ambitendenz* (Mahler 1978). Das Kind will getrennt, groß und allmächtig sein und wird sich seiner Abhängigkeit und Liebesbedürfnisse immer bewusster. Ausdruck dieser Krise ist das Trotzverhalten.

Befestigungsphase (24. bis 36. Monat). Das Kind findet einen Ausgleich zwischen Selbstständigkeitsbestrebungen und Anlehnungsbedürfnissen. Es überwindet sein Trotzverhalten und erwirbt die Grundlagen der so genannten *Selbst- und Objektkonstanz*. Das Kind stabilisiert seine Ich-Identität und das Bild der guten Mutter, das auch bei deren Abwesenheit stabil und wirksam bleibt.

Bedeutung für die ergotherapeutische Praxis

Beim Entwicklungsmodell von Mahler ist von grundlegender Bedeutung, dass das klassische Strukturmodell um die Dimension des *Selbst* erweitert wurde. Das Es, Ich und Überich stellen nur Teilsysteme dar. Von Bedeutung ist weiterhin, dass die Konzentration auf das Individuum zugunsten der Wechselwirkung zwischen Individuum und Umwelt aufgegeben wurde und nicht nur die psychische Struktur, sondern Voraussetzungen, Qualität und der soziokommunikative Prozess der Entwicklung ins Blickfeld geraten.

Auch hier wird Verständigungs- und Verständniswissen bereitgestellt. Wichtig für die ergotherapeutische Praxis ist vor allem, dass anhand dieses Modells ein Verständnis für die Voraussetzungen, Qualität und die soziokommunikativen Prozesse in Beziehungen erworben werden kann. In der ergotherapeutischen Frühförderung während der Loslösungs- und Individuationsprozesse wird dadurch ein Verständnis für das Verhalten des Kindes und die Orientierung für das Verhalten der Therapeutin sowie die Gespräche mit den Bezugspersonen möglich. Auch wenn Selbst- und Objektkonstanz vom Kind schon längst erworben wurden, ermöglicht das Modell grundlegende Einsichten in die Bedeutung therapeutischer Beziehungen und Angebote (*Objektbeziehungstheorie*).

Auch Mahlers Theorien haben Kritik und Weiterentwicklung erfahren. Ihre historische Bedeutsamkeit für die Theorienentwicklung zu dem Themen Selbst und Objekt bleibt bestehen, doch insbesondere die Sicht auf den Säugling hat sich deutlich gewandelt. So spricht Stern (1985, dt. 1992) dem Säugling schon im Alter von zwei Monaten ein verlässliches Gefühl für sein Kernselbst und dem Kern-Anderen zu. Ergebnisse in die gleiche Richtung brachten die Forschungen von Dornes (1993).

Die psychosozialen Entwicklungsstufen nach Erikson

Im Gegensatz zu Freud sieht Erikson Entwicklung als lebenslangen Prozess (Erikson 1979). Sein Modell, das den gesamten Lebenszyklus beschreibt und vor allem auf klinische Beobachtung und nicht auf experimentelle Forschung oder analytische Introspektion zurückgeht, wird weitgehend akzeptiert.

Es umfasst acht Stufen, wobei die ersten vier die Entwicklungsaufgaben bzw. grundlegenden Konflikte der Kindheit und die restlichen vier die Sozialisation im Jugend- und Erwachsenenalter beschreiben.

Beispiel: Auf der ersten Stufe muss das Kind ein Urvertrauen in seine Umgebung entwickeln, um für die Herausforderung der nächsten Stufe gerüstet zu sein. Dazu ist es auf eine stabile und befriedigende Beziehung zu seinen Eltern angewiesen, d.h. die Eltern müssen seine Grundbedürfnisse erfüllen, damit kein grundlegendes Gefühl von Misstrauen, Unsicherheit und Angst entsteht.

Bedeutung für die ergotherapeutische Praxis

Bei Erikson handelt es sich um ein heuristisches Modell für ein besseres Verständnis. Sein Modell sollte nicht als Norm missverstanden werden, als müssten alle Menschen – unabhängig von ihrer Zeit und Kultur – diese Problemlösungsaufgaben durchlaufen und auf die gleiche Art und Weise lösen. Es bietet einen ersten Einstieg in die Entwicklungsaufgaben und Probleme von Jugendlichen, Erwachsenen und alten Menschen.

Lernen

> Mit dem psychologischen Begriff Lernen wird jede Verhaltensänderung bezeichnet, die nicht durch Reifung, sondern durch Erfahrung bewirkt wird und länger andauert.

Weitgehend vom Lernen abhängig sind die verschiedenen Bedingungen und Voraussetzungen des Verhaltens, wie Intelligenz, Bedürfnisse und Gefühle, die das Verhalten bzw. Verhaltensänderungen steuern und aktivieren. Ohne ein Mindestmaß an gelernten Verhaltensweisen ist der Mensch aufgrund seiner Instinktlosigkeit lebensunfähig. Reifungsprozesse alleine reichen nicht aus, um sich in der Umwelt zu behaupten. Die notwendigen Lernprozesse führen demnach zur Entwicklung oder Veränderung von:

- Verhaltensweisen;
- Bedürfnissen und Gefühlen;
- ethischen Einstellungen (z.B. Verantwortung, Gewissen);
- Mechanismen zur Verhaltenssteuerung;
- Rollenidentifikationen oder -erwartungen.

Des Weiteren werden in den Lernprozessen Informationen, Kenntnisse und Wissen gespeichert, die komplizierte Denkprozesse ermöglichen und das Lernen von Verhaltensweisen erleichtern.

Ziele der Ergotherapie beziehen sich auf die Neuordnung von Verhalten bzw. Lernen. Dabei wird unterschieden, was und wie gelernt werden soll. Der Therapieerfolg ist im besten Fall an verbesserten Leistungen und Verhaltensänderungen ablesbar.

Lerntheorien

Lerntheorien versuchen, verschiedene Formen des Lernens zu erklären. Grundlage für alle psychologischen Lerntheorien ist die Annahme, dass sich Lernen als Assoziation von Ideen vollzieht und alle Organismen versuchen, angenehme Empfindungen zu suchen und Schmerzen zu vermeiden.

Die *klassische Konditionierung nach Pawlow* beschreibt, wie Organismen (im klassischen Experiment Hunde) Ereignisse in ihrer Umwelt in Beziehung zueinander setzen. Ein biologisch signifikanter Reiz, der als unkonditionierter Stimulus (US Futter) beschrieben wird, löst einen Reflex aus, der unkonditionierte Reaktion (UR Speichelreaktion) genannt wird. Wird ein neutraler Reiz (Glocke) gleichzeitig mit dem unkonditionierten Stimulus (Futter) angeboten, wird er zum konditionierten Stimulus (CS) und auch die Glocke kann den Speichelfluss auslösen, ohne dass Futter angeboten wird. Diese Reaktion wird als konditionierte Reaktion (CR) beschrieben. Werden der unkonditionierte Stimulus (Futter) und der konditionierte Stimulus (Glocke) eine Zeit lang nicht mehr zusammen angeboten, verschwindet die Reaktion.

Reize, die dem konditionierten Reiz ähnlich sind (z.B. andere Töne), lösen ebenfalls eine konditionierte Reaktion aus (Reizgeneralisierung). Folgt dann aber kein unkonditionierter Stimulus (Futter), kommt es zur Reizdiskrimination.

Beispiel: Ein klassisches Beispiel ist die Beziehung, die viele Menschen zwischen medizinischer Behandlung und medizinischem Personal herstellen. Erhält eine Person beispielsweise eine Spritze (unkonditionierter Reiz), löst dies eine unkonditionierte Reaktion aus (Unwohlsein, Schmerz). Sieht die Person nun gleichzeitig die weiße Berufskleidung der Schwester (neutraler Reiz), werden beide Wahrnehmungen zueinander in Beziehung gesetzt und die weiße Berufskleidung wird zum konditionierten Stimulus, sodass nun auch ausschließlich die weiße Kleidung ein Unwohlsein auslösen kann (konditionierte Reaktion).

Die Lernform der klassischen Konditionierung ist begrenzt, da sie immer eine eigenständige Reiz-Reaktions-Verbindung voraussetzt (Einstechen der Spritze bewirkt Schmerzen).

Die *Theorie des instrumentellen Konditionierens* von Thorndike stellt das Lernen an den Konsequenzen in den Vordergrund. Danach treten Verhaltensweisen, die angenehme Konsequenzen haben (z.B. Lob, Anerkennung, materieller Gewinn) häufiger auf und solche mit unangenehmen Konsequenzen (Schmerzen, Kritik, materieller Verlust) werden vermieden. Wichtig ist dabei die zeitliche Abfolge der Konsequenzen. Die kurzfristigen Konsequenzen sind bedeutsamer als die langfristigen. So werden viele gesundheitsschädigende Verhaltensweisen kurzfristig durch angenehme Empfindungen belohnt (Essen, Alkohol, Rauchen). Langfristig können bei übermäßigem Essen, Rauchen oder Trinken gesundheitliche Schäden auftreten.

Bedeutung für die ergotherapeutische Praxis

In der ergotherapeutischen Behandlung werden viele Lernformen genutzt. Vor allem das Lernen an den Konsequenzen hat hier einen großen Stellenwert. Die gelungene Arbeit, wie z.B. die Bucheinbindung, der Weidenkorb, das Schmuckgesteck, ist ebenso ein positiver Verstärker wie die (wieder) erworbene Fähigkeit, die verbesserte Feinmotorik und das selbstständige Anziehen. Aber auch der Umgang mit der Ergotherapeutin, ihre Verhaltensweisen, Lob, Kritik, Unterstützung und Anforderung stellen Konsequenzen dar, die das Lernen von Verhaltensweisen beeinflussen. Daneben nimmt auch das Beobachtungslernen (wie gehen andere mit der Krankheit/Behinderung um oder wie reagiert die Ergotherapeutin) einen breiten Raum ein.

Motivation und Lernen

Theorien zur Motivation versuchen zu erklären, was menschliches Handeln und Verhalten in Gang setzt und aufrechterhält. Leider ist die Verwendung der Begriffe weder in der Alltagssprache noch in der Wissenschaft einheitlich: Es wird von Trieben, Motiven, Zielen, Intentionen, Bedürfnissen, Wünschen gesprochen.

Motive sind nicht beobachtbar. Dabei handelt es sich um Annahmen über die Ursachen, die dem Verhalten zugrunde liegen. Der gesamte Prozess wird *Motivation* und der einzelne Beweggrund *Motiv* genannt. Oft werden Motive in primäre und sekundäre unterschieden, wobei die primären biologisch vorgegeben und lebenswichtig sind (Hunger, Durst, Schlafbedürfnis) und die sekundären im Lauf der Entwicklung durch den Umgang mit anderen Menschen erlernt werden.

Es gibt zahlreiche theoretische Ansätze, Motivation zu erklären. Ausgewählt wurde hier die Theorie von Maslow, einem Vertreter der humanistischen Theorien (Maslow 1970).

Maslow unterscheidet zwei Motivationsformen: die *Mangelmotivation* und die *Wachstumsmotivation*. Im Mittelpunkt seiner Theorie steht die Spannung, die dazu führt, spannungsreduzierende oder -steigernde Handlungen vorzunehmen.

Mangelmotivation veranlasst die Menschen, ihr physisches oder psychisches Gleichgewicht wiederherzustellen, während Wachstumsmotivation bewirkt, etwas Neues zu tun bzw. zu werden. Um einen Wunsch auszuführen, ist der Mensch in der Lage, kurzfristige Bedürfnisbefriedigung zurückzustellen bzw. eine Mangelsituation zu erleiden. Er erträgt z.B. Schmerzen, um zu sportlichen Höchstleistungen zu gelangen.

Maslow formulierte eine Bedürfnishierarchie. Zur untersten Stufe gehören die physiologischen Bedürfnisse, wie Hunger und Durst. Erst wenn diese einigermaßen befriedigt sind, motivieren die Bedürfnisse auf der nächsten Ebene, die Sicherheitsbedürfnisse, usw. Den Gipfel der Hierarchie besetzen die Selbstverwirklichung und die Transzendenz.

Bedeutung für die ergotherapeutische Praxis

In der psychologischen Forschung wird dieses Modell unter anderem deswegen kritisiert, weil ihm die experimentelle Bestätigung fehlt und die Begriffe unklar und nicht operational definiert sind.

In der Erziehung, Pflege und Therapie wird diese Bedürfnishierarchie häufig benutzt, um die Bedürfnisse der Schüler bzw. Patienten zu erfassen und daraus Maßnahmen abzuleiten.

Ein Teilaspekt der Motivationsforschung ist die Leistungsmotivation. Interessant für die therapeutische Praxis ist auch eine Theorie zur Attribution von Ursachen. Menschen beziehen Ereignisse und Erfahrungen, auch die eigenen Leistungen, auf Gründe und Ursachen. Abhängig davon, wie der Mensch die Ursache von Erfolg oder Misserfolg interpretiert, fallen seine Gefühle und das Ausmaß der Anstrengung beim nächsten Versuch aus.

Patienten, die ihre Erfolge ihren Fähigkeiten und Anstrengungen zuschreiben, sind motiviert, weitere Anstrengungen zu investieren, während die, die ihre Erfolge auf Glück, eine zu leichte Aufgabenstellung oder die Hilfestellung der Ergotherapeutin beziehen, weitaus weniger zu weiteren Anstrengungen bereit sind.

Ebenso neigen Patienten, die einen Misserfolg auf die eigenen geringen Fähigkeiten oder eine schwere Aufgabenstellung beziehen, dazu, sich einfachere Aufgaben zu suchen und die, die den

Misserfolg dem Pech oder mangelnder Anstrengung zuweisen, werden es höchstwahrscheinlich nochmals und mit mehr Anstrengung versuchen (Zimbardo 1992, S. 376).

Hier bestehen Zusammenhänge zum Faktor, den Bandura *Selbstwirksamkeit* nennt (Bandura 1979). Die Wahrnehmung der Selbstwirksamkeit beeinflusst Denkmuster, Leistung und Emotionen eines Menschen. Besitzt ein Mensch dieses Gefühl nicht bzw. kaum oder ist es durch eine Erkrankung gestört, kann dies Apathie und Mutlosigkeit zur Folge haben.

Diskussion: Sozialwissenschaftliche Grundlagen und die Methoden der ergotherapeutischen Praxis

In dieser Einführung konnten nur grundlegende Theorien und Forschungen aufgezeigt werden. Ergotherapeuten, die in ihrem jeweiligen Arbeitsgebiet in größerem Umfang mit der kognitiven Psychologie, der Entwicklungspsychologie, der Psychoanalyse oder Lerntheorien arbeiten, benötigen umfassendere Kenntnisse, die in der Ausbildung angebahnt und im Rahmen von Fort- und Weiterbildung vertieft werden müssen.

Patienten, die zur ergotherapeutischen Behandlung kommen, erleben häufig eine besondere Situation. Durch ihre Erkrankung bzw. Behinderung sind ihre Persönlichkeit, Entwicklung und Lernfähigkeiten spezifischen Gefährdungen, Anforderungen und Problemen ausgesetzt. Diese Situation wurde bis jetzt kaum wissenschaftlich aufgearbeitet und könnte daher ein mögliches Gegenstandsfeld zukünftiger ergotherapeutischer Forschung darstellen. Auf dem Hintergrund u.a. neurowissenschaftlicher und entwicklungspsychologischer Forschungen wäre es eine Aufgabe für ergotherapeutische Forscher zu erarbeiten, in welcher Art und Weise und in welchem Umfang die jeweiligen Handlungsfähigkeiten von Patienten eingeschränkt aber auch gefördert werden können.

Die verschiedenen theoretischen Ansätze, Perspektiven, Gegenstände und Aussagen werden für die Ergotherapie an unterschiedlichen Stellen relevant. Die beschriebenen Persönlichkeitstheorien bieten die Möglichkeit, sich mit den eigenen Grundannahmen über die Natur des Menschen und die therapeutischen Möglichkeiten der Verhaltensänderung zu beschäftigen. Die Theorien zur Entwicklung unterstützen vor allem das Verständnis für bestimmte Patienten, nämlich der sich entwickelnden Kinder und Jugendlichen. Die Konzepte zum Lernen ermöglichen eine grundlegende Orientierung zur eigenen Gestaltung therapeutischer Lernprozesse.

Ergotherapie lässt sich nach verschiedenen Konzepten durchführen. Entscheidend sind dabei die Arbeitsfelder, die Patientengruppen, die theoretischen Grundlagen und die Methoden, über deren Zusammenhänge im Folgenden ein Überblick gegeben wird (siehe auch Kap. 3). Dabei wird von der Begriffsklärung ergotherapeutischer Methoden ausgegangen.

> Das griechische Wort methodos (= Weg der Untersuchung) wird im Allgemeinen als erprobter, überlegter und übertragbarer Weg des Vorgehens oder Verfahrensweise verstanden, mit dem sich unterschiedliche Aufgaben erledigen oder einzelne Ziele erreichen lassen.

Im Wesentlichen ist professionelles Vorgehen von drei Merkmalen gekennzeichnet:

1. Zielgerichtetheit;
2. Planmäßigkeit und Folgerichtigkeit;
3. Spezifische Handlungsstruktur.

Das Schema der Ausbildungs- und Prüfungsverordnung klassifiziert die ergotherapeutischen Methoden zweidimensional, anhand der Einsatzbereiche (pragmatisch) anhand der jeweiligen wissenschaftlichen Bezugsdisziplinen bzw. -theorien (theoretisch):

- Psychosoziale Behandlungsverfahren;
- Neurophysiologische Behandlungsverfahren;
- Neuropsychologische Behandlungsverfahren;
- Motorisch-funktionelle Behandlungsverfahren;
- Arbeitstherapeutische Behandlungsverfahren
- Adaptive Behandlungsverfahren.

Ein Grundproblem des Ordnungsmodells ist, dass es aufgrund seiner Orientierung an den medizinischen Fachbereichen und Bezugsdisziplinen spezifische Aspekte mehr oder weniger stark in den Vordergrund stellt. Medizinische Fachbereiche bzw. Bezugsdisziplinen sind aber nicht systematisch einheitlich geordnet, sondern in Abhängigkeit von der historischen Entwicklung mal anhand der Patientengruppe, mal anhand der theoretischen Grundlagen und mal anhand der Anwendungsbereiche:

- Patientengruppen – psychosoziale Behandlungsverfahren;
- Theoretische Grundlagen – neurophysiologische und neuropsychologische Behandlungsverfahren;

- Anwendungsbereiche – motorisch-funktionelle, adaptive und arbeitstherapeutische Behandlungsverfahren.

Dies wird z.B. daran deutlich, dass theoretisch und berufspraktisch alle theoretischen Grundlagen und Störungsbilder, auf die sich die anderen Verfahrensgruppen beziehen, für die Arbeitstherapie ebenfalls von Interesse sind.

Ein weiteres Klassifikationsmodell ordnet nach der Ausbildungs- und Prüfungsverordnung die Vorgehensweisen der psychosozialen Behandlungsverfahren pragmatisch anhand der Handlungs- bzw. Zielstruktur der Behandlung:

- symptomspezifisch regulierende Methoden;
- kompetenzzentrierte, alltagsrelevante Methoden;
- subjektbezogen, ausdruckszentrierte Methoden;
- soziozentriert, interaktionelle Methoden;
- wahrnehmungsbezogene, handlungsorientierte Methoden.

Welche Vor- und Nachteile bzw. Durchsetzungsfähigkeit die verschiedenen Ordnungsmodelle entwickeln werden, wird die zukünftige Entwicklung zeigen. Die verschiedenen Ordnungsmodelle zeigen aber, dass die ergotherapeutischen Behandlungsverfahren nicht systematisch nach den eingehenden Bezugsdisziplinen oder Theorien zu ordnen sind. Ergotherapie nutzt keine Behandlungsverfahren, die sich spezifisch auf Persönlichkeits-, Entwicklungs- oder Lerntheorien stützt. Eines der wenigen therapeutischen Verfahren, in denen dies überhaupt geschieht, ist die Verhaltenstherapie, die konsequent auf kognitiver Lerntheorie beruht. Ansonsten haben die meisten der ergotherapeutischen und auch die meisten anderen therapeutischen Methoden generell einen mehrdimensionalen Ansatz. Selbst, wenn wie bei der klassischen Psychoanalyse historisch betrachtet ein geschlossenes Theoriekonzept im Mittelpunkt stand, hat sich im Laufe der historischen Entwicklung die jeweilige Theorie immer weiter verbreitert und verfeinert und Ergebnisse von Lern-, Entwicklungs- und anderen Theorien wurden mehr oder weniger integriert. Auch Ansätze wie Mosey entwicklungsorientierter Ansatz (siehe Kap. 1), die einen spezifischen Schwerpunkt im Titel führen, weisen ein jeweils spezifisches Mischungsverhältnis auf: in diesem Fall von einem spezifischen entwicklungstheoretischen Konzept und Gruppentheorie.

Die Ursache hierfür liegt in den komplexen „ganzheitlichen“ Problemen der einzelnen Patienten und den analytisch einzelwissenschaftlich getrennten Beschreibungen, Erklärungen und Lösungen. In der therapeutischem Arbeit mit dem Patienten müssen sowohl die Berufspraktiker als auch die verschiedenen Behandlungsverfahren die jeweilige Problemisolierung der Bezugsdisziplinen und ihrer Theorien wieder überwinden und das, was sie über Persönlichkeit, Entwicklung und Lernen wissen, im Hinblick auf die Probleme des Patienten und ihre Behandlungsmöglichkeiten integrieren.

Verschiedene Behandlungsverfahren zu verstehen und anzuwenden, erfordert deswegen von der Ergotherapeutin sowohl eine gute Orientierung in den Bezugsdisziplinen und ihren Theorien als auch ein Know-what und Know-how im Hinblick auf die Behandlungsverfahren selbst. Behandlungsverfahren ohne diese Grundlagenkenntnisse anzuwenden, birgt die Gefahr dilettierend dem Common Sense zu folgen, statt ergotherapeutische Kompetenz professionell einzusetzen.

6.2.6 Handeln, Rollen und System und psychosoziale Behandlungsverfahren

Die Darstellung der bisherigen sozialwissenschaftlichen Grundlagen folgte in erster Linie dem Ziel das Verstehen aller Patienten durch sozialwissenschaftliche Grundlagen zu erweitern. Im Folgenden werden die Themenbereiche Handeln, Rolle, System in der Intention dargestellt das Verstehen für die o.g. psychosozialen Behandlungsverfahren, konkreter die psychosozialen Methoden zu erweitern. Die Darstellung der Grundlagen zu Handlungs-, Rollen- und Systemtheorie erfolgte in Kapitel 1.7.

Die psychosozialen Behandlungsverfahren werden hauptsächlich in der Psychiatrie, Psychosomatik, Kinder- und Jugendpsychiatrie angewendet (daneben spielen sie sicherlich auch in der Geriatrie, Behindertenpädagogik, Arbeitstherapie eine Rolle). In diesen Bereichen treffen Ergotherapeuten in erster Linie auf Patienten mit entwicklungsbedingten Störungen, neurotischen oder psychotischen Störungen. Sie alle wollen und sollten in der Ergotherapie lernen, nicht um einer Norm zu entsprechen, sondern um ihr individuelles Handeln in ihrer Umwelt zufriedenstellender gestalten zu können.

Die jeweilige Störung findet ihren sichtbaren Ausdruck darin, dass die Patienten Schwierigkeiten mit

- ihrer Kompetenz (z.B. Handlungsplanung und -steuerung, aber auch Handlungsausführung);
- mit ihrer Interaktion (z.B. am Arbeitsplatz);
- mit ihrem Ausdruck (z.B. von Gefühlen) haben.

Bei manchen Problemen kann die Ergotherapeutin ausschließlich im Hier und Jetzt mit dem Patienten arbeiten, in manchen Fällen muss sie Wissen um die Entwicklung des Patienten mit einbeziehen bzw. dem Patienten Möglichkeiten eröffnen Probleme in seiner Entwicklung aufzuarbeiten. Immer muss sie den Patienten auf dem Hintergrund seiner Lebensbezüge (also unterschiedlicher Systeme: Familie, Arbeit, Infrastruktur) sehen und Therapie und Handlungslösungen suchen.

Handeln

> Handeln – Handlungen werden von sehr vielen wissenschaftlichen Disziplinen betrachtet. Generell unterscheidet man: Handlungen sind motiviert – Verhalten ist (auch) reaktiv.

Handlungstheorien haben vor allem die Mikrosoziologie (im Hinblick auf soziales Handeln) und die (Motivations-, Kognitions-, Arbeits-) Psychologie entwickelt. Diese Theorien geben eine Hilfe unterschiedliche Handlungen, unterschiedliches Handeln zu untersuchen und zu erklären.

„Das Ich ist das Subjekt des Handelns, die Welt das Objekt des Handelns. Wer unterscheiden kann, worauf es beim Handeln ankommt, der erkennt das Wichtige und das Unwichtige." (Lü Bu We, chin. Kaufmann, Politiker, Philosoph, in: Wikipedia, Zitate).

Handlungsprobleme im Focus der Therapie

Psychologische Handlungstheorien beschreiben und analysieren

- was Handeln ist (z.B. im Gegensatz zum Verhalten oder zur Bewegung);
- das äußere Handeln (sprich die Handlungsvollzüge, die man sehen kann);
- das innere Handeln (Motiv, Planung, Steuerung, Kontrolle);
- individuelle Handlungsbedingungen und externe Handlungsvoraussetzungen.

Weder psychologische noch soziologische oder andere Handlungstheorie beinhalten eine Theorie zur Erkrankung, Behinderung oder Behandlung. Ihre wohl größte Bedeutung für die Ergotherapie liegt darin, dass die Handlungstheorie das Problem und den Problemzusammenhang des Patienten anders wahrnehmen lassen.

Unter einem „Problem" ist ein Ereignis zu verstehen, das im Widerspruch zur Erwartung steht. Das Auftauchen von Problemen ist deshalb an Erwartungen gebunden, z.B. Normen, Soll-Werten, Vorstellungen von einem guten Leben.

Im traditionellen Verständnis von Ergotherapie war dieses Problem in erster Linie ein medizinisches. Das Problem, z.B. Schizophrenie, stand im Widerspruch zu der Erwartung „gesunder Mensch". Dementsprechend wurden Behandlungsmöglichkeiten gesucht und praktiziert. In der aktuellen Selbstdefinition von Ergotherapie lautet die Erwartung aber „möglichst handlungsfähiger Mensch" und dies hat deutliche Folgerungen für die Sicht auf den Patienten, den Umgang mit dem Patienten sowie die Behandlung durch Handeln.

Mit der Benennung von Handlungsproblemen als Ausgangspunkt von ergotherapeutischem Handeln ist aber keineswegs eine bestimmte Problemlösung verbunden. Der Praxisvollzug, in diesem Fall die Behandlung, muss erst einmal innegehalten werden und das praktische Problem des Patienten, z.B. Angst vor Öffentlichkeit, muss in den Reflexionshorizont der Handelnden, sprich des Patienten und der Ergotherapeutin gehoben werden. Das Problem wird erst einmal zum Denkobjekt. Das Problem erlaubt den Handelnden Fragen zu stellen, theoretische wie auch praktische, nach Handlungsorientierung suchende Fragen. Der Mensch ist in seinen alten Handlungsmöglichkeiten eingeschränkt und will neue erwerben.

Es kann geschehen, dass unterschiedliche Patienten beim gleichen Problem „Angst vor Öffentlichkeit" durchaus unterschiedliche Erwartungshaltungen und Wünsche entwickeln. Nur in dem jeweiligen Rahmen des Patienten sollten Vorschläge gemacht werden. Der eine Patient möchte sein Leben weitgehend normalisieren, sprich Möglichkeiten finden seine Angst zu reduzieren bzw. mit ihr umzugehen. Der andere Patient entschließt sich evtl. seine Kontakte zu anderen, die er bereits kennt, zu intensivieren.

Psychiatrisch erkrankte Patienten haben häufig Probleme mit ihren Handlungsvollzügen. Man kann wahrnehmen, dass sie Probleme beim Handeln haben, sie halten sich z.B. nicht an soziale Regeln, z.B. sie verweigern Hygiene. Eventuell kann man auch schließen, dass sie Probleme beim inneren Handeln haben, z.B. sie werden durch Wahrnehmungsstörungen/Halluzinationen beeinflusst oder können keine stabile Motivation für die komplexe Handlung „Ich will an einem Ausflug teilnehmen" aufbauen.

In Wechselbeziehung mit den jeweiligen Lebenswelten der Patienten können sich neben und aus den Funktionsstörungen auch Aktivitätsstörungen und soziale Behinderungen ergeben. Wenn also durch ein Gesundheitsproblem wie z. B. Schizophrenie die körperlichen Funktionen/Strukturen des Menschen geschädigt werden, z. B. durch eine Störung des episodischen Gedächtnisses, dann kann dies Folgen auf der Aktivitätsebene haben (z. B. Probleme Verabredungen einzuhalten) und Konsequenzen für die Partizipation mit sich bringen (z. B. Probleme neue Freunde zu gewinnen). Umweltfaktoren (z. B. alte Freunde wohnen alle an einem anderen Ort) und persönliche Faktoren (z. B. der Lebensstil war vor dem Gesundheitsproblem sehr durch soziale Kontakte geprägt) können die Problematik vergrößern oder auch verkleinern. Teilweise führt aber nicht die Erkrankung/Behinderung an sich, sondern z. B. die Veränderungen auf dem Arbeitsmarkt, der den Menschen jetzt als psychisch erkrankt wahrnimmt, dazu, dass Menschen in ihren Handlungsmöglichkeiten eingeschränkt werden.

Zu den sozialen Einflüssen zählen auch Menschen und mit diesen erfahrene Situationen (der soziale Konstruktivismus spricht von Co-Konstrukteuren). Diese Menschen (z. B. Ergotherapeuten) liefern anderen Lernangebote, ein Modell bzw. eine Orientierung für zukünftige Handlungssituationen. Sowohl für Behandlungs- als auch für Qualifikationsprozesse spielen diese Menschen/Situationen eine besondere Rolle.

Bedeutung der Methodenwahl für die Handlungserfahrungen des Patienten

Bei der Therapieplanung trifft die Ergotherapeutin gemeinsam mit ihrem Patienten eine Entscheidung über die mögliche Methode. Wenn die Ergotherapeutin mit der ausdruckszentrierten Methode arbeitet, dann ermöglicht sie dem Patienten andere Handlungserfahrungen als wenn sie sich für die kompetenz- oder interaktionelle Methode entscheidet. Sie wird sich für eine Methode entscheiden, weil ihr und dem Patienten ein ganz bestimmtes Ziel wichtig ist.

Ausdruckszentrierte Methode
Grundsätzlich kann man sagen, dass bei der Entscheidung für eine ausdruckszentrierte Methode stärker Ziele der Persönlichkeitsentwicklung, der Verarbeitung von biografischen Erfahrungen oder auch der Kommunikation und Interaktion im Vordergrund stehen. Es geht um die Person, die indem sie sich handelnd ausdrückt, etwas über den eigenen psychischen Zustand erfahren soll/will.

Kompetenzzentrierte Methode
Bei der Wahl einer kompetenzorientierten Methode, z. B. Arbeiten mit Holz in einer Werkgruppe, stehen stärker Ziele der Entwicklung von kognitiven und instrumentellen Fähigkeiten (z. B. im Umgang mit Holz, mit Maschinen, in der Arbeitsplanung, Arbeitsdurchführung) im Vordergrund.

Interaktionelle Methode
Bei der Wahl einer interaktionellen Methode, z. B. Gruppenarbeit, stehen stärker Ziele der Entwicklung von sozialen Fähigkeiten im Mittelpunkt (z. B. Kommunikation, soziale Interaktion, Reflexion des eigenen Tun).

Symptombezogen regulierende Methoden
Wenn die Ergotherapeutin symptombezogen regulierende Methoden nutzt, dann geschieht dies mit der Absicht erst einmal Therapiefähigkeit zu eröffnen. Einfachste Handlungen werden zur Anregung der Wahrnehmungs- und Informationsverarbeitung angeboten, damit der Patient Spannungen abbaut, sich emotional stabilisiert und für Wahrnehmungen und Informationen öffnet (vgl. Kapitel 6.5.3. A)

Aber auch zum Verständnis und der Durchführung der Methoden selbst sind handlungstheoretische Grundlagen von Bedeutung. Wenn die Ergotherapeutin im Rahmen einer Tätigkeitsanalyse z. B. die Produktion eine Holzmobiles analysiert und in Bezug zu den Handlungsfähigkeiten ihres Patienten setzt, dann kann sie Entscheidungen darüber treffen, ob und welche Maschinen, Werkzeuge sie einsetzt, welche Handlungsschritte sie vormacht, welche sie selber erkunden lässt u.ä.

Jede Methode bietet dem Patienten unterschiedliche Handlungserfahrungen und damit der Ergotherapie die Möglichkeit verschiedene Ziele zu erreichen.

Rolle

„Rolle: Bezeichnung für a) Erwartungen und Normen, die sich in einer Gruppe in Bezug auf die einen bestimmten Status oder eine Position innehabende Persönlichkeit bzw. deren Handlungen bei bestimmten Klassen von Situationen herausbilden... Im engeren Sinne bezeichnet Rolle nach T.R. Sabrin ein Element der sozialen Interaktion, das sich als eine gegliederte Folge von gelernten Verhaltensweisen beschreiben lässt, die ein Individuum in einer Situation sozialer Interaktion (Kommunikation) zeigt. Im letzteren Falle sind Status oder Position Inbegriff der sozialen Rechte und Pflichten, während Rolle den dynamischen Aspekt des sozialen Verhaltens bezeichnet." (Werner D. Fröhlich: Wörterbuch Psychologie, DTV 2005, 23. Aufl.)
„Verhaltensmuster, das von einer Person in einer bestimmten Situation erwartet wird." (Eric Berne: Spiele der Erwachsenen, Hamburg: Rowohlt Verlag 1964, S.310)

Jede Rolle stellt ein Scharnier zwischen Individuum und Gesellschaft dar. Rollen sind notwendig für das Leben des Menschen in einer Gesellschaft. Rollen legen den Einzelnen zwar im gewissen Umfang fest, sie sorgen aber auch für einen Schutzraum, da sie Halt und Sicherheit gewähren und daraus nicht nur Pflichten, sondern auch Rechte abgeleitet werden. Ergotherapeutische Modelle bzw. Assessments bieten unterschiedliche Differenzierungsvorschläge von Rollen (vgl. Kapitel 1).

Die soziale Rolle ist der zentrale Begriff der Rollentheorie (Soziologie). Nach Habermas (Thesen zur Theorie der Sozialisation, 1968) ist der sozialwissenschaftliche Rollenbegriff durch fünf Aspekte zu beschreiben:

- Das Übernehmen und „Spielen" von Rollen ist an soziale Interaktion zwischen zwei oder mehr Partnern gebunden.
- Das Rollenspiel der Interaktionspartner orientiert sich jeweils an einem verbindlichen Muster von „Spielregeln", d.h. wechselseitigen Verhaltens- und Rollenerwartungen (soziale Normen, die aus Rechten und Pflichten bestehen).
- Das Befolgen von Rollenerwartungen wird langfristig durch ein abgestuftes System von positiven und negativen „Sanktionen" sichergestellt.
- Erwartetes und tatsächliches Rollenverhalten (Rolle und Rollenspiel) müssen nicht zusammenfallen. Normbefolgung und rollenkonformes Verhalten werden positiv sanktioniert.
- Die Vermittlung der Rollenerwartungen (Rollenlernen) erfolgt in der Sozialisation, z.B. über die Identifikation mit Rollenvorbildern.

In der Literatur ist unklar bzw. strittig, ob mit Rolle jeweils das Verhalten oder die Erwartung gemeint ist.

Auch die Rollentheorie beinhaltet keine Krankheits-, Behinderungs- oder Behandlungstheorie. Ihre wohl größte Bedeutung für die Ergotherapie liegt darin, dass aufgrund der aktuellen Selbstdefinition die Handlungsprobleme der Patienten in den Mittelpunkt zu stellen, die Bedeutung der Rollen für menschliches Leben in den Fokus ergotherapeutischer Aufmerksamkeit gelangt. Da die soziale Rolle als Schnittpunkt oder Verzahnung des Einzelnen mit der Gesellschaft gesehen wird, wird verständlich, dass es bei einer Erkrankung oder Behinderung und deren Folgen, sprich Handlungsproblemen, zu Reibungen zwischen Individuum und Gesellschaft kommt. Da Rollen aber konstitutiv für das Leben des Menschen als vergesellschaftetes Individuum sind, ist es von Bedeutung, mit (ergo-)therapeutischer Hilfe diese Reibung zu verringern oder aufzulösen. Rollen haben auf der einen Seite Pflichtcharakter, d.h. es wird erwartet, dass der Einzelne Rollen ausfüllt, wie individuell auch immer, ansonsten kann es zu Sanktionen kommen. Auf der anderen Seite bieten Rollen aber auch einen Schutzraum für den Einzelnen, denn sie schränken ihn zwar ein, geben aber auch Halt und Sicherheit. Mit den Einschränkungen an seinen (alten) Rollen zu antizipieren, erlebt der Patient also potenziell einen doppelten Verlust: seine Chancen in der Gesellschaft zu leben, verringern oder verschlechtern sich und er verliert an Halt und Orientierung. Inwieweit die Krankenrolle für den einzelnen Patienten ein neuer Schutzraum, ein Fluchtraum oder eine Einschränkung darstellt, muss im Hinblick auf jeden Patienten individuell beurteilt werden.

Bedeutung für die ergotherapeutische Praxis, insbesondere der psychosozialen Behandlungsverfahren

Gerade Patienten in der Psychiatrie haben z.T. Probleme im Hinblick auf folgende Aspekte von Rollen:

- Sie sind in Interaktionen überhaupt nicht mehr eingebunden – haben also keinen Platz um eine Rolle, außer der des Patienten, zu „spielen".
- Sie sind nicht (mehr) in der Lage sich an einem verbindlichen Muster von „Spielregeln" zu ori-

entieren, weil sie es nie gelernt oder verlernt haben.

- Sie suchen z.B. nur noch die positiven Sanktionen ihrer Patientenrolle und wollen alle anderen (positiven wie negativen) meiden.
- Sie fallen durch nicht rollenkonformes Verhalten auf und erleben dadurch Stigmatisierung.
- Sie haben Probleme bei der Identifikation mit Rollenvorbildern erlebt.

Man kann kulturelle, sozial differenzierte und situative Rollen unterscheiden.

Kulturelle Rollen (z.B. Priester, der Fremde, Geschlechts- und Altersrollen). Sie wirken, wie auch die Patientenrolle „selbstverständlich" und es kann sehr schwierig sein, Patienten, die die Patientenrolle als die vielleicht einzige sichere Position erfahren, erlebbar zu machen, dass sich der anstrengende Erwerb z.B. einer Berufsrolle lohnt.

Sozial differenzierte Rollen (z.B. Berufe, Familienrollen, Freizeitrollen). Sie haben die meiste soziologische Aufmerksamkeit und stehen auch im ergotherapeutischen Fokus. Für viele Patienten in der Psychiatrie sind die sozialen Rollen nur begrenzt zugänglich z.B. schon aufgrund äußerer Bedingungen: Die Familie hat sich zurückgezogen, für Freizeitrollen steht kein Geld zur Verfügung.

Gruppendynamische Rollen (z.B. Anführer, Mitläufer, Außenseiter) werden als Sonderfall der sozialen Rolle betrachtet. Robert K. Merton (1967) hat an diesen Beispielen die intrapersonalen Rollenkonflikte (Erwartungskonflikt innerhalb einer Rolle bzw. zwischen den Erwartungen verschiedener Bezugsgruppen) und Interrollenkonflikten herausgearbeitet (Erwartungskonflikt zwischen verschiedenen Rollen einer Person). Manchmal tragen Erwartungs- oder Interrollenkonflikte zur Entstehung von psychischen Störungen bei.

Beispiel: Eine Frau kann eine Depression entwickeln, wenn die Erwartungen an die Mutterrolle von Seiten ihrer Herkunftsfamilie und von Seiten ihres Mannes stark unterschiedlich sind. Sie kann es niemand recht machen und flüchtet in die Krankheit.

Einige Rollen, auch die des Kranken und Behinderten, gelten von vornherein als potenzielle *Konfliktrollen*. Die Rolle als psychiatrisch Erkrankter ist in jedem Fall von vornherein eine Konfliktrolle, da sie unter vielen Gesunden (Familienangehörigen, aber auch Chefs und Kollegen) Verunsicherungen und Ängste auslöst.

Situative Rollen. Allerdings kann auch die Krankenrolle (z.B. bei Zahnschmerzen) eventuell nur eine situative sein. Andere situative Rollen übernimmt man, wenn man z.B. kurzfristig und ausnahmsweise mal als Babysitter einspringt.

Rollenmodulation, Rollendistanz und Identität

Jede Rolle kann modelliert werden. Das meint, dass letztlich jede gesellschaftliche Rollenerwartung individuell interpretiert und gestaltet wird. Dadurch werden aus Rollenträgern Individuen. Ralf Dahrendorf (1974) hat den Unterschied anhand von Muss-, Soll- und Kann-Erwartungen beschrieben. Eine Ergotherapeutin muss z.B. ihre Patienten therapeutisch versorgen, sie soll persönlich verständnisvoll sein und kann auch mal autoritäres Verhalten zeigen. Der Rollenträger kann sich auch von der Rolle distanzieren. Z.B. kann eine Frau traditionelle Erwartungen an ihre Geschlechterrolle mit Witz und Charme, aber auch mit Kälte oder Aggression neu gestalten. Sowohl zur Rollenmodulation als auch zur Rollendistanz bringen die meisten psychisch Erkrankten auf dem Hintergrund ihrer Erkrankung aber keine Kompetenzen mit. Sie sind zumeist ausgesprochen unflexibel im Rahmen der Rollen, die sie wahrnehmen.

Menschen lernen im Laufe der Biografie mehr oder weniger viele Rollen kennen und einnehmen und sie können diese unterschiedlich gut ausfüllen. Gerade psychiatrische Patienten haben Schwierigkeiten, Rollen einzunehmen und mit Rollenanforderungen umzugehen. Die Ausübung von unterschiedlichen Rollen setzt voraus, dass der jeweilige Mensch eine Identität hat, sprich ein Wissen darüber, was ihm trotz all dieser verschiedenen Rollen die Gewissheit gibt, ein und dieselbe Persönlichkeit zu sein. Aufgrund unterschiedlicher Störungen können bei psychiatrischen Patienten beide Seiten – das Gefühl um die eigene Persönlichkeit und Identität – sowie die Kompetenz der Rollenausübung oft gestört sein.

Einfluss ergotherapeutischer Methoden auf das Rollenverhalten

Im Rahmen der verschiedenen Methoden kann der Patient, je nach Ziel, einüben:

- seine Persönlichkeit, seine Identität besser wahrzunehmen (z.B. ein Bild gestalten im Rahmen ausdruckszentrierter Angebote);

- neue Rollen einzunehmen (z.B. einen Ausflug für eine Patientengruppe vorbereiten – kompetenzzentrierte Methode);
- Rollenkonflikte austragen zu lernen (z.B. in einer Gruppenarbeit für die Moderation der Nachbesprechung zuständig sein – interaktionelle Methode);
- eine Rolle zu erwerben, die er aufgrund einer spezifischen biografischen Entwicklung nicht wahrgenommen hat (z.B. zwar ist er Sohn, hat sich aber nie als Sohn gefühlt, fühlen können – entwicklungsorientierte Methode).

System

Im Abschnitt „Systemischer Denkstil" (6.2.4) wurde darauf hingewiesen, dass es dieser Erkenntnisweise darum geht, Komplexität ernst zu nehmen. Eines der grundlegenden Systeme des sozialen Zusammenlebens ist die Familie. Wenn man Familie als soziales System ernst nehmen will, dann muss man sie nicht nur als eine Fülle von Einzelbeziehungen wahrnehmen, sondern erkennen, dass diese Einzelbeziehungen sich stetig wechselseitig und durch ihre gemeinsame Geschichte beeinflussen. Im Mittelpunkt des Arbeitens mit einem System steht eine Beziehungsdiagnostik und eine Beziehungsintervention und keine Einzeldiagnostik bzw. Einzelintervention. Dementsprechend hat sich ein Zweig des systemischen Denkens, die systemische Therapie, insbesondere Familientherapie, auch so weit entwickelt, dass sie eine Krankheits- und Behandlungstheorie entwickelte.

> Systeme entstehen dadurch, dass ein Unterschied gemacht wird. Sie werden definiert als ein ganzheitlicher Zusammenhang „von Teilen, deren Beziehung quantitativ intensiver und qualitativ produktiver sind als ihre Beziehungen zu anderen Elementen."
> (Willke, 1993 S. 282)

Das heißt in einer Familie als funktionierendem System haben die Mitglieder untereinander eine intensivere und (bei einem gesunden System) besser funktionierende Beziehung als zu anderen.

In jeder systemisch arbeitenden Therapie treffen mindestens zwei Systeme aufeinander: die beratende bzw. therapierende Institution und die Familie, beide werden evtl. nur durch eine Einzelperson vertreten: die (Ergo-)Therapeutin und den Patienten. In diesem Fall gelten allerdings spezielle methodische Regeln, die hier nicht dargestellt werden können, da nur ein allgemeiner Überblick möglich ist.

Systemtheorie bzw. systemisches Denken als grundlegende Theorie des Verstehens von normalen und pathologischen Systemen bzw. Vorgehensweise des Planens und Durchführens von Interventionen sind insbesondere der Familientherapie sehr viel weiter entwickelt als in der Ergotherapie. Es erscheint sinnvoll und aussichtsreich, die reichlich vorhandene Expertise innerhalb der Ergotherapie weiterzuentwickeln.

Bedeutung für die ergotherapeutische Praxis – insbesondere der psychosozialen Behandlungsverfahren

Im Rahmen dieser Einführung in die Systemtheorie im psychosozialen Behandlungsbereich sind nur grundlegende Aspekte anzusprechen:

Menschen und soziale Systeme, wie z.B. Familien, sind nicht nur geschlossene Systeme, an denen alles äußere Zutun abprallt. Sie sind aber auch keine gänzlich offenen Systeme, die ausschließlich von den Einflüssen der Umwelt abhängig sind. Jedes System filtert, aufgrund seiner vorhandenen Logik, was es konfirmieren und negieren möchte. Insbesondere bei psychisch gestörten Patienten kann es sehr schwierig sein, die individuelle Logik zu verstehen.

Gerade Erfahrungen mit Alkoholikern und Drogensüchtigen zeigen aber auf, dass nichts „einfacher und verkehrter (ist), als von der Art und dem Grad der beobachten Pathologie eines Systems (sozial oder individuell) auf Art und Grad der Interventionsstrategie zurückzuschließen" (Willke, S. 88). Trotz aller Aufklärung über die Schäden des Alkohols, bleibt der Alkoholsüchtige oft ein Trinker. Die Pathologie muss „zurückübersetzt" werden in die Logik des einzelnen Patienten und die Dynamik seiner Umwelt. Das gilt auch für (andere) psychische Erkrankungen. Die Interventionen der Ergotherapeutin beziehen sich also nicht nur auf sein überlegenes Wissen, seine Erfahrung, seine Intuition, nicht nur auf externe Normen oder Objektives. Sie müssen vor allem anknüpfen an die Vorstellungen vom Richtigen und Angemessenen des Patienten und seiner Umwelt. In der Ergotherapie wird dies auch unter dem Stichwort „patientenorientiertes Arbeiten" diskutiert.

„Der Intervenierende ist zwar der Autor des Veränderungsimpulses; aber es ist das System (der einzelne Patient, seine Umwelt), welches den Impuls liest und verarbeitet – und zwar nach seinen eigenen Kriterien und Operationsbedingungen." (Willke, S. 89) D.h. auch, das System selbst (der einzelne Patient, seine Umwelt) muss – zumeist aufgrund eines verspürten Leidensdrucks eine Veränderung wollen und in der Lage sein diese (mit) herbeizuführen. Die Ergotherapeutin ist nach diesem Verständnis die Mediatorin einer Selbständerung. Letztlich muss der Patient selbst seine Entscheidungs- und Verhaltensmuster im Hinblick auf den Alkohol oder mit sich selbst und anderen, seine Identität oder auch Umwelt verändern.

Diese Selbständerungen sind möglich, da jedes System (sprich jeder Mensch) Lernpotentiale entwickelt hat. Er kann seine Erfahrungen auswerten und mehr oder weniger gezielt nach Informationen suchen, die ihm helfen, sich der neuen Lage, z. B. Leben mit einer Erkrankung oder Behinderung, anzupassen. Die Erfahrungen mit der Umwelt prallen nicht ergebnislos an ihm ab, sondern jeder einzelne Patient und jedes soziale System filtert daraus sein eigenes Muster, findet einige oder vermeidet andere Möglichkeiten. Es gibt also immer einen Schnittpunkt zwischen dem System und seiner Umwelt. Aufgabe der Ergotherapeutin ist es dazu beizutragen, dass dieser Schnittpunkt möglichst optimal im Sinne der Patientenwünsche wie einer Prävention, Kuration oder Rehabilitation genutzt wird.

Systemisches Arbeiten in der Psychotherapie stellt den einzelnen Mensch in seinen Systemen in den Mittelpunkt. Störungen werden erklärt und behandelt, aufgrund der Annahme, dass die Passung zwischen dem Menschen und dem System (oder den Systemen), in denen er lebt, nicht (mehr) optimal ist, sprich das Systemgleichgewicht (Homoöstase) ist gestört. Im Gegensatz zum normalen Leben werden hier bewusst Irritationen herbeigeführt, damit der Patient entdeckt und verändert, was ihn vorher „gefangengehalten" hat in Kommunikations- und Verhaltensmustern, die nicht (mehr) angemessen sind.

Jede Therapie bietet dem Patienten und der Ergotherapie aber auch unterschiedliche Erfahrungen sich in einem neuen, (ergo-)therapeutischen System zu bewegen. Das Gespräch einer systemisch arbeitenden Therapeutin stellt dabei nicht die Informationssammlung und -klärung in den Mittelpunkt, es fragt nicht nach den Dingen, sondern nach den Mustern der Kommunikation und Interaktion. Hierfür hat die systemische Therapie eine Reihe von Fragetechniken entwickelt, eine der bekanntesten ist das zirkuläre Fragen.

Das zirkuläre Fragen geht darauf zurück, dass man in der systemischen Theorie davon ausgeht, dass es in Beziehungen keine eindeutigen und strikten Kausalbezüge gibt. Kommunikation in Beziehung realisiert sich nicht als lineare Wenn-Dann-Beziehung: Wenn x „y" sagt, dann sagt a „b". Kommunikation in Beziehungen in diesem Verständnis heißt, dass alle jeweiligen Kommunikations- und Interaktionsmitglieder sich in einem Zirkel (den man sich als stetige Spirale oder Kreislauf vorstellen kann) bewegen, da die Äußerung von x Anlass für Äußerungen von y darstellt und somit zu x zurückkehrt. Während dessen denken die Menschen ständig über sich und den/die anderen nach. Man fragt sich, was in den anderen vorgeht, man wünscht oder fürchtet, die anderen könnten wissen, was in einem selbst vor sich geht. Dadurch wird auch das Täter-Opfer-Prinzip aufgebrochen und statt dessen mittels der spezifischen Fragetechniken die Verwobenheit miteinander, sprich die Muster der Kommunikation/Interaktion erkannt.

Da deutlich davon abgeraten werden muss, ohne entsprechende Ausbildung mit einem psychotisch Erkrankten Menschen zirkuläres Fragen zu praktizieren, gehe ich im folgenden Beispiel von einem weniger schwer gelagerten Handlungsproblem (und damit psychischen Problem) aus:

Beispiel: Die Familie besteht aus Vater, Mutter und einem 19-jährigen Sohn, der einen erhöhten Drogenkonsum (Alkohol) hat und in diesem Zusammenhang in eine Clique geraten ist, die den Eltern missfällt. Vor allem der Vater regt sich sehr über diese Clique auf und stellt die These auf, dass er diesen Umgang für eine pure Provokation hält. Die Therapeutin fragt nicht, wie oft und wann die jungen Menschen sich treffen und ob sie sich an Regeln halten. Sondern sie fragt:

- Was tut ihr Sohn konkret, wenn er sie provoziert?
- Wie reagieren sie darauf?
- Wie müsste ihr Sohn sich verhalten, um sie zu verärgern?

Alle diese Fragen zielen darauf, dass sich die Mitglieder des Systems, sprich der Familie, selbst die Muster ihrer Kommunikation und Interaktion bewusst machen.

Letztlich ist die systemische Therapie hier kein Beispiel für ausdrucks-, interaktionelle oder kompetenzzentrierte Methoden der Ergotherapie, sondern ein Beispiel für angrenzende psychotherapeutisch orientierte Methoden, die mit Ergotherapie kompatibel sein können.

6.2.7 Ausblick

Die Bezugsdisziplinen der Ergotherapie, hier insbesondere Psychologie, Pädagogik und Soziologie, werden ihre Forschungen und damit auch die Ergebnisse zu ergotherapierelevanten Themen, hier fokussiert auf Persönlichkeit, Entwicklung, Lernen, Handeln, Rolle, System stetig weiter entwickeln und verfeinern. Die Rezeption von sozialwissenschaftlichen Theorien in die Ergotherapie wird weitergehen und es wäre gut, wenn durch eine Beteiligung der Bezugsdisziplinen daraus ein Dialog würde. Wenn praktische Handlungsprobleme der Patienten in theoretische überführt werden, dann treten Wissenschaften hinzu und aus den Handlungsproblemen werden Denkobjekte. Als Denkobjekte muss man teilweise mit fachdifferenzierenden Theorien, z. B. der Entwicklungstheorie von Piaget arbeiten und trotzdem den Weg zu dem praktischen Problem des Patienten zurückfinden. Es bringt häufig Probleme mit sich, spezialisierte Kenntnisse in unspezialisierte Praxis, sprich in das ganzheitliche Problem des Patienten zurück zu übersetzen. Umso notwendiger ist es, das sozialwissenschaftliche Grundlagenwissen zu ordnen, zu filtern und zu koordinieren, damit auch Nichtwissenschaftler damit umgehen können. Hier liegen noch Aufgaben für ergotherapeutische Forschung.

6.2.8 Das Konzept der Objektbeziehungen in der Ergotherapie nach Kayser, Schanz und von Rotberg

B. Kubny-Lüke

Eine konkrete Anwendung sozialwissenschaftlicher Grundlagen auf die psychosozialen Behandlungsverfahren in der Ergotherapie findet sich im Konzept der Objektbeziehungen nach Kayser, Schanz und von Rotberg wieder. Kayser et al. beschrieben 1988 in ihrem ersten Buch „Objektbeziehungen in der Ergotherapie" die Beziehungsgestaltung und das Beziehungserleben des Menschen und die ihn umgebenden Objekte. Kayser selbst überarbeitete diese Objektbeziehungstheorie 1999 in dem Folgewerk „Objektbeziehungen und Körperselbst in der Ergotherapie". Die Autoren beziehen sich dabei auf psychoanalytische Vordenker wie z. B. Winnicott (1993) und Balint (2003).

Der Begriff „Objekt" wird von den Autoren, wie schon von den Vorgängern, sehr weit gefasst und beinhaltet sowohl die belebte Welt als auch die unbelebte Welt sowie die Beziehung des Menschen zu seinem Körper – dem Körperselbst (Kayser, 1999, S. 12).

Kayser et al. (1988 u. 1999) gehen davon aus, dass sich in den Objektbeziehungen die Wechselwirkungen widerspiegeln, die entstehen, wenn Menschen mit unterschiedlichen Objekten im Kontakt sind. Diese Objektbeziehungen unterliegen Gesetzmäßigkeiten, die sich nach Kayser et al. (1988 u. 1999) z. B. anhand der Erkenntnisse zur kognitiven und emotionalen Entwicklung von Piaget (Piaget u. Inhelder 1990) und Mahler (Mahler et al. 1990) und der sozialen Normierung erklären lassen. Zu diesen Reifungsschritten zählt Kayser die Entwicklung der Objektkonstanz und Objektpermanenz.

Das Vorgehen und die Wirkungen der Ergotherapie lassen sich nach Kayser (1999) mithilfe dieses Konzeptes der Objektbeziehungen darstellen, da Ergotherapie darauf abzielt, den Umgang des Klienten mit unbelebten Objekten (Dingen) und belebten Objekten (Menschen) zu modifizieren. Kayser erweiterte sein Konzept um den Faktor Körperselbst, die Beziehung zum eigenen Körper.

Kayser et al. (1988, 1999) unterscheiden vier Dimensionen von Objektbeziehungen (**Abb. 6.2**):

- *Funktionale Dimension:* Sie umfasst die Kenntnisse für über die jeweilige Funktion und Nutzungsmöglichkeit des Objekts. Verschiedene Gründe (z. B. fehlende Erfahrung mit dem Objekt, eingeschränkte kognitive Fähigkeiten, mangelndes Selbstvertrauen oder Hemmungen) können dazu beitragen, dass Funktionswissen unvollständig ist oder keine Kreativität im Umgang mit Objekten entwickelt werden kann.
- *Manipulative Dimension:* Sie umfasst die Fähigkeit, das Funktionswissen anzuwenden, d. h. das Objekt tatsächlich zu gestalten, zu bearbeiten oder zu verändern. Schwierigkeiten können dann vorliegen, wenn ein Mensch durch sensomotorische oder kognitive Einschränkungen beeinträchtigt ist, zu wenige Erfahrungen in der Handhabung von Objekten sammeln konnte und/oder sich wenig zutraut.
- *Ethische Dimension:* Sie umfasst die Kenntnis von Regeln und Normen im Umgang mit belebten und unbelebten Objekten und deren Einhaltung. Auffallende Verhaltensweisen in diesem Bereich können durch mangelnde Kenntnisse über den richtigen Umgang mit dem Objekt verursacht werden, emotionale Beweggründe haben oder durch kognitive Einschränkungen hervorgerufen werden. Manchen Menschen fällt es schwer, sich an einem Regelwerk zu orientieren, dies kann zu Konflikten führen, die die Arbeit an einem Werkstück erschweren oder sogar Schäden an Personen, Gegenständen oder der Umwelt zur Folge haben. Andere Menschen orientieren sich so stark an Regeln und Geboten,

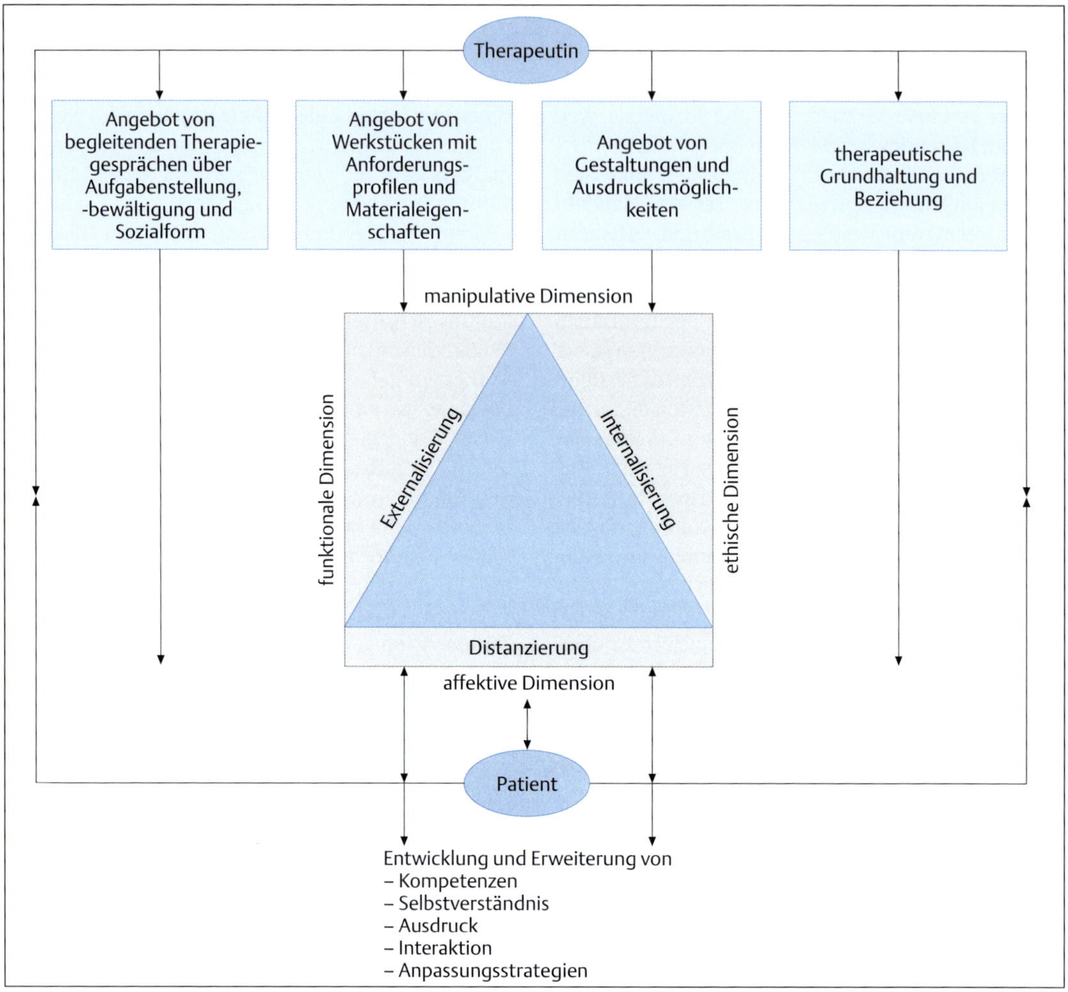

Abb. 6.2 Erlebte Dimensionen der Objektbeziehung.

dass sie dadurch in ihren Handlungsmöglichkeiten eingeschränkt sein können.

- *Affektive Dimension:* Jede Objektbeziehung wird von einer gefühlsmäßigen „Besetzung“ des Objekts begleitet. Der Mensch kann ein Objekt mögen, ablehnen oder ihm mehr oder weniger neutral gegenüber stehen.
  - Welche Gefühle ein Objekt auslöst, ist sowohl von subjektiven als auch von objektiven Kriterien abhängig, z.B. Erfahrungen mit dem Objekt, Einzigartigkeit oder Ersetzbarkeit eines Objektes.
  - Je positiver ein Mensch ein Objekt besetzt, desto häufiger sucht er den Kontakt zu diesem Objekt und umso leichter fällt es ihm, etwas über dessen Funktion oder Handhabung zu lernen (Kayser 1999, S. 35).

In der Ergotherapie können diese Dimensionen, die alle miteinander in Beziehung stehen, gefördert werden. Der subjektive Erlebensprozess des Patienten im Umgang mit Materialien und Aufgabenstellungen steht dabei im Zentrum der therapeutischen Aufmerksamkeit. Die genaue Beschreibung des unmittelbaren subjektiven Erlebens beim Umgang mit Material/Aufgabenstellung, sozusagen die Mikroanalyse des Prozesses der Auseinandersetzung mit dem Objekt, lässt sich nach Kayser durch drei Bestandteile beschreiben, die in einem raschen dynamischen Wechselspiel zueinander stehen (Kayser, 1999, S. 55):

- *Externalisierung:* Verlagern des inneren Erlebens nach außen. Kayser versteht darunter in Anlehnung an Mentzos (1987, S. 49) sowohl den Wunsch, sich einer Empfindung zu entledigen als auch die überaus schöpferische Fähigkeit, eigene Vorstellungen und Bilder auf ein äußeres Objekt

(z. B. eine Gestaltung) zu übertragen und diese so zu verwirklichen.

- *Internalisierung:* Entdecken des eigenen Erlebens im äußeren Objekt, Identifizierung mit dem Objekt. Kayser versteht in Anlehnung an Mentzos (1997, S. 51) darunter sowohl den Verlust der Ich-Grenzen als auch die Fähigkeit einer Persönlichkeit, sich mit einem Objekt so zu identifizieren und dies schöpferisch zum Ausdruck zu bringen.
- *Distanzierung:* Bei der Distanzierung nimmt der Mensch Abstand vom Objekt und stellt zwischen sich und diesem eine klare Subjekt-Objekt-Trennung her.

Die Phänomene der Externalisierung, Internalisierung und Distanzierung sind an jeder Objektbeziehung mehr oder weniger stark beteiligt und stehen ständig in Wechselwirkung miteinander.

Beispiel: Herr P. kommt aufgebracht zur Ergotherapie und berichtet in der Anfangsrunde, er sei in der Morgenbesprechung von einem Mitarbeiter des therapeutischen Teams abgekanzelt und eingeschüchtert worden. Jetzt merke er, wie sehr er sich darüber geärgert habe. Er wolle heute mit Ton arbeiten und sich so richtig abreagieren. Herr P. schlägt den Ton zu Beginn der Arbeit lange und kraftvoll und beginnt dann, einen Elefanten zu formen (*Externalisierung*).

Es fällt ihm schwer, den Elefanten so zu bearbeiten, dass er auf den Beinen stehen kann. Herr P. vergleicht sich während der Arbeit mit dem Werkstück. Er meint, er habe es genauso schwer wie der Elefant, für sich gerade zu stehen. Er habe auch oft das Gefühl, ihm würden die Beine einknicken (*Internalisierung*).

Nach Abschluss der Tonarbeit betrachtet der Patient das Werkstück noch einmal und kommt zu folgender Einschätzung (*Distanzierung*): „Der Elefant kann nicht richtig stehen, da seine Beine zu dünn und im Verhältnis zum Körper zu lang sind." Der Patient beschließt, dies in der nächsten Therapiestunde zu verändern.

Die Teilprozesse Externalisierung, Internalisierung und Distanzierung fügen sich beim Umgang mit Objekten zu einem dynamischen Ganzen zusammen. Ein ausgewogenes Wechselspiel unterstützt das Gelingen der Objektbeziehungen. Jeder Teilaspekt kann in einer eher „regressiv-neurotischen" oder eher „reifen" Form in der Objektbeziehung zum Ausdruck kommen.

Beispiele:
Frau M. ist mit dem Ergebnis ihrer Tonarbeit nicht zufrieden. Sie meint, dies liege ausschließlich am schlechten Ton und den unzureichenden Werkzeugen, die ihr zur Verfügung standen. Eine Reflexion der eigenen Arbeitsweise gelingt ihr zu diesem Zeitpunkt nicht. Die Patientin verlagert ihre Unzufriedenheit auf die Objekte und kann keinen Bezug mehr zur eigenen Person herstellen. Ihr gelingt es nicht, sich mit dem Werk zu identifizieren oder durch eine distanzierte Betrachtung, eigene Anteile wahrzunehmen.

Herr P. setzt sich in der Therapie das Ziel, sein Leben neu zu ordnen. Als ersten Schritt räumt er seine Wohnung auf und bestellt für überflüssiges Mobiliar den Sperrmüll. Der Patient findet für das sehr umfassende Therapieziel einen Lebensbereich, in dem er konkret und direkt etwas verändern kann, d. h. seinen Wunsch nach Ordnung „außen" umsetzen kann.

Herr F. hat sich während der Arbeitsphase aktiv und mit sichtlichem Spaß an einem Gruppenbild mit Fingerfarben beteiligt. Nach Fertigstellung äußert er sich jedoch sehr unzufrieden über das Ergebnis. Er bezeichnet es als Schmiererei und als im ästhetischen Sinne unschön. Die Empfindungen aus dem Malprozess leben nicht noch einmal in ihm auf.

Bei der distanzierten Betrachtung des Werkes überdecken die gesellschaftlichen Normen und Werte des Patienten die angenehmen und intensiven Erlebnisse aus der Arbeitsphase und erschweren es ihm, das Werk positiv zu bewerten.

Nach Kayser entsteht in der Ergotherapie zwischen dem Patienten, der Therapeutin und dem jeweiligen therapeutischen Mittel – dem Objekt – eine „Dreiecksbeziehung", in der sich alle Beteiligten wechselseitig beeinflussen. Auf der Grundlage einer guten therapeutischen Beziehung können ergotherapeutische Interventionen genutzt werden, um auf die Objektbeziehungen und den Erlebensprozess des Patienten Einfluss zu nehmen, z. B. durch die Wahl des therapeutischen Mittels, die Aufgabenstellung und das methodische Vorgehen.

Die Handlung bzw. das Handlungsergebnis wird dann zum „... Einstieg in die intrapsychische Dynamik des Patienten..." (Scheiber, 1995,S. 133). „Das Bild oder die Tonfigur kann zum ‚Übergangsobjekt' oder zum ‚Ersatzobjekt' werden, an dem die infantilen Konflikte wieder erinnert und auch ausgetragen werden können." (Scheiber, 1995, S. 133)

Dies bedeutet für den Patienten Auseinandersetzung, die ihn darin unterstützt, seine Objektbeziehungen im Hinblick auf die funktionale, manipulative, ethische und affektive Dimension zu erweitern und zu verbessern.

6.3 Medizinische Grundlagen

C. Scheepers

6.3.1 Psychiatrische Grundlagen und Theoriemodelle

Psychosoziale Behandlungsverfahren der Ergotherapie werden angewandt in der stationären und teilstationären Psychiatrie, mit ihren Abteilungen: Allgemeine Erwachsenenpsychiatrie, Psychosomatik und Psychotherapie, Kinder- und Jugendpsychiatrie, Gerontopsychiatrie, Suchtbehandlung und Forensischen Psychiatrie sowie in der ergotherapeutischen Praxis. Sie sollen neben anderen Verfahren, im Besonderen den medikamentösen Therapien, die Grundlagen einer verbesserten sozialen und beruflichen Partizipation oder Wiedereingliederung legen.

Die Durchführung der psychosozialen Behandlungsverfahren erfordert eine Auseinandersetzung mit den *Klientenfaktoren*, d.h. den medizinischen Erkenntnissen zu Ursachen und Erklärungsmodellen, die das Entstehen psychoorganischer Einschränkungen und Krankheiten begründen. Aus dem weiten Feld medizinisch psychiatrischer Grundlagen wurden hier ausgewählt:

- Klassifikationssysteme zur Diagnostik der psychiatrischen Erkrankungen;
- psychopathologische Diagnostik;
- verschiedene Erklärungsmodelle zur Entstehung psychischer Erkrankungen;
- Grundgedanken zur Pharmakotherapie.

Die Psychiatrie beschäftigte sich traditionell mit drei Schwerpunkten:

- der Psychopathologie (Beschreibung, Verständnis der psychischen Symptomatik),
- der Sozialpsychiatrie (soziale Einflüsse auf psychische Störungen, Hilfen zum besseren Zurechtfinden in der Gemeinschaft, einschließlich der Ergotherapie),
- der Psychotherapie (Behandlung durch Gespräche) (Braus 2004).

Die Ergotherapie war meist dem sozialpsychiatrischen Ansatz verhaftet und lebte teilweise auch räumlich ein eigenständig isoliertes Dasein. Heute muss sie mit dem Ziel der Betätigung zur Teilhabe oder Wiedereingliederung in einen vom Klienten bedeutungsvollen Kontext, sich ein umfassendes Bild von den Klientenfaktoren, dem Kontext oder der Entwicklung von Rollen, Gewohnheiten, Werten und Normen machen. Dieses handlungs- und betätigungsorientierte Bild vom Klienten muss im interdisziplinären Behandlungsteam in den Kontext des Gesamtbehandlungskonzeptes eingebunden sein. Das kann bedeuten, dass eine neurobiologische oder analytische Ausrichtung der ärztlichen Leitung oder des gesamtklinischen Selbstverständnisses auch die Klientenfaktoren unterschiedlich deutet. Daher erscheint es notwendig, unterschiedliche Erklärungsmodelle zumindest in Ansätzen aufzuzeigen. Ergotherapeuten werden sich in der Praxis in die verschiedenen Ansätze z. B. der Neurowissenschaften, der Tiefenpsychologie oder Sozialpsychiatrie, die das Leitbild der Klinik oder Abteilung prägen, einarbeiten müssen, damit sie einschätzen können, unter welcher Prämisse sie ihre Behandlungsplanung vornehmen können.

In den letzten Jahren haben neue Entwicklungen in der Pharmakologie und der modernen Bildgebung, ferner die Molekularbiologie und -genetik, die experimentelle Psychopathologie und neurobiologische Erklärungsansätze die Psychiatrie um viele Erkenntnisse erweitert, sicher aber auch vieles infrage gestellt. Der alte Dualismus der Trennung von körperlichen und seelischen Störungen scheint überwunden. Selbst für die Psychoanalyse sind biochemisch regulierende Einflüsse und Aktivitäten der Gene inzwischen hoch relevant für alle Körperfunktionen, weil sie in hohem Maße situativen Wirkfaktoren, wie z. B. zwischenmenschlichen Beziehungen unterliegen. Nach Bauer (2004) ist die Erkenntnis, dass zwischenmenschliche Erfahrungen von unserem Gehirn in biologische Signale umgewandelt werden, grundlegend, um viele der sich zunehmend verbreitenden Krankheiten besser zu verstehen. Zwischenmenschliche Beziehungen gelten nach Bauer (2004) als biologischer Gesundheitsfaktor, sie können je nach qualitativer und quantitativer Ausgestaltung bzw. Abnahme auch zu Gesundheitsstörungen führen. Wenn diese Aussage für allgemeine zwischenmenschliche Erfahrungen und Beziehungen Gültigkeit hat, muss sie für therapeutische Beziehungen, die im Besonderen gesundheitsförderlich sein wollen, umso mehr zutreffen.

Dennoch, weder die Bildgebung, noch irgendein anderes Testverfahren wird im Rahmen der Diagnostik alle Fragen, Faktoren der neurobiologischen oder -psychologische Wahrheitsfindung klären können. Die Neurowissenschaften werden in neue Dimensionen der Sichtbarmachung des lebenden menschlichen Gehirns vorstoßen. Welche Konsequenzen daraus für die Ergotherapie abzuleiten sind, wird noch zu erforschen sein.

Die Fragestellung aber, welche medizinisch begründeten Perspektiven notwendig sind, um sich als Ergotherapeutin einen umfassenden Eindruck vom Klienten zu machen, soll nun zur Übersicht über die Diagnostik in der Psychiatrie und ihren Einteilungen führen.

Klassifikationssysteme zur Diagnostik in der Psychiatrie

Klassifikationssysteme zielen auf eine Kategorisierung und Vereinheitlichung von beobachtbaren Phänomenen aller Erkrankungen. Für die Beschreibung von psychischen Störungen werden drei Systeme herangezogen; ICD 10, DSM 3, und der ICF. In der ambulanten Versorgungsstruktur verwenden die Ärzte meist den ICD 10.

ICD – Internationale statistische Klassifikation der Krankheiten und verwandter Gesundheitsprobleme

Die ICD (International Classification of Diseases/ ICD-10.GM Version 2005) der Weltgesundheitsorganisation WHO klassifiziert nach einer international einheitlichen Systematik Krankheiten und Todesursachen mit dem Ziel, durch eine vergleichbare Terminologie der Krankheitsbilder international ihre Entstehung und Bekämpfung erforschen zu können. Mit der ICD 10 wurden einige grundlegende Änderungen der diagnostischen Kriterien vorgenommen. So wurde z.B. auf die Begriffe wie Neurose, Psychose und Endogenität verzichtet und durch die Einführung einer beschreibenden Klassifizierung dieser Störungsbilder ersetzt. Das Kapitel F der ICD 10 beschreibt in 10 Unterkapiteln die verschiedenen psychischen Störungsbilder (vgl. Kubny-Lüke 2003).

Seit 1996 sind die Vertragsärzte gehalten, die Diagnosen nach dem vierstelligen Schlüssel der ICD 10 auf Abrechnungs-, Verordnungs- und Arbeitsunfähigkeitsunterlagen zu verschlüsseln.

DSM – Diagnostisches und statistisches Manual psychischer Störungen

Die „American Psychiatric Association" gab ein Diagnosemanual heraus (1996), welches auf fünf *Achsen* krankheitsrelevante Information zu erfassen suchte.

- Achse 1: Aktuelle psychische Störung, auch Entwicklungsstörungen mit Beginn in der Kindheit oder Adoleszenz;
- Achse 2: Persönlichkeitsstörungen und Geistige Behinderung;
- Achse 3: Körperlicher Zustand;
- Achse 4: Belastungsfaktoren;
- Achse 5: Soziales und berufliches Funktionsniveau, als prognostischer Faktor.

ICF – Internationale Klassifikation der Funktionsfähigkeit, Behinderung und Gesundheit

Die ICF (International Classification of Functioning, Disability and Health) der WHO (2001, siehe Kapitel 1) unterscheidet für den psychiatrischen Bereich folgende Kategorien:

- *Körperfunktion und -strukturen:* Schädigungen von psychisch/physischen Funktionen, z.B. der Affektivität, Ausdauer, Merkfähigkeit, Motivation, Orientierung, Ausdauer u.a.;
- *Aktivitäten:* Art und Ausmaß der Beeinträchtigungen von zielgerichteten Tätigkeiten in der täglichen Selbstversorgung, der Tagesstrukturierung, der Kontaktpflege, der Arbeit, Schule und Freizeit;
- *Partizipation*: eingeschränkte Teilhabe einer Person z.B. an sozialen und beruflichen Lebensbereichen, an Ausbildung oder ehrenamtlicher Tätigkeit oder im kulturellen und gesellschaftspolitischen Rahmen.

Psychopathologische Diagnostik

Für die ergotherapeutische Diagnostik und Behandlung ist das Verständnis der medizinischen Grundbegriffe und des klinischen Bildes auf psychopathologischem Hintergrund unabdingbar. Die Kommunikation zwischen Ärzten und Ergotherapeuten erfordert eine einheitliche Sprache für die Bewertung oder Erläuterung des Therapieprozesses.

Psychopathologische Symptome müssen immer im Kontext der Gesamtpersönlichkeit, des Verhaltens und der aktuellen Situation gesehen und interpretiert werden. So können beispielsweise Gedächtnis- und Wahrnehmungsverarbeitungsleistungen unter Stress erheblich vermindert sein. Das Erstgespräch mit dem Klienten kann nach psychopathologischen Kriterien folgende Informationen und Wahrnehmungen vermitteln:

- Äußeres Erscheinungsbild (z.B. Kleidung, Körperpflege, Körperbau, Gestik, Mimik, Sprache);

- Kontakt und Verhalten (z.B. freundlich, zugewandt, verschlossen, situationsunangemessen);
- Bewusstseinslage und Orientierung (z.B. Aufmerksamkeit, Zielgerichtetheit, Auffassung, Konzentration);
- Gedächtnis (z.B. Erinnerungs- und Merkfähigkeit);
- Denken (z.B. formale oder inhaltliche Denkstörungen);
- Wahrnehmung (z.B. visuelle, körperbezogene Wahrnehmungsverarbeitungsstörungen, Sinnestäuschungen);
- Ich-Erlebnis (Ich-Störungen der Abgrenzung, der Vitalität und Fremdbeeinflussung);
- Emotionalität/Affektivität (z.B. depressive Grundstimmung, Angst, Überforderungsempfinden);
- Antrieb und Psychomotorik (z.B. Tonusverminderung bzw. -erhöhung in der Haltungsregulation).

Die Beschreibung der sicht- oder erlebbaren psychischen Beeinträchtigungen sagt aber noch wenig über das Entstehen der Erkrankung aus. Die Frage, welche Erklärungsansätze und Einflussfaktoren für die Entstehung der verschiedenen psychiatrischen Störungsbilder herangezogen werden können, ist sehr evident für die therapeutische Strategiebildung und Überprüfung der Effizienz.

Erklärungsmodelle zur Pathogenese seelischer Störungen

Die nachfolgend aufgeführten Modelle versuchen exemplarisch die Ursachen von Erkrankungen zu erklären, die im Rahmen der allgemeinen Erwachsenenpsychiatrie behandelt werden. Ein Anspruch auf die umfassende Darstellung kann in diesem Rahmen nicht erhoben werden. Ebenso beleuchten einige Gedanken Aspekte psychobiologischer Grundlagen von Demenz- und Suchterkrankungen sowie des Aufmerksamkeitsdefizitsyndroms. Sie weisen auf die Komplexität des gesamten Themenkreises zur Pathogenese seelischer Störungen hin. Abschließend werden pharmakologische Grundgedanken, die für die psychosozialen Verfahren relevant sind, kurz erläutert.

Hiermit soll aufgezeigt werden, dass die Entstehung seelischer Erkrankungen aus verschiedenen Perspektiven betrachtet werden kann. Die eigene Ziel- und Behandlungsplanung muss daran anknüpfen können. Es erscheint sinnvoll, Faktoren dieser Erklärungsmodelle den eigenen therapeutischen Strategien zugrunde zu legen, auch um dem Klienten die Wirkungsweise der eigenen therapeutischen Strategien besser nahe bringen zu können.

Bis heute ist weder eine rein genetische, biochemische, individualpsychologische, sozio- bzw. familiendynamische oder biologische Hypothese für die Entstehung psychiatrischer Erkrankungen und hier im Besonderen der schizophrenen Störungen empirisch gesichert (Braus 2004). Übereinstimmend wird daher meist ein multimodales Konzept für die Ätiologie beschrieben. Es wird davon ausgegangen, dass eine genetische Präposition und damit verbunden eine Vulnerabilität, also besondere Verletzlichkeit der Betroffenen vorliegt. Die neurowissenschaftlichen Forschungen haben mit ihren bildgebenden Verfahren dazu beigetragen, Zusammenhänge zwischen Verhaltensstörungen oder kognitiven Beeinträchtigungen und der Lokalisierung morphologischer Veränderungen im Gehirn sichtbar zu machen.

Ein Modell für die Entstehung seelischer Störungen, das fast allen psychiatrischen Krankheitsbildern zugrunde liegt, sieht nach Braus (2004) folgendermaßen aus **(Abb. 6.3)**:

Braus weist im Besonderen auf die Prinzipien der Synergetik hin, die niemals nur in eine oder zwei Richtungen verlaufen (Bottom up oder Top down), sondern den Gesetzmäßigkeiten selbstorganisierender komplexer Systeme folgen. Danach wirken die hervorgebrachten seelisch geistigen Qualitäten bzw. Beeinträchtigungen ihrerseits wieder auf alle Ebenen bis hin zur Genexpression und Gehirnstruktur und zu funktionellen Schaltkreisen zurück. Das individuelle Wahrnehmen und Empfinden ist nach Braus das Produkt vielfältiger, miteinander wechselwirkender Faktoren in einem komplexen, sich selbst organisierenden, offenen System. Aus alledem kann sowohl die Einzigartigkeit eines Menschen mit kompetentem dynamischen Wesen wie auch mit einer seelischen Störung entstehen (Braus 2004).

Vulnerabilitäts-Stress-Modelle

Nach Zubin und Spring (1977) sind im Vulnerabilitätsmodell verschiedene Faktoren für die Entstehung der Schizophrenie verantwortlich. So können neben genetischen, biochemischen, neurophysiologischen und neuroanatomischen auch ökologische, entwicklungsbedingte oder lerntheoretisch erklärbare Faktoren zur Vulnerabilität beitragen.

Die im Selbsterleben und Sozialverhalten wenig vitale, unsichere, überempfindsame, instabile und damit verletzliche Persönlichkeit besitzt häufig verminderte Bewältigungs- oder Copingstrategien und wird auch als *prämorbide Persönlichkeit* bezeichnet. Insbesondere, wenn Stress ihre psychosoziale

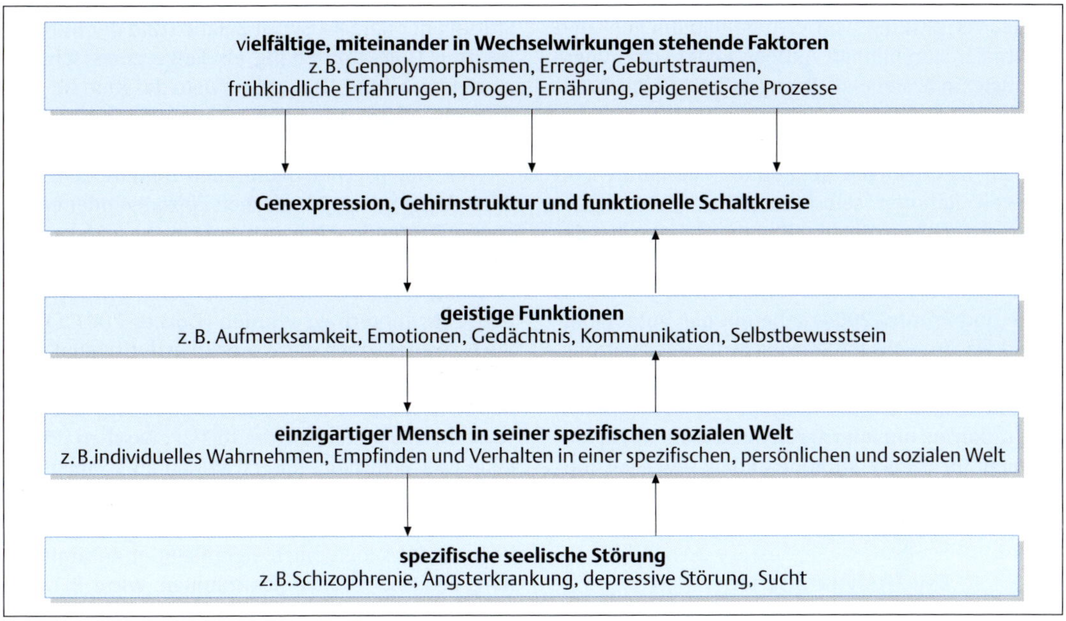

Abb. 6.3 Modell zur Pathogenese seelischer Störungen (nach Braus, 2004).

Belastungsfähigkeit übersteigt, entwickeln sie als „Gegenstrategie" psychotische Symptome.

Zubin und Spring (1977) sprechen von einem Schwellenmodell; d. h. es gibt unterschiedliche Grenzen, nach der alltägliche Belastungen und Stressoren ertragen werden können. Die Vulnerabilität wird damit als ein kontinuierliches Merkmal der Belastungs- und Bewältigungsfertigkeit verstanden. Psychotische Episoden werden als Zusammenbruch der Bewältigungsfertigkeiten verstanden, wobei die betroffenen Personen „überschnappen", wenn die Schwelle der Belastungsgrenze überschritten wurde (Hesse 2004). So kann z. B. die Ausweglosigkeit aus paradoxen, lebenswichtigen Situationen zu Spannungen und Instabilität führen, die nur durch „Verrückung" ausgeglichen werden kann. Die Betroffenen zeichnen sich unter positiven Bedingungen durch besondere Originalität und Feinfühligkeit aus.

Bei psychotischen oder schizophrenen Menschen stellt die Forschung eine eindeutig niedrigere *vulnerable Schwelle* fest. Unter die genetischen und somatischen Einflüsse fallen Konstitution, Sensibilität und pränatale bzw. perinatale Schäden. Frühkindliche Traumata, familiärer Kommunikationsstil usw. werden zu den psychosozialen Einflüssen gezählt (Ciompi 1982).

Unter ungünstigen Bedingungen, wie labilen und unklar strukturierten Bezugsystemen entwickeln die Menschen eine Ich-schwache, verletzliche Persönlichkeitsstruktur. Nach Ciompi und Zubin erschweren zudem Informationsverarbeitungsstörungen den Erwerb von Bewältigungsmustern (Ciompi 1982 u. Zubin 1983). Eine veränderte Wahrnehmungsverarbeitung von Zeit und Raum erzeugt ein verzerrtes psychotisches Erleben, bei dem Denken und Fühlen in Feedbackprozessen zwischen Innen und Außen diffundiert.

Wird das Gleichgewicht zwischen den von der Psyche beanspruchten Reizen an Bestätigung in spannungsvolle Unordnung versetzt, sucht es sich schließlich geradezu mit Gewalt ein neues. Mit dieser These zur Bedeutung des Gleichgewichtszustandes erklärt Ciompi eine Vielzahl potenzieller, energetischer *Verrückungsmechanismen*. Für ihn resultieren daraus therapeutische Ansätze und Forderungen, wie z. B.:

- Klare, feste und eindeutige Bezugsysteme, die Verlässlichkeit und Vertrauen vermitteln;
- Optimiertes Milieu, reduzierte Stimuli, eindeutige Gebote und Verbote;
- Zutrauen an Verantwortung und Autonomie;
- Nicht die Veränderung des Denkens, sondern des Handelns und Fühlens in den Mittelpunkt stellen;
- Die Vermittlung von Impulsen eines festen, kräftigen Körperbildes;

- Die Vermittlung von Symbolhandlungen und Ritualen, um bildhaft Aktionen oder Handlungsmuster in bestehende Bezugssysteme einzubrennen;
- Bezogen auf die Ergotherapie favorisiert er an reale Bedingungen geknüpfte Maßnahmen, in deren Rahmen selbstverantwortlich konkrete Zielabsprachen mit dem Klienten den Prozess der Autonomisierung unterstützen (Ciompi 1982).

Hesse und Prünte (2004) sehen in der Vulnerabilitätsschwäche auch eine Störung in der Informationsverarbeitung. Sie knüpfen daher mit ihren Behandlungsangeboten an das Konzept der Sensorischen Integration an, um mit aggressionsabbauenden, taktil und propriozeptiv stimulierenden, sowie vestibulär entspannenden Angeboten die sensorische Integration der schizophrenen Klienten zu fördern.

Psychodynamische Erklärungsansätze für das Entstehen von Psychosen und Persönlichkeitsstörungen

Schon Freud beurteilte die *Psychose* als Rückzug der Libido von der Außenwelt, dem eine libidinöse Überbesetzung des Ichs durch Größenwahn und Hypochondrie nachfolgt (Freud 1911). Wahn und Halluzinationen stellen Versuche dar, die Außenwelt wieder mit Libido zu besetzen.

Federn (1956) sieht die Grenzen zwischen Ich und Nicht-Ich verschwimmen, weil die Ich-Grenzen nicht mehr eigenaktiv aufrechterhalten werden können. Klein (1962) beschreibt psychotische Symptome als durch archaische Abwehrmechanismen, wie Spaltung, Fragmentierung, Idealisierung und der Verlagerung von Selbstanteilen in Objekte bzw. von Objektanteilen in das Selbst bedingt. Mahler (1975) ist der Auffassung, dass der Prozess der Individuation gestört wurde und einen zentralen Konflikt zwischen Autonomie und Abhängigkeit hervorruft. Es besteht eine Unfähigkeit, sich aus der Dualunion, der Symbiose mit der Mutter zu lösen oder die Unfähigkeit, die autistische Position zu verlassen.

Psychodynamische Theorien der *Depression* sehen dagegen die ursächlichen Gründe, wie Objektverlust, Introjektion und in der Folge eine Ich-Regression im Sinne einer einsetzenden Wut auf das neue Objekt, das eigene Selbst, gerichtet. Mentzos (1991, 1995) postuliert einen Konflikt zwischen Objektbindung und narzisstischer Wertigkeit, die eine regressive Mobilisierung des archaischen Über-Ichs zur Folge hat. Diese findet in Schuld- oder Abhängigkeitsempfindungen bzw. Größenwahn ihren Ausdruck. Andere sehen als Entstehungsbedingung eine Störung der narzisstischen Balance und der internalisierten Objektbeziehung als Folge eines schwierigen Eltern-Kind-Dialoges, in dem das Kind für sich feststellt, nichts bewirken zu können (Senf u. Broda 1996).

Viele der psychodynamischen Denkmodelle zur Entstehung von psychotischen Episoden oder endogenen Depressionen bauen auf psychoanalytischen Grundthesen auf, die in den letzten Jahren z.T. durch Säuglingsforscher wie Dornes, Stern und Lichtenberg sehr hinterfragt wurden (Dornes 2001). Dennoch zweifeln auch diese psychoanalytischen Säuglingsforscher nicht an der Notwendigkeit, so detailliert wie möglich die frühe Kindheit des Klienten verstehen zu lernen, um deutlicher zwischen „Phantasie und Wahrheit“ unterscheiden zu können und daraus hilfreiche Rekonstruktionen anzubieten, die ein Verändern der Verhaltensformen einleiten können. Sie sehen einen signifikanten Zusammenhang zwischen frühen Realtraumen, wie z.B. Missbrauch, Vergewaltigung und späteren dissoziativen Verhaltensstörungen. Bei realen Traumen wird dem Ich etwas angetan, was zu strukturellen Ich-Schädigungen führt (Dornes 2001).

Eine der traditionell wichtigsten psychodynamischen Thesen lautet: Hinter dem Symptom steht der Konflikt, dem nach Rudolf (2000) eine phasentypisch ausgeprägte Bedürfnisproblematik zugrunde liegt. Intrapsychische Konflikte, die aus lebensgeschichtlich frühen Entwicklungsabschnitten stammen, können auch Ursache für die Senkung bzw. den Zusammenbruch der Vulnerabilitätsschwelle sein. Neben der Aufmerksamkeit für unbewusste Konflikte stellt daher die Berücksichtigung von persönlichkeitsstrukturellen Merkmalen den zweiten Zugang zum Verständnis psychischer Störungen dar. Beim Vorliegen struktureller Störungen sind daher die Teilfunktionen der Selbstwahrnehmung, Selbststeuerung, Abwehr, Objektwahrnehmung, Selbst-Objektdifferenzierung, Kommunikation und Bindungsfähigkeit beeinträchtigt. Diese strukturelle Vulnerabilität ist eng an den spezifischen Persönlichkeitstypus und dessen intrapsychische Konfliktabwehr gebunden, die zur Ausprägung verschiedener Verarbeitungsmodi führen z.B.

- schizoides Verarbeitungsmuster: Distanzierung und Vermeidung von emotionalen Kontakten und Bindungen;
- regressives Verarbeitungsmuster: passiv-oral, erwartungsvoll, hilflos, kränkbar, enttäuscht, Rückzugsneigung;
- narzisstisches Verarbeitungsmuster: Bemühen, einem eigenen Ideal gerecht zu werden, dadurch Anerkennung und Bewunderung zu gewinnen,

Tendenz des Rivalisierens und der Objektentwertung;
- zwanghaftes Verarbeitungsmuster: Sicherheit durch Ordnung, Prinzipien, Regeln, Pflichten, Festlegungen, Vermeiden von spontanen, emotionalen Reaktionsmustern (Rudolf 2000).

Auch schizophrene Menschen zeigen neben der psychotischen Symptomatik beobachtbare Anteile dieser Verarbeitungsmodi. Die Verarbeitungsmodi helfen dem Menschen in der Stabilisierung, gleichzeitig engen sie aber auch den Bewegungsspielraum ein. Das Zusammenbrechen dieser Verarbeitungsmodi geht einher mit dem Ausbruch der akuten seelischen Erkrankung.

Systemischer, familiendynamischer Ansatz

Im Besonderen in der Kinder- und Jugendpsychiatrie hat sich der systemische Denk- und Therapieansatz durchgesetzt. Er geht davon aus, dass intrafamiliäre Beziehungsstrukturen an der Entstehung und Aufrechterhaltung von Problemen und Symptomen beteiligt sind. Somit rücken betroffene Personen mit ihrem Bezugssystem Familie sowie ihren kommunikativen, wahrnehmenden sowie kognitiven und emotionalen Handlungen in den Mittelpunkt forschender Betrachtung. Nach Angaben von von Schlippe und Schweizer (2003) werden die inneren Dialoge im Wesentlichen von lebensgeschichtlichen Erfahrungen geprägt, die u.a.
- durch neuronale Prozesse wie Gedächtnisfunktionen (die als nicht zwangsläufig bewusst ablaufender innerer Dialog bezeichnet werden) und
- durch nichtneuronale Körperprozesse, die über Interozeptoren an neuronale Prozesse gekoppelt sind, z.B. Hormone, Blutwerte, aber auch chronische Muskelverspannungen, Körperpanzer (vgl. Petzold 1984b, 1993)

sich ausgestalten und abgespeichert werden. Die Möglichkeit in diese Prozesse einzugreifen ist durch die Fähigkeit zur Selbstreflexion gegeben, d.h. dadurch, dass man eine Distanz zu sich selbst als Objekt im „Hier und Dort" einnimmt.

Das bedeutet, dass in Bezug auf die Kommunikationsmuster in einer Familie besonders die Erwartungen und Gefühle die Ausrichtung der Wahrnehmungs- und Denkprozesse beeinflussen. In jeder Familie entstehen spezifische Erwartungen an Geborgenheit und Sinnbestätigung, darüber hinaus ein hohes Maß an Intimität und Körperlichkeit. In diesem Kontext entwickeln sich Familienparadigmen und Sinndeutungsmuster, die, auch wenn sie quälend sind, immer wiederholt werden müssen (von Schlippe, Schweizer 2003).

Während der Entwicklung erhält das Kind verschiedene Möglichkeiten, sich mit anderen Familienmitgliedern, ihren Rollen und Aufgaben in der Familie zu identifizieren. Das Kind gestaltet viele psychosoziale Kompromissformen aktiv mit, die sich zu Beziehungsmustern entwickeln. Mit Werten und Normen verbundene schwierige Kommunikationsstrukturen, in denen z.B. Zuwendung an Leistung gebunden ist oder emotionale Bedeutungsinhalte missverständlich bleiben, können letztlich ein Beziehungsgefüge erzeugen, in dem Personen erkranken können und damit möglicherweise zum Katalysator dieser Struktur werden. Das Beziehungsgefüge besitzt eine relative Eigendynamik und Autonomie, die durch alle Beteiligten immer wieder stabilisiert werden. Die psychische Krankheit des Betroffenen wird daher nicht isoliert betrachtet, sondern in einen systemischen Kontext gestellt. Sie wird als Versuch verstanden, eine gewisse Homöostase zu erzielen, d.h. die Stabilität des Systems aufrechtzuerhalten.

Selbstreflexion heißt die Voraussetzung für Veränderung in diesen Prozessen, sich distanzieren, auf sich zurückblicken aus unterschiedlicher Perspektive. Entscheidend für die Therapie ist daher, ob es gelingt, negative Kreisprozesse zu stören, Ressourcen aufzudecken und konstruktiv neue Kommunikationsmuster einzuführen.

Als Prädikator für die Entwicklung der Schizophrenie wurde früher die Familie betrachtet. Das Konzept der „High Expressed Emotions" (HEE) beschreibt ein hohes Maß an Kritik, Ablehnung oder vereinnahmender Überfürsorge der Familie bezogen auf das auffällige, störende Verhalten des schizophrenen Familienmitgliedes. Dieses hohe emotionale Über-Engagement kann den Verlauf der Erkrankung negativ beeinflussen. Das ruhige unterstützende Verhalten der Familie („Low Expressed Emotions") führt zu nachhaltig geringeren Rückfallraten. Wesentliches Ergebnis dieses Forschungszweiges ist der Nachweis, dass psychosoziale Faktoren mit dem Krankheitsverlauf im Zusammenhang stehen (Klingberg et al 2003).

Modell der Informationsverarbeitungsstörungen

Die Konzepte zu Störungen der Informationsverarbeitung befassen sich in erster Linie mit Problemen der selektiven Aufmerksamkeit, des logischen Denkens, der Problemlösungsfähigkeit und der Merkfähigkeit. Der Kinderpsychiater Lempp sieht als Grundlage vererbte und/oder durch frühkindliche

Hirnschädigung erworbene Teilleistungsschwächen, im Sinne von Erfassungs- und Verarbeitungsstörungen (Lempp 1984). Andere Konzepte sprechen von der Filterstörung bei der Reizaufnahme und Weiterleitung. Dabei wird davon ausgegangen, dass vor der Weiterleitung der Prozess der Unterscheidung von Wichtigem und Unwichtigem, z. B. durch ein Fehlen der Hemmfunktionen des Filters, gestört wird. Damit wird auch das Bedeutungserfassen erschwert, da Gedächtnisinhalte nicht schnell genug reaktiviert werden können, sodass der fehlende Rückgriff auf frühere Erfahrungen dem Betroffenen eigentlich bekannte Erfahrungen immer neu erscheinen lassen.

Süllwold (1973) sieht eher Defizite bei der Informationsaufnahme, vor allem in der selektiven Aufmerksamkeit von visuellen und auditiven Reizen. Diese Störung bedeutet für den Betroffenen eine erhöhte Ablenkbarkeit durch die von ihm zu verarbeitende Reizüberflutung. Beeinträchtigt sind offensichtlich alle kognitiven Funktionen, insbesondere wenn sie affektiv/emotional hoch besetzt sind. Nach Huber (1983) entwickeln sich daraus uncharakteristische Basisstörungen, die beispielsweise bei erschwerter Nutzung des aktuellen Bedeutungsgehaltes einer Situation zu Fehlinterpretationen und damit zu problemhaften Bewältigungsreaktionen führen. Dem zugrunde liegt nach Brenner (1983), dass frühere Erfahrungen für Vergleichsprozesse bei der Reizerkennung, -identifikation und -integration nicht mehr richtig zur Verfügung stehen.

Die Kognitive Therapie zielt daher zunächst auf die Verbesserung der Aufmerksamkeitsleistungen, um damit die Differenzierungsfähigkeit in der Reizwahrnehmung und -bewertung zu erhöhen.

Insbesondere Ciompi (1982) vereint in seinem Konzept der *Affektlogik* familiensystemische Einflüsse mit genetischen und konstitutionellen Bedingungen und biochemischen und hirnphysiologischen Veränderungen. Er schlägt damit eine Brücke zum lebendigen Menschen, dessen scheinbar fremdartigen Störungen unter diesen Einflüssen als besondere Form des (fast) alltäglichen Handelns aufgefasst werden können.

Biochemische Grundlagen psychischer Störungen

„...Aber uns beschäftigt die Therapie hier nur insoweit sie mit psychologischen Mitteln arbeitet, derzeit haben wir keine anderen. Die Zukunft mag uns lehren, mit besonderen chemischen Stoffen die Energiemengen und deren Verteilung im seelischen Apparat direkt zu beeinflussen" (Freud 1940). Mit diesen vorausschauenden Worten wies Freud schon 1940 auf die Bedeutung der Beeinflussung durch chemische und pharmakologische Mittel hin.

Nach Braus (2004) hängt Lernen mit Dopamin als Mediator zusammen. Relevante bzw. überraschende Ereignisse, oder nicht eingegangene Vorhersagen lösen einen Anstieg der Dopaminaktivität aus. Es folgen biologische Impulse, weil etwas Wichtiges geschieht, das abzuspeichern ist. Dopamin ist also für die Bedeutungszumessung zuständig und verbindet diese mit intern verankerten Erfahrungsmustern. Was neu oder wichtig ist, erhält eine Bedeutungszumessung und hinterlässt eine neuronale Spur. Wenn nun aber das dopaminenerge System in einem hyperdopaminergen Zustand regellos aktiviert wird, ohne dass etwas Relevantes passiert, erhalten irrelevante Umweltreize eine übersteigerte Bedeutung.

Ein so erregter schizophrener Mensch nimmt dann den Blick oder das Handzeichen eines anderen als gefährliche Bedrohung war oder entwickelt aus der Irritation heraus Beziehungsideen.

Die Entwicklung der bildgebenden Verfahren wie die MRI (Magnetresonanz-Bildgebung), die fMRI (funktionelle Kernspintomographie) und MRS (biochemische Magnetresonanz-Spektroskopie) sind in den letzten Jahren sehr forciert worden. Sie konnten in der Schizophrenieforschung im Besonderen morphologische Veränderungen im Sinne eines Volumenverlustes bei bestimmten Schizophreniegruppen, vor allem in ausgewählten Domänen im Frontal- und Parietalbereich, im Temporallappen und der Hippocampus-Amygdalaformation, feststellen **(Abb. 6.4)**. Die MR-Volumenverluste korrelieren mit dem Krankheitsverlauf und dem Therapieerfolg.

Bei der Rehabilitation schizophrener Menschen spielt das Frontalhirn eine tragende Rolle. Mit bildgebenden Verfahren zeigten Kamurei et al. (2002, in Braus 2004) dass prozedurales Lernen, ein bedeutsamer rehabilitativer Faktor, neben dem Frontallappen u.a. auch mit dem Gyrus cinguli, den Basalganglien, dem Kleinhirn und dem Thalamus zusammenhängt. Klienten, die unter Einfluss typischer Neuroleptika standen, wiesen häufig eine Dopaminblockade ihres Gehirns auf, d. h. sie zeigten Reaktionen wie „mit angezogener Handbremse" (Braus 2004), was darauf hindeutet, dass die Fähigkeiten zum prozeduralen Lernen beeinträchtigt ist.

In seiner Synopsis kommt Braus (2004) zum Schluss, dass Schizophrenie als Störung der Interaktion verschiedener neuronaler Systeme verstanden werden kann. Anatomische und funktionelle Schaltschemata in den präfronto-temporo-parietalen Verbindungen und im Netzwerk mit dem Thalamus und Kleinhirn haben dabei eine besondere Bedeutung.

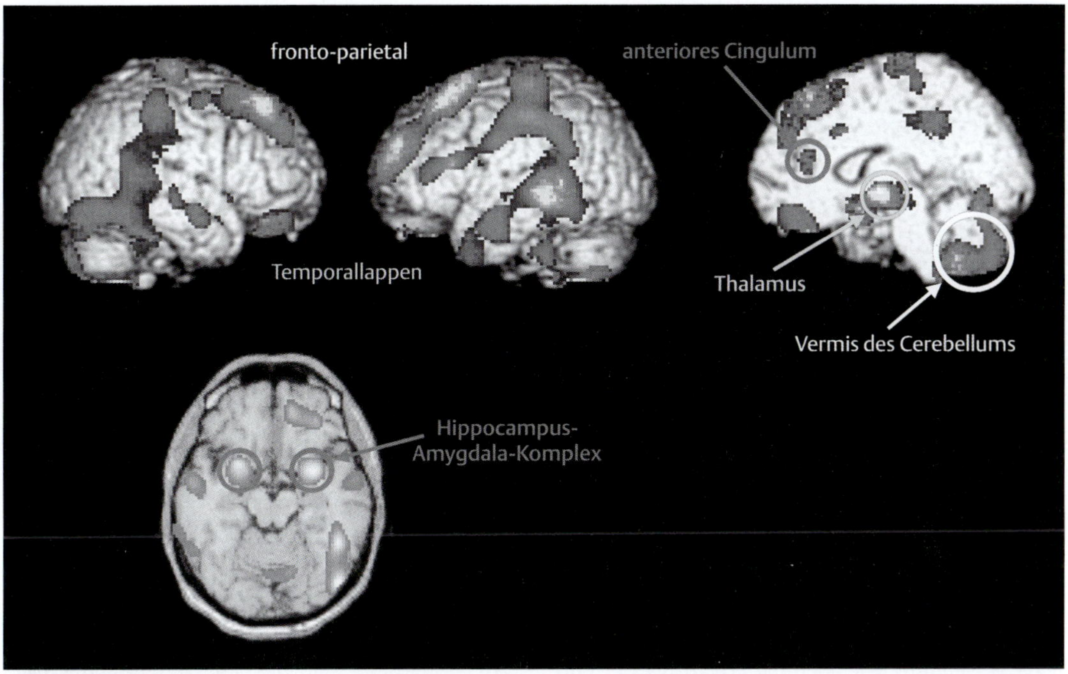

Abb. 6.4 Deformationsbasierte MR-Morphometrie; Schizophreniepatienten haben weniger Volumen als Kontrollen in den im Zusammenhang mit der Pathophysiologie der Schizophrenie diskutierten Schlüsselregion (nach Weber-Fahr et al.) (aus Braus 2004).

So überlegen wie die neurowissenschaftlichen Forschungsansätze angesichts ihrer bildgebenden Verfahren auch in der Schizophrenie auch zeigen mögen, sie können dennoch psychodynamische und genetische Modelle nicht widerlegen.

Psychoanalytische / psychobiologische Grundlagen von Suchterkrankungen

Abhängigkeit ist ein komplexes Phänomen, bei dem die Verhaltensebene durch die eingeschränkte Kontrollfähigkeit suchtassoziierter Handlungsweisen gekennzeichnet ist. Die Erkrankung, d.h. die psychische und physische Abhängigkeit von einem Suchtmittel, wie Alkohol, Drogen u.a. Substanzen führen namhafte Psychotherapeuten auf eine früh erlebte schwere Beziehungsstörung zurück. Bilitza und Heigl-Evers verstehen die Abhängigkeit von einem Objekt als ungelösten neurotischen Trennungskonflikt (1993).

Bilitza und Heigl-Evers (1993, zitiert in Senf u. Broda 1998) definieren aus ihren Objektbeziehungstheorien heraus die zwanghafte Einnahme eines Suchtmittels als psychische Entwicklungsstörung. Die Bildung innerer psychischer Strukturen, wie des Es, Ich und Über-Ich misslingt. Ein Suchtkranker mit einem entwicklungsgeschwächten Ich „versagt" in der Abwehr innerer Impulse (Es) und in der Anpassung an Anforderungen der Umwelt (Überich) aufgrund der immer wiederkehrenden „Spaltung". Das Suchtmittel erhält die Option eines Hilfs-Ich zum Reizschutz bzw. zur Über-Ich-Orientierung und gleichzeitig damit die Bedeutung als *gutes Liebes- oder böses Hassobjekt* (Bilitza u. Heigl-Evers 1993; Krystal u. Raskin 1983).

Daher stellt die Psychoanalyse die Diagnostik früherer Objektbeziehungen in Familie, Freundschaften und Partnerwahl sowie in der therapeutischen Beziehung anhand von Übertragungs- und Gegenübertragungsphänomenen in den Mittelpunkt ihrer Betrachtung.

Braus (2004) spricht im Zusammenhang mit der Sucht von einem biologischen Belohnungssystem, indem der Nucleus accumbens im ventralen Striatum eine zentrale Rolle einnimmt. Dieses biologische Belohnungssystem, welches nicht nur bei sexueller Erregung, sondern auch beim „Verputzen einer Tafel Schokolade" aktiviert wird, ist im Gehirn als ausgedehntes Netzwerk repräsentiert. Zentrale Bedeutung nehmen dabei dopaminerge Neuronen im ventralen Tegmentum (Mittelhirn in der Nähe der Substancia nigra **(Abb. 6.5)** ein, die in den Nuc-

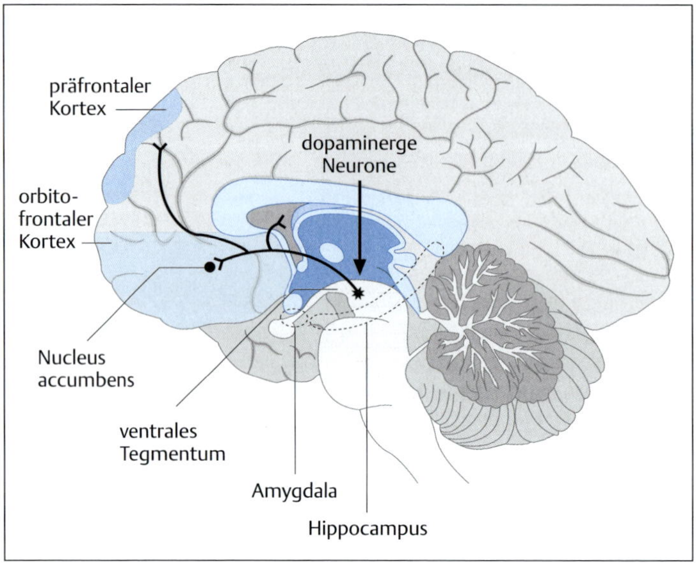

Abb. 6.5 Das Biologische Belohnungssystem (Reward).

leus accumbens projizieren. Musik, Humor, freundliche Zuwendung wie auch die Erwartung der Entspannung nach Genuss von Suchtmitteln aktivieren den Nucleus accumbens. Nach Braus (2004, S 35) ist jedoch das „Umkippen" der Belohnung in Sucht, Abhängigkeit, massive Manipulation und Aversion eine ständig drohende Gefahr. Suchtmittel wie Alkohol und Drogen modellieren langfristig das Belohnungssystem dahingehend, dass die Steuerung von unangemessenem Verhalten sowie die Kontrollfähigkeit verändert werden. Braus weist (Braus et al 2001) durch die bildgebenden Untersuchungen (fMRI) nach, dass Alkoholabhängige am Ende ihrer Entgiftung beim Anblick einer Bierflasche ein verstärktes dysfunktionales Aktivierungsmuster im ventralen Putamen zeigen und empfiehlt, die Therapieprogramme noch einmal zu überprüfen.

Psychobiologische Grundlagen der Demenz und Gedächtnisstörungen

Die Demenzerkrankungen nehmen in den letzten Jahren den breitesten Raum in der Erforschung gerontopsychiatrischer Erkrankungen ein. Der Umgang mit demenziell erkrankten, alten Menschen erfordert eine genaue Unterscheidung der Syndrome, ihrer Entstehung und des Verlaufs. Der Begriff *Demenz* wurde 1986 von der WHO folgendermaßen definiert:

> Bei der Demenz handelt es sich um eine erworbene, globale Beeinträchtigung der höheren Hirnfunktionen. Hieraus resultieren Funktionsbeeinträchtigungen, insbesondere des Gedächtnisses, der Problemlösungsfähigkeit im Alltag, dem Umgang und der Ausführung sozialer, kommunikativer und kultureller Aktivitäten sowie eine affektive Instabilität. Die Grenzen zwischen altersbedingtem Leistungsabbau und demenziellen Erkrankungen sind oft schwierig zu ziehen (WHO 1986).

Fokale wie diffuse Gehirnläsionen scheinen zu Störungen der Informationsaufnahme und -verarbeitung zu führen. Beim Verdacht auf eine Demenz des Alzheimertypus geht es in erster Linie um die Beurteilung der Hippocampus-Amygdala-Formation, die sich bei Erkrankung zunehmend verringert **(Abb. 6.6)**. Als initiale Untersuchungsmethode hat sich die Magnetresonanz-Bildgebung (MRI) durchgesetzt (Braus 2004).

Die Demenz führt im Weiteren zu Anpassungsstörungen in allen Lebens- und Leistungsbereichen. Anfänglich dominiert eine Verunsicherung, weil das Wissen verloren geht, das Wiedererkennen (Ort, Zeit, Zusammenhänge, Objekte) immer häufiger misslingt und zu kommunikativen Problemen führt. Die Reduzierung sozialer und damit wohltuender Erfahrungen bewirkt in der Folge eine zunehmende Verminderung des Selbstbildes und Leistungsniveaus. Im ständigen Ringen um Kompetenzerhaltung zeigen sich oft überraschende Leistungs-

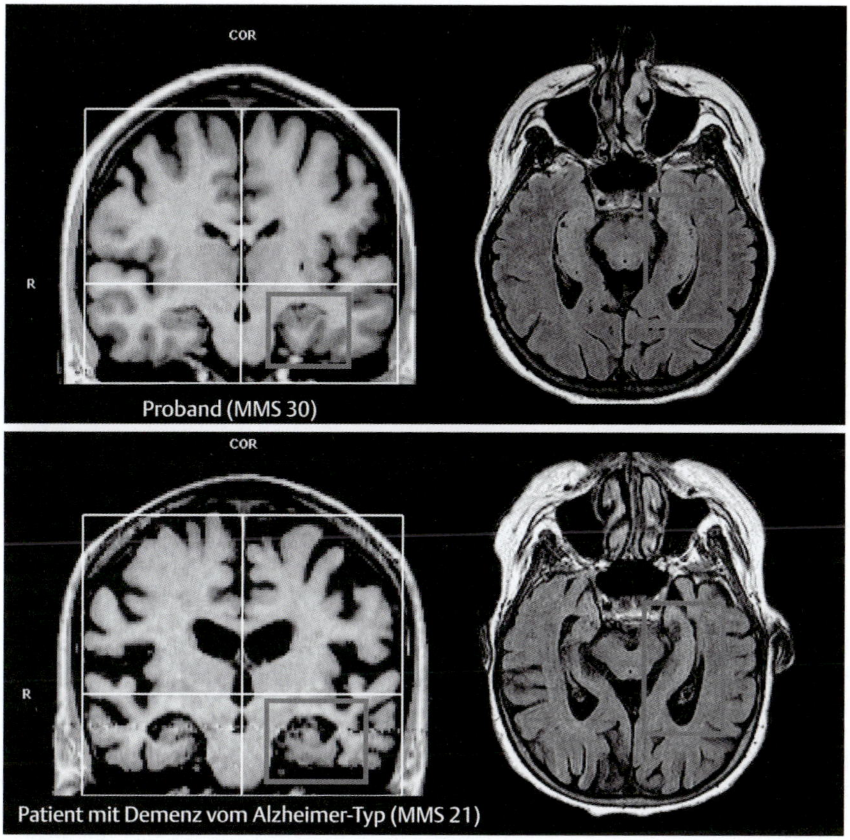

Abb. 6.6 MRI-Vergleich der Hippocampusregion, aus: Braus 2004.

schwankungen, aber auch Kompensationsmuster. So scheint beispielsweise das „ziellose Umherwandern" eine Möglichkeit zu sein, sich noch als aktiv und leistungsfähig zu erfahren.

Gleichzeitig wird hier von einer vermehrten Neurotransmitterausschüttung mit stimmungsaufhellender Wirkung ausgegangen. Für die Betreuung ergibt sich daraus als übergeordnetes Ziel die Erhaltung und Förderung eines Sicherheitsgefühls und Unterstützung einer möglichst eigenständigen Alltagsgestaltung in entspannter Atmosphäre (Klingenfeld u. Bruder 1997).

Grundgedanken zur Entstehung der Aufmerksamkeitsdefizitstörung

Das hyperkinetische Syndrom, auch als Aufmerksamkeitsdefizitstörung bezeichnet, ist mit einer Prävalenz von 3–5% die häufigste psychische Störung im Kindes- und Jugendalter. Die auffallende Symptomatik wie situationsübergreifende motorische Unruhe, Ablenkbarkeit und Impulskontrollstörung werden unterschiedlich interpretiert.

Aus neurobiologischer Sicht nach Braus (2004) hängt die ADHS auf der Makroebene mit einer fronto-striatalen Dysfunktion und auf der Mikroebene mit Imbalancen verschiedener zentraler Hirnsysteme (Katecholamine mit noradrenergen, serotonergen und dopaminergen Systemen) zusammen, die zu einer Inhibitionsstörung führen. Das bedeutet: Bei der Informationsverarbeitung bleibt die Hemmung von unwichtigen Reizen durch einen konzentrativen Widerstand mithilfe der Aktivierung des anterioren Cingulums aus. Die Klienten sind nach Braus (2004) jedoch nicht untätig, sondern produzieren ausgedehnte aber nur halbwegs effiziente Umwegstrategien. Zusammengefasst wird hier eine „Dopaminmangelhypothese" aufgestellt. In verschiedenen Studien wurde nachgewiesen, dass das seit langem verfügbare Methylphenidat (Ritalin) auf der Ebene der Hirnfunktionen eine neurophysiologische „Normalisierung" aktivieren konnte, die nach Absetzen des Medikamentes wieder inaktiv wurde. Untersuchungen zu Methoden, die die Inhibitionsstörung durch eigenaktiv erlernte Hemmungs- oder

Inhibitionsstrategien und Konzentrationstrainings verändern helfen, wurden nicht dargestellt.

Eine entwicklungsbiologische und -psychologische Sichtweise geht davon aus, dass es Kinder gibt, die bereits in der Kleinkindphase erheblich wacher, neugieriger und leichter zu stimulieren oder auch dünnhäutiger und unruhiger sind. Ob diese Merkmale genetisch bedingt oder pränatal erworben wurden, muss zunächst offen bleiben. Wichtig ist, was sich im Folgenden mit diesen zunächst einmal besonderen „Kompetenzen" im Entwicklungsverlauf ergibt (Bonney 2003). Da ihr dopaminerges System, angesichts der Wachheit dieser Kinder, durch vielfältige Stimuli vermehrt aktiviert wird, laufen diese Kinder Gefahr, in einen Teufelskreis zu geraten, der sie letztlich auch sozial isoliert, da sie zunehmend die Impulskontrolle verlieren. Im Gehirn werden für die Steuerung der ungerichteten Motorik, der unselektiven Wahrnehmung und der ungezielten Aufmerksamkeit Nervenzellverschaltungen zuständig und zunehmend verstärkt, sodass die effektiveren Bahnen z.B. für die Fokussierung der Aufmerksamkeit sich weniger stark entwickeln können.

In seiner familientherapeutischen Praxis versucht Bonney (2003) die ADHS auf drei Ebenen zu verstehen. Die *erste Ebene als systemische Hypothese* versucht bei einem Beispiel das Verhalten des Kindes auf dem Hintergrund des familiären Zwistes zu erkennen. Aufmerksamkeitsdefizite werden im doppelten Sinne der Nichtverfügbarkeit von Elternteilen und als entsprechende Reaktion des Kindes wahrgenommen. Die Interaktionen auf der *zweiten, der Elternebene* werden isoliert betrachtet, also welche Reaktionen zeigen die Eltern gegenseitig als Reaktion auf z.B. Überforderung, Nichtbeachtung. Mit der *dritten Ebene, der Dreigenerationenperspektive* wird ermittelt, welche Reaktionsmuster und Gefühlserfahrungen schon von Seiten der Großeltern auf deren Kinder als heutige Eltern einwirken und Aufschluss geben können über die aktuellen Kommunikationsmuster und darüber, welche Koalitionen sich in der Familie im Laufe der Jahre entwickelt haben. Die familientherapeutische Antwort ist ein Aufbrechen des Teufelskreises, das Kind muss die positiven Wirkungen seiner Handlungen wieder erfahren lernen, um die eingefahrenen Regulationsstörungen oder Muster zu durchbrechen.

Grundgedanken zur Pharmakotherapie

Die pharmakologische Behandlung soll den Zugang psychisch erkrankter Menschen zu psycho- und soziotherapeutischen Maßnahmen erleichtern. Die Einführung neuer atypischer Antipsychotika (z.B. Clozapin, Risperidon, Olanzapin) war ein neuer Meilenstein in der pharmakologischen Behandlung, weil sie erheblich weniger extrapyramidal-motorische Nebenwirkungen und Spätdykinesien aufzeigen. Ihr Einfluss auf die kognitiven Defizite ist im Vergleich zu den traditionellen Neuroleptika (Haloperidol) stärker. Sie blockieren das krankheitsbedingt hyperdopaminenerge mesolimbische System und führen indirekt über Feedback-Regulation und Aufhebung der seretonergen Hemmung zur Verbesserung der präfrontalen Neurotransmission (Braus 2004). Die Verbesserung der Neurokognition ermöglicht damit wieder Lernstrategien, Konzentration, flüssige Sprache, Aufmerksamkeit, Gedächtnisfunktionen und normalisiert die Informationsverarbeitung. Häufig vermindert sie zudem quälendes Denken, Affekt- und Antriebsstörungen und verbessert daher das Arbeitsbündnis.

Die synergistischen Effekte einer kombinierten sozio-therapeutischen und psychopharmakologischen Therapie werden heute oft aus ökonomischen Gründen bevorzugt. In verschiedenen psychotherapeutischen Schulen wurde früher von einer kombinierten Therapie abgesehen, um den Klienten in die Lage zu versetzen, aus eigener Kraft Selbstregulationskompetenzen zu entwickeln.

Für die meisten psycho-, ergo- und soziotherapeutisch zu behandelnden Störungen gibt es auch psychopharmakologische Behandlungsstrategien. Diese müssen im Vorfeld unter Berücksichtigung von Fragestellungen zur Persönlichkeit und individuellen Behandlungsstrategie, dem aktuellen Störungsbild und der sozialen Situation entwickelt werden. Mögliche Einflüsse durch psycho- bzw. soziotherapeutische Verfahren sollten berücksichtigt werden. Der Zeitfaktor, d.h. ob Soforteffekt, Akut- (ein Monat) oder Langzeitbehandlung angestrebt werden, bestimmt wesentlich die Auswahl mit.

Interessanterweise hat Balint (1988) die Psychopharmakotherapie unter dem Aspekt der therapeutischen Beziehung betrachtet. Er untersuchte die Arzt-Patient-Beziehung ähnlich einer pharmakologischen Therapie nach den Kriterien *Dosis, Wirkung* und *Nebenwirkung*. Auch Gaus et al. haben 1987 Arzt-Medikament-Patient-Beziehungsmuster dargestellt. Auf der Grundlage der Objektbeziehungstheorie nach Winnicott (vgl. *Grundlagen und The-*

oriemodelle in der Psychosomatik) lassen sich auch hier Objektbeziehungsmodi im Umgang mit Medikamenten darstellen:

- Symbiotischer Modus: das Medikament als *gutes Objekt* – zeigt sich oft bei Schlafstörungen und Depressionen.
- Als *Übergangsobjekt* werden Medikamente oft bei sich getragen.
- Als *Angstobjekt* erleben Klienten Medikamente, die von ihnen aufgrund ihrer Nebenwirkungen als Bedrohung erlebt werden.
- Neuroleptischen Medikamenten wird eine *steuernde Objektfunktion* mit Kontroll- und Fremdbestimmungswirkung zugesprochen.

Die psychopharmakologische Behandlung bedarf demnach einer guten Zusammenarbeit zwischen Arzt und Patient, ebenso wie der Kooperation zwischen Arzt und Therapeuten. Bei kombinierten Therapien muss kritisch geprüft werden, ob der Klient die unterschiedlichen Behandler in „gute und böse Therapeuten" unterscheidet. Idealisierung oder Entwertung, Auflehnung oder Unterwürfigkeit sind dabei nur zwei der möglichen Konfliktmuster, die der Klient gegenüber dem therapeutischen Medium bzw. der Medikation äußert. Im Kontakt und gegenseitiger Wertschätzung der Behandler untereinander sollte diese Spaltung aufgelöst werden (Senf u. Broda 1996).

6.3.2 Grundlagen und Theoriemodelle der Psychosomatik

W. Betker

Objektbeziehungstheorien

Die verschiedenen Objektbeziehungstheorien versuchen, Handlungsmuster und Beziehungsqualitäten vor dem Hintergrund der früh erlebten ersten Objekt-/ Subjektbeziehungen zu erklären. Das Übertragungsgeschehen zur Therapeutin, aber auch der Umgang mit Gegenständen lassen auf frühe Triebkonflikte und Bedürfnisse schließen. Die Objektbeziehungstheorien stellen daher eine wesentliche theoretische Grundlage für die wahrnehmungs- und ausdruckszentrierten ergotherapeutischen Methoden in der Psychosomatik dar.

Winnicotts intermediärer Raum – Übergangsobjekte und Theorie des Spielens

Nach Winnicott stellt *der intermediäre Raum* für ein Individuum eine Sphäre dar, in der sich innere psychische Realität und äußeres Leben, welches von mindestens zwei Menschen wahrgenommen wird, miteinander verbinden (Winnicott 1979). Hier darf sich das Individuum von der lebenslänglichen Aufgabe ausruhen, innere und äußere Realität voneinander getrennt und doch in wechselseitiger Verbindung zu halten. Voraussetzung für die normale Entwicklung dieses Bereichs ist eine vertrauensvolle, verlässliche Beziehung. Der Ursprung ist das kindliche Vertrauen in die Mutter.

Übergangsphänomene und -objekte werden von der Mutter eingeführt. Sie ermöglichen an einer bestimmten Stelle zwischen Raum und Zeit, nämlich dort, wo sich die Trennung zwischen Mutter und Kind vollzieht, die Entstehung des intermediären Raumes. Die Verwendung eines heiß geliebten Objekts (z. B. Teddy) oder bestimmter Handlungen symbolisiert die Einheit der voneinander getrennt erlebten Wesen Kind und Mutter. Die Übergangsphänomene repräsentieren die frühen Stadien des Gebrauchs der Illusion, ohne die ein menschliches Wesen keinen Sinn in der Beziehung zu einem Objekt finden kann. Der intermediäre Raum mit seinem Ursprung in der Mutter-Kind-Beziehung wird mit kreativem Spiel, Symbolen und kulturellem Erleben gefüllt.

Nach Winnicott beginnt das *Spielen* in einem potenziellen Raum zwischen Kleinkind und Mutter, dem intermediären Bereich bzw. „Spielplatz", der beide miteinander verbindet (Winnicott 1979). Hier wird es dem Kind zugestanden, seine *Omnipotenz* auszuleben, wodurch es erfährt, die Wirklichkeit kontrollieren zu können. Um zu kontrollieren, was außen ist, muss das Kind handeln, da das Denken oder Wünschen nicht ausreicht. Handeln ist hier Spielen und benötigt Zeit. Spielen an sich ist erregend, da es an die Grenze zwischen Subjektivem und objektiv Wahrgenommenem führt. Aus diesem Grund müssen verantwortliche Personen das Spiel der Kinder im Blick halten.

Das Kind erfährt in Gegenwart eines anderen das *Alleinsein*, da der geliebte und zuverlässige Mensch erreichbar bleibt, wenn das Kind sich an ihn erinnert. Zunächst werden sich die Mutter oder andere verantwortliche Personen an das Spielverhalten des Kindes anpassen. Früher oder später bezieht sie jedoch ihr eigenes Spielverhalten mit ein und es kommt zur Überschneidung von zwei Spielbereichen. Spielen ist grundsätzlich befriedigend und führt zu einem eigenen Sättigungspunkt, der auf der Fähigkeit beruht, Erlebnisse zu bewahren.

Melanie Klein

Melanie Klein hat sich mit den Frühformen der Ödipussituation in der depressiven Entwicklungsposition des ersten Lebensjahres befasst und die Bedeutung früher Verinnerlichungsprozesse, Neidimpulse und oraler Urszenenfantasien für den späteren Entwicklungsprozess aufgedeckt. Sie beschreibt hypothetisch das Wirken eines Todestriebes als angstverfolgend vor der Vernichtung des Lebens von innen her (Klein 1930).

Die *paranoid-schizoide* Position und die *depressive* Position wechseln sich in der frühen Kindheit ab und führen zur Integration der eigenen aggressiven Strebungen (infantiler Sadismus). Diese Positionen können auch beim Erwachsenen reaktiviert werden, besonders bei Verlusterlebnissen oder Krisensituationen.

Überwiegt die depressive Position, beginnt die Beziehung zur Mutter nicht mehr die ausschließliche zu sein. Das Kind tritt in die *Frühphase des Ödipus* ein.

Zur Bedeutung der Symbolbildung in der Ich-Entwicklung nach Melanie Klein

Die Zerstörungswünsche des Kleinkindes gegen die die Objekte vertretenden Organe (Penis, Vagina, Brust) lösen Angst vor den Objekten aus (nach Klein). Diese Angst trägt zur Gleichsetzung der Organe mit anderen Dingen bei und treibt von den durch die Gleichsetzung zu Angstobjekten verwandelten Dingen weg zu immer neuen und anderen Gleichsetzungen, die die Basis für ein mit den Gegenständen verknüpftes Interesse und für die Symbolik bilden.

Die Symbolik wird so zur Grundlage für alle Fantasietätigkeiten und Sublimierungen, aber auch für die Herstellung der Beziehung zur Umwelt und Realität. Das Objekt des höchst gesteigerten Sadismus, verbunden mit Wissbegier, ist der Mutterleib mit seinem fantasierten Inhalt. Die Fantasien stellen die erste und grundlegende Beziehung zur Außenwelt her; der Durchgang durch diese Phase wird grundlegend für den weiteren Erwerb einer Umwelt im realitätsgerechten Sinn. Ich-Entwicklung und Realitätsbeziehung sind von der stärkeren oder geringeren Fähigkeit des ganz frühen Ichs abhängig, den Druck der frühesten Angstsituationen zu ertragen.

Ein genügendes Ausmaß an Angst ist die Grundlage für eine reiche Symbolbildung und Fantasietätigkeit – eine ausreichende Fähigkeit des Ichs, Angst zu ertragen, ist die Vorbedingung für eine gelungene Verarbeitung dieser Angst und beeinflusst den günstigen Verlauf der grundlegenden Phasen und das Gelingen der Ich-Entwicklung. Angst setzt den Mechanismus der Identifizierung in Gang (Klein 1930).

Psychosomatische Modelle

Die *Grundfrage der Psychosomatik* ist die Wechselwirkung von Körper und Seele, die viele Forscher und Denker im Verlauf der Geschichte beschäftigte. In den psychosomatischen Konzepten, die Krankheiten zu erklären versuchen, geht es notwendigerweise auch um Modelle vom Menschen. Dem ersten Versuch, anlagebedingte psychische und somatische Faktoren in Beziehung zu erworbenen Faktoren zu stellen, folgen psychoanalytisch strukturelle Denkmodelle. Dann werden auch systemische Ansätze bei der Entwicklung psychosomatischer Erkrankungen berücksichtigt. Die Säuglingsforschung, die Bindungstheorie und ganz besonders im letzten Jahrzehnt die neurowissenschaftlichen Erkenntnisse, die durch bildgebende Verfahren die Arbeit des Gehirns verdeutlichen konnten, haben neue Erklärungsansätze gegeben. Die Neurobiologie hebt das Leib-Seele-Problem auf und liefert der Psychosomatik die naturwissenschaftliche Absicherung zu einer ganzheitlichen Medizin.

Nachfolgend wird beispielhaft versucht, mit verschiedenen Denkmodellen das Verständnis zur Entstehung psychosomatischer Erkrankungen zu erweitern (**Abb. 6.7**).

Das Konversionsmodell nach Freud (1896)

> Die Konversion beschreibt die Körpersymptome, die Teil eines körperlich-symbolisierenden Ausdrucksgeschehens sind. Sie können als Ersatzbefriedigung und Kompromissbildung aufgefasst werden und eine teilweise Spannungsabfuhr ermöglichen (Klußmann 1986).

Siegmund Freud charakterisiert dazu die Umwandlung einer „unerträglichen ödipalen Vorstellung" mit sexuellen und aggressiven Triebwünschen in körperlich demonstrierbare Symptome.

Der Zusammenhang zwischen zugrunde liegender Fantasie und körperlicher Symptomatik ist der einer linearen symbolhaften Kompromissdarstellung des intrapsychischen Konflikts. Es setzt die Intaktheit der Verdrängungsschranke voraus. Die Konversion beinhaltet eine regressive Tendenz, die

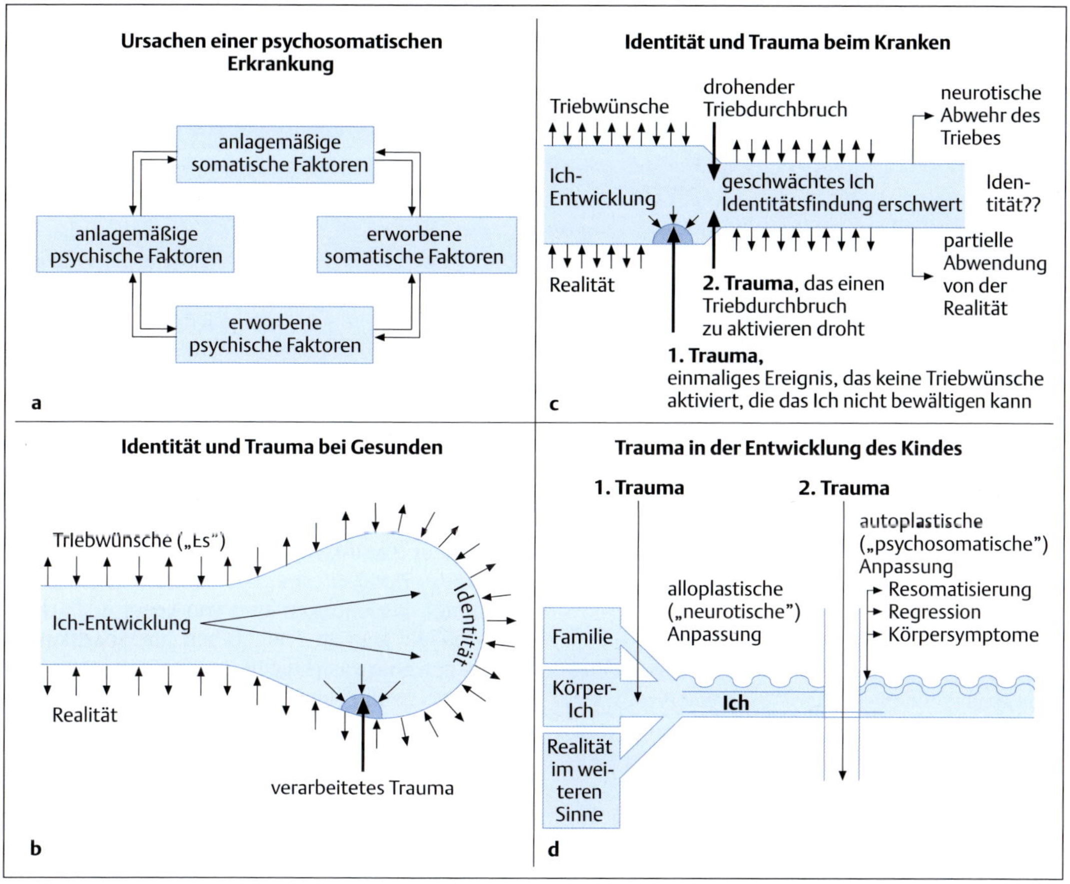

Abb. 6.7 a-d Theorien und Modelle psychosomatischer Erkrankungen (aus: Klußmann R. Psychosomatische Medizin. Heidelberg: Springer; 1986).

zu einer Restabilisierung des emotionalen Feldes führt.

Die medizinische Anthropologie – der Gestaltkreis Viktor von Weizsäckers (1940)

Psychotherapie und Bewegungstherapie finden sich im Gestaltkreis Victor von Weizsäckers, der von Helmut Stolze modifiziert wurde **(Abb. 6.8)**. *Leibliche Wahrnehmung* und *Bewegung* werden als *Gestaltungen* gesehen, die in einer bestimmten Situation oder an einem Punkt einer Lebensgeschichte auch Krankheitsentwicklung einschließen.

Beide „Gestalten" – Denken und Sprechen sowie Bewegen und Wahrnehmen – sind wiederum Teile eines größeren Gestaltkreises, dem des *Begreifens*. Unter Begreifen wird eine autonome Ich-Leistung verstanden, die über ausreichende sensomotorische Verhaltensweisen zur Bewältigung der kindlichen Realität verfügt. In der Konsequenz kann dies bedeuten, dass Unzulänglichkeiten in der sensomotorischen Ausstattung eine gestörte Ich-Entwicklung bedingen kann (Stolze 1984).

„Das Problem des Menschen in der Medizin – oder speziell in dieser neuen Art Medizin – ist, dass er, der Mensch, seine Krankheit, die als Teil seiner ganzen Biografie zu verstehen ist, nicht nur hat, sondern auch macht. Dass er die Krankheit, die Ausdrucksgebärde, die Sprache seines Körpers produziert, wie er jede andere Ausdrucksgebärde und jedes andere Sprechen formt. Noch verstehen wir diese Sprache nicht ganz, aber wir kommen immer näher an sie heran." (Weizsäcker 1953, S. 128).

Alexanders Theorie krankheitsspezifischer psychodynamischer Konflikte (1985)

Krankheitsspezifische psychodynamische Grundkonflikte entsprechen bestimmten vegetativen Erregungsmustern bei bestimmten Affekten und emotionalen Konfliktsituationen.

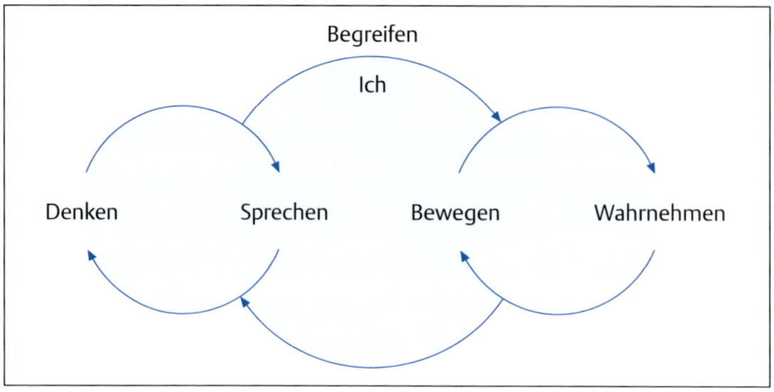

Abb. 6.8 Victor von Weizsäckers Gestaltkreis (aus: Stolze H. Die konzentrative Bewegungstherapie. Berlin: Mensch und Leben; 1984).

Symptome entlasten nicht die verdrängten Affekte, sondern begleiten sie (z. B. Migräne begleitet die Wut **(Abb. 6.9)**.

Schurs Theorie der Re- und Desomatisierung (1955)

Resomatisierung

> Die Resomatisierung stellt einen Teil eines umfassenden Regressionsvorgangs des Ich mit Deneutralisierung von Libido und Aggression und Wiederauftreten von Primärprozessen dar (Klußmann 1986).

Bei psychosomatisch regressiver Symptombildung kommt es wieder zu einem Durchbruch von Libido und Aggression mit Einschränkung der Ich-Funktionen und überwiegend prägenitaler Bedürfnisse.

Desomatisierung

> Unter Desomatisierung versteht man die Neutralisierung von sexueller Libido und Aggressivität zu Ich-gerechten angepassten Leistungen.

Das Kind beantwortet Angstsituationen zunächst mit einem globalen Bewegungssturm. Im Laufe der Entwicklung und Reifung werden Schmerzen und Angst im Erleben verinnerlicht und in Empfindungen, Vorstellungen, Gedanken und schließlich in der Sprache bearbeitet. Entwicklungs- und Reifungsprozesse des gesunden Kindes sind ein Prozess fortlaufender Desomatisierung.

Französische Psychosomatische Schule: das Alexithymie-Modell

Als Hypothese wird angenommen, dass Patienten mit psychosomatischen Krankheiten eine spezifische Persönlichkeitsstruktur besitzen. Die Patienten sind unfähig, ihre Gefühle wahrzunehmen und mit Worten auszudrücken sowie in ihren symbolischen Ausdrucksmöglichkeiten auf emotionalem und sprachlichem Gebiet eingeschränkt. Sie greifen in Konfliktsituationen häufig auf undifferenzierte Handlungsmuster zurück (Regressionsneigung). Beziehungen sind von Leere und Fantasielosigkeit geprägt – ein Leben auf Sparflamme. Sie haben eine unsichere Identität mit mangelndem Selbstwertgefühl und fehlender innerer Sicherheit und nur mangelhaft integrierter Sexualität. Sie werden von einem rigiden Über-Ich mit fehlender individueller Ziel- und Wertehierarchie bestimmt und sind der Norm „man" angepasst.

Mitscherlichs Konzept der zweiphasigen Verdrängung

Mitscherlich (1995) verbleibt im Rahmen des klassischen Neurosenkonzepts, integriert aber die von Schur (1955) beschriebenen Veränderungen des Ich.

1. Phase

Konfliktlösungsversuch mit neurotischen Mitteln, Abwehrmechanismen und neurotischer Symptombildung.

2. Phase

Verdrängung und Verschiebung in körperliche Symptome.

Voraussetzungen für die zweiphasige Verdrängung:

- Vorangegangene grobe neurotische Fehlhaltung;
- Resomatisierung des Affektgeschehens;
- Realer oder fantasierter Objektverlust in der Auslösesituation;
- Daraus resultierende Grundstimmung der Hoffnungs- und Hilflosigkeit.

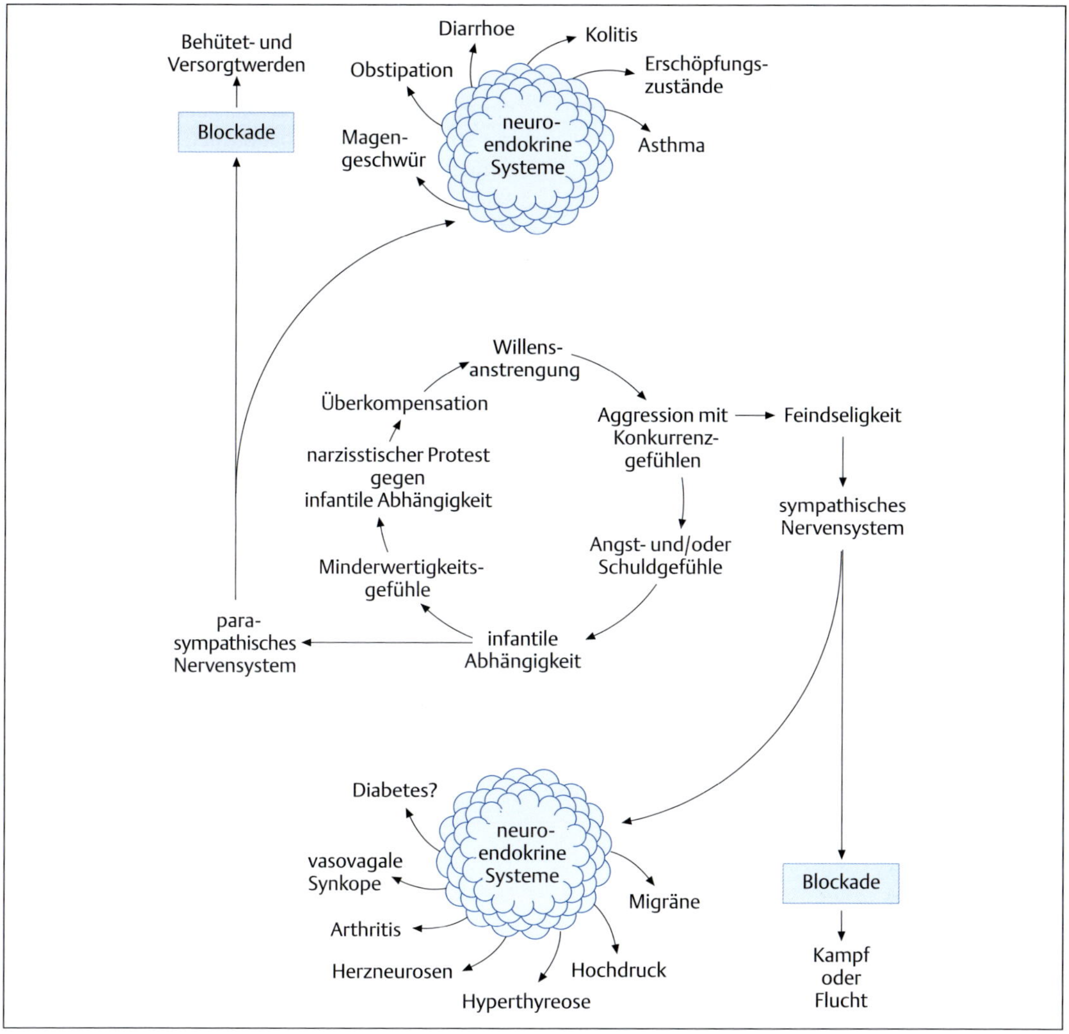

Abb. 6.9 Schematische Darstellung des Spezifitätsbegriffs bei der Ätiologie von vegetativen Funktionsstörungen (aus: Alexander F. Psychosomatische Medizin. Berlin: de Gruyter; 1985).

Eriksons funktionelles Entwicklungsmodell der Psychosomatik (1950)

In seinem Entwicklungsmodell, das die psychosoziale Entwicklung des Menschen beschreibt, untersuchte Erikson die Koppelung und den Ausdruck von Erlebnisweisen mit bestimmten leiblichen Gebärden, der so genannten *Organsprache*. Dabei unterscheidet er fünf Organmodi:

a) *Rezeptiv* (empfangend, passiv) *einverleibendes Verhalten und Erleben* (1. Lebensjahr: vertrauensvoll den Mund zum Füttern öffnen);
b) *Aktiv einverleibendes Verhalten* (Saugen des Säuglings; mit dem Zahnwachstum das Beißen; sich aktiv etwas nehmen);
c) *Rententiv*es (fest- oder zurückhaltendes) *Verhalten* (bildet sich im Rahmen der Sauberkeitsentwicklung aus);
d) *Eliminierendes* (ausscheidendes oder ausstoßendes) *Verhalten* (ebenfalls eng mit der Ausscheidungsfunktion verbunden, z. B. etwas „zum Kotzen“ zu finden);
e) *Penetrierendes* (eindringendes) *Verhalten* (Säugling, der seinen Kopf in den Schoß der Mutter bohrt und später Entfaltung der männlichen Geschlechterrolle oder männlichen Persönlichkeitsanteile).

Erikson ist der Auffassung, dass die Entwicklung bestehender Organvollzüge und -bewegungen in der Kindheit eng mit seelischen Erlebnissen gekoppelt ist und schwere seelische Belastungen eine Störung körperlicher Abläufe bewirken.

Neurobiologisch fundierte Psychosomatik

Zur Bedeutung des Gehirns und des Gedächtnisses für die Psychosomatik bzw. die psychophysiologische Sichtweise auf die Psychosomatik schreibt Rüegg (2006), dass psychosomatische Störungen häufig durch Stress ausgelöst werden und somit gewissermaßen erlernt sind. Die individuelle Stressbewältigung hängt dabei nicht allein vom Grad der Belastung ab, sondern von der psychischen Belastbarkeit und letztlich von früheren Lebenserfahrungen. „Stressoren bzw. Traumen aus der frühen Kindheit setzen sich in den neuronalen Netzwerken des emotionalen (impliziten) Gedächtnisses fest, und dies mit der Konsequenz, dass die früh Traumatisierten im späteren Leben ganz besonders stressempfindlich und anfällig für psychosomatische Erkrankungen werden" (Rüegg 2006, S 118).

Die pathologisch veränderten neuronalen Netze sollten sich durch „Vergessen" (Extinktion) oder Umlernen bzw. durch die „sprechende Medizin", die ein Wieder-Erinnern belastender Erfahrungen im stressfreien therapeutischen Beziehungsraum ermöglichen, wieder „normalisieren" und damit auch viele der krankhaften Symptome verbessern lassen.

Frühkindliche traumatische Erfahrungen sind im impliziten (prozeduralen), dem Bewusstsein nicht zugänglichen Gedächtnis gespeichert und deshalb den Betroffenen nicht bewusst. Ein Zugang zum Wiedererkennen und Erinnern früherer Szenen und Beziehungsmuster ist deshalb vor allem über körperliche Erfahrungen möglich.

Nach Roth (2002) ist z. B. grundsätzlich anzunehmen, dass Gefühle bei der Handlungssteuerung das erste und das letzte Wort haben und Vernunft und Verstand allein – ohne Gefühl – nichts bewegen. Er stellt die Bedeutung des limbischen Systems als zentrales Bewertungssystem heraus, mit dem unser Gehirn alle bewussten und unbewussten Handlungsentscheidungen im Lichte vergangener Erfahrungen trifft.

6.4 Ergotherapeutische Diagnostik

Beate Kubny-Lüke

Die ergotherapeutische Diagnostik ist Grundlage der Therapieplanung. Erst nach einer sorgfältigen Erfassung der Schwierigkeiten und Möglichkeiten des Klienten sowie der Berücksichtigung seiner Situation in den verschiedenen Lebensbereichen (Wohnen, Arbeit, Freizeit) kann eine Zielformulierung vorgenommen werden. Ein geeigneter Bezugsrahmen für die ergotherapeutische Diagnostik bildet die Internationale Klassifikation der Funktionsfähigkeit, Behinderung und Gesundheit (ICF), die von der WHO 2001 veröffentlicht wurde (s. a. Kap. 1.9).

Die ICF beruht auf einem biopsychosozialen Modell und dient der Klassifikation von Funktionsfähigkeit und Behinderung im Kontext von persönlichen und umweltbedingten Faktoren. Das Gesundheitsproblem eines Menschen kann nach Auffassung der ICF, unabhängig von seiner Ursache, Auswirkungen auf alle Lebensbereiche des Menschen haben.

Um die Funktionsfähigkeit und Behinderung eines Menschen zu erfassen, werden zum einen Körperfunktionen und -strukturen, zum anderen dessen Aktivitäten und Partizipation (Teilhabe) herangezogen.

Fördernde oder hindernde Kontextfaktoren (Umweltfaktoren und personenbezogenen Faktoren) werden ebenfalls analysiert und bewertet, um eine Gesamteinschätzung der individuellen Beeinträchtigung zu erhalten.

In **Abb. 6.10** (Kubny-Lüke 2003) wird verdeutlicht, welche Auswirkungen und Folgen psychische Erkrankungen zum Beispiel auf Körperfunktionen und -strukturen, Aktivitäten und Partizipation haben können.

6.4.1 Multiprofessionelle Diagnostik

Um sich ein umfassendes Bild von den Schwierigkeiten und Möglichkeiten des Klienten zu machen, nutzen Ergotherapeuten in den Arbeitsfeldern, in denen psychosoziale Behandlungsverfahren zum

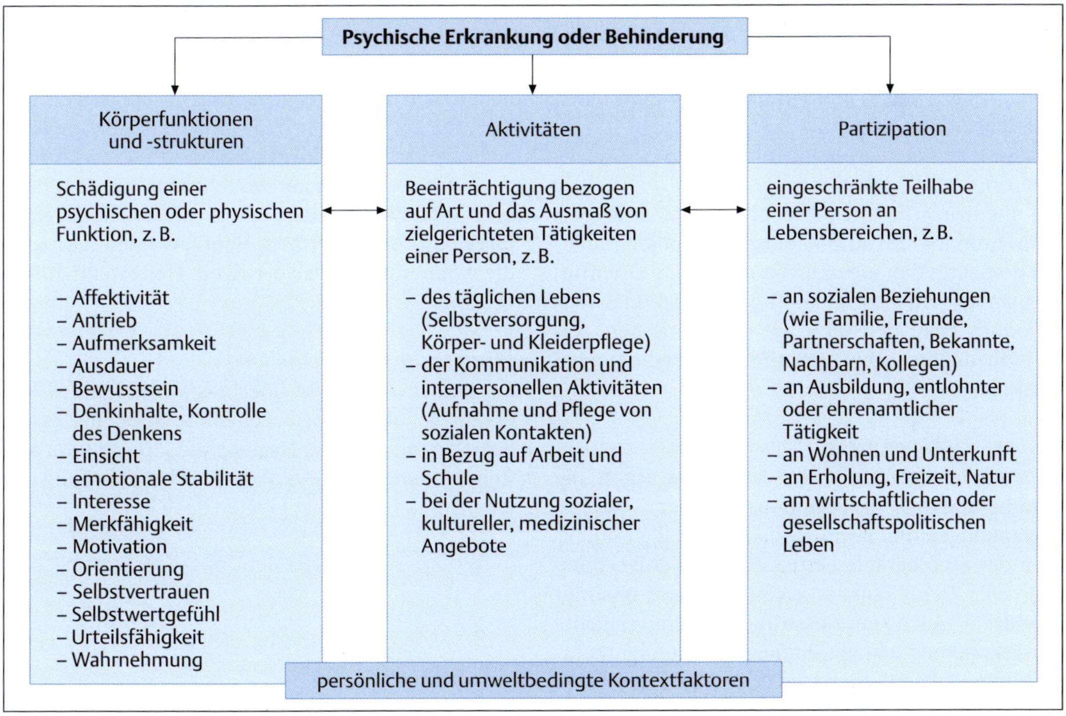

Abb. 6.10 Auswirkung psychischer Erkrankung oder Behinderung vor dem Hintergrund der Internationalen Klassifikation der Funktionsfähigkeit, Behinderung und Gesundheit (ICF, Kubny-Lüke).

Einsatz kommen, eine Vielzahl von Informationen. Die Behandlung wird im klinischen Rahmen durch ein multiprofessionelles Team (z.B. Arzt, Pflegepersonal, Ergotherapeuten, Sozialarbeiter, Bewegungstherapeuten) erbracht. Der Informationsaustausch zwischen den verschiedenen Behandelnden ist notwendig, um die berufsspezifischen therapeutischen Zielvorstellungen mit dem Rehabilitationsziel abstimmen zu können.

Die anamnestischen Daten anderer Berufsgruppen erschließen sich der Ergotherapeutin entweder in fachübergreifenden Teamgesprächen, Fallbesprechungen oder durch Behandlungsberichte. Die multiprofessionelle Diagnostik ist ein Bestandteil interdisziplinärer Zusammenarbeit und ermöglicht es den beteiligten Berufsgruppen, eine eigenständige Befunderhebung auf den vorhandenen Grundinformationen aufzubauen und die eigene Sicht vom Klienten abzurunden (vgl. Kap. 3.5 Schnittstellen).

Da eine sorgfältige Therapieplanung in der Ergotherapie eine differenzierte Befunderhebung der Handlungsmöglichkeiten und damit verbundenen Erlebensweisen voraussetzt, ersetzen die Informationen aus der multiprofessionellen Diagnostik in keinem Fall die ergotherapeutische Diagnostik. Neben den eigenständigen diagnostischen Erhebungen können Ergotherapeuten folgende Informationen und Daten nutzen, die von anderen an der Behandlung beteiligten Berufsgruppen erhoben werden. Entsprechend der Domäne aus dem AOTA-Framework (Reichel 2005) werden hier im Wesentlichen *Klientenfaktoren* erhoben:

Medizinische Diagnose
Die medizinische Diagnose ermöglicht eine erste Einordnung des Krankheitsgeschehens. Sie bietet dem Ergotherapeuten einen groben Orientierungsrahmen für die zukünftige Behandlung, sollte jedoch nicht den Blick auf den Menschen, seine individuellen Schwierigkeiten und Bedingungen verstellen.

Medizinische Anamnese
Anhand der medizinischen Anamnese erhält die Ergotherapeutin Informationen über weitere Erkrankungen und Beeinträchtigungen, die im Rahmen der Ergotherapie berücksichtigt werden müssen (z.B.: Der Klient ist kurzsichtig und benötigt eine Brille). Auch Kenntnisse über die Vorgeschichte der Erkrankung können Einfluss auf die ergotherapeutische Behandlung haben (z.B.: Hatte der Klient im Rahmen seiner psychischen Erkrankung schon einmal Selbsttötungsgedanken?).

In der medizinischen Anamnese ist auch die aktuelle Medikation des Klienten vermerkt. Die Kenntnis über Wirkungen und Nebenwirkungen der eingenommenen Medikamente sollte bei der Planung und Durchführung der Therapie berücksichtigt werden, da sie sich einschränkend sowohl auf die motorischen (z.B. steife Bewegungen, Tremor) als auch die vegetativen Funktionen (z.B. Müdigkeit, Mundtrockenheit) auswirken können.

Psychopathologischer Befund
Im Fall einer psychischen Erkrankung ist der psychopathologische Befund für die Einschätzung der Situation des Klienten von Bedeutung. Der psychopathologische Befund erfasst die psychischen Merkmale und Symptome, die die aktuell vorhandene psychische Störung kennzeichnen. Der psychopathologische Befund ergibt sich aus den Aussagen des Klienten, den Beobachtungen des Untersuchers und fremdanamnestischen Angaben, z.B. von den Angehörigen, Pflegepersonal (Stieglitz, Freyberger 2003), gibt eine Übersicht über die Merkmalsbereiche **(Tab. 6.4)**, die im psychopathologischen Befund erfasst werden (vgl. Psychopathologische Diagnostik, Kap. 6.2.2).

Soziale Anamnese
Die soziale Anamnese liefert Informationen zum schulischen und beruflichen Werdegang. Die Ergotherapeutin erhält erste Informationen zu den kognitiven und arbeitsbezogenen Fähigkeiten des Klienten aus dessen Leben vor der Erkrankung bzw. zwischen zwei Krankheitsphasen.

In der sozialen Anamnese werden die Familien- und Wohnverhältnisse sowie die sozialen Kontakte des Klienten erfasst. Häufig werden hier auch die vom Klienten bevorzugten Freizeitaktivitäten beschrieben.

Pflegerische Befunderhebung
Sie enthält Auskünfte über das Verhalten des Klienten in alltäglichen Lebenssituationen (Essen, Schlafen, persönliche Hygiene etc.). Diese Informationen können als Grundlage für eine Erfassung der lebenspraktischen Fähigkeiten des Klienten dienen.

Tab. 6.4 Psychiatrische Befunderhebung: Merkmalsbereiche (in Anlehnung an das AMDP-System) (Stieglitz, Freyberger 2003)

1. Bewusstsein	quantitativ (Bewusstseinsverminderung); qualitativ (Bewusstseinstrübung, -einengung, -verschiebung)
2. Orientierung	zeitlich, örtlich, situativ und zur Person
3. Aufmerksamkeits- und Gedächtnisstörungen	Konzentrationsstörungen, Gedächtnisstörungen, Immediatgedächtnis, Kurz- und Langzeitgedächtnis
4. Antriebs- und psychomotorische Störungen	antriebsarm, -gehemmt, -gesteigert, motorisch unruhig, Parakinesen, Hyperkinesen, Akinese, Hypokinese, Stupor, Raptus, manieriert/bizarr, theatralisch, mutistisch, logorrhoisch
5. Affektivität	Ratlosigkeit, Gefühl der Gefühllosigkeit, affektarm, Störung der Vitalgefühle, deprimiert/depressiv, hoffnungslos, ängstlich, euphorisch, dysphorisch, gereizt, innerlich unruhig, klagsam/ jammrig, Insuffizienzgefühle, gesteigertes Selbstwertgefühl, Schuldgefühle, Verarmungsgefühle, ambivalent, Parathymie, affektlabil, Affektdurchlässigkeit (-inkontinenz), affektstarr
6. Formales Denken	Verlangsamung, Hemmung, umständliches Denken, eingeengtes Denken, Perseveration, Grübeln, Gedankendrängen, Ideenflucht, Vorbeireden, gesperrt/Gedankenabreißen, inkohärent/zerfahren, Neologismen
7. Inhaltliches Denken	nicht-wahnhaft: Zwang, Hypochondrie, Phobien, überwertige Ideen wahnhaft: formale und inhaltliche Wahnmerkmale
8. Sinnestäuschungen	Illusion, Halluzination
9. Ich-Störungen	Derealisation, Depersonalisation, Gedankenausbreitung, -entzug, -eingebung, andere Fremdbeeinflussungserlebnisse
10. Circadiane Besonderheiten	Morgentief, Abendtief
11. Sozial- und Krankheitsverhalten	Krankheitseinsicht, Krankheitsgefühl, Ablehnung der Behandlung, sozialer Rückzug, soziale Umtriebigkeit
12. Aggressives Erlebens- und Verhaltensmuster	Aggressivität, Selbstbeschädigung, Suizidalität
13. dissoziative Symptome	z. B. Amnesie, Trance, Lähmungen, Fugue
14. somatische Symptome	z. B. Insomnie, Inkontinenz, Tremor, Impotenz

6.4.2 Vorgehensweisen und Instrumentarien ergotherapeutischer Diagnostik

Grundsätzliches Ziel der Ergotherapie ist es, dem Klienten in einem für ihn bedeutungsvollen Kontext eine umfassende Teilhabe an allen Lebensbereichen zu ermöglichen. Aufbauend auf der ICF bietet das AOTA Framework (s. a. Kap. 1.11 und 6.1) eine Systematik, die Strukturhilfen für die ergotherapeutische Diagnostik und Behandlungsplanung bietet. Ausgehend von verschiedenen Aspekten des Gegenstandbereiches der Ergotherapie lassen sich für die ergotherapeutische Diagnostik Leitfragen formulieren, die der Erfassung und Bewertung des Veränderungsbedarfes dienen:

Performanz in den Betätigungsbereichen
Leitfrage: Wie ist die Durchführung der Betätigungen im Bereich Arbeit, Produktivität, Bildung, Selbstversorgung, Spiel, Freizeit und im sozialen Leben? Was ist bedeutsam, was ist schwierig dabei?

Performanzfertigkeiten
Leitfrage: Welche Fertigkeiten und Fähigkeiten sind vorhanden bzw. beeinträchtigt? Insbesondere werden hier z. B. die instrumentellen Fertigkeiten, sozioemotionalen Fähigkeiten, kognitiven Fähigkeiten,

die Wahrnehmungsverarbeitung, das Selbstbild und die Selbststeuerung betrachtet.

Performanzmuster
Leitfrage: Welche Rollen, Routinen, Gewohnheiten, Verhaltensmuster, Entwicklungen, biografische Ereignisse oder kulturelle Werte und Normen sind für den Klienten bedeutsam, werden von ihm erfüllt oder werden von ihm als beeinträchtigt erlebt?

Kontextfaktoren
Leitfrage: Wie sieht der Kontext des Klienten aus? Insbesondere werden hier z. B. die familiären, sozialen und beruflichen Umfeldbedingungen, kulturelle und spirituelle Bedingungen sowie die ökonomische Situation erfasst.

Aktivitätsanforderungen
Nach Auswertung der ergotherapeutischen Diagnostik erfolgt eine Analyse der Anforderungen und Wirkfaktoren von Aktivitäten, Therapiemethoden, Therapiemitteln und -medien, Rahmenbedingungen usw. im Hinblick darauf, ob sie für den Klienten ein geeignetes Milieu zur Veränderung und Entwicklung bieten. Dieser Aspekt des Gegenstandbereiches der Ergotherapie hat von daher vor allem für die Therapieplanung Bedeutung.

Klientenfaktoren
Diagnostische Leitfrage: Welche individuellen Einschränkungen psycho-organischer Körperfunktionen und -strukturen sind erkennbar, gibt es Nebenwirkungen der Medikamente (s. auch Kap. 6.3.1).

Die ergotherapeutische Diagnostik ist ein komplexer Prozess, der eine Vielzahl von Aspekten berücksichtigen muss. Um die oben genannten diagnostischen Leitfragen des AOTA-Framework zu beantworten, bedient man sich verschiedener Vorgehensweisen und Instrumentarien zur Informationssammlung. Alle Informationen, die im Rahmen der ergotherapeutischen Diagnostik gesammelt werden, müssen ausgewertet werden und fließen in die Therapieplanung ein.

Erstgespräch

Das Erstgespräch wird zum einen genutzt, um zu verdeutlichen, welches Angebot die Ergotherapie für den Klienten bereithält, zum anderen dient es der Kontaktaufnahme und ist die Grundlage für die sich entwickelnde therapeutische Beziehung.

Im Sinne eines klientenorientierten Vorgehens werden die Klienten schon im Erstgespräch gebeten zu beschreiben, welche Einschränkungen sie an der Ausübung von wichtigen Aktivitäten in ihrer Lebenswelt behindern und welche Ziele sie mithilfe der ergotherapeutischen Behandlung verfolgen wollen. Um die Sichtweisen der Klienten systematisch zu erfassen, wurde in den letzten Jahren im deutschsprachigen Raum eine Reihe von Instrumenten (z. B. COPM) eingeführt. Sie helfen dabei, die Befunderhebung, Behandlungsplanung und Evaluation der Behandlung zu systematisieren.

Beobachtungsbefund

Ein wesentlicher Aspekt der ergotherapeutischen Diagnostik ist der Beobachtungsbefund, mit dem auf der Grundlage des AOTA-Frameworks die Performanzfertigkeiten erhoben werden. Das bedeutet, es werden sowohl die auffälligen und beeinträchtigsten Verhaltensweisen und Merkmale als auch die besonderen Fähigkeiten und situationsangemessenen Verhaltensweisen des Klienten bei der Durchführung von Handlungen erfasst und bewertet. Zur Systematisierung der Beobachtung ist es sinnvoll, auf Checklisten und Dokumentationsinstrumentarien zurückzugreifen.

Im deutschsprachigen Raum stellt das Lübecker Fähigkeitenprofil von Schirrmacher (2001) ein geeignetes Instrumentarium für den Beobachtungsbefund dar. Es bietet eine strukturierte Beobachtungshilfe, unterstützt die Behandlungsplanung und ermöglicht eine Evaluation der Behandlung.

Das Lübecker Fähigkeitenprofil wurde im Rahmen einer Dissertation in einer Gruppe von 51 Klienten mit depressiven Symptomen, die Ergotherapie verordnet bekamen, getestet und evaluiert. Es integriert das Melba-Verfahren (Föhres et al. 1997) und ACIS (Forsyth et al. 1995). Mit dem Lübecker Fähigkeitenprofil wurde ein standardisiertes Vorgehen geschaffen, das sich unabhängig von der Diagnose der Klienten als Instrumentarium für den Beobachtungsbefund eignet.

Das Lübecker Fähigkeitenprofil besteht aus einem Katalog von 25 Merkmalen, die sich fünf Dimensionen zuordnen lassen. In **Tab. 6.5** sind diese im Überblick dargestellt.

Zur Bewertung der Merkmale dient eine Bewertungsskala (Punktwerte von 1 bis 5), die für jedes Merkmal mit differenzierten Definitionen der Fähigkeiten und Beeinträchtigungen ausgestattet wurde.

Im Rahmen des Beobachtungsbefundes kann die Aufmerksamkeit sowohl auf das *Handlungs- bzw. Betätigungsergebnis* als auch den *Handlungs- bzw. Betätigungsprozess* gerichtet werden.

Tab. 6.5 Dimensionen und Merkmale des Lübecker Fähigkeitenprofils (Schirrmacher 2002)

Dimensionen des LFT				
Selbstwahrnehmung und Selbstdarstellung	Affektive und emotionale Fähigkeiten	Soziale Fähigkeiten	Kognitive Fähigkeiten	Fähigkeiten im lebenspraktischen Bereich
Merkmale des LFT				
Fantasie/Kreativität, Realitätsbezug, Selbstbild, Wahrnehmen und Äußern eigener Gefühle und Bedürfnisse	Affektive Schwingungsfähigkeit, Aggressivität, Frustrationstoleranz, körperliche Symptome, Stimmung/Gefühlslage	Durchsetzungsvermögen, Kontaktaufnahme, Regeln einhalten, Teamarbeit/Kooperation, Umgang mit Kritik	Aufmerksamkeit, Ausdauer, Konzentration, Merkfähigkeit, sensorische Wahrnehmung, Selbstständigkeit	Antrieb/Motivation, Entscheidungsfähigkeit, Feinmotorik, kritische Selbstkontrolle, Problemlösungsfähigkeit, Sorgfalt

Mögliche Kriterien zur Beobachtung des Handlungs- bzw. Betätigungsergebnisses:

- Erfolgte die Handlung in sinnvollen, aufeinander aufbauenden Teilschritten?
- Wurden für die Handlung nötige Medien und Mittel sachgerecht eingesetzt?
- Erfolgte die Handlung in einer angemessenen Zeit?
- Wie viel Unterstützung benötigte der Klient bei der Durchführung?
- Führte die Handlung zu einem qualitativ brauchbaren Ergebnis?
- Führte die Handlung zu einem quantitativ brauchbaren Ergebnis?

Betrachtet man den Handlungsprozess, rücken die Gefühle, Fantasien und Wahrnehmungen des Klienten, die Handlungsdurchführung und -ergebnis begleiten, in den Vordergrund. Hilfreiche Fragen können den Klienten dabei unterstützen, sich mitzuteilen, z.B.:

- Welche Gedanken und Gefühle kommen Ihnen nun am Ende Ihrer Arbeit, wenn Sie Ihr Ergebnis anschauen?
- Sind Sie mit dem Handlungsergebnis zufrieden?
- Wie konnten Schwierigkeiten bei der Handlungsdurchführung überwunden werden?

Weitere Instrumentarien

In den letzten Jahren wurden verschiedene konzeptionelle Modelle im deutschsprachigen Raum eingeführt. Vor allem im Rahmen der beiden Praxismodelle Model of Human Occupation (MOHO) nach Kielhofner (1995) und Canadian Model of Occupational Performance (CMOP) nach Law et al. (1998) haben verschiedene Assessments in die ergotherapeutische Diagnostik Einzug gehalten.

Bei Kenntnis des jeweiligen Praxismodells können diese Assessments dazu genutzt werden, die ergotherapeutische Diagnostik verstärkt zu systematisieren, den Behandlungsverlauf zu dokumentieren und/oder das Therapieergebnis zu evaluieren.

Verschiedene zur Verfügung stehende Assessments, bei denen es sich um Interviews, Fragebögen, Selbsteinschätzungsbögen oder Performance-Tests handelt, werden im Folgenden kurz aufgeführt:

Canadian Occupational Performance Measure (COPM)

Bei diesem Assessment handelt es sich um ein halbstrukturiertes, standardisiertes Interview, das im Rahmen des Canadian Model of Occupational Performance (CMOP) entwickelt wurde (s. a. Kap. 1.11). Der Interviewbogen erfasst in Selbsteinschätzung des Befragten dessen Betätigungsperformanz-Anliegen bezogen auf die Bereiche Selbstversorgung, Produktivität und Freizeit. Der Klient bewertet die Bedeutung seiner Betätigungsperformance-Wünsche nach einer Skala von 1 (gar nicht wichtig) bis 10 (besonders wichtig). Ebenfalls mit einer Skala von 1 bis 10 bewertet er seine fünf bedeutsamsten Performance-Anliegen und inwieweit er mit deren aktuellem Status zufrieden ist.

Im Rahmen der Diagnostik ermöglicht das Instrument eine klientenzentrierte Schwerpunktsetzung der Problemanalyse. Das Instrument kann darüber hinaus zur Evaluation eingesetzt werden, da sich aus den Werten der Betätigungsperformance und Zufriedenheit ein Mittelwert errechnen lässt, der bei Wiederholung der Befragung Aufschluss über die eingeschätzte Veränderung beim Klienten ergibt (Law et al. 1998).

Model of Human Occupation (MOHO)
Vor dem Hintergrund des Model of Human Occupation (MOHO) wurden verschiedene Assessments entwickelt, die im Rahmen der ergotherapeutischen Diagnostik eingesetzt werden können, wie beispielsweise:

Occupational Performance History Interview II (OPHI II). Das OPHI II eignet sich zur Anamnese der Beschäftigungs-Performance z. B. bei Jugendlichen und Erwachsenen mit psychischen Erkrankungen. Es ermöglicht eine individuelle Anamnese der Arbeits-, Spiel- (Freizeit) und Selbstversorgungs-Performance, bietet einen Einblick in die Organisation der ADL-Routine, beschreibt Lebensrollen, Interessen, Werte und Ziele und erfasst die Wahrnehmung von Fähigkeiten, Verantwortung und die Umwelteinflüsse (Mallinson et al. 1998).

Occupational Self Assessment (OSA). Das OSA ist ein Selbsteinschätzungsinstrument auf der Grundlage des MOHO. Der Klient markiert auf Fragebögen, wie gut er seiner Meinung nach bestimmte Tätigkeiten durchführt und bewertet, außerdem seine Zufriedenheit damit, wie er die aufgezeigten Tätigkeiten durchführt. Anhand der so gewonnenen Ergebnisse werden die Bereiche vom Klienten festgelegt, die in der Therapie bearbeitet werden sollen.

Volitional Questionnaire. Der Fragebogen (Heras 1995) wurde entwickelt, um bei geistig oder psychisch Behinderten, die sich nicht verbal äußern können, eine gezielte Beobachtung ihrer Volition durchzuführen, diese zu bewerten und auf die Behandlung zu übertragen.

Interessencheckliste (IC). Die IC erfasst die Interessen und Fähigkeiten, die das Beschäftigungsverhalten vor der Erkrankung bestimmt haben. (Matsutsuyu et al. 1967).

Assessment of Communication and Interaction Skills (ACIS). Mithilfe des ACIS kann die individuelle Performance im Bereich der persönlichen Kommunikation und Gruppeninteraktion gemessen werden (Forsyth et al. 1995).

Occupational Case Analysis Interview and Rating Scale (OCAIRS). Daten für eine langfristige Planung über die stationäre Behandlungen hinaus erfasst das OCAIRS. Dieses komplexe Instrument sammelt zahlreiche Informationen z. B. zu Selbstwert, Werten und Zielen, Interessen, Rollen, Gewohnheiten, Fertigkeiten, physikalischer und sozialer Umwelt sowie geschichtlichen Daten (Kaplan et al.1989).

Ergotherapeutisches Assessment
Im deutschsprachigen Raum wurde das *Ergotherapeutische Assessment* (Kiesinger, Voigt-Radloff 1996) entwickelt. Hierbei handelt es sich um ein krankheitsübergreifendes Beurteilungsinstrument zur ergotherapeutischen Diagnostik, Therapieplanung, Informationsorganisation, Dokumentation und Evaluation. Die Klientenleistungen werden durch die Ergotherapeutin zu Beginn und am Ende der Therapieserie beurteilt. Dies geschieht durch Zuordnung zu einem System, das aus fünf Bereichen (Modulen), 47 Unterpunkten (Items) und vier definierten Schweregrad-Kategorien zu jedem Item besteht.
Die Items ordnen sich in die Module

- Aktivitäten des täglichen Lebens,
- Instrumentelle Aktivitäten des täglichen Lebens,
- Sensomotorik,
- Neuropsychologischer Bereich und
- Psychosozialer Bereich.

Selbstwahrnehmung der Ergotherapeutin

Beim Versuch der Einschätzung der Schwierigkeiten und Möglichkeiten des Klienten spielt bei der ergotherapeutischen Befunderhebung das Einfühlungsvermögen des Therapeuten eine entscheidende Rolle: „Wesentliches erfährt man nur, wenn man sich auch einfühlt und dadurch empfänglich ist für die Gestimmtheit des Patienten, aber auch für seine Art, Beziehungen zu stiften oder zu vermeiden“ (Scheiber 1995, S. 114).

Die Gefühle der Therapeutin, die sowohl bei der Beobachtung als auch im Kontakt und Gespräch mit dem Klientenuftauchen, sollten wahrgenommen und auf ihre Bedeutung für die Befindlichkeit und Situation des Patienten hinterfragt werden. Sie können der Ergotherapeutin helfen, ihren Eindruck vom Klienten abzurunden oder bisher verborgen gebliebene Aspekte wahrzunehmen.

Hierbei spielt die Fähigkeit der Ergotherapeutin zu Selbstwahrnehmung und -reflexion eine große Rolle, um die eigenen emotionalen Anteile von denen des Klienten zu unterscheiden. Ebenso wie der Klient im Kontakt mit der Therapeutin auf diese unbewusst und spontan Gefühle projizieren kann, lösen auch Klienten „... in uns eine Reihe von Gefühlen, Impulsen, Gedanken und Fantasien aus. Je besser wir uns selbst kennen und je genauer unsere Selbstwahrnehmung ist, desto eher sind wir in der Lage, unsere eigenen Anteile, die wir in die Beziehung einbringen, zu erkennen und zu verstehen. Sich darum zu bemühen ist wichtig, da wir sonst Gefahr laufen, unsere eigenen neurotischen Anteile auf den Patienten zu übertragen" (Scheiber 1995, S. 48).

In der Psychoanalyse erstmals durch Freud beschrieben und genutzt, haben die Phänomene der Übertragung/Gegenübertragung in der (psycho-) therapeutischen Behandlung eine wichtige Bedeutung. Demnach werden alle negativen oder positiven Gefühle, Vorstellungen, Wünsche des Klienten an die Therapeuten *Übertragung* genannt. Das Phänomen der *Gegenübertragung* beschreibt alle gefühlsmäßigen Einstellungen und Reaktionen der Therapeutin auf den Klienten.

Für die ergotherapeutische Behandlung ist es wichtig, das Phänomen der Übertragung und Gegenübertragung zu kennen, wahrzunehmen und bei der Beurteilung der Beziehung zwischen Klient und Therapeutin zu bedenken.

6.5 Behandlungsplanung

Beate Kubny-Lüke

Um die komplexen Prozesse einer Behandlungsplanung zu beschreiben, wurde im angloamerikanischen Raum der Begriff des „clinical reasoning“ geprägt.

„Klinisches Reasoning ist ein Prozess, der von Ergotherapeuten angewandt wird, wenn sie Therapie planen und durchführen, Patienten anleiten, Angehörige beraten und wenn sie über ihre eigene ergotherapeutische Arbeit reflektieren. Es ist ein Prozess, bei dem Therapeuten an vieles denken, über vielerlei nachdenken und unterschiedliche Standpunkte beziehen“ (Feiler & Hack 2003 S. 2).

Im Rahmen des Clinical Reasoning werden Informationen zum Problem des Patienten beschafft, analysiert, das „Wesen“ dessen ergründet und eine angemessene „Lösung“ ausgewählt (s. a. Hagedorn 2004). Es erfolgt eine Benennung, Beschreibung und Bewertung des Problems des Patienten, außerdem werden Vorstellungen darüber entwickelt, wie das Problem überwunden werden kann. Dabei werden verschiedene Vorgehensweisen verfolgt, die direkt die ergotherapeutische Intervention beeinflussen.

In **Tab. 6.6** werden die wesentlichen Formen des Clinical Reasoning zusammengefasst. Ergotherapeuten, die psychosoziale Behandlungsverfahren anwenden, werden möglicherweise verstärkt Denkstrukturen und Fähigkeiten des narrativen, interaktiven und konditionalen Reasonings anwenden, wenn sie die Hintergründe zur Erkrankung der psychiatrischen Patienten verstehen wollen und daraus theoretische Annahmen für ihre Therapieplanung ableiten (vgl. Feiler & Hack 2003).

Vor allem das narrative Reasoning, „das Denken in und durch Geschichten“ (Feiler, Hack 2003, S. 68), hilft dabei zu erkennen und zu berücksichtigen, welche Bedeutung die Erkrankung und die Beeinträchtigungen für das Leben des Betroffenen haben und wie er diese erlebt. Dabei gibt es drei Zugangswege, die den Therapeuten darin unterstützen die persönliche Geschichte des Patienten zu erfassen:

Tab. 6.6 Denkstrukturen und Inhalte der einzelnen Formen des Clinical Reasoning (Feiler, Hack 2003)

Formen des Clinical Reasoning	Denkstruktur	Fähigkeiten des Therapeuten
Scientific Reasoning	Logisches, sachliches Denken	Analytische Fähigkeiten zur Problemidentifikation, Problemanalyse, Problemlösung
Interaktives Reasoning	Durch Gefühle, Wahrnehmung und Beobachtung geleitetes Denken	Fähigkeiten, eine gute Beziehung herzustellen; interaktive Verhaltensweisen und Strategien für eine gute Zusammenarbeit adäquat einzusetzen
Konditionales Reasoning	Durch das Vorstellungsvermögen des Therapeuten geleitetes Denken	Fähigkeit, den Gesamtzustand des Patienten zu erfassen, einschließlich der Krankheit und Behinderung, der gesamten Lebenswelt des Patienten, seines physikalischen und sozialen Kontextes; dieses Denken bestimmt die Auswahl der Aktivitäten und die Intentionalität der Therapie
Narratives Reasoning	Das Denken in und durch Geschichten	Fähigkeit zu verstehen, wie der Patient seine Krankheit und Behinderung empfindet; „die Geschichte(n) unserer Patienten“; „Geschichten über unsere Patienten“; „mögliche Geschichte unserer Patienten in Zukunft“
Pragmatisches Reasoning	Sachlich pragmatisches Denken	Fähigkeit, alle bei einem therapeutischen Prozess auftauchenden pragmatischen Gegebenheiten zu bedenken und zu berücksichtigen
Ethisches Reasoning	Durch Einstellungen, Haltungen und Werte bestimmtes Denken	Fähigkeit, sowohl eigene Werte als auch die des Patienten und seiner Lebenswelt zum Wohle des Patienten anzuwenden und mit entstehenden Konflikten umgehen zu können

- Durch die „Geschichten", die der Patient über sein Leben vor der Erkrankung und danach erzählt, wird deutlich, wie er diese subjektiv verarbeitet.
- Darüber wie der Therapeut wiederum über seinen Patienten „erzählt", können Informationen gewonnen werden, wie der Patient wahrgenommen und eingeschätzt wird.
- Über den Blick darauf, wie der Patient sich sein Leben in der Zukunft wünscht, entwickeln er und die Ergotherapeutin eine „prospektive Geschichte" (Feiler, Hack 2003, S. 78). In der Ergotherapie wird diese „prospektive Geschichte" dann z. B. durch die Therapieziele aufgegriffen, im Therapieprozess reflektiert und ggf. modifiziert.

Ebenso wie die ergotherapeutische Diagnostik ist die Therapieplanung Teil eines umfassenden ergotherapeutischen Therapieprozesses, den Hagedorn (2004) in ihrem Kreisbild des Modells des ergotherapeutischen Prozesses anschaulich dargestellt hat **(Abb. 6.11)**.

Die aufgeführten Teilaspekte vereinen sich zu einem Zyklus, der selten linear verläuft, sondern häufig mehrfach wiederholt wird, bis die ergotherapeutische Behandlung abgeschlossen werden kann.

Informationsbeschaffung und Einschätzung der Klientenbedürfnisse

Hierunter fallen alle oben beschriebenen Aktivitäten zur ergotherapeutischen Diagnostik. Unterstützend zur Informationsbeschaffung können darüber hinaus verschiedene Assessments wie z. B. das COPM eingesetzt werden (s. Kap. 6.3).

Bewertung der Informationen

Die während der ergotherapeutischen Diagnostik und im Behandlungsverlauf wahrgenommenen oder erfragten Aspekte müssen immer wieder neu in Absprache mit dem Klienten einem Beurteilungsprozess zugeführt werden. Sie münden in der Formulierung von Behandlungszielen, die der stetigen Anpassung und Entwicklung unterliegen.

Die Beurteilung aller Daten und Informationen wird gemeinsam mit dem Klienten im Hinblick auf seine Ressourcen und Beeinträchtigungen ausgewertet. Wichtig ist es zu berücksichtigen, welche Bedeutung die festgestellten Ressourcen und Einschränkungen für den Klienten haben.

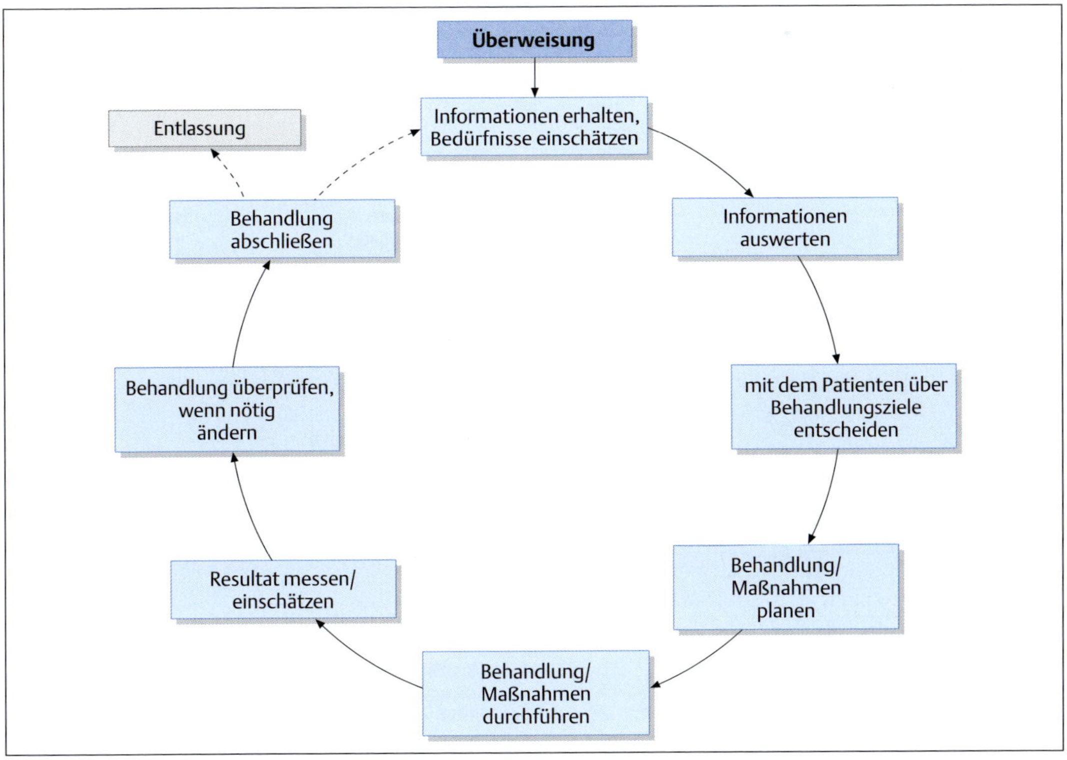

Abb. 6.11 Der Problemlösungsprozess (Hagedorn, 2004).

Entscheidung über die Behandlungsziele

Gemeinsam mit dem Klienten wird in einem weiteren Schritt über die Behandlungsziele entschieden. Die Therapieziele müssen

- relevant und bedeutungsvoll für die Lebenssituation des Klienten sein und von diesem auch so eingeschätzt werden,
- realistisch und erreichbar sein
- weder eine Über- noch Unterforderung für den Klienten darstellen und
- positiv sowie verständlich formuliert werden.

Um eine Überprüfung der Zielsetzung zu ermöglichen, ist es nötig, eine Zielhierachie aufzubauen

Rehabilitationsziel

> Das Rehabilitationsziel ist eine allgemein gehaltene Formulierung, die umschreibt, was im Hinblick auf die Teilhabe in den verschiedenen Lebensbereichen (z. B. Selbstversorgung, Produktivität, Freizeit, Arbeit) eines Patienten/Klienten erreicht werden soll (Scheiber 1995, S. 123).

Das Rehabilitationsziel steht an der Spitze der Zielhierarchie. Von hier aus können weitere Zielebenen (Richt-, Grob- und Feinziel) ausdifferenziert werden (Top-down-Denkrichtung). Die ergotherapeutische Handlungsplanung (Arbeitsrichtung) dagegen erfolgt (bottom-up) für die Feinziele hin zu den Grob- und Richtzielen. Das Rehabilitationsziel wird nach Abklingen der akuten Krankheitsphase gemeinsam mit dem Klienten, seinen Angehörigen und allen beteiligten Berufsgruppen (z. B. Arzt, Pflegekraft, Sozialarbeiter, Physiotherapeut, Ergotherapeut) entwickelt.

Mögliche Rehabilitationsziele:

- Wiederaufnahme der bisher ausgeübten beruflichen Tätigkeit;
- Beginn einer beruflichen Rehabilitationsmaßnahme;
- Umzug aus dem Elternhaus in eine eigene Wohnung;
- Besuch einer Tagesstätte für psychisch Kranke;
- Rückkehr in die eigene Wohnung.

Die Festlegung eines Rehabilitationszieles ist für die Formulierung von Behandlungsschwerpunkten von großer Bedeutung. Dabei sollten die Kompetenzen,

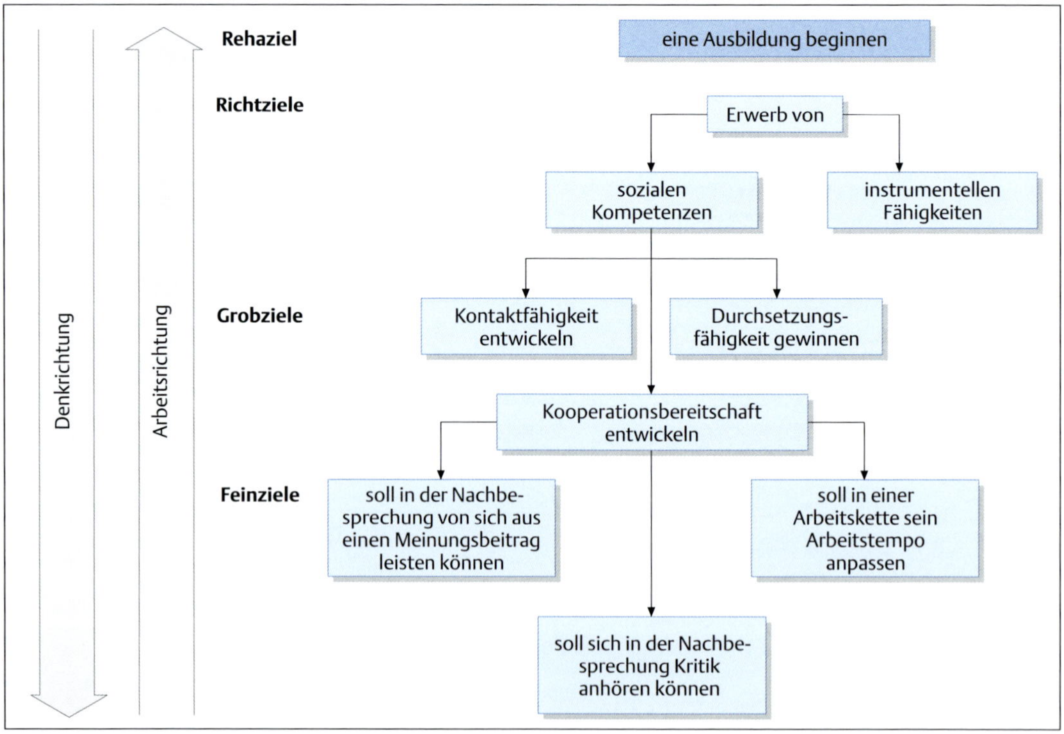

Abb. 6.12 Zielhierarchie (modifiziert nach Scheiber 1995).

die zum Erreichen des Rehabilitationszieles nötig sind, vorrangig verfolgt werden.

Richtziel

> Richtziele beinhalten Angaben darüber, welche Aktivitäten und Funktionsbereiche entwickelt werden müssen, damit das Rehabilitationsziel erreicht werden kann.

Es können ein oder mehrere Richtziele formuliert werden, die gleichzeitig oder nacheinander verfolgt werden.

Mögliche Richtziele in der Ergotherapie (Scheiber 1995, S. 124)

- Erweiterung der Handlungskompetenz;
- Erwerb sozialer Kompetenzen;
- Erwerb instrumenteller Fertigkeiten;
- Förderung der Ausdrucksmöglichkeiten;
- Verbesserung der Kommunikationsfähigkeiten;
- Verbesserung lebenspraktischer Kompetenzen;
- Aufbau von Fähigkeiten zur Krisenbewältigung;
- Erwerb von Fähigkeiten zur Aufgabenbewältigung
- Verbesserung kognitiver Funktionen;
- Verbesserung psychischer Grundfunktionen;

Grobziel

> Grobziele beziehen sich auf Funktionen und Leistungen (z.B. Konzentrationsfähigkeit) sowie auf spezielle Fertigkeiten, die in einem bestimmten Handlungskontext benötigt werden (z.B. Umgang mit Geld). Zeitlich beziehen sie sich auf eine oder mehrere der nachfolgenden Therapieeinheiten. In der Regel werden mehrere Grobziele gesetzt, um die verschiedenen Kompetenzen zu erfassen, die zum Erreichen des Richtzieles nötig sind. Es ist sinnvoll, die Grobziele gemäß ihrem inneren Zusammenhang zu staffeln, d.h. aufeinander aufbauende Kompetenzen nacheinander anzugehen.

Mögliche Grobziele in der Ergotherapie (Scheiber 1995, S. 124)

- Förderung der Ausdauer;
- Verbesserung der Konzentration;
- Stärkung der Selbstwahrnehmung;
- Unterstützung der Selbsteinschätzung;
- Förderung der Fähigkeit zur Kontaktaufnahme;
- Verbesserung der Entscheidungsfähigkeit;
- Förderung der Kooperationsbereitschaft;
- Steigerung des Verantwortungsgefühls;
- Verbesserung der manuellen Geschicklichkeit.

Feinziel

> Feinziele beziehen sich auf eine Therapieeinheit und beschreiben möglichst genau, was der Patient erreichen will. Beschreibungen des Feinziels müssen überprüfbar sein, d.h. es wird ein Gütemaßstab angegeben, der handlungsorientiert ist. Der Gütemaßstab dient dazu, die Ergebnisqualität der Behandlungseinheit zu erfassen (Scheiber 1995, S. 124).

Beispiele möglicher Feinziele in der Ergotherapie

- Frau Z. will sich nicht ablenken lassen, ihre Konzentration üben und deshalb einen bestimmten Arbeitsschritt in dieser Therapieeinheit beenden.
- Frau G. will ihre Aufmerksamkeit und Sorgfalt trainieren und nimmt sich vor, die Flechtfehler im Korb aus Peddigrohr auszubessern.
- Herr. K. will seine Arbeitsgenauigkeit verbessern und übernimmt die Aufgabe, eine Vorlage genau auf das Sperrholzbrett zu übertragen.
- Herr F. will eigenständiger seine Arbeit durchführen können und möchte seinen Arbeitsplatz selbstständig einrichten.
- Frau M. will ihre Angst, etwas Falsches zu sagen, überwinden und sich in der Abschlussrunde von sich aus zu Wort melden.
- Herr L. will grundsätzlich seine Entscheidungsfähigkeit verbessern. Er nimmt sich vor, zwei vorgeschlagene Werkstücke zu prüfen und sich selbst zu entscheiden.

Die Feinziele müssen für den Klienten auf der Handlungsebene erlebbar sein, damit sie überprüfbar sind und zu einer konkreten und bewusstseinsnahen Reflexion über den Behandlungsverlauf herangezogen werden können.

Auswahl der ergotherapeutischen Maßnahmen

Vor dem Hintergrund der diagnostischen Erkenntnisse sowie der Zielabsprachen wird nun gemeinsam mit dem Klienten festgelegt, mit welchen ergotherapeutischen Mitteln, Medien und Methoden gearbeitet wird. Ebenso wird die Entscheidung für die geeignete Sozialform und Therapiefrequenz gefällt.

Die geplanten Maßnahmen werden der Analyse der *Aktivitätsanforderungen* (AOTA-Framework) unterzogen, die sich folgenden Aspekten widmet:

- Welche Anforderungen und Wirkfaktoren enthalten sie?

- Sind sie für den Klienten bedeutungsvoll?
- Berücksichtigen sie seine Ressourcen und Talente, seine Beeinträchtigungen und Schwierigkeiten?
- Stellen sie eine Unter- bzw. Überforderung her?
- Passen sie in die therapeutischen Rahmenbedingungen (z.B. Aufgabe ist nicht zu langwierig)
- Ergänzen oder widersprechen sie anderen therapeutischen Maßnahmen? usw.

Durchführung der ergotherapeutischen Maßnahmen

Die Ergotherapeutin begleitet und unterstützt den Klienten bei der Durchführung der ergotherapeutischen Maßnahmen. Dabei ist es wichtig, genau abzuwägen, welches individuelle Maß an Aufmerksamkeit und Hilfestellung der Klient benötigt, um sich weiterzuentwickeln.

Durch Beobachtung und begleitende Reflexionsgespräche gewinnt die Ergotherapeutin erneut eine Vielzahl von Informationen, die ihre diagnostischen Erkenntnisse vertiefen und ihr ermöglichen zu überprüfen, ob die gewählten Maßnahmen dazu geeignet sind, die angestrebten Veränderungen zu bewirken.

Die Ergotherapeutin setzt ihre beruflichen Kompetenzen und ihr Wissen dazu ein, um den Klienten dabei zu unterstützen, seine Ressourcen zu stärken und ggf. Schwierigkeiten zu überwinden.

Überprüfung der ergotherapeutischen Behandlung und ggf. Modifikation

Die Wahrnehmungen und Bebachtungen aus dem Behandlungsverlauf werden dokumentiert und sind ein Aspekt bei der Bewertung des Therapieerfolges. Zunehmend an Bedeutung gewinnen verschiedene standardisierte Vorgehensweisen (z.B. Lübecker Fähigkeitenprofil, COPM), die gleichermaßen bei der ergotherapeutischen Diagnostik, Dokumentation und Evaluation eingesetzt werden können (s. Kap. 6.3).

Eine Überprüfung der ergotherapeutischen Behandlung erfolgt ebenfalls in regelmäßigen Reflektionsgesprächen zwischen Ergotherapeutin und Klient. Hier kann der Klient ggf. mithilfe der Ergotherapeutin seine Zufriedenheit oder Unzufriedenheit mit dem Therapieverlauf äußern, seine Selbstwahrnehmung und Introspektionsfähigkeit erweitern und den Zusammenhang zwischen den Therapieinhalten und seinem Lebensalltag herstellen.

Die Bedeutung des reflektierenden Gespräches tritt in den Hintergrund, wenn die kognitiven Fähigkeiten des Klienten dieses nicht zulassen, z.B. bei Klienten mit einer Demenz oder geistiger Behinderung oder bei Kindern mit noch nicht ausreichenden verbalen Fähigkeiten. Doch auch bei dieser Klientel können die genaue Beobachtung und Wahrnehmung der Reaktionen Aufschluss auf die innere Anteilnahme und Umsetzung der Angebote aufzeigen.

Die Therapieüberprüfung kann das bisherige Vorgehen und die bisherigen Zielsetzungen bestätigen oder Anlass sein, diese infrage zu stellen. In diesem Fall beginnt der Behandlungsprozess wieder von neuem.

Abschluss der ergotherapeutischen Behandlung

Die ergotherapeutische Behandlung wird mit einem abschließenden Reflektionsgespräch beendet. In diesem Gespräch werden die erreichten Therapieergebnisse mit den angestrebten Therapiezielen verglichen. Es wird festgestellt, ob ein weiterer Veränderungsbedarf besteht und ggf. wird der Klient dabei unterstützt, die Behandlung in einem anderen Setting fortzusetzen.

Es ist auch möglich, dass das Problem weiter besteht, der Klient jedoch eine andere Sicht- und Umgangsweise mit dem Problem erworben hat und mit diesem Behandlungsergebnis zufrieden ist.

6.6 Psychosoziale Behandlungsmethoden und Behandlungsmittel

Beate Kubny-Lüke

6.6.1 Grundlagen der Behandlungsverfahren

Der therapeutische Einsatz von Handlungen in der Ergotherapie

In der Ergotherapie werden die Klienten dazu angeregt, sich zu betätigen bzw. zu handeln. Betätigung und Handeln müssen im Kontext zum Alltag und zur Lebenswelt des Klienten stehen. Fragt man nach einer wissenschaftlichen Beschreibung des Begriffs *Handeln*, so wird deutlich, dass die so genannte Handlungstheorie menschliches Handeln als bewusst und zielgerichtet auffasst.

„Es entspricht dem Wesen des Menschen, Aufgaben zu übernehmen, sich selbstständig Ziele zu setzen und diese ‚selbstregulierend' ohne besondere Vorschriften und Anweisungen ‚von außen' zu erreichen" (Schüpach zit. nach Scheiber 1995, S. 129).

Die Ursprünge der konkreten Handlungsfähigkeiten liegen in den Erfahrungen der frühen Kindheit und werden je nach Art und Ausmaß von Übung, Erziehung und Schulung im Lebenslauf weiterentwickelt bzw. spezialisiert. Dies wird anschaulich, wenn man sich vor Augen führt, wie einjährige Kinder mit alltäglichen Gegenständen, z. B. einem Kochtopf oder einer Schachtel, hantieren und deren Verwendungszweck untersuchen. Sie eignen sich über konkrete Erfahrungen beim Umgang mit Gegenständen die sensomotorischen und kognitiven Fähigkeiten an, eine Handlung zu planen und in die Tat umzusetzen. Die Handlungen des Kleinkindes haben zunächst kein Ergebnis vor Augen, sondern geschehen aus Experimentier- und Erfahrungsfreude, werden aber im Laufe der Kindheit immer zweckgerichteter.

Ein Dreijähriger kann mit Spielsteinen schon gezielt ein Haus bauen, Fünfjährige planen und erstellen einfache Bastelarbeiten selbstständig, und Grundschüler können einen kleineren Einkauf ohne Hilfe erledigen.

Im Erwachsenenalter verfügen die meisten Menschen über ein ausreichendes Maß an handlungsrelevanten Fähigkeiten und Wissen, ihr Alltags- und Berufsleben zu organisieren, durchzuführen und auch die Freizeit befriedigend zu gestalten.

> ! Um Handlungen zu planen und auszuführen, sind Fähigkeiten und Erfahrungen im sensomotorischen und kognitiven Bereich erforderlich.

Menschliches Handeln findet in der Regel in einem sozialen Kontext statt. Interaktion und Kommunikation stellen eine besondere Form des Handelns dar (Cranach et al 1980). Handlungen werden sozial gesteuert und kontrolliert durch Werte, Normen, Vorschriften usw., welche die soziale Bezugsgruppe aufstellt (vgl. Blaser Csontos 2004). Die Erfahrungen in der Kindheit prägen die sozialen Aspekte der Handlungsfähigkeit eines Menschen sehr stark.

> ! Handeln hat eine soziale Komponente. Handlungen werden sozial gesteuert und kontrolliert durch Werte, Normen, Vorschriften usw.

Handlungen haben immer auch eine emotionale Komponente, denn wir stehen einer Handlung und den daran beteiligten Gegenständen, Materialien und/oder Personen nicht neutral gegenüber, sondern (re)agieren mit mehr oder weniger ausgeprägten Gefühlen. So findet der eine Bügeln lästig, während der Nächste lieber dem Abwasch aus dem Weg geht und mancher findet das Töpfern mühsam und schmutzig, während andere Menschen gerne mit Ton formen und gestalten.

Ob Gegenstände, Materialien oder Personen im Menschen positive oder negative Gefühle hervorrufen hängt auch davon ab, mit welchen zurückliegenden Erfahrungen und Erlebnissen sie diese in Zusammenhang bringen. Diese Erfahrungen können bekannt und erinnerbar, oder dem Bewusstsein zunächst nicht zugänglich sein.

Handlungen finden immer an der Schnittstelle zwischen inneren Bedürfnissen und äußeren Anforderungen statt. Es gilt, bei der Planung sowohl die Umweltanforderungen als auch die individuellen Bedürfnisse zu berücksichtigen. Die Fähigkeit, diese Anpassung zu leisten, wird in der Kindheit ausgeprägt und ist im Erwachsenenalter nur mühsam zu verändern (vgl. Blaser Csontos 2004). Handlungsmuster entwickeln sich daher im Kontext zur individuellen Lebenswelt.

> ! Tätig-sein erfordert vom Handelnden den integrierten Einsatz sensomotorischer, geistiger und zwischenmenschlicher Fähigkeiten und eine Anpassungsleistung zwischen Umweltanforderungen und individuellen Bedürfnissen. Erfolgreiche Handlungen im Umgang mit Gegenständen, Materialien und/oder Menschen wecken (mehr oder weniger) angenehme Gefühle, Selbst-

wahrnehmungen und Erinnerungen, die das Selbstkonzept (Selbstbild, Selbstvertrauen) beeinflussen können.

Ergotherapeuten setzen Handlungen ein, um auf die verschiedenen Aspekte der Handlungsfähigkeit einzuwirken und dem Klienten eine umfassende Teilhabe bei der Selbstversorgung, Arbeit, Freizeit und im sozialen Leben zu ermöglichen. Gerade die psychosozialen Behandlungsverfahren eignen sich im besonderen Maße dafür, die Handlungsfähigkeit in ihrem sozialen Kontext zu fördern. Nicht umsonst finden von daher viele Therapieangebote in einem Gruppenkontext statt, der ermöglicht die individuelle Handlungsfähigkeit im sozialen Miteinander zu stärken (s. Kap. 6.5.2 Einzelarbeit in der Gruppe).

Klientenzentrierung

Die klientenzentrierte Grundhaltung und Gesprächführung in Anlehnung an die humanistische Psychologie gehören traditionell zu den Grundlagen der Ergotherapie (Scheiber 1990, Kubny-Lüke 2003). Durch den Einfluss der konzeptionellen Modelle (z.B. MOHO, CMOP) hat sich das Verständnis von „Klientenzentrierung" in der Ergotherapie in den letzten Jahren weiterentwickelt und klientenzentrierte Ansätze haben noch einmal an Bedeutung gewonnen. Die Klientenzentrierung gehört mittlerweile zu den wesentlichen Behandlungsparadigmen der Ergotherapie.

Unter Klientenzentrierung wird heute in der Ergotherapie eine Vorgehensweise verstanden, die geprägt wird durch (Sumsion 2002)

- grundsätzlichen Respekt für den Klienten, seine kulturellen Werte und Normen,
- partnerschaftliche Gestaltung der therapeutischen Beziehung,
- systematische Erfassung der Bedürfnisse und Interessen des Klienten im Hinblick auf Potentiale und Einschränkungen sowie Veränderungswünsche und Therapieziele,
- Therapieplanung und -durchführung, die sich an den Bedürfnissen, Zielen und Interessen aus der Lebenswelt des Klienten orientiert sowie der
- Evaluation der Therapieergebnisse unter Einbeziehung der Zufriedenheit des Klienten.

Die Ergotherapie steht mit ihren Bemühungen um eine Klientenzentrierung unter den Heilberufen nicht alleine. Generell vollzieht sich im Gesundheitswesen in den letzten Jahren ein Paradigmenwechsel, der mit einer Stärkung der Positionen und Rechte der Patienten einhergeht, aber auch deren individuelle Verantwortung und (finanzielle) Beteiligung an der eigenen Gesundheit vermehrt einfordert.

Klientenzentrierung ist für die Ergotherapie eine Maßnahme zur Qualitätsentwicklung, denn eine konsequente Ausrichtung an den Bedürfnissen und Zielen des Klienten stärkt deren Motivation an der Behandlung. Dies kann sich letztendlich nur positiv auf die Effizienz der ergotherapeutischen Behandlung auswirken.

Im Rahmen der psychosozialen Behandlungsverfahren bedeutet Klientenzentrierung, u. a. die individuelle Geschichte des Klienten in der Therapie zu kennen und zu berücksichtigen. Hilfreich hierbei kann z.B. das Konzept des Narrativen Reasoning (s. Kap. 6.4) sein. Die Geschichten des Klienten über sein Leben vor der Erkrankung, seine aktuelle Lebenssituation und seine Perspektiven und Lebenswünsche für die Zukunft bieten eine Fülle an objektiven und subjektiven Informationen und helfen, das therapeutische Geschehen zu gestalten und an der Lebenswelt des Klienten zu orientieren.

Verschiedene Leitfragen (nach Feiler und Hack 2003) unterstützen die Annäherung an die Lebenswelt des Klienten. Neben objektiven Informationen gilt es, subjektive Aspekte zu berücksichtigen und auch die eigene Reaktion auf die Lebens- und Krankheitsgeschichte des Klienten wahrzunehmen:

- Welche Lebensgeschichte wird mir da erzählt?
- Welche Ereignisse aus seinem Leben erzählt mir der Klient?
- Welche Tätigkeiten, Hobbys, Aktivitäten usw. erwähnt er und welche Rolle übernimmt er bei diesen Tätigkeiten?
- Wie äußert er sich über diese Tätigkeiten, Personen, Gegenstände usw.? Zeigt oder benennt er Gefühle?
- Welche Personen spielen im Leben des Klienten welche Rolle?
- Welche Gefühle äußert oder zeigt der Klient gegenüber diesen Menschen?
- Weckt die Geschichte des Klienten bei mir selbst Erinnerungen, Erfahrungen oder Erlebnisse? Welche Gefühle werden dabei bei mir selber wach?

Lebensweltorientierung

In einer lebensweltorientierten ergotherapeutischen Behandlung rücken die Biografie, die Lebensumstände sowie die Lebensgewohnheiten des Betroffenen in den Mittelpunkt. Die therapeutische Zielsetzung richtet sich zum einen nach den Anforderungen, denen der Klient in seiner Lebenswelt ausgesetzt ist, zum anderen danach, wie er seine Lebenswelt gestalten will. Die Interventionen werden dann entsprechend so gewählt, dass die nötigen Kompetenzen und Handlungen geübt und erworben werden. Das therapeutische Setting sollte dabei immer so realitätsnah wie möglich gestaltet werden.

Um eine lebensweltorientierte Therapieplanung durchzuführen, können zur Unterstützung verschiedene Assessments eingesetzt werden (z. B. COPM, OCAIRS, Rollencheckliste). Grundsätzlich sollte die Therapieplanung folgende Aspekte, die von Lagemann (2003) beschrieben wurden, berücksichtigen:

- „Wie wirkt sich die jeweilige Erkrankung und die damit verbundenen Funktionseinschränkungen auf die Lebensbereiche Selbstversorgung, Freizeit und Produktivität aus? Welche subjektiven Einschränkungen erlebt der Klient in diesen Bereichen des täglichen Lebens?
- Welche Interessen und Werte liegen den Alltagshandlungen des Klienten zugrunde?
- Welche sozialen Rollen und Rollenerwartungen nehmen Einfluss auf das jeweilige Alltagshandeln?
- Welche Umweltfaktoren (soziales, kulturelles und physikalisches Umfeld) beeinflussen alltägliche Verrichtungen?“ (Lagemann 2003, S. 113)

Fallbeispiel

Herr P., 29 Jahre, lebt nach mehreren psychotischen Episoden seit 2 Jahren in einer eigenen Wohnung und erhält Unterstützung im Rahmen des Betreuten Wohnens. Er besucht regelmäßig eine Kontakt- und Beratungsstelle und nimmt hier am Angebot der Ergotherapie teil. Von Seiten der Sozialarbeiter des Betreuten Wohnens wird an die Ergotherapeutin das Anliegen herangetragen, mit Herrn P. ein lebenspraktisches Training durchzuführen, das sich vor allem der Frage der Versorgung mit Nahrung widmet. Es ist für Herrn P. immer wieder ein Problem, seine Ernährung im Alltag sicherzustellen. Zu Beginn des Monats geht er gerne in Schnellrestaurants essen, zum Ende des Monats wird sein Geld dann so knapp, dass er zeitweise im wahrsten Sinne des Wortes von „Wasser und Brot“ lebt.

Die Ergotherapeutin schlägt Herrn P. zunächst vor, in die Kochgruppe einzusteigen. In dieser Gruppe wird täglich ein schmackhaftes und gesundes Mittagessen zubereitet. Herr P. äußert sich sehr ablehnend gegenüber diesem Angebot. Er argumentiert, er wolle nicht kochen lernen, das habe auch schon seine Mutter immer von ihm gefordert. Er wolle außerdem nicht viel Zeit in der Küche verbringen, Essen machen solle schnell gehen. Trotzdem wolle er am liebsten jeden Tag eine warme Mahlzeit essen, deswegen gehe er ja, wenn er Geld habe, in einen Imbiss.

Die Ergotherapeutin setzt sich daraufhin mit Herrn P. zusammen und erarbeitet mit ihm, wie er trotz seiner ablehnenden Haltung dem Kochen gegenüber, eine regelmäßige Ernährung mit warmen Mahlzeiten sicherstellen kann. Durch Besuche im Supermarkt und Lebensmitteldiscounter wird eine Liste von Mahlzeiten erstellt, die sich aus Fertigprodukten oder Dosengerichten zusammensetzt. Die Zubereitung dieser Mahlzeiten beschränkt sich meist auf das Anwärmen oder Anrühren der Zutaten.

Es stellt sich heraus, dass sich Herr P. in der Regel leisten kann, ein bis zwei mal pro Woche in einem Imbiss essen zu gehen, wenn er ansonsten für seine warmen Mahlzeiten auf günstige Fertigprodukte zurückgreift.

Ergebnis- und prozessorientiertes Vorgehen

Bei den psychosozialen Behandlungsverfahren unterscheidet man ergebnisorientierte und prozessorientierte Vorgehensweisen.

Bei den ergebnisorientierten Vorgehensweisen werden die ergotherapeutischen Maßnahmen mit dem Ziel eingesetzt, eine bestimmte Fähigkeit zu steigern oder eine Handlung durchzuführen. Ob das Ziel erreicht wurde, lässt sich beispielhaft am folgenden „Ergebnis“ ablesen.

Beispiel: In der Freizeitplanungsgruppe bekommt Frau F. die Idee, in ihrer Freizeit eine Bücherei zu besuchen. Da Frau F. sich in unbekannten Situationen sehr unsicher fühlt, wird die Unternehmung mit der Ergotherapeutin sorgfältig besprochen und vorbereitet. Die ersten Büchereibesuche bewältigt Frau F. in Begleitung einer Freundin. Gemeinsam mit der Ergotherapeutin wird festgelegt, dass der Umfang der Begleitung durch die Freundin bei jedem Büchereibesuch immer weiter abnimmt. Nach einigen Wochen ist Frau F. mit der Situation so weit vertraut, dass sie auch alleine zur Bücherei gehen kann.

Das prozessorientierte Vorgehen setzt dagegen einen anderen Schwerpunkt: die Handlung und deren Ergebnis werden vor dem Hintergrund der beim Klienten auftauchenden Gefühle und Erlebnisse betrachtet und gemeinsam mit der Ergotherapeutin reflektiert.

Beispiel: Frau W. fertigt ein Seidentuch in der Nass-in-Nass-Technik an. Nachdem sie sich auf diese Tätigkeit gefreut und alle Vorbereitungen gut bewältigt hat, wird sie beim Malen sehr unzufrieden. Das entstehende Tuch gefällt ihr nicht und sie möchte es am liebsten nicht beenden. Im Gespräch mit der Ergotherapeutin wird ihr klar, dass es sie vor allem gestört hat, dass die Seidenmalfarbe „macht was sie will" und man deshalb das Ergebnis nicht genau im Voraus planen kann. Diese Erkenntnis nutzt Frau W. in der Psychotherapiegruppe zu weiteren Reflexionen darüber, wann vergleichbare Erfahrungen in ihrem Alltag dazu geführt haben, dass sie Tätigkeiten aufgegeben hat.

Die Übergänge zwischen den ergebnis- und prozessorientierten Vorgehensweisen sind fließend, denn jedes Material, jede Aufgabenstellung und jedes Werkstück lösen beim Klienten Gefühle aus und führen zu einem Ergebnis, das man beurteilen kann. In der ergotherapeutischen Aufarbeitung des Geschehens sollten deshalb immer beide Aspekte wahrgenommen und reflektiert werden, um eine Weiterentwicklung beim Klienten zu unterstützen.

6.6.2 Behandlungssetting

Beate Kubny-Lüke

Die psychosozialen Behandlungsverfahren werden vor allem in der Erwachsenenpsychiatrie, Kinder- und Jugendpsychiatrie, Gerontopsychiatrie und Psychosomatik eingesetzt. Sie reihen sich in diesen Fachbereichen in einen Gesamtbehandlungskontext von ärztlicher Behandlung, Pflege, Sozialarbeit, Musiktherapie u. a. ein. Die Rahmenbedingungen von klinischer, teilstationärer und ambulanter Behandlung beeinflussen weitgehend das Setting der psychosozialen Behandlungsverfahren.

Im stationären Bereich bewirkt die heute meist kurze Verweildauer ein Umdenken in der Zielplanung mit den Klienten. In relativ kurzer Zeit soll unter pharmakologischer Begleitung eine Stabilisierung und Neuorientierung mit dem Klienten erreicht werden.

Der teilstationäre Bereich (z.B. Tagesklinik) begleitet meist die Klienten über einen längeren Zeitraum und kann daher intern eine konsequente Rehazielplanung verfolgen.

In Kontakt- und Begegnungsstätten übernimmt die Ergotherapie häufig eine bedeutsame Aufgabe bei der Tagesstrukturierung und unterstützt die Klienten bei allen Aktivitäten zur Selbstversorgung und Freizeitgestaltung.

Ergotherapeutische Einzeltherapien sind im stationären und teilstationären Bereich eher die Ausnahme und werden meist nur bei besonderer Indikation angeboten, z.B. bei eingeschränkter Gruppenfähigkeit des Klienten.

Die Behandlung in einer ergotherapeutischen Praxis ermöglicht es im besonderen Maße, mit dem Klienten lebensweltorientierte Zielsetzungen zu verfolgen. Deren praktische Umsetzung kann durch Umfeldberatungen zu Hause und am Arbeitsplatz unterstützt werden.

Grundsätzlich können die psychosozialen Behandlungsverfahren in verschiedenen Sozialformen eingesetzt werden. Die Entscheidung für das Behandlungssetting ist abhängig von den personellen Möglichkeiten der Einrichtung, der Befindlichkeit und den Zielen des Klienten.

Einzeltherapie

Bei der Einzeltherapie arbeitet der Klient mit der Ergotherapeutin in einem separaten Raum und erhält ein hohes Maß an Zuwendung, Kontakt und Unterstützung.

Indikationen für die Einzeltherapie:

- Akut psychotische Erkrankung;
- Schwere Kontaktstörung und Hemmungen;
- Starke kognitiven Schwierigkeiten (Ablenkbarkeit, Konzentrationsschwäche);
- Große Unselbstständigkeit, Ängsten und Unsicherheit;
- Starke Antriebssteigerung bzw. Erregung oder Antriebsminderung bzw. Teilnahmslosigkeit.

Einzelarbeit in der Gruppe

Bei der Einzelarbeit in der Gruppe arbeiten mehrere Klienten in einem Therapieraum, jedoch an einem eigenen Werkstück. Sie können miteinander in Kontakt treten, sich gegenseitig unterstützen, ihr Werkstück mit anderen vergleichen. Sie können sich aber auch von der Gruppe zurückziehen und für sich alleine arbeiten.

Die Unterstützung und Hilfestellung ist geringer als bei der Einzeltherapie und erfolgt situationsabhängig. Das Setting erfordert von den Klienten ein größeres Maß an Selbstständigkeit und ermöglicht ihnen einen größeren Handlungsspielraum.

Folgende Rahmenbedingungen sind zu beachten:

- Angemessene Gruppengröße nicht überschreiten (Patienten im akuten Krankheitsstadium: drei bis fünf, ansonsten acht bis zwölf Teilnehmer);

- Klare Vorgabe der zeitlichen Rahmenbedingungen (z.B. Vorbesprechung 10 Minuten, Arbeitsphase 60 Minuten, Aufräumen 5 Minuten, Nachbesprechung 15 Minuten);
- Übersichtliche Gestaltung des Raumes und Vermeiden von Reizüberflutung;
- Möglichkeit zum Gruppengespräch (z.B. durch eine feste Vor- und Nachbesprechung).

Die Einzelarbeit in der Gruppe wird vor allem im Rahmen der *kompetenzzentrierten Methode* eingesetzt und kann eine Weiterführung der Einzeltherapie oder eine Vorbereitung auf die Arbeitstherapie sein. Sie soll den Klienten dabei unterstützen, Handlungsfähigkeiten und -fertigkeiten zu entwickeln.

Partnerarbeit
Zwei Klienten arbeiten zusammen an einer Aufgabe und erhalten so die Möglichkeit zur intensiven Auseinandersetzung mit dem Gegenüber. Die Partnerarbeit kann eine Vorbereitung auf die Gruppenarbeit sein.

Gruppenarbeit
Bei der Gruppenarbeit gibt es einen gemeinsamen Arbeitsauftrag, den die Gruppenmitglieder bewältigen müssen. Die Gruppenarbeit enthält immer *interaktionelle Anforderungen*, die abhängig sind von der Aufgabenstellung und den enthaltenen Möglichkeiten der Gruppenentscheidung und -interaktion. Gruppendynamik und -prinzipien unterstützen bei allen Gruppenarbeitsformen die inter- und intrapsychische Auseinandersetzung und Entwicklung des Einzelnen in der Gruppe.

Beispiel Gemeinsamer Arbeitsauftrag
„Fertigen Sie einen Kalender an, der aus 12 Monatsblättern besteht! Einigen Sie sich darauf, mit welchen beiden Techniken gearbeitet werden soll! Zur Verfügung stehen Collage, Kartoffeldruck, Pastellkreiden und Schablonendruck"

Beispiel Gemeinsame Gestaltung „Unser Weg"
„Bitte gestalten Sie gemeinsam einen Weg, der über alle Blätter der Gruppenmitglieder führt, wenn man sie nebeneinander legt! Jeder Teilnehmer gestaltet selbst den eigenen Wegabschnitt auf dem eigenen Blatt."

Beispiel Gemeinschaftsarbeit
Eine Sonderform der Gruppenarbeit stellt die Gemeinschaftsarbeit dar. Hierbei arbeiten alle Teilnehmer gleichzeitig an demselben Werkstück oder derselben Gestaltung. Dies ermöglicht eine intensive Auseinandersetzung der Gruppenmitglieder über die gesamte Therapieeinheit. Ziele sind die Steigerung des Gruppengefühls durch Unterstützung der Kommunikation und die Förderung sozialer Kompetenzen z.B. Kritikfähigkeit, Anpassungsfähigkeit, Durchsetzungsfähigkeit. Eine Gemeinschaftsarbeit bildet immer die momentane Gruppensituation und -dynamik ab.

Die Projektgruppe
Die Projektgruppe ist die Arbeitsform, die von den Klienten das höchste Maß an Interaktion, Verantwortungsbereitschaft und Zusammenarbeit fordert. In der Regel arbeiten die Klienten über mehrere Therapieeinheiten an einem gemeinsamen Projekt.

Stehen der Erwerb *interaktioneller Kompetenzen* für die Klienten im Vordergrund, wird die Gruppe vor die Aufgabe gestellt, weitgehend eigenverantwortlich das Projekt zu planen und durchzuführen. Die Ergotherapeutin übernimmt eine überwiegend beratende Rolle, moderiert wenn nötig die Projektplanung und leitet die Nachbesprechung. Sie kann diese Rollen nach Absprache auch an einen Teilnehmer übergeben und wird dann zur Co-Leiterin, die nur eingreift, wenn Schwierigkeiten auftauchen, die von der Gruppe selbst nicht gelöst werden können.

Sollen die Klienten in der Projektgruppe neben den interaktionellen Fähigkeiten auch andere Kompetenzen trainieren (z.B. Grundarbeitsfähigkeiten, spezielle Arbeitsfähigkeiten, instrumentelle Fähigkeiten), übernimmt die Ergotherapeutin eine stärkere Rolle bei der Projektplanung. Sie legt das Projekt in Art und Umfang fest und strukturiert die einzelnen Arbeitsschritte. Der Übergang zwischen der rein *interaktionellen* und der *kompetenzzentrierten* Projektgruppe ist fließend.
Damit eine Projektgruppe arbeitsfähig ist, müssen folgende Rahmenbedingungen erfüllt sein:

- Die Gruppengröße soll zehn Teilnehmer nicht übersteigen;
- Die Gruppe soll über einen gewissen Zeitraum von der Besetzung her konstant bleiben (vier bis zehn Wochen);
- Die Gruppenzusammensetzung soll möglichst homogen sein, z.B. bezüglich der sozialen Fähigkeiten der Klienten;
- Die Klienten sollten über das Ziel dieser Gruppe informiert sein, um sich eigenständig für die Teilnahme entscheiden zu können (siehe auch Kap. 6.6.3).

Indikation für die Gruppenarbeit, Gemeinschaftsarbeit und Projektgruppe

Die Anforderungen an die interaktionellen Fähigkeiten des Klienten steigern sich von der Gruppenarbeit über die Gemeinschaftsarbeit bis hin zur Projektgruppe. Die Indikation für eine dieser interaktionellen Arbeitsformen richtet sich zum einen nach dem Ausmaß der individuellen Schwierigkeiten und Fähigkeiten im sozio-emotionalen Bereich, zum anderen nach den therapeutischen Zielen.

Allgemein kann man sagen, dass Therapieformen mit einem interaktionellen Schwerpunkt indiziert sind, wenn:

- Ein Mindestmaß an Gruppenfähigkeit vorhanden ist;
- Der Klient sich nicht in einem akuten Stadium einer psychischen Erkrankung befindet;
- Die Problemstellung des Klienten im sozioemotionalen Bereich liegt;
- Die Auseinandersetzung mit einer Gruppe den Klienten auf zukünftige Anforderungen vorbereitet (z. B. Leben im Wohnheim, Umgang mit Hierarchien am Arbeitsplatz, Umgang innerhalb der Peergroup).

6.6.3 Behandlungsmethoden und Verfahren

Clara Scheepers

Einleitung

Behandlungsmethoden verändern sich und müssen sich anpassen, wenn sie in den klinisch und ambulant psychiatrischen und psychosomatischen Bereichen die Weiterentwicklung in der Theorie und Forschung aufgreifen und umsetzen wollen. Ergotherapeutische Forschungsansätze und Theoriemodelle befassen sich zunächst mit dem Gegenstandsbereich der Betätigung, handlungstheoretischen Ansätzen, diagnostischen Verfahren. Die verschiedenen mehrfach angesprochenen Theoriemodelle wie auch die zu Beginn des 6. Kapitels erörterte AOTA-Domäne weisen auf den zentralen Fokus der Ergotherapie hin – die Betätigung zur Partizipation oder Teilhabe im für den Klienten bedeutungsvollen Kontext seiner Lebenswelt. Diesem Ziel haben sich alle neuen weiterentwickelten Therapieansätze unterzuordnen.

Die in Kapitel 6.3.1 aufgeführten Hinweise zu den neurowissenschaftlichen Entwicklungen in der Psychiatrie haben für die Methodik und Didaktik ergotherapeutischer Maßnahmen noch nicht zu konkreten Veränderungen geführt. Es wird Aufgabe der einzelnen Therapeutinnen sein, ihr in diesem Gebiet aktualisiertes Wissen in den Behandlungsprozess einfließen zu lassen.

Die im Kapitel 1 aufgeführten Heilmittel- und Rahmenrichtlinien sprechen, im Gegensatz zu diesem 6. Kapitel *Psychosoziale Behandlungsverfahren*, im Wesentlichen von psychisch funktioneller Behandlung oder ergänzend dem neuropsychologisch orientierten Hirnleistungstraining und listen dabei eine Reihe von Einzelmaßnahmen auf, die sich an bestimmten Teilzielen orientieren. Die nachfolgenden fünf Methodenbereiche greifen zum einen auf die in der Psychiatrie etablierte Systematik nach I. Scheiber (1995) zurück. Mit der symptombezogen regulierenden und der wahrnehmungsbezogenen Methode ist der Gesetzgeber bei der Entwicklung der Ausbildungs- und Prüfungsverordnung von der in der Ergotherapie gängigen Nomenklatur kompetenzzentrierter, interaktioneller und ausdruckszentrierter Methoden psychiatrischen Ergotherapie abgewichen bzw. hat er diese ergänzt. In den nachfolgenden Ausführungen werden Schnittmengen unterschiedlichster Art zwischen allen fünf Methoden deutlich.

Symptombezogen regulierende Methoden

Clara Scheepers

Die Begrifflichkeit symptombezogen-regulierende Methoden erscheint sinnvoll, wenn insbesondere im Bereich der akuten psychiatrischen Erkrankungen elementare Funktionsbereiche der Informations- und Wahrnehmungsverarbeitung dazu führen, dass gezieltes Handeln noch nicht möglich ist. Einem früheren Sprachgebrauch zufolge waren häufig akutpsychotische Patienten „noch nicht therapiefähig". Nach Hesse und Prünte (2004) können Störungen der Sensorischen Integration als Vulnerabilitätsfaktor gelten. Wenn bei ihnen elementare Funktionen wie die Informationsverarbeitung besondere Belastungen erfahren, bedeutet dies u. a. eine Reizüberflutung, die ein Einordnen und Verarbeiten basaler Sinneseindrücke verhindern. Hesse und Prünte (2004) vertreten daher den theoretischen Ansatz, dass Störungen der sensorischen Integration bei schizophrenen Menschen auf höheren Funktionsebenen die Destabilisierung des Ich-Selbst-Systems und damit psychotische Episoden begünstigen.

Auch Prof. Christian Scharfetter (1999) vertritt mit seiner Ich-Psychopathologie mit den Dimensionen der Ich-Aktivität, Ich-Vitalität, Ich-Konsistenz, Ich-Demarkation und Ich-Identität ein theoretisches Konstrukt, dem er verschiedene Seins und Wahrnehmungserfahrungen zuordnet. Er empfiehlt zur konkreten Beeinflussung dieser Symptome auch leibbezogene Erfahrungsangebote, die vergleichbar zur sensorischen Integration die basalen Sinneseindrücke ordnen helfen. Damit soll eine Grundlage für das Einlassen auf ein psychotherapeutisches Setting und familientherapeutische oder alltagsrelevante Therapieangebote geschaffen werden.

Diese Prinzipien, die zunächst für schizophrene Klienten angedacht waren, lassen sich auch für Menschen mit schweren Persönlichkeitsstörungen, Depressionen oder Posttraumatischen Belastungsreaktionen adaptieren und können hier ebenfalls grundlegend zur Verbesserung der ersten Selbststeuerung und damit Stabilisierung der Ich-Funktionen eingesetzt werden.

Die Therapieziele und -angebote sind zeitlich und räumlich eng aufeinander bezogen:

- „Tonusnormalisierung" im Sinne eines Spannungsausgleichs, z. B. Entspannung, Beruhigung bei erhöhter Anspannung, durch Arbeiten gegen Widerstand, Boxsack, Einsatz einer schweren Bleidecke oder Sandsäckchen im Liegen auf dem Boden oder Einsatz von Hängematten;
- Aufbau einer normalisierten Spannung und Wachheit bei niedrigem Spannungsniveau z. B. durch Abklopfen des Rückens, Prellen von Pezzibällen;
- Verbesserung des Körperschemas und Körperselbst durch gezielte taktile und propriozeptive Reizangebote z. B. Umfahren der Körperkontur, Abrollen mit Igelbällen, Bällchenbad, Umlegen des Körpers mit Sandsäckchen, Wärmen mit Kirschkernsäckchen u. a.;
- Verbesserung der selektiven Aufmerksamkeit z. B. durch reizarme Angebote oder Sequenzierung von Handlungsschritten, Wesentliches von Unwichtigem unterscheiden lernen;
- Förderung der Kontaktfähigkeit durch niedrigschwelliges Sozialangebot, d. h. der Klient kann selbst über das Maß an Distanz und Nähe zu anderen Personen entscheiden, sich zurückziehen, wieder in Kontakt treten. Auch die Beziehung zwischen Klient und Therapeutin ist hier noch fragil und bedarf umsichtiger, abwartender und einfühlsamer Vorgehensweise.

Diese Ressourcenaktivierung erfolgt in kleinsten Teilschritten, soll erste Interessensbekundungen aufgreifen und damit Hilfen zur erfolgreichen Wiedergewinnung einer Balance vermitteln.

Kompetenzzentrierte alltagsrelevante Methoden

Beate Kubny-Lüke

> Bei der kompetenzzentrierten alltagsrelevanten Methode werden Tätigkeiten und Aktivitäten eingesetzt, die den Klienten darin unterstützen, verloren gegangene oder beeinträchtigte sensomotorische, sozioemotionale und kognitive Fähigkeiten und Fertigkeiten (wieder) zu erwerben oder zu üben.

Die Handlungen und Aufgaben, die durchgeführt werden, werden so gewählt, dass der Klient diese als besonders relevant für seine Lebensgestaltung bewertet, z. B. aus dem Bereich der Selbstversorgung und Freizeitgestaltung. Die mit der kompetenzzentrierten alltagsrelevanten Methode angestrebten therapeutischen Ziele umfassen häufig auch die Förderung der Grundarbeitsfähigkeiten, welche die Basis für eine spätere arbeitsrehabilitative Maßnahme sind.

Die kompetenzzentrierte alltagsrelevante Methode kann in Einzeltherapie oder innerhalb einer Gruppe angeboten werden und sowohl ergebnis- oder prozessorientiert ausgerichtet sein. Gemeinsam mit dem Klienten wird festgelegt, welche Aufgabenstellung oder Tätigkeit geeignet ist, um die angestrebten Ziele zu erreichen.

Ziele und Sozialformen

Mögliche Richt- oder Grobziele

- Förderung der Grundarbeitsfähigkeiten (z. B. Ausdauer, Konzentration, Aufmerksamkeit);
- Verbesserung der Ich-Funktionen (z. B. Entscheidungsfähigkeit, Interesse, Initiative);
- Steigerung der Selbstständigkeit;
- Förderung der Handlungsplanung und -durchführung;
- Verbesserung der psychischen und physischen Belastbarkeit;
- Beherrschung instrumenteller Fertigkeiten (z. B. Umgang mit Werkzeug);
- Verbesserung manueller Fähigkeiten (z. B. Fingerfertigkeit);
- Verbesserung der Selbsteinschätzung;
- Stärkung des Realitätsbezuges;
- Unterstützung beim Aufbau einer Tagesstruktur.

Mögliche Sozialformen

- Einzeltherapie;
- Einzelarbeit in der Gruppe;
- Partnerarbeit;
- Gruppenarbeit;
- Projektgruppe.

Die kompetenzzentrierte alltagsrelevante Methode ist eine der ältesten und am häufigsten eingesetzten psychosozialen Behandlungsansätze der Ergotherapie.

Traditionell wurde sie im klinischen Sprachgebrauch als Teil der *Soziotherapie* angesehen, die sich in den sechziger Jahren in Deutschland im Zuge der Reform der psychiatrischen Versorgung an den psychiatrischen Krankenhäusern etablierte.

Unter dem Begriff Soziotherapie wurden seitdem all diejenigen Angebote, Aktivitäten und Maßnahmen zusammengefasst, welche den Klienten dabei fördern, seine nicht an Krankheit gebundenen Persönlichkeitsanteile zu erleben. Der Betroffene soll im Rahmen soziotherapeutischer Angebote erleben, dass Alltag und Normales trotz Erkrankung erlebbar sind (Dörner u. Plog 1996). Damit ergeben sich zwischen der Soziotherapie und der kompetenzzentrierten alltagsrelevanten Methoden erhebliche Schnittmengen, denn letztere eignet sich insbesondere dazu, Handlungsfähigkeiten zu trainieren und den Realitätsbezug sowie die Alltagsbewältigung von psychisch kranken Menschen zu stärken.

Therapeutische Mittel und Maßnahmen

Innerhalb der kompetenzzentrierten alltagsrelevanten Methode kommt eine Vielzahl therapeutischer Mittel und Maßnahmen zum Einsatz. Die Aufgabenstellungen richten sich danach, welche Ziele hinsichtlich der Integration in die Lebenswelt des Klienten verfolgt werden, welche persönlichen Talente, Bedürfnisse und Schwerpunkte der Klient setzt.

- Werkstoffe und Materialien, wie Ton, Metall, Holz, Stein, Farben;
- Handwerkliche Techniken, wie Sägen, Löten, Töpfern, Korbflechten, Nähen;
- Gestalterische Techniken, wie Aquarellieren, Drucken;
- Tätigkeiten zur Alltagsbewältigung und Selbstversorgung, wie Kochen, Einkaufen, Tisch decken, Behördenbesuche;
- Tätigkeiten der Freizeitgestaltung, wie Spiele, Außenaktivitäten, wie Besuch eines Museums, einer Kinovorstellung, Sport;
- Übungsangebote zum Training kognitiver Fähigkeiten, wie kognitives Training im Spiel; Trainingsprogramme am Computer;
- Trainingsangebote als Vorbereitung auf die Arbeitstherapie oder -rehabilitation, wie Auftragsarbeiten, hauswirtschaftliche Aufgaben, Dienstleistungen, Gartentätigkeiten.

Tätigkeits- und Werkstoffanalyse

Vor dem therapeutischen Einsatz einer Tätigkeit oder eines Werkstoffes im Rahmen der kompetenzzentrierten alltagsrelevanten Methode steht eine sorgfältige Analyse der enthaltenen Anforderungen und Erlebnismöglichkeiten. Dabei kann bei jedem zur Verfügung stehenden therapeutischen Mittel der Behandlungsschwerpunkt stärker auf den Erwerb von Fertigkeiten und Fähigkeiten (ergebnisorientierter Ansatz) oder auf die Verarbeitung der auftauchenden Gefühle und Empfindungen (prozessorientiertes Vorgehen) gelegt werden.

Im Folgenden werden am Beispiel *Zubereiten einer warmen Mahlzeit* verschiedene dieser therapeutischen Ansatzpunkte dargestellt.

Das Zubereiten einer warmen Mahlzeit ist eine klassische Aktivität im Rahmen eines Haushaltstrainings und kann in vielen Behandlungs- und Versorgungsbereichen eingesetzt werden, z. B. in der gerontopsychiatrischen Tagesstätte, im Wohnheim für psychisch kranke Menschen oder auf einer Station der Kinder- und Jugendpsychiatrie. Je nach Vorerfahrungen und Problemstellung kann das Angebot variiert und angepasst werden, um verschiedene sensomotorische, sozioemotionale oder kognitive Fähigkeiten zu üben.

Mögliche Ziele können sein:

- Erwerb von Kenntnissen über die Verarbeitung von Lebensmitteln; Basisfertigkeiten (z. B. Kochen von Nudeln) oder komplexere Fertigkeiten (z. B. Herstellung von Soßen);
- Erlernen von Grundfertigkeiten zur Selbstversorgung, z. B. Umgang mit Geld beim Einkaufen, Aufräumen und Reinigen der Küche;
- Förderung der Entscheidungsfähigkeit, z. B. welche Gerichte, Beilagen, Mengen gekocht werden sollen;
- Förderung der Handlungsplanung und -durchführung, z. B. welche Arbeitsschritte beim Kochen nötig sind;

Das Kochen kann beim Klienten auch eine Vielzahl von Erlebnissen und Empfindungen hervorrufen. Die Analyse der Erlebnisqualitäten, die mit einer Tätigkeit oder einem Material verbunden sein können, ermöglicht es, diese gezielt in die Ergotherapie einzusetzen und zu berücksichtigen.

Im Folgenden werden verschiedene Erlebnisqualitäten, die mit dem Zubereiten einer warmen Mahlzeit verbunden sein können, beispielhaft dargestellt.

Die Herstellung und der spätere Verzehr einer warmen Mahlzeit kann angenehme Gefühle, z. B. Vorfreude auf einen Genuss, Gefühl von versorgt sein, Gefühl der Sättigung, Erfolgserlebnisse durch positives Feedback, wecken, aber auch negative Emotionen erzeugen, z. B. Ekel vor bestimmten Nahrungsmitteln oder ihren Konsistenzen, Sorge, nicht satt zu werden, Befürchtungen, das Essen zu verderben, Kritik oder Unzufriedenheit der anderen Gruppenteilnehmer. Die Tatsache, dass ein Gericht nach Rezept zubereitet wird, kann Sicherheit vermitteln oder auch als Begrenzung erlebt werden, die keinen Raum für Kreativität bietet.

Beispiel: In der gerontopsychiatrischen Tagesstätte kocht Frau H. regelmäßig in einer kleinen Gruppe. Sie freut sich jedes Mal auf dieses Angebot, denn es erinnert sie an die vielen Jahre, die sie täglich für ihre Familie gekocht hat. Frau H. berichtet dann immer stolz darüber, welche Gerichte in ihrer Familie besonders beliebt waren und welchen Aufwand sie bei den verschiedenen Familienfesten in der Küche betrieben hat.

Beispiel: Petra (15 Jahre) befindet sich seit acht Wochen in stationärer kinder- und jugendpsychiatrischer Behandlung, weil sie an einer Anorexia nervosa leidet. Seit zwei Wochen nimmt sie an der Kochgruppe der Station teil. Der Umgang mit Nahrungsmitteln fällt ihr nicht leicht und sie berichtet in der Nachbesprechung immer wieder von ausgeprägten Ekelgefühlen und Aggressionen.

Subjektbezogene ausdruckszentrierte Methoden

> Bei der subjektbezogenen ausdruckszentrierten Methode wird der Klient über kreativ zu gestaltende Angebote, Materialien und Techniken zur Auseinandersetzung mit seinen Gefühlen, Wünschen und Strebungen angeregt. Dies kann in Einzeltherapie, aber auch innerhalb eines Gruppenangebotes geschehen.

Ziel ist es, dem Klienten zu ermöglichen, mithilfe des Materials Emotionen auszudrücken und in den zwischenmenschlichen Kontakt zu bringen. Die verbale Aufarbeitung nach der Gestaltungsphase fördert die Introspektion (Wahrnehmung eigener seelischer Vorgänge) und Selbstreflexion des Klienten. Das ausdruckszentrierte Angebot kann sowohl ohne eine thematische Vorgabe erfolgen als auch unter einem Thema stehen.

Da es sich bei der subjektbezogenen ausdruckszentrierten Methode nicht um einen tiefenpsychologischen Behandlungsansatz handelt, werden bei der verbalen Aufarbeitung in der Ergotherapie bewusstseinsferne Inhalte, die sich beim Gestaltungsprozess oder im Gestaltungsergebnis andeuten, nicht bearbeitet. Dennoch erscheint es als Voraussetzung, dass die Klienten Neugierde und Interesse an ihren kreativen Anteilen besitzen, im Besonderen wenn sie dabei spüren, dass unbewusste Anteile der Bewusstseinsschwelle näher rücken.

Ziele und Sozialformen

Mögliche Richt- und Grobziele

- Förderung des emotionalen Ausdrucks;
- Verbesserung der Introspektion;
- Förderung der Projektion (eigene Vorstellungen, Fantasien und Wünsche in das Tun hineinlegen);
- Verbesserung der Fähigkeit zur Identifikation (sich im eigenen Tun wieder finden);
- Förderung der Distanzierung (das eigene Tun und Erleben von außen betrachten) und Selbstreflexion;
- Verbesserung der emotionalen Schwingungsfähigkeit;
- Entlastung von drängenden Impulsen und Gefühlen;
- Förderung der Kommunikationsmöglichkeiten;
- Verbesserung der Selbst- und Fremdwahrnehmung.

Besonders häufig kommt die subjektbezogene ausdruckzentrierte Methode in der Psychiatrie, der Psychosomatik, der Gerontopsychiatrie und der Kinder- und Jugendpsychiatrie zum Einsatz. Während bei der Arbeit mit psychisch kranken Erwachsenen meist eine bewusste Auseinandersetzung mit den dargestellten Inhalten von Bedeutung ist, spielt die verbale Aufarbeitung des Gestalteten in der Gerontopsychiatrie und der Kinder- und Jugendpsychiatrie keine so große Rolle. In der Gerontopsychiatrie wird die subjektbezogene ausdruckszentrierte Methode vor allem mit dem Ziel der Aktivierung biografischer Inhalte, zur Stimmungsaufhellung und Belebung eingesetzt. In der Kinder- und Jugendpsychiatrie dient sie häufig dem Ausdruck von Gefühlen und Konflikten, deren Verbalisierung für das Kind eine Überforderung darstellen würde, damit aber eine emotionale Entlastung erfahren.

Mögliche Sozialformen

- Einzeltherapie;
- Einzelarbeit in der Gruppe;
- Partnerarbeit;
- Gruppenarbeit;
- Gemeinschaftsarbeit.

Therapeutische Mittel und Maßnahmen

Im Rahmen der subjektbezogenen ausdruckszentrierten Methode können unterschiedliche therapeutische Mittel und Maßnahmen eingesetzt werden:

- Gestaltungstechniken und -mittel, z.B. Pastellkreiden, Wasserfarben, Wachsmalstifte, Fingerfarben, bunte Papiere, Drucktechniken, Aquarelltechnik, Collage, Ton, Speckstein, Y-Tong, Fotografie;
- Verbale Ausdrucksformen, z.B. Geschichten erfinden, Märchen lesen und gestalten, Sketche;
- Körperbezogene Ausdrucksformen, z.B. pantomimische Darstellungen, Skulpturen formen, Theateraufführungen, Rollenspiele;
- Musikalische Ausdrucksformen, z.B. musikalische Darbietungen hören und dazu malen, auf Rhythmusinstrumenten spielen.

Angrenzende tiefenpsychologisch orientierte Verfahren

In manchen Institutionen führt der Einsatz der subjektbezogenen ausdruckszentrierten Methode zu einer Überschneidung mit anderen Therapiemethoden. Von daher stellt sich die Frage, wie sich der ausdruckszentrierte Arbeitsansatz der Ergotherapie von anderen, mit kreativen Medien arbeitenden Therapiemethoden, unterscheiden lässt.

Der folgende Vergleich beschränkt sich auf die gängigsten Therapiemethoden – Gestaltungs- und Kunsttherapie –, die ebenfalls therapeutisch mit gestalterischen Mitteln arbeiten und nach entsprechender Zusatzausbildung auch der Ergotherapeutin offen stehen.

1. Gestaltungstherapie

! Der Prozess des Gestaltens und dessen verstandesmäßige Aufarbeitung bergen heilende Kräfte.

Die Gestaltungstherapie versteht sich als eine „Psychotherapie mit gestalterischen Mitteln" (Biniek 1982), die sich auf tiefenpsychologische Ansätze von S. Freud, A. Adler und C. G. Jung (Jacobi 1992, Biniek 1992) bezieht.

Clauser, der 1960 den Begriff *Gestaltungstherapie* einführte, umschrieb diesen psychotherapeutischen Ansatz als einen „... der freien Fantasie überlassenen Versuch einer menschlichen Darstellung im musischen Bereich, der weder nützlich noch ästhetisch oder künstlerisch wertvoll, sondern einzig allein echt und wahrhaftig sein muss" (Clauser 1960, zit. nach Biniek, 1982, S. 4).

Die Gestaltungstherapie versucht, über eine Bewusstmachung der zurzeit verfügbaren *Gestalt* psychodynamische Kräfte in Gang zu setzen, die unbewusstes psychisches Material sichtbar werden lassen. Das führt mit der sukzessiven Aufgabe von Abwehrhaltungen zu einer stärkeren Ausdrucksfähigkeit, die sich z.B. im lebendigeren Umgang mit den eigenen Gefühlen oder in einer ich-gerechteren Lebensgestaltung zeigen kann (Budjuhn 1987).

Dementsprechend werden in der Gestaltungstherapie bei der Betrachtung der Gestaltungsergebnisse keine ästhetischen Kriterien herangezogen. Die entstandene *Gestaltung* wird als ein unmittelbarer, persönlicher und symbolischer Ausdruck des Betroffenen verstanden, der Hinweise des Vor- und Unbewussten z.B. zu einem konflikthaften Erleben aufzeigt.

Für Biniek besitzen die eingesetzten Medien und das gestalterische Tun in der Gestaltungstherapie allein noch keine therapeutische Funktion, erst der therapeutische Prozess, der eine verbale Auseinandersetzung mit Gestaltungsprozess und -produkt beinhaltet, setzt eine heilende Entwicklung in Gang (Biniek 1982).

Durch die verstandesmäßigen Auseinandersetzungen des Ichs mit den Gestaltungsprodukten wird das Gestalten „... zu einem Instrument der Integration vorher unbekannter Persönlichkeitsanteile in die Gesamtpersönlichkeit und unterstützt damit direkt den Prozess der Selbstfindung, ***Individuation*** genannt" (Domma 1990, S. 15).

2. Kunsttherapie

! Der Prozess des Gestaltens an sich hat eine heilende Wirkung.

Die Kunsttherapie von der Gestaltungstherapie (und der ausdruckszentrierten Methode) abzugrenzen fällt schwer, da unter diesem Begriff unterschiedliche Therapieansätze zu finden sind. Manche Autoren und Therapeuten (auf die im Folgenden jedoch nicht weiter eingegangen werden kann) verwenden die Begriffe *Kunsttherapie* und *Gestaltungstherapie* synonym (Tomalin u Schauwecker 1989; Schuster 1986).

Aber auch dort, wo sich Kunsttherapie deutlich von der Gestaltungstherapie abgrenzt, finden sich Vertreter unterschiedlicher theoretischer Ausgangspositionen. So gibt es einen Ansatz – *die pädagogische Kunsttherapie nach Richter* (1999) –, der auf der theoretischen Verknüpfung von entwicklungspsychologischen, kunstpädagogischen und kunstphilosophischen Erkenntnissen aufbaut. Es gibt die kunsttherapeutische Richtung, die mit den anthroposophischen Lehren Steiners (Felber, Reinhold 2003) verknüpft ist und auch tiefenpsychologisch orientierte Sichtweisen, wie die von Wellendorf (1999).

Unabhängig vom theoretischen Ausgangspunkt scheint ein Leitgedanke die verschiedenen kunsttherapeutischen Ansätze zu verbinden: „In der Kunsttherapie steht der Prozess des Gestaltens im Vordergrund und die Hypothese, dass dieser Prozess selbst therapeutischen Charakter hat" (Schottenloher 1993, S. 11f).

Im Gegensatz zur Gestaltungstherapie geht es der Kunsttherapie nicht in erster Linie um die Erschließung unbewusster Anteile und deren Integration in das Bewusstsein. Der Prozess des Gestaltens und die begleitete Entwicklung des Klienten hin zu eigenen ästhetischen Ausdrucksformen enthalten heilende Qualitäten und helfen dem Menschen zu reifen und Schwierigkeiten zu überwinden.

3. Ausdruckszentrierte Methode

! Der Prozess des Gestaltens dient vor allem der Erlebnisaktivierung und der Selbstreflexion.

Sucht man nach einer theoretischen Begründung für die ausdruckszentrierte Methode der Ergotherapie, so bietet sich das Konzept der Objektbeziehungstheorie der Ergotherapie von Kayser et al. (1988; 1999) an (Kap. 6.2.10).

Die Autoren beschreiben, „...dass unterschiedliche Medien Erfahrungen repräsentieren, die unterschiedlichen Entwicklungsstufen zuzuordnen sind (und – bewusst oder unbewusst – entsprechende Erlebnisse reaktivieren). Man kann es unter therapeutischen Gesichtspunkten auch so sehen, dass durch den Umgang mit verschiedenen Medien Erfahrungen sozusagen nachgeholt, Lücken gefüllt werden können" (Kayser et al. 1988, S. 42).

Der gezielte Einsatz von handwerklichen und kreativ-gestalterischen Techniken und Materialien kann dem Klienten die Möglichkeit bieten, Erfahrungen und Erlebnisse zu sammeln, die zu einem früheren Zeitpunkt unvollständig, beeinträchtigt oder gar nicht gemacht werden konnten. Dies führt dazu, dass sich seine Erlebnismöglichkeiten und Handlungsfähigkeiten erweitern.

Die therapeutisch gelenkte Rückführung auf frühere Entwicklungsstufen kann auf verschiedenen Bewusstseinsebenen (bewusst – vorbewusst – unbewusst) stattfinden und bearbeitet werden. Die ergotherapeutische Arbeit bezieht sich vor allem auf die bewussten und vorbewussten Stufen des Bewusstseins, da es sich bei der Ergotherapie nicht um eine tiefenpsychologische Therapiemethode handelt. Der Prozess des Gestaltens kann jedoch immer Reaktionen und Empfindungen auf allen drei Bewusstseinsebenen auslösen. Ergotherapeuten, die die ausdruckszentrierte Methode einsetzen, sollten von daher immer über ausreichende Selbsterfahrung und -reflexion verfügen, um den Klienten begleiten zu können.

Eine ausdrücklich tiefenpsychologische Herangehensweise beim Einsatz der ausdruckszentrierten Methode in der Ergotherapie kann dann von der Ergotherapeutin durchgeführt werden, wenn sie über eine gestaltungstherapeutische Weiterbildung verfügt.

Im Gegensatz zur Kunsttherapie steht beim Einsatz der ausdruckszentrierten Methode in der Ergotherapie nicht die ästhetische Entwicklung des Klienten im Vordergrund. Die therapeutische Wirkung der ausdruckszentrierten Methode liegt vor allem im Zusammenspiel von Erlebnisaktivierung und Selbstreflexion beim Klienten, die durch den gestalterischen Prozess und die daran anschließende Nachbesprechung angeregt werden. Ästhetische Reifungsprozesse kann auch die Ergotherapie anregen, wenn die Ergotherapeutin Erfahrungen mit künstlerischen Ausdrucksformen hat und diese in die Therapie einfließen lässt.

Die Grenzen zwischen der ausdruckszentrierten Methode, der Gestaltungstherapie und der Kunsttherapie verlaufen fließend und können abhängig von den persönlichen und fachlichen Kompetenzen der Ergotherapeutin überschritten werden.

Das Thema als therapeutisches Mittel der subjekt-bezogenen ausdruckszentrierten Methode

Ausdruckszentriertes Arbeiten wird in der Ergotherapie meist unter ein Thema gestellt. Das Thema ist eine Möglichkeit für die Ergotherapeutin, dem therapeutischen Geschehen eine Richtung zu geben.

Themenfindung

Um ein geeignetes Thema für eine Klientengruppe zu finden, sind verschiedene Gesichtspunkte zu überdenken:

Die Klientengruppe

- Aus welchem Personenkreis setzt sich die Gruppe zusammen (Alter, Geschlecht, Bildungsstand, Krankheitsbilder, etc.)?
- Kennen sich die Gruppenmitglieder?
- Besteht ein Gruppenzusammenhalt?
- Gibt es Themen, die die gesamte Gruppe bewegen (z.B. Abschied – ein Gruppenmitglied ist gegangen oder Weihnachten – ein Fest im Jahresverlauf)?
- Sind einzelne Klienten psychisch besonders instabil?

Die Wahl der Sozialform

Die Wahl der Sozialform hängt von der *Zielsetzung* und dem *Gruppenprozess* ab. Wenn die Gruppenzusammensetzung heterogen ist oder sich die Gruppenmitglieder wenig kennen, ist es günstiger, die Klienten zunächst einmal für sich gestalten zu lassen und die entstandenen Einzelgestaltungen in der Gruppe zu besprechen.

Die Themenformulierung

Bei der Themenformulierung sind folgende Kriterien zu berücksichtigen:

- Formulierung in der Ich-Form: erleichtert den meisten Klienten, einen Bezug zu sich selbst herzustellen.
- Formulierung in einer bildhaften Sprache: unterstützt die Klienten dabei, eine symbolische Darstellungsform zu finden.
- Allgemeine Zielsetzung des Themas überdenken:
- Gibt es Stütze und Halt?
- Schafft es Perspektiven?
- Spricht es Konflikte an?
- Welches Ausmaß an Personennähe beinhaltet es?
- Richtet es den Blick eher auf die Vergangenheit, Gegenwart oder Zukunft?

Allgemein kann man sagen, dass bei psychisch akut dekompensierten Klienten eine stützende, Perspektiven schaffende und haltgebende Themenstellung günstig ist, die den Blick auf die Gegenwart richtet. Konfliktorientierte Themen können beispielsweise gewählt werden, wenn:

- Die Gruppe aus Klienten mit neurotischen, psychosomatischen oder Suchterkrankten besteht.
- Die akute Erkrankungsphase der Klienten abgeschlossen ist.
- Die Klienten sich untereinander kennen.

Beispiel: Haus in verschiedenen Variationen

- *Ein Haus, in dem ich leben kann:* Diese Themenformulierung enthält eine große Personennähe, schafft Perspektiven und orientiert sich an der Zukunft.
- *Mein Haus:* Das Thema enthält eine große Personennähe und ist gegenwartsbezogen.
- *Das Zuhause meiner Kindheit:* Die Themenformulierung enthält eine große Personennähe, richtet die Aufmerksamkeit auf die Vergangenheit und erinnert vermutlich an Konflikte.

Beispiel: Jahreszeiten in verschiedenen Variationen

- *Die Jahreszeit, in der ich mich am wohlsten fühle:* Die Themenformulierung enthält eine große Personennähe, ist tendenziell unterstützend und versucht, positive Gefühle anzusprechen.
- *Frühling:* Das Thema enthält eine geringe Personennähe, will positive Gefühle vermitteln, da Frühling mit Neubeginn in Verbindung gebracht wird und ist tendenziell unterstützend.
- *Ein Sommer mit meiner Familie:* Die Formulierung enthält eine große Personennähe, erinnert vermutlich an Konflikte und richtet den Blick auf die Vergangenheit.

Beispiel: Weitere Themenstellungen und Vorgehensweisen

- *Dialogische Malen oder Partnermalen:* Hierbei treten zwei Klienten über eine gemeinsame Gestaltung miteinander in Kontakt. Ziele sind z. B. die Förderung der Fähigkeiten zur Empathie, Kooperation und Frustrationstoleranz. Beide Gestaltenden müssen z. B. aufeinander achten, darauf eingehen, was der Partner gestaltet, aufeinander Rücksicht nehmen, eigene Ideen durchsetzen oder zurückstellen.
- *Meditatives Malen*: Beim Meditativen Malen stehen die Wahrnehmung und das sich Leiten lassen von inneren Strömungen und Impulsen im Vordergrund. Unterstützt werden kann das Meditative Malen durch eine meditative Musikuntermalung. Ziel des Meditativen Malens ist vor allem die innere Beruhigung und Zentrierung, die vor allem in der Psychosomatik und bei der Traumaverarbeitung eine Rolle spielen kann.

Bildbeispiele:

Die von einer Klientin angefertigten Bilder entstanden während zweier Klinikaufenthalte auf einer psychia-

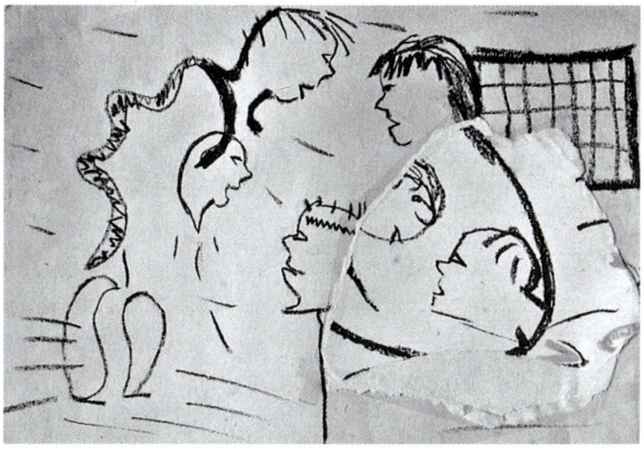

Abb. 6.13 Von Klientin gemaltes Bild 1.

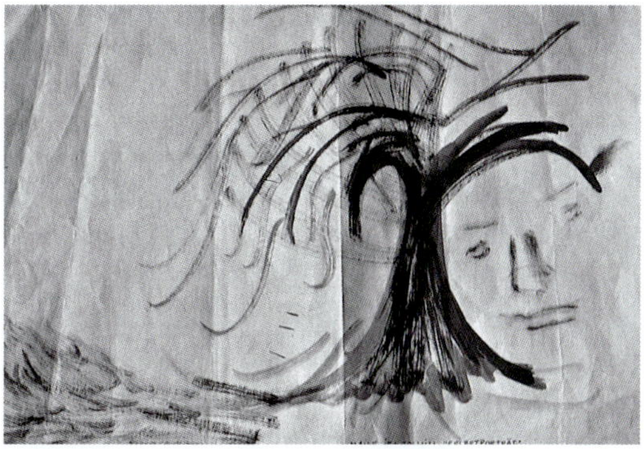

Abb. 6.14 Von Klientin gemaltes Bild 2.

trischen Akutstation in der Ergotherapie **(Abb. 6.13 und Abb. 6.14).**

Die Klientin, Frau F., dokumentiert über die Bilder ihren jeweiligen seelischen Zustand. Das erste Bild entstand in einer Zeit, in der sie unter ausgeprägten Gefühlen der Identitätsunsicherheit litt. Es fiel ihr schwer zu unterscheiden, ob sie spreche oder denke, sie vermutete, überall Gesichter zu sehen und litt darunter, andere Menschen kaum zu erkennen. Frau F. nutzte das ausdruckszentrierte Angebot, um:

- Ihren seelischen Zustand festzuhalten;
- Sich und anderen Menschen Empfindungen zu verdeutlichen, die sie nur schwer in Worte fassen konnte und damit eine Kommunikationsbasis zu schaffen;
- Sich zu entlasten und zu befreien;
- Eine bewusstere Umgangsform mit den sie überwältigenden Gefühlen zu finden.

Das erste Bild **(Abb. 6.13)** spiegelt ihren seelischen Zustand wider, da es in der Vielzahl der erkennbaren Gesichter und Köpfe auf die Wahrnehmungsschwierigkeiten von Frau F. hinweist. Ein collageartig eingefügtes Bildelement schafft Bezüge zu ihrem Gefühl, zerrissen zu sein und sich nur schwer von äußeren Einflüssen abgrenzen zu können.

Das zweite Bild **(Abb. 6.14)** wurde in einer deutlich gewachsenen Lebensphase der Klientin einige Jahre später gemalt. Frau F. nutzte hier das ausdruckszentrierte Angebot der Ergotherapie zu einer bewussteren Selbsterforschung und Selbstfindung. Das Bild zeigt ein Selbstportrait, bei dem es sich um einen Kopf handelt, der sich an einen Baum schmiegt. Die Klientin selbst äußerte sich zu diesem Selbstportrait, dass sie sich auf der Grundlage einer gefestigteren seelischen Situation mit verschiedenen Fragen beschäftigte: Wohin gehöre ich bzw. wo ist der Platz, an dem ich Sicherheit und Geborgenheit finde? Wer bin ich? Wie kann ich mich besser abgrenzen, um das Innen und Außen zu erkennen?

Metaphorische Bildbetrachtung und Deutung

Wenn Klienten in der Ergotherapie malen, stellt sich die Frage nach einem angemessenen Umgang mit den Bildinhalten. Für die Ergotherapeutin ohne zusätzliche psychotherapeutische Qualifikation bietet sich die Möglichkeit, gemeinsam mit dem Klienten, nach den *metaphorischen Bedeutungen* der Bildelemente zu suchen, d.h. nach deren übertragenen Bedeutungen (Schuster 1986).

Im Unterschied zu anderen Deutungsverfahren (z.B. tiefenpsychologische Symbolik nach Jung) (Jacobi, Biniek 1992) gibt es bei der metaphorischen Deutung keine umschriebenen Bedeutungen. Im gemeinsamen Gespräch zwischen Klient und Therapeutin werden unter Zuhilfenahme der Assoziationen des Klienten die Bildinhalte beschrieben und interpretiert, wobei die Einfälle und Eindrücke der Therapeutin und der Klientengruppe mit einbezogen werden können.

Um Missverständnisse zu vermeiden, müssen bei der metaphorischen Bildbetrachtung und -deutung neben den persönlichen Bedeutungen auch kulturelle Symbole berücksichtigt werden. So unterscheidet sich z.B. die Trauerfarbe im westlichen Kulturkreis (schwarz) von der anderer Kulturen (bei hinduistischen Völkern ist die Trauerfarbe weiß).

Ziel der metaphorischen Bildbetrachtung ist es, den Klienten anzuregen, über sich selbst nachzudenken und anhand des Bildes Erkenntnisse über seine Probleme zu gewinnen. Der Therapeut kann den Klienten darin unterstützen, indem er im Gespräch die Aufmerksamkeit auf bestimmte Bildmerkmale lenkt:

- Farbliche Gestaltung (düster, grell, kontrastreich oder -arm, etc.);
- Entfernungen und Größenverhältnisse der Bildelemente;
- Platzierung der Bildelemente auf dem Blatt;
- Strichführung (kräftig, leicht, zerrissen);
- Konventionelle Zeichen und ihre Botschaft. Konventionelle Zeichen sind Symbole, die nach allgemeiner Übereinkunft in einer Gesellschaft mit bestimmten Bedeutungsinhalten in Verbindungen gebracht werden, wie z. B. das Herz mit der Liebe, das Kreuz mit dem Tod;
- Expressive oder akkurate Ausführung der Gestaltung;
- Auslassungen oder Übermalungen, z. B. von Körperteilen.

> **!** Achtung: Dem Klienten keine Deutung aufzwingen.
> Bei der Nachbesprechung sind die Grenzen des Klienten zu respektieren (kein „Bohren“ seitens des Ergotherapeuten oder Mitpatienten). Jede Deutung des Therapeuten kann auch persönliche Anteile enthalten. Dies sollte nicht außer Acht gelassen werden. Warnung vor langatmigen psychologischen und intellektuellen Erklärungen!

Soziozentrierte interaktionelle Methoden

Ebenso wie die kompetenzzentrierte alltagsrelevante Methode wird auch die soziozentrierte interaktionelle Methode im klinischen Sprachgebrauch als Teil der Soziotherapie verstanden, auch wenn sie zu den klassischen ergotherapeutischen Methoden in der Psychiatrie zählt.

> Bei der soziozentrierten interaktionellen Methode steht die Auseinandersetzung der Gruppenmitglieder miteinander im Vordergrund des ergotherapeutischen Interesses.
> Um diese zu fördern, werden innerhalb einer Klientengruppe verschiedene Tätigkeiten (z. B. handwerkliche, lebenspraktische, kreative, freizeitbezogene Aktivitäten) durchgeführt.
> Es wird das Ziel verfolgt, dem einzelnen Patienten zu ermöglichen, sich selbst innerhalb einer Gruppe zu erleben, das eigene Gruppenverhalten zu reflektieren, gegebenenfalls neue Verhaltensweisen zu trainieren und seine Kommunikations- und Kontaktfähigkeiten zu stärken.

Aufgabe der Ergotherapeutin ist es vor allem, die Rahmenbedingungen zur Durchführung der Gruppenaktivität zu gewährleisten, den Gruppenprozess zu begleiten und die Gruppenmitglieder bei der Aufarbeitung ihrer Erfahrungen zu unterstützen.

Ziele und Sozialformen

Mögliche Richt- und Grobziele

- Steigerung der Kommunikationsfähigkeiten;
- Förderung der Kooperationsfähigkeiten;
- Verbesserung des Durchsetzungsvermögens;
- Unterstützung der Selbst- und Fremdwahrnehmung;
- Verbesserung der Kritikfähigkeit;
- Förderung der Fähigkeiten zur sozialen Integration;
- Auseinandersetzung mit Rollenerwartungen und den daraus resultierenden Konflikten;
- Entwicklung und Erfahrung eines Gruppengefühls.

Mögliche Sozialformen

- Partnerarbeit;
- Gruppenarbeit;
- Gemeinschaftsarbeit;
- Projektgruppe.
-

Gruppenprozesse in der Ergotherapie

Das menschliche Leben spielt sich in vielfältigen Beziehungsstrukturen und in Gruppen ab. Von daher entspricht es einem stärkeren Bezug zur Wirklichkeit und bietet vielfältige Erfahrungsmöglichkeiten, wenn Therapie innerhalb einer Gruppe stattfindet.

Um Ergotherapie in Gruppen durchzuführen, benötigt man Grundkenntnisse über die Gruppenentwicklung und Gruppenprozesse, die hier in Anlehnung an Scheiber (1995) zusammenfassend dargestellt werden.

Entwicklungsphasen von Gruppen

Scheiber (1995) beschreibt verschiedene Gruppenphasen, die häufig durchlaufen werden, wenn eine Gruppe ein gemeinsames Ziel verfolgt:

Informelle Kontaktaufnahme oder Fühlungnahme

- Unverbindlicher und loser Kontakt zwischen den Gruppenteilnehmern;
- Noch kein Gemeinschaftsgefühl, Ich-Denken überwiegt.
- Durch gemeinsame Aktivitäten oder Zielsetzungen kann der Gruppenleiter einen stärke-

ren Kontakt zwischen den Gruppenmitgliedern unterstützen.

Kennenlernphase

Die Teilnehmer beginnen sich auszutauschen und lernen sich besser kennen.
Der Gruppenleiter kann diese Phase durch entsprechende Aufgabenstellungen (z. B. Kennenlernspiele) unterstützen.

Versuch einer Arbeitsphase – Rollenwechsel

- Ideen und Vorschläge werden gesammelt und umzusetzen versucht;
- Gruppenmitglieder übernehmen für eine kurze Zeit Aufgaben oder Rollen.

Durch angemessene Zurückhaltung ermöglicht der Gruppenleiter den Gruppenmitgliedern Raum zur Entfaltung von Gruppenaktivität.

Konfliktphase/Machtkampf – Rollendifferenzierung und Rollenfixierung

- Diskussion der unterschiedlichen Ideen und Meinungen in der Gruppe;
- Aufgaben und Rollen werden deutlicher;
- Konflikte zwischen Gruppenmitgliedern können entstehen, z. B. bezüglich der Aufgaben- oder Rollenverteilung;
- Gruppe kann auch Widerstand gegen den Gruppenleiter oder die Gruppenaufgabe entwickeln.

Der Gruppenleiter hat hier die Aufgabe, die Gruppe dabei zu unterstützen, Arbeitsfähigkeit zu entfalten. Dies kann geschehen, indem die Therapieeinheit inhaltlich strukturiert wird (z. B. durch eine Vorbesprechung, Arbeitsphase, Nachbesprechung) oder indem der Gruppenprozess und -austausch gefördert wird (z. B. übernimmt die Ergotherapeutin die Gesprächsleitung und sorgt so dafür, dass emotionale Diskussionen nicht eskalieren).

Korrekturphase – Rollenübernahme und Rollenzuschreibung

- Die Gruppe fällt Entscheidungen.
- Die Gruppe entwickelt Arbeitsfähigkeit, da die nun folgende Aufgaben- und Rollenverteilung von allen akzeptiert werden kann und alle Teilnehmer ihre Fähigkeiten einbringen.

Der Gruppenleiter sorgt dafür, dass die Rahmenbedingungen für die Aufgabenstellung vorhanden sind (z. B. beschafft er Material, führt in die Technik ein und sorgt für den Arbeitsraum) und lässt die Gruppenmitglieder möglichst selbstständig arbeiten.

Endphase

- Die gemeinsame Aufgabenstellung bzw. das Ziel wird erreicht;
- Zufriedenheit mit dem Gruppenergebnis führt zu einem gestärkten Wir-Gefühl bei den Gruppenmitgliedern;
- Unzufriedenheit mit dem Gruppenergebnis erzeugt Frustration und die Suche nach den Ursachen bzw. dem „Schuldigen" bewirkt Druck.

Der Gruppenleiter hat die Aufgabe, den Austausch über das Gruppenergebnis und den vorangegangenen Gruppenprozess zu ermöglichen.

Die beschriebenen Gruppenphasen werden nicht zwangsläufig alle durchlaufen. Vor allem die Konflikt- und die Korrekturphase können sich mehrfach wiederholen. Dies kann geschehen, wenn sich z. B.:

- die Aufgabenstellung in viele Teilaufgaben untergliedern lässt, und die Gruppe immer wieder neu Entscheidungen fällen muss;
- es sich um keine geschlossene, sondern um eine Gruppe handelt, in die immer neue Mitglieder aufgenommen werden, während andere ausscheiden. In diesem Fall müssen sich die Teilnehmer immer wieder neu kennenlernen und die Aufgaben und Rollen neu verteilt werden;
- es unausgesprochene Konflikte zwischen den Gruppenteilnehmern gibt. Dies führt besonders häufig dazu, dass die Ergotherapeutin als Gruppenleiter angegriffen und für die vorhandene Unzufriedenheit verantwortlich gemacht wird.

Gruppendynamik nach Schindler

Kommt eine Gruppe zusammen, findet immer eine Rollenverteilung statt, die bewusst oder unbewusst vonstatten gehen kann. Am Arbeitsplatz ist der Gruppenleiter in der Regel festgelegt und allen bekannt. In anderen Gruppen (z. B. Peergroup) gibt es ebenfalls verschiedene Positionen, die häufig nicht abgesprochen werden, sondern sich ständig ändern und entwickeln können.

Schindler geht in seinem Modell zur Gruppendynamik davon aus, dass es in jeder Gruppe vier verschiedene Gruppenpositionen gibt, die sich bei einer Analyse der Gruppensituation erschließen lassen (Schindler 1957–1958):

1. Alpha-Position: der Gruppenführer, der die Verantwortung trägt und Aktivitäten anstößt.
2. Beta-Position: der Fachmann der Gruppe, der bei fachlichen Fragen herangezogen wird, jedoch emotional weniger beteiligt ist.
3. Gamma-Position: die Anhänger des Führers, die sich mit ihm identifizieren und Aufgaben entsprechend seinen Anregungen übernehmen.

4. Omega-Position: der Außenseiter, der eine Gegenposition zur Gruppe bezieht und zum Prügelknaben oder Sündenbock werden kann.

Gruppendynamik umfasst einen sich ständig verändernden Prozess, bei dem von allen Gruppenmitgliedern alle Rollen eingenommen werden können. Auch die Rolle der Ergotherapeutin ist nicht eindeutig festgeschrieben, befindet sie sich doch einerseits in der Rolle der Gruppenleitung, andererseits in der der Fachfrau. Beide Rollen können aber auch für eine umschriebene Phase gezielt an Klienten abgegeben werden, um ihnen ein Übungsfeld für die Position zu bieten (Scheiber 1995).

Für die Ergotherapeutin ist es wichtig, sich über die eigene Position in der Gruppe klar zu werden und die Situation der Klientengruppe immer wieder zu analysieren. Auf diese Weise können Gruppenprozesse gezielt unterstützt und Klienten vor Überforderungssituationen bewahrt werden, z. B. wenn sich ein Klient in der Außenseiterrolle befindet und dies viele negative Emotionen bei den anderen Gruppenmitgliedern erzeugt.

Je mehr Aktivität beim ergotherapeutischen Gruppenleiter liegt, umso weniger wird sich die Gruppendynamik entfalten. Je stärker sich die Ergotherapeutin aus Entscheidungen heraushält und je mehr sie der Gruppe Verantwortung für die Lösung der Aufgabe überlässt, desto deutlicher werden die verschiedenen Gruppenpositionen von den Klienten übernommen. In welchem Ausmaß die Ergotherapeutin Gruppendynamik fördert oder unterstützend eingreift, orientiert sich an folgenden Punkten:

- Zustand der Gruppenmitglieder;
- Angestrebte Zielsetzung;
- Gruppenphase (*Entwicklungsphasen von Gruppen*);
- Gruppenzusammensetzung (homogene oder heterogene Gruppe).

Anregungen zur Beobachtung der Gruppendynamik

Bei der soziozentrierten interaktionellen Methode ist die Beobachtung der Gruppenteilnehmer und ihrer Aktivitäten eine der Hauptaufgaben der Ergotherapeutin. Sorgfältige Beobachtungen sind die Grundlage für eine gezielte ergotherapeutische Gruppenleitung, die der Gruppe Entscheidungsspielräume öffnet und trotzdem im rechten Moment Unterstützung anbietet.

Folgende Fragestellungen können bei der Beobachtung der Gruppenaktivität als Anregungen dienen (Antons 1976; Kayser 1980):

- Welche Klienten geben zielorientierte Anregungen (z. B. Ideen äußern, Initiative ergreifen, Entscheidungsprozesse anregen)?
- Werden diese von den Mitpatienten aufgegriffen?
- Wer übernimmt strukturierende Aufgaben (z. B. ordnen, klären, vermitteln, Regeln setzen)?
- Wer zeigt gruppenfördernde Aktivitäten (z. B. loben, ermutigen, Gruppengefühle ausdrücken, Außenseiter integrieren)?
- Wer zeigt gruppenhemmende Aktivitäten (z. B. stören, herumalbern, sich zurückziehen, Streit suchen, niemanden ausreden lassen)?
- Wie sieht die verbale Verständigung aus (z. B. Wer drückt sich klar und verständlich aus, wer redet lange, unverständlich oder am Thema vorbei?)?
- Welche Signale senden Mimik, Gestik und Körperhaltung der Teilnehmer aus (nonverbale Verständigung) (z. B. Langeweile, Abwendung, Begeisterung, Unruhe, Spannung, Freude)?
- Bilden sich während der Arbeitsphase Untergruppen heraus (z. B. nach Sympathie, Fähigkeiten, Geschlecht, Alter)?
- Werden Teilnehmer ausgeschlossen oder schließen sich selber aus?

Grundsätzlich muss dabei berücksichtigt werden, ob es sich dabei um eine einmalige Beobachtung handelt oder sie sich in verschiedenen Gruppensituationen oder Therapieeinheiten wiederholt.

Therapeutische Mittel und Maßnahmen

Ebenso wie bei der kompetenzzentrierten alltagsrelevanten Methode können beim soziozentrierte interaktionellen Ansatz eine Vielzahl von Mitteln und Maßnahmen eingesetzt werden:

- Werkstoffe und Materialien, z. B. Ton, Metall, Holz, Stein, Farben;
- Handwerkliche Techniken, z. B. Sägen, Löten, Töpfern, Nähen;
- Gestalterische Techniken, z. B. Aquarellieren, Drucken;
- Tätigkeiten zur Alltagsbewältigung, z. B. Kochen, Einkaufen, Tisch decken, Putzen, Behördenbesuche;
- Tätigkeiten der Freizeitgestaltung, z. B. Spiele, Außenaktivitäten, Sport;
- Übungsangebote zum Training kognitiver Fähigkeiten, z. B. am PC oder im Spiel;
- Trainingsangebote als Vorbereitung auf die Arbeitstherapie oder -rehabilitation, z. B. Auf-

tragsarbeiten, hauswirtschaftliche Aufgaben, Dienstleistungen, Gartentätigkeiten.

Das therapeutische Angebot wird bei der soziozentrierten interaktionellen Methode jeweils so gestaltet, dass es Erlebnis- und Erfahrungsmöglichkeiten in einer Gruppe bietet, z.B.:

- Indem die Gruppe Entscheidungen fällen muss. Beispiel: Die Klientengruppe plant jede Woche die Außenaktivität. Unter mehreren Vorschlägen wird nach Diskussion eine Entscheidung durch die Gruppe gefällt.
- Die angebotenen Werkstücke und Tätigkeiten eine Beteiligung mehrerer Gruppenmitglieder zulassen, z.B. Das Kochen einer gemeinsamen Mahlzeit mit mehreren Gängen, Tischdecken, Abräumen, Abwaschen.
- Indem Zeiträume zur Verfügung gestellt werden, die für die Kommunikation zwischen den Gruppenmitgliedern vorgesehen sind (Vor- und Nachbesprechungen).

Beispiele für interaktionelle Gruppenangebote: Projektgruppe

Die Projektgruppe wird vor allem bei der Behandlung erwachsener psychisch kranker Menschen eingesetzt, z.B. in psychiatrischen Krankenhäusern, Tagesstätten und Wohnheimen. Sie kann inhaltlich aktuelle Themen aufgreifen oder konkrete Arbeitsaufträge anbieten z.B.:

- Gestalten Sie das Sommerfest der Tagesstätte!
- Erstellen Sie auf einer Holzplatte in der Größe 80 × 80 cm ein Relief aus verschiedenen Materialien zum Thema *Baum*!
- Fertigen Sie aus wertfreien Materialien innerhalb von fünf Ergotherapieeinheiten à 90 Minuten ein Wandbild mit eigener Themenstellung!

Die Gruppe arbeitet über eine längere Zeit (ca. 4 – 10 Wochen) an einem Projekt, wobei die Auseinandersetzung mit dem Gruppenprozess eine wesentliche Rolle spielt. Die in den letzten Jahrzehnten zunehmend kürzer werdenden Aufenthaltsdauern im psychiatrischen Krankenhaus erschweren es, Projektgruppen im klinischen Rahmen durchzuführen.

ADL-Gruppen/Haushalttraining

Gruppenaktivitäten, die das Training der verschiedenen Fähigkeiten zur Selbstversorgung zum Ziel haben, können in allen Behandlungsbereichen der Ergotherapie eingesetzt werden. Besonders häufig werden Koch- oder Backgruppen durchgeführt. Alle Schritte der Planung, Organisation und Zubereitung können von der Gruppe übernommen werden. Der gemeinsame Verzehr der zubereiteten Mahlzeit in der Gruppe oder sogar mit Gästen ist in der Regel der krönende Abschluss der Aktivität und vermittelt in der Regel ein direktes Erfolgserlebnis.

ADL-Gruppen können ganz unterschiedliche Ziele verfolgen. In der Gerontopsychiatrie stehen meist die Aktivierung und das gemeinsame Erleben im Vordergrund. In der Erwachsenenpsychiatrie hingegen bieten ADL-Gruppen ein geeignetes Übungsfeld um die Übernahme von Rollen zu erproben und die Fähigkeiten zur Selbstversorgung zu stärken. In der Kinder- und Jugendpsychiatrie können mithilfe von ADL-Gruppen Fähigkeiten geübt werden, die helfen, in einer Gruppe seinen Platz zu finden, z.B. der angemessene Umgang mit Autoritätspersonen und Leitung, die Kooperation in einem Team, die Auseinandersetzung mit Regeln und Erwartungen.

Einige zielgruppenspezifische Aspekte

In der *Gerontopsychiatrie* werden viele ergotherapeutische Angebote in der Gruppe durchgeführt. In Spiele-, Biografie-, Sing- oder Bewegungsgruppen steht das gemeinsame Tun und Erleben im Vordergrund. In der Regel werden leistungsorientierte Fragestellungen und Aufgaben vermieden. Eher wird das Angebot so gestaltet, dass jeder einen Beitrag leisten kann und so ein Gesamterlebnis für die Gruppe entsteht.

In der *Kinder- und Jugendpsychiatrie* werden ebenfalls viele Aktivitäten in Gruppen durchgeführt. Das Leben von Kindern und Jugendlichen spielt sich üblicherweise in Kindergarten, Schule und Freizeit in Gruppen ab, sodass der Umgang mit Gleichaltrigen immer gleichermaßen Herausforderung wie Förderung darstellt. In der Gruppe können Kinder und Jugendliche üben, mit Regeln und Anweisungen umzugehen, sich anzupassen, aber auch sich durchzusetzen, sich zu vergleichen sowie Impulse oder „Modeerscheinungen" und Trends der Gleichaltrigengruppe aufzunehmen oder zurückzuweisen.

Als Beispiel seien hier Psychomotorikgruppen genannt. Hier werden in einer spielerischen Form psychomotorische Erfahrungen vermittelt, die vorhandene Unsicherheiten und Defizite ausgleichen. Das unsichere Kind kann so über die Freude und Ausgelassenheit der anderen Gruppenmitglieder dazu angeregt werden, seine Ängste beim Mittun zu überwinden. Das übermütige und wenig vorsichtige Kind erfährt, dass andere Kinder Gefahren anders einschätzen. Das gemeinsame Bewältigen von Aufgaben (z.B. ein Hindernis zu überwinden, einen Turm aus Matten zu bauen) stärkt das Wir-Gefühl und die Fähigkeiten sich in einen Gruppenzusammenhang zu integrieren.

Wahrnehmungsbezogene und handlungsorientierte Methoden

C. Scheepers

Einleitung

Im psychosozialen ergotherapeutischen Kontext nimmt die Förderung der Selbst- und Fremdwahrnehmung, des Selbstvertrauens und des Selbstverständnisses über den Weg der körper- und wahrnehmungsbezogenen Methoden einen zunehmend größeren Raum ein.

Unter dem Einfluss von Erkrankungen, Behinderungen, Drogen, Alterungsprozessen oder Umweltfaktoren wird das subjektive Erleben der eigenen Körperlichkeit vielfältig verändert. Vielfach hat auch einfach eine Entfremdung zum eigenen Körper stattgefunden und körperorientierte Verfahren sollen den Bezug zur eigenen Körperlichkeit wieder herstellen. Im Wesentlichen wird von allen körper- und wahrnehmungsbezogenen Verfahren erwartet, dass sie positiv beeinflussen:

- das Körperbild als seelische Repräsentation des eigenen Körpers,
- die Körpergrenzen, das Körperschema, die Ich-Konsistenz,
- die Spuren von frühen Beziehungserfahrungen im Körpererleben, die sich zu Interaktionsformen ausgebildet haben.

Das bedeutet z.B., dass Klienten mit Fragmentierungen, Grenzauflösungen, Nähe-Distanz-Problemen als Störung des eigenen (körperlichen) Selbsterlebens neue korrigierende Erfahrungsangebote auf der Körperebene erhalten. Dabei wird der Aufmerksamkeitsfokus verstärkt auf das körperliche oder leibliche Empfinden, die Wahrnehmung eigener Ideen, Handlungs- oder Bewegungsimpulse, die eigene Kraft und Sensibilität gelegt. Die therapeutische Aufmerksamkeit muss sich sehr auf das individuelle Tun, sich Bewegen oder Umsetzen von Impulsen einschwingen. Nichts, was der Klient tut, erlebt, ist falsch.

Es geht um die herstellende Verbindung von Körpererleben und präverbalen, unbewussten Erfahrungsbereichen sowie um Entwicklungsschritte mit dem Ziel, eine Repräsentanz des eigenen *Selbst* zu entwickeln. Dabei finden sich oft Analogien zwischen der Lebensgeschichte und der *Körpergeschichte*. Wahrnehmungsbezogene Methoden können dazu beitragen, eine neue Balance hinsichtlich eines neuen Selbstverständnisses und Umgangs mit der eigenen Körperlichkeit zu finden. Diesen Weg aufmerksam mit dem Klienten zu beschreiten, erfordert ein Höchstmaß an Klientenzentriertheit. Dass dies auch einer ausreichenden Erfahrung und Weiterbildung in den entwicklungspsychologischen Hintergründen bedarf, muss selbstverständlich sein.

Die Grenzen vom wahrnehmungsbezogenen zum körperpsychotherapeutischen Arbeitsfeld wie auch zu neurophysiologischen Verfahren sind dabei fließend. Nachfolgend werden exemplarisch für den psychosozialen Bereich der Ergotherapie die Methoden der Konzentrativen Bewegungstherapie, die Sensorische Integrationstherapie, die Basale Stimulation und das Spiel sowie seine therapeutischen Ansätze in der Kinder- und Jugendpsychiatrie dargestellt.

Konzentrative Bewegungstherapie (KBT)

W. Betker

Die Konzentrative Bewegungstherapie ist eine körperorientierte Einzel- oder Gruppentherapie auf der Grundlage entwicklungspsychologischer und tiefenpsychologischer Denkmodelle.

Vor dem Hintergrund der individuellen Lebens- und Lerngeschichte wird die Aufmerksamkeit auf *das Erleben des eigenen Körpers* im Hier und Jetzt gerichtet (Piaget: sensomotorische – begriffliche Intelligenz). So werden in der Arbeit am Körperbild *basale Ich-Erfahrungen* aktualisiert, z.B. das eigene Gewicht auf der Unterlage spüren, die muskuläre Spannung und Entspannung, Sinnesempfindungen der Haut wahrnehmen. Die basalen Ich-Erfahrungen sind mit *bedeutsamen Beziehungserfahrungen* – Getragen-, Gehalten-, Berührt- und Gesehen-werden – verknüpft. Über die reaktivierten „frühen" Erfahrungen werden zugleich intensive Affekte ausgelöst.

Das innere *Ausgerichtetsein des Selbsts auf die Objektwelt* ist eine weitere Dimension des Körpererlebens, z.B. den eigenen Standort zu finden, die eigenen Grenzen abzustecken, Kontakte herzustellen, Verbindungen einzugehen und Abschied zu nehmen. Hier geht es darum, dass Patienten die im Unbewussten liegenden Bewegungsansätze, Handlungsimpulse und blockierten Bewegungsmuster im Raum und gegenüber Objekten (Materialien und Personen) wahrnehmen und die auftauchenden Gefühle sowie Assoziationen und Erinnerungen ins Bewusstsein lassen. Dies kann zu Schlüsselerlebnissen mit leiblicher Erfahrung der Begleitaffekte führen, bei denen die beteiligten Konfliktpersonen der Ursprungsszenen vor dem inneren Auge auftauchen und eine Bearbeitung der Konflikte ermöglichen. Dies geschieht durch das Beschreiben von Empfinden und Gefühlen, ergänzt durch die Beobachtungen der sich einfühlenden und mitfühlenden Therapeutin. Die schützende, unterstützende und begleitende Anwesenheit durch die leibhaftige Präsenz der Therapeutin ist eine korrigierende emotionale Erfahrung. Es können neue Lösungsstrategien erarbeitet werden, womit z. B. die psychosomatische Konfliktschleife hinfällig wird, d. h. gehemmte Bewegungs- und Handlungsmuster und ihre verdrängten Begleitaffekte finden in körperlichen Symptomen ihren Ausdruck (Heinl 2005). Wie Heinl weiter ausführt, kommt es vor dem Hintergrund der neuronalen Plastizität durch die therapeutische Intervention zu einer Umstrukturierung der neuronalen Netzwerke.

Basale Erfahrungen des Körper-Ichs werden beim Patienten wieder aufgeweckt, mit dem Ziel, *das wollende Ich wieder zu finden*, das seine Bedürfnisse und Wünsche wieder entdeckt und sie im Umgang mit anderen Menschen realisiert oder zurücknimmt. Damit können Affekte der Angst, des Schuldgefühls und der Scham verknüpft sein.

Die differenzierte Wahrnehmung ermöglicht ein Vergleichen der eigenen Einstellungen und des eigenen Verhaltens zu verschiedenen Zeiten, in unterschiedlichen Situationen sowie im Umgang mit verschiedenen Gegenständen und Partnern. Das Erproben neuer Wege kann fixierte Haltungen und Fehlerwartungen abbauen.

Geschichte der Konzentrativen Bewegungstherapie

Die Wurzeln der KBT liegen in der ganzheitlichen Bewegungsarbeit, die Elsa Gindler in den zwanziger Jahren in Berlin entwickelt hat. Im deutschen Psychotherapiebereich wurde sie von dem Analytiker und Psychotherapeuten Prof. Dr. Helmuth Stolze etabliert. Er lernte das Verfahren Anfang der fünfziger Jahre bei Gindlers nach England emigrierter Schülerin kennen, der Beschäftigungstherapeutin Gertrud Heller, die es dort in der Psychiatrie therapeutisch anwandte. Bei den Lindauer Psychotherapiewochen fanden gemeinsame Kurse statt, später auch unter Mitwirkung von Miriam Goldberg, einer in Israel lebenden Schülerin von Vera Jaffé und Lotte Kristeller. Die Bezeichnung *Konzentrative Bewegungstherapie* erhielt die Methode von Stolze. Eine Kursteilnehmerin, Frau Dr. Ursula Kost, gründete 1975 den Verein *Deutscher Arbeitskreis für Konzentrative Bewegungstherapie e.V.* und schaffte damit die strukturellen Weiterbildungsvoraussetzungen einer systematisch erlernten, bewussten und geplanten Behandlungsmethode für psychisch, psychosozial oder psychosomatisch bedingte Verhaltensstörungen und Leidenszustände.

Voraussetzungen für die Anwendung der Konzentrativen Bewegungstherapie

Für die Anwendung der KBT ist eine Weiterbildung, die vom Deutschen Arbeitskreis für Konzentrative Bewegungstherapie (DAKBT) e.V. angeboten wird, unabdingbar (Kap. 6.7, *Fort- und Weiterbildung*).

Diese Weiterbildung basiert auf eigener Selbsterfahrung in KBT und tiefenpsychologischer Selbsterfahrung, speziellen theoretischen Grundlagen, eigener Arbeit unter Supervision und schließt mit einem Zertifikat des DAKBT e.V. ab, das von Lehrbeauftragten abgenommen wird.

Behandlungsziele der KBT als Behandlungsverfahren in der Ergotherapie

> **!** Ziel der KBT ist es, die Selbstständigkeit der Patienten auf psychischer Ebene zu erhalten, wiederzugewinnen und/oder zu entwickeln. Dies bedeutet vor allem, die eigenen Impulse, den eigenen Lebensantrieb, Bedürfnisse und Wünsche wahrnehmen zu können, um das eigene Handeln lebendig oder beseelt zu erfahren und einen befriedigenden Kompromiss zwischen der Innenwelt und den Anforderungen der Außenwelt zu erzielen. Spezifische Arbeitssituation der KBT können traumatische Erlebnisse reaktivieren, die neuronalen Gedächtnisspuren der bewussten Überarbeitung zugänglich machen und im Weiteren zur emotionalen Umstrukturierung im Gehirn führen.

In der Ergotherapie werden Patienten mit somatoformen Störungen, psychosomatischen Erkrankungen auf niedrigem oder mittlerem Strukturniveau, schweren neurotischen Störungen sowie Psychosen, endogenen Depressionen und Suchterkrankungen behandelt. Ihre persönlichen Ziele sind oft:

- Eine höhere Belastbarkeit zu erreichen;
- Zu einem verbesserten Selbst- und Selbstwertgefühl zu gelangen;
- Lösung von Konflikten am Arbeitsplatz (Mobbing) oder in Partnerschaft und Familie;
- Erlangung bzw. Vermehrung der Erlebnisfähigkeit;
- Verbesserung der Kommunikationsfähigkeit;
- Entwicklung der Fähigkeit, Beziehungen einzugehen und/oder zu erhalten;
- Einsicht in die Entwicklung der Symptome, den zugrunde liegenden Konflikt und die
- Verminderung oder Auflösung der Symptome.

Diesen Behandlungszielen liegen meist unbewusste individuelle Konfliktlösungen, Abwehrstrategien oder bestimmte Handlungsmuster zugrunde. Die ersten, durch Wiederholung und automatische vorbewusste Nachahmung gelernten Verhaltens- und Ausdrucksmuster können durch Erfahrungsangebote in der KBT sichtbar, aktuell spürbar und fühlbar werden. Die KBT versucht, automatisierte Bewegungen und Handlungen in den Phasen ihrer Entstehung und Entwicklung zurückzuverfolgen und die daran geknüpften Emotionen (Stimmungen, Gefühle, Affekte) bewusst zu machen. Unmittelbar können Erkenntnisse darüber gewonnen werden, wie sich persönliche Handlungsschemata entwickelten. Daran können sich Fragen über die Zweckmäßigkeit dieser Muster in der gegenwärtigen Lebenssituation anschließen und möglicherweise einen Veränderungsprozess in Gang setzen, bei dem es auch zu einer Umstrukturierung des Gehirns kommen kann.

In der Konzentrativen Bewegungstherapie geben wir Angebote oder Anregungen zum experimentellen Umgang mit dem eigenen Körper und der Umwelt (Gegenstände und Personen), um sich selbst körperlich wahrzunehmen und auftauchende Gefühle sowie Assoziationen und Erinnerungen ins Bewusstsein zu lassen. Dies sind keine Übungen, die in einer bestimmten Weise zu verlaufen haben, auch wenn man einen umrissenen Ausgangspunkt wählt. Gerade die abweichende Art der Ausführungen enthält die wichtigsten Informationen über die subjektive Beziehungswelt des Patienten. Deren Verdeutlichung und nicht eine bestimmte Körpererfahrung ist das umschriebene Ziel des Handlungsdialoges im therapeutischen Prozess.

Wirkprinzipien der Konzentrativen Bewegungstherapie (Pokorny et al. 1996)

1. Der *konzentrative Zustand* bewirkt die Sensibilisierung aller Sinne für die Selbst- und Objektwahrnehmung. Damit wird therapeutische Klärungsarbeit bezüglich Motivation, Verhaltens- und Erlebnisweisen möglich.
2. *Vertiefte Selbst- und Objektwahrnehmung* bewirkt die Stärkung des Ichs und aktiviert Selbstheilungspotenziale. Impulse zur aktiven Problembewältigung werden unterstützend begleitet und Lösungsschritte gezielt vorbereitet.
3. *Korrigierende körperliche und emotionale Erfahrungen im Bereich von Basisdefiziten* bewirken Nachreifungsprozesse (Autonomiegewinn).
4. *Vertiefte Selbstwahrnehmung (und Objektwahrnehmung*) bewirkt: Muskeltonusregulierung und Umstimmung des vegetativen Nervensystems (fördert affektiv-vegetativ-motorische Lernvorgänge); Wiederentdeckung körperlicher Funktionslust und Verbesserung der Konfliktfähigkeit; Bewusstwerdung von Emotionen und Affekten führt zu kathartischen Prozessen.
5. Der Umgang mit den gesunden Persönlichkeitsanteilen, d. h. den Möglichkeiten des Patienten bewirkt die Aktivierung von Ressourcen.
6. Probehandeln, die Modellfunktion der Therapeuten und/oder der Gruppenmitglieder und die Arbeit an der Symbolisierung bewirken Lernprozesse und setzen kreatives Potenzial frei.
7. *Vertiefte Selbst- und Fremdwahrnehmung* und *Handeln als eine dem Erinnern dienende Assoziation* bewirken das Bewusstwerden unbewussten Materials im Sinne einer Problemaktualisierung.
8. Die *bejahende Beziehung* unter den Bedingungen zwischenmenschlicher Achtung, Wertschätzung und Empathie, die je nach Situation stützend, fördernd oder konfrontierend ist. Im methodenspezifischen Ablauf von Wahrnehmung, Erspüren, Benennen, verbalem Austausch und erneut Hinspüren ist die Beziehung gekennzeichnet durch *Bereitschaft zu „geteiltem Gewahrsein"* im Sinne Sanders (1983) und zu *Affektabstimmung* im Sinne Sterns (1985).
9. Arbeit an der *Symbolisierung* und *Versprachlichung* fördert den Trennungs und Individuationsprozess.
10. Im Umgang mit methodenspezifisch formulierten Angeboten ist die Beziehung gekennzeichnet durch die *Förderung der Entscheidungsfreiheit* des Patienten, dieses Angebot anzunehmen, abzulehnen oder zu verändern (Förderung der Autonomie).
11. Die Durcharbeitung des psychophysischen Materials im Gespräch und in neuen Handlungsabläufen in der therapeutischen Situation bewirkt Einsicht und Persönlichkeitsreifung.
12. *Veränderung der Wahrnehmung* bewirkt Veränderung der Abwehr und führt zu neuen Selbst- und Fremdkonzepten.

Therapeutische Ebenen und Medien in der KBT

Die therapeutische Beziehung

Die therapeutische Beziehung mit einer eindeutigen Haltung von Nähe und Distanz ist der tragende Boden, auf dem sich Vertrauen und Entwicklung entfalten können. Winnicott sieht in der Beziehung zwischen dem kindlichen Spiel und der Konzentration bei Erwachsenen nicht nur eine defensive Regression, sondern eine wichtige Wiederholungsphase einer schöpferischen Beziehung zur Welt. Das Spielen kleiner Kinder ist durch eine bestimmte Art von Vertieftsein gekennzeichnet. Der Inhalt spielt keine Rolle, wichtig ist der Zustand gleichzeitiger Nähe und Zurückgezogenheit, der der Konzentration bei älteren Kindern oder Erwachsenen ähnelt (Winnicott 1985).

Daraus folgert er, dass die psychotherapeutische Arbeit dort geschieht, wo sich die zwei Bereiche des Spielens überschneiden, nämlich der des Patienten und der des Therapeuten, die in dieser Situation wie zwei Menschen sind, die miteinander spielen. Die Arbeit des Therapeuten sei darauf ausgerichtet, den Patienten aus einem Zustand, in dem er nicht spielen kann, in einen Zustand zu bringen, in dem er spielend im Stande ist, sich auf eigene oder Fremdimpulse einzulassen und neue Handlungsmuster auszuprobieren. Bauer (2005) sieht im Spiel die Möglichkeit, emotionale Resonanzen kennen zu lernen und auszuprobieren. Im Spiel werden zwischenmenschliche Handlungsstile eingeübt und entwickelt. Das Handlungs- und Interaktionsinventar, das wir als soziale Gemeinschaft leben und im neurobiologischen Format des Spiegelsystems aufbewahren, muss zeitlebens – erst im Spiel, später im kulturellen Austausch – immer wieder neu ausgehandelt werden.

Raum und Zeit

Dabei handelt es sich um Strukturelemente und Ebenen, die von der Therapeutin zur Verfügung gestellt werden. Auf dieser Ebene und im Zusammenhang mit der authentischen Präsenz der Therapeutin können grundlegende Erfahrungen des Seins (Identität) ermöglicht werden. Diese frühe Identität sieht Winnicott als ein Erzeugnis der schöpferischen Macht, die durch die besondere Fähigkeit der Mutter möglich wird, sich den Bedürfnissen ihres Kindes anzupassen und dem Kind damit die Illusion zu gewähren, dass das, was es erschafft, wirklich besteht.

Die nachfolgenden Arbeitsschwerpunkte zu den Themen Raum und Zeit (Budjuhn 1992, S. 129) zeigen, wie sehr Raum und Zeit in unsere Körpersprache eingeflossen sind und Körperbild und -strukturen nicht ohne Mehrdimensionalität des Raumes vorstellbar werden:

- Definition der Zeit durch Bewegung im Raum;
- Individuelle Zeit und das eigene Zeitmaß;
- Körperinnenraum – Mund-, Brust-, Bauch-, Hand- und Gelenkräume;
- Innen- und Außenraum in Ausdehnung und Abgrenzung;
- Spielraum als Voraussetzung für Lernen und Kreativität;
- Frei- und Zwischenraum als neue und neugierige Möglichkeit;
- Vorstellungsraum für Entwicklung und Fantasie;
- Dreidimensionalität des Raumes – oben, unten, rechts, links, vorne und hinten – als Voraussetzung für Plastizität und Tiefendimension, physisch und psychisch;
- Grenzen des Raumes, bewegliche und unbewegliche, die Abgrenzung als Ich-Stärkung;
- Bewegung im Raum – Raum nehmen, erobern und verteidigen, Einengung im Raum;
- Gleichgewicht gegen die Schwerkraft der Erde, zwischen den Individuen und der Umwelt;
- Gleichgewicht im Körper und in der Bewegung als Voraussetzung geistiger Prozesse;
- Symbolcharakter des Raumes und der Zeit.

Gegenstände

Die unbelebten Objekte werden in vielfältiger Weise eingesetzt und können folgende Ebenen aktivieren (Pokorny et al. 1996).

- Sinneswahrnehmung und Realerfahrung am Gegenstand;
- Wahrnehmung des Körpers mithilfe von Gegenständen;
- Der Gegenstand als intermediäres Objekt in einer Beziehung;
- Der Gegenstand als Symbol:
  - Bewusstwerdung von Emotionen mit Gegenständen als Gegenüber (unbelebtes Objekt);
- Der Gegenstand als Übungsobjekt
- zur szenischen Gestaltung.

Die therapeutische Berührung

Die Berührung der Therapeutin soll Halt und Geborgenheit, Kraft oder Widerstand vermitteln, womit den vielfältigsten Formen von Kontakt und dem lebenslang anhaltenden, natürlichen Bedürfnis des Menschen nach Berührung begegnet wird. Halt gibt Sicherheit, weshalb das Anfassen weder ängstlich oder unsicher noch zupackend, fordernd oder bestimmend sein darf. Die Therapeutin muss oft intuitiv die für den Patienten momentan richtige Berührung finden, wenn sich dieser noch nicht äußern kann (Krietsch u. Heuer 1997).

Die Berührungen gewähren Nähe und führen zur Erfahrung der Grenzen des eigenen Ich. Sie ermöglichen die frühen Grunderfahrungen mit der Außenwelt, die Unterscheidungen, z.B. im Wechsel der Bewegung, Temperatur, Berührungsqualitäten und setzen die fortschreitende Differenzierung zwischen der Innen- und Außenwelt in Gang.

In den ersten beunruhigenden Begegnungen des Kindes mit der Wirklichkeit bilden sich Allgemeinbegriffe, und es entwickelt sich unser grundlegendes symbolisches Potenzial. Das Ich und Nicht-Ich können unterschieden werden (Objekt-konstanz).

Das therapeutische Gespräch
Dieses soll die Erfahrungsangebote und die dabei entstandenen emotionalen Prozesse der Patienten mit Einfühlungsvermögen, Taktgefühl und eigener emotionaler Tragfähigkeit transparent werden lassen. Bauer (2005) stellt heraus, dass Menschen in einem gemeinsamen zwischenmenschlichen Bedeutungsraum leben, der es ermöglicht, die Gefühle, Handlungen und Absichten anderer intuitiv zu verstehen. Das System der Spiegelneurone ermöglicht in der psychotherapeutischen Arbeit intuitives Verstehen der Stimmungen und Gedanken, über die der Patient selbst berichtet, und ergänzendes Verstehen derjenigen Sequenzen des Handelns und Empfindens, die der Patient nicht denken und nicht aussprechen kann.

Spiel als therapeutisches Mittel in der Kinder- und Jugendpsychiatrie

A. Kayser

Definition des Spiels

Wenn man Spiel als therapeutisches Mittel einsetzen will, stellt sich zuerst die Frage, wann bei einem Verhalten überhaupt von Spiel gesprochen werden kann.

> Beim Spiel handelt es sich um eine „Form der Interaktion einer Person mit einer Situation", wobei äußeres Spielverhalten und der innere Zustand/Prozess des Spielenden korrespondieren müssen (Kayser und Kayser, 2001, S. 12).

Spiel ist entscheidend dadurch charakterisiert, dass es nach Oerter (1999) eine Handlung im handlungstheoretischen Sinne darstellt, was Intentionalität und Zielgerichtetheit des Handelns einschließt (ebd., S. 3). Hierbei ist aber klarzustellen, dass diese Kriterien sich beim Spiel auf Aspekte des Spielens selbst beziehen und nicht etwa auf Zwecke außerhalb des Spiels. Denn was Spiel von anderen Handlungen unterscheidet, ist gerade seine *Zweckfreiheit*. Sie macht Spiel wesentlich aus. Dies bedeutet auch, dass Folgen, die außerhalb der Spielhandlung liegen, ausgeschlossen sind (Oerter 1999).

Spiel wird um seiner selbst willen ausgeführt, weshalb vielfach (z.B. Bundy 1998, Oerter 1999) von „intrinsischer Motivation" gesprochen wird. Ganz bedeutsam ist auch der Aspekt der *Selbstregulation* im Spiel (Kayser und Kayser 2001), was aber Spielvorschläge von außen nicht ausschließt, solange kein Zwang dahinter steht. Wesentlich für Spiel ist außerdem, dass sich die Spielhandlung in einem *Spannungsverhältnis zwischen Vertrautem/Sicherheit* gebenden auf der einen *und Neuem/Herausforderndem* auf der anderen Seite befindet (ebd.). Die Spielhandlung selbst besteht aus aufeinander folgenden Aktionen mit *häufig symbolischer Bedeutung*, in der sich das Kind eine eigene Realität schafft (Oerter 1999) und die vielfach vom Kind ritualisiert und wiederholt wird.

Bedeutung des Spiels

Nach dem AOTA-Framework ist das Kernziel der ergotherapeutischen Behandlung die „Partizipation (des Klienten) durch Betätigung im bedeutungsvollen Kontext" (vgl. Kap. 6.1). Deshalb soll im Folgenden die Bedeutung des Spiels für das Kind dargestellt werden. Von manchen Autoren wird das Spiel als Form der Lebensbewältigung verstanden (Oerter 1999), insofern als das Kind im Spiel die Möglichkeit hat, sich eine eigene Welt nach seinen Bedürfnissen zu schaffen und seine Probleme darin spielerisch zu bearbeiten und zu bewältigen, zumal es noch nicht ausreichend in der Lage ist, andere Bewältigungsmöglichkeiten zu wählen (Axline 1974).

Ein weiterer Grund, warum Spiel für Kinder so bedeutungsvoll ist, kann auch in der frühen Kindesentwicklung gesehen werden. Zeichnet sich die Lust am Spiel vielfach durch das Sich-Bewegen zwischen dem Vertrauten, dem sicheren Hafen und dem Neuen, der Herausforderung ab (s. o.), so findet sich dieses Loslösen und Heraustrauen aus der Geborgenheit auch schon beim kleinen Säugling, in seiner Bindung an und Lösung von seiner engsten Bezugsperson, meist der Mutter (Kayser und Kayser 2005). In dieser frühen Lebensphase wird nach dieser Annahme der Ursprung für das Spielen angenommen, und es kommt hiernach dem Spiel die Funktion eines Übergangsphänomens zu, mithilfe dessen das Kind das Getrenntsein von der Mutter und den Verlust seines Allmachtsgefühls zu verarbeiten sucht (Clemenz, 2005). Hier wird auch die Wurzel der Kreativität des Menschen vermutet (ebd.).

Entwicklung des Spiels anhand von Spielformen

In der frühen Kindheit steht das sensomotorische Spiel im Vordergrund, bei dem das Kind die motorischen Fähigkeiten seines Körpers entdeckt. Hierbei beziehen sich seine Aktionen zunehmend auf die Umwelt.

Die hieraus resultierenden Erkenntnisse bilden die Grundlage für das sog. Konstruktionsspiel, bei dem das Kind mithilfe seiner Hände oder von Werkzeugen Gegenstände herstellt.

Gleichzeitig entwickelt sich aber auch die Fähigkeit des Symbolisierens und mit ihm das Symbolspiel, bei dem die Bedeutung der Handlung wichtiger wird als der konkrete Umgang mit dem Gegenstand (Oerter, 1999, S. 64). So kann das Kind für seine Spielhandlung immer mehr konkrete Gegenstände durch andere ersetzen, die deren Bedeutung übernehmen.

Das Verständnis um die Bedeutung von Handlungen versetzt das Kind in die Lage zum Rollenspiel, bei dem ferner die „Handlungen absichtlich und kontrolliert auf andere abgestimmt werden" müssen (ebd., S. 65). Regeln werden hierbei immer wichtiger, die sozialen Anforderungen höher.

Im Regelspiel schließlich werden alle Spielhandlungen gänzlich den Spielregeln unterworfen (ebd., S. 66). Somit stellt diese Spielform die höchsten Anforderungen an die soziale Entwicklung des Kindes.

Anwendung von Spiel in der Therapie

Spiel als therapeutisches Mittel einzusetzen, birgt einen Widerspruch in sich, da Spielen entsprechend seiner Merkmale zweckfrei ist, d. h. um seiner selbst Willen durchgeführt wird und nicht um zu lernen, ein Verhalten zu entwickeln etc. (Oerter 1999, Kayser und Kayser 2001). Dieses sollte sich jede Therapeutin beim Einsatz von Spiel in der Therapie beständig bewusst machen. Denn nur wenn es sich um echtes Spiel handelt, zu dem der Spieler von innen heraus motiviert ist, kann das Spiel „seine ihm eigentümliche Wirkkraft entfalten" (Kayser und Kayser, 2005, S. 298).

Spiel als therapeutisches Mittel wird in der Kinder- und Jugendpsychiatrie nicht nur in der Ergotherapie eingesetzt, sondern es wird auch in der Psychotherapie als bedeutsam erachtet.

Spiel in der Psychotherapie

In der Kinder- und Jugendpsychotherapie kommt Spiel insbesondere in den analytischen Verfahren und der non-direktiven Spieltherapie nach Axline zur Anwendung.

Analytische Verfahren. Bei diesen Verfahren handelt es sich um Ansätze der analytischen Kinderpsychotherapie, deren bedeutendste Vertreterinnen Anna Freud und Melanie Klein sind, wobei der Ursprung dieser Richtung in den Arbeiten Sigmund Freuds zu suchen ist. Es wird davon ausgegangen, dass das Kind im Spiel seine unbewussten Wünsche, Konflikte und Phantasien ausdrückt. Dahingehend wird das Spielverhalten des Kindes von der Therapeutin entsprechend gedeutet (vgl. Neubauer, 1978, S. 2421 f.).

Non-direktive Spieltherapie nach Axline. Bei dieser Therapieform handelt es sich ebenfalls um ein psychotherapeutisches Verfahren, das aber auch in die Pädagogik Einzug gefunden hat. Sie basiert auf den von C. Rogers für die non- direktive Beratung entwickelten Techniken (Axline, 1974, S. 30), nach welchen die therapeutische Beziehung durch Empathie, Wärme, Akzeptanz und Echtheit, also entsprechenden „Grundhaltungen" der Therapeutin, geprägt sein soll (vgl. Kap. 6.5.9). Die non- direktive Spieltherapie „fußt auf der Annahme, dass jeder Mensch in sich selber nicht nur die Fähigkeit besitzt, seine Probleme auf zufriedenstellende Weise zu lösen, sondern dass er auch einem Reifungsimpuls unterworfen ist, der ihm reifes Verhalten befriedigender erscheinen lässt als unreifes" (ebd., S. 20). Hierbei wird das Kind von der Therapeutin begleitet. Es geht in diesem Verfahren weder darum, ein von den Erwachsenen gewünschtes Verhalten zu evozieren, noch um Deutungen, sondern um das Erkennen und die Reflexion der Gefühle des Kindes, um dem Kind zu einer besseren Einsicht in sein eigenes Verhalten zu verhelfen (ebd., S. 73).

Spiel in der Ergotherapie

Beruhten die bisher dargestellten Verfahren auf *psychotherapeutischen* Therapieansätzen, stellt sich nun die Frage nach einem eigenen *ergotherapeutischen* Ansatz.

Im Mittelpunkt aller ergotherapeutischen Behandlung kann aus einem handlungstheoretischen Blickwinkel heraus (z. B. mit Blaser Csontos, 2004) die Handlungsfähigkeit des Menschen gesehen werden.

Eine handlungstheoretische Betrachtungsweise eignet sich wie eingangs erwähnt auch für die Spielthematik, nach der Spiel als Handlung begriffen werden muss. Es ist sogar eine typische, wenn nicht *die* typische Form des Handelns bei Kindern, die sich durch die eingangs genannten Kriterien (z. B. Selbstregulation, Zweckfreiheit) charakterisieren und von anderen Handlungsformen abgrenzen lässt. Entsprechend den Handlungstheorien (vgl. Kap. 6.2 und 1.7) stellt eine Handlung eine „Einheit innerer (psychischer) und äußerer (motorischer) Vorgänge" (Schüpbach, 1995, S. 1) dar, und sie ist dadurch gekennzeichnet, dass sie „bewusst, zielgerichtet, geplant, beabsichtigt, sozial gesteuert und sozial kontrolliert" ist (Blaser Csontos, 2004, S. 10). Hierbei steuert die psychische Seite der Handlung, von Blaser Csontos (2004) auch „handlungsbegleitende Kognitionen“ genannt (ebd., S. 3) die motorische (Schüpbach, 1995, S. 1).

Ausgehend davon, dass bei behandlungsbedürftigen Menschen immer eine Störung der Handlungsfähigkeit in irgendeiner Form vorliegt, ist bei der Handlungsfähigkeitsstörung kinder- und jugendpsychiatrischer Krankheitsbilder in erster Linie die psychische Seite beeinträchtigt. So haben z.B. Kinder mit Aufmerksamkeitsstörungen häufig massive Schwierigkeiten mit der Zielgerichtetheit oder Planung einer Handlung. Steht die Beeinträchtigung der psychischen Seite der Handlung im Vordergrund, schlägt Blaser Csontos (2004) „Handlungen, die ihrerseits zur Förderung der Handlungsfähigkeit geeignet sind“, als therapeutisches Mittel vor (ebd., S. 67). Das Mittel ist also gleichzeitig der Zweck.

Da Spiel eine Handlung im handlungstheoretischen Sinne darstellt, ist diese Anforderung an das therapeutische Mittel erfüllt. Aber ist Spiel auch geeignet, die Handlungsfähigkeit des Kindes zu verbessern? Für Kinder ist Spielen der natürliche Ausdruck ihrer selbst. Wie oben erläutert, brauchen Kinder das Spiel für ihre Lebensbewältigung, als Ort, an dem sie ihre Wünsche und Probleme ausspielen und bewältigen können. Sie brauchen das Spiel zu ihrer sensomotorischen, kognitiven, emotionalen und sozialen Entwicklung (Kayser und Kayser 2001).

Die ergotherapeutische Aufgabe beim Einsatz von Spiel in der Kinder- und Jugendpsychiatrie liegt nach diesem Ansatz vor allem darin, dem Kind die Möglichkeit zum Spielen zu geben, ihm zum Spiel zu verhelfen, nachdem in der Befunderhebung festgestellt worden ist, welche handlungsbegleitenden Kognitionen beeinträchtigt sind und das Kind an adäquatem Spiel hindern. Und so kann dem Psychoanalytiker Winnicott (2002) nur zugestimmt werden, wenn er sagt, dass Spielen an sich schon Therapie ist, und „Kinder dazu zu bringen, dass sie spielen können, ist bereits Psychotherapie“ (ebd., S. 62).

Wie oben erläutert, lässt sich die Handlung „Spiel“ von anderen Handlungsarten durch bestimmte Kriterien (Systematik in Kayser und Kayser, 2001, S. 52) unterscheiden, und es lässt sich durch diese Merkmale auch bestimmen, ob es sich bei einer Handlung um Spiel oder eine andere Handlungsform handelt. Jedoch sind diese Merkmale im Spiel unterschiedlich ausgeprägt. So kann ein Kind im Spiel nur wenig Fähigkeiten zur Selbstregulation haben und noch viel Strukturhilfen brauchen, in deren Rahmen es dann selbstreguliert spielen kann. Ein anderes Kind kann sich möglicherweise noch kaum auf Neues einlassen, sucht immer ängstlich den sicheren Hafen des vertrauten Spiels. Ich möchte hier die Hypothese wagen, dass sich dieses Spielverhalten auch im sonstigen Alltag widerspiegelt, z.B. indem sich das ängstliche Kind noch nicht von der Mutter lösen kann oder das schlecht organisierte Kind auch in anderen Lebensbereichen noch viel Strukturhilfen benötigt.

Abschließend lässt sich also feststellen, dass das Spiel handlungstheoretisch gesehen, z.B. Zielgerichtetheit und Planung einer Handlung verbessern und somit helfen kann, das Kind handlungsfähiger zu machen. Gleichzeitig lassen sich durch diese spezielle Form der Handlung, Spiel, die selbstregulativen Fähigkeiten und auch der Mut, sich von dem Vertrauten zu lösen und Neues auszuprobieren, verbessern. Dieses in Ergänzung zu den Möglichkeiten, die Handlungsfähigkeit durch Spiel zu verbessern, könnte man auch als Unterstützung der Entwicklung des Spielens hin zu mehr „Reife“ bezeichnen.

Hier liegen also bedeutsame ergotherapeutische Chancen, durch den Einsatz von Spiel die Persönlichkeit des Kindes und seine Souveränität zu stärken.

6.6.4 Einflussfaktoren anderer Therapien und Konzepte

C. Scheepers

Die Vielfalt ergotherapeutischer Ansätze zur Verbesserung von Handlungskompetenzen im psychosozialen Bereich stellt zugleich eine Chance und ein Problem dar. Nur einzelne Ansätze in der psychosozialen Ergotherapie sind wissenschaftlich untersucht. Das Fehlen eigener Theorieansätze soll jedoch im Folgenden nicht den Einfluss anderer Theoriemodelle begründen. Vielmehr ist es sinnvoll, aus dem spezifisch handlungs- und alltagsorientierten Blickwinkel der Ergotherapie heraus Grundaspekte anderer Therapieverfahren kennen zu lernen, zu modifizieren und einzubeziehen. Dazu ist es wichtig, über die ergotherapeutischen Verfahren hinaus andere Weiterbildungen aus dem weiten Feld körper- und psychotherapeutisch orientierter Verfahren kennen zu lernen.

Ergotherapeuten erfahren insbesondere bei der Behandlung psychosozialer Probleme, dass die Konzentration auf Vermittlung von Handlungskompetenzen durch handwerkliche und kognitive Angebote dem Bedürfnis der Patienten nach Entlastung oder stärkerer Herausforderung oft nicht ausreicht. Klienten sind häufig nur auf ganz spezifischen Ebenen erreichbar. Für manche ist das klar vorgegebene Lernziel im Arbeitsprozess sehr befriedigend, andere brauchen die Offenheit und den Raum, eigenen

Impulsen nachzuspüren, um individuelle Perspektiven entwickeln und zum Ausdruck bringen zu können. Das konkrete ergotherapeutische Tun erwartet demnach die Berücksichtigung vielschichtiger Dimensionen des menschlichen Erlebens und Handelns, die aufgegriffen werden können, soweit es in die Kompetenz der einzelnen Ergotherapeutin fällt.

Nicht nur für die fachliche Kompetenz, sondern auch für die persönliche Weiterentwicklung und Differenzierung sind Selbsterfahrung, Selbstreflexivität und der Erwerb weiterer psycho- und körpertherapeutisch orientierter Verfahren sinnvoll und notwendig. In diesem Rahmen können nur die Grundgedanken einiger wesentlicher Therapierichtungen und Konzepte aufgezeigt werden. Wesentlichen Einfluss haben nachfolgende tiefenpsychologisch und verhaltenstherapeutisch fundierte Therapierichtungen, kognitives Verhaltenstraining, Körpertherapien und Entspannungstechniken genommen.

Klientenzentrierte Gesprächsführung

Ein zentraler Bestandteil psychosozialer Behandlungsverfahren kann im therapeutischen Gespräch gesehen werden, das den ergotherapeutischen Prozess begleitet. Mit ihm sollen die Selbstwahrnehmung geschärft, die Selbstentfaltungstendenzen unterstützt und eine verbesserte Selbstakzeptanz erreicht werden. Diese Ziele sind der klientenzentrierten Gesprächspsychotherapie nach Rogers und Tausch entnommen (vgl. Rogers 1973), für die eigene Weiterbildungen existieren. Therapeutische Gespräche mit dieser Zielsetzung bedürfen einer „nicht-direktiven" Grundhaltung und auf dem Hintergrund einer gleichwertigen Begegnung zwischen Therapeutin und Klient, die Berücksichtigung der drei Elemente:

1. Akzeptanz: Achtung und positive Wertschätzung des Klienten, d.h. bedingungsfreies Akzeptieren, bejahendes Begleiten und identifikatorische Teilhabe. Beides fördert den Mut, sich auch in den bislang verleugneten Aspekten selbst wahrzunehmen, und die Selbstheilungskräfte negative Selbstkonzepte zu überwinden (Finke, Teusch in Senf und Broda 1996).
2. Empathie: einfühlendes Verstehen von Einstellungen, erlebten Körperwahrnehmungen und artikulierten Affekten (Brunnhuber u. Lieb 1996). Die Therapeutin versucht, mit eigenen Worten die Wahrnehmungen zu Aussagen und Verhalten des Klienten widerzuspiegeln. Diese Form des Feedbacks wird auch als *Spiegeltechnik* bezeichnet.
3. Echtheit- und Selbstkongruenz: Das Therapieprinzip Echtheit und Kongruenz muss sich auch auf die Interaktionen zwischen dem Klient und der Therapeutin auswirken. Die Therapeutin soll durch authentische Rückmeldungen sowie Kongruenz in ihrem Verhalten und Kommunizieren ein vertrauenswürdiges Arbeitsbündnis schaffen. Auf die Behandlungssituation bezogen kann dies zu folgenden Interventionsmöglichkeiten der Therapeutin führen:
   - konfrontieren z.B. mit Widersprüchen, die der Klient aufzeigt,
   - Beziehungen klären z.B. wenn Erwartungen, Befürchtungen zwischen beiden Partnern spürbar werden,
   - sich selbst, sein eigenes Erleben einbringen, kann z.B. die Wahrnehmung und Perspektiven des Klienten erweitern helfen.

Eine Schülerin von Rogers, V. Axline (1974) schrieb das Standardwerk „Kinderspieltherapie im nichtdirekten Verfahren", das als direkte Ableitung oder Umsetzung der nicht-direktiven Beratung nach Rogers zu werten ist (vgl. 6.5.3 *Spiel und Spieltherapie*).

Hypnotherapie

Die Hypnose ist eines der ältesten medizinisch psychologischen Heilverfahren, das heute bemüht ist, den Klienten den Zugang zu den eigenen Ressourcen zu erschließen. Dabei wird der Zustand der Trance als kreatives Medium genutzt (Prudlo, Trenkle, Ravensdorf in Senf u. Broda 1996). Die Trancephänomene werden für unterschiedliche Ziele genutzt z.B.:

- Aktivierung von sinnlichen Vorstellungen;
- Veränderung physiologischer Prozesse;
- Veränderung der subjektiv empfundenen Sensorik und des Zeitempfindens;
- Unterbrechung gewohnter Denk-, Wahrnehmungs- und Handlungsschemata;
- Veränderung von Dissoziationsphänomenen;
- Anregung von Denk-Suchprozessen;
- Nutzbarmachung von Ressourcen;
- Umdeutung von Erfahrungen.

Die Klassische Hypnose wird in der Ergotherapie (sicher) nicht angewandt, aber in Verbindung mit Entspannungstechniken, Bilderreisen, Visualisierungen von bestimmten Themen können Hypnotechniken wirksam, beruhigend, tonusregulierend eingesetzt werden.

Kognitives Verhaltenstraining

Das Vulnerabilitäts-Stress-Bewältigungsmodell bietet eine hilfreiche theoretische Grundlage für die Entwicklung von kognitiven Trainingsansätzen. Bei psychotischen Klienten werden diese Ansätze sinnvoll für den Umgang mit Frühwarnsignalen einer erneut ausbrechenden Erkrankung eingesetzt. Der Klient wird in einer postakuten Phase aufgefordert, eine Liste seiner Frühwarnzeichen aufzustellen und daran anknüpfend einen Krisenplan zu erstellen. Im Rahmen von Rollenspielen mit vertrauten Personen wird versucht, die Frühwarnzeichen darzustellen und mögliche Bewältigungsstrategien zu entwickeln. Diese Rückfallprävention erleichtert es, beim Auftreten erster Anzeichen kompetent zu intervenieren.

Die therapeutische Beziehung gilt hier unter dem Begriff der *Behandlungspartnerschaft* als sehr relevant, um auf einen Einstellungswandel aller Beteiligten hinzuwirken. Die Fokussierung auf die Bewältigungsprozesse sensibilisiert auch die Therapeutin darin, auf die Autonomiemöglichkeiten des Klienten, seine Bewältigungs- und Kommunikationskompetenzen zu achten. Voraussetzungen für die Durchführung des Kognitiven Verhaltenstrainings sind:

- Therapiemotivation;
- Verbesserung der Belastungsbewältigung durch effektives Stressmanagement;
- Durchführung von Problemlösetrainings.

Verschiedene Therapiekonzeptionen wie die einzeltherapeutischen Konzepte nach Süllwold & Herrlich (1992, 1998) oder das Konzept von Hogarty et al. (1995) räumen der Bearbeitung der Krankheitskonzepte, der Frühwarnsymptome und dem Aufbau effektiver Bewältigungsstrategien großen Raum ein. Beide basieren auf einem bio-psychosozialen Krankheitskonzept und versuchen abgestufte, internale Bewältigungsstrategien zur Verbesserung der Wahrnehmung und sozialen Kompetenz zu vermitteln (aus Klingberg et al. 2003).

Eine Unterform des kognitiven Verhaltenstrainings bildet das *Integrierte psychologische Trainingsprogramm IPT*, welches in strukturierter Weise von einfachen Differenzierungsaufgaben zu psychosozial komplexeren Aufgabenstellungen gestaffelt ist.

Psychoedukation

> Zur Psychoedukation gehören „systematische, didaktisch-psychotherapeutische Interventionen, die dazu geeignet sind, Patienten und ihre Angehörigen über die Krankheit und ihre Angehörigen zu informieren, das Krankheitsverständnis und den selbstverantwortlichen Umgang mit der Krankheit zu fördern und sie bei der Krankheitsbewältigung zu unterstützen (nach Bäumel & Pitschel-Walz 2003, Arbeitsgruppe „Psychoedukation bei schizophrenen Störungen").

Im Rahmen der psychoedukativen Gespräche diskutieren Klienten und Therapeuten über ein Verständnis der psychotischen Erkrankung auf der Basis des Vulnerabilitäts-Stress-Modells. Form und Menge der Informationen werden der individuellen Krankheitseinsicht, den kognitiven Fähigkeiten zur Verarbeitung und der individuellen Symptomatik angepasst. Psychoedukative Strategien bilden oft die Voraussetzung für das kognitive Verhaltenstraining (http://www.psychoedukation.net).

Körperorientierte Verfahren

Körperorientierte und psychotherapeutische Verfahren werden heute zunehmend im ambulanten und klinischen Setting eingesetzt, wenn Klienten Beziehungsstörungen zum eigenen Körper entwickelt haben. Klienten können mit unmittelbarer Evidenz erleben, wie ein Nachlassen einer starken Muskelspannung das Aufkommen z.B. von Weinen auslöst oder starke Spannungskopfschmerzen sich nach wiederholter Entspannung im Nacken unter Bewusstwerdung von Wut und Trauer in ihrer Symptomatik bessern (vgl. Müller Braunschweig in Uexküll 1996).

Atem, Stimme und Bewegung waren die somatischen Funktionsbereiche, die zu Beginn des 20. Jahrhunderts in ihrer Erlebnisbedeutung für den Gesunden und Kranken wieder entdeckt wurden (Stolze 1981 in Uexküll 1996).

Körperorientierte und wahrnehmungsbezogene Methoden wie die Konzentrative Bewegungstherapie, die Bioenergetik, die Funktionelle Entspannung und Feldenkrais haben gemeinsame Wurzeln in Pädagogik, Gymnastik, Ausdruckstanz der frühen zwanziger Jahre des letzten Jahrhunderts. Allen gemeinsam ist das Grundprinzip der Förderung einer hohen Achtsamkeit und Bewusstwerdung für die Sprache des eigenen Körpers.

Feldenkrais

Die Feldenkrais-Methode, entwickelt von Moshe Feldenkrais (1904–1984), versucht, sinnlich und motorisch erfahrbare Haltungs-, Bewegungs- und damit verbundene Denk- und Einstellungsgewohnheiten bewusst zu machen. Dies bewirkt häufig das Bewusstwerden von eingefahrenen Bewegungsmustern oder eines instabilen, unausgewogenen Körperbildes.

Nach präzise angeleiteten Übungen gestaltet der Teilnehmer seine Bewegungen selbst. Durch veränderte Bewegungsgewohnheiten soll das Körperselbstbild ergänzt und stabilisiert werden. Dabei sollen die im Gehirn gespeicherten Muster langsam aufgeweicht werden, was in der Folge auch das Denken und die Emotionen beeinflusst.

Insbesondere bei der Arbeit mit psychiatrischen und psychosomatischen Klienten erleichtert diese klar geführte Methode den Klienten, sich an der eigenen inneren und äußeren Körperstruktur zu orientieren, wobei eine Regression vermieden wird (s. Kap. 5, *Neurophysiologische Verfahren*).

Bioenergetik nach Lowen

Lowen, ein Schüler von Wilhelm Reich, hat dessen Theorie von der Manifestation der Charakterstörungen am Körper in sein Konzept der Bioenergetik aufgenommen (Lowen 1956). Nach seiner Auffassung reagiert der Körper schneller als die gedankliche Konfliktverarbeitung und lässt somit zu, dass Atmung, Gangart und Bewegungsform eine spezielle Prägung erfahren, da ständige Stressbelastung beispielsweise über Muskelverspannungen zu Veränderungen in der Atmung und Körperhaltung führt. Wenn ein entsprechendes förderliches Verhalten der Umwelt diese Körperhaltung oder Verspannung über längere Zeit begünstigt, kommt es zu einer „chronischen Panzerung". Innere und äußere Haltung beginnen sich einander anzunähern. Sie werden von Reich als *Charakterhaltung* beschrieben (Reich 1935). Dieser Panzer bindet auch die Energie, die bei ihrer Freisetzung Angst auslösen würde.

Häufig ist in der Bioenergetik von „Energie" die Rede, die in ihrem Fließen durch den Körper durch Blockaden behindert wird. Das therapeutische Vorgehen in der Bioenergetik variiert daher vom Aufbrechen der Blockaden bis hin zu einer zurückhaltenden, fürsorglichen Körperarbeit. Wichtig ist die Beobachtung und Diagnostik der körperlichen Äußerungsweise des Klienten. Voraussetzung ist die genaue Kenntnis der psychischen Belastungsfähigkeit und ein gutes Timing, welche Form des Verfahrens mit welcher (psychoanalytisch fundierten) Deutung zu kombinieren ist. Wichtig erscheint auch das grundlegende Prinzip der Erdung. Im Stehen soll zunächst ein *Grounding* bzw. *Erden* erreicht werden, d. h. mit beiden Füßen eigenständig im Leben stehen (Müller-Braunschweig aus Üexküll 1995). Im Weiteren sind körperliche Berührungen, Vibration, Bewegung, Druck und Spiel, aber auch die Atmung, Stimme, Ausdrucksgeschehen und Selbstwahrnehmung wichtig.

Für die Ergotherapie können grundsätzliche Fragestellungen aus der Bioenergetik zu Bewältigungformen bei abweichendem Körpererleben durch Frustrationen oder Überforderungssituationen hilfreich sein. Auch zur Einstellung auf therapeutische Angebote und bei Aufmerksamkeitsstörungen können Grounding-Übungen oder spielerische Bewegungen gegen Zug und Kraft unterstützend wirken. Voraussetzung dafür sind jedoch Fort- und Weiterbildungen in Bioenergetik.

Funktionelle Entspannung

In der Funktionellen Entspannung (FE) nach Marianne Fuchs zentrieren sich Klient und Therapeutin auf das Empfinden und Erleben von selektiven Bewegungen, Lageveränderungen, Druck- und Spannungsänderungen. Im Besonderen gilt die feinspürige Aufmerksamkeit der rhythmischen Leibesbewegungen durch das Ein- und Ausatmen. Gegensätzliche Empfindungen wie z. B. das Weitwerden und Zusammengehen, das Heben und Senken, das Anspannen und Loslassen können sensibilisiert werden, sie vermitteln eine Entkrampfung verspannter Muskulatur und damit eine Vergrößerung des Bewegungsspielraumes.

Ein gestörter Atemrhythmus soll in dieser Therapie durch methodisches Auflösen von Fehlverhalten in Ordnung kommen, ohne das Atmen bewusst gemacht wird (Fuchs 1989).

Diese sehr feinsinnige Befassung mit den kinästhetischen, propriozeptiven und vestibulären Wahrnehmungsempfindungen schult die Sinnestätigkeit und trägt zur Entwicklung eines dynamischen lebendigen Körperselbst bei. Zu den wichtigsten Lernzielen gehören dabei: Abbau des Leistungsdrucks, Selbstwahrnehmen eines ökonomischeren Bewegungsverhaltens. Dies wird entwickelt durch mehr Beziehung zur Erde, zum Eigengewicht, zu sich, den eigenen Innenräumen und der eigenen Mitte.

Entspannungstechniken

Im Rahmen der Psychosomatik und Psychotherapie ist die Notwendigkeit von „Übenden Verfahren" wie Entspannungstechniken unbestritten. Ebenso wie der Suggestion wird dem Üben ein Wirkprinzip zugesprochen. Die speziellen Übungsmethoden haben den Zweck, dass Klienten über das sich wiederholende Prinzip, dem Mechanismus des Übens, lernen an sich selbst zu arbeiten, um ihre seelische Haltung zu sich selbst positiv zu beeinflussen und neue positive Fähigkeiten zu erwerben. Autogenes Training und progressive Muskelentspannung sind die bekanntesten Übungs- und Entspannungstechniken. Während das Autogene Training einer langwierigen Zusatzausbildung bedarf, können Ansätze aus der progressiven Relaxation nach Jacobsen (1978) auch in der Ergotherapie eine Therapiestunde einleiten oder abschließen.

Autogenes Training (A.T.)

Das Autogene Training ist das klassische Beispiel einer psychotherapeutischen Methode, bei der sich Autosuggestion und Übung zu einer Einheit verbinden. Es wurde darüber hinaus zu einer systematischen Selbstentspannungsmethode ausgebaut. Der wichtigste Anwendungsbereich ist die Psychotherapie selbst.

Die konzentrative Selbstentspannung des A.T. hat den Sinn, mit genau vorgeschriebenen Übungen sich immer mehr innerlich zu lösen und zu versenken und so eine von innen kommende Umschaltung des gesamten Organismus zu erreichen. Damit soll Gesundes gestärkt und Ungesundes vermindert bzw. abgestellt werden (Müller-Braunschweig in Üexküll 1995).

Progressive Muskel-Relaxation nach Jacobsen (P.R.)

Im Unterschied zum Autogenen Training handelt es sich bei der Progressiven Muskel-Relaxation um eine psychophysiologische Muskelarbeit ohne den Zustand der Ruhe und konzentrativen Versenkung. Sie ist mehr darauf ausgerichtet, durch das systematische Erleben von muskulären Spannungs- und Entspannungszuständen mit geschlossenen Augen quasi eine „Kultur des Muskelsinns" aufzubauen. Der Klient wird dabei im Sitzen oder Liegen sprachlich bei der Anspannung einzelner Gliedmaßen und Muskelgruppen bis hin zu den feinen Gesichtsmuskeln geführt und begleitet.

Beide Methoden A.T. und P.R. werden zunächst in Gruppentherapien erworben, sollen aber über eine gewisse Zeit regelmäßig 2 bis 3-mal wöchentlich durchgeführt werden. Ob die Klienten dabei auftauchende Erinnerungen und Erlebnisse psychologisch weiter bearbeiten, hängt von der eigenen Bereitschaft wie auch von der Führung durch die Gruppenleitung ab. Für Klienten mit schweren Persönlichkeitsstörungen und Psychosen muss bei Entspannungstechniken in der Regel von einer Kontraindikation ausgegangen werden.

6.7 Entwicklung des Qualitätsmanagements in der psychiatrischen Behandlung

A. Döring, B. Hirsekorn, A. Timmer

Organisierte Qualitätsentwicklung ist auch in der psychiatrischen Versorgung ein wichtiges Instrument, um die Wettbewerbsfähigkeit eines Krankenhauses, einer Ambulanz oder Praxis unter den jeweils aktuellen Bedingungen zu sichern.

Bedeutung und Entwicklung des Qualitätsmanagements in der Psychiatrie sind nur im Kontext der gesamten politischen und wirtschaftlichen Situation des deutschen Gesundheitsversorgungssystems zu verstehen.

Heute geht es darum, möglichst wirkungsvoll und kostengünstig eine qualitativ hohe Dienstleistung unter Einbeziehung aller Unternehmensbereiche zu erbringen. Zur Erfüllung von Qualitätsanforderungen werden Leitlinien erstellt, die Arbeitsprozesse werden systematisiert und transparent gemacht, die Kooperation aller am Prozess Beteiligten gefördert und die Entwicklung von Qualitätssicherungssystemen initiiert. Ziel ist es, die erstellten Leistungen zu überprüfen und diese im anschließenden Anwendungsprozess weiterzuentwickeln und zu optimieren. Die Krankenhäuser werden zu Dienstleistungsunternehmen und die Patienten zu Kunden.

In dem nachfolgenden Beitrag haben wir eine Betrachtung des Themas auf drei verschiedenen Ebenen gewählt. Das „Schalenmodell" zeigt in der nachstehenden Darstellung auf der Makroebene die äußeren Rahmenbedingungen, die direkt auf die Institutionen und Einrichtungen (= Mesoebene) Einfluss nehmen.

Die Einflussfaktoren wirken sich im konkreten Arbeitsalltag, auf der Mikroebene, aus. Hier werden Gesetzestexte und Leitlinien in der direkten Arbeit am Patienten und der Organisation der Arbeitsabläufe umgesetzt **(Abb. 6.15)**.

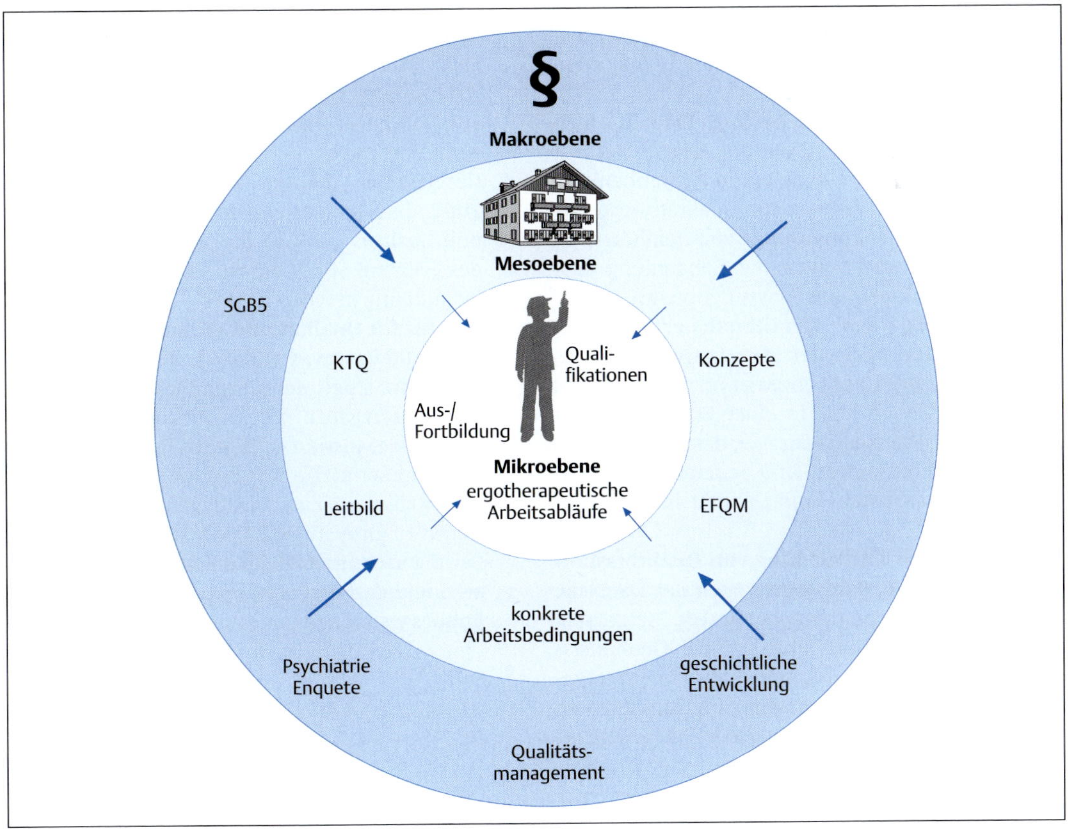

Abb. 6.15 Schalenmodell.

6.7.1 Meilensteine der Qualitätssicherung in der Psychiatrie (Makroebene)

- **Psychiatrie-Enquete, 1975.** Sie gibt den Anstoß für einen umfassenden Strukturwandel in den psychiatrischen Behandlungs- und Rehabilitationseinrichtungen. Die großen Landeskrankenhäuser werden verkleinert und die Patienten verstärkt wohnortnah behandelt.
- **Psychiatriepersonalverordnung (Psych-PV), 1994.** Die Kliniken werden verpflichtet, bis Ende 1995 die Abteilungen mit genügend qualifiziertem Personal auszustatten. Dadurch werden ein jahrzehntelanger Personalmangel aufgehoben und Vorgaben zur Strukturqualität geschaffen.
- **Leitfaden zur Qualitätsbeurteilung in Psychiatrischen Kliniken (Projekt 1994–1996 im Auftrag des Bundesministeriums für Gesundheit, Band 74).** Das Bundesministerium für Gesundheit und Soziale Sicherung erteilt der *Aktion Psychisch Kranke e.V.* den Auftrag, einen *Leitfaden zur Qualitätsbeurteilung in Psychiatrischen Kliniken* zu erstellen. Der Leitfaden soll – wie schon bei der Psychiatriepersonalverordnung – patienten- und nicht berufsgruppen- oder methodenorientiert sein.
- **Referat zur Qualitätssicherung, 1994.** Zur gleichen Zeit gründet die Deutsche Gesellschaft für Psychiatrie, Psychotherapie und Nervenheilkunde (DGPPN) ein Referat zur Qualitätssicherung mit dem Ziel der Entwicklung von Qualitätsstandards und Evaluation in der Behandlung psychischer Erkrankungen (www.dgppn.de).
- **Entwicklung von Qualitätssicherungssystemen (Beginn Mitte der 90er-Jahre).** Für Krankenhäuser wird nach internationalem Standard das KTQ Modell und, in einer Erweiterung für christliche Krankenhausträger, das KTQ pCC (pro Cum-Cert) entwickelt. KTQ bedeutet „Kooperation für Transparenz und Qualität im Krankenhaus".
- **Leitfaden zur Entwicklung von Qualitätsstandards des DVE, 90er-Jahre.** Auch der Deutsche Verband der Ergotherapeuten e.V. setzt sich seit Anfang der 90er-Jahre mit der Qualitätssicherung und dem Qualitätsmanagement ergotherapeutischer Leistungen im ambulanten und stationären Versorgungsbereich auseinander. Er verfasste einen Leitfaden zur Entwicklung von Qualitätsstandards: „Das ergotherapeutische Handlungsfeld in der Psychiatrie"; Hilfen zur Konzepterstellung, z.B. Tätigkeitsbeschreibung, Einrichtungskatalog für die psychiatrische Ergotherapie und standardisierte Dokumentationssysteme für den klinischen Bereich. Einzelne Funktionsträger des DVE waren in Leitlinienkonsensusgruppen der DGPPN zur Entwicklung von Praxisleitlinien in Psychiatrie und Psychotherapie vertreten. Dies betraf die Behandlungsleitlinien für Schizophrenie, Depression und Aufmerksamkeits-Defizit-Hyperaktivitäts-Syndrom (ADHS) sowie die Behandlungsleitlinie Psychosoziale Therapien. Die Behandlungsleitlinien Therapie von Angsterkrankungen, Demenz, Essstörungen und affektive Erkrankungen sind bisher ohne Beteiligung des DVE von der Deutschen Gesellschaft für Psychiatrie, Psychotherapie und Nervenheilkunde (DGPPN) veröffentlicht worden.
- **Einrichtungsinternes Qualitätsmanagement, 1999–2002.** Die Notwendigkeit des Qualitätsmanagements wird schrittweise in verschiedene Reformgesetze eingearbeitet. Krankenhäuser und ambulante Leistungserbringer verpflichten sich, „einrichtungsintern ein Qualitätsmanagement einzuführen und weiterzuentwickeln" (vgl. hierzu die §§135 a und 137 Sozialgesetzbuch Buch V von 1999–2002). Außerdem verlangt der Gesetzgeber von allen zugelassenen Krankenhäusern, strukturierte Qualitätsberichte im Abstand von zwei Jahren zu erstellen und diese im Internet zu veröffentlichen.
- **Gesetzgeber betont Patientenorientierung, 2002.** Das Bundesministerium für Gesundheit und Soziales (BMGS) hat mit der Neufassung des § 137 im SGB V die am Patienten orientierte Behandlung hervorgehoben.
- **Institut für Qualität und Wirtschaftlichkeit im Gesundheitswesen (IQWiG), 2003.** Das IQWiG wurde im Zuge der Gesundheitsreform durch den Gesetzgeber als unabhängiges, wissenschaftliches Institut gegründet. Es ist eine private und gemeinnützige Stiftung, die das Ziel verfolgt, evidenzbasierte Entscheidungen in Gesundheitsfragen zu unterstützen. Das Institut wird aus den Beiträgen der gesetzlichen Krankenkassen finanziert und darf darüber hinaus Zuwendungen des Bundesgesundheitsministeriums annehmen.

6.7.2 Grundlagen der Qualitätssicherung für die psychosoziale Behandlung

Stuktur-, Prozess- und Ergebnisqualität (Mesoebene)

Es lassen sich drei grundlegende Qualitätsaspekte nach Donabedian (1966) unterscheiden.

Strukturqualität

Die allgemeine Definition der Strukturqualität (Donabedian 1966) benennt die Organisation und Rahmenbedingungen einer Einrichtung, die auf die Arbeit in der Ergotherapie Einfluss nehmen (z.B. bauliche Infrastruktur, Ausstattung der Abteilung und Praxis, Zahl und Qualifikation der Mitarbeiter).

> ! Gerade für psychisch erkrankte Menschen sind die Rahmenbedingungen einer Institution besonders wichtig, da die klaren Strukturen Orientierung bieten und damit Voraussetzung für die Gesundung sind.

Strukturell wichtig bei der Erstellung der Konzeption sind die inhaltliche Ausrichtung sowie das Behandlungssetting. Sie stellen einen Orientierungsrahmen in den jeweiligen Kliniken bzw. Abteilungen für die ergotherapeutische Methodik und Behandlungsangebote dar. Die wichtigsten konzeptionellen Ansätze sind:

- neurobiologisch, neuropsychiatrisch;
- verhaltenstherapeutisch;
- sozialpsychiatrisch;
- tiefenpsychologisch-analytisch.

Ergotherapeutische Behandlung findet überwiegend in einem ärztlich geleiteten Behandlungsrahmen statt (SGBV § 107ff). Sie richtet sich nach:

- Ärztlichen Diagnosen und Verordnungen;
- Institutionellen Bedingungen;
- Inhaltlicher/fachlicher Ausrichtung der ergotherapeutischen Methodenkonzepte;
- Regionalem Bedarf (Versorgungsauftrag).

Prozessqualität

> Prozessqualität umfasst die Planung und Durchführung der Behandlung, d.h. die spezielle ergotherapeutische Diagnostik mit Zielhierarchien, die Dokumentation des Behandlungsverlaufs und eine Datenerhebung als Hinführung zur Ergebnisqualität.

Die Behandlungsplanung für den einzelnen Patienten beginnt mit der in der ärztlichen Verordnung benannten Diagnose und dem Behandlungsauftrag. Die direkt zum Behandlungsbeginn durchgeführte ergotherapeutische Befunderhebung beinhaltet eine differenzierte Erhebung der Potenziale sowie der *krankheitsbedingten Beeinträchtigungen*. Sie ist die Grundlage für die Planung der erforderlichen medizinischen, beruflichen, schulischen und/oder sozialen Rehabilitationsmaßnahmen. Das Ziel ist die Feststellung des Ist-Zustandes, um zu einer angemessenen Gesamtplanung mit exakter Zielsetzung und Auswahl ergotherapeutischer Methoden zu gelangen, unter Einbeziehung des direkten sozialen Umfeldes des Patienten. Die Behandlungsziele müssen immer wieder neu mit dem Patienten und dem gesamten Behandlungsteam abgestimmt werden.

Beispielhaft kann als Anregung zur Konzeptionalisierung psychiatrisch ergotherapeutischer Diagnostik und Behandlungsplanung die **Tab. 6.7** dienen.

Ergebnisqualität

Die Prüfung der Ergebnisqualität ist in der Psychiatrie methodisch besonders schwierig, da bisher nur wenige spezielle ergotherapeutische standardisierte Assessmentverfahren zur Dokumentation und Diagnostik vorliegen bzw. in der Praxis angewendet werden. Die Assessmentverfahren sind seit der Einführung der neuen Ausbildungs- und Prüfungsordnung im Jahr 1999 Bestandteil der Ausbildung, müssen aber im Praxisalltag noch selbstverständlicher eingesetzt werden.

Es können z.B. Zufriedenheitsmessung (Dalhoff et al. 1999), COPM (siehe Kapitel 1.11.2) oder Bausteine aus dem ErgoAss (Voigt-Radloff et al. 2002) verwendet werden.

Eine differenzierte Dokumentation des Zustandes bei Beginn der Behandlung und am Ende im Abschlussbericht kann Aufschluss über die Ergebnisse der Behandlung geben.

Qualitätszyklus

> Ein Qualitätszyklus ist ein systematischer Ansatz, der Qualitätsmanagern die Einführung und den Erhalt qualitätssichernder Maßnahmen erleichtern soll.

Tab. 6.7 Ergotherapeutische Diagnostik (A. W. Dahlhoff, Stand 2000)

Diagnostische Dimension	Ergotherapeutische Methoden	Therapiemittel	Therapieform	Andere Info-Quellen (gilt für beide Arbeitsbereiche)	Dokumentation
1. Somatische/Psychische Dimension					
1.1 Allgemeinzustand (Seh-/Hörfähigkeit, Herz-Kreislauf)	Befragung		Einzelgespräch	ärztlicher Befund	Befragungsbogen
1.2 Psychomotorische Funktionsfähigkeit (Antrieb, körperliche Belastbarkeit, Koordination, Motorik)	*Berufsbezogene Ergotherapie* Kriterienorientierte Beobachtung (ERTOMIS)	Arbeitsproben nach Vorlage	Einzelarbeit	Teambesprechung ärztl. Verordnung	Beobachtungsbogen
	Persönlichkeitsbezogene Ergotherapie – situative Beobachtung – Kriterienorientierte Beobachtung	– vorgegebene oder selbstgewählte Arbeitsaufgabe – vorgegebene Spiele und Übungen	Einzelarbeit Einzeltherapie	siehe unten SIPT + gezielte Beobachtung	Beobachtungsbogen
1.3 Kognitive Funktionsfähigkeit (Auffassung, Gedächtnis, Erinnerung, Konzentration, Aufmerksamkeit, Denken, Sprache, Sprechen)	*Berufsbezogene Ergotherapie* Kriterienorientierte Beobachtung IDA -Aufgabenbearbeitung	– komplexe Arbeitsaufgabe – ergotherapeutische HLT, z. B. PC-gestützeCognition	Einzelarbeit	Frankfurter Beschwerdefragebogen AMDP (Manual zur DOKU) Psychologische Tests	Beobachtungsbogen MELBA
	Persönlichkeitsbezogene Ergotherapie symptom- und kompetenzorientierte Beobachtung	Angebot mit spezifischer Aufgaben- und Themenstellung (ADL-Bereich)	Einzelarbeit	Frankfurter Beschwerdefragebogen AMDP (Manual zur DOKU) Psychologische Tests	Beobachtungsbogen
1.4 Emotionale und sozioemotionale Funktionsfähigkeit (Wahrnehmung, Affektivität, Orientierung, Ich-Bewusstsein, Wahn, Bedürfnisse, Sexualität)	*Berufsbezogene Ergotherapie* Kriterienorientierte Beobachtung	komplexe Arbeitsaufgabe	Einzelarbeit	siehe oben	Beobachtungsbogen
	Persönlichkeitsbezogene Ergotherapie symptom- und kompetenzorientierte Beobachtung	– Aufgabe aus dem ADL-Bereich (vorgegeben oder selbstgewählt) – spezifische Aufgabenstellung	kompetenz-, ausdruckszentrierte Gruppenarbeit interaktionelle Projektarbeit		
2. Biografische/Soziale Dimension					
2.1 Lebenskontinuum (Krankheiten, Bildungs- und Lerngeschichte)	Dialog mit dem Patienten/Klienten		Einzelgespräch	nach Aktenlage Teambesprechung	Anamnesebogen

Tab. 6.7 Fortsetzung

Diagnostische Dimension	Ergotherapeutische Methoden	Therapiemittel	Therapieform	Andere Info-Quellen (gilt für beide Arbeitsbereiche)	Dokumentation
2.2 Lebenskontext (Arbeit und Leistung, Familie, aktuelle materielle Situation)	*Berufsbezogene Ergotherapie* halbstrukturiertes Interview		Einzelgespräch	– Teambesprechung – Pflegedokumentation – ärztliche Verordnung Familienangehörige	WEIS OCARIS COPM
	Persönlichkeitsbezogene Ergotherapie halbstrukturiertes Interview	spezielle Aufgaben + Themen	Erstgespräch		
2.3 Integration ins soziale Netzwerk (Freundeskreis, gesellschaftliche Position, Kontakt zu Männern und Frauen, Einzelgänger oder sozialer Typ, Rolle)	*Berufsbezogene Ergotherapie* - Dialog - Kriterienorientierte Beobachtung	– Diskussion mit Themenstellung – Gruppenarbeit	Gruppendiskussion	– psychologisches Gespräch	Beobachtungsbogen
	Persönlichkeitsbezogene Ergotherapie symptom- und kompetenzorientierte Beobachtung	Angebot mit spezifischer Aufgaben- und Themenstellung (ADL-Bereich)	Gruppenangebot	siehe oben	Beobachtungsbogen
2.4 Bereich Werte/Normen/Sinn (welcher Art sind die Normenbildung, weltanschauliche Richtung, welchen Stellenwert haben Werte?) in den Zeitgestalten Vergangenheit/Gegenwart/Zukunft	*Berufsbezogene Ergotherapie* – prozessorientierte Beobachtung – Dialog		– Gruppenangebot – Teamarbeit	siehe oben	Beobachtungsbogen
	Persönlichkeitsbezogene Ergotherapie – kompetenzorientierte Beobachtung – Dialog	– Aufgabe aus dem ADL-Bereich (vorgegeben oder selbstgewählt) – spezifische Aufgabenstellung	– kompetenz-, ausdrucks-zentrierte Gruppenarbeit – interaktionelle Projektarbeit	siehe oben	
2.5 Integration in das örtliche psychosoziale Netzwerk (Kooperationspartner Arbeitsamt, örtliche Fürsorgestelle, Hauptfürsorgestelle, berufsbegleitender Dienst, Institutionen der Kinder- und Jugendhilfe, SpD, Selbsthilfegruppen, Rentenversicherungsträger)	*Berufsbezogene Ergotherapie* Dialog mit Klienten und professionellen Helfern *Persönlichkeitsbezogene Ergotherapie*		Einzelgespräch	– Reha-Abschlussbericht – Telefonkontakt	Anamnesebogen

Wenn in einer Abteilung oder in einem Krankenhaus Qualitätsmanagement durchgeführt werden soll, muss sich die Institution für eines der verschiedenen Qualitätsmodelle wie der DIN ISO 9001, dem EFQM oder dem inzwischen gängigsten, dem KTQ-Modell, entscheiden. In allen Modellen kommt der im Folgenden beschriebene PDCA-Zyklus integriert zur Anwendung.

In der praktischen Durchführung der qualitätssichernden Maßnahme hat sich der Shewhart- oder Deming-Zyklus – auch Plan-Do-Check-Act (PDCA-Zyklus) genannt – als hilfreich erwiesen.

- **P**lan-Phase: Aufzeigen des Problems, wie es beseitigt werden kann, wie zu erwartende Ergebnisse überprüft werden sollen, z. B. in Qualitätsteams.
- **D**o-Phase: Veränderungen, die den Prozess verbessern sollen, werden ausprobiert bzw. angewendet.
- **C**heck-Phase: Die Auswirkungen der Veränderungen werden studiert und bewertet.
- **A**ct-Phase: Entscheidungen fallen, ob die getesteten Veränderungen angewandt werden, neue Vorschläge getestet werden müssen oder der Zyklus nochmals starten soll.

(vgl. Viethen 1998)

6.7.3 Qualitätszirkelarbeit (Mikroebene)

Bei der Qualitätszirkelarbeit handelt es sich um eine Möglichkeit der strukturierten Auseinandersetzung mit Qualitätssicherung im Arbeitsfeld der Ergotherapie. Dabei ist es ebenfalls sinnvoll, die oben benannte Vorgehensweise des PDCA-Zyklus zu nutzen.

Die Idee der Qualitätszirkelarbeit stellt in der Wirtschaft bereits eine langjährige Methode zur Problemlösung dar. Sie steht unter dem Motto „Probleme werden dort erkannt und gelöst, wo sie auftreten". Dabei werden die Erfahrung und Kreativität der Mitarbeiter genutzt. Auch in der Ergotherapie ist dies eine Möglichkeit, um das medizinisch-therapeutische Handeln zu hinterfragen.

Bei Qualitätszirkeln handelt es sich in der Regel um den freien Zusammenschluss von Kollegen aus dem stationären und/oder ambulanten Bereich. Bundesweit haben sich regionale, aber auch interprofessionelle/interdisziplinäre Qualitätszirkel gebildet, wobei folgende inhaltliche Ziele verfolgt werden:

- Verbesserung der Patienten-/Klientenversorgung;
- Förderung der Interaktion durch eine kollegiale Diskussion, um damit eine Verbesserung der Berufszufriedenheit und Arbeitsleistung zu erzielen;
- Erarbeitung einer eigenen diagnostischen und therapeutischen Konzeption.

Strukturelle Anforderungen

Die Teilnehmer des Qualitätszirkels treffen sich regelmäßig in einer Kerngruppe (festgelegte Gruppengröße) und stimmen eine Frequenz für die Termine ab. Die Kosten und der Zeitpunkt, zu dem die Veranstaltung im Rahmen der Arbeitszeit stattfindet, muss mit dem Arbeitgeber abgestimmt werden.

Im ersten Treffen werden die Arbeitsabsprachen, wie z. B. die Schaffung von Verbindlichkeiten, getroffen und die Erwartungen, eigene Ziele und Wünsche formuliert.

Prozessverlauf

Im Anschluss wird ein Themenkatalog (z. B. Was wollen wir untersuchen? – Wie wollen wir die Qualität beurteilen?) festgelegt, um im interkollegialen oder interdisziplinären Austausch mit einem kontinuierlichen kritischen Auseinandersetzungsprozess zu beginnen. Für das Prozessmanagement von Einzelprozessen ist es wichtig, dass sie von den einzelnen Mitarbeitern akzeptiert und in der täglichen Arbeit angewandt werden. Prozessziele in Form von konkreten Kriterien sind die Grundlage, auf der Prozessbewertungen stattfinden können. Hinsichtlich der Vorgehensweise ist es sinnvoll, die Themenauswahl nach folgenden Gesichtspunkten zu wählen:

- Praxisrelevanz;
- Bedeutung für alle Mitarbeiter;
- Messbarkeit;
- Veränderungsmessung;
- Umsetzbarkeit: (Handlungskompetenz mit konkreten Zielen);
- Machbarkeit: (orientiert an den Ressourcen);
- Wirtschaftlichkeit.

Als Arbeitsmethoden bieten sich Einzelfallvorstellung, Gruppendiskussion, Rollenspiele, Vortrag etc. an.

Evaluation des Ergebnisses

Mithilfe eines Fragebogens, der die Ebenen der Struktur-, Prozess- und Ergebnisqualität enthält, wird nach jedem Treffen eine Qualitätszirkeldokumentation vorgenommen, die konkrete Ergebnisse,

Lerngewinn, Kompetenzerweiterung und den Praxisbezug festhält. Es muss eine verbindliche Verabredung konkreter Maßnahmen erfolgen (z. B. Erprobung eines bestimmten ergotherapeutischen Instruments bei der Behandlung einer bestimmten Patientengruppe).

Die Gruppen bestimmen einen Moderator, dessen Aufgabe es ist, zu den Veranstaltungen einzuladen, auf die Einhaltung der Rahmenbedingungen zu achten, eine kooperative Arbeitsatmosphäre herzustellen und die Teilnehmer bei der Dokumentation und Aufbereitung der Daten zu unterstützen.

Kritische Anmerkungen

Die Bedeutung und Notwendigkeit der Arbeit eines Qualitätszirkels ist unbestritten. Erfolgreich kann sie nur sein, wenn ausreichende Kenntnisse über die Arbeitsweise eines Qualitätszirkels vorhanden sind. Zur kompetenten Moderation bedarf es einer speziellen Schulung und regelmäßiger Supervision.

6.7.4 Qualitätssicherung im klinischen Sektor

Die gesetzlich vorgegebenen Umstrukturierungen in den psychiatrischen Krankenhäusern haben natürlich auch Auswirkungen auf die Ergotherapie. So muss z. B. die Arbeit klarer strukturiert werden und ambulante Behandlung wird mehr und mehr über die Institutsambulanzen in den Kliniken angeboten. Dies bedeutet eine viel engere Abstimmung und Zusammenarbeit mit allen beteiligten Therapeuten, die mit dem Patienten arbeiten.

Dadurch soll die Qualität der medizinischen Versorgung für den Patienten spürbar verbessert werden. Die Rahmenbedingungen werden durch die gesetzlichen Regelungen der Paragraphen § 140a–d SGB V definiert und erweitert (Stand 23.3.2006).

Das Bundesministerium für Gesundheit und Soziales (BMGS) sieht die Möglichkeit einer Vernetzung der ambulanten und klinischen Behandlung in der so genannten *Integrierten Versorgung*.

Für den psychiatrischen Bereich bedeutet integrierte Versorgung, dass ein „runder Tisch" geschaffen wird, an dem sich *alle* Therapeuten des Patienten treffen und überlegen, welche Unterstützung der Patient im Weiteren benötigt. Dann bekommt der Patient einen „Partner" für die Alltags- und Krankheitsbewältigung zur Seite gestellt, die er selbst nicht oder nur mit Unterstützung leisten kann (Soziotherapie). Der Partner kann aus der Krankenpflege oder Sozialarbeit sein – in Krankenhäusern ist es oft auch eine Ergotherapeutin. Das Ziel ist es, den Patienten zu begleiten, ihm den nötigen Halt für einen bestimmten Zeitraum zu geben.

Integrierte klinische Versorgung könnte für das Gesundheitswesen zu mehr Partnerschaftlichkeit und Kooperation führen. Voraussetzung dafür ist ein Umdenken in den Köpfen, das durch Fortbildungen und Supervisionen zu diesem Thema ereicht werden kann. Nur in einer vertrauensvollen Atmosphäre kann mehr Mut zur Veränderung entstehen.

Im Rahmen der integrierten Versorgung können Behandlungspfade festgelegt werden, die einen institutionsübergreifenden Konsens für die beste Behandlungsform einer Erkrankung unter Wahrung der Qualitätsleitlinien, des Ressourceneinsatzes und der Aufgabenverteilung beschreiben. Hier ist es wichtig, die Ergotherapie mit zu integrieren, damit diese nicht aus dem institutionellen Rahmen herausgenommen werden kann.

Die Vorzüge der integrierten Versorgung sieht das BMGS insbesondere in den komplexen Behandlungsprozessen zum Beispiel von Menschen mit Depressionen oder multimorbiden, oft älteren Patienten, an denen mehrere medizinische Leistungserbringer beteiligt sind.

Bausteine des klinischen Qualitätsmanagements für den psychosozialen Bereich

Das KTQ-Modell

KTQ ist ein Selbstbewertungsverfahren der *Kooperation für Transparenz und Qualität* (www.ktq.de).

Seit 2003 steht ein überarbeiteter KTQ-Kriterienkatalog für die Psychiatrie zur Verfügung. Bis zum Jahr 2007 sollen sich alle, auch die psychiatrischen Krankenhäuser, zertifizieren. Das verändert die alltägliche Arbeit – auch die der Ergotherapeuten: Es werden für die Patienten klarere Strukturen geschaffen, sie werden aufgefordert, ihre Zufriedenheit sowie Kritik zu äußern, sie werden mit Tests zur Diagnostik konfrontiert, sowohl ärztlich, als auch ergotherapeutisch. Ergotherapeuten sind aufgefordert, Assessments anzuwenden, einen ergotherapeutischen Befund zu erheben (siehe **Tab. 6.7**) sowie den Verlauf der Therapie und das Ergebnis zu präsentieren. Es erfolgt eine strukturierte Analyse, in dem ebenfalls die Struktur-, Prozess- und Ergebnisqualität abgebildet und reflektiert werden.

In den multiprofessionellen Teams werden die Zielsetzungen für den Patienten gemeinsam festgelegt und erarbeitet. Der Patient wird begleitet bis zu einer weiterführenden Therapie oder bis zum Arbeitsplatz, das häusliche Umfeld wird verstärkt mit einbezogen.

6.7.5 Qualitätssicherung im ambulanten Sektor

Der Übergang von der stationären/institutionellen zur ambulanten Therapie in Praxen wird fließend. Da psychisch kranke Menschen in Übergangssituationen begleitet werden müssen, muss die Anschlussbehandlung überwiegend schon während des stationären Aufenthaltens angebahnt werden.

Zwischen den ergotherapeutischen Praxen und einer Institutsambulanz sollte eine Absprache erfolgen sowie neue Konzepte entwickelt werden, was in Zukunft in Qualitätszirkeln stattfinden könnte.

Seit 2001 gibt es das Institut für Qualitätssicherung in der Heilmittelverordnung (IQH e.V.). Das IQH ist ein unabhängiges Institut, konzentriert sich nach § 92 SGB V auf den ambulanten Bereich und hat das so genannte IQH-Exellence-Model für niedergelassene Ergotherapeuten und Physiotherapeuten entwickelt. Auch für dieses Modell wurden Anleihen auf der Basis der DIN ISO 9001:2000 gemacht. Seit dem 1. Juli 2004 sind die neuen Heilmittel-Richtlinien in Kraft getreten. Auch in diesem Bereich ist die Begrenzung der Ressourcen eine bedeutende Alltagsrealität. Die Einführung eines Praxismanagements kann dabei hilfreich sein. Dies ist mit Unterstützung des Instituts für Qualitätssicherung in der Heilmittelversorgung e.V. (IQH) möglich. Die Zertifizierung der Praxen durch das IQH erfolgt nach dem IQH–Excellence-Model, welches sich an den internationalen Spitzenmodellen ISO 9000 und/oder dem EFQM Exellence Model (European Foundation for Quality Management) orientiert. Es erfolgt eine strukturierte Analyse, in dem ebenfalls Struktur-, Prozess- und Ergebnisqualität abgebildet und reflektiert werden.

Jede Praxisbesitzerin unterschreibt einen Vertrag mit den Kassen, in dem grundsätzliche QS-Maßnahmen aufgelistet sind. Hinzukommen wird in den nächsten Jahren die Fortbildungsverpflichtung.

Der DVE hat mit dem QM-System IQH-Excellence den Zeichen der Zeit Rechnung getragen und bietet allen Interessierten ein maßgeschneidertes und innovatives Konzept, bestehend aus Workshop, Handbuch und Unterstützungsservice, an. Die Einführung eines QM-Systems ist freiwillig, es besteht keine gesetzliche Verpflichtung zur Zertifizierung. Da die Zertifizierung als Marketinginstrument jedoch hoch gehandelt wird, wächst der Druck, sich zertifizieren zu lassen.

6.7.6 Möglichkeiten und Grenzen des Qualitätsmanagements

Ausgangspunkt des Qualitätsmanagements war und ist eine bessere Behandlung und mehr Transparenz für die psychiatrischen Patienten zu schaffen.

Das übergeordnete Ziel der Qualitätssicherung besteht darin, „langfristig und systematisch die Qualität der Leistungen zu optimieren" (Aktion Psychisch Kranke e.V. 1996).

Darunter ist die Optimierung der Quantität und Qualität des psychiatrischen Leistungsangebots in Form von angemessener Diagnostik, Behandlung und Nachsorge innerhalb und außerhalb der Klinik zu verstehen. Wichtige Voraussetzungen dafür sind explizite Behandlungsleitlinien und adäquate Versorgungsstrukturen.

Ein systematisiertes und klar definiertes Qualitätsmanagement fordert damit jede Berufsgruppe – auch die Ergotherapeuten – auf, die Behandlungsziele, -diagnostik und -inhalte zu definieren und sie transparent und verständlich darzulegen.

Zielorientiertes Handeln unter Berücksichtigung der medizinischen und sozialen anamnestischen Daten ist für die Ergotherapie schon seit vielen Jahren Behandlungsalltag. Die Orientierung am Behandlungskonzept der jeweiligen Klinik oder Abteilung unter Beachtung des Gesamtbehandlungsplans ist nicht überall Standard, denn dies erfordert ein ergotherapeutisches Angebot, das sich mit fachspezifischen Konzepten und Methoden als ein eigenständiger Baustein in das gesamte psychiatrische Leistungsangebot eingliedert. Hieraus ergeht die Aufforderung, die bestehenden Grundlagen ergotherapeutischer Methoden weiterzuentwickeln und zu spezifizieren.

Der heutige Stand der ergotherapeutischen Entwicklung zeigt, dass wir auf eine beginnende (Re)konzeptionalisierung und (Re)organisation ergotherapeutischer Leistungen orientiert an der Lebenswelt der Patienten blicken können. Ergotherapeutische Praxismodelle und entsprechende Assessmentinstrumente stellen einen konzeptionellen Rahmen für individuelle Diagnostik, Planung, Durchführung und Evaluation von Ergotherapie als Teil einer integrierten Behandlung in der psychiatrischen Versorgung dar. Jedoch ist es bis heute weitgehend unerforscht, inwieweit diese die Qualität ergotherapeutischer Leistungen bestimmen. Der vermehrte Einsatz von Instrumenten, Manualen und Leitfäden für die Ergotherapie und der Beginn einer systematischen Dokumentation der Leistungen weisen zwar auf eine gewisse Standardisierung ergotherapeutischer Verfahren hin, sind bisher jedoch nicht ausreichend empirisch-wissenschaftlich untersucht. Die beginnende Akademisierung der Ergotherapie durch Bachelor- und Masterstudiengänge kann diesen Forschungsbedarf weiterhin nur begrenzt eigenständig leisten. Heute kann somit angenommen werden, dass immer noch mehr Argumente der gefühlten, praktischen, sicht- und erfahrbaren Evidenz der berufserfahrenen Ergotherapeuten die Qualität der Ergotherapie bestimmen, als *empirisch untersuchte und wissenschaftlich evaluierte Qualitätsstandards* (siehe Kapitel 1.15 Evidenzbasierte Praxis).

Durch Reflexion im aktiven Umgang mit dem Qualitätsmanagement können schlecht organisierte Arbeitsabläufe aufgedeckt werden. Dazu sollte jedoch unter den Akteuren eine Grundhaltung von Wertschätzung und Akzeptanz herrschen, die es ermöglicht, gemeinsam Fehler im Gesundheitswesen zu vermeiden und aufzuspüren.

Gregor Viethen (1998) stellt immer wieder die Wichtigkeit heraus, dass eine vertrauensvolle Arbeitsatmosphäre geschaffen werden muss, in der nicht die Menschen als Fehlerquelle identifiziert werden, sondern die Organisation und Abläufe. Qualitätsmanagement sollte nicht als Kontrollinstrument der Klinikleitung empfunden, sondern von den Mitarbeitern mit getragen werden.

Die Gefahr besteht jedoch, dass starre Schemata die Individualität des Patienten übergehen, sodass die Mehrdimensionalität des psychiatrischen Erscheinungsbildes keine ausreichende Beachtung finden kann. Der Wunsch der Kostenträger, durch ein gezieltes Qualitätsmanagement die Kosten zu senken, ist durchaus verständlich, birgt in sich jedoch die Gefahr, durch eine Flut von Bürokratisierung Datenfriedhöfe zu schaffen, ohne das Ziel der Qualitätsverbesserung zu erreichen.

Nicht zuletzt gilt es zu erwähnen, dass die Einführung eines QM auf dem Boden gedeckelter finanzieller Ressourcen passiert, und die Kosten der QM-Maßnahmen im wirtschaftlichen Einklang mit dem Nutzen stehen müssen.

6.7.7 Kooperation mit anderen Berufsgruppen als Bestandteil der Qualitätssicherung

Jede Profession hat einen spezifischen Blickwinkel und besondere Kenntnisse. Dadurch können in der Kooperation mit anderen Berufsgruppen verschiedene Perspektiven erfasst werden und als Grundlage einer ganzheitlichen fachspezifischen Behandlung dienen (siehe Kapitel 3.4). Doch dazu gehört ein Umdenken zu partnerschaftlichen und kooperativen Verhaltensweisen. Es entstehen neue, so genannte Gesundheitszentren, um dem Patienten eine Behandlung „aus einem Guss“ bzw. „aus einer Hand“ bieten zu können.

Insbesondere für psychisch kranke Patienten ist es wichtig, weiterführende Behandlungen zu planen und vor dem Ende eines stationären oder teilstationären Aufenthaltes die Kontaktanbahnung einzuleiten und die neuen Bezugspersonen bekannt zu machen. Nur so kann ein reibungsloser Ablauf gewährleistet werden, um einen erneuten stationären Aufenthalt zu verhindern.

6.7.8 Fortbildung als Qualitätssicherungsmaßnahme

Eine wesentliche Bedeutung im Qualitätsmanagement wird der Mitarbeiterzufriedenheit zugeschrieben. Neben einer angemessenen Belohnungskultur ist das professionelle Selbstverständnis und damit das Erleben, sich in der Tätigkeit kompetent und wirksam zu fühlen, wichtig. Ein zufriedener Mitarbeiter wird als leistungsfähig eingeschätzt und kann eine gute Qualität erbringen. Fortbildung dient dabei als eine wichtige Möglichkeit, die fachlichen Fähigkeiten und persönlichen Kompetenzen zu erweitern. Die an der Patientenversorgung Beteiligten sind aufgefordert, die Behandlung zu optimieren und den aktuellen medizinischen und wissenschaftlichen Kenntnissen zu folgen. Die von der DGPPN erstellten Leitlinien geben dazu Orientierung.

Für Ergotherapeuten, die im psychosozialen Bereich arbeiten, sind z. B. folgende Fortbildungsanbieter empfehlenswert:

- Deutscher Verband der Ergotherapeuten/Fachausschuss Psychiatrie (www.dve.info);
- Deutscher Arbeitskreis für Konzentrative Bewegungstherapie (DAKBT) e.V. (www.dakbt.de);
- Deutscher Arbeitskreis für Gestaltungstherapie und klinische Kunsttherapie (DAGTP) e.V. (www.dagtp.de);
- Arbeitsgemeinschaft für klientenzentrierte Therapie und humanistische Pädagogik e.V. (www.person-zentriert.de);
- Deutsche Gesellschaft für Psychiatrie, Psychiatrie und Neurologie (DGPPN) (www.dgppn.de);
- Berufstrainingszentrum (BTZ) Köln (www.btz-koeln.de).

Literatur

Sozialwissenschaftliche Grundlagen

Alexander F. Psychosomatische Medizin. Berlin: de Gruyter; 1985.

Baacke D. Die 13–18-jährigen. Weinheim: Beltz; 1991a.

Baacke D. Die 6–12-jährigen. Weinheim: Beltz; 1991b.

Balint M. Therapeutische Aspekte der Regression. Die Theorie der Grundstörung. 3. Aufl. Stuttgart: Klett-Cotta; 2003.

Bandura A. Sozial-kognitive Lerntheorie. Stuttgart: Klett; 1979.

Beyermann G. Didaktische Grundprobleme in der Ausbildung von Gesundheitsberufen am Beispiel der Ergotherapie [Dissertation]. Heidelberg: Universität Heidelberg; 1998.

Becker H, Steding-Albrecht U (Hrsg.). Ergotherapie im Arbeitsfeld Pädiatrie. Stuttgart: Thieme; 2006.

Budjuhn A. Die psychosomatischen Verfahren. Konzentrative Bewegungstherapie und Gestaltungstherapie in Theorie und Praxis. Dortmund: modernes lernen; 1992.

Dahrendorf R. Homo Sociologicus. Ein Versuch zur Geschichte, Bedeutung und Kritik der Kategorie der sozialen Rolle. Studienbücher zur Sozialwissenschaft, Bd. 20. 14. Aufl. Opladen: Westdeutscher Verlag; 1974.

Dornes M. Der kompetente Säugling. Frankfurt: Fischer; 1993.

Erikson EH. Kindheit und Gesellschaft. Stuttgart: Klett; 1979.

Ermann M. Psychotherapeutische und psychosomatische Medizin. Ein Leitfaden auf psychodynamischer Grundlage. Stuttgart: Kohlhammer; 1995.

Flammer A. Entwicklungstheorien, psychologische Theorien der menschlichen Entwicklung. 2. Aufl. Bern: Huber; 1996.

Freud S. Abriss der Psychoanalyse. Einführende Darstellungen. Frankfurt: Fischer Verlag; 1994.

Habermas J. Thesen zur Theorie der Sozialisation. o. Verl.; 1968, siehe auch: Legewie H, Ehlers W. Knaurs moderne Psychologie. München: Droemer Knaur; 1994.

Jaeggi E. Zu Heilen die zerstoßenden Herzen. Reinbek: Rowohlt; 1997.

Kayser E, Schanz V, von Rotberg A. Objektbeziehungen in der Ergotherapie. Idstein: Schulz-Kirchner; 1988.

Kayser E. Objektbeziehung und Körperselbst in der Ergotherapie. Idstein: Schulz-Kirchner; 1999.

Klein M. Das Seelenleben des Kleinkindes. Stuttgart: Klett-Cotta; 1930.

Klußmann R. Psychosomatische Medizin. Heidelberg: Springer; 1986.

Krietsch S, Heuer B. Schritte zur Ganzheit. Stuttgart: G. Fischer; 1997.

Kubie LS. Neurotische Deformation des schöpferischen Prozesses. Reinbek: Rowohlt; 1930.

Kugemann WF. Lerntechniken für Erwachsene. Reinbek: Rowohlt; 1992.

Linton R. Mensch, Kultur, Gesellschaft (Original 1936). Stuttgart: Hippocrates Verlag; 1979.

Luhmann N. Einführung in die Systemtheorie. Heidelberg: Carl Auer Verlag; 2002.

Mahler M. Die psychische Geburt des Menschen – Symbiose und Individuation. Frankfurt: Fischer; 1978.

Maslow A. Motivation and Personality. New York: Adison-Wesley Pub Co; 1970.

Matthesius RG. International classification of impairments, disabilities and Handicaps. In: Matthesius RG, Jochheim KA, Barolin G, Heinz C. ICIDH – Bedeutung und Perspektiven. Wiesbaden: Ullstein Mosby; 1994:5–11.

Mertens W. Psychoanalyse. Stuttgart: Kohlhammer Verlag; 1993.

Merton R. Das Rollen-Set. Probleme der soziologischen Theorie. in: Hartmann H (Hrsg.). Moderne amerikanische Soziologie. Stuttgart: Enke; 1967: 255–267.

Oerter R, Montada L (Hrsg). Entwicklungspsychologie: Ein Lehrbuch. München: u; 1987.

Parsons T. Sozialstruktur und Persönlichkeit. Frankfurt am Main: Europäische Verlagsanstalt; 1968.

Piaget J. Der Aufbau der Wirklichkeit beim Kind. Stuttgart: Klett; 1974.

Piaget J. Meine Theorie der geistigen Entwicklung. Frankfurt: Fischer; 1983.

Piaget J, Inhelder B. Die Psychologie des Kindes. Stuttgart: Klett-Cotta; 1990.

Pokorny V, Hochgerner M, Cserny S. Konzentrative Bewegungstherapie. Von der körperorientierten Methode zum psychotherapeutischen Verfahren. Wien: Facultas; 1996.

Senckel B. Mit geistig Behinderten leben und arbeiten. München: Beck; 1994.

Stern D. Die Lebenserfahrung des Säuglings. Stuttgart: Klett-Cotta; 2003.

Stern D. Mutter und Kind. Die erste Beziehung. Stuttgart: Klett-Cotta; 2000.

Stolze H. Die Konzentrative Bewegungstherapie. Berlin: Mensch und Leben; 1972.

Tenbruck F. Zur deutschen Rezeption der Rollentheorie. in: Kölner Zeitschrift für Soziologie und Sozialpsychologie, 13(1):1–40.

Willke H. Systemtheorie. Einführung in die Grundprobleme der Theorie sozialer Systeme. Stuttgart und Jena: UTB; 1993.

Willke H. Systemtheorie II. Interventionstheorie. Stuttgart und Jena: UTB; 1994.

Winnicott DW. Vom Spiel zur Kreativität. 7. Aufl. Stuttgart: Klett-Cotta; 1993.

Wiswede G. Rollentheorie. Stuttgart: Kohlhammer; 1977.

Zimbardo PG. Psychologie. Berlin: Springer; 1992.

Medizinische Grundlagen

American Psychiatric Association. Diagnostisches und statistisches Manual psychischer Störungen DSM IV 1996 (neue Version DSM.IV TR 2000 text revision deutsch 2003) Internethinweise dazu: Zugriff: 16.6.2006 www.klinik.uni.mainz.de.psychiatrie/lehre/weiterbildung/diagnostik.

Anzieu D. Das Haut-Ich. München: Suhrkamp; 1996.

Balint M. Der Arzt, sein Patient, die Krankheit. Stuttgart: Klett Cotta; 1988.

Bauer J. Das Gedächtnis des Körpers. München: Piper-Verlag; 2004.

Betker W. Sprechen und Handeln. In: Schmidt E. Lehrbuch der konzentrativen Bewegungstherapie. Stuttgart: Schattauer; 2006.

Bielefeld J. Körpererfahrung. Göttingen: Verlag für Psychologie; 1986.

Bilitza KW, Heigl-Ewers A. Zur Objektbeziehungstheorie der Sucht. in Senf W, Broda M. Praxis der Psychotherapie. Stuttgart: Thieme; 1996.

Bonney H. Kinder und Jugendliche in der familientherapeutischen Praxis. Heidelberg: Carl-Auer-Systeme Verlag; 2003.

Brähler E. Körpererleben. Heidelberg: Springer; 1986.

Braus D. Ein Blick ins Gehirn. Stuttgart: Thieme; 2004.

Brenner C. Grundzüge der Psychoanalyse. Frankfurt: Fischer; 1983.

Brunnhuber S, Lieb K. Psychiatrie. 3. Aufl. Bad Wörishofen: Mediskript; 1996.

Budjuhn A. Die psychosomatischen Verfahren. Konzentrative Bewegungstherapie und Gestaltungstherapie in Theorie und Praxis. Dortmund: modernes lernen; 1992.

Büker W, Brenner HD. Bewältigung der Schizophrenie. Bern: Huber; 1986.

Carlson NR. Physiology of Behavior. 9. Aufl. Boston: Allyn & Bacon; 1994.

Ciompi L. Affektlogik. Stuttgart: Klett-Cotta; 1982.

Dornes M. Der Kompetente Säugling. Frankfurt: Fischer-Verlag; 2001.

Eikelmann B. Sozialpsychiatrisches Basiswissen. Stuttgart: Enke; 1998.

Ermann M. Psychotherapeutische und psychosomatische Medizin. Ein Leitfaden auf psychodynamischer Grundlage. Stuttgart: Kohlhammer; 1995.

Federn P. Ich-Psychologie und Psychosen. Bern: Huber; 1956. zitiert in Senf W, Broda M. Praxis der Psychotherapie. Stuttgart: Thieme; 1996.

Freud S. Psychoanalytische Bemerkungen zu einem Fall von Paranoia. 1911. zit. in Senf W, Broda M. Praxis der Psychotherapie. Stuttgart: Thieme; 1996.

Freud S. Abriss der Psychoanalyse. 1940. zit. in Senf W, Broda M. Praxis der Psychotherapie. Stuttgart: Thieme; 1996.

Fröhlich A. Basale Stimulation. Düsseldorf: Verlag Selbstbestimmtes Leben; 1991.

Hesse W, Prünte K. Sensorische Integration für schizophrene Patienten. Dortmund: Verlag Modernes Lernen; 2004.

Hesse W. Sensorische Integration in der Psychiatrie. Idstein: Schulz-Kirchner-Verlag; 2005.

Huber G. Kognitive Therapie bei Schizophrenen. Jena: Fischer-Verlag; 1990.

ICD Internationale statistische Klassifikation der Krankheiten und verwandter Gesundheitsprobleme (International Classification of Diseases and Related Health Problems) der Welt-Gesundheitsorganisation WHO (ICD-10-GM Version 2006),
Hinweise dazu in : www.Wikipedia.org/wiki/international_Statistical_Classifikation_of_Diseases_and_Releated_Health_Problems (Zugriff 16.06.2006)

ICF – Internet www.bar-frankfurt.de ICF-Praxisleitfaden (Zugang 16.06.2006)

Kamurei V, Gray JA, Honey GD, Soni W, Bullmore ET, Williams SC, Vythelingum GN, Simmons A, Sucking J, Corr PJ, Sharma T. Procedural learning in schizophrenia: a funktional magnetic resonace imaging investigation. Schizophrenia Res. 2002 in Braus D. Ein Blick ins Gehirn. Stuttgart: Thieme; 2004.

Klein M. Das Seelenleben des Kindes. Stuttgart: Klett-Cotta; 1983. zit. in Senf W, Broda M. Praxis der Psychotherapie. Stuttgart: Thieme; 1996.

Klingberg S, Schaub A, Conradt B. Rezidivprophylaxe bei schizophrenen Störungen Weinheim: Beltz; 2003.

Klußmann R. Psychosomatische Medizin. Heidelberg: Springer; 1986.

Krystal H, Raskin HA. Drogensucht. Aspekte der Ichfunktion. Göttingen: Vandenhoeck & Ruprecht; 1983.

Kubny-Lüke B. Ergotherapie im Arbeitsfeld Psychiatrie. Klassifikation psychischer Erkrankungen. Stuttgart: Thieme; 2003.

Kunze H, Kaltenbach L. Psychiatrie-Personalverordnung. Textausgabe mit Materialien und Erläuterungen für die Praxis. 2. Aufl. Stuttgart: Kohlhammer; 1995.

Lempp R. Hrsg. Psychologische Entwicklung und Schizophrenie. Bern: Huber; 1984.

Mahler M. Die psychische Geburt des Menschen. Frankfurt: Fischer; 1978. zit. in Senf W, Broda M. Praxis der Psychotherapie. Stuttgart: Thieme; 1996.

Mentzos S. Psychodynamische Modelle in der Psychiatrie. Göttingen: Vandenhoeck & Ruprecht; 1991.

Mentzos S. Depression und Manie. Psychodynamik und Therapie affektiver Störungen. Göttingen: Vandenhoek & Ruprecht; 1995.

Mitscherlich A. Krankheit als Konflikt. Studien zur psychosomatischen Medizin I. Frankfurt: Suhrkamp; 1995.

Petzold H. Gedächtnis des Leibes 1984b aus Vorüberlegungen zu einer integrativen Persönlichkeitstheorie. zit. in Schlippe A von, Schweizer J. Lehrbuch der systemischen Therapie und Beratung. Göttingen: Vandenhoeck & Ruprecht; 2003.

Rad M von. Weiterentwicklung psychoanalytischer Modelle. In: Kindlers Psychologie des 20. Jahrhunderts. Band 1 Psychosomatik. Weinheim: Beltz; 1983.

Roth G. Die Beziehung zwischen Verstand und Gefühlen aus der Sicht der Hirnforschung. In: Kruse G, Gunkel S (Hrsg). Sprache und Handeln – was bewirkt die Wirklichkeit. Hannover: Hannoversche Ärzte-Verlags-Union GmbH; 2002: 81–102.

Rudolf G. Psychotherapeutische Medizin und Psychosomatik. 4. Aufl. Stuttgart: Thieme; 1993.

Rüegg JC. Gehirn, Psyche und Körper. 3. Aufl. Stuttgart: Schattauer; 2006.

Scharfetter C. Schizophrene Menschen. München: Psychologie Verlagsunion; 1986.

Scheepers C. Ergotherapeutische Wahrnehmungsbehandlung schizophrener Ichstörungen. Ergotherapie & Rehabilitation;4:1997.

Schlippe A von, Schweizer J. Lehrbuch der systemischen Therapie und Beratung. 9. Aufl. Göttingen: Vandenhoeck & Ruprecht; 2003.

Schur. Zur Metapsychologie der Somatisierung; 1955 zit. in Brede K. Einführung in die psychosomatische Medizin. Klinische und theoretische Beiträge. Frankfurt: Athenäum; 1974.

Senf W, Broda M. Hrsg. Praxis der Psychotherapie. 2.Aufl. Stuttgart: Thieme; 1996.

Stolze H. Die konzentrative Bewegungstherapie. Berlin: Mensch und Leben; 1984.

Süllwold L. Symptome schizophrener Erkrankungen. Berlin: Springer; 1977.

Weizsäcker V von, Rad M von. Gestaltkreis und medizinische Anthropologie. In: Kindlers „Psychologie des 20. Jahrhunderts", Psychosomatik Band 1. Weinheim: Beltz; 1953.

WHO. World Health Organisation International Classification of Diseases, letzte Version 2005 Internet: www.DMDI-ICD-10.de (Letzter Zugriff 17.06.2006)

Winnicott DW. Vom Spiel zur Kreativität. 10. Auflage. Stuttgart: Klett-Cotta; 2002.

Winnicott DW. Vom Spiel zur Kreativität. Stuttgart: Klett-Cotta; 1979.

Zubin J, Spring B. Vulnerability – a new view of schizophrenia. zit. in Senf W, Broda M. Praxis der Psychotherapie. Stuttgart: Thieme; 1996.

Zubin J. The Metamorphosis of schizophrenia. 1983 zit. in Hesse W, Prünte K. Sensorische Integration für schizophrene Patienten. Dortmund: Verlag Modernes Lernen; 2004.

Ergotherapeutische Diagnostik

Kayser E. Objektbeziehungen und Körperselbst in der Ergotherapie. Idstein: Schulz-Kirchner; 1999.

Linke-Vieten E. Theoretischer Bezugsrahmen ergotherapeutischer Methoden in der Psychiatrie. Idstein: Schulz-Kirchner; 1996.

Mahler M, Pine F, Bergmann A. Die psychische Geburt des Menschen. Frankfurt: Fischer; 1990.

Mentzos S. Neurotische Konfliktverarbeitung. Frankfurt: Fischer; 1997.

Piaget J, Inhelder B. Die Psychologie des Kindes. Stuttgart: Klett-Cotta; 1990.

Scheiber I. Ergotherapie in der Psychiatrie. 2. überarb. Aufl. Köln: Stam; 1995.

Psychosoziale Behandlungsmethoden

Antons K. Praxis der Gruppendynamik. Göttingen: Hogrefe; 1976.

Axline VM. Kinder-Spieltherapie. 3. Aufl. München: Ernst Reinhardt; 1974.

Bäuml J, Pitschel-Walz G. Psychoedukation bei schizophrenen Erkrankungen. Konsensuspapier der Arbeitsgruppe „Psychoedukation bei schizophrenen Erkrankungen". Stuttgart: Schattauer; 2003.

Baron K, Kielhofner G, Lyenger A, Goldhammer V, Wolenski J. Occupational Self Assessment (OSA). (Reinhartz S. Trans) Im Eigenverlag der Übersetzerin. Aha...Edition vita activa, Deutscher Verband der Ergotherapeuten (DVE), 1997 (Orginalarbeit erschienen 1995).

Bauer J. Warum ich fühle, was du fühlst. Hamburg: Hoffmann und Campe; 2005.

Betker W. Sprechen und Handeln. In Schmidt E. Lehrbuch der Konzentrativen Bewegungstherapie. Stuttgart: Schattauer; 2006.

Biniek EM. Psychotherapie mit gestalterischen Mitteln. Darmstadt: Wissenschaftliche Buchgesellschaft;1982.

Biniek EM. Psychotherapie mit gestalterischen Mitteln. Darmstadt: Wissenschaftli-che Buchgesellschaft; 1992.

Blaser Csontos M. Handlungsfähigkeit in der Ergotherapie. Berlin: Springer; 2004.

Budjuhn A. Die psychosomatischen Verfahren. Konzentrative Bewegungstherapie und Gestaltungstherapie in Theorie und Praxis. Dortmund: modernes lernen; 1992.

Budjuhn A. Ist Gestaltungstherapie Kunsttherapie? Zeitschrift für Beschäftigungstherapie und Rehabilitation. 1987, 1:84-87.

Bundy AC. Spieltheorie und sensorische Integration. In: Fisher AG, Murray EA, Bundy AC. Sensorische Integrationstherapie. Berlin: Springer; 1998.

Clauser G. Gestaltungstherapie. Praxis der Psychotherapie.1960; 5:268-295.

Clemenz M. Psychoanalyse und künstlerische Kreativität. Psyche. 2005; 5: 2005.

Dörner K, Plog U. Irren ist menschlich: Lehrbuch der Psychiatrie und Psychotherapie. Bonn: Psychiatrie Verlag; 1996.

Domma W. Kunsttherapie und Beschäftigungstherapie. Köln: Maternus Verlag; 1990.

Feiler M. Klinisches Reasoning in der Ergotherapie. Überlegungen und Strategien im therapeutischen Handeln. Heidelberg: Springer; 2003.

Felber R, Reinhold S, Stücker A. Anthroposophische Kunsttherapie. Bd. 1 – 4. Stuttgart: Verlag am Gotheaneum; 2003.

Finke J, Teusch L (Hrsg.). Gesprächspsychotherapie bei Neurosen und psychosomatischen Erkrankungen. Heidelberg: Asanger-Verlag; 1991. zit. in Senf W, Broda M. Praxis der Psychotherapie. Stuttgart: Thieme; 1996.

Föhres F, Kleffmann A, Müller B, Weinmann S (Hrsg.). Melba – Ein Instrument zur beruflichen Rehabilitation und Integration. Siegen: Bundesministerium für Arbeit und Sozialordnung; 1997.

Forsyth K, Salamy M, Simon S, Kielhofner G. Assessment der Kommunikations- und Interaktionsfähigkeiten. (Mentrup C. Trans) Im Eigenverlag der Übersetzerin. Aha...Edition vita activa, Deutscher Verband der Ergotherapeuten (DVE); 1997 (Orginalarbeit erschienen 1995).

Freud S. Abriss der Psychoanalyse – Das Unbehagen in der Kultur. Frankfurt: Fischer; 1981.

Fuchs M. Funktionelle Entspannung. 5. Aufl. Stuttgart: Hippokratesverlag; 1989.

Hagedorn R. Umsetzung von Modellen in die Praxis. In: Jerosch-Herold C, Marotzki U, Hack BM, Weber P (Hrsg.). Konzeptionelle Modelle für die ergotherapeutische Praxis. Heidelberg: Springer; 2004.

Hagedorn R. Ergotherapie – Theorien und Modelle. Die Praxis begründen. Stuttgart: Thieme; 2000.

Heinl H. Körperschmerz – Seelenschmerz. 2. Aufl. München: Kösel; 2005.

Heras CG de las. Volitional Questionaire (VQ). (Dehnhardt B. Trans) Im Eigenverlag der Übersetzerin. Aha...Edition vita activa, Deutscher Verband der Ergotherapeuten (DVE), 1997 (Originalarbeit erschienen 1995).

Hesse W, Prünte K. Sensorische Integration für schizophrene Patienten. Dortmund: Verlag Modernes Lernen; 2004.

Hogarty G, Feldmann P, Greenwald J. Personal therapy, A disorder-relevat psychotherapie for schizophrenia. Schizophrenia Bulletin 21,1995 zit. in Klingberg S, Schaub A, Conradt B. Rezidivprophylaxe bei schizophrenen Störungen. Weinheim: Beltz; 2003.

Jacobi, J. Vom Bilderreich der Seele: Wege und Umwege zu sich selbst. Zürich: Walter; 1992.

Jacobsen E. Progressive Relaxation. Chicago: University of Chicago Press; 1978.

Jerosch-Herold C, Marotzki U, Hack BM, Weber P (Hrsg.). Konzeptionelle Modelle für die ergotherapeutische Praxis. Heidelberg: Springer; 2004.

Kaplan K, Kielhofner G. Occupational Case analysis Interview and Rating Scale. (Mentrup C. Trans.). Script zum Symposium 1995 der Berufsfachschule für Ergotherapie Melle in Osnabrück; 1995 (unveröffentlichte Orginalarbeit 1989).

Kasper S, Volz HP. Psychiatrie kompakt. Stuttgart: Thieme; 2002.

Kayser A, Kayser E. Spiel, Spielen, Therapie. Idstein: Schulz-Kirchner; 2001.

Kayser E, Kayser A. Weshalb wird gespielt. praxis ergotherapie 2005; 10: 2005.

Kayser H. Gruppenarbeit in der Psychiatrie. 2. überarb. und erw. Aufl. Stuttgart: Thieme; 1980.

Kayser E, Schanz V, von Rotberg A. Objektbeziehungen und Körperselbst in der Ergotherapie. Idstein: Schulz-Kirchner; 1999.

Kayser E, Schanz V, von Rotberg, A. Objektbeziehungen in der Ergotherapie. Idstein: Schulz-Kirchner; 1988.

Kielhofner G. A Model of Human Occupation: Theory and Application. 2nd ed. Baltimore: Williams & Wilkins; 1995.

Kiesinger A, Voigt-Radloff S. Das Ergotherapeutische Assessment. In: Ergotherapie und Rehabilitation 7, 1996 S. 647 – 651.

Klingberg S, Schaub A, Conradt B. Rezidivprophylaxe bei schizophrenen Störungen Weinheim: Beltz; 2003.

Kubny-Lüke B. Ergotherapie im Arbeitsfeld Psychiatrie. Stuttgart: Thieme; 2003.

Lagemann H. Ergotherapeutischer Prozess und Befunderhebung. In: Kubny-Lüke B. Ergotherapie im Arbeitsfeld Psychiatrie. Stuttgart: Thieme; 2003.

Law M, Baptiste S, Carswell A, McColl M, Poltaijko H, Pollock N. COPM – Canadian Occupational Performance Measure. (Dehnhardt B, Harth A, Meyer A. Trans). Im Eigenverlag der Übersetzerinnen. Aha...Edition vita activa, Deutscher Verband der Ergotherapeuten (DVE), 1999 (Orginalarbeit erschienen 1998).

Lowen A. Der Verrat am Körper. Hamburg: rororo Rowohlt; 1986.

Mallinson T, Crawford C, Nowak M, Rigby M, Henry A, Walens D. Occupational Performance History Interview II. Chicago: MOHO Clearinghouse; 1998.

Matsutsuyu J. The Interest Checklist. Amer J Occup Ther. 1967.

Müller-Braunschweig C. Körperorientierte Psychotherapie in: Üexküll T von. Psy-chosomatische Medizin. 5. Aufl. München: Urban & Schwarzenberg; 1996.

Neubauer PB. Kinderpsychoanalyse. In: Pongratz LJ, Hrsg. Klinische Psychologie, 2. Halbband. Göttingen: Hogrefe; 1978.

Oerter R. Psychologie des Spiels. Weinheim: Beltz; 1999.

Prudlo U, Trenkle B, Ravensdorf D. Hypnosetherapie und Hypnose, in: Senf W, Broda M. Praxis der Psychotherapie. Stuttgart: Thieme; 1996.

Reich W. Charakteranalyse. Köln: Kiepenheuer & Witsch. zitiert in Lowen A. Der Verrat am Körper. Hamburg: rororo Rowohlt; 1986.

Reichel K. Ergotherapie systematisch beschreiben und erklären – das AOTA Framework als Beitrag zur Systematisierung der deutschen Ergotherapie. Idstein: Schulz-Kirchner; 2005.

Richter HG. Pädagogische Kunsttherapie. Grundlagen, Didaktik, Anregungen. Hamburg: Verlag Dr. Kovac; 1999.

Richter HG. Zur Grundlegung pädagogisch-therapeutischer Arbeitsformen in der ästhetischen Erziehung. In: Richter HG, Hrsg. Therapeutischer Kunstunterricht. Düsseldorf: Schwann; 1977.

Rogers CR. Die klient-bezogene Gesprächspsychotherapie. München: Kindler-Verlag; 1973.

Sander L. Polarity, paradox and the organizing prozess in development. In: Frontiers in Infant Psychiatry. Call, JC, Galenson E, Tyson R. New York: Baic Books: 333–46.

Scharfetter C. Schizophrene Menschen. Weinheim: Psychologie-Verlags-Union; 1999.

Scheiber I. Ergotherapie in der Psychiatrie. 1. Auflage. München: Bardtenschlager; 1989.

Scheiber I. Ergotherapie in der Psychiatrie. 2. überarb. Aufl. Köln: Stam; 1995.

Schindler R. Grundprinzipien der Gruppendynamik in der Gruppe. Psychologie des XX. Jd. 1957/58; II:303-3044.

Schirrmacher T. Das Lübecker Fähigkeitenprofil (LFP). Neue Reihe Ergotherapie. Idstein: Schulz-Kirchner; 2001.

Schottenloher G. Kunst- und Gestaltungstherapie in der pädagogischen Praxis. München: Kösel; 1983.

Schüpbach H. Grundlagen der psychologischen Handlungstheorie für die Ergotherapie. Arbeitspapier. Biel: Schule für Ergotherapie 1995.

Schuster M. Kunsttherapie. Die heilende Kraft des Gestaltens. Köln: Dumont; 1986.

Senf W, Broda M (Hrsg.). Praxis der Psychotherapie. Stuttgart: Thieme; 1996.

Stern DN. The interpersonal world of the infant. A view from psychoanalysis and development psychology. New York: Basic Books; 1985.

Sterzer P. Beschäftigungs- und Arbeitstherapie in der Rehabilitation psychisch Kranker. Zeitschrift für Beschäftigungstherapie und Reha. 1987;4:220–224.

Stieglitz RD, Freyberger HJ. Psychopathologie, Diagnostik und Klassifikation psychischer Störungen in Anlehnung an das AMDP-System und die ICD-10. In: Kasper S, Volz HP. Psychiatrie compact. Stuttgart: Thieme; 2003.

Stolze H. Zur Geschichte der Konzentrativen Bewegungstherapie 1981 zit. in Uexküll T von. Psychosomatische Medizin. München: Urban und Schwarzenberg; 1996.

Süllwold L, Herrlich J. Psychologische Behandlung schizophrener Erkrankter. Stuttgart: Kohlhammer; 1998. zit. in Klingberg S, Schaub A, Conradt B. Rezidivprophylaxe bei schizophrenen Störungen. Weinheim: Beltz; 2003.

Sumsion T. Klientenzentrierte Ergotherapie. Umsetzung in die Praxis. Stuttgart: Thieme; 2002.

Tomalin E, Schauwecker P. Interaktionelle Kunst- und Gestaltungstherapie. Köln: Richter; 1989.

Üexküll T von. Psychosomatische Medizin. 5. Aufl. München: Urban und Schwarzenberg; 1996.

Wellendorf E. Es gibt keinen Weg, es sei denn, Du gehst ihn. Abenteuer des Werdens, Bedeutung der Kreativität. Stuttgart: Mayer-Johannes Verlag; 1999.

Winnicott DW. Vom Spiel zur Kreativität. 10. Aufl. Stuttgart: Klett-Cotta; 2002.

Qualitätsmanagement

Aktion Psychisch Kranke e.V. Leitfaden zur Qualitätsbeurteilung in der Psychiatrie. Projekt 1994 – 1996. Baden-Baden: Nomos; 1996.

Berger M. Qualitätssicherung – eine Standortbestimmung. In: Haug HJ, Stieglitz RD, Hrsg. Qualitätssicherung in der Psychiatrie. Stuttgart: Enke; 1995.

Berger M, Gaebel W (Hrsg.). Qualitätssicherung in der Psychiatrie. Berlin: Springer; 1997.

Cording C. Die Bedeutung einer einheitlichen Basisdokumentaton für die Qualitätssicherung in der Psychiatrie. http://www.sgmi-ssim.ch/Conference11/Cording.html.

Cording C. Qualitätssicherung mit der Basisdokumentation. In Haug HJ, Stieglitz RD (Hrsg.) Qualitätssicherung in der Psychiatrie. Stuttgart: Enke; 1995.

Cording C. Basisdokumentation und Ergebnisqualität. In Gaebel W (Hrsg.). Qualitätssicherung im Psychiatrischen Krankenhaus. Wien, New York: Springer; 1995.

Dalhoff AW, Döring A, Hirsekorn B, Timmer A. Das ergotherapeutische Handlungsfeld in der Psychiatrie – ein Praxisleitfaden zur Entwicklung von Qualitätsstandards. Idstein: Schulz-Kirchner Verlag; 1999.

Denz C. Stellenwert des Qualitätsmanagement. Gesundheitsökonomie und Qualitätsmanagement 2004; 9: 382-391 Thieme Verlag; 2004.

Deutscher Verband der Ergotherapeuten e.V. Indikationskatalog Ergotherapie. Idstein: Schulz–Kirchner; 2004.

Deutscher Verband der Ergotherapeuten e.V. Tätigkeitsbeschreibung in der Psychiatrie. Einrichtungskatalog. Postfach 2208, 76303 Karlsbad; 2003.

Deutscher Verband der Ergotherapeuten e.V. Indikationskatalog Ergotherapie, Idstein: Schulz-Kirchner; 2004.

Dilling H. Taschenführer zur ICD-10 Klassifikation psychischer Störungen. Bern: Hogrefe; 2005.

Döring A, Köhler K, Kokott-Karrenberg I. Ergotherapie in der Psychiatrie und Psychotherapie – ein Kompendium. Köln: Eigenverlag BTZ Berufliche Bildung; 2003.

Donabedian A. Evaluating the quality of medical care. Milbank Memorial Fund Quarterly 44 (2), 1966, S. 166-206; 1966.

European Foundation for Quality Management. Das EFQM-Modell für Exellence, Öffentlicher Dienst und Soziale Einrichtungen Brüssel: 1999. (www.reck-hog.de/konzept.htm)

Frick U, Krischker S, Cording C. Qualitätssicherung in der Psychiatrie. Bericht an den Bundesminister für Gesundheit. Autoren:. www.bmg.bund.de/.../Forschungsberichte/f306-10260,templateI d=raw,property=publicationFile.pdf/f306-10260.pdf.

Gaebel W (Hrsg.). Qualitätssicherung im Psychiatrischen Krankenhaus. Wien, New York: Springer; 1995.

Gagel A. Sozialgesetzbuch III. München: dtv-Verlag; 2005.

Haug HJ, Stieglitz RD Hrsg. Qualitätssicherung in der Psychiatrie. Stuttgart: Enke; 1995.

Herz S. Der Zertifizierungsprozess in einem Akutkrankenhaus. Ergotherapie und Rehabilitation 1/2005. Idstein: Schulz–Kirchner.

Klein K, Farin E, Jäckel WH, Blatt O, Schliehe F. Bewertungskriterien der Stukturqualität stationärer Rehabilitationseinrichtungen http://www.uniklinik-freiburg.de/aqms/live/Download/Klein_Farin_Jaeckel_etal_2004.pdf.

Kolkmann, FW. Qualitätssicherung aus der Sicht der Bundesärztekammer. In: Gaebel W, Hrsg. Qualitätssicherung im psychiatrischen Krankenhaus. Wien, New York: Springer; 1995.

Krauskopf D. Sozialgesetzbuch V. München: dtv-Verlag; 2005.

Kubny-Lüke B. Ergotherapie im Arbeitsfeld Psychiatrie. Stuttgart: Thieme; 2003.

Kunze H, Kaltenbach L. Psychiatrie-Personalverordnung, Textausgabe mit Materialien und Erläuterungen für die Praxis. 2. Aufl. Stuttgart: Kohlhammer; 1994.

Özyurt EL. Integrierte Versorgung – ein Managed Care Ansatz in Deutschland. Köln: Schwiedernoch; 2004.

Pföhler W. Total Quality Management (TQM) aus Sicht der DKG. Das Krankenhaus 1999, 91:8-11.

Scheiber I. Ergotherapie in der Psychiatrie. 2. überarb. Aufl. Köln: Stam; 1995.

Tausch B, Härter M. Qualitätszirkelarbeit in der hausärztlichen Versorgung – Evaluation des Modellprojektes der Kassenärztlichen Vereinigung Südbaden. München: Arcis; 1996.

Viethen G. Bundesministerium für Gesundheit (Hrsg.) Wegweiser Qualitätsmanagement im Krankenhaus. Stuttgart: Gustav Fischer Verlag; 1998.

Voigt–Radloff S, Akkad H, Seume C. Ergotherapeutisches Assessment. Ein validiertes Instrument zur ergotherapeutischen Diagnostik, Therapieplanung und Evaluation. www.ergoas.de

http://www.bundesaerztekammer.de/30/Qualitätssicherung/55Externe/ZQualitätsbericht

http://www.ktq.de

Weiterführende Literatur

Antons K. Praxis der Gruppendynamik. Göttingen: Hogrefe; 1976.

Asanger R. Handwörterbuch Psychologie. 5. Aufl. Weinheim: Beltz; 1994.

Clauser G. Gestaltungstherapie. Praxis der Psychotherapie. 1960;5:268–295.

Lowy L, Bernstein S. Untersuchungen zur sozialen Gruppenarbeit. Freiburg: Herder; 1978.

Haußer K. Identitätspsychologie. Berlin: Springer;1983.

Hoffmann SV, Hochapfel G. Einführung in die Neurosenlehre und Psychosomatische Medizin. Stuttgart: Schauttauer; 1987.

Kayser H. Gruppenarbeit in der Psychiatrie. 2. überarb. u. erw. Aufl. Stuttgart: Thieme; 1980.

Klingenfeld H, Bruder J. Nichtmedikamentöse Behandlungs- und Betreuungsformen Demenzkranker. fidem-aktuell. 1997;2.

von Rad M. Gestaltkreis und medizinische Anthropologie. In: Kindlers Psychologie des 20. Jahrhunderts. Psychosomatik, Bd.1. Weinheim: Beltz; 1983.

Rogers CR. Klinikzentrierte Gesprächspsychotherapie. Frankfurt: Fischer; 1978.

Rogers CR. Der neue Mensch. Stuttgart: Klett-Cotta; 1981.

Rudolf G. Psychotherapeutische Medizin. Ein einführendes Lehrbuch auf psychodynamischer Grundlage. Stuttgart: Enke; 1993.

Sander L. Polarity, paradox and the organizing process in development. In: Call JC, Galenson E, Tyson R, eds. Frontiers in Infant Psychiatry. New York: Basic Books; 1983.

Schraml WJ. Einführung in die moderne Entwicklungspsychologie. Stuttgart: Klett-Cotta; 1990.

Schulz von Thun F. Miteinander reden. Bd. 1 u. 2. Reinbek: Rowohlt; 1981 u. 1989.

Stern DN. The interpersonal world of the infant. A view from psychoanalysis and development psychology. New York: Basic Books; 1985.

7 Arbeitstherapeutische Verfahren

Inhalt:

Einleitung

P. Weber, U. Marotzki und R. Philippi

In Zeiten des sozialen Umbruchs fällt es schwer, Grundlagen, Konzepte, Verfahren und Perspektiven für arbeitsrehabilitative Vorgehensweisen zu entwickeln und zu beschreiben.

Seit nun mehr fast 10 Jahren bleibt die Arbeitslosenzahl, trotz der ständigen Meldungen über Arbeitsplatzabbau in der Wirtschaft, erstaunlicherweise fast konstant bei etwa fünf Millionen. Es ist davon auszugehen, dass durch diverse arbeitsmarktpolitische Fördermaßnahmen und statistische Änderungen viele Menschen nicht mehr als arbeitslos geführt werden und damit die Dunkelziffer wohl eher höher liegen dürfte. Weiter kann man auch annehmen, dass die Situation auf dem Arbeitsmarkt sich nicht konjunkturell, sondern strukturell erklärt und die hoch entwickelten Wirtschaftssysteme der reichen Industriestaaten an einem Punkt angekommen sind, an dem sie ab sofort und für die weitere Zukunft mit weniger Menschen und mit weniger Arbeitszeit auskommen werden, und zwar ohne an Effizienz zu verlieren (Weber 2005).

Diese Gesamtsituation lässt die Chancen auf eine Arbeitsstelle für Menschen mit einem Handikap gleichermaßen aussichtslos erscheinen. Während in den vergangenen Jahren die Systeme der Arbeitstherapie, bzw. der Arbeitsrehabilitation auf immer vielfältigeren und differenzierteren Wegen zur Integration behinderter und kranker Menschen am Arbeitsmarkt beitragen konnten, ist heute davon auszugehen, dass nicht mehr alle Betroffenen einen Arbeitsplatz am allgemeinen Arbeitsmarkt vorfinden werden. Demzufolge müssen sich arbeitsrehabilitative und arbeitstherapeutische Überlegungen vermehrt anderen alternativen Betätigungssystemen und -orten zuwenden. Dies betrifft auch die für den allgemeinen Arbeitsmarkt vermittlungstauglich trainierten Menschen aus den Reha-Einrichtungen. Das heißt konkret, dass Bereiche des Tätigseins außerhalb der Erwerbsarbeit wie z. B. Zuverdienstarbeit, Freiwilligenarbeit, Job- und Tauschbörsen, Familienarbeit und Bildung mehr Bedeutung bekommen müssen und auch werden. Sowohl die in der Vergangenheit als Voraussetzung für fortschrittliche Arbeitstherapie definierte Realitätsnähe der arbeitstherapeutischen Angebote, als auch der bislang eindeutig auf Erwerbsarbeit zentrierte Arbeitsbegriff (Kap. 7.3.1, Arbeit, S. 535) sind neu zu überdenken und zu revidieren.

Natürlich ist in diesem Zusammenhang zu berücksichtigen, dass Arbeit nach wie vor über die sozialversicherungsgesteuerten Mechanismen die Basis für eine individuelle Grundsicherung darstellt. Das sich damit angesichts der fehlenden Arbeitsplätze aufzeigende Dilemma für ergotherapeutisches Planen und Handeln in der Arbeitsrehabilitation ist letztendlich nur durch politische Entscheidungen zu verändern. Für die Arbeitstherapie steht wieder einmal, wie so oft in ihrer Geschichte, die Frage der Partizipation und damit der gesellschaftlichen Dimension im Mittelpunkt.

In den neueren ergotherapeutischen Modellen mit ihren Person-Umwelt-Betätigung-Konzepten und in der Internationalen Klassifikation der funktionalen Gesundheit (ICF) wird die Problemsituation des Klienten konsequent mit Fragen der Partizipation und Einfluss nehmender Kontextfaktoren in Zusammenhang gebracht. Angesichts der relativ niedrigen Erfolgsaussichten, Klienten doch wieder ins Erwerbsleben zurückführen zu können, bleiben arbeitstherapeutische Angebote eher individualisierenden Therapieansätzen verhaftet.

Ungünstige Umweltfaktoren (Barrieren) treten in den Hintergrund. In diesen Zusammenhängen rückt die ergotherapeutische Arbeit schnell wieder in die Nähe neo-kustodialer Entwicklungen – Versorgung und defizitäre Sichtweisen stehen im Vordergrund.

Die Autoren dieses Kapitels vertreten die Ansicht, dass gerade wegen der bestehenden Arbeitsmarkt- und Wirtschaftslage und nicht zuletzt auch aufgrund der Strukturveränderungen im Gesundheitswesen eine um Fragen der Lebens- und Arbeitskontexte erweiterte Problemsicht arbeitstherapeutischer Rehabilitation unausweichlich ist.

Für das Verständnis einer modernen arbeitstherapeutischen Rehabilitation ist den Autoren die Positionsbestimmung zum Begriff der Arbeitstherapeutischen Verfahren im ersten Unterkapitel (Kap. 7.1) ebenso bedeutsam wie die geschichtliche Entwicklung der Arbeitstherapie (Kap. 7.2).

Entsprechend ist dem klassischen, eher defizitär klinisch orientierten Theorie- und Praxismodell ein kontextbezogenes, systemische Zusammenhänge berücksichtigendes Modell vorzuziehen, welches den komplexen Anforderungen, behinderte und kranke Menschen in die oben beschriebene Arbeitswelten zu integrieren, mehr entspricht.

Auf dieser Basis wird versucht, über theoretische Exkurse Ansätze zu einem neuen Theoriebild für arbeitstherapeutisches Handeln zu entwickeln (Kap. 7.3). Unter Berücksichtigung der klassischen arbeitstherapeutischen Vorgehensweise werden vor allem in Bezug auf Diagnostik, Behandlungsverfahren und Behandlungsmittel (Kap. 7.4) Widersprüche deutlich, die sich sowohl aus den unterschiedlichen theoretischen Grundlagen als auch aus den beschriebenen Diagnostik- und Behandlungsverfahren ergeben.

Die Beiträge können nicht vollständig erfassen, was ergotherapeutisches Handeln zur beruflichen Wiedereingliederung beitragen kann. Die Autoren haben daher versucht, die Inhalte, die an anderer Stelle schon beschrieben wurden, durch einen Verweis zu kennzeichnen.

Der Schwerpunkt *Psychiatrie* in den Beiträgen ergibt sich aus der Tatsache, dass arbeitstherapeutische Verfahren der Ergotherapie nach wie vor überwiegend in psychiatrischen Kontexten zu finden sind. Obwohl die oben geschilderten gesellschaftlichen Veränderungen mit Sicherheit auch andere ergotherapeutische Arbeitsbereiche betreffen, scheint dort eine grundlegende Diskussion der Konzepte beruflicher Wiedereingliederung noch bevorzustehen. Die Autoren sind trotzdem der Meinung, dass die vorgestellten Konzepte und Modelle ihre Gültigkeit auch für andere Bereiche der Rehabilitation haben.

Arbeitet man mit dem Ansatz, dass der Verlauf der Arbeits- oder Berufsrehabilitation im Wesentlichen von den komplexen individuellen Lebensbedingungen der Rehabilitanden abhängt, werden die Erkrankung, die Behinderung oder das Handikap der Person in ein ganzheitliches Erklärungsmodell eingebaut. Diese Aspekte verlieren damit ihre dominante vorherrschende Stellung.

7.1 Vom „Verfahren“ und anderen „Irrtümern“ zum professionellen Handeln

Bevor in diesem Kapitel von Arbeitstherapie die Rede sein soll, wird der Rahmen dargestellt, in dem die Arbeitstherapeutischen Verfahren stehen.

Schon seit längerer Zeit bemühen sich Wissenschaftler und Praktiker um gegenseitiges Verständnis. Die Aufgabe dogmatischer Sichtweisen und wissenschaftlicher Isolation ist der Trend unserer Zeit. Der Wechsel von statischen zu dynamischen Prinzipien erfordert eine Überarbeitung therapeutischer Theorien.

Um den Ausgangspunkt unserer Überlegungen zu verdeutlichen, haben wir grundlegende Vorannahmen zusammengestellt, die das ergotherapeutische Handeln bestimmen sollten. Diese mögen als Wegweiser für die Ausführungen in den weiteren Abschnitten dieses Kapitels dienen.

7.1.1 Systemische Perspektive

Der theoretische Hintergrund dieser Darstellung ist zum größten Teil durch das systemische Denken geprägt. Eine systemische Orientierung bündelt bestimmte Beschreibungs- und Erklärungsmodelle, die sich für komplexe lebende Systeme bewährt haben. Hierbei handelt es sich um Entwicklungen der verschiedensten Gebiete, wie Kybernetik, Biologie, Sozial- und Wirtschaftswissenschaften, Familientherapie, Managementpraxis, Erkenntnistheorie, Chaostheorie etc. Diese Vielfalt besteht nach wie vor, und man kann nicht immer davon ausgehen, dass zwei dasselbe meinen, wenn sie den Begriff „systemisch“ verwenden. Allerdings lassen sich einige zentrale Kriterien als ausschlaggebend für eine systemische Betrachtungsweise anführen.

Der zentrale Unterschied zwischen einer systemisch orientierten Arbeitstherapie und anderen Ansätzen liegt in dem daraus folgenden „Weltbild“ der Ergotherapeuten. Was dies für den hier interessierenden Kontext bedeuten kann, soll unter den folgenden Stichwörtern kurz und prägnant dargestellt werden.

7.1.2 Bedeutung des Kontextes

Während in der Vergangenheit Persönlichkeits- und Krankheitstheorien den Blick auf das einzelne Individuum richteten, realisieren moderne Therapeuten, dass solche Theorien nicht ausreichen, da das Individuum in seinem sozialen Kontext betrachtet werden muss.

Wird die Aufmerksamkeit auf ein größeres soziales System fokussiert, dessen integrale Bestandteile sowohl Ergotherapeuten als auch Klienten sind, zieht das notwendigerweise eine Entwicklung von Konzepten nach sich, die Geschehnisse sowohl größeren Maßstabs als auch individueller Natur umfassen.

Wenn wir einem einzelnen Thema Aufmerksamkeit schenken und viele umschriebene Ereignisse schildern, ist diese Interaktion zwischen zwei Menschen (z. B. Therapeutin – Klient) Teil eines größeren Systems. Die innerhalb des kleineren Systems gezogenen Folgerungen werden ungenau oder sogar ungültig, wenn man sie im Rahmen eines größeren, umfassenderen Systems sieht.

Dieses Phänomen lässt sich auf das allgemeine Problem „Teil – Ganzes“ beziehen (Ruesch 1950). Ergotherapeuten haben in ihrer Arbeit immer wieder mit der Beziehung zwischen einem Organ und dem es umgebenden Organismus, mit einem Individuum innerhalb einer Gruppe (seiner Familie/Kollegen am Arbeitsplatz), mit einer Gruppe innerhalb einer Gemeinde und – im Zuge der Globalisierung – künftig auch mit einer Gemeinde innerhalb einer Nation sowie einer Nation innerhalb eines Zusammenschlusses mit anderen Nationen zu tun.

Es zeigt sich oft, dass Fragen der beruflichen Rehabilitation unterschiedlich beantwortet werden, je nachdem welcher Kontext im Vordergrund steht. So kann z. B. für eine Person der berufliche Aufstieg attraktiv sein, wenn dieser mit einer Erhöhung seiner allgemeinen Lebensqualität einhergeht. Für dieselbe Person kann die Attraktivität der beruflichen Karriere allerdings sinken, wenn dies eine häufige Trennung von der über alles geliebten Familie zur Folge hat. Insofern müssen arbeitstherapeutische Fragestellungen auch immer vor dem Hintergrund unterschiedlicher Kontexte betrachtet werden.

7.1.3 Leben in Systemen

Nach allgemeiner Definition ist ein „System“ (griech. systema = Zusammengesetztes) eine aus irgendwelchen Elementen (materieller oder geistiger Art) zusammengesetzte geordnete Ganzheit. Allen systemtheoretischen Überlegungen liegt die Erkenntnis zugrunde, dass sich ein System in seiner Ganzheit qualitativ neu und anders verhält als die Summe seiner isoliert betrachteten Einzelteile (Simon u. Stierlin 1984).

Zellen, Menschen, Familien, Organisationen u.v.a.m. sind lebende Systeme. Lebend meint, dass es sich nicht um triviale Maschinen handelt, die z.B. wie ein Auto auf Knopfdruck den immer gleichen Output erzeugen. Im Gegensatz zur Maschine, die gleichförmig läuft, sind die Ergebnisse psychischen und sozialen Handelns nie gänzlich vorhersehbar und determinierbar. Es können plötzliche Abweichungen eintreten, wie z.B. die Kündigung des Arbeitsplatzes, ein Unfall oder der Konkurs der Firma, die unterschiedlichste Auswirkungen haben. Lebende Systeme bleiben nicht das, was sie sind – sie erhalten ihre Identität, indem sie sich verändern. Einer Theorie lebender Systeme ist die Idee des Entwicklungsstillstandes fremd. Sie geht davon aus, dass das, was lebt, sich stetig verändert.

Es wird grundsätzlich von der Kompetenz des Systems ausgegangen, Lösungen für seine Probleme zu finden. Dahinter steht die Annahme, dass der Klient/Auftraggeber die Möglichkeiten zur Lösung seiner Probleme zwar bereits heute hat, sie aber aus verständlichen Gründen derzeit noch nicht nutzt. Die gemeinsame Aufrechterhaltung eines Problems, eines dysfunktionalen Ablaufs (z.B. Arbeitsunfähigkeit), hat allerdings oft einen wichtigen strukturgebenden Effekt.

Der Klient wird prinzipiell als autonom und undurchschaubar angesehen, d.h. er entscheidet über mögliche Veränderungen selbst, sodass eine direkte Einflussnahme nicht möglich ist.

Die Aufgabe der Therapeutin besteht nicht in der Bearbeitung des Problems, sondern im gemeinsamen Herausfinden eines möglichen Lösungsweges mit dem Klienten. Für die arbeitstherapeutische Praxis bedeutet dies, dass es sinnvoll wäre, sich sowohl für die Aufrechterhaltung als auch für die Veränderung eines Problems zu interessieren.

Anders ausgedrückt, lässt sich das arbeitstherapeutische Vorgehen auch folgendermaßen schildern:

Eine Person kommt zur Arbeitstherapie, weil sie in einer beruflichen Situation mit den gewohnten Lösungstechniken nicht zurechtkommt und festgefahren ist. Das übergeordnete Ziel ist nicht, eine bestimmte Lösung für die Person zu erarbeiten, sondern sie zu befähigen, selbst Lösungen zu finden. Lösungen werden dann möglich, wenn die Beteiligten das Problem nicht mehr aktiv aufrechterhalten, sondern ihre Ressourcen einsetzen, um Alternativen zu entwickeln.

7.1.4 Wie realitätsnah kann die Arbeitstherapie sein?

Im Alltag gehen wir meist davon aus, dass die Welt so ist, wie sie uns erscheint. Wir nehmen an, die Außenwelt über unsere Sinnesorgane wahrzunehmen und sie schrittweise immer genauer kennen zu lernen, als ob die Wirklichkeit unabhängig von uns und unserer Wahrnehmung existiere (Kap. 7.3.2, Abb. 7.1, Außenwelt und Innenwelt der Arbeit S. 539).

Dem gegenüber stehen die Annahmen des Konstruktivismus, der davon ausgeht, dass die Wirklichkeit von uns nicht *ge*funden sondern *er*funden, d.h. konstruiert wird. Es gibt keine objektiv beschreibbare Wirklichkeit. Jeder Mensch konstruiert sich – auch in einem sozialen Abstimmungsprozess – die für ihn gültige Wirklichkeit.

> **!** Erkenntnis hängt immer vom Erkennenden ab. Alle Aussagen über die Realität sind abhängig von unseren eigenen Konstruktionsleistungen. Die (Arbeits-)Welt bzw. das, was wir dafür halten, ist das Resultat unserer Wahrnehmung und wird durch diese Vorgänge immer wieder neu konstruiert.

Mit diesem Denkmodell lässt sich die Alltagsvorstellung von der direkten Erfahrbarkeit einer objektiven Wirklichkeit nicht mehr aufrechterhalten. Insofern kann auch die Arbeitstherapie nur so realitätsnah sein, wie es die individuelle Wahrnehmung – im Sinne einer Konstruktion von Wirklichkeit – möglich macht.

Watzlawick (1976) beschreibt zwei Wirklichkeiten: „Der erste Wirklichkeitsbegriff (Einfügung des Verfassers) bezieht sich auf die rein physischen und daher weitgehend objektiv feststellbaren Eigenschaften von Dingen und damit entweder auf Fragen des so genannten gesunden Menschenverstands oder des objektiven wissenschaftlichen Vorgehens. Der zweite beruht ausschließlich auf der Zuschreibung von Sinn und Wert an diese Dingen und daher auf Kommunikation“ (Kap. 7.3.2, Arbeitsumwelt – eine ökologische Annäherung, S. 539).

Beispiel: Die Wirklichkeit erster Ordnung eines Arbeitsplatzes, an dem Autoteile produziert werden, ist jederzeit verifizierbar; d.h. die physischen Eigenschaften der Produktion sind vollkommen bekannt. Die Bedeutung, die dieser Arbeitsplatz im Leben eines Arbeitnehmers bzw. seiner Ergotherapeutin spielt – vor allem der ihm zugeschriebene Wert –, hat nichts mit seinen physischen Eigenschaften zu tun. Diese zweite Wirklichkeit des Arbeitsplatzes ist rein subjektiv, und es ist vollkommen absurd, darüber zu streiten, was hier „wirklich" wirklich ist.

Folgt man dem Denkmodell des Konstruktivismus, so entfällt auch die Frage, ob eine Wahrnehmung „richtig" oder „falsch" ist. Stattdessen wird danach gefragt, ob das, was wir für wahr halten, brauchbar bzw. nützlich ist. Objektivität oder Wahrheit entfallen als Kriterium für die Beurteilung von Wissen und werden durch sozialen Konsens, Brauchbarkeit und Nützlichkeit ersetzt.

Ebenso wie die Arbeitstherapie nicht ohne die soziale Eingebundenheit, den Kontakt und Kommunikation der Beteiligten vorstellbar ist, gibt es auch keine individuelle Wahrnehmung, die nicht durch andere beeinflusst wird. Was zu einem bestimmten Zeitpunkt gilt, wird stets im Austausch und Umgang mit anderen Menschen ausgehandelt. Was der einzelne Mensch unter Arbeit versteht und welche Bilder und Vorstellungen er von der heutigen Arbeitswelt hat, steht immer in einem Zusammenhang mit Interaktion und Kommunikation.

Bestätigen andere Menschen fortlaufend die Realität der Arbeitswelt in unserem sozialen Kontext, so wird sie eher als eine stabile Wirklichkeit erlebt: „Wirklichkeit entsteht durch Gemeinschaft" (Scheffer 1990).

Die Realitätsnähe in der Arbeitstherapie richtet sich dann danach, inwieweit es gelingt, mit den jeweils an der Fragestellung bzw. dem Problem beteiligten Personen ein für die Lösung, d.h. dem ergotherapeutischen Ziel, nützliches und passendes Arbeitsweltmodell auszuhandeln. Hier steht die Kommunikation über die Arbeitswirklichkeit erster und zweiter Ordnung im Vordergrund. Dementsprechend kann in dem einen Fall das Arbeitsweltmodell eine Umschulung bedeuten, in einem anderen die berufliche Reintegration in den alten Beruf oder auch das Ausscheiden aus dem Arbeitsprozess mit den dazugehörigen subjektiven Bewertungen und Auswirkungen. Dieses Modell kann dann als Orientierungsrahmen für das weitere Handeln dienen. Erweist sich das so ausgehandelte Modell im Sinne der Fragestellung als erfolgreich, so darf das jedoch nicht zu der Annahme verleiten, die Realität der Arbeitswelt sei „wirklich" so, und damit sei endgültige Gewissheit erreicht. Eine heute nützliche und stimmige Beschreibung der Arbeitswelt kann sich in einem anderen Kontext oder zu einer anderen Zeit in ihr Gegenteil verkehren. Besonders gut lässt sich dies am Beispiel der *Prozessionsspinner* verdeutlichen:

Bei den Prozessionsspinnern handelt es sich um eine Falterart, deren Zusammenleben durch zwei Regeln gekennzeichnet ist:

- 1. Regel: Bist du die erste Raupe, dann bist du für die Nahrungssuche verantwortlich!
- 2. Regel: Siehst du eine Raupe vor dir, dann folge ihr nach!

Nun kann es passieren, dass eines Tages durch Pech oder Zufall die erste Raupe zwar eine andere, jedoch die letzte Raupe in der Reihe vor sich sieht, sodass also ein Kreis entstanden ist.

Die Aufrechterhaltung der Regeln, die lange Zeit für das Überleben sehr funktional waren, können sich in diesem Fall – gerade durch die exakte Weiterbefolgung – in das genaue Gegenteil verkehren: Nur ein Abweichen von den bisherigen Erfahrungen – also Flexibilität bei der Konstruktion von Realität – könnte die Tiere vor dem sicheren Verhungern retten (Simon 1990).

7.1.5 Bedeutung und Auswirkung von Sprache

Die Bilder und Vorstellungen von der Welt, in der wir leben, werden durch die Sprache geprägt, die wir sprechen. Die Sprache bestimmt, wie wir denken, fühlen und handeln.

Auch in der ergotherapeutischen Arbeit werden beim Klienten durch Fragen, Aufforderungen und Anmerkungen mentale Prozesse ausgelöst, die den Aufmerksamkeitsfokus in eine bestimmte Richtung lenken. Die Art und Weise, wie das Angebot ergotherapeutischer Hilfen in Sprache gefasst wird, schafft Wirklichkeiten, die je nach ihren Begrifflichkeiten sehr unterschiedlich sein können.

Im Kontext der Arbeitstherapie wird in der Regel eine medizinisch-therapeutische Sprache mit vielen Negativformulierungen gesprochen, welche den Fokus mehr auf das Problem als auf die Lösung lenken. Durch diese defizitorientierte Sprache wird eine Realität konstruiert, die wenig hoffnungsvoll erscheint. Der Klient ist dann Opfer seiner Probleme, auf die letztlich nur die Therapeutin mithilfe einer bestimmten Behandlung Einfluss nehmen kann.

Zudem führt das medizinische Krankheitsmodell zu einem simplifizierten Verständnis von Arbeitsfähigkeit und Rehabilitation. Es verleitet dazu zu glauben, die Arbeitstherapeutin kenne den richtigen Weg für den Klienten und hätte die Pflicht, ihn mittels Diagnose und Therapie zu führen und an irgendeinen ideellen Ort zu bringen, der wiederum von den Profis festgelegt wird. Ein solches Arbeits- und Rehabilitationsmodell verleugnet die Autonomie und Selbstbestimmung des Menschen.

Aus der medizinischen Perspektive heraus wird Arbeitsfähigkeit lediglich durch die *Abwesenheit von Symptomen/Einschränkungen* beschrieben. Für die Entwicklung neuer Handlungsmuster ist diese Beschreibung eher unzureichend und bedarf weiterer Konkretisierungen.

Versteht man Arbeitstherapie als einen Prozess, in dem Klienten durch Sprache gemeinsam mit den Ergotherapeuten eine neue Sicht der Arbeitswelt konstruieren, die für den jeweiligen Klienten „bekömmlicher“ ist und somit neue Handlungen und Interaktionsmuster ermöglicht, blockiert eine defizitorientierte Beschreibung den Weg dorthin.

Gerade in der Arbeitstherapie bietet es sich an, Begriffe der Arbeits- und Beraterwelt zu benutzen, bei denen der Klient als Handelnder gesehen wird, der aktiv Entscheidungen trifft und die Verantwortung für die Gestaltung des eigenen Rehabilitationsverlaufs trägt. Hier könnte der Einsatz einer lösungs- und arbeitsweltorientierten Sprache sehr sinnvoll sein, welche die Stärken, Ressourcen, Kompetenzen und Erfahrungen betont.

Für den Erfolg der Arbeitstherapie ist es besonders wichtig, dass dabei eine Sprache gesprochen wird, die zu den in der „Arbeitswelt“ geltenden Inhalten und Regeln passt.

Worte sind nie eindeutig; sie lassen immer mehrere Dinge anklingen und lösen unterschiedliche Bilder aus. So kann auch der Begriff „Verfahren“ sowohl von seinem Ursprung als auch vom jeweiligen Kontext her sehr unterschiedliche Bedeutung haben. Nach dem etymologischen Lexikon tritt das Wort im rechtlich-technischen Sinn zuerst im Mittelniederdeutschen auf, entsprechend zu dem Begriff „vorgehen“, also aus der räumlichen Bedeutung „nach vorne, vorwärts gehen/fahren“ übertragen (Kluge 1989).

Im deutschen Wörterbuch steht unter dem Stichwort *Verfahren*: „Art und Weise einer Ausführung, eines Vorgehens, Handlungsweise“ (Wahrig 1974).

Besonders häufig wird dieser Begriff in den Rechtswissenschaften benutzt. Verfahren bedeutet hier „die der Erledigung einer Einzelsache dienende, geordnete Reihenfolge von Rechtshandlungen vor Gericht oder Verwaltungsbehörden“ (dtv-Lexikon 1979).

In einem noch ganz anderen Kontext steht das Verb *verfahren*, wenn „jemand sich mit dem Auto/Fahrrad verfahren hat“ – nämlich im Sinne von verirrt. In diesem Fall wurde die falsche Richtung eingeschlagen, und das Wort *verfahren* erhält eine andere Bedeutung, die genau das Gegenteil der zuvor beschriebenen Begriffsdefinitionen meint.

Definiert man arbeitstherapeutisches Verfahren als die Art und Weise des arbeitstherapeutischen Vorgehens/der arbeitstherapeutischen Handlungsweise (Wahrig 1974), so ist dies zunächst eine sehr allgemein gehaltene Formulierung, die zwar den Handlungsaspekt betont, ansonsten aber vieles offen lässt. Bedingt durch den Ursprung des Begriffs und seiner häufigen Benutzung in den Rechtswissenschaften (Kluge 1989), wird mit dem Begriff eher die geordnete Reihenfolge von Handlungen zur Erreichung eines angestrebten Ziels beschrieben.

7.1.6 Der Auftrag in der Arbeitstherapie

Ergotherapeuten sehen sich oft einer Vielzahl ganz widersprüchlicher Aufträge gegenüber, welche sie gleichzeitig ausführen sollen. Alle an einer ergotherapeutischen Fragestellung beteiligten Personen (der Klient, seine Familie, der Arbeitgeber, der Kostenträger, die Institution, in der die Arbeitstherapie durchgeführt wird, u.v.a.m.) können mehr oder weniger unterschiedliche Interessen und Ziele verfolgen. Dabei kann es sich inhaltlich um die folgenden Aufträge handeln:

1. Betriebliche Aufträge

- Aufträge, die der Arbeitgeber erteilt, um betriebliche Angelegenheiten zu verändern;
- Verbesserung der Zusammenarbeit, Team-Coaching, Projektmanagement;
- Arbeitsplatzgestaltung.

2. Individuelle Aufträge

- Aufträge, die von Menschen erteilt werden, um Bedingungen in ihrem Erwerbsleben bzw. ihrer Arbeitslosigkeit zu verändern;
- Berufliche Reintegration auf dem allgemeinen Arbeitsmarkt;
- Wiedereingliederung in den alten Arbeitsplatz;
- Eingliederung in einen beschützten Arbeitsplatz, z. B. Werkstatt für Behinderte;
- Beendigung der Erwerbstätigkeit, z. B. Berentung;
- Schaffung von Tagesstruktur bei nichterwerbstätigen Personen.

Herauszufinden, was wann mit wem zu tun ist, wird dann zum Hauptanliegen für die Therapeutin. Der Prozess der Konkretisierung, Informationssammlung und Beziehungsgestaltung zielt darauf ab, den Klienten und anderen Beteiligten das Anliegen bzw. den Auftrag für die Ergotherapeutin deutlich zu machen. Das Ziel ist, Aufträge auszuhandeln, die für die Ergotherapeutin durchführbar sind. Schweitzer (1995, S. 23) beschreibt die theoretischen und praktischen Möglichkeiten der Auftragsklärung folgendermaßen:

„Theoretisch ist dies leicht durchführbar. Man muss einfach stets mit allen Beteiligten die folgenden Fragen diskutieren:

- Wer will was?
- Von wem?
- Ab wann?
- Bis wann?
- Wozu?

Wichtiger und aufklärender ist aber oft die Umkehrung der Fragen, nämlich:

- Wer will nichts?
- Wer will was nicht?
- Wer will von wem nichts?
- Wer will noch nichts?
- Welche eventuell ganz gegensätzlichen Ziele werden mit der gleichen Maßnahme verbunden?“

Bei den letztgenannten Fragen könnte sich z.B. herausstellen, dass der Ehemann einerseits gern seine Frau unterstützen möchte, andererseits gegen ihren beruflichen Wiedereinstieg ist, da er die Meinung vertritt, dass allein der Ehemann für den Lebensunterhalt der Familie aufkommen muss.

Meist sind die Antworten auf diese Fragen sehr widersprüchlich, sodass die praktische Durchführung der Auftragsklärung schwierig ist. Diese Schwierigkeiten stehen häufig im Zusammenhang mit der hohen Ambivalenz, eine Sache zu wollen und gleichzeitig nicht zu wollen.

Auch die Auswirkungen unterschiedlicher Fachsprachen verschiedener Berufsgruppen müssen hier beachtet werden. Dabei lohnt es sich nie, davon auszugehen, dass man schon wisse, was der andere meint.

Bleibt die Auftragsklärung aus, gibt es in der Regel auch keine Kenntnis darüber, welche Ziele verfolgt werden und wann das ergotherapeutische Handeln erfolgreich war. Das Arbeiten bleibt dann eine Reise zu einem Ziel, von dem man nicht weiß, wo es liegt und wann man dort ankommt (vgl. Marotzki u. Weber 1996).

7.1.7 Professionelles Handeln

Professionelles Handeln bedeutet für Welter-Enderlin und Hildebrand (1996) eine notwendige, nicht aufhebbare Widersprüchlichkeit, die sich auf zwei Ebenen ausdrückt. Auf der Wissensebene besteht diese Widersprüchlichkeit darin, dass Professionelle auf der einen Seite über einen Bestand an systematischem wissenschaftlichem Wissen verfügen, mit dem sie die Probleme ihrer Klienten angehen. Auf der anderen Seite tritt zum allgemeinen Wissen das fallverstehende Wissen hinzu, das dem Verstehen des einzelnen Falles in seiner Eigenart dient, d.h. auf das Spezifische gerichtet ist. Beide Ebenen der Problemanalyse findet man in spezifischen ergotherapeutischen Clinical-Reasoning-Prozessen wieder (vgl. Kap. 1.13).

Auf der Interaktionsebene drückt sich die Widersprüchlichkeit darin aus, dass es nur dann einen Zugang zu den Problemen des Klienten gibt, wenn der Profi sowohl über Empathie als auch Distanz verfügt. Erst mithilfe der Empathie ist ein angemessener Zugang zum Problem möglich. Gleichzeitig muss aber auch Distanz gegeben sein, um einen Überblick über die Problemlage zu erhalten **(Tab. 7.1)**.

Tab. 7.1 Die Ebenen des professionellen Handelns

Wissensebene	
1. Systematisches Wissen Wissenschaftliches Wissen Allgemeingültiges Wissen	2. Fallverstehendes Wissen Auf den Einzelfall bezogenes Wissen Spezifisches Wissen
Interaktionsebene	
1. Empathie Problem nachempfinden	2. Distanz Problem nüchtern betrachten

Das Ausbalancieren dieser Widersprüchlichkeiten nennen Welter-Enderlin und Hildebrand (1996) ***Fallverstehen in der Begegnung***. Mit dem Begriff „Begegnung“ wird der Aspekt der Nähe in der therapeutischen Beziehung betont, mit dem Begriff „Fallverstehen“ die distanzierenden Momente. Demnach muss professionelles Handeln folgende Aspekte beachten:

Professionelles Handeln ist Rollenhandeln und damit von vornherein durch Distanz charakterisiert. Um einen Zugang zur Arbeits- und Lebenssituation des Klienten zu erlangen, muss das professionelle Handeln auch durch Mitmenschlichkeit geprägt sein. Bezogen auf das Rollenhandeln ist die

Position der Ergotherapeutin in der Arbeitstherapie nur schwer zu beschreiben, da ihre berufliche Rolle nicht eindeutig ist.

Auch wenn ihre vornehmliche Aufgabe darin besteht, den Klienten bei seiner Rückkehr in die Arbeitswelt zu begleiten, muss sie doch noch weitere Rollen und Verantwortlichkeiten als nur die der Begleiterin erfüllen. Professionelles Handeln heißt hier, auch die Interessen anderer zu berücksichtigen. Klienten leben in sozialen Zusammenhängen, die unterschiedliche Grade von Intimität und Anonymität aufweisen (Familie, Arbeitsplatz, Nachbarschaft, Gemeinde). Eine Ergotherapeutin nützt ihren Klienten nur, wenn sie auch die Belange und Wünsche der in diesen Kontexten lebenden Personen kennt und ernst nimmt.

Wie die Klienten leben auch die Ergotherapeuten in sozialen Zusammenhängen. Deren prägende soziale Kontexte sind die Organisation, in der sie arbeiten, die Berufsgruppe, der sie angehören und die in der Hierarchie der jeweiligen Organisation eine spezifische Position hat, die fachliche Schule, der sie angehören, sowie die eigene berufliche und private Geschichte. Diese Kontexte werden in die arbeitstherapeutische Situation eingebracht und stellen bedeutungsstiftende Rahmenbedingungen für die jeweilige Situation dar.

Dabei sollte die Ergotherapeutin ständig seine eigene Rolle überprüfen und klären, wann sie welche Funktionen (z. B. Beraterin, Begleiterin, Coach, Therapeutin, Kollegin, Vorbild) übernimmt. Im praktischen Alltag geht das professionelle Handeln der Ergotherapeutin in der Arbeitstherapie über das Therapeutische hinaus.

„Da sein (der Ergotherapeut) Tätigkeitsfeld der Arbeitsplatz ist, sollte seine therapeutische Qualifikation darin bestehen, sich am Arbeitsplatz in der Zusammenarbeit mit den Klienten nicht therapeutisch zu verhalten. Die therapeutischen Fähigkeiten sollten eher im Zusammenhang mit klinisch-psychiatrischen Fragestellungen zur Geltung kommen.“ (Philippi 1995).

Weiter weist Philippi darauf hin, dass in den meisten arbeitstherapeutischen Situationen dem Anforderungsprofil einer Ergotherapeutin eher die Bezeichnung „Workplace-Managerin“ entspreche.

Professionelles Handeln gründet sich auf wissenschaftliches Wissen. Dieses Wissen kann nicht einfach auf einen spezifischen Fall angewendet werden, sondern bedarf einer Umsetzung in die Praxis.

Wie in anderen Berufszweigen braucht die Ergotherapeutin fachliche Kriterien, um im speziellen Fall in Übereinstimmung mit dem Klienten wünschenswerte und angemessene Lösungen zu finden. Praktiker müssen ihr „Arbeitskonzept“ und ihr „Fachwissen über Arbeit“, mit dem sie ihr Handeln legitimieren, darstellen können. Beide Aspekte in ihrer Widersprüchlichkeit gleichzeitig in der Schwebe zu halten, kennzeichnet das professionelle Handeln. Welter-Enderlin und Hildebrand (1996) sprechen von „Deprofessionalisierung“, wenn es zu einer Überbetonung einer der beiden Aspekte kommt. Überhöht der Profi den Bezug zum wissenschaftlichen Wissen (Fallaspekt), handelt es sich eher um Technokratie. Steht die Individualität des Klienten (Begegnungsaspekt) im Vordergrund, geht es nicht mehr um professionelles Handeln, sondern um Lebensgemeinschaft. „Wichtig ist jedoch, sich zu vergegenwärtigen, dass ‚Alltag als Therapie‘ eine andere soziale Rahmung als professionelles Handeln hat, und ein therapeutischer Prozess auf eine klare Rahmung dessen, was geschieht, angewiesen ist.“ (Welter-Enderlin u. Hildebrand 1996, S. 24).

7.1.8 Zusammenfassung

Arbeitstherapeutisches Handeln, das die hier beschriebenen Inhalte berücksichtigt, orientiert sich insbesondere an folgenden Aspekten.

Es bedeutet, den für die jeweilige Fragestellung relevanten Kontext (z. B. Arbeitsplatz, Familie, Institution u.a.m.) zu erfassen und beim weiteren Vorgehen zu berücksichtigen. Einzelne Abläufe und Prozesse werden nicht isoliert behandelt, sondern in ihren vielschichtigen Verknüpfungen und Auswirkungen gesehen.

Sprache und Handlung machen eine Ressourcenorientierung deutlich, sie heben mehr auf die Fähigkeiten und Entwicklungsmöglichkeiten als auf die Schwächen des Klienten ab. Die Sprache ist sehr konkret und an der beobachtbaren Verhaltensebene orientiert.

Das arbeitstherapeutische Handeln beruft sich nicht auf Wahrheiten und objektive Ereignisse, sondern jeder – auch die Ergotherapeutin – übernimmt die Verantwortung für ihre „Wirklichkeiten“, die ihrem Handeln und ihren Entscheidungen zugrunde liegen (Kap. 7.4.1, Prozessdiagnostik, S. 547). Für den Erfolg arbeitstherapeutischen Handelns ist die vorausgegangene ausführliche Auftragsabklärung von größter Bedeutung. Professionelles Handeln muss sowohl durch Mitmenschlichkeit als auch durch wissenschaftliches Wissen geprägt sein.

7.2 Geschichte und Entwicklung der Arbeitstherapie

7.2.1 Einführung

Nimmt man die Berichte Pinels über die Krankenarbeit im Saragossa des 15. Jahrhunderts, kann man heute auf fast sechs Jahrhunderte Erfahrung bei der Arbeit von Kranken in Anstalten zurückblicken. Geht man von der Annahme aus, dass sich gerade der Begriff Arbeit über diesen Zeitraum im Spiegelbild der gesellschaftlichen Bedingungen unterschiedlich darstellte, lässt sich vermuten, dass dies auch seine Auswirkung auf die Arbeit der Kranken in den Anstalten hatte und noch immer hat.

Auf diese Fragestellung wird im Folgenden eingegangen. Es sollen jedoch nicht aufs Neue die geschichtlichen Entwicklungen aufgezeigt und beschrieben werden. Dies haben Willis und Reimer (1988) und Marotzki (2004) in ihren Arbeiten ausführlich getan. Hier wird vielmehr am Beispiel der neueren Entwicklungen versucht, Zusammenhänge aufzuzeigen und damit den Standpunkt der derzeitigen rehabilitativen Arbeitstherapie zu bestimmen.

7.2.2 Hermann Simon – Euthanasie

Durch den Ersten Weltkrieg wurden alle Weiterentwicklungen in den psychiatrischen Anstalten gestoppt. Personal- und Hungersnot bestimmten die Situation. Auch nach dem Krieg konnten die Reformansätze der Vorkriegszeit nicht weiterverfolgt werden. Im Vordergrund stand wieder einmal die Anforderung, den Anstaltsablauf mithilfe der Patienten unter geringsten öffentlichen Zuwendungen zu gewährleisten.

Dies betraf auch die weitgehend zerstörte Anstalt in Gütersloh. Hier entwickelte Hermann Simon in den Zwanzigerjahren ein Konzept der Krankenarbeit bzw. Arbeitstherapie, das in ein umfassendes milieutherapeutisches Gefüge eingebettet war. Unter der herrschenden Personal- und Finanznot war der Aufbau und Betrieb der Anstalt nur unter maximaler Einbeziehung der Patienten zu verwirklichen. Es entstand erstmals ein umfassendes pädagogisch durchdachtes und organisiertes System der Krankenarbeit (Simon 1929, 1986). Dabei ging es „... Simon ... nicht so sehr darum, die Patienten für den allgemeinen Arbeitsmarkt, sondern für die Anstalt arbeitsfähig zu machen. Damit verfolgte er als preußisch-konservativer Beamter die Absicht, die Anstalt Gütersloh möglichst ökonomisch autark zu betreiben, damit die psychisch Kranken den Steuerzahler möglichst kein Geld kosten sollten" (Dörner 1996). Entsprechend war in der Gütersloher Klinik die Verweildauer nicht kürzer als in anderen traditionell geführten Anstalten. Trotz dieser zu kritisierenden Sozialisation nach innen hat Simons Arbeit die Entwicklung der Arbeitstherapie bis in die heutige Zeit beeinflusst. Prinzipien wie Selbstverantwortung bei Patienten und Personal durch Definition und Beschreibung des Arbeitsauftrages, eine auf diesen Auftrag ausgerichtete Gestaltung der Anstalt und die Entwicklung einer Systematik zur Durchführung des Auftrages sind auch heute noch aktuell und für konzeptionelle Überlegungen nützlich.

Probleme in Simons Arbeit liegen aus heutiger Sicht sicher in der sehr rigiden und autoritären Ausprägung des Konzeptes. Es war in das System des ‚preußischen Gehorsams' eingebettet.

Mit ähnlicher Zielstrebigkeit begannen die Nationalsozialisten ihre rassistische Ideologie bei Behinderten umzusetzen, indem sie ein gigantisches Vernichtungsprogramm festlegten, dem Tausende zum Opfer fielen. Im Rahmen dieser Euthanasieprogramme wurde von den Nazis in mehr als 100000 Familien ein Mitglied ermordet und zusätzlich über 400000 Menschen zwangssterilisiert.

Für die ‚Sachverständigenausschüsse' stellte die ‚Anstaltsbeobachtung' ein wichtiges Instrument dar. Die Fähigkeit zur Arbeit galt als Indikator für Gesundheit. Arbeiten zu können, vermied so für viele psychisch Kranke den Weg in die Tötungs- bzw. Sterilisationskliniken.

7.2.3 Sozialpsychiatrie

Auch nach dem Zweiten Weltkrieg stand in den Anstalten die Aufbausituation im Vordergrund. Hinzu kam die moralische Belastung der Psychiatrie durch die Euthanasie. Der damit verbundene Rückzug nach innen führte zu alten Strukturen, die Patientenarbeit wurde erneut Bestandteil der Klinikorganisation, die Kliniken selbst wuchsen zu Großeinrichtungen mit bis zu 3000 Betten an.

Mit der Einflussnahme der sozialpsychiatrischen Bewegung auf das traditionelle psychiatrische Geschehen in Deutschland ergaben sich Veränderungen, die auch Auswirkung auf die weitere Entwicklung der Arbeitstherapie hatten. Die Gründung des *Mannheimer Kreises* am 29. und 30. Mai 1970 in Mannheim durch eine Gruppe kritischer, aus der 68er-Bewegung hervorgegangener Schwestern, Psychiater, Sozialarbeiter, Psychologen und Arbeitstherapeuten setzte eine Reformbewegung in Gang, deren Ergebnisse die Psychiatrie noch bis heute wesentlich bestimmen.

Die Tagung in Mannheim „diente vor allem der Anbahnung von Kontakten, ... sowie der ersten gemeinsamen Vergegenwärtigung bestimmter therapeutischer Techniken in ihrem gesellschaftlichen, institutionellen und rehabilitativen Zusammenhang“ (Sozialpsychiatrische Informationen Nr. 1, 1971, 1995).

Schon bei diesem ersten Treffen stellte die Auseinandersetzung mit Arbeit als Therapie einen der Schwerpunkte dar. Am Beispiel einiger in- und ausländischer arbeitstherapeutischer Modelle ging man „der Frage nach, was nun eigentlich das ‚Therapeutische‘ an der Arbeit sei (unter Berücksichtigung ihrer instrumentellen und sozioemotionalen Dimension)“. In der Diskussion wurden zwei Strömungen deutlich, die erste ging von der „Abhängigkeit des eigenen Tuns von bestimmten ökonomischen, politischen und/oder gesellschaftlichen Interessen“ aus, während die zweite sich mehr von praktischen Aspekten leiten ließ und die „Überwindung der noch vorherrschenden ausgrenzenden und kustodialen Krankenhauspsychiatrie“ als Ziel sah (Sozialpsychiatrische Informationen Nr. 1, 1971, 1995).

Neben den vielen strukturellen Reformveränderungen dieser Zeit entstand für die inhaltliche Auseinandersetzung mit Arbeitstherapie in Deutschland eine neue Situation. Die therapeutische Wirksamkeit von Arbeit war in Ländern wie England, Frankreich und Italien, in denen sozialpsychiatrische Arbeitsinhalte schon länger existierten, in vielen Forschungsarbeiten untersucht worden. Die bestehenden Rehabilitationskonzepte von Bennett (1985), die Arbeiten von Wing (1972) und Freudenberg (1972), das Modell zu den Wirkungsfaktoren von Arbeit von Cumming und Cumming (1968) sowie die gesellschaftskritischen Ausführungen von Jervis (1980) und Basaglia (1973) erleichterten und beeinflussten die aufkommenden Diskussionen um eine mögliche Theorie und die Entwicklung möglicher Methoden.

In dieser Zeit wurden die arbeitstherapeutischen Belange in Deutschland vor allem von Christiane Haerlin (1987, 1991, 1992) vertreten. Beeinflusst durch die Arbeit von Bennett, sah sie in ihrer Arbeit als Beschäftigungstherapeutin schon sehr früh einen arbeitstherapeutischen Schwerpunkt.

7.2.4 Beschäftigungs- und Arbeitstherapie – Massenarbeitslosigkeit – außerklinische Arbeitstherapie

Anfang der Achtzigerjahre begannen die ersten nach dem neuen Berufsgesetz von 1977 ausgebildeten Beschäftigungs- und Arbeitstherapeuten mit ihrer Arbeit. Mit der Einbeziehung der Arbeitstherapie in die Berufsausbildung und -bezeichnung gab es erstmals eine Berufsgruppe, die für diese Arbeit ausgebildet war. Auch wenn die notwendigen theoretischen und methodischen Entwicklungen nur langsam vorankamen, entstand doch eine spezialisierte fachliche Auseinandersetzung, die reibungslos an den Erkenntnissen der Sozialpsychiatrie anknüpfen konnte.

Auch hier sind die ersten Ausarbeitungen und Veröffentlichungen eng mit dem Namen Christiane Haerlin verbunden. Schon ihre ersten Aufsätze Ende der Siebzigerjahre zeigen eine systematisierte arbeitstherapeutische Vorgehensweise auf, die bis heute ihre Wertigkeit nicht verloren hat. Von Bedeutung ist auch die von ihr herausgegebene *Schriftenreihe zur Arbeitstherapie*, welche nun neu aufgelegt unter dem Namen *Reha-PRAXIS* erscheint. Die Schriftenreihe und das von Hartmut Hohm geschriebene Buch zur beruflichen Rehabilitation von psychisch kranken Menschen (Hohm 1977) prägten die arbeitstherapeutische Konzeptentwicklung in Deutschland ganz entscheidend.

Mit Haerlin und Hohm entwickelte sich zunehmend eine eher rehabilitative, nach draußen gerichtete Sichtweise der Arbeitstherapie. Die Auseinandersetzung mit realistischen Arbeitsanforderungen lenkte den Blick immer mehr über die Klinikmauern hinaus in die Betriebe.

Die in den Siebzigerjahren aufkommende Arbeitslosigkeit brachte dem Thema Erwerbsarbeit in der Öffentlichkeit verstärkt Aufmerksamkeit. Besonders betroffen waren die gesellschaftlichen Randgruppen, die bislang von den zu Zeiten der Hochkonjunktur bestehenden Nischenarbeitsplätzen profitierten und für die sich nun eine mögliche (Wieder-)Eingliederung als immer schwieriger erwies. In diesem Zusammenhang entstand eine Fülle von Sondermaßnahmen, die alle zum Ziel hatten, benachteiligte Menschen wieder in den Arbeitsprozess einzugliedern.

Unter diesen Bedingungen musste sich die Arbeit der klinischen Arbeitstherapie von ihrer Ausrichtung immer mehr an den gesellschaftlichen Bedingungen und damit in ihrer Praxis an möglichen weiterführenden außerklinischen Angeboten orientieren. Rehabilitationsabklärung und Diagnostik standen zunehmend im Vordergrund. Dem auslaufenden Modellprogramm der Bundesregierung folgten Empfehlungen (BMG 1988), nach denen sich die Versorgung weitgehend gemeindenah und außerhalb der Kliniken entwickelte. Für die Arbeitstherapie entstanden neue Arbeitsfelder, wie z.B. Tagesstätten, Integrationsfachdienste, Rehabilitationseinrichtungen für psychisch Kranke (RPK) und Berufstrainingszentren (BTZ).

7.2.5 Die Psychiatrie-Personalverordnung – Massenarbeitslosigkeit – Gesundheitsreform

Die Reformbewegung der Siebziger- und Achtzigerjahre war spätestens mit Beginn der Neunzigerjahre in das normale politische Geschehen eingegangen. Die mit der deutschen Wiedervereinigung verbundenen gesamtgesellschaftlichen Veränderungen führten zu einer in der Nachkriegszeit in Deutschland bislang nie aufgetretenen Massenarbeitslosigkeit. Parallel dazu gerieten die bestehenden Versicherungssysteme (Kranken- und Rentenversicherung) in eine ernste Krise, was zu extremen Kosteneinsparungen und damit verbundenen Strukturreformen im System sozialer Sicherung führte. Die Gesundheitsreform forderte von den Versicherten in mehreren Stufen immer höhere Eigenleistungen unter gleichzeitiger Einschränkung der bestehenden Behandlungs- und Leistungsmöglichkeiten.

Für die Arbeitstherapie als vorwiegend dem Bereich der medizinischen Rehabilitation zugeordnete Behandlung äußerte sich dies zunächst auf struktureller Ebene. Durch die Reduzierung der Bettenzahlen und die Verkürzung der Aufenthaltsdauer auf durchschnittlich 20–30 Tage waren bisherige Konzepte kaum noch realisierbar. Die seit der Psychiatrie-Personalverordnung vom 1.1.1991 wesentliche Verbesserung der Personalsituation in den psychiatrischen Kliniken veränderte sich Mitte der Neunzigerjahre durch die Realberechnung der Personalziffern anhand der durchschnittlichen Belegung wieder. Dies führte in den arbeitstherapeutischen Bereichen nun auch zu personellen Veränderungen.

Einige Kliniken begegneten dieser Entwicklung, indem sie ambulante und teilstationäre Angebote entwickelten oder enger mit außerklinischen Einrichtungen zusammenarbeiteten. Dabei entstanden im Rahmen der klinischen Möglichkeiten auch Dienstleistungsangebote für ambulante oder teilstationäre Rehabilitationseinrichtungen, die auch dort abgerechnet wurden (Markl u. Reick 1996).

Auf der Suche nach neuen Aufgabenfeldern wird die Arbeitstherapie als kassenabrechenbare Leistung immer wieder auch für solche Bereiche diskutiert, in denen sie bislang eher nur am Rande tätig war. In einigen Arbeitsfeldern, wie z.B. den Tagesstätten, gibt es inzwischen neben der Leistungen der sozialen Rehabilitation auch Krankenkassen-finanzierte ergotherapeutische Leistungen, die über eine angeschlossene Ergotherapiepraxis abgerechnet werden.

Eine weitere Entwicklung zeichnet sich seit Ende der Neunzigerjahre in mehreren psychiatrischen Kliniken ab. Es entstehen ambulant-ergotherapeutische Behandlungssettings, die meist einen arbeitstherapeutischen Schwerpunkt haben (Wille 2002, Heißler u. Mucha 2004). Für die Zielgruppe, eher schwerer beeinträchtigte psychisch kranke Menschen, muss ein hochfrequentes niedrigschwelliges über Krankenkassenleistung abgerechnetes Behandlungsangebot vorausgesetzt werden. Diese täglich mehrstündig stattfindenden, wenig komplexen, einfachen und langfristig ausgelegten ambulanten Behandlungssituationen sind angesichts der bestehenden geringen Perspektiven, eine angemessene Arbeit oder Betätigung zu finden, kritisch zu sehen. Häufig haben die Angebote einen handwerklichen Schwerpunkt und erinnern so an alte kustodiale Kliniksituationen.

Neue ergotherapeutische Arbeitsfelder entstehen aber auch jenseits der Krankenkassenfinanzierung. So findet man Ergotherapeuten bspw. in Integrationsfachdiensten, die sich über das Schwerbehindertengesetz finanzieren. In der Verbindung präventiver und rehabilitativer Aufgaben werden Ergotherapeuten vereinzelt auch schon in Betrieben tätig und ihre Leistungen durch die Unternehmen selbst oder die Berufsgenossenschaften finanziert. Spätestens mit der Verlagerung des ergotherapeutischen Arbeitsortes in die Betriebe werden die Problemstellungen primär durch den betrieblichen Kontext, d.h. die gestellten Arbeitsanforderungen an einen Mitarbeiter, und erst sekundär durch dessen Diagnose definiert.

7.3 Theoretische Exkurse

7.3.1 Arbeit

Die Bedeutungsvielfalt des Begriffs Arbeit macht es für die Arbeitstherapie notwendig, gemeinsam mit dem Klienten zu bestimmen, was von beiden genau gemeint wird, wenn von Arbeit in der Therapie bzw. als Ziel eines Rehabilitationsprozesses die Rede ist.

Im Folgenden sollen drei grundlegende Aspekte der Arbeit sowie eine hilfreiche Übersicht zum ganzheitlichen arbeitstherapeutischen Vorgehen vorgestellt werden.

Arbeit als Lebensnotwendigkeit und Wiederholung

Die etymologische Wurzel des Wortes Arbeit verweist auf seine Verwandtschaft mit den Begriffen Mühsal und Plage. Damit wird ein Grundaspekt menschlichen Lebens angesprochen, der die tätige Auseinandersetzung des Menschen mit der Natur thematisiert. Der Mensch ist zeit seines Lebens zwangsweise in einen biopsychosozialen Kreislauf eingebunden, der sich durch notwendige und wiederkehrende, niemals zu einem Ende kommende Handlungen auszeichnet (Arendt 1985, Lewin 1920). Hierzu gehören sinngemäß die täglichen reproduktiven Aufgaben der Selbstversorgung, wie Essen, Kochen, Putzen, Waschen als auch das tägliche Zur-Arbeit-gehen, um Geld zu verdienen. Es geht um die möglichst ökonomisch und zeitsparend zu gestaltende Selbsterhaltung des Einzelnen, der Familie und der Art. Unter dieser Perspektive arbeitet man, um zu leben, und schafft hiermit Bedingungen, die es erleichtern, weitergehende Ziele mit einem höheren Lebenswert zu verfolgen (Lewin 1920, S. 11f).

Die menschlichen Bedürfnisse

Maslow (1954) entwickelte eine humanistische Motivationstheorie, mit der er die menschlichen Bedürfnisse in der so genannten *Bedürfnispyramide* hierarchisch ordnet. Danach entsprechen die eben beschriebenen notwendigen Tätigkeiten zur Selbsterhaltung den menschlichen Grundbedürfnissen. Auf diese bauen weitere Stufen auf, nämlich Bedürfnisse nach Sicherheit, soziale Bedürfnisse, Ich-Bedürfnisse (Anerkennung, Status, Prestige etc.) und Bedürfnisse nach Selbstverwirklichung. Auch wenn sich diese Theorie empirisch nicht halten lässt, weil ein Aufeinanderfolgen von niedrigeren und höheren Bedürfnissen nicht nachweisbar ist (Schmale 1983, Greif et al. 1989), trägt das Modell zur Veranschaulichung der menschlichen Bedürfnisse bei.

Das psychische Prinzip der Wiederholung

Die zyklische Wiederkehr von Tätigkeiten zur Erfüllung der Grundbedürfnisse findet seine Entsprechung in einem universellen Prinzip der menschlichen Psyche – der *Wiederholung*. Die Psychoanalyse beschreibt dieses Phänomen als Wiederkehr verdrängter konflikthafter Erlebnisse, deren Bann erst durch das bewusste Durcharbeiten der Situationen gebrochen werden kann. Lern- und Handlungstheorien haben jedoch gezeigt, dass für den komplexen Aufbau menschlicher Handlungsfähigkeit im instrumentellen und sozioemotionalen Bereich das wiederholte In-Beziehung-Setzen von Handlungsschritten unverzichtbar ist (Piaget 1975, Aebli 1980). Im kindlichen Spiel hat die Wiederholung große Bedeutung. Als Nebeneffekt fördert sie vom einfachen Funktionsspiel bis zum komplexen Rollenspiel die Geschicklichkeit, Reibungslosigkeit und Virtuosität, kurz die Einübung einfacher Fertigkeiten und komplexer Handlungsmuster (Oerter 1997).

Gewohnheiten

Wiederholung organisiert und ökonomisiert psycho-physische Leistungen in Form von Gestalten, die wir z. B. als Routine, Gewohnheit oder Verhaltensmuster bezeichnen. Mit diesen Begriffen werden Tätigkeiten beschrieben, die:

- automatisiert, unbewusst oder halbbewusst ablaufen;
- in einem spezifischen kulturellen und situativen Kontext sowie einer bestimmten körperlichen und emotionalen Verfassung entwickelt und angewandt werden;
- in Umfang und Komplexitätsgrad der Teilhandlungen variieren;
- zeitlich überdauern und Veränderungen widerstehen;
- Handlungssituationen antizipieren und strukturieren;
- mit großer Gewandtheit und Sicherheit ausgeführt werden;
- im täglichen Leben Sicherheit und Verlässlichkeit schaffen;
- psycho-physisch entlasten und Energien freisetzen;
- die Aufmerksamkeit für andere Tätigkeiten freigeben.

Menschliches Leben organisiert sich in hohem Maße über die oben beschriebenen Handlungsformen. Hier liegt für die Ergotherapie ein großer Aufgabenbereich. Es gilt mit dem Klienten unter veränderten räumlichen, physischen und psychischen Bedingungen Gewohnheiten zu rekonstruieren, die ihm die Alltagsbewältigung erleichtern. Gewohnheiten und Routinen stellen im Rahmen ergotherapeutischer Modelle einen tragenden Pfeiler menschlicher Betätigung dar (Kielhofner 2002, Kielhofner et al. 2005, AOTA 2002) (Kap. 1.12).

Störungen im Gewohnheitssystem

Es ist unumstritten, dass schwere Erkrankungen, wie z.B. die Schizophrenie (Süllwold 1986, Süllwold u. Herrlich 1992), chronisch-degenerative Erkrankungen, wie Rheuma, Parkinson-Syndrom oder Multiple Sklerose, sowie die Folgen schwerer Traumata unterschiedlicher Ursachen zum Zusammenbruch bzw. zu tiefen Einschnitten im Gewohnheitssystem führen und die Persönlichkeit des betroffenen Menschen in seinem leiblichen, seelischen und sozialen Selbstverständnis tief verunsichern. Tätigkeiten des täglichen Lebens und der Grundarbeitsfähigkeiten als Inhalte ergotherapeutischer Angebote zielen auf die Wiederherstellung von alltäglichen Routinen bzw. selbstverständlichen Handlungsfolgen. Das Angebot muss mehrere Aspekte berücksichtigen. Hierzu gehören die räumlichen, zeitlichen und sozialen Bedingungen der Aufgabenstellung im Zielkontext, auch Betätigungsform genannt (Nelson 1988, Kielhofner 2002). Das Angebot dient dann der Rekonstruktion bzw. dem Neuaufbau individueller Gewohnheiten in den verschiedenen Lebensbereichen des Klienten, wenn die individuelle Geschichte dieser Aktivitäten sowie die psychischen und physischen Bedingungen des Klienten berücksichtigt und eine in Form und Grad individuell angemessene, fähigkeits- und behinderungsgerechte Unterstützung gefunden wird.

Arbeit als gesellschaftliche Lebensform und Teilhabe am sozialen Leben

Arbeit, insbesondere Erwerbsarbeit, birgt die Möglichkeit der Teilhabe am sozialen Leben, die ebenfalls ein menschliches Grundbedürfnis darstellt. Arbeitsteilung und Zusammenarbeit unter gemeinsamer Zielsetzung fördern einerseits die Produktivität menschlicher Arbeitskraft und dienen wirtschaftlicher Verwertbarkeit und verleihen andererseits dem Einzelnen einen sozial vermittelten Lebenssinn und Anerkennung.

Soziale Teilhabe durch Rollenübernahme

Rollen sind durch gegenseitige gesellschaftlich und kulturell definierte Erwartungen bzw. Anforderungen geprägt. Von außen gestellte Rollenerwartungen z.B. an den Kollegen, Vorgesetzten, Mitarbeiter gehen mit Vorstellungen darüber einher, wie eine Person ein Spektrum von Aufgaben zu erfüllen und sich gegenüber anderen zu verhalten hat. Rollenerwartungen stehen jeweils in einem Spannungsverhältnis zu den individuellen Wünschen, Interessen und Vorstellungen desjenigen, der die Rolle ausfüllt. Es ist aber genau dieses Spannungsverhältnis, das einerseits individuelle Herausforderung und Entwicklungsmöglichkeit bzw. Begrenzung für Fähigkeiten und Fertigkeiten darstellt und andererseits Sicherheiten im sozialen und kollegialen Umgang durch die gemeinsam einzuhaltenden Regeln der Arbeitsorganisation gewährleistet. Die Teilhabe an gesellschaftlich hervorgebrachten, anerkannten und akzeptierten Verhaltensformen, mit denen sich der Erwerbstätige mehr oder weniger identifiziert und die er ebenso mehr oder weniger bewusst übernimmt, beeinflussen die Entwicklung seiner individuellen und sozialen Identität. Darüber hinaus verleihen Position und Verdienst Anerkennung, Status und Prestige.

Erlebniskategorien organisierter Arbeit

M. Jahoda (1985) beschreibt aufgrund ihrer Studien zur Arbeitslosigkeit in den Dreißigerjahren fünf latente Aspekte, die sie *Erlebniskategorien organisierter Arbeit* nennt.

Organisierte Arbeit

- hat eine Zeitstruktur, der man sich nicht entziehen kann;
- erweitert unvermeidlich den sozialen Horizont;
- demonstriert durch die Arbeitsteilung einen kollektiven Zweck;
- bestimmt Status und Identität des Menschen;
- erzwingt eine Aktivität.

Sehr allgemein wird hier beschrieben, welche sozial integrierende und organisierende Wirkung Arbeit auf das Leben des Einzelnen ausüben kann.

Normalisierung durch Arbeit für psychisch Kranke

Wenn der englische Sozialpsychiater D. Bennett (1985) für die Integration psychisch Kranker in den Arbeitsprozess argumentiert, bezieht er sich besonders auf den von Jahoda beschriebenen Zugang zum sozialen und gesellschaftlichen Leben, den Erwerbsarbeit bietet: „Ein Arbeitsverhältnis ist dabei wichtig; denn es ist für den psychisch Behinderten einfacher, Erfolg in der Gesellschaft durch Arbeit zu erlangen als durch die Gründung einer Familie oder durch eine soziale Lebensweise" (Bennett 1985, S. 152).

Für Bennett ist zweierlei wichtig: Erstens beschreibt er den positiven und regulierenden Einfluss organisierter Arbeit auf die Basisstörungen psychisch kranker Menschen. Zweitens betont er, dass mit der Ausübung von Erwerbsarbeit das Selbstvertrauen psychisch Kranker entscheidend gefördert werde. Dies liege daran, dass mit Erwerbsarbeit im Allgemeinen die Vorstellung von Normalität und Gesundheit verbunden wird, und die Übernahme von Rollen in der Arbeitswelt mit positiven Erwartungen an Leistungsfähigkeit und Selbstständigkeit verknüpft ist. Im Kontrast dazu stehen die gesellschaftlichen Erwartungen an die Patientenrolle, die zur Zeit Bennetts stärker als heute überwiegend mit Vorstellungen von Unselbstständigkeit und Hilfsbedürftigkeit assoziiert wurden.

Exkurs zu den sozialpsychologischen Thesen Jahodas und Bennetts

Bei den hier formulierten Aussagen zur Bedeutung von Arbeit für Menschen gehen sowohl Jahoda, als auch Bennett immer von organisierter Arbeit aus. Dies ist bislang übersetzt worden mit Erwerbsarbeit. In Anbetracht der realen Situation auf dem nationalen und globalen Arbeitsmarkt stellt sich die Frage, wie diese Aspekte, Dimensionen oder Kategorien sich in einer Arbeitswelt des 21. Jahrhunderts neu formulieren und darstellen können. Welche Bedeutung haben diese sozialpsychologischen Dimensionen für das Leben der Menschen heute? Haben sie sich eventuell verändert, weil Arbeit heute unter veränderten Bedingungen stattfindet? Welche Konsequenzen ergeben sich daraus? Zu überdenken und neu zu bewerten sind sicherlich die unterschiedliche Bedeutung und Bewertung des Begriffes „Arbeit" als Synonym für sinnstiftende Tätigkeit, im Unterschied zum Begriff „Arbeitsplatz", als Synonym für Erwerbsarbeit.

„Wem es gelingt die freie Zeit produktiver zu nutzen und sich außerhalb der Erwerbsarbeit Aufgabenbereiche zu suchen, die Arbeiten beinhalten, die die eigene Zeit strukturieren und einen sinnhaften Charakter haben, der wird sich gegen die negativen Auswirkungen von Arbeitslosigkeit schützen und neue Perspektiven für sein Leben entwickeln können, in dem Verständnis und soziale Unterstützung möglich ist" (Wacker 1985, S.104).

Für psychisch beeinträchtigte Menschen wird es immer schwerer, in die Erwerbstätigkeit zu finden. Mit diesem gesellschaftlich vorgegebenen Ziel ist es für den Einzelnen kaum noch wahrnehmbar, dass Tätigsein nicht nur im Zusammenhang mit Erwerbsarbeit geschieht und machbar ist.

Für künftige Beschäftigungsstrategien wird es deshalb eine grundsätzliche Voraussetzung sein, eine Abkehr von dem Dogma: „Nur ein (Erwerbs-)Arbeitsplatz ist ein guter Arbeitsplatz" und von dem Mythos „Arbeit für Alle" vorzunehmen. Praktisch erfordert dies für den Menschen, auch außerhalb der traditionellen Erwerbsarbeit Aufgaben zu sehen und nicht im herkömmlichen Sinne berufszentriert zu leben (Weber 2005).

Tätigkeitsfelder Wohnen, Freizeit und soziale Netzwerke

Gerade in Zeiten hoher Arbeitslosigkeit ist es für die Arbeitstherapie wichtig, in Zusammenarbeit mit dem Klienten und anderen Professionen weitere Lebensfelder, wie Wohnen und Freizeit unter der Perspektive bestehender und entwickelbarer sozialer Netzwerke und darin stattfindender gemeinschaftlicher und zielgerichteter Aktivitäten zu berücksichtigen (Pearson 1997). Einen hohen Stellenwert bei der Form der aktiven Lebensgestaltung können neben dem Familien- und Freundeskreis die Integration in das Wohnumfeld (Kauder et al. 1997), organisierte Freizeitaktivitäten (z. B. Sport, Hobby) und ideelle Gemeinschaften (z. B. Kirchengemeinde, Parteien) haben (Weber 2005).

Soziale Netze reagieren auf kranke und behinderte Personen oft mit Scheu, Vorurteilen, Ablehnung oder auch mit Überaktivität. Die Ergotherapie kann die Aktivitäten des Klienten in den verschiedenen Bereichen unterstützen und eine aufklärende und moderierende Funktion übernehmen, die die verschiedenen Perspektiven der beteiligten Personen berücksichtigt. Sie muss sich vergewissern, inwieweit sie selbst zu einem Teil des sozialen Netzes des Klienten geworden ist.

Arbeit als Lebenswert, aktive Gestaltung und selbst organisierte Tätigkeit

Während der vorangegangene Aspekt der Arbeit eher die soziale Einbindung und gesellschaftliche Prägung des Einzelnen thematisiert, betont diese Perspektive die individuelle und aktiv betriebene Entwicklung des Menschen durch Arbeit. Denn dem Menschen ist Arbeit unentbehrlich und selbst ein Lebenswert, sofern sie die Möglichkeit gibt, dem eigenen Wesen, d.h. den individuellen Fähigkeiten und Zielen, Ausdruck zu verleihen (Lewin 1920). Zwischen sozialer und individueller Sinngebung besteht ein Spannungsverhältnis, welches gerade in einer hoch industrialisierten Gesellschaft beachtet werden muss. Im Gegensatz zu früher gibt es heute nur noch sehr wenige Menschen, die den Einzelnen über die vielen Stationen des Lebens begleiten. Der Einzelne ist deshalb zunehmend darauf angewiesen, ganz auf sich gestellt zu beurteilen, ob seine biographischen Entscheidungen und Lebensstationen sinnvoll aufeinander abgestimmt sind.

Maslow (1954) spricht vom Bedürfnis nach Selbstentfaltung. In den Blick geraten einmal die spezifischen biografischen Erfahrungen, nämlich wie sich der Einzelne als Handelnder in seinen verschiedenen Lebensbereichen in der Vergangenheit erlebt hat und daraus seine Schlüsse für die jetzige Lebens- und Arbeitssituation zieht. Zum anderen steht der Mensch in einer aktuellen Arbeitssituation mit seinen Zukunftsvorstellungen, den spezifischen Fähigkeiten im sozioemotionalen und instrumentellen Bereich, seinen Interessen und Zielen, aber auch seinen Schwächen, Ängsten und Abneigungen im Zentrum.

Kielhofner (2002) spricht in seinem *Model of Human Occupation* von der Volition als wichtigem Pfeiler menschlichen Handelns. Was damit gemeint ist, lässt sich nur unbefriedigend mit Wille und Motivation übersetzen, erklärt sich jedoch eher aus den Bestandteilen, die ihr Kielhofner zuordnet. Es sind das *Selbstbild*, die *Werte* und *Interessen* des in einer Situation Handelnden, die in den Handlungsverlauf als Aktivitäten des *Antizipierens, Auswählens, Experimentierens* und *Interpretierens* einmünden.

Passivität als Rahmenbedingungen der Arbeit

Unter dieser Perspektive erscheinen die Rahmenbedingungen der Arbeit eher als passiv. Erst durch die Aktivität des Arbeitenden werden Kontextbedingungen auf sehr individuelle Art zu Anregung und Herausforderung und zu Zwang und Erfordernis (Kielhofner 2002, Kielhofner et al. 2005). Was in einer Arbeitssituation subjektiv als Chance oder Hindernis erlebt wird, hängt einerseits mit den weiter oben erwähnten, biografisch gewachsenen, individuellen Wahrnehmungs- und Handlungsstilen zusammen, andererseits lässt sich menschliches Handeln in einer aktuellen Situation niemals auf biografisch verständliche Verhaltensweisen reduzieren.

Konstruktivität und Kreativität des Handelns

Jede Arbeitssituation eröffnet dem menschlichen Handeln einen neuen, dritten Weg, der zwischen der genauen Befolgung von Arbeitsanforderungen und dem Abspulen von Handlungsprogrammen liegt. Er besteht in einem nicht vorhersehbaren, konstruktiven und kreativen Akt des Handelnden, indem er in der Situation einen neuen, noch nie da gewesenen Zusammenhang zwischen innerer Befindlichkeit und aktueller Situation herstellt.

Humane Arbeitsbedingungen und Handlungsspielraum

Versteht man den Menschen als aktiv und autonom handelndes Wesen, muss dieser Vorstellung auch in der Gestaltung von lern- und entwicklungsförderlichen Arbeitsplatzbedingungen Rechnung getragen werden. Ein humaner Arbeitsplatz mit optimalem Anforderungsniveau zeichnet sich dadurch aus, dass er

- den individuellen Entwicklungswegen Rechnung trägt;
- der Leiblichkeit des Arbeitenden entspricht;
- den sozialen Kontakt integriert;
- einen *Handlungsspielraum* für den Arbeitenden bereitstellt, der dessen individuelle Vorstellung zur Zielerreichung Platz gibt und Verantwortung und Selbstständigkeit gewährleistet, indem er Entscheidungs-, Gestaltungs- und Kontrollbedürfnisse des Arbeitenden berücksichtigt und fördert.

Die Vorstellung dieses Ansatzes ist, dass nicht der Mensch der Arbeit, sondern die Arbeit dem Menschen angepasst wird (Hacker 1978, Volpert 1990, Ulich 1994).

Vielschichtigkeit menschlicher Arbeit – Differenziertheit der Arbeitstherapie

Die genannten Aspekte machen die Vielschichtigkeit menschlicher Arbeit deutlich und zeigen, wie sorgfältig die Arbeitstherapie ihren Auftrag mit dem Klienten überprüfen, d.h. auch eingrenzen muss, damit sie sich zielstrebig und mit großer Differenziertheit um die vom Klienten gewünschte Arbeitsfähigkeit bemühen kann.

Innen- und Außenwelt der Arbeit

Abschließend soll eine Übersicht zur Innen- und Außenwelt der Arbeit **(Abb. 7.1)** vorgestellt werden, die von Christiane Haerlin (1995) auf der Basis der Arbeit von Cumming und Cumming (1968) entwickelt wurde. Die Übersicht unterstützt den reflektierten und strukturierten Umgang mit Aufgaben der Arbeitstherapie.

7.3.2 Arbeitsumwelt – eine ökologische Annäherung

Dem Themenbereich der Arbeitsumwelt kann man sich auf verschiedene Weise nähern. Ein möglicher Weg ist, die unterschiedlichen materiellen, informellen, natürlichen, technischen, sozialen und kulturellen Aspekte der Arbeitsumwelt einzeln und unabhängig von einer arbeitenden Person abzuhandeln. Wir wollen im Folgenden jedoch eine ergotherapeutische Haltung einnehmen, die Umwelt und Klient gemeinsam in den Blick nimmt und der systemischen Vorgehensweise, der wir uns in der Einleitung verpflichtet haben, nahe kommt: eine ökologische Perspektive.

Die *Humanökologie* versteht sich als Wissenschaft von den Beziehungen des Menschen zu seiner Umwelt. Für die Ergotherapie, deren Ausgangs- und Zielpunkt das menschliche Handeln ist, stellt unserer Ansicht nach die ökologische Perspektive einen zentralen Zugang zum Arbeitsgebiet dar, weil

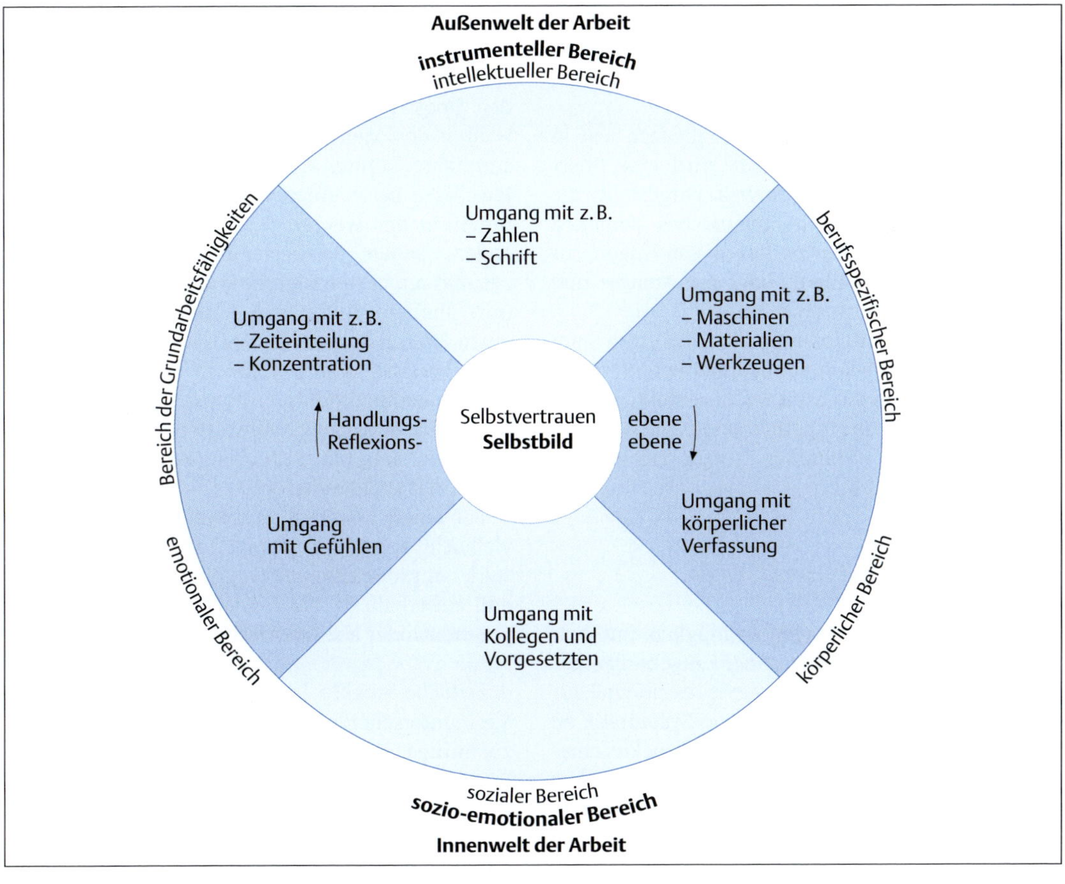

Abb. 7.1 Außen- und Innenwelt der Arbeit.

im menschlichen Handeln eine existenzielle Bezugnahme der Person zu ihrer Umwelt erfolgt. Die Ergotherapie ist grundsätzlich darauf angewiesen, beide Seiten gleichberechtigt und gleichzeitig in den Blick zu nehmen, z. B. Fähigkeiten und Arbeitsplatzanforderungen durch Beobachtung und gemeinsames Ausprobieren genau zu erfassen und dabei planmäßig und strukturiert vorzugehen. Dies ist das eher *objektivierende* Vorgehen der Arbeitstherapie, welches durch Fragebögen und Assessments sinnvoll unterstützt werden kann.

Um den Lebens- und Arbeitsbezügen einer bestimmten Person in konkreten Situationen gerecht zu werden, gilt es, darüber hinaus zu versuchen, den Sichtweisen des Klienten sensibel und flexibel zu folgen, d. h. zu verstehen, wie er die arbeitstherapeutischen Angebote, die Adaptionen von Gegenständen, die räumlichen, physikalischen und sozialen Rahmenbedingungen der Arbeit und schließlich seine eigene Person inmitten dieser wahrnimmt und empfindet. Die Rückkopplung bzw. Abstimmung mit dem Klienten kann zur Variation und Korrektur des ursprünglichen Planes führen. Dies ist das *subjektivierende* Vorgehen der Arbeitstherapie. Beide im Wechsel bilden den arbeitstherapeutischen Prozess (Kap. 7.1.4, Wie realitätsnah kann die Arbeitstherapie sein?).

Der Exkurs zur Arbeitsumwelt gliedert sich in zwei Schritte: Im ersten Schritt wird eine übergreifende Taxonomie der Umwelt vorgestellt, die ein systematisches ergotherapeutisches Vorgehen unterstützt, sei es zur Formulierung von Fragen, zur Erstellung von Assessments oder zur Analyse und Gestaltung von Arbeitsumwelten.

Im zweiten Schritt werden Überlegungen zum Zusammenhang von Rahmenbedingung und individueller Bedeutungszuschreibung angestellt.

Ein Beispiel für eine ergotherapeutische Umweltkonzeption liefert Kielhofner (2002). Sie wird in Kapitel 1.12 vorgestellt.

Taxonomie der Umwelt

Eine große Vielfalt an Fragen ist möglich, um dem Handeln eines Menschen in seiner Umgebung ergotherapeutisch zu begegnen. Daher ist es sinnvoll, für das Vorgehen gezielt eine nützliche Systematik zu wählen. Im Folgenden sollen sieben Aspekte einer Taxonomie des Umweltbegriffs vorgestellt werden, die Tretter (1992) vorschlägt. Eine Reihe ergotherapeutischer Fragebögen taxieren die Person-Umwelt-Beziehung unter ausgewählten Aspekten. Eine Ergotherapie, die sich ökologisch orientiert, wird sich immer mehrerer der folgenden Perspektiven gleichzeitig bedienen.

1. Epistemologische Aspekte
Dabei geht es um die Gegenüberstellung subjektiver Daten und objektiv messbarer Situations- und Personenmerkmale. Tretter führt hierzu das Beispiel Stress am Arbeitsplatz an. Dieser wird einerseits subjektiv als kontextbezogene Über- oder Unterforderung erlebt und lässt sich andererseits an einigen physikalischen und physiologischen Merkmalen objektivieren, die messbare Werte über- oder unterschreiten, wie z. B. Lärm, Hitze, Kälte Schweiß, Adrenalinausschüttung etc. (Lemmer 1990, Vester 1997).

2. Auflösungsaspekte
Hier bestimmt die Fragestellung, welche Ausschnittvergrößerung bzw. welcher Radius sinnvollerweise gewählt wird, sodass einzelne Bereiche entstehen, die einen Zusammenhang darstellen und sich zweckmäßig von weiteren Bereichen abgrenzen lassen. Die folgenden beiden Aspekte sollen hierfür Beispiele liefern.

3. Räumliche Aspekte
Hier lassen sich Nah- und Fernbereiche unterscheiden. Doose (1995) demonstriert dies an den sieben Häuten des Menschen (**Abb. 7.2**). Für einen Rollstuhlfahrer können z. B. räumliche Bereiche nach der jeweiligen Beschaffenheit der Wege und Distanzen unterschieden werden. Dies könnte die Wahl eines angemessenen Fortbewegungsmittels unterstützen, das am besten mehreren Anforderungen bspw. im Wohnbereich und im Stadtteil gerecht wird. Für einen älteren Menschen, der kaum noch die Wohnung verlässt, würde schon in der Wohnung die Unterscheidung mehrerer Zonen Sinn machen, z. B. Mobilität, Bewegungsradius der Arme, überwiegende Nutzung und Bedeutung der einzelnen Räume für das Wohlbefinden.

Für einen psychisch kranken Menschen gibt es vielleicht angstfreie, weniger angstbesetzte sowie stark angstbesetzte Bewegungsradien innerhalb und außerhalb der Wohnung und am Arbeitsplatz gegeneinander abzugrenzen.

4. Zeitliche Aspekte
Sie unterscheiden gegenwärtige, vergangene, zukünftige und potenzielle Umwelten. Für die Berufs- und Arbeitsanamnese hat diese Perspektive eine hohe Wertigkeit. Je nach Fragestellung lassen sich beispielsweise die Schulzeit als ein Zeitabschnitt behandeln, Perioden mit bestimmten Klassenlehrern einzeln thematisieren oder Zeitphasen

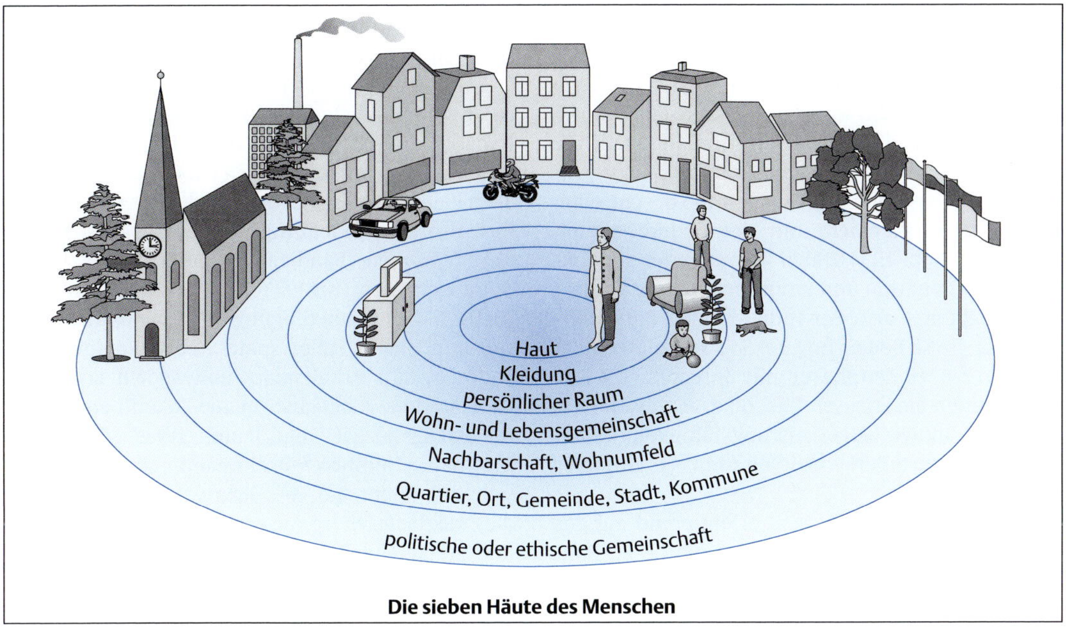

Abb. 7.2 Die sieben Häute des Menschen.

als guter und als schlechter Schüler unterscheiden. Auch für die Besprechung von Krankheitsverläufen ist es häufig sinnvoll, Unterscheidungsmarkierungen zu suchen, die Zeitphasen unterschiedlicher Befindlichkeit oder Aktivität besonders auszeichnen.

5. Sektorale Aspekte
Diese beziehen sich auf Bereiche, in denen sich für eine Person das Leben auf bestimmte Weise konzentriert, z. B. Arbeits-, Wohn-, Freizeitumwelten.

6. Modalitätsaspekte
Sie beziehen sich auf unterschiedliche Beschaffenheiten von Umwelten. Hierzu gehören z. B. natürliche, technische, informationelle, personale, soziale, kulturelle und ideelle Umwelten. Auch ergotherapeutische Modelle greifen diese Klassifizierung von Umweltaspekten auf.

7. Wirkungsaspekte
Dabei geht es um die Wirkweise von Umwelten, wobei das jeweilige Verhältnis von unterstützenden und belastenden bzw. erleichternden und erschwerenden Bedingungen für den Menschen thematisiert wird. Gerade für die Möglichkeit und Form der Handlungsausführung hat diese Perspektive eine große Bedeutung. Sie stellt die grundlegende Betrachtungsebene in Kielhofners Umweltentwurf dar (Kap. 1.12).

In Fragebögen zu den Aktivitäten des täglichen Lebens, zu Arbeitsfähigkeiten und Arbeitsplatzanforderungen können verschiedene der genannten Aspekte wieder gefunden werden. Mit ihrer Hilfe lassen sich gezielt Veränderungen der Person-Umwelt-Beziehungen in unterschiedlichen Lebensbereichen vornehmen.

Rahmenbedingungen und Bedeutungszuschreibung

Auch wenn bspw. ein Fragebogen oder ein Modell eine bestimmte Taxonomie festlegt, bewahrt dies Ergotherapeuten allerdings nicht davor, immer wieder eine für den Klienten, das Problem sowie die Therapie sinnvolle Anpassung vorzunehmen. Das bedeutet, gemeinsam mit dem Klienten die Angemessenheit und Relevanz der Auswahl der Perspektiven zu überprüfen und ihren Auflösungsgrad zu bestimmen, damit das Problem nicht durch die Maschen schlüpft.

Zum ersten objektivierenden Vorgehen über vergleichende Mess- bzw. Einschätzungsskalen kommt eine zweite subjektivierende Annäherung an die arbeitende Person in ihrer Umwelt hinzu. Es geht um die Bedeutung einer konkreten Umwelt für eine Person und das Nachvollziehen ihrer Erlebnisperspektive. Unabhängig davon, ob dies über strukturierende Fragebögen oder das offene Gespräch geschieht, muss sich der Fragende und der Befragte in die Umwelten hineindenken, die durch die Wahl von Aspekten und Auflösungsgraden als Lebens- und Handlungsräume beschrieben werden. Dies geschieht mit dem konditionalen Reasoning (Kap. 1.13). Dabei kommen der gedanklichen Konstruktion und emotionalen Empfindung des Befragten – also der individuellen Perspektive – eine große Bedeutung zu. So kann man einem Klienten z. B. zu Zeitphasen mit unterschiedlichen Vorgesetzten die Frage stellen, ob er in diesen Phasen seine individuelle Leistungsfähigkeit unterschiedlich beurteilen würde und falls ja, woran er dies feststellt.

Eine Taxonomie wirkt sich orientierend auf das Denken aus und wird in der Vorstellung zu Rahmenbedingungen eigener Handlungen vervollständigt. Von diesen Konstruktionen hängt ab, welche Bedeutung einer Handlung zugemessen wird. Wird der Rahmen verändert, ändert sich auch die Bedeutung (Bandler u. Grindler 1988).

Beispiel: Eine Ergotherapeutin spricht mit einem Büroangestellten über dessen Überforderungsgefühl am Arbeitsplatz. Sie möchte mit ihm erarbeiten, welche Bedingungen dazu beitragen, dass er sich überfordert fühlt. Sie hat mithilfe eines Fragebogens bereits einige wichtige Modalitäten abgeklärt, die der Angestellte mit seinem Überforderungsgefühl in Verbindung bringt. Sie beginnt diese Modalitäten einzeln durchzugehen und wählt hierzu eine Vorstellungsübung. Die Arbeitsmenge lässt sich z. B. mit der Anzahl täglich zu erledigender Akten veranschaulichen. Mit einer Hand simuliert sie die Höhe des auf einem Schreibtisch liegenden Aktenstapels, der für die Menge der täglich anfallenden Arbeit steht. Sie lässt mit einer Handbewegung den Stapel anwachsen und bittet den Klienten zu äußern, ab wann die Höhe des Stapels erreicht ist, mit der sich bei ihm ein Gefühl der Überforderung einstellt.

In der klinischen Arbeitstherapie besteht allerdings v.a. die Möglichkeit, Klienten konkrete Arbeitserfahrungen machen zu lassen, möglichst realitätsnahe Rahmenbedingungen zu simulieren und diese systematisch zu verändern.

Bandler und Grindler (1988) versuchen in ihrem Ansatz des Refraimings dem Sinn von auf den ersten Blick unnütz oder störend wirkenden Handlungen auf die Spur zu kommen. Dem Klienten sollen neue Sichtweisen seines Verhaltens ermöglicht werden, indem für ein konkretes Verhalten gedankenexperimentell Kontextbedingungen bzw. Bedeutungszuschreibungen variiert werden.

Bandler und Grindler stellen fest: „Kein Verhalten ist an sich nützlich oder unnütz. Jedes Verhalten ist irgendwo nützlich; *Kontextrefraiming* bedeutet zu identifizieren, wo es nützlich ist. Genauso bedeutet auch kein Verhalten schon an sich etwas. Sie *können* ihm also jede Bedeutung zuweisen: das ist *Bedeutungsrefraiming* (Bandler u. Grindler 1988, S. 26).

Im *zirkulären Fragen* (Tomm 1994) werden hypothetisch Kontextbedingungen angenommen, die sich in manchen Fällen später in eine konkrete Veränderung am Arbeitsplatz umwandeln lassen. So lässt sich eine möglichst genaue Zukunft entwerfen. Die dazugehörige Frage lautet: „Was wäre, wenn ...?“ bzw. „Nehmen wir einmal an, dass ...?“ Kann sich der Klient auf die Sichtweise einlassen, hat dies möglicherweise Auswirkungen auf die Gefühle und die Bedeutung, die der nun in einem anderen Zusammenhang erscheinenden Handlung verliehen wird.

Für die Arbeitstherapie sind diese realisierbaren Gedankenexperimente vielleicht am interessantesten. Die gedankenexperimentell getroffenen Annahmen lassen sich später in der Praxis überprüfen.

Beispiel: Ein realisierbares Beispiel: In der Küche einer Tagesstätte kochen die Besucher jeden Tag das Mittagessen. Trotz Absprache besteht bei den Besuchern der Tagesstätte immer wieder ein Problem in der verantwortlichen Übernahme der Leitung bei den Vorbereitungen. Bei der Besprechung lautet die Frage: „Was wäre, wenn der Hauptverantwortliche ab morgen eine Chefkochmütze trüge?“ Darüber lässt sich trefflich streiten. Diese Veränderung des Kontextes ließe sich auch problemlos in die Praxis umsetzen und so überprüfen, ob die Anweisungen des „Chefkochs“ eher Gehör bei den „Küchenhilfen“ finden.

Ergotherapeutische Konzeptionen der Umwelt

In Übersichtsgraphiken vieler englischsprachiger ergotherapeutischer Autoren findet man „the environment“ als festen Bestandteil der Ergotherapie (Hagedorn 1997, Reed u. Sanderson 1983). Einige widmen der Umwelt in ihren Veröffentlichungen ein ganzes Kapitel (Willson 1987, Hagedorn 1995, Christiansen & Baum 1997, Kielhofner 2002, 2004).

Dennoch stellt Hagedorn für die Ergotherapie in Großbritannien fest, dass der Begriff Umwelt im ergotherapeutischen Vokabular noch recht jung sei und dem Umgang mit Einzelaspekten der Umwelt in der Vergangenheit mehr Aufmerksamkeit geschenkt wurde, z. B. der Adaption der Wohnung, des Arbeitsplatzes, der Anpassung von Werkzeugen etc. Man habe der physischen Umwelt schon immer hohe Beachtung gezollt, ihre soziokulturellen Aspekte seien aber erst in den Siebzigerjahren in die britische Ergotherapie eingeflossen, als die Soziologie in das Ausbildungscurriculum aufgenommen wurde (Hagedorn 1995, S. 93).

Da wir in Deutschland noch am Anfang der Theoriearbeit stehen, lässt sich auch hier auf keine zusammenhängende Konzeption für die Umwelt verweisen. Festzuhalten ist aber, dass durch ein wohn- und arbeitsortnahes Arbeiten in der Ergotherapie mit zunehmender Beachtung der natürlichen Lebensbereiche der Klienten ein fundiertes ergotherapeutisches Wissen über den Menschen in seiner Umwelt nötig wird.

Was das Verstehen und Einbeziehen der subjektiven Sichtweise des Klienten, d. h. seiner individuellen Vorstellung von Lebensqualität in seinem soziokulturellen Umfeld in die Ergotherapie betrifft, gibt es noch viel Entwicklungsarbeit zu leisten. Gute Ansätze zur objektivierenden Annäherung finden sich bereits in Fragebögen zur Erfassung von Fähigkeits- und Anforderungsprofilen und Aktivitäten des täglichen Lebens, die aus der Praxis entwickelt wurden (Kleffmann et al. 1997, Voigt-Radloff 1997). Diese können als wichtiger Schritt zu einer systematischen Formulierung eines übergreifenden Verständnisses des Klienten in seiner Umwelt gewertet werden, da sie die Schnittstelle zwischen Person und Umwelt systematisch in den Blick nehmen.

7.3.3 Arbeitsmarkt

In Deutschland wird der zukünftige Arbeitsmarkt ebenso wie in anderen Nationen von folgenden Trendentwicklungen geprägt und ihnen unterworfen sein:

- technische Revolution, insbesondere der Informationstechnologie
- Globalisierung der Gesellschaft
- Ökologisierung
- Individualisierung
- Überalterung der Gesellschaft
- Migration anderer Bevölkerungsgruppen

Diese Tatsache wird die Arbeitsanforderungen erheblich verändern und die Arbeitszeit- und Verantwortungsspielräume erweitern. Dienstleistungen werden immer stärker gezielt ausgelagert und von Spezialisten erbracht. Alte Berufsbilder lösen sich auf und neue, insbesondere im technologischen Dienstleistungssektor, entwickeln sich. Sie fordern vom Arbeitsuchenden der Zukunft fundamentale Umstellungskompetenzen im Hinblick auf seine Erwartungen an den Arbeitsmarkt. Die Fähigkeit, in einer Welt ohne klar umrissene und sichere Arbeitsplätze Arbeit zu finden und sie zu bewältigen, wird zur existenziellen Herausforderung. Wegen der hohen Bedeutung der Entwicklung der Arbeitswelt für die arbeitstherapeutischen Verfahren empfehlen die Autoren Philippi (1998) und Weber (2005) zur vertiefenden Lektüre.

7.3.4 Arbeitsbiografie

Die Biografie der Klienten bildet unter der Fragestellung der Arbeits- und Krankheitserfahrungen im arbeitstherapeutischen Behandlungsprozess einen zentralen Gegenstand gemeinsamer Reflexion zwischen Klient und Ergotherapeutin. Die Bedeutung der Biographie für die jetzige und zukünftige Lebenssituation erschließt sich im *narrativen Reasoning*, den Erzählungen des Klienten in der Therapiesituation (Kap. 1.13). Die Suche nach Zusammenhängen in der Geschichte des Klienten wird von Haerlin (1987) mit der Rückgewinnung eines verlorenen Stückes Land verglichen, welches zum Fundament für die Erarbeitung einer realistischen Zukunftsperspektive des Klienten werden kann. Im Folgenden sollen die Konzepte *Biografie* und *Lebenslauf* sowie drei biografische Prozessstrukturen erläutert werden. Zum Schluss wird auf drei mögliche Hindernisse bei der Reflexion der Arbeitsbiografie eingegangen.

Bezugspunkte Gegenwart, Vergangenheit und Zukunft

Die Präsentation einer Biografie ist immer von der aktuellen Situation, der Vergangenheit erlebter Ereignisse und den Zukunftserwartungen abhängig.

Gegenwart

Die gegenwärtige Situation bzw. der Kontext bestimmen, *was* (z. B. Kranken-, Arbeits-, Lebensgeschichte) *in welcher Form* (mehr strukturiert oder mehr offen) thematisiert wird, *welchem Zweck* die Präsentation der Lebensgeschichte dient (z. B. Falldemonstration im Rahmen eines medizinischen Seminars oder Führen eines Tagebuchs) und *welchen Erwar-*

tungen anwesender oder vorgestellter Zuhörer sie gerecht werden soll.

Vergangenheit

Der Bezug zur Vergangenheit bzw. Geschichte des eigenen Lebens fordert eine Zusammenhangsbildung zwischen einer Reihe erlebter Situationen. Jede dieser Situationen stellt wiederum eine Synthese zwischen innerem Erleben (Innenperspektive) und äußeren Ereignissen (Außenperspektive) dar.

Die *Innenperspektive* verfolgt das Ziel, Plausibilität und Nachvollziehbarkeit eigenen Handelns über die Zeit herzustellen. Sie überprüft und konstruiert die Übereinstimmung mit sich selbst zu verschiedenen Zeitpunkten und in unterschiedlichen Lebenskontexten (Hoff 1990). Auf diese Weise entsteht die Vorstellung von der eigenen Identität, auf der Basis individueller Erfahrungen, Wünsche, Ziele und Werte.

Die *Außenperspektive* beschreibt die Bühne des Lebens, die Kulissen und Mitspieler, also die Struktur der vielfältigen Bedingungen, unter denen sich die Lebensgeschichte abspielt. Sie reflektiert die gesellschaftlichen und historischen Prozesse, soweit sie für die Geschichte des Einzelnen wichtig sind und für ihren Verlauf materielle und soziale Ressourcen, ein Spektrum individueller Entwicklungs- und Wahlmöglichkeiten sowie Hindernisse und Handlungszwänge bereitstellt.

Zukunft

Im Sinne eines lösungsorientierten Vorgehens planen Ergotherapeutin und Klient, was der Klient in Zukunft braucht, um eine Lösung zu finden. Das einfache, detaillierte Beschreiben einer Zukunftsvision, in der das Problem gelöst ist, kann dem Klienten dabei helfen, sein Denken und Verhalten so zu ändern, dass sich seine auf die Zukunft bezogenen Erwartungen eher erfüllen.

Lebenslauf und Biografie

Lebenslauf und Biografie stellen zwei Seiten einer Medaille dar. Eine Möglichkeit ist, sie nach ihrer Darstellungsform zu unterscheiden. Sie werden im Folgenden kontrastiv vorgestellt.

Lebenslauf

Der Lebenslauf betont eher den objektivierbaren Charakter der Lebensgeschichte (Hoerning 1991). Verfasst man einen Lebenslauf, spielen die *harten Daten*, wie z. B. Geburtstag, Schulausbildungsbeginn und -ende sowie Berufsausbildungszeiten etc., eine wichtige Rolle. Sie sind durch eine zeitliche Aufeinanderfolge verbunden.

Der Leser stellt den Zusammenhang auf der Folie einer Normalbiografie her. Diese beinhaltet einen Zeit- bzw. Fahrplan für gesellschaftlich zu erwartende Ereignisse und Abläufe eines Lebenslaufes, auch *Statuspassagen* genannt. Hierzu gehören z. B. Schuleintritt, Eintritt ins Berufsleben, Heirat, die Geburt von Kindern etc. Jeder Mensch, der von diesem Zeitplan abweicht, muss damit rechnen, gefragt zu werden, wann denn endlich bestimmte Ereignisse eintreffen.

Biografie

Die freie Schilderung einer Biografie orientiert sich an individuell bedeutsamen Ereignissen, die nicht unbedingt mit den harten Daten der Lebensgeschichte zusammenpassen müssen. Man spricht bei Ereignissen subjektiver Bedeutung von *weichen Daten*, deren Relevanz sich im Laufe des Lebens verändern kann. Die Schilderung muss sich nicht unbedingt an einer äußeren Chronologie der Ereignisse orientieren, sondern kann – je nach übergeordneter Thematik und individuellem Konstruktionsprinzip der Zusammenhangsbildung – einem *inneren Ablaufplan* folgen, der verglichen mit einem chronologischen Ablauf vor- und zurückspringt.

Der *Perspektivenwechsel* spielt eine große Rolle. So können eigene, zeitlich und inhaltlich unterschiedliche Perspektiven aufgegriffen und aufeinander bezogen werden (z. B.: „… damals habe ich das so erlebt, heute würde ich anders empfinden".). Es kann ein Erlebnis aus der Perspektive unterschiedlicher Personen oder Instanzen geschildert werden. Dabei ist einleuchtend, dass routinierte Handlungsabläufe, die nicht durch eine Besonderheit hervorspringen, nicht von selbst thematisiert werden. Das thematische Hervorheben von Routinen tritt meist auf, wenn sie ihren ursprünglich selbstverständlichen Charakter eingebüßt haben und dadurch eigentlich keine Routinen mehr sind. Dies geschieht in so genannten *biografischen Verlaufskurven* (siehe unten), z. B. beim Verlust der Selbstständigkeit durch Krankheit oder Behinderung.

Prozessstrukturen des Lebenslaufes

Die Biografie- und Lebenslaufforschung nutzt Lebensverläufe, um an ihnen einerseits komplexe gesellschaftliche Prozesse zu erforschen, andererseits interessiert sie, wie vom Einzelnen gesellschaftliche und soziale Ereignisse und individuelle

Erfahrungen über längere Zeitspannen verarbeitet werden. Der Soziologe Fritz Schütze (1981) hat an biografischen Erzählungen systematische Erfahrungshaltungen gegenüber lebensgeschichtlichen Ereignissen herausgearbeitet, die er *Prozessstrukturen des Lebenslaufes* nennt. Die Prozessstrukturen geben Aufschluss darüber, wie Individuen ihre Handlungsmöglichkeiten beurteilen und mit welchen inneren und äußeren Ereignissen sie diese in Verbindung bringen. Im Folgenden werden drei vorgestellt.

1. Biografisches Handlungsschema

Das *biografische Handlungsschema* lässt sich auch als das intentionale Prinzip der Biografie bezeichnen. Eigene Handlungen und biografische Projekte verschiedener Reichweite werden in dieser systematischen Erfahrungshaltung überwiegend selbstbestimmt und unter Nutzung innerer und äußerer Ressourcen beschrieben. In den Erzählungen finden sich die Handlungselemente der *Planung, der Durchführung und der Bilanzierung.* Die Planung zeigt sich in der Erzählung in Form einer Ankündigungsstruktur wie z. B.: „... und dann habe ich Herrn X. gesagt, dass ich mich selbstständig machen werde". Die Durchführung wird in der Beschreibung einzelner Detailschritte abgearbeitet: „Zuerst bin ich zur Bank gegangen und habe einen Kredit beantragt, dann habe ich einen Laden angemietet und dann sind die Kunden nach und nach gekommen ...". Die Bilanzierung beendet die Darstellung eines Handlungsstrangs und reflektiert abschließend das Projekt, wie z. B.: „... das war mit großen Anstrengungen verbunden, aber heute bin ich froh, dass ich es gemacht habe".

2. Verlaufskurve

Lässt sich in einer biografischen Erzählung eine *Verlaufskurve* aufzeigen, handelt es sich um die Beschreibung von Prozessen des Erleidens und der zunehmend systematischen Fremdbestimmung, wie sie z. B. durch schwerwiegende Erkrankungen und eintretende langfristige Behinderungen erlebt wird. Diese Prozesse sind durch einen charakteristischen Verlauf gekennzeichnet, in dem die eigenen aktiven Handlungsmöglichkeiten zunehmend eingeengt erlebt werden. Es erfolgt ein Übertritt von einem intentionalen zu einem konditionalen Handlungsschema (man bekommt nichts mehr geregelt oder die Zeit läuft einem davon), und schließlich geraten immer mehr Aspekte des Lebens bis hin zu alltäglichen Routinen außer Kontrolle, bis die Handlungskontrolle möglicherweise ganz zusammenbricht, was schwerwiegende Folgen für das Selbstbild des Betroffenen hat. Biografische Erzählungen psychisch kranker oder z. B. suchtkranker Menschen weisen z. B. regelmäßig Verlaufskurven auf.

Schütze beschreibt drei typische Muster der theoretischen Verarbeitung von Verlaufskurven. Der Zusammenbruch wird bilanziert als:

- Ergebnis persönlich zu verantwortender Fehltritte,
- Verkettung von Mechanismen fremdbestimmter Handlungsbedingungen,
- Zufälligkeit eines harmlosen Vorfalls (Schütze 1981, S. 100).

3. Institutionalisiertes Ablaufschema

Das *institutionalisierte Ablaufschema* beschreibt Prozesse gesellschaftlich geregelter Institutionen, denen sich das Individuum in seinem Lebenslauf zur Erreichung bestimmter Ziele unterziehen muss. Das menschliche Leben ist zu einem großen Teil durch institutionalisierte Ablaufmuster geregelt. Hierzu gehören sowohl Institutionen, die den Lebens- und Familienzyklus betreffen (Ehe, Berufstätigkeit, Kinder), als auch spezifische Institutionen, wie z. B. Schule, Ausbildung, Krankenhaus.

Das Durchlaufen dieser Institutionen ist von gesellschaftlichen Erwartungen bezüglich der Übernahme von Rollen und des Vollzugs einer geordneten Aufeinanderfolge von Schritten begleitet. Der Ablaufplan dieser Schritte (z. B. das Curriculum einer Ausbildung) macht den Prozess für den Absolventen erwartbar und planbar. Der Ablauf lässt sich in die Planung übergeordnetes biografisches Handlungsschema einordnen, wie z. B.: „... erst mache ich das Abitur, dann studiere ich Jura und anschließend lasse ich mich als Rechtsanwalt nieder."

Einerseits wirkt entlastend, dass die Person innerhalb der Institution nicht selbst über jeden nächsten Schritt entscheiden muss, andererseits bedeutet dies auch, dass sie einen Teil ihrer Handlungskontrolle an die Institution abgeben muss. Dies ist zumindest zeitweise mit Anpassung und einer Zurückstellung ureigener Projekte verbunden, die jedoch zur Identitätswahrung nicht aus dem Auge verloren werden dürfen. Zur erfolgreichen Absolvierung sind also eine distanzierte Orientierung am Ablaufmuster sowie das Erlernen mehr oder weniger durchschaubarer Spielregeln notwendig.

Hindernisse bei der Reflexion der Arbeitsbiografie mit Klienten

Überlagerung der Arbeitsbiografie durch die Krankengeschichte

Die Arbeitsbiografie psychisch wie auch anderer chronisch schwer kranker Menschen unterliegt der Gefahr, für die Person verloren zu gehen, z. B. durch lange Arbeitslosigkeit oder durch die Überlagerung bzw. ständige Beschäftigung mit der Krankengeschichte (Riemann 1987). Hierzu tragen lange Krankenhausaufenthalte und die permanente und fokussierte Auseinandersetzung mit der Erkrankung und den damit verbundenen und erlebten Defiziten bei. Dies lässt sich einmal damit in Verbindung bringen, dass Menschen, die sich in einer individuellen Verlaufskurve befinden, in ihrer eigenen biografischen Planung stark verunsichert sind und sie ihnen entgleitet.

Darüber hinaus geht der Überblick über die sie betreffenden Entwicklungen zum Teil verloren, und die Aufmerksamkeit verengt sich auf das geringe Maß des noch Regelbaren, die Aufrechterhaltung des Alltags und die psychische und physische Bewegungsfreiheit. Die Ablaufschemata der helfenden Institutionen tragen zur Betonung der defizitären Aspekte der Handlungsfähigkeit bei, auch wenn sie zur Selbstständigkeit führen sollen. Hier liegt eine nicht auflösbare Paradoxie helfender Institutionen.

Gesellschaftlicher Wert der Arbeit und ihre Bedeutung für die Identität

Die Erwerbsbiografie repräsentiert nach wie vor den wichtigsten Teil des öffentlichen Lebens eines Menschen, welches in besonderer Weise gesellschaftlichen Wertmaßstäben unterliegt. In der Erwerbsbiografie kondensiert sich, „was jemand geleistet hat“ und damit Status und Prestige des Erwerbstätigen. Die Person, die ihre Arbeitsbiografie erzählt, teilt diese Maßstäbe in charakteristischer Weise und wendet sie auf die eigene Person an. Gerade die Erwerbsbiografie macht dem Klienten häufig seine innere Diskontinuität als „vollwertiges“ Mitglied der Gesellschaft schmerzhaft deutlich. Durch Krankheit und Behinderung reißt diese empfindliche biografische Linie – wenn sie je bestanden hat – sehr schnell ab, und ein Stück eigenen Lebens entgleitet. Die Linie kann nur mit großer Vorsicht und – wenn überhaupt – oft nur mit veränderten Rahmenbedingungen wieder aufgenommen werden.

> **!** Bei der Thematisierung der Arbeitsbiografie ist es wichtig, die individuelle Bedeutung von Erwerbsarbeit und den normativ geprägten Blick des Klienten auf seine eigene Geschichte mit zu beachten. Über die Arbeitsbiografie zu reden, ist somit in besonderer Weise Identitätsarbeit. Die gemeinsame Reflexion erfordert parallel zur Suche nach Ansatzpunkten für konkrete und passende Handlungsangebote im Rahmen der Arbeitsrehabilitation auch auf therapeutischer Seite die Offenlegung, Überprüfung und Veränderung von Wertmaßstäben für die Erwerbsarbeit und die eigene Person.

Chancen der Integration am Arbeitsmarkt

Die geringen Chancen der Integration am Arbeitsmarkt sind ebenfalls ein hinderndes Moment für die Auseinandersetzung mit der Arbeitsbiografie. Für den Klienten muss erkennbar sein, dass sich der Aufwand lohnt. Dies ist nur gegeben, wenn die Arbeitstherapie in ihrem Konzept den Grundsatz verfolgt: Keine Arbeitstherapie ohne nachfolgende Perspektiven (Haerlin 1991).

7.4 Diagnostik

7.4.1 Theoretische Aspekte

Medizinische Diagnostik

Geht es im Rahmen von Tagungen, Fortbildungen und Veröffentlichungen um (Wieder-)Eingliederung in Arbeit, wird den arbeitstherapeutischen Verfahren meist eine entscheidende Rolle zugewiesen. Mit ihrem medizinisch orientierten Charakter scheint sie die Disziplin zu sein, die den Anforderungen einer angemessenen Diagnostik entspricht. Dahinter verbirgt sich oft die Meinung, mit einem differenzierten, auf das Krankheitsgeschehen ausgerichteten Vorgehen eine genaue Einschätzung zum geplanten Rehabilitationsverlauf zu erhalten. Dieser Hang zur therapeutischen Wahrheit entspricht dem in der somatischen Medizin gängigen Prinzip eines linearen Krankheitsverständnisses. Das bedeutet, dass die Diagnostik als ein Verfahren eingesetzt wird, um Symptome zu sortieren bzw. zu ordnen und Gruppen zu bilden.

Im körperlichen Bereich ist die Feststellung und Objektivierung von Normwerten in weit größerem Maße als für die Psyche möglich. Der Blutdruck ist apparativ messbar, das gebrochene Bein auf dem Röntgenbild zu erkennen, und es lassen sich unterschiedlichste Labordaten erheben.

Das vorgenannte ist für den Bereich der Psyche nicht gegeben. Anders als körperliche Prozesse sind psychische Abläufe nicht direkt beobachtbar. Niemand kann das Erleben, Denken und Fühlen eines anderen Menschen exakt nachvollziehen, so wie dieser es empfindet. Um eine Vorstellung von diesen Abläufen bei der anderen Person zu erhalten, muss darüber kommuniziert werden. „Wann immer wir Aussagen über die Psyche eines anderen Menschen machen, sagen wir zunächst immer etwas über ein Interaktions- und Kommunikationssystem, über Verhalten in einem interaktionellen Kontext; und Aussagen über die Psyche dieses Menschen sind immer nur aus diesem Verhalten abgeleitete Erklärungen; es sind Konstrukte des Beobachters; …" (Simon 1995, S. 115).

Dies wird besonders bei der Beobachtung der Diagnostikergebnisse im Verlauf des Rehabilitationsprozesses deutlich. Es zeigt sich häufig das Problem, dass sich diese scheinbar klaren Positionen innerhalb des Verlaufes auflösen oder verändern. Erneute Erhebungen sowie eine neue Behandlungsplanung werden nötig. Für die Therapeuten sind diese Brüche häufig überraschend und werden nicht selten im Sinne einer nosologischen, also klassifizierenden Vorgehensweise negativ als Rückfall in die Krankheit eingeordnet. Die diesen Ablaufstörungen zugrunde liegenden Krisen bei den Rehabilitanden oder Klienten sind im Verlauf von psychischen Erkrankungen immer wieder zu beobachten.

Prozessdiagnostik

Den bisherigen Ausführungen entsprechend, ist die arbeitstherapeutische Diagnose immer eine Diagnose der Beziehung zwischen Ergotherapeutin und Klient. Sie ist sowohl in der Zeit als auch für das Beziehungsmuster relativ. Da es sich um einen kommunikativen Akt handelt, ist sie nie abgeschlossen, sondern bleibt ein Bestandteil der arbeitstherapeutischen Maßnahme, der neu überprüft werden muss. Zudem sind Menschen lebendige Wesen, die sich ständig verändern. Auch die klinische und alltägliche Erfahrung zeigt, dass Klienten in manchen Lebensphasen eher arbeitsfähig sind, sich in anderen Phasen jedoch eher krank und arbeitsunfähig zeigen.

Daher hat es sich in der praktischen Arbeit als günstiger erwiesen, diagnostische Ergebnisse weniger als absolute „Wahrheit" zu sehen, sondern sie eher als *gemeinsame Handlungsperspektive* zu nutzen. In dem so entstehenden Rehabilitationsprozess werden mögliche Krisen, Störungen und andere Beeinflussungen als organische Einheit gesehen, welche den Prozess mitgestaltet. So würde z.B. eine während des Verlaufs auftretende psychotische Krise nicht als Ausdruck des Versagens gesehen, sondern als ein notwendiger, den Rehabilitationsverlauf mitbestimmender Faktor. Mit dieser Sichtweise wird man einerseits eher dem zyklischen Verlauf psychischer Erkrankungen gerecht, andererseits wird die Krise selbst zu einem progressiven Faktor im Rehabilitationsprozess.

Um dieser permanenten Prozessorientierung gerecht zu werden, muss das arbeitstherapeutische Setting bestimmte Strukturen und Inhalte berücksichtigen:

- Die Ergebnisse der diagnostischen Verfahren müssen für alle (Team/Rehabilitand) transparent gemacht werden (Verlaufsgespräche).
- Die Handlungsfelder (Trainings-, Arbeitsfelder) der Rehabilitanden müssen vielfältig sein.

- Es müssen Systeme zur Reflexion, Verlaufskontrolle und Qualitätskontrolle eingerichtet werden.

Fasst man diese Ausführungen zusammen, wird deutlich, dass eine Differenzierung von Diagnostik und Behandlung innerhalb der Rehabilitationsarbeit nur eine künstliche Trennung darstellen würde. Die Praxis zeigt, dass die jeweiligen Inhalte immer ineinander übergehen und sich gegenseitig bedingen (**Abb. 7.3**).

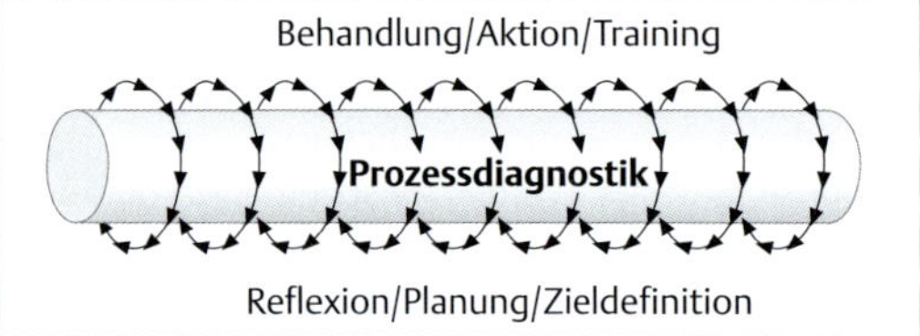

Abb. 7.3 Prozessdiagnostik.

7.4.2 Praktische Aspekte

Seit der Systematisierung der rehabilitativen Arbeitstherapie in den Achtzigerjahren kommt der Realitätsnähe der arbeitstherapeutischen Handlungsorte eine große Bedeutung zu (Kap. 7.1.4, Wie realitätsnah kann die Arbeitstherapie sein?). Die Erfahrungen der institutionellen Arbeitstherapie basierten immer auf festgelegten innerklinischen Angebotsstrukturen, d.h. die Methodik orientierte sich an der Einrichtungsrealität. Dies widerspricht der sozialpsychiatrischen Grundforderung, den Behandlungsort möglichst dicht an den Lebensort zu verlagern. Heute ist man sich darüber im Klaren, dass eine auf Wiedereingliederung ausgerichtete Arbeitstherapie variabel arbeiten muss. Um zu verhindern, dass der vorab gewählte Ort der Handlung den Handlungsspielraum einschränkt, muss eine prinzipiell extramurale Sichtweise die Arbeit bestimmen. Nur so kann der Blick über das bestehende System hinausgehen und auch das erfassen, was die individuellen Ziele des jeweiligen Rehabilitanden oder Klienten ausmacht.

Bei Angeboten zum Training von Tätigkeiten muss der Ort der Handlung sehr sorgfältig ausgewählt werden. Auch wenn immer wieder argumentiert wird, dass der Inhalt der Methoden und nicht der Ort, an dem sie stattfinden, das Entscheidende sei, ist dennoch klar, dass das Milieu, in dem Rehabilitation stattfindet, die Lernmotivation stark beeinflusst (Zeelen u. van Weeghel 1994). Diverse Forschungen zum Thema Hospitalisierung haben dies nachgewiesen.

Die Bedeutung der realitätsnahen Handlungsorte für die diagnostische Arbeit liegt auf der Hand. Je realitätsnäher der Rehabilitationsprozess abläuft, desto genauer und individueller können Diagnostik und Zielplanung entwickelt werden. Im klinischen Rahmen stellt sich in diesem Zusammenhang immer wieder die Frage, inwieweit die arbeitsdiagnostischen und -therapeutischen Ergebnisse im Hinblick auf die tatsächlichen Anforderungen einer Beschäftigung außerhalb der Klinik für die konkrete Wiedereingliederung relevant sein können. Es ist also fraglich, ob sich intramural erreichte Lernerfolge auf das realistische Arbeitsmilieu draußen übertragen lassen (Weber 1993).

Eine weitere Voraussetzung für diagnostisches Handeln ist die *Zusammenarbeit* mit anderen, am Rehabilitationsprozess beteiligten Menschen und Einrichtungen. Die Arbeit im *multiprofessionellen* Team fördert den Austausch, erweitert die Perspektiven und eröffnet neue Handlungsspielräume. Neben einer intramuralen Festlegung der Arbeits- oder Handlungsorte (siehe oben) ist eine statische Teamsituation, in der es keine Veränderungstendenzen mehr gibt, die beste Voraussetzung für eine langsame Hospitalisierung einer ganzen Abteilung. Entsprechend der gesellschaftlichen Dynamik von Arbeit muss auch der therapeutische Umgang mit Arbeit dynamisch ausgerichtet sein. Soll sich also der Rehabilitationsprozess am individuellen Hilfebedarf orientieren, muss auch das diagnostische Handeln in einen *interdisziplinären Prozess* eingebunden sein. Dies schließt ausdrücklich die Zusammenarbeit mit Einrichtungen und Menschen außerhalb des Rehabilitationsgefüges mit ein.

Neben den personenbezogenen Aspekten der Teamarbeit entsteht für die diagnostische Arbeit ein weiterer Bedarf nach Kooperation. Für die notwendige realitätsnahe Ausrichtung des Rehabilitationsprozesses ist eine Zusammenarbeit mit anderen Einrichtungen und Firmen unerlässlich. Die damit verbundenen *Koordinations- und Kooperationsaufgaben* gewährleisten den Ablauf und geben zur gleichen Zeit Einblick in die Arbeitsorte. Sie bilden so die Basis für eine realistische Einschätzung der Arbeitsanforderung bzw. der Arbeitsfähigkeit während des Trainings.

Die „Organisation" zwischen diesen Schnittstellen, z.B. zwischen zwei Maßnahmen und der Kooperation zwischen den Beteiligten, wird als *Case Management* oder *Disability Management* bezeichnet. Um das individuell bestimmte, übergeordnete Ziel der Rehabilitation zu erreichen, ist der Case-

Management-Mitarbeiter zugleich Koordinator, Anwalt und Berater (Marotzki u. Weber 1996, BG 2005).

Zeelen und van Weeghel beschreiben einen Case Manager für den Bereich Arbeit und Beschäftigung, der sowohl für die therapeutische Begleitung als auch für den parallel verlaufenden organisatorischen Prozess verantwortlich ist. Um dem Rehabilitanden oder Klienten in diesem Organisationsgefüge seine Handlungsautonomie zu erhalten, ist eine differenzierte Umgehensweise anzustreben, die sich mehr an einem ressourcenbezogenen Arbeitsansatz orientiert. Der Rehabilitand sollte dabei die Verantwortung selbst übernehmen und die Regie über seine Beschäftigungskarriere behalten (Zeelen u. van Weeghel 1994). Für die Diagnostik bedeutet dies, *Therapie und betriebliche Realität* miteinander zu verbinden und sich mehr am *Kontext* zu orientieren.

Eine wichtige Voraussetzung für diagnostisches Arbeiten ist das *Rollenverständnis der Ergotherapie*. Ein diesem Verständnis entsprechendes Tätigkeitsprofil wird sich an den Erfahrungen mit der Realität der Arbeitswelt orientieren, die Komplexität der Lebenssituationen berücksichtigen, sich zu mehr ressourcenorientierten Arbeitsweisen hinwenden und sich auch sprachlich an die Arbeit und die betriebliche Situation anpassen (Philippi 1995).

7.4.3 Diagnostische Instrumente arbeitstherapeutischen Handelns

Um Arbeit im therapeutischen Sinne einsetzen zu können, ist es notwendig, bestimmte ihr innewohnende Funktionen zu kennen und zu nutzen. Die in diesem Zusammenhang an anderer Stelle schon beschriebenen Wirkfaktoren der Arbeit im Sinne von Jahoda oder Cummings (Kap. 7.3.1, Erlebniskategorien organisierter Arbeit) bilden dabei nur den einen Teil. Der andere Teil bezieht sich auf eine eher technologische oder funktionelle Sichtweise von Arbeit, bei der die für ihre Ausübung notwendigen Grundlagen im Mittelpunkt stehen. Dem klassischen Ziel der Wirksamkeit von Arbeit als Krankheit beeinflussenden Faktor steht hier eine arbeitsrehabilitative, d.h. auf die Wiederaufnahme von Arbeit ausgerichtete Zielsetzung gegenüber.

Neben einer notwendigen präzisen Einschätzung der eigenen arbeits- oder berufsbezogenen Fähigkeiten spielen für den Betroffenen im Rehabilitationsprozess die interaktionellen Fähigkeiten eine wesentliche Rolle. Für beide Bereiche gilt die gleiche Grundhaltung, dass Veränderung nur durch ein sich ständiges Vergegenwärtigen der ihr innewohnenden Prozesse entstehen kann. Für das arbeitstherapeutische Handeln heißt dies, dass dem Verhältnis oder dem Zusammenspiel zwischen Arbeit oder Handeln und Reflexion eine große Bedeutung zukommt (**Abb. 7.3**). Dieses Zusammenspiel und der damit verbundene notwendige Austausch wird von Haerlin als *dialogischer Prozess* bezeichnet (Haerlin 1987). Er impliziert das Kernstück arbeitstherapeutischen oder arbeitsrehabilitativen Handelns. Seyfried et al. (1993) nennen in einem Themenkatalog einige Aspekte und Inhalte, die für eine in diesem Sinne reflektive Vorgehensweise (*reflektive Arbeitstherapie*) nützlich sein können:

- Reflexion der erzielten Fortschritte und des aktuellen Standes,
- Sinn und Funktion von Arbeit trotz Erkrankung und/oder Behinderung,
- Einfluss der Arbeit auf das psychische Wohlbefinden,
- die strukturierende und stabilisierende Bedeutung von Arbeit,
- Entwicklung von Vorstellungen über einen geeigneten Arbeitsplatz etc.

So gesehen, bilden sich die notwendigen Arbeitsinstrumente oder -techniken innerhalb der Arbeit mit den Klienten, Teilnehmern oder Rehabilitanden aus den Faktoren Arbeit, Reflexion und therapeutische Praxis.

Entsprechend wird sich das diagnostische Vorgehen in der Arbeitstherapie im Wesentlichen auf drei Pfeiler stützen:

1. *Aktuelle Motivation* und die *individuelle Arbeitsgeschichte* des jeweiligen Menschen (Arbeits- und Berufsanamnese);
2. *Aktuelle Fähigkeiten* (Selbsteinschätzung/Fähigkeitsprofil);
3. *Berufsspezifische Fähigkeiten* (Belastungserprobung/Fähigkeitsprofil) und *Anforderungen eines zukünftigen Arbeitsplatzes* (Anforderungsprofil/Profilverfahren).

Die in diesem Zusammenhang entwickelten Vorgehensweisen sind in Umfang und Aufteilung sehr vielfältig. Inhaltlich lassen sich allerdings bei allen gleiche Schwerpunkte wiederfinden. Zum einen geht es um die so genannten *„Arbeitstugenden“* oder *Grundarbeitsfähigkeiten* (**Tab. 7.2**).

Weitere Schwerpunkte beziehen sich auf das *Selbstbild*, die *Einstellung zur Arbeit*, die *Motivation* und die *Arbeitsrolle* (Kap.7.3.1, Arbeit). Und zuletzt findet sich immer der Aspekt der interaktionellen

Tab. 7.2 Arbeitstugenden/ Grundarbeitsfähigkeiten (Seyfried et al. 1993)

Arbeitstugenden/ Grundarbeitsfähigkeiten
Pünktlichkeit und Regelmäßigkeit
Zielgerichtetes, selbstständiges und eigenverantwortliches Handeln
Arbeitstempo und Ausdauer
Arbeitsqualität: Genauigkeit, Umgang mit Fehlern
Arbeitshaltung: Sorgfalt, Ordnung, Zuverlässigkeit

Ebene, in dem der *Umgang mit Kollegen und Vorgesetzten* Thema wird.

Motivation

Zu Beginn jeder arbeitstherapeutischen Maßnahme oder Aktivität sollte immer nochmals abgeklärt werden, ob die betreffende Person wirklich arbeiten will. Die Erfahrung zeigt, dass der artikulierte Wunsch, den Arbeitsprozess wieder aufzunehmen, häufig fremdbestimmt ist. Eine Fremdbestimmung der Motivation kann nicht nur von Angehörigen, sondern auch von therapeutischer Seite ausgehen. Diese *Abklärung der Motivation* sollte im *Erstgespräch* durchgeführt werden. Sie bildet die erste wichtige Grundlage für die weiteren gemeinsamen Schritte und die Planung des Rehabilitationsprozesses (Kap. 7.1.6, Der Auftrag in der Arbeitstherapie). Da die langfristigen Rehabilitationsverläufe in der Regel nicht linear verlaufen, ist auch immer wieder mit Motivationskrisen zu rechnen. Die Thematik muss deshalb auch weiterhin innerhalb regelmäßig stattfindender *Verlaufsgespräche* angesprochen werden.

Im Erstgespräch sollte sich der Klient vorstellen und seine aktuelle Situation schildern **(Tab. 7.3)**. Insgesamt erweist sich dabei die *Einbeziehung von Angehörigen* als günstig.

Tab. 7.3 Fragenbereiche zur aktuellen Situation

Aktuelle Situation	
Private Situation	Wohnen, Partner, Bezugspersonen, Freizeit, Hobbys, Versorgung, Einkommen, Einstellung der Angehörigen zur Erkrankung und zur beruflichen Rehabilitation, wie beurteilt der Patient/ Klient dies?
Berufliche Situation	In Arbeit, Rehamaßnahme, Arbeitstherapie, arbeitslos, Rente etc.

Zuletzt darf nicht vergessen werden zu besprechen, ob dieses von der Ergotherapie angebotene arbeitstherapeutische Programm oder Angebot das Richtige ist; d. h. der Vorstellung des Nutzers sollte und muss auch eine Vorstellung der Arbeitsstätten und dem damit verbundenen therapeutischen oder rehabilitativen Programm gegenüberstehen.

Arbeits- und Berufsanamnese

Arbeitserfahrungen haben eine prägende Auswirkung auf die Persönlichkeitsentwicklung des einzelnen Menschen. Im Laufe seines Arbeitslebens hat jeder Mensch Strategien entwickelt, um mit bestimmten definierten oder nicht definierten Anforderungssituationen umzugehen. Im Zusammenhang mit Erkrankungen können diese bewährten (Lebens-)Bewältigungsstrategien gestört sein. Das bedeutet, bislang funktionierende Handlungsmuster versagen und sind nicht mehr verfügbar (Kap. 7.3.1, Störungen im Gewohnheitssystem). Die bei psychisch Kranken oft jahrelang anhaltende Situation der Arbeitslosigkeit führt nicht selten zu einer verzerrten Wahrnehmung der eigenen (Arbeits-)Leistungsfähigkeit (Kap.7.3.4, Hindernisse bei der Reflexion der Arbeitsbiografie mit Klienten). In der Arbeits- und Berufsanamnese ist dieses Verhältnis zu sich und den zukünftigen beruflichen Anforderungen zu klären. Nach Seyfried et al. geht es darum herauszufinden, welchen beruflichen Anforderungen der Klient sich (noch) gewachsen fühlt und welchen er tatsächlich (schon) gewachsen ist (Seyfried et al. 1993). Der Bezug zwischen aktuellen Problemen und früheren Ereignissen wird hergestellt und ‚Krisenauslöser' der Vergangenheit können deutlich werden. In den mit der Erhebung verbundenen Gesprächen lassen sich Bedingungen analysieren, unter denen bestimmte Probleme auftreten und entsprechende Verhaltensweisen entwickeln.

Die Therapeutin erhält wichtige Informationen über die Lebensgeschichte des Rehabilitanden. Die dabei gewonnenen Erkenntnisse kann sie für die Ausrichtung, Abstufung und Gestaltung der Förderung nutzen.

Neben den Inhalten, die für eine differenzierte Rehabilitationsplanung nützlich sind, geht es bei der Arbeits- und Berufsanamnese aber auch um pädagogisch-therapeutische Aspekte. Durch die systematische Beschäftigung mit der eigenen Berufsvergangenheit vergegenwärtigt sich der Klient alte Errungenschaften, die für ihn auf Grund der Erkrankung lange verschüttet waren. Indem die beruflichen, sozialen und gesundheitlichen Entwicklungen in ihrem Zusammenhang zueinander besprochen und

Tab. 7.4 Fragenkatalog zur Arbeits- und Berufsanamnese (Seyfried et al. 1993)

Schul- und Berufsgeschichte	Krankheitsgeschichte in Bezug auf berufliche Bewältigung	Aktueller Status
Schularten, Abschlüsse, Probleme, Abbrüche	Erkrankung (Zusammenhang mit Beruf/ Abbruch etc.)	Selbstbild, berufliches Selbstverständnis, Identität, Ziele, Motivation
Lehre/Studium (abgeschlossen, abgebrochen)	Klinikaufenthalte (Häufigkeit)	Muster der Problembewältigung (z. B. Rückzug bei Konflikten, Fehlzeiten, Kündigung, eigene Anteile bei der Entstehung von Konflikten)
Sonstige beruflichen Kenntnisse (Kurse, Umschulungen etc.) und Fertigkeiten	Arbeitstherapie/ Beschäftigungstherapie (welche Bereiche)	Selbstreflexion (wie schätzt der Klient seine Fähigkeiten und beruflichen Möglichkeiten, Schwierigkeiten und Probleme ein?)
Beschäftigungsverhältnisse, ausgeübte Tätigkeiten, Arbeitslosigkeit		Gegenüberstellung von Selbst- und Fremdwahrnehmung
Erfahrungen, Abbrüche, welche Schwierigkeiten führten zum Abbruch/zur Kündigung		
Einstellung zu Arbeit/Beruf		
Umgang mit Kollegen, Vorgesetzten		
Rahmenbedingungen, Wohnsituation, soziales Netzwerk		
Letzte Tätigkeit, in welcher Erinnerung (pos./neg.)		

zugeordnet werden, kommt es für den Klienten zu einer „(Wieder-)Aneignung der eigenen Geschichte" (Seyfried et al. 1993).

In der Praxis hat es sich als nützlich gezeigt, eine auch für den Klienten transparente Dokumentation anzulegen, die ihm direkt in die Hand gegeben werden kann. Durch das Anlegen einer eigenen „Akte" (Verlaufsdokumentation, Lebenslauf, Zeugnisse, Beurteilungen etc.) werden durch diese sichtbare, fühlbare und lesbare Dokumentation die eigene Vergangenheit und die aktuellen Entwicklungsschritte realer und deutlicher (**Tab. 7.4**).

In den meisten arbeitstherapeutischen Abteilungen hat sich der von Haerlin entwickelte Bogen zur Erhebung einer Arbeits- und Berufsanamnese bewährt (**Abb. 7.4**).

Längere und ausführlichere Bögen erlauben zwar mehr differenzierte Fragestellungen, bergen aber auch die Gefahr in sich, nicht genügend Spielräume für die individuelle Lebens- bzw. Berufsgeschichte zu geben. Im Bestreben, während des Gespräches die einzelnen vorgegebenen Punkte abzuhandeln, wird nicht mehr deutlich, welche Inhalte für den Klienten und damit auch für den Rehabilitationsprozess wirklich bedeutend sind. In diesem Fall wird durch die scheinbare Objektivität der Rastervorgaben die subjektive Erlebnisebene der Klienten verwischt, und rehabilitatives Handeln in die falsche Richtung gelenkt (Kap. 7.3.2, Rahmenbedingungen und Bedeutungszuschreibung).

Ebenso problematisch sind die in vielen arbeitstherapeutisch genutzten Interviewvorlagen eher medizinisch-psychiatrisch orientierten defizitären Fragestellungen, die den Blick auf die Unfähigkeiten lenken und vorhandene Qualitäten missachten.

Diagnostische Instrumente

Bei den derzeit bestehenden Instrumenten zur Diagnostik stehen im Wesentlichen das Leistungsprofil, die Selbst- und Fremdeinschätzungsbögen und die Profilverfahren im Mittelpunkt. Die bestehende Vielfalt dieser Verfahren lässt sich hier nicht darstellen, eine ausführliche Übersicht findet sich jedoch in dem oben genannten Forschungsbericht von Seyfried et al. (1993) wieder.

Wichtig erscheint, dass die damit verbundenen Verfahren ihren Wert nur in realen Arbeitssituationen erreichen: künstliche, beispielsweise in einem

Berufliches Trainingszentrum Köln Arbeitsanamnesebogen	**Bereich Arbeitspädagogik**	Beruf des Vaters: ....
		Beruf der Mutter: ....
Name des Teilnehmers:	Geburtsjahr:	Beruf(e) Geschwister: ....

Zeitraum	Situation in diesem Zeitraum		Stärken und Probleme		Private Situation
Jahr/Dauer	ei = eingestellt als au = ausgebildet als kr = krank al = arbeitslos Art der Tätigkeit		1. Grundarbeitsfähigkeiten 2. intellektueller Bereich 3. berufsspezifischer Bereich 4. körperlicher Bereich	5. Umgang mit Kollegen und Vorgesetzten/soz. Bereich 6. emotionaler Bereich 7. Selbstbild/Selbstvertrauen 8. Rahmenbedingungen der Arbeit	– Wohnsituation – Erkrankungen/ Klinikaufenthalte – besondere Ereignisse

Abb. 7.4 Erhebungsbogen zur Arbeits- und Berufsanamnese.

klinischen Rahmen aufgebaute Erprobungsszenarien bringen nicht selten verfälschte oder unbrauchbare Ergebnisse (Kap. 7.4.2, Praktische Aspekte).

Zu Beginn einer Maßnahme sollte eine erste Bestandsaufnahme mit dem Ziel eines vorläufigen *Leistungsprofils* durchgeführt werden. Eine im Berufstrainingszentrum Wiesloch entwickelte *Checkliste* orientiert sich dabei an folgenden Inhalten:

- Grundarbeitsfähigkeiten,
- Selbstbild, Einstellung zur Arbeit, Motivation, Arbeitsrolle,
- Umgang mit Kollegen,
- Umgang mit Vorgesetzten,
- berufsfachliche Fragen,
- Rahmenbedingungen der Arbeit.

Der Klient füllt den Bogen anfangs selbst aus. Später kann er dann auch von Klient und Therapeutin ausgefüllt werden. Durch das Ankreuzen möglicher Problembereiche und festgelegter Förderschwerpunkte entsteht eine erste Handlungsperspektive für das Training. Der Bogen dient sowohl dem Klienten als auch der Therapeutin als Hilfe für die weitere gemeinsame Rehabilitationsplanung. Für den Klienten ist er zusätzlich eine übersichtliche Gesprächshilfe, durch die die Systematik der arbeitstherapeutischen Arbeitsweise deutlich wird.

Die gleiche Systematik findet sich in den ebenfalls in Wiesloch entwickelten Einschätzungsbögen für die allgemeine Arbeitsfähigkeit (*Selbst- und Fremdeinschätzungsbögen*) wieder. Die Bögen – jeweils von Klient und Therapeutin (oder Arbeitsanleiter, Kollege etc.) ausgefüllt –, ermöglichen den Vergleich unterschiedlicher Sichtweisen (**Abb. 7.5**)

Der Einschätzungsbogen hat einerseits eine pädagogisch-therapeutische Funktion, andererseits bietet er neben der Checkliste eine weitere Basis für die Erstellung des Rehabilitationsplanes. Entscheidend im Umgang mit den Bögen ist, dass die Aussagen nicht als feste, statische „Wahrheiten" zu sehen sind, sondern die Gesprächsgrundlage (die Perspektive) für das weitere Vorgehen (Integrationsplanung) darstellen. Der Bogen wird so zum kommunikativen Hilfsmittel, mit dem eine realistische Selbsteinschätzung des Klienten gefördert werden kann.

Der Aufbau und die Struktur von Profilverfahren soll im nächsten Kapitel am Beispiel von MELBA (Kap. 7.6.3) vorgestellt werden. Für den diagnostischen Bereich ist es allerdings unerlässlich, die differenzierten und speziellen Anforderungen eines bestimmten Arbeitsplatzes oder einer bestimmten Arbeit zu kennen. Ein System zur Untersuchung und Bewertung von Arbeitsplatzanforderungen haben Frank und Häberle schon 1989 vorgestellt. Es basiert auf einem nach psychiatrischen psychopathologischen Kriterien entwickelten Grundprinzip. Im Ablauf des Verfahrens gibt es drei Schwerpunkte: die Arbeitsplatzbeschreibung, der Aufgabenbereich und der Anforderungskatalog **(Tab. 7.5)**.

a

Einschätzungsbogen für allgemeine Arbeitsfähigkeiten (Teil 1)

A **Grundarbeitsfähigkeiten**	A trifft zu	Neigt zu A	Neigt zu B	B trifft zu	
1. Fehlt nie	○	○	○	○	Fehlt häufig
2. Kommt und geht immer pünklich	○	○	○	○	Kommt und geht selten pünklich
3. Benötigt viele zusätzliche Pausen	○	○	○	○	Benötigt keine zusätzlichen Pausen

b

Einschätzungsbogen für allgemeine Arbeitsfähigkeiten (Teil 2)

A **Grundarbeitsfähigkeiten**	A trifft zu	Neige zu A	Neige zu B	B trifft zu	
1. Ich fehle nie	○	○	○	○	Ich fehle häufig
2. Ich komme und gehe immer pünklich	○	○	○	○	Ich komme und gehe selten pünklich
3. Ich benötige viele zusätzliche Pausen	○	○	○	○	Ich benötige keine zusätzlichen Pausen

Abb. 7.5a–b Einschätzungsbögen für allgemeine Arbeitsfähigkeiten **a** Fremdeinschätzungsbogen (Ausschnitt) **b** Selbsteinschätzungsbogen (Ausschnitt).

Tab. 7.5 Inhalte des Anforderungsprofils (Frank u. Häberle 1989)

Arbeitsplatzbeschreibung	Aufgabenbereich	Anforderungskatalog
Personelle Besetzung	Abklärung des Aufgabenbereiches des Patienten	Stellt ein dynamisches Bewertungsinstrument dar, das auf jeden Arbeitsplatz bezogen angewendet werden kann
Tagesablauf	Fragen der Zuständigkeit und Verantwortlichkeit mit den entsprechenden Vorgesetzten besprechen	Den Anforderungen (aufgeteilt in psychomotorische, kognitive und sozioemotionale Fähigkeiten) werden jeweils Wertigkeiten zugeordnet
Einzelne Arbeitsplätze und Räumlichkeiten	Fragen der prinzipiellen Zielsetzung und Erwartungen von Seiten des Betriebes besprechen	Die Werteskala ist statisch vorgegeben
Arbeitsklima	Schwerpunkte des Patienten formulieren	Bewertungsdefinitionen können sein: ▪ nicht erforderlich ▪ kaum erforderlich ▪ bedingt erforderlich ▪ begrenzt erforderlich ▪ unbedingt erforderlich

Zur Erstellung eines Anforderungskataloges teilen sich differenzierte Merkmale in einen psychomotorischen, einen kognitiven und einen sozioemotionalen Bereich auf. Die Merkmale sind allerdings nicht definiert, sodass leicht aus unterschiedlichen Bewertungen unterschiedliche Ergebnisse entstehen können.

Ähnlich aufgebaut ist der vom Bremer PAS-Projekt entwickelte Fragebogen zur Beurteilung der Arbeitsfähigkeiten bzw. zur Arbeitsplatzanalyse (Haselbeck et al. 1995) (**Abb. 7.6**). Auch hier orientiert man sich an den genannten Bereichen. Nach Ausfüllen der Bögen werden die Ergebnisse miteinander verglichen, mit dem Klienten besprochen und entsprechende therapeutische Schritte eingeleitet.

Weitere diagnostische Hilfsmittel

Neben den genannten Verfahren gibt es noch einige strukturell bedingte Angebote im rehabilitativen Arbeitsbereich, die den diagnostischen Prozess unterstützen können bzw. für eine präzise Einschätzung nützlich sind.

Es geht hierbei um die ausgelagerte (extramurale) Arbeitstherapie (Praktikumsplätze), die teilstationäre Arbeitstherapie und die Belastungserprobung.

Vom klinischen Rahmen ausgehend, entsteht häufig dann eine problematische Situation, wenn im Verlauf des Krankenhausaufenthaltes die Indikation für eine psychiatrische vollstationäre Behandlung nicht mehr vorliegt, der Bedarf für die Nutzung von arbeitstherapeutischen Angeboten zur Vorbereitung einer möglichen tagesstrukturierenden Tätigkeit oder zu einer Rehabilitationsmaßnahme aber gegeben ist. In diesem Falle bietet die *teilstationäre oder klinische (ambulante) Arbeitstherapie* eine Möglichkeit, die bestehenden klinischen arbeitstherapeutischen Hilfsangebote entsprechend zu nutzen, ohne den (teuren) Krankenhausaufenthalt verlängern zu müssen. Je nach individueller Situation können die Krankenkasse (Buscher 1989, Schwendy 1989) oder das Sozialamt (Hohm 1989) als Kostenträger zuständig sein.

Praktikumsplätze in Betrieben von Handel und Wirtschaft als Therapie- oder Trainingsort sind im Hinblick einer Anforderungssteigerung sehr gut geeignet, um *Belastungserprobungen* unter realistischen Bedingungen durchzuführen. Im Rahmen von Maßnahmen der *ausgelagerten oder extramuralen Arbeitstherapie* können Klienten in diesen Bereichen von Ergotherapeuten begleitet und betreut werden. Die Krankenkassen finanzieren diese Leistungen im Rahmen tagesklinischer Behandlung, sofern der wöchentliche Arbeitseinsatz 50 % der Therapiezeit nicht überschreitet. Die Leistung ist auch innerhalb der oben genannten teilstationären (BSHG) oder ambulanten (Krankenkassen) Arbeitstherapie möglich.

Ida – ein Set zur Diagnostik von Arbeitsfähigkeiten

Ida ist ein Set aus 14 standardisierten Arbeitsproben (LWL 1999; www.melba.de). Das Instrumentarium bietet eine fundierte Möglichkeit, die in MELBA definierten Arbeitsfähigkeiten eines Menschen über Arbeitsproben einzuschätzen. Dazu werden neben „Papier-und-Bleistift"-Verfahren auch eine Reihe manueller Aufgaben genutzt.

Ida kann bei den unterschiedlichsten Behinderungen und Altersstufen verwandt werden, die Bearbeitung ist weitgehend voraussetzungsfrei. Einzelne Aufgaben liegen in mehreren Schwierigkeitsstufen vor, bei anderen steigt der Schwierigkeits-

Fragebogen zur Beurteilung der Arbeitsfähigkeit bzw. zur Arbeitsplatzanalyse (Ausschnitt)

Die Merkmale werden auf einer Skala zwischen
1: nicht vorhanden (Minimum) und
5: unbedingt vorhanden (Maximum)
eingeschätzt.

- *Psychomotorische Fähigkeiten*
  Händigkeit, Antrieb, Sprache, etc.
- *Kognitive Fähigkeiten*
  Kreativität, Flexibilität, Selbstständigkeit, Konzentration/Aufmerksamkeit, Genauigkeit, Auffassungs- und Umsetzungsvermögen, Lernfähigkeit/Merkfähigkeit, Orientierung
- *Sozioemotionale Fähigkeiten*
  Durchsetzungsvermögen, Kritikfähigkeit, Selbstvertrauen, Entscheidungsfähigkeit, Frustrationstoleranz, Motivation, etc.

Abb. 7.6 Fragebogen zur Beurteilung der Arbeitsfähigkeit.

grad während der Durchführung. Alle Arbeitsproben sind wissenschaftlich überprüft.

Alle Materialien – inkl. der ausführlichen Auswertungsmappe – befinden sich in einem handlichen Koffer, so dass Ida auch mobil genutzt werden kann. Die Durchführung ist ökonomisch, sie erfordert wenig Zeit, es entstehen keine Folgekosten.

Ida liegt in verschiedenen Übersetzungen vor und wird – außer in Deutschland – v. a. in den Niederlanden und im deutschsprachigen Ausland genutzt.

7.4.4 Fragebogen zum Einfluss der Arbeitsumgebung auf den Stelleninhaber (WEIS)

Der Fragebogen zum Einfluss der Arbeitsumgebung auf den Stelleninhaber (Originaltitel: Work Environment Impact Scale (WEIS), 1995) wurde von Gary Kielhofner auf der Grundlage der Umweltkonzeption des *Model of Human Occupation* (*Arbeitsumwelt* u. Kap. 1.12) entwickelt. Kielhofner spricht in seiner Umweltkonzeption von Handlung ermöglichenden und Handlung erfordernden Einflüssen der Umwelt des Klienten, die systematisch in die Therapie einbezogen werden sollen. Der WEIS fragt nicht nach den objektiven Bedingungen des Arbeitsplatzes, etwa nach vorgegebenen Spielräumen für die individuelle Gestaltung eines Arbeitsplatzes bzw. Variabilität des Ablaufes von Teilaufgaben, sondern danach, wie unterstützend bzw. beeinträchtigend der Stelleninhaber den Einfluss verschiedener Aspekte seines Arbeitsplatzes auf seine Leistungsfähigkeit, Zufriedenheit sowie sein physisches, emotionales und soziales Wohlbefinden einschätzt.

Zielsetzung des WEIS

Vorrangiges Ziel des WEIS ist es, die Wiedereingliederung einer behinderten Person an einem ihr vertrauten Arbeitsplatz zu unterstützen. Die Ergebnisse sollen zusammenfassend und übersichtlich aufzeigen, welche Aspekte des Arbeitsplatzes aus der Perspektive des Stelleninhabers erhaltens- bzw. ausbauwürdig sind und welche Bedingungen für ihn problematisch und daher veränderungsbedürftig erscheinen. Das Ergebnis kann Grundlage für konkrete Veränderungen des Arbeitsplatzes bieten, Hinweise für weitergehende Untersuchungen geben (z. B. Anforderungsprofilerstellung) und Grundlage für Gespräche mit Vorgesetzten und Kollegen am Arbeitsplatz sein.

Konstruktion des WEIS

Der WEIS umfasst 17 Fragenbereiche zur subjektiven Einschätzung des Arbeitsplatzes, die aus den Umweltbereichen *physikalische Umgebung, soziale Gruppen, Betätigungsformen* und *Objekte* (Kielhofners Umweltkonzeption) entwickelt wurden (**Tab. 7.6**).

Zu jedem Fragenbereich finden sich im Handbuch:

- eine kurze Definition,
- Fragen zu Hintergrundinformationen,
- Fragen für das Interview mit dem Stelleninhaber,
- eine vierteilige Skala zur Einschätzung des unterstützenden bzw. störenden Einflusses auf das physische, emotionale und soziale Wohlbefinden des Stelleninhabers.

Tab. 7.6 Fragenbereiche des WEIS

1.	Zeitliche Anforderungen
2.	Arbeitsanforderungen
3.	Attraktivität der Arbeitsaufgaben
4.	Zeiteinteilung
5.	Zusammenarbeit/Teamarbeit
6.	Gruppenzugehörigkeit
7.	Kontakt mit Vorgesetzten
8.	Innerbetriebliches Anspruchsniveau
9.	Arbeitsstil
10.	Kontakte mit anderen
11.	Gratifikation/Gegenleistungen
12.	Sensorische Qualitäten am Arbeitsplatz
13.	Arbeitsplatzgestaltung
14.	Atmosphäre/Arbeitszufriedenheit
15.	Auswirkungen von Arbeitsmitteln
16.	Pausenbereiche
17.	Bedeutung von Arbeitsmitteln/ Produkten

Die vier Schritte der Interviewführung

1. Einholen wichtiger Hintergrundinformationen
Vor der Durchführung des Interviews mit dem Stelleninhaber soll sich die Therapeutin mithilfe von Hintergrundinformationen ein Bild vom jeweiligen Arbeitsplatz machen, damit sie im Interview gezielte Fragen formulieren kann.

2. Durchführung des Interviews mit dem Stelleninhaber
Für die Interviewführung können die ausformulierten Fragen des Manuals benutzt werden. Mit zunehmender Vertrautheit mit dem Interview ist es aber

auch möglich, sich von den Vorgaben zu lösen und eigenständig Fragen zu entwickeln.

3. Ausfüllen der Schätzskala
Wurden die Informationen zu allen Aspekten erhoben, wird aus der Perspektive des Interviewten eine Einschätzung der Auswirkungen jedes einzelnen Arbeitsplatzaspektes auf das physische, emotionale und soziale Wohlbefinden des Stelleninhabers mithilfe einer vierteiligen Bewertungsskala vorgenommen.

4. Zusammenfassung der Interviewergebnisse und Veränderungsvorschläge
Auf einem Formblatt werden anschließend Ergebnis des Interviews und Vorschläge für Veränderungsmaßnahmen unter folgenden Überschriften zusammengefasst:

- Arbeitsplatzmerkmale, die die Rückkehr zur Arbeit ermöglichen und erleichtern,
- Arbeitsplatzbedingungen, die die Rückkehr an den Arbeitsplatz erschweren,
- empfohlene Anpassungen am Arbeitsplatz,
- Ziele des Stelleninhabers/in,
- Notwendigkeit für ergotherapeutische Maßnahmen.

Die Zusammenfassung kann als Grundlage und Ausgangspunkt für weitere Gespräche und Maßnahmen dienen.

Entwicklungsstand des WEIS

Der Fragebogen befindet sich noch in der Entwicklung. In den USA wurde erstmals eine kleinere Validierungsstudie durchgeführt. Seit Frühjahr 1997 liegt eine erste deutschsprachige Übersetzung vor. Es ist anzunehmen, dass weitere Überarbeitungsschritte sowohl inhaltlicher Art als auch zur kulturspezifischen Anpassung erfolgen werden. In deutscher Übersetzung liegt auch das *Worker Role Interview* (1990) vor.

7.4.5 Systemanalyse

Was versteht man unter Systemanalyse?

Das Leben in sozialen Systemen gehört heute für jeden zum alltäglichen Erfahrungsschatz – sei es als Mitglied einer Gruppe, einer Familie, einer Firma oder einer anderen öffentlichen Organisation. Diese sozialen Systeme beeinflussen ihre Mitglieder in unterschiedlichster und meist subtiler Weise. Bevor jedoch neue oder auch andere Vorgehensweisen im Rahmen eines Systems umgesetzt werden (z. B.: Eingliederung eines neuen Kollegen, Veränderung der Zusammenarbeit), hat es sich als nützlich erwiesen, zuerst eine Systemanalyse des Arbeitskontextes durchzuführen.

Die Analyse sozialer Systeme soll die wichtigsten Merkmale für deren Verstehen, speziell ihrer Abweichungen zusammenfassend beschreiben.

„Selbstverständlich ist der Terminus Systemanalyse irreführend, denn er enthält die Implikation, dass es ein System, wie es wirklich ist, zu entdecken gilt. Abgesehen davon, dass sich Institutionen als lebendige Systeme ständig verändern, beschreibt jeder das System ‚nur' aus seiner ‚eingeschränkten' Perspektive" (Gester 1988).

Analyse ist jedoch nicht gleich Analyse. So variiert das „Verstehen" eines sozialen Systems je nach dem speziellen Verständnis von Systemen und der Person, die die Analyse durchführt.

Eine andere Schwierigkeit besteht darin, dass es nicht möglich ist, ein einheitliches Modell für unterschiedliche Institutionen, Betriebe und Organisationen vorzuschlagen. Reihenfolge und Zusammenfassung der Fragen müssen je nach Art des Systems und Fragestellung variieren.

Welche Instrumente gibt es?

Frageleitfaden zur Systemdiagnose nach Fatzer (1990)

Ziele des Frageleitfadens sind:

- Vorbereitung von Beratungen,
- Verbesserung des Verständnisses von Organisationen und Systemen,
- Vorantreiben von Entwicklungsprozessen.

Der Fragebogen ist in die zwei großen Bereiche *System* und *Subsystem* unterteilt.

System

Fatzer konzipiert Organisationen als offene Systeme, die mit der Umwelt interagieren. Das grundlegende Merkmal sind Energieaustauschprozesse.

Dieser Energieaustausch besteht z.B. in einem Produktionsbetrieb aus dem Input (z.B. Rohmaterialien, menschliche Arbeitskraft) und dem Output, den fertig gestellten Produkten. Die Struktur wird durch die Rollenerwartungen gekennzeichnet. Die Kommunikation der Rollenerwartungen wird als Erwartungen der funktional aufeinander bezogenen Mitglieder einer Organisation hinsichtlich der auszuübenden Rollen und Tätigkeiten oder zugrunde liegenden Fähigkeiten definiert.

Fragenbeispiele:

- Welches ist das Bezugssystem, das näher betrachtet werden soll?
- Was ist die Funktion, das Produkt (Output) der Organisation?
- Wie erfahren Sie, was Sie für die Erledigung Ihrer Arbeit wissen müssen?

Subsysteme

Anhand der durchgeführten Aktivitäten differenziert Fatzer die Organisation in weitere Subsysteme, z.B.:

- technische Subsysteme: sind mit Input/Output beschäftigt;
- unterstützende Subsysteme: bereiten Personen auf die Rollenübernahme vor (Aus- und Weiterbildung);
- adaptive Subsysteme: sorgen für das Überleben der Organisation (Markt- und Produktforschung).

Die Fragen beziehen sich dann auf die Interaktion, die Zusammenarbeit und die in diesem Subsystem herrschenden Regeln.

Fragenbeispiele:

- Wie könnten Sie den Teamgeist beschreiben, falls es einen gibt?
- Welche Rollenarten existieren in dieser Einheit?
- Was geschieht, wenn Regeln missachtet werden?

Systemanalyse nach Peter Gester

Gester (1988) hat einen ausführlichen Katalog erstellt, dessen Fragen sich vornehmlich auf den psychosozialen Kontext beziehen. Sie sollen dazu anregen, das komplexe Beziehungsgefüge Therapeutin – Klient – psychosozialer Kontext – Therapieverfahren genauer zu analysieren. Dies ist insofern wichtig, als jede Ergotherapeutin Kenntnisse über die Strukturen und Subsysteme ihrer Organisation/Einrichtung haben sollte, um mit diesen entsprechend umgehen zu können.

Der Fragebogen ist in 12 Abschnitte unterteilt. Im Folgenden wird zu jedem Abschnitt ein Fragenbeispiel genannt:

Fragenbeispiele:

- Name/Größe/Auftrag: Wer ist der Träger der Einrichtung?
- Mitarbeiter: Wie ist die formelle/informelle Hierarchie?
- Zusammenkünfte/Gremien/Konferenzen: Welches sind die wichtigsten Informationsschaltstellen?
- Arbeitnehmervertretung: Gibt es in Ihrem System eine Arbeitnehmervertretung?
- Ökonomie des Systems und der Mitarbeiter: Kennen Sie die Geldflusskanäle des Systems?
- Informelle und symbolische Rangabstufungen und Vergütungen: Gibt es in Ihrem System spezielle Privilegien?
- Beziehung der Institution zur Außenwelt: Welche Rolle spielt das System im psychosozialen Gefüge?
- Klientel: Was denken die Klienten von dem System?
- Tätigkeitsbereich: Worin besteht Ihre Haupttätigkeit?
- Therapie und Supervision: Welchem Therapiemodell und welchen anderen ethisch-moralischen Wertmaßstäben fühlt sich das System verpflichtet?
- Therapeutisches Team: Arbeiten Sie in einem festen Team?
- Privatleben der Mitarbeiter: Ist Ihr Partner mit Ihrem Beruf einverstanden?

Bei den meisten Fragen können direkt weitere Fragen angeschlossen werden, wie z.B.:

- Was folgt daraus?
- Welche Auswirkungen hat das?

Als Darstellungsmittel lassen sich neben der Beschreibung und formalen Organigrammen, Block- und/oder Flussdiagramme der verschiedenen Bereiche, Beziehungen, Entscheidungsverläufe usw. anfertigen.

7.4.6 Berufs-Familien-Genogramm

Ein Genogramm ist die grafische Darstellung einer über mehrere Generationen reichenden Familienkonstellation. Es zeigt die verschiedenen Positionen, welche die Eltern in ihren eigenen Herkunftsfamilien hatten, sowie die, welche der Klient gegenwärtig in seiner Familie einnimmt. Man benutzt dazu meist eine Zeichensprache, für die sich bestimmte Symbole eingebürgert haben (**Abb. 7.7**).

Ein Genogramm umfasst je nach Gesprächsverlauf bis zu drei Generationen, wobei von der Herkunftsfamilie bzw. der Familie des Klienten ausgegangen wird.

Bei einem Berufs-Familien-Genogramm liegt der Schwerpunkt auf den beruflichen Erfahrungen innerhalb der Familie. Die Berufe der einzelnen Familienmitglieder können dann in das Bild hineingeschrieben werden. Personen mit ähnlichen oder gleichen Berufen können umkreist werden. Um besondere Ereignisse zu kennzeichnen, ist es möglich, bestimmte Teile des Genogramms farbig hervorzuheben.

„Das Wichtigste bleiben jedoch die Geschichten, die zu den Genogrammdaten erzählt werden. Sie bilden den Hintergrund für ein neues Verständnis der Gegenwart." (Schlippe u. Schweitzer 1997).

Häufig müssen Zeiträume von mindestens drei Generationen überschaut werden, um ein Verständnis für die Probleme zu erhalten. Dieses Verständnis ist methodisch am einfachsten über die Genogrammanalyse zu erreichen.

Für die Interpretation des Berufs-Familien-Genogramms können folgende Fragen und Informationen interessant sein:

- Welche Berufe gab/gibt es in der Familie?
- Welche beruflichen „Karrieren" (Beförderungen, Kündigungen, Umschulungen usw.) gab/gibt es in der Familie?
- Welche Lösungsstrategien gibt es in der Familie bei Problemen wie Krankheit, Arbeitslosigkeit?
- Welche Ressourcen in Bezug auf berufliche Qualifizierung lassen sich in der Familie erkennen?
- Welche Bedeutung hat die Berufswahl des Klienten in der Familie?
- Welche weiteren Ressourcen gibt es in der Familie?

Die Erarbeitung des Berufs-Familien-Genogramms gemeinsam mit dem Klienten bietet nicht nur die Möglichkeit, die gegenwärtige Situation des Klienten besser zu verstehen, sondern auch die Familiendaten für die Entwicklung alternativer Lösungsstrategien zu nutzen.

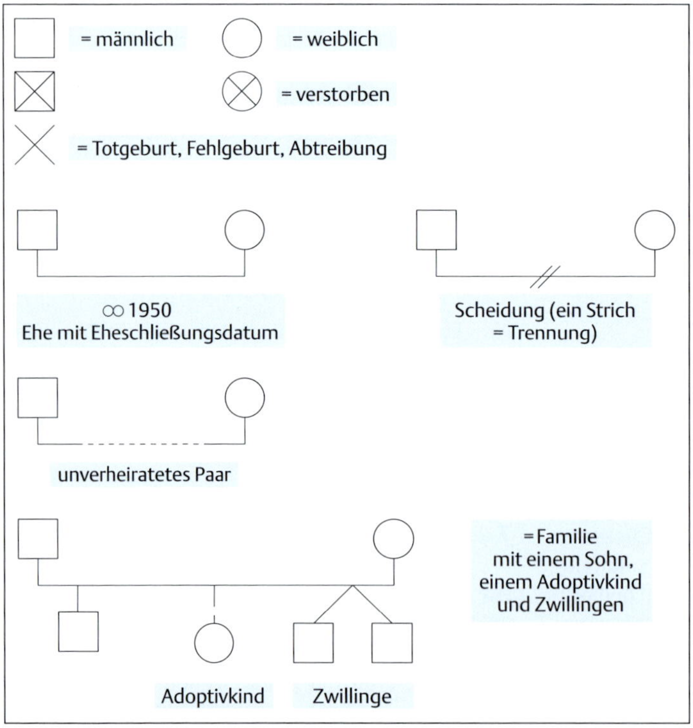

Abb. 7.7 Genogramm-Zeichen.

7.4.7 Ressourcenerschließung

Die ursprüngliche Bedeutung des Wortes „Ressource" wird im etymologischen Wörterbuch (Kluge 1989) mit „Bestand an Naturprodukten, Geldmitteln usw." beschrieben.

Bei Therapien und Trainings, die die Förderung der Arbeitsfähigkeit betreffen, kann die Erschließung von Ressourcen besonders effektiv sein. Hierbei geht es um das Kennenlernen unterschiedlicher Begabungen in Bezug auf den Umgang mit bestimmten Situationen, Anforderungen und Konstellationen.

Für diejenigen, die in einem medizinischen Kontext arbeiten, ist es manchmal schwierig, die Stärken und Fähigkeiten jener Menschen zu erkennen, die erfolglos versucht haben, ihre Probleme durch stationäre Unterbringung und Psychopharmaka zu lösen. Auch die Selbstschilderung des Klienten betont in der Regel seine Defizite (Kap. 7.1.3, Leben in Systemen). Eine Aufgabe in der arbeitstherapeutischen Diagnostik und Behandlung sollte es sein, die „verschütteten", aber durchaus noch existierenden Ressourcen zu entdecken, hervorzuheben und zu verstärken. Wird der Aufmerksamkeitsfokus auf die Ressourcen gelenkt, ergeben sich häufig neue Lösungsansätze. Dabei geht die Therapeutin, die einen systemischen Ansatz vertritt, davon aus, dass der Klient selbst den Schlüssel zur Lösung hat, die Therapeutin allerdings den Suchprozess unterstützen muss. Auf diese Weise können vorhandene Ressourcen zur Lösung des Problems bzw. Erfüllung des Auftrages genutzt werden. Die Erfahrung persönlicher Stärken und Fähigkeiten bewirkt eine hohe Motivation zur Veränderung. Die Klienten entwickeln mehr Eigeninitiative und zeigen ein hohes Maß an Interesse am Fortgang der Beratung und Behandlung.

Ein Beispiel für die Erschließung der Ressourcen geben die folgenden Fragen:

Arbeitsplatz
- In welcher Umgebung, zu welcher Uhrzeit, zu welcher Jahreszeit etc. arbeiten Sie am besten?
- Welches äußere Setting schätzen Sie am meisten (Raumgröße, Bestuhlung ...)?
- Welcher zeitliche Rhythmus ist für Sie am besten?

Arbeitskollegen
- Mit wie vielen Menschen arbeiten Sie am liebsten?
- Arbeiten Sie lieber mit Männern oder mit Frauen?
- Wie müsste die Struktur des Arbeitsteams sein (Alter, Geschlecht, Familienstand, Qualifizierung etc.)?
- Sollte persönlicher Kontakt zwischen den Kollegen gepflegt oder eher vermieden werden?

Aufgaben/Anforderungen
- Bei welchen Aufgaben/Anforderungen sind Sie besonders nützlich, bei welchen nicht?
- Welche Tätigkeiten/Übungen/Maßnahmen führen Sie am liebsten durch?
- Wieso gerade diese? Welche davon haben Sie selbst schon durchgeführt?
- Welche würden Sie auf keinen Fall ausführen?
- Welche Situationen in Ihrem Arbeitsleben haben bisher den stärksten Eindruck auf Sie gemacht?

7.5 Behandlungsplanung

7.5.1 Arbeitstherapeutische Planung – das klinische Modell

In den vorausgegangenen Beiträgen wurden die wichtigsten Verfahren und Instrumente zur arbeitstherapeutischen Diagnostik vorgestellt. Die daraus abzuleitenden Fähigkeits- oder Leistungsprofile (Befund) bilden die Basis für das weitere Vorgehen.

Auf der Grundlage dieser Bestandsaufnahme kann mit dem Klienten besprochen werden, welche berufliche Perspektive er anstrebt, was dafür getan werden muss und wie der Weg dorthin aussehen könnte.

Schematisch dargestellt bedeutet dies, dass der Klient über das Diagnostikverfahren (Motivationsabklärung, Arbeits- und Berufsanamnese, Selbst- und Fremdeinschätzung, Fähigkeitsanalyse, Belastungserprobung) zu einem *Rehabilitationsziel* kommt, das innerhalb einer Rehabilitationskonferenz möglichst mit allen am Rehabilitationsprozess beteiligten Personen besprochen wird. Primär gilt es dabei abzuklären, ob das angestrebte Rehaziel von allen (Eltern, Partner, Therapeuten etc.) so akzeptiert werden kann. Im Hinblick auf die weitere Vorgehensweise muss die Fragestellung „Welche Einschränkungen oder Handlungsstörungen verhindern z.Zt. die Umsetzung des Rehabilitationszieles?“ besprochen werden. Ergebnis wird die Benennung der Richtung sein, in die es gehen muss *(Richtziel)*. Im nächsten Schritt steht die Frage „Wie kann der Weg in die richtige Richtung aussehen?“ im Vordergrund *(Grobziele)*. Diese Folge der Planungsschritte ist in **Abbildung 7.8** als Denkrichtung dargestellt.

Für die Therapeuten oder Betreuer geht es nun darum, zusammen mit dem Klienten konkrete Trainingsschritte vorzubereiten. Das konkrete Handeln verläuft im Sinne der Planung schematisch in umgekehrter Richtung (Handlungsrichtung).

Im Anschluss an die Planung ist es für den Ablauf von großer Bedeutung, dass die einmal festgelegten Richtziele im Rahmen einer Verlaufskontrolle immer wieder überprüft werden, um schnell auf mögliche Veränderungen reagieren zu können. Ergebnis ist eine flexible, auf die individuellen Einschränkungen des Klienten bezogene Vorgehensweise.

7.5.2 Behandlungsplanung (Zielfindung/Auftragslösung)

Im therapeutischen Alltag bleibt häufig wenig Zeit für die Planung der Therapie. Es hat sich jedoch gezeigt, dass eine genaue und umfassende Planung die Wahrscheinlichkeit für eine erfolgreich abgeschlossene Behandlung erheblich erhöht. Ohne Planung entwickelt sich die Behandlung oft zu einem sich im Zickzackkurs dahinschlängelnden Prozess. Kein arbeitstherapeutisches Verfahren kann zweckdienlich genutzt werden, wenn die „Dinge“ ohne systematische Planung von einer Sitzung zur anderen abgehandelt werden.

Dabei kann und soll selbst die sorgfältigste Planung nicht jeden Aspekt des Behandlungsverlaufs voraussehen. Wie bei der Diagnostik muss auch jeder Plan im Verlauf der Behandlung ständig überprüft und gegebenenfalls verändert werden.

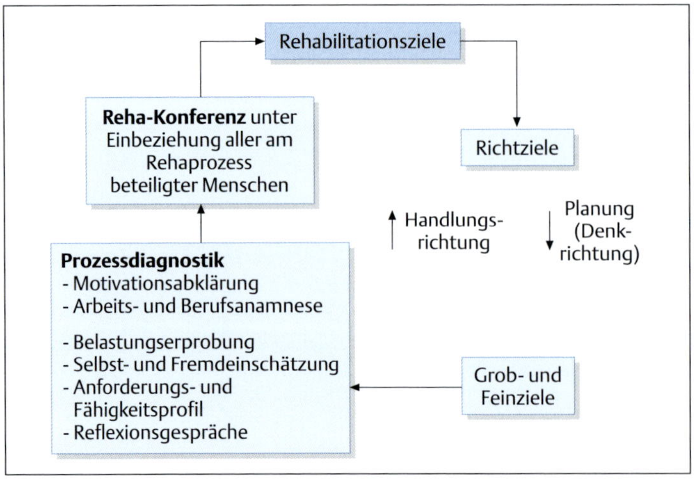

Abb. 7.8 Zielhierarchie Rehabilitationsplanung.

Kontext- und Auftragsklärung

Da Ergotherapeuten in sozialen Kontexten arbeiten, haben sie es mit komplexen Systemen zu tun, an denen sie meist in mehrfacher Weise beteiligt sind. Es ist wichtig, sich von Anfang an über den Kontext und den Auftrag des Klienten klar zu sein. Dabei sind folgende Aspekte zu beachten:

- Die ergotherapeutische Beziehung zum Klienten ist meist nicht exklusiv; vielmehr gibt es in aller Regel nacheinander oder nebeneinander mehrere helfende Dienste und Personen.
- Durch die Beteiligung unterschiedlicher Personen ist es möglich, dass an den Ergotherapeuten verschiedene Aufträge herangetragen werden.
- In der Regel besteht zwischen den verschiedenen Helfern eine konzeptionelle Vielfalt, die leicht zu rivalisierenden Meinungsverschiedenheiten führen kann.

Aufgrund dieser Komplexität muss sich die Ergotherapeutin darauf einstellen, mit mehreren, einander oft widersprechenden Aufträgen und Rollenzuschreibungen konfrontiert zu werden. Diese Auftragsvielfalt könnte sein: (Wieder-)Herstellung der Arbeitsfähigkeit, Beseitigung von Symptomen, Sicherung des Betriebsklimas, Indikation für nachfolgende Hilfsmaßnahmen usw. Wie professionelle Helfer sich in solchen komplexen Kontexten kooperativ verhalten können, ist bei Nils Greve (1996) nachzulesen.

Nur nach genauer Klärung des Kontextes (welche Personen/Einrichtungen sind in welche Aufträge involviert?) und des Auftrages lässt sich dann die inhaltliche Gestaltung der arbeitstherapeutischen Fragestellung zielgerichtet planen.

Zusätzlich zu den bereits genannten Aspekten der Auftragsklärung (Kap. 7.1.6, Der Auftrag in der Arbeitstherapie) sollte Folgendes beachtet werden:

- Beruht ein Auftrag auf vagen Äußerungen, sollten keine arbeitstherapeutischen Schritte unternommen werden, bevor nicht der Auftrag allen Beteiligten konkret vorstellbar ist.
- Für die Auftragsklärung und den weiteren Behandlungsverlauf kann es wichtig sein zu erfahren, was bereits zur Lösung des Problems getan wurde.
- Es ist zu klären, was zu vermeiden ist, z. B. Wiedereingliederung im elterlichen Betrieb, wenn sich die Tochter ständig mit der Mutter streitet. Ist klar, was nicht getan werden darf, wird die Therapeutin zumindest nicht zur Erhaltung des Problems beitragen.

Die Hypothesenbildung

An Stelle individuumszentrierter Diagnosen, die den Klienten als Träger von Krankheiten oder Eigenschaften beschreiben, sollten sowohl zu Beginn als auch im weiteren Verlauf des arbeitstherapeutischen Handelns immer wieder neue Ideen über mögliche Problemzusammenhänge bzw. Lösungswege kreiert werden. Diese Hypothesen sind vorläufige, immer wieder zu überprüfende Annahmen dessen, was sein könnte. Dabei geht es nicht darum, ob die Hypothese richtig oder falsch, sondern wie nützlich sie im Sinne eines Wegweisers für das Aufspüren neuer Informationen ist (Selvini Palazzoli 1981). Ohne eine Hypothese ist die inhaltliche Planung der Behandlung nicht möglich. Schon bei der Anmeldung des Klienten können z. B. erste Hypothesen darüber aufgestellt werden, weshalb er eine arbeitstherapeutische Maßnahme durchführen will.

Die therapeutische Aufgabe besteht also darin, sich vom Feedback des Klienten leiten zu lassen und immer neue Hypothesen zu entwickeln, die dann auch die inhaltliche Ausgestaltung der Maßnahme entsprechend verändern.

Zielkonkretisierung

Zur Auftragsklärung gehört auch die Zielkonkretisierung. Schon zu Beginn der arbeitstherapeutischen Handlung sollte eine möglichst konkrete Formulierung der Ziele erarbeitet werden.

Nicht allgemeine Formulierungen wie „besser arbeiten" oder „zufriedener mit der Arbeit sein", sondern äußerlich erkennbare Merkmale (z. B. regelmäßige Teilnahme an der Arbeitstherapie, Beginn einer Umschulung) erleichtern die Erkenntnis, wann eine Therapie ihr Ziel erreicht hat:

- Was wird sich an Ihrem Verhalten am deutlichsten ändern, wenn Sie Ihr Ziel erreicht haben?
- Woran werden Sie erkennen, dass Sie keine Therapie mehr benötigen?

Das Ausmaß der Ziele sollte eher bescheiden sein. Es werden keine großen Veränderungen, sondern begrenzte, jedoch erkennbare und erreichbare angestrebt. Bei der Formulierung der Ziele sollten sich die Beteiligten Zeit lassen, um ein möglichst konkretes Bild von der Zukunft des Klienten und dem Ende der arbeitstherapeutischen Maßnahme zu entwerfen. Es geht immer um die konkrete Beschreibung dessen, was den Zielzustand ausmacht. Sowohl die individuellen Ziele als auch die

Vernetzung mit den Reaktionen der Umwelt stehen im Mittelpunkt der Aufmerksamkeit.

Wie das Hypothetisieren ist auch die Zielabstimmung ein fortlaufender, sich mit dem Fortschreiten der Therapie wandelnder Prozess.

Konkretisierung des ersten (kleinen) Schrittes

Bis hierher handelte es sich eher um eine allgemeine Planung. Von nun an müssen Therapeutin und Klient in spezifischeren Begriffen denken.

Bei der Umsetzung der Behandlungsplanung in erste kleine Schritte ist es hilfreich, das Problem zu partialisieren und mit kleinen Veränderungen zu beginnen.

Beispiel: Diffuse Angstzustände und Furcht vor unbekannten Umgebungen beeinträchtigten die Arbeitsfähigkeit von Norbert P. erheblich. Obwohl für ihn der Weg vom Landeskrankenhaus zur ambulanten Arbeitstherapie stark angstbesetzt war, stellte die Aussicht, im Anschluss an die stationäre Behandlung eine Rehamaßnahme durchführen zu können, genügend Motivation zur Auseinandersetzung mit seiner Angstproblematik dar. Unter diesen Bedingungen gelang es ihm, den „Arbeitsweg" zu bewältigen und einer regelmäßigen Beschäftigung nachzugehen. Die Bewältigung dieses Weges war für Norbert P. ein erster kleiner Veränderungsschritt.

So diente die kleine Veränderung (Bewältigung eines angstbesetzten Weges) als positiver Ausgangspunkt für weitere Veränderungsschritte (Aufnahme einer Rehabilitationsmaßnahme). Eine sich so entwickelnde Veränderung – selbst wenn sie nicht von großem Ausmaß ist – stellt trotzdem einen wichtigen Schritt dar, der z. B. durch häufigeres Auftreten weiter ausgebaut und in das Verhaltensrepertoire aufgenommen werden kann.

7.5.3 Zusammenfassung

Behandlungsplanung und Durchführung werden konsequent und engmaschig mit Rückmeldungsschleifen verbunden, die anhand von konkret erreichten Zwischenzielen über Qualität und Quantität der Entwicklung Auskunft geben.

Arbeitstherapeutische Behandlungsplanung ist ein *zirkulärer Prozess* **(Abb. 7.9)**. Unter diesen Aspekten geht die Planung und Gestaltung arbeitstherapeutischer Maßnahmen über das Arbeitsspezifische hinaus. Sie ist ein Teil eines ineinander greifenden Prozesses, wie er im Rahmen verschiedener ergotherapeutischer Modelle, so dem Model of Human Occupation, dem Occupational Performance Process Model (OPPM), und dem AOTA-Framework beschrieben wird (vgl. Kapitel 1). Bei diesen Prozessmodellen werden der individuelle Lebenskontext und die Beziehungsstrukturen des Klienten systematisch berücksichtigt.

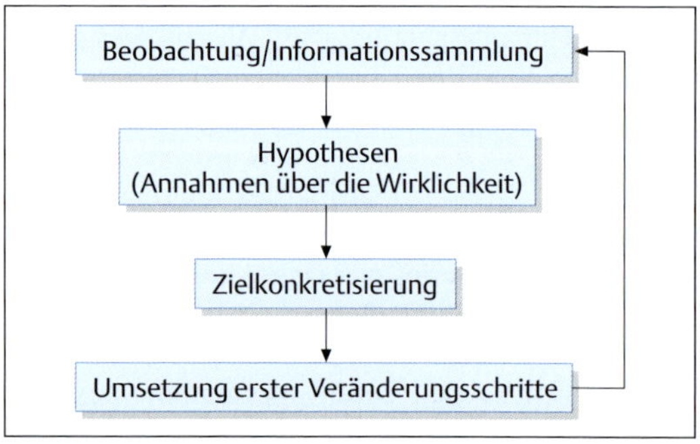

Abb. 7.9 Zirkulärer Prozess.

7.6 Arbeitstherapeutische Verfahren

7.6.1 Integrierter Behandlungs- und Rehabilitationsplan der personenzentrierten Hilfen

Der Integrierte Behandlungs- und Rehabilitationsplan (IBRP) ist kein spezifisch ergotherapeutischer Ansatz, sondern ein interdisziplinär zu nutzendes Instrumentarium zur Feststellung von Hilfebedarf und zur Planung und Koordination von Hilfeangeboten (Brill 1996, Kruckenberg et al. 1994, Kauder et al. 1997). Er wird inzwischen in modifizierter Form in vielen gemeindepsychiatrisch orientierten außerklinischen Versorgungssystemen eingesetzt. Mit seiner gemeindepsychiatrischen Ausrichtung und dem ihm zugrunde liegenden Ansatz der *personenzentrierten Hilfen* finden sich in ihm Prinzipien einer lebensortnahen Ergotherapie wieder. Im Folgenden soll die Architektur des Integrierten Behandlungs- und Rehabilitationsplanes vorgestellt werden.

Zielsetzung

Der Integrierte Behandlungs- und Rehabilitationsplan kann als Kernstück des Gesamtentwurfes gesehen werden. Für die direkte Klientenarbeit schlägt er vor:

- Eine systematische Orientierung an den individuellen Zielsetzungen des Klienten einzunehmen.
- Den realen und gewünschten Lebensort des Klienten als Ausgangspunkt der Planungen zu wählen.
- Gleichermaßen das Spektrum individueller Fähigkeiten und Fähigkeitseinschränkungen zu berücksichtigen und diesen ein nach Art, Form und Umfang differenziertes und interdisziplinäres Hilfeangebot gegenüberzustellen.
- Eine handlungsorientierte und über konkrete Ziele bestimmte Vorgehensweise zu wählen.
- Weitestmöglich nichtpsychiatrische Hilfeformen in den Plan zu integrieren und damit der Fortsetzung der Psychiatrisierung des Klienten entgegenzuwirken.

Ablauf

Der Integrierte Behandlungs- und Rehabilitationsplan besteht aus einer Reihe aufeinander aufbauender und sich gegenseitig ergänzender Fragebögen, deren Anwendung durch Erläuterungen und Manuals unterstützt wird (**Abb. 7.10**, rechts: Hilfsmittel). Die Reihenfolge der Bearbeitung folgt dem Problemlösezirkel, der dem zielgerichteten therapeutischen Prozess mit den Bestandteilen *Auftragsklärung, Problem- und Zieldefinition, Festlegung der Mittel zur Zielerreichung, Durchführung und Überprüfung der Zielerreichung* entspricht (**Abb. 7.10**, links: integrierter Behandlungs- und Rehabilitationsplan). Kernstück der Erarbeitung des Planes besteht im sukzessiven Ausfüllen des Übersichtsbogens (Bogen A), in dem sich die Schritte des Problemlösezirkels wieder finden. Hier finden sich folgende Spalten:

- Aktuelle Problemlage,
- Ziele unter Berücksichtigung angestrebter Veränderungen der Wohn- und Lebenssituation,
- Fähigkeiten, Fähigkeitsstörungen und Beeinträchtigungen,
- Aktivierbare nichtpsychiatrische Hilfen,
- Bedarf an psychiatrischen Hilfen,
- Vorgehen,
- Erbringung durch.

Die anderen Fragebögen und Manuals können als Hilfsmittel für die umfassende und differenzierte Erarbeitung der oben aufgeführten Aspekte eingesetzt werden. So wird beispielsweise der Klärung der zu Beginn stehenden Frage nach der richtigen Wohnform, von deren Beantwortung ja die nachfolgenden Schritte des Problemlösungszirkels abhängen, ein ausführliches Manual mit Fragebogen zur Seite gestellt, welche das Gespräch zu dieser Frage mit dem Klienten unterstützen. In diesem Manual werden die unterschiedlichen Wohnformen (Großgruppenwohnen, Wohnverbundanlage, Kleingruppenwohnen, Einzelwohnen) in ihren Vor- und Nachteilen beschrieben.

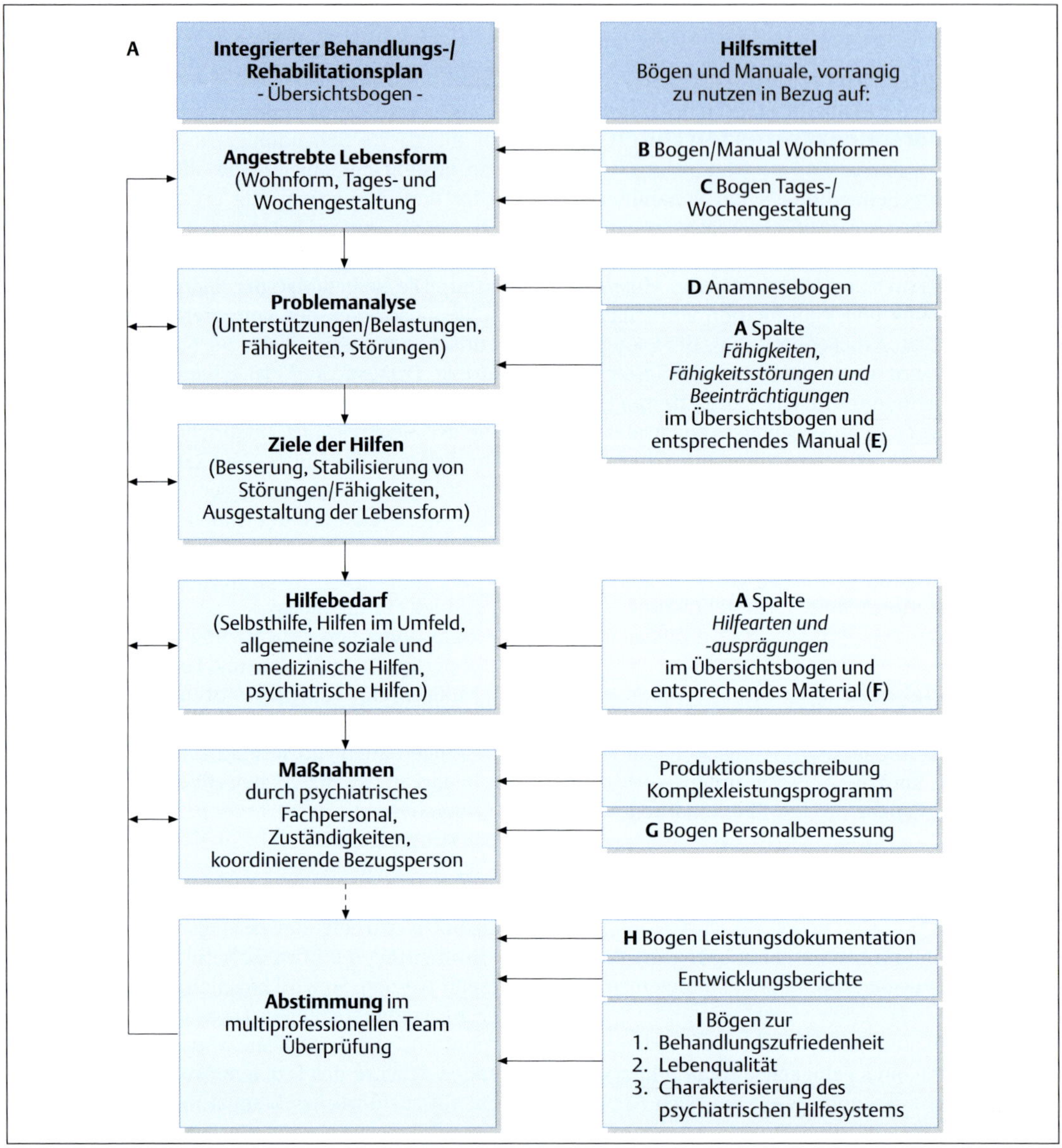

Abb. 7.10 Ablaufplan: Schritte zur inhaltlichen Erarbeitung eines integrierten Behandlungs- und Rehabilitationsplans.

Taxonomie: Fähigkeiten, Fähigkeitsstörungen und Hilfearten, Ausprägungen

Den mittleren Spalten des Übersichtsbogens *Fähigkeiten, Fähigkeitsstörungen und psychiatrische und nichtpsychiatrische Hilfen* sind jeweils umfangreiche Manuals zugeordnet, deren inhaltliche Kenntnis der Ergotherapie ermöglicht, geeignete Diagnosemittel zu wählen und individuell adäquate ergotherapeutische Angebote zu formulieren. Drei Fähigkeits- bzw. Hilfebereiche werden unterschieden:

I. Beeinträchtigungen/Gefährdungen durch die psychische Erkrankung
II. Fähigkeiten/Fähigkeitsstörungen und Beeinträchtigungen bei der Aufnahme und Gestaltung persönlicher/sozialer Beziehungen
III. Fähigkeiten/Fähigkeitsstörungen und Beeinträchtigungen in den Lebensfeldern
   – Wohnen

- Arbeit/arbeitsähnliche Tätigkeiten/Ausbildung
- Tagesgestaltung/Freizeit/Teilhabe am gesellschaftlichen Leben

Diese Bereiche sind weiter untergliedert und für die verschiedenen Lebensbereiche konkretisiert. So hat der Bereich III beispielsweise 13 Unterbereiche. Im Folgenden soll einer der für die Arbeitstherapie relevanten Unterbereiche beispielhaft vorgestellt werden, um die Logik der Taxonomie von Fähigkeiten/Fähigkeitsstörungen und deren Entsprechung auf der Angebotsseite zu erläutern. Der gewählte Unterbereich heißt *Erfüllung der Anforderungen im Bereich Beschäftigung/Arbeit/Ausbildung.*

Der Seite der Fähigkeiten/Fähigkeitsstörungen und Beeinträchtigungen sind folgende Stufen zur Einschätzung zugeordnet:

(+) besondere, eher überdurchschnittliche Fähigkeiten und Fertigkeiten;
(0) erforderliche Fähigkeiten und Fertigkeiten vorhanden und verfügbar/keine Beeinträchtigung;
(1) leichte Beeinträchtigung, z.B. gelegentliche Schwierigkeiten im Sinne von Fehlzeiten, Leistungsdefiziten, Anpassungsproblemen oder subjektiver Belastung;
(2) ausgeprägte Beeinträchtigung, z.B. häufig und/oder erhebliche Schwierigkeiten im Sinne von Fehlzeiten, Leistungsdefiziten, Anpassungsproblemen oder subjektiver Belastung;
(3) stark ausgeprägte Beeinträchtigung, z.B. ständige oder sehr erhebliche Schwierigkeiten im Sinne von Fehlzeiten, Leistungsdefiziten, Anpassungsproblemen oder subjektiver Belastung.

Die Hilfearten, die diesem Unterbereich zugeordnet sind, variieren im Grad ihrer unterstützenden bzw. kompensierenden Intensität und müssen nicht notwendigerweise alle psychiatrisch sein:

(0) keine Hilfe;
(1) Information und Beratung über Verhaltensalternativen und/oder Möglichkeiten der Anpassung/Umgestaltung des Arbeitsplatzes – ggf. einschließlich gelegentlicher Beobachtung und Einschätzung des Arbeitsverhaltens und Rückmeldung;
(2) Erschließung von Hilfsmöglichkeiten im Umfeld, Unterstützung zur Erschließung oder zum Erhalt natürlicher Hilfspotenziale;
(3) regelmäßige Gespräche am Arbeits-/Ausbildungsplatz und gelegentliche begleitende Hilfe/Anleitung;
(4) regelmäßige Gespräche und/oder Anleitung am Arbeits-/Ausbildungsplatz unter Einbeziehung von Vorgesetzten und Kollegen;
(5) Arbeits-/Beschäftigungsangebot mit integrierter individueller Anleitung/Hilfe und/oder wiederholte Bearbeitung von Konflikten und anderen Belastungen am Arbeitsplatz.

Die Fähigkeits- und Hilfebereiche mit den beiden zugeordneten Taxonomien stellen einen Rahmen für die Erarbeitung der bereichsspezifischen Fähigkeiten/Fähigkeitsstörungen des Klienten einerseits und die Gestaltung von Angeboten andererseits zur Verfügung. Wie dieser Rahmen in Zusammenarbeit mit dem Klienten z.B. durch spezifische Diagnostik oder die Auswahl eines oder mehrerer Angebote ausgebaut wird, ist nicht genau festgelegt. Hier spielt z.B. aufseiten des Klienten eine Rolle, wie wichtig für ihn der Bereich *Erfüllung der Anforderungen im Bereich Beschäftigung/Arbeit/Ausbildung* im Vergleich zu anderen Bereichen ist und wie viel Zeit und Aufwand er dabei investieren will. Um dies für sich zu klären, kann es wichtig sein, dass der Klient einen festen Ansprechpartner wählt, der diese Fragen mit ihm bespricht und ihn bei der Koordination für die verschiedenen Lebensbereiche unterstützt. Für die Vielfalt seines Lebens, die als Aspekte seines Behandlungs- und Rehabilitationsplanes erscheinen können, braucht der Klient jedoch Personen aus seinem sozialen Umfeld und manchmal auch die professionelle Hilfe von Vertretern verschiedener Berufsgruppen.

! Letztlich ist der Integrierte Behandlungs- und Rehabilitationsplan mit dem Haus eines Klienten zu vergleichen, der sich zum Einrichten der verschiedenen Räume mehr oder weniger professionelle oder nichtprofessionelle Unterstützung holt und sich entsprechend der Lage der Zimmer für Vertreter bestimmter Berufsgruppen entscheidet. Diese müssen nun darauf achten, dass das Zimmer für den Klienten wohnlich wird, er es also gerne aufsucht, dass der Stil der Zimmereinrichtung zum Gesamtkonzept des Hauses passt und auch die Verbindungswege, Flure und Treppen für den Klienten gut erreichbar sind.

7.6.2 Leittextgestütztes Lernen und Handeln als arbeitstherapeutisches Verfahren

Lernprozesse sind in den meisten arbeitstherapeutischen Trainings nach der Instruktionsmethode aufgebaut. Dabei sind die den Förderschwerpunkten entsprechenden Übungen so gegliedert, dass zunächst eine Aufgabenstellung vorgestellt wird, die Arbeitsschritte exemplarisch vorgemacht werden und der Klient diese dann so lange trainiert, bis er sie beherrscht. Danach geht man zum nächsten Schritt (Steigerung/Stufe) über.

Die durch diese lineare Lernstruktur erworbenen Qualifikationen sind meist nur sehr eingeschränkt (nur für diese eine Arbeitssituation) zu nutzen. Eine Handlungskompetenz, die sich auch dadurch auszeichnet, einmal erworbene Fähigkeiten auf andere – mehr oder weniger ähnliche – Aufgabenstellungen zu übertragen, wird dadurch nicht im angestrebten Maße erworben. Um diese Transferleistung zu fördern, ist es notwendig, dass der Klient aktiv solche kognitiven Strukturen aufbaut, die in der Lage sind, eine eigenständige Regulierung von Handlungsabläufen zu gewährleisten. Dies wird aber nicht durch überwiegend nachahmendes Lernen (Instruktion) gefördert, sondern nur, wenn der Klient gefordert und gefördert wird, **selbst** die Denkleistungen zu vollbringen, die für die Regulierung von Handlungsabläufen erforderlich sind.

Leittextgestütztes Lernen bietet durch den klientenzentrierten und handlungsorientierten Ansatz hierbei die Möglichkeit, über gezielte Leitfragen und Leithinweise zur Aufgabenlösung zu kommen und eine entsprechende Handlungskompetenz zu erwerben.

Was ist die Leittextmethode?

Der Begriff kennzeichnet ein Verfahren, in dem Rehabilitanden und Klienten bei der Bewältigung praktischer Aufträge (z. B. Projekte) durch schriftliche Aufgaben (Texte) angeleitet werden. Die Anleitung erfolgt dabei sowohl durch die innere Struktur der Unterlage als auch durch verschiedene Arten von Fragen. Im Unterschied zu der oben beschriebenen instruktiven Lernmethode erweitert die Leittextmethode also den Blick über die konkrete Arbeitssituation hinaus auf das Arbeitsumfeld, das Arbeitsmilieu und auch auf die wirtschaftlichen Bedingungen.

Dabei strukturiert die Textgliederung in Abschnitte den Lern- und Arbeitsprozess. Die Abschnitte beinhalten Angaben zu der jeweils zugehörigen Teilaufgabe sowie Hinweise auf zu verwendende Hilfsmittel (z. B. Zeichnungen, Fachbücher, Filme und andere Informationsquellen). Hauptbestandteil und gleichzeitig Charakteristikum des Leittextes sind die Leitfragen (siehe unten). Sie leiten und unterstützen den Klienten bei der Bewältigung der gestellten Aufgabe. Durch die Differenzierung der einzelnen Anforderungen innerhalb der Leitfragen werden grundsätzliche Strategien zur Bewältigung von Aufgabenstellungen oder auch Problemstellungen deutlich.

Auf diese Weise lernt der Rehabilitand, sich gedanklich auf die nächste praktische Arbeit vorzubereiten, insbesondere den eigenen Informationsbedarf zu erkennen, fehlende Kenntnisse zu erwerben und Arbeitsschritte zu planen. Das bedeutet, dass nicht das Ergebnis, sondern der Weg zum Ergebnis zunächst im Mittelpunkt der Vorgehensweise steht.

Neben diesen Hilfsmitteln zur Vorbereitung der praktischen Arbeit enthalten die Leittexte meist auch Unterlagen zur Auswertung der praktischen Arbeitsergebnisse und zur Nachbereitung des Lern- und Arbeitsprozesses.

Wie verläuft der Lern- und Arbeitsprozess im Rahmen der Leittextmethode?

Der Ablauf des Lern- und Arbeitsprozesses und die Aufgaben- und Rollenverteilung zwischen Therapeutin/Anleiterin und Rehabilitand orientiert sich meist an folgendem Muster:

- Die Therapeutin/Anleiterin händigt die erforderlichen Materialien zur Aufgabe aus.
- Der Rehabilitand setzt sich alleine (oder in einer kleinen Gruppe) zusammen, orientiert sich zunächst über die vor ihm liegende Gesamtaufgabe und arbeitet dann die Antworten/Lösungen in der ersten Lernstufe bzw. dem ersten Lerntextabschnitt aus. Dabei stützt er sich auf verschiedene Informationsquellen (siehe oben).
- Der Rehabilitand wendet sich an die Therapeutin und spricht mit ihm die Ergebnisse seiner Ausarbeitung – die Antworten auf die Leitfragen – sowie die ausgearbeiteten Arbeitspläne durch. Die Therapeutin/Anleiterin bestätigt oder korrigiert.
- Der Rehabilitand führt die zugehörige praktische Tätigkeit aus.
- Er wertet seine Teilarbeit zunächst selbst aus, und danach führt die Therapeutin/Anleiterin eine Gegenkontrolle durch. Anschließend beurteilen Rehabilitand und Therapeutin/Anleiterin

gemeinsam den bisherigen Lern- und Arbeitsprozess (Selbst- und Fremdeinschätzung) und ziehen daraus ggf. Schlussfolgerungen für das weitere Vorgehen (Verlaufsgespräch; Rottluff 1992).

Die Lösungsschritte dieses Lern- und Arbeitsprozesses hat Kruse (1988) in Form von Leitfragen und Leithinweisen unter folgenden fünf Punkten zusammengefasst **(Abb. 7.11)**:

1. *Informieren*
- Was soll getan werden?
- Wozu ist die Aufgabe notwendig?

2. *Planen*
- Wie soll vorgegangen werden?
- Welche Arbeitsschritte sind erforderlich?
- Womit muss die Aufgabe ausgeführt werden?
- Warum muss die Aufgabe so und nicht anders gelöst bzw. ausgeführt werden?
- Wo ist die Aufgabe auszuführen?
- Wann bzw. bis wann kann die Aufgabe gelöst werden?

3. *Entscheiden*
- Konkretes Vorgehen zur Ausführung/Lösung der Aufgabe

4. *Ausführen*
- Nach Planung des Rehabilitanden

5. *Kontrollieren / Bewerten*
- Wurde die Aufgabe entsprechend der Aufgabenstellung und der Planung gelöst?
- Entspricht bzw. inwieweit entspricht die Arbeit den Qualitätsanforderungen? (Selbstbewertung/Fremdbewertung)

Die hier sehr allgemeinen Fragestellungen sollten im Leittext konkreter und differenzierter auf die jeweilige Arbeitsaufgabe ausgerichtet sein.

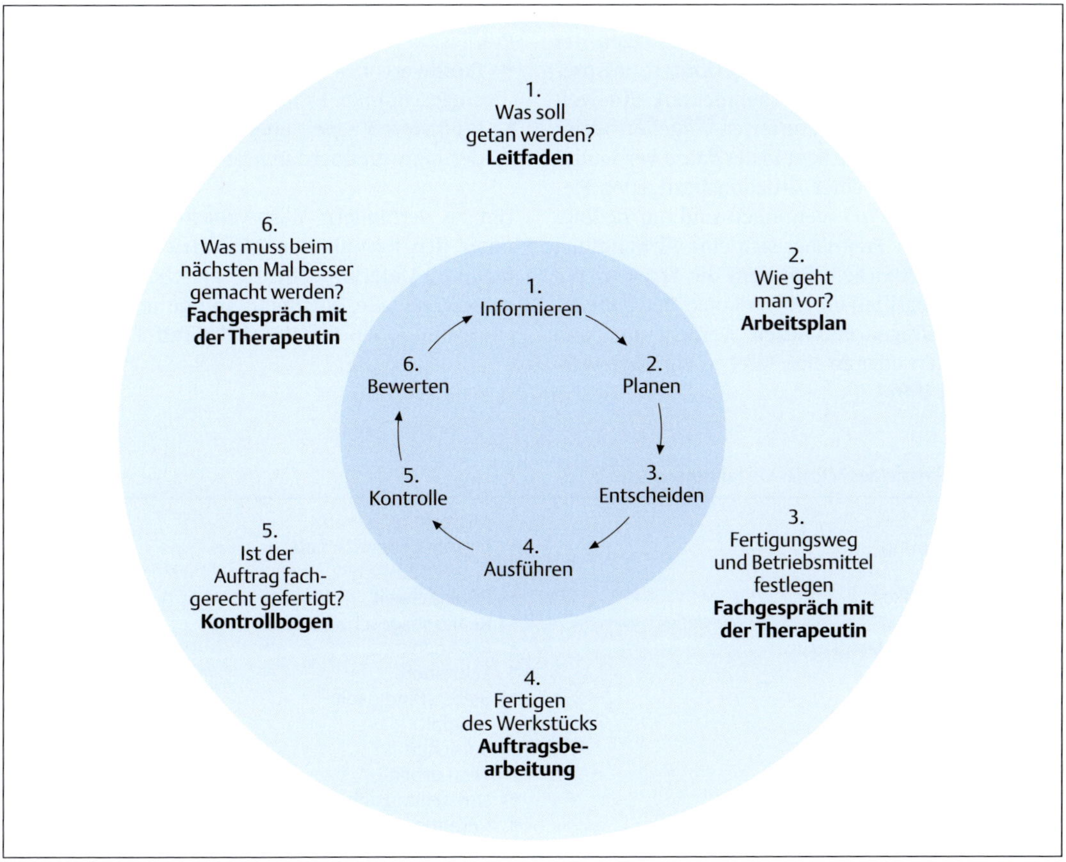

Abb. 7.11 Handlungskreis Leittext.

Die Erstellung der schriftlichen Unterlagen durch die Therapeutin orientiert sich sowohl an den sich durch die individuelle Situation der Klienten ergebenden Zielen als auch an der konkreten Arbeitsanforderung. Es kann daher einerseits sinnvoll sein, die Leittexte alleine oder in der Gruppe (Teamarbeit) zu bearbeiten, unabhängig davon können andererseits die praktischen Arbeiten ebenfalls alleine oder im Team durchgeführt werden. Einen entscheidenden Faktor stellen dabei die Lernziele *Handlungskompetenz* und *Teamfähigkeit* dar.

Die jeweiligen Arbeitsunterlagen zu den Leittexten müssen sich in der praktischen Erprobung bewähren und sollen sich auch in dem Maße verändern, wie damit gearbeitet wird. Leittexte lassen sich für komplexe Arbeitsabläufe in sehr differenzierter Form erstellen. Es ist aber auch möglich, einfache Arbeitsabläufe durch einen entsprechend weniger umfangreichen Leitfragenkatalog zu erfassen. Bei komplexen Abläufen sollte immer berücksichtigt werden, dass die Arbeitsprozesse nach diesem System sehr zeitintensiv sind. In der Praxis haben sich die kurzen, auf Teilarbeitsschritte ausgerichteten Leittexte deshalb besser bewährt.

Die Erstellung der schriftlichen Unterlagen der Leittexte ist sehr aufwändig und erfordert entsprechende Zeitressourcen der Therapeuten. Ein weiterer Nachteil der vorstrukturierten Vorgehensweise durch die Fragesysteme liegt in der damit verbundenen Einschränkung einer situationsbezogenen Flexibilität. Spontane Interventionen sind nur bedingt möglich. Aus der Praxis hat sich eine Abwandlung des Modells entwickelt, bei dem die Struktur der Methode aufgegriffen und in der konkreten Arbeitssituation Leitfragen entwickelt werden, die dann verbal geäußert oder an eine Tafel geschrieben werden (Rottluff 1992).

7.6.3 MELBA – Psychologische Merkmalprofile zur Eingliederung Behinderter in den Arbeitsprozess

Das Verfahren (Kleffmann et al. 1997, www.melba.de) bezweckt einerseits die Erhebung tätigkeitsrelevanter Anforderungen und ermöglicht andererseits, mit der gleichen Systematik ein differenziertes Fähigkeitsprofil zu erstellen. Die Zielgruppe sind insbesondere Menschen, die durch Erkrankung oder Behinderung eine Einschränkung (leistungsgewandelte oder behinderte Menschen) in ihrem Leistungsvermögen haben. Das Verfahren ist berufsbezogen übergreifend einsetzbar. Es ermöglicht die gezielte Platzierung, für berufsfeldbezogene Aussagen ist es nur bedingt nutzbar. Basis des Verfahrens sind 29 definierte Merkmale **(Tab. 7.7)**, die sowohl tätigkeitsrelevante Aussagen als auch Aussagen zu Einschränkungen erlauben, die durch eine Behinderung oder Krankheit entstanden sind.
Zur genaueren Einordnung sind die Merkmale noch unterschiedlichen diagnostischen Kategorien zugeordnet **(Tab. 7.8)**. Die Wertigkeit der Merkmale im Profil ist in folgender Skalierung festgelegt:

- Profilwert 1 = sehr geringe Anforderung/stark eingeschränkte Fähigkeit bis
- Profilwert 5 = weit überdurchschnittliche Anforderung/weit überdurchschnittliche Fähigkeit

Um zu verhindern, dass verschiedene Anwender unter den formulierten Merkmalen (z.B. Arbeitsplanung) Unterschiedliches verstehen, war es notwendig, genaue, allgemein gültige und verständliche Definitionen zu entwickeln **(Tab. 7.9)**.

Tab. 7.7 Merkmale des MELBA-Verfahrens

▪ Antrieb	▪ Misserfolgstoleranz
▪ Arbeitsplanung	▪ Ordnungsbereitschaft
▪ Auffassung	▪ Problemlösung
▪ Aufmerksamkeit	▪ Pünktlichkeit
▪ Ausdauer	▪ Reaktionsgeschwindigkeit
▪ Durchsetzungsfähigkeit	▪ Rechnen
▪ Feinmotorik	▪ Schreiben
▪ Führungsfähigkeit	▪ Selbstständigkeit
▪ Kontaktfähigkeit	▪ Sorgfalt
▪ Konzentration	▪ Sprechen
▪ Kritikfähigkeit	▪ Teamarbeit
▪ Kritische Kontrolle	▪ Umstellungsfähigkeit
▪ Kritisierbarkeit	▪ Verantwortung
▪ Lernen/ Merken	▪ Vorstellung
▪ Lesen	

Tab. 7.8 Merkmal-Kategorien (Kleffmann et al. 1997)

Kognitive Merkmale	Soziale Merkmale	Merkmale zur Art der Arbeitsausführung	Psychomotorische Merkmale	Kulturtechniken/ Kommunikation
Arbeitsplanung	Durchsetzung	Ausdauer	Antrieb	Lesen
Auffassung	Führungsfähigkeit	Misserfolgstoleranz	Feinmotorik	Rechnen
Aufmerksamkeit	Kontaktfähigkeit	Kritische Kontrolle	Reaktionsgeschwindigkeit	Schreiben
Konzentration	Kritikfähigkeit	Ordnungsbereitschaft		Sprechen
Lernen/Merken	Kritisierbarkeit	Pünktlichkeit		
Problemlösung	Teamarbeit	Selbstständigkeit		
Umstellung		Sorgfalt		
Vorstellung		Verantwortung		

Tab. 7.9 Definition der Merkmale am Beispiel Arbeitsplanung

Fähigkeitsdefinition	Anforderungsdefinition
Die Fähigkeit zur Arbeitsplanung besteht darin, eine gestellte Arbeitsaufgabe unter Berücksichtigung der technischen, administrativen und personellen Bedingungen im Hinblick auf ein optimales Zusammenwirken der Elemente zu einem effektiven Ergebnis gliedern und strukturieren zu können.	Die Anforderung an die Arbeitsplanung besteht darin, eine gestellte Aufgabe unter Berücksichtigung der technischen, administrativen und personellen Bedingungen im Hinblick auf ein optimales Zusammenwirken der Elemente zu einem effektiven Ergebnis gliedern und strukturieren zu müssen.

Die Anforderungsanalyse

Anforderungen werden verstanden als: „... diejenigen Arbeitsbedingungen, die einen Einfluss auf das Verhalten der arbeitenden Person ausüben, z. B. arbeitsrelevante Informationen, die die arbeitende Person aufnehmen muss, um eine Aufgabe erledigen zu können." (Frieling 1975, zit. nach Kleffmann et al. 1997)

Der Anforderungsanalyse können drei Informationsquellen zugrunde liegen:

- das im Betrieb vorhandene schriftliche Material zur Charakterisierung des Arbeitsplatzes;
- eine Beobachtung der am Arbeitsplatz auftretenden Anforderungen;
- eine Befragung des jeweiligen Arbeitnehmers oder Vorgesetzten zu seinem Arbeitsplatz.

Für diese Erhebungen ist es von wesentlicher Bedeutung, die vorliegenden 29 Variablen des Merkmalkataloges zu nutzen, um zu verhindern, dass unterschiedliche Bewertungen entstehen. Aus diesem Grund wurde entsprechend den definierten Merkmalen ein Fragenkatalog entwickelt, der die Erstellung einer Anforderungsanalyse erleichtert.

Beispiel: Arbeitsplanung

- Ist die Arbeit vorstrukturiert?
- Muss etwas langfristig geplant werden?
- Muss während der Arbeit etwas koordiniert werden?

Nach der Erhebung mithilfe des Fragekataloges erfolgt anhand der Anforderungsdefinitionen die Einordnung der Profilwerte.

Die Fähigkeitsanalyse

Fähigkeitsmerkmale oder Eignungsmerkmale werden verstanden als: „... diejenigen psychischen und physischen Kapazitäten ..., die eine Person erbringen oder besitzen muss, um bestimmte gestellte Aufgaben erledigen zu können, z. B. psychomotorische, (sozioemotionale) Fähigkeiten, Intelligenz und Gedächtnis" (Frieling 1975, zit. nach Kleffmann et al. 1997).

Zur Durchführung einer Fähigkeitsanalyse stehen folgende Methoden zur Verfügung:

Gespräche: Die unterschiedlichen Themenbereiche können vielseitige Aussagen über die betreffende Person liefern. Themen können die Biografie, der Krankheitsverlauf, die Familiengeschichte, die Wohnsituation und natürlich die Arbeitsgeschichte sein. Zusätzlich kann die Befragung von Personen, die mit dem Rehabilitanden regelmäßig über einen längeren Zeitraum hinweg Kontakt haben, Informationen bringen, die bei einer einmaligen, relativ kurzen Begegnung nur schwer erfassbar sind (*Fremdanamnese*). So ist beispielsweise die Befragung von Dritt- und Viertpersonen nach den Kriterien oft sehr aufschlussreich und ergibt mit den anderen Informationen das Bild, das der Realität (Fähigkeit) am nächsten kommt.

Bearbeitung von Arbeitsproben und psychometrische Verfahren: (z.B. Auszüge aus dem HAWIE, Benton-Test, die Progressiven Matrizen nach Raven [SPM und CPM], die Motorische Leistungsserie nach Schoppe). Neben diesen eher dem psychologischen Aufgabenfeld zuzuordnenden Testverfahren sind auch ergotherapeutische Übungen oder Testaufgaben einzusetzen. Dies bezieht sich z.B. auf die in vielen arbeitstherapeutischen Abteilungen genutzten Übungs- oder Eingangsmappen. Sie beinhalten sowohl praktische als auch theoretische standardisierte Aufgaben und Übungen, die diagnostischen Zwecken dienen. In manchen Einrichtungen werden zusätzlich noch konkrete Arbeitsaufträge aus den Arbeitsbereichen durchgeführt.

Darüber hinaus wurde speziell zur Ermittlung der 29 Arbeitsfähigkeiten von Melba das diagnostische Instrumentarium Ida entwickelt (Landschaftsverband Westfalen-Lippe, LWL 1999).

Verhaltensbeobachtungen: Die Testsituation bietet eine für den Klienten unbekannte Situation, die mit Stress besetzt ist und entsprechende Verhaltensaussagen deutlich werden lässt. Bei der Beobachtung am Arbeitsplatz kann einerseits beurteilt werden, wie der Klient innerhalb einer ihm vertrauten Situation klarkommt – sofern der Arbeitsplatz schon länger besteht. Andererseits kann aber auch eine Belastungssituation (Belastungserprobung) bestehen, in der wiederum entsprechende Aussagen getroffen werden können. Auch hier werden nach der Datenerhebung anhand des Fragenkataloges und der Fähigkeitsdefinitionen die Profilwerte erstellt.

Anwendungsmöglichkeiten

In Abkehr der ursprünglich geplanten Nutzung des MELBA-Verfahrens als Profilabgleichung kann man heute von drei Anwendungsmöglichkeiten ausgehen.

- Die *Nutzung als Anforderungsanalyse*; z.B. können bestehende Trainingsarbeitsplätze auf ihren speziellen Anforderungscharakter hin untersucht werden. Die Ergebnisse fließen dann in die laufenden Rehabilitationsprozesse ein.
- Die *Erstellung einer Fähigkeitsanalyse*, um z.B. einen weitgehend (für diesen Zeitpunkt) objektiven Zwischenstand (Befund, Fähigkeits- oder Leistungsprofil) zu erhalten. Daraus können sich neue Trainingsschritte ergeben.
- Die *klassische Vorgehensweise als Profilabgleich*. Die Ergebnisse von Anforderungs- und Fähigkeitsanalyse werden in Bezug auf eine konkrete Arbeitssituation bzw. einen Arbeitsplatz direkt gegenübergestellt. Im Vergleich kann dann z.B. entschieden werden, inwieweit der Arbeitsplatz geeignet ist. Sollten Differenzen auftreten, ist zu überprüfen, ob die Fähigkeiten an die Anforderungen (Folge: darauf abgestimmtes spezielles Training) oder ob besser die Anforderungen an die Fähigkeiten angepasst werden müssen (Folge: neuer Arbeitsplatz oder Arbeitsplatzumgestaltung, -adaption).

Das Verfahren hat sich trotz seiner bestechenden Logik und Systematik in der arbeitstherapeutischen Praxis bislang nur zögerlich durchsetzen können. Möglicherweise ist die doch komplexe und umfangreiche Vorgehensweise für die zumindest im klinischen Bereich inzwischen sehr „kurzlebige" Therapie (kurze Aufenthaltsdauer) nur schwer in die Arbeitsabläufe zu integrieren.

Melba liegt inzwischen in 8 Übersetzungen vor und wird vielfach im europäischen Ausland eingesetzt.

Neben dem sehr differenzierten, ausführlichen und gut überschaubaren, im Jahr 2004 in 6. und neu überarbeiteter Auflage erschienenen Manual wird nun auch eine Software zur Anwendung des Verfahrens angeboten (Föhres et al. 2004).

7.7 Stand der Dinge, Einfluss und Ausblick

In den zurückliegenden Jahren hat sich die berufspolitische Diskussion an der Zukunft der Ergotherapie in den Kliniken orientiert. Inzwischen haben sich in den meisten Arbeitsbereichen der Ergotherapie ambulante und teilstationäre Arbeitssettings durchgesetzt. Vom Gelingen ihrer konzeptionellen Entwicklung im Zeichen einer ganzheitlich verstandenen menschlichen Handlungsfähigkeit wird ein Stück weit die Zukunft der Ergotherapie und die Entfaltung ihrer Potenziale im Rahmen rehabilitativer Angebote abhängen.

Mehr denn je stehen die psychosozialen und arbeitstherapeutischen Inhalte der Ergotherapie im direkten Einflussbereich gesamtgesellschaftlicher Entwicklungen. In Zeiten der sich manifestierenden Arbeitslosigkeit und der Veränderungen der Strukturen in der Erwerbsarbeit entstehen Verschiebungen und neue Schwerpunktsetzungen in der Ergotherapie, um sich diesen Gegebenheiten anzupassen. Neben den Entwicklungen am Arbeitsmarkt bilden die demographischen Veränderungen und der Trend in Richtung einer zunehmenden Individualisierung der Gesellschaft ebenfalls wichtige Einflussgrößen.

Für die von Krankheit betroffenen Personen, die durch die gegebenen gesellschaftlichen Bedingungen mit einer stark eingeschränkten Erwerbsarbeitsperspektive leben müssen, rücken verstärkt Aspekte einer gesellschaftlichen Teilhabe in den Vordergrund, die auch ohne Erwerbsarbeit sinnvoll und zufrieden stellend erlebt werden kann. Auch wenn in den letzten Jahren Rehabilitationskonzepte weiter entwickelt wurden und neue Rehabilitationsstrukturen entstanden, sind befriedigende Lösungen noch lange nicht in Sicht, wie an den Reformwellen im Arbeits- und Gesundheitssektor der letzten Jahre deutlich zu erkennen ist.

Von diesen Tendenzen ausgehend entsteht außerhalb, zunehmend aber auch innerhalb arbeitsrehabilitativer Zielsetzungen, ein neues ergotherapeutisches Aufgabenfeld, das sich auf den Alltagsbereich der Betroffenen bezieht. Mit der Umsetzung des SGB IX und der damit verbundenen grundsätzlichen Ausrichtung auf Partizipation sind alltagsrehabilitative, wohnortnahe und personenbezogene Hilfen gefragt. Sie stellen die zzt. vielleicht wichtigste Herausforderung für die Ergotherapie in der gemeindenahen psychiatrischen Arbeit dar. Der Blick auf die Kontextbedingungen der Lebens- und Arbeitswelten der betroffenen Menschen lässt diagnostische Erwägungen in der ergotherapeutischen Prozessplanung in einem anderen Licht erscheinen. Neben die individuumsbezogene Arbeit an den Handlungsfähigkeiten des Menschen rückt gleichberechtigt die Arbeit an den Adaptionsnotwendigkeiten der vertrauten bzw. neuen Umgebung der Klienten. In diesem Zusammenhang ist es zu entsprechenden präventiven und gesundheitsförderlichen Konzepten – so genannten verhaltens- und verhältnisbezogenen Maßnahmen – nur ein kleiner Schritt. Nützliche und individuell sinnvolle Betätigung zu ermöglichen, hat immer auch eine gesundheitsförderliche Seite. Derartige Konzepte befinden sich zzt. in der Entwicklung (Aktion psychisch Kranke et al. 2004).

Insgesamt scheint es für den arbeitstherapeutischen Gegenstandsbereich der Ergotherapie absolut notwendig zu sein, den Arbeitsbegriff neu zu definieren, um ein Arbeiten im Sinne der Haerlinschen Aussage: „Keine Arbeitstherapie ohne Perspektive danach“ (Haerlin, 1991) umzusetzen. Letztendlich geht es dabei um die Erweiterung der ergotherapeutischen Perspektive und die Entwicklung des Berufes in neue Arbeitsfelder hinein. Die oben beschriebenen kontextuellen Sichtweisen sind dabei unabdingbare Voraussetzung (Kap 7.3.1, Humane Arbeitsbedingungen und Handlungsspielraum).

Literatur

Aebli H. Denken: Das Ordnen des Tuns. Bd. 1: Kognitive Aspekte der Handlungstheorie. Stuttgart: Klett-Cotta; 1980.

Aktion psychisch Kranke, Schmidt-Zadel R, Kunze H, Peukert R. Prävention bei psychischen Erkrankungen. Neue Wege in Praxis und Gesetzgebung. Tagungsband. Bonn: Psychiatrie-Verlag; 2004.

Alex L, Stooß F. Berufsreport. Der Arbeitsmarkt in Deutschland – das aktuelle Handbuch. Berlin: Argon; 1996.

Arendt H. Vita Activa oder vom tätigen Leben. 4. Aufl. München: Piper; 1985.

Bandler R, Grindler J. Refraiming. Ein ökologischer Ansatz in der Psychotherapie. Paderborn: Jungfermann; 1988.

Basaglia, F. Die negierte Institution oder die Gemeinschaft der Ausgeschlossenen. Frankfurt/M.: Suhrkamp; 1973.

Bennett D. Die Bedeutung von Arbeit in der Behandlung chronisch psychotisch kranker Menschen. In: Keupp H, et al., Hrsg. Im Schatten der Wende: Helferkrisen – Arbeitslosigkeit – berufliche Rehabilitation. München: Forum für Verhaltenstherapie und psychosoziale Praxis, Bd. 8. München: Steinbauer u. Rau; 1985:150–158.

BG, Die gewerbliche Berufsgenossenschaft. Disability Management – Netzwerk für berufliche Wiedereingliederung. Verfügbar über: http://www.disability-manager.de/d/pages/index.html (Zugriffdatum: 16.11.05).

Borsi G, Hrsg. Arbeitswelt und Arbeitshandeln in der Psychiatrie. Göttingen: Hogrefe; 1992.

Bridges W. Ich & Co.: Wie man sich auf dem neuen Arbeitsmarkt behauptet. Hamburg: Hoffmann & Campe; 1996.

Brill KE. Das Recht chronisch psychisch kranker Menschen auf notwendige Hilfen verwirklichen. Psychosoziale Umschau. 1996;12:20–24.

Buscher F. Vereinbarung über die Durchführung der klinischen Arbeitstherapie im Zentralkrankenhaus Bremen-Ost. Sozialpsychiatrische Informationen. 1989;27:28–32.

Christiansen C., Baum C. Occupational Therapy – Enabling Function and Well-Being. Thorofare: Slack; 1997.

Cumming J, Cumming E. Ego und Milieu. Chicago: Aldine; 1968.

DGSP – Sozialpsychiatrische Informationen. Sonderheft zum 25-jährigen Bestehen der deutschen Gesellschaft für soziale Psychiatrie. 1995;25.

Doose V. Lebenslaufbauen – Blickpunkt Wohnen und ältere Menschen. Ergotherapie & Rehabilitation. 1995;492:496–505.

Dörner K. Hermann Simon in Gütersloh. Deutscher Verband der Ergotherapeuten e.V., Hrsg. Neue Reihe Ergotherapie. Auf den Spuren von Hermann Simon. Idstein: Schulz-Kirchner; 1996;7:15.

dtv-Lexikon. München: Deutscher Taschenbuch Verlag; 1979.

Empfehlungen der Expertenkommission der Bundesregierung zur Reform der Versorgung im psychiatrischen und psychotherapeutisch/psychosomatischen Bereich. Bonn: Bundesminister für Jugend, Familie, Frauen und Gesundheit; 1988.

Fatzer G. Supervision und Beratung. Köln: Ed. Humanistische Psychologie; 1990.

Föhres F, Kleffmann A, Sturtz A, Weinmann S. MELBA Manual, Handbuch I bis IV. Siegen, ohne Verlag; 2004.

Frank T, Häberle G. Über die Entwicklung von Anforderungsprofilen für Arbeitsplätze. Sozialpsychiatrische Informationen.1989;19:22.

Frei F, Udris I, Hrsg. Das Bild der Arbeit. Bern: Huber; 1990.

Freudenberg RK. Arbeitstherapie und Rehabilitation in England. Das öffentliche Gesundheitswesen. 1972; Sonderheft 1:44–50.

Gester P. Von der nutzlosen Notwendigkeit einer Systemanalyse. Kontext 15. 1988;93:102.

Greif S, Holling H, Nicholson N, Hrsg. Arbeits- und Organisationspsychologie: Internationales Handbuch in Schlüsselbegriffen. München: Psychologie-Verlags-Union; 1989.

Greve N. Sechs Vorschläge für professionelle HelferInnen in psychiatrischen Diensten und Einrichtungen. In: Keller T, Greve N. Systemische Praxis. Bonn: Psychiatrie-Verlag; 1996.

Hacker W. Allgemeine Arbeits- und Ingenieurpsychologie: Psychische Struktur und Regulation von Arbeitstätigkeiten. 2. Aufl. Bern: Huber; 1978.

Haerlin C. Wie erarbeite ich mit dem Kranken eine realistische Perspektive in Bezug auf seine Arbeitsfähigkeit? In: Kunze H, Lehmann K, Hrsg. Praxis und Probleme der Arbeitstherapie. Bonn: Psychiatrie Verlag; 1987.

Haerlin C. Brücken und Sackgassen zwischen Psychiatrie und Betrieb. Sozialpsychiatrische Informationen. 1991;42:47–53.

Haerlin C. Neue Aufgaben der Ergotherapie. Beschäftigungstherapie und Rehabilitation. 1992;6:14–21.

Hagedorn R. Occupational Therapy – Perspectives and Processes. Edinburgh: Churchill Livingstone; 1995.

Hagedorn R. Foundations for Practice in Occupational Therapy. 2nd ed. Edinburgh: Churchill Livingstone; 1997.

Haselbeck H, Placzko A, Voßberg H, Henning H. Das PAS-Projekt – Arbeit für seelisch Behinderte. Bremen: Nichtveröffentlichter Abschlussbericht; 1995.

Heißler M, Mucha, C. Arbeit und Zuverdienst auf der Basis von Ergotherapie als Eckstein kommunaler Psychiatrie. In: Schmidt-Zadel R, Kunze H (Hrsg.). Die Zukunft hat begonnen. Personenzentrierte Hilfen – Erfahrungen und Perspektiven. Bonn: Psychiatrie-Verlag; 2004.

Hoerning E. Soziologische Dimensionen der Biografieforschung. In: Hoerning E, et al., Hrsg. Biografieforschung und Erwachsenenbildung. Bad Heilbrunn: Klinkhardt; 1991.

Hoff EH. Identität und Arbeit – Zum Verhältnis der Bezüge in Wissenschaft und Alltag. Psychosozial. 1990;7:25–33.

Hohm H. Berufliche Rehabilitation von psychisch Kranken. Weinheim: Beltz; 1977.

Hohm H. Neuorientierung der Arbeitstherapie im psychiatrischen Großkrankenhaus. Sozialpsychiatrische Informationen. 1989;4:11–22.

Jahoda M. Die sozialpsychologische Bedeutung von Arbeit und Arbeitslosigkeit. In: Keupp H, et al. Im Schatten der Wende: Helferkrisen – Arbeitslosigkeit – Berufliche Rehabilitation. München: Forum für Verhaltenstherapie und psychosoziale Praxis, Bd. 8. München: Steinbauer & Rau; 1985.

Jervis, G. Kritisches Handbuch der Psychiatrie. Frankfurt: Syndikat; 1980.

Kauder V, Aktion Psychisch Kranke e.V., Hrsg. Personenzentrierte Hilfen in der psychiatrischen Versorgung. Psychosoziale Arbeitshilfen. 1997.

Keupp H, Kleiber D, Scholten B, Hrsg. Im Schatten der Wende: Helferkrisen – Arbeitslosigkeit – Berufliche Rehabilitation. München: Forum für Verhaltenstherapie und psychosoziale Praxis, Bd. 8. München: Steinbauer & Rau; 1985.

Kielhofner G. Conceptual Foundations of Occupational Therapy. 3rd ed. Philadelphia: F.A. Davis Company; 2004.

Kielhofner G. Model of Human Occupation: Theory and Application. 3rd ed. Baltimore: Lippincott Williams & Wilkins; 2002.

Kielhofner G, Marotzki U., Mentrup C. Model of Human Occupation. Grundlagen für die Praxis. Heidelberg: Springer; 2005.

Kleffmann A, Föhres F, Müller B, Weinmann S. Melba – Ein Instrument zur beruflichen Rehabilitation und Integration (Manual). Siegen: Universitätsklinik Siegen; 1997.

Kluge F. Etymologisches Wörterbuch der deutschen Sprache. Berlin: de Gruyter; 1989.

Kruckenberg P, Jagoda B, Aktion Psychisch Kranke e.V., Hrsg. Personalbemessung im komplementären Bereich – von der institutions- zur personenbezogenen Behandlung und Rehabilitation. Tagungsdokumentation. Bonn: Selbstverlag; 1994.

Kruse E. Leittextgestütztes Arbeiten und Lernen. Hannover: Nichtveröffentlichte Unterrichtsmaterialien BFS Ergotherapie Annastift e.V; 1987.

Lewin K. Die Sozialisierung des Taylor-Systems. Schriftenreihe praktischer Sozialismus. 1920;3:36–44.

LWL – Landschaftsverband Westfalen-Lippe (Hrsg.): Einführung des Verfahrens MELBA in die Betreuung bei der beruflichen Eingliederung besonders betroffener Schwerbehinderter. Abschlußbericht. Siegen: Ohne Verlag; 1999.

Markl K, Reick H. Die Zukunft beginnt jetzt. Ergotherapie & Rehabilitation. 1996;110:115–122.

Marotzki U. Zwischen medizinischer Diagnose und Lebensweltorientierung. Idstein: Schulz-Kirchner; 2004.

Marotzki U, Rokahr C. Sozialpsychiatrische Tagesstätten – eine Herausforderung für Beschäftigungs- und Arbeitstherapeuten. In: DVE, Hrsg. Psychiatrische Arbeitstherapie in Bewegung. Idstein: Schulz-Kirchner; 1993;81–85.

Marotzki U, Weber P. Drinnen und Draußen – Zur Rolle und Entwicklung der Ergotherapie im Rahmen außerklinischer (Arbeits-)Rehabilitation psychisch kranker Menschen. Neue Reihe Ergotherapie. Idstein: Schulz-Kirchner; 1996.

Maslow A. Motivation and Personality. New York: Harper & Row; 1954.

Moore-Corner R, Kielhofner G. Work environment impact scale. Chicago: UIC University of Illinois; 1995.

Nelson, D. Occupation: Form and Performance. American Journal of Occupational Therapy, 42, 1988; 633–641.

Oerter R. Psychologie des Spiels. 2. Aufl. Weinheim: Beltz; 1997.

Pearson RE. Beratung und soziale Netzwerke. Weinheim: Beltz-Edition-Sozial; 1997.

Philippi R. Down to Earth. Ergotherapie & Rehabilitation. 1995;601:606–616.

Philippi, R. Die Welt der Arbeit. In: Weber P, Steier F, Hrsg. Arbeit schaffen – Initiativen, Hilfen, Perspektiven für psychisch Kranke. Bonn: Psychiatrie-Verlag; 1998.

Piaget J. Die Entstehung der Nachahmung, Teil 1. In: Piaget J. Nachahmung, Spiel und Traum. Werkausgabe, Bd. 5. Stuttgart: Klett; 1975.

Reed K, Sanderson S. Concepts of Occupational Therapy. 2nd ed. Baltimore: Williams & Wilkins; 1983.

Riemann G. Das Fremdwerden der eigenen Biografie. Narrative Interviews mit psychiatrischen Patienten. München: Fink; 1987.

Rottluff J. Selbstständig lernen – Arbeiten mit Leittexten. Weinheim: Beltz; 1992.

Ruesch J, Prestwood AJ. Interaction Processes and Personal Codification. J. Personality.1950; 18:30.

Scheffer B. Wie erkennen wir? Die soziale Konstruktion von Wirklichkeit im Individuum. In: Deutsches Institut für Fernstudien an der Universität Tübingen, Hrsg. Funkkolleg Medien und Kommunikation. Konstruktion von Wirklichkeit. Studienbriefe 1 bis 12. Weinheim-Basel: Beltz; 1990.

Scheiber I. Ergotherapie in der Psychiatrie. 2. Aufl. Köln: Stam; 1995.

Schlippe A, Schweitzer J. Lehrbuch der systemischen Therapie und Beratung. Göttingen: Vandenhoeck & Ruprecht; 1997.
Schmale H. Psychologie der Arbeit. Stuttgart: Klett-Cotta; 1983.
Schüpbach H. Handlungspsychologische Konzepte in der Arbeitspsychologie und ihre Übertragbarkeit auf die Arbeitstherapie. In: Borsi G, Hrsg. Arbeitswelt und Arbeitshandeln in der Psychiatrie. Göttingen: Hogrefe; 1992.
Schütze F. Prozessstrukturen des Lebenslaufs. In: Matthes J, et al., Hrsg. Biografie in handlungswissenschaftlicher Perspektive. Nürnberg: Verlag der Nürnberger Forschungsvereinigung; 1981.
Schwendy A. Ergotherapie als Kassenleistung im ambulanten Dienst. Sozialpsychiatrische Informationen. 1989; 24:27–32.
Selvini Palazzoli M, Boscolo L, Cecchin G, Prata G. Hypothetisieren, Zirkularität, Neutralität: drei Richtlinien für den Leiter der Sitzung. Familiendynamik. 1981; 6:123–139.
Semmer N. Stress und Kontrollverlust. In: Frei F, Udris I, Hrsg. Das Bild der Arbeit. Bern: Huber; 1990.
Seyfried E, Bühler A, Gmelin A. Stragtegien der beruflichen Eingliederung psychisch Behinderter. In: Bundesministerium für Arbeit und Sozialordnung, Hrsg. Forschungsbericht 236. Berlin; 1993.
Simon FB, Stierlin H. Die Sprache der Familientherapie. Ein Vokabular. Stuttgart: Klett-Cotta; 1984.
Simon H. Aktivere Krankenbehandlung in der Irrenanstalt. Nachdruck. Bonn: Psychiatrie-Verlag; 1986.
Simon FB. Meine Psychose, mein Fahrrad und ich. Heidelberg: Auer; 1990.
Simon FB. Die andere Seite der Gesundheit. Heidelberg: Auer; 1995.
Süllwold L. Schizophrenie. 2. Aufl. Stuttgart: Kohlhammer; 1986.
Süllwold L, Herrlich J. Basisstörungen als Grundlage von Arbeitsplatzauswahl und vorbereitender Therapie. In: Borsi G, Hrsg. Arbeitswelt und Arbeitshandeln in der Psychiatrie. Göttingen: Hogrefe; 1992.
Tomm K. Die Fragen des Beobachters. Schritte zu einer Kybernetik zweiter Ordnung in der systemischen Therapie. Heidelberg: Auer; 1994.
Tretter F. Humanökologische Grundlagen der ökopsychiatrischen Perspektive – Begriffe, Methoden, Konzepte. In: Andresen B, et al., Hrsg. Mensch – Psychiatrie – Umwelt. Ökologische Perspektiven für die soziale Praxis. Bonn: Psychiatrie-Verlag; 1992.
Ulich E. Arbeitspsychologie. 3. Aufl. Stuttgart: Schäffer-Pöschel; 1994.
Velozo G, Kielhofner G, Fisher D. Worker Role Interview. Chicago: UIC University of Illinois; 1990.
Vester F. Phänomen Stress. Wo liegt sein Ursprung, warum ist er lebenswichtig, wodurch ist der entartet? 15. Aufl. München: dtv; 1997.
Voigt-Radloff S. Dokumentation in der Geriatrie, Teil 1. Ergotherapie & Rehabilitation. 1997;266:269–273.
Volpert W. Welche Arbeit ist gut für den Menschen? Notizen zum Thema Menschenbild und Arbeitsgestaltung. In: Frei F, Udris I, Hrsg. Das Bild der Arbeit. Bern: Huber 1990.
Wacker A. Psychosoziale Folgen von Arbeitslosigkeit. In: Keupp H, et al. Im Schatten der Wende: Helferkrisen – Arbeitslosigkeit – Berufliche Rehabilitation. München: Forum für Verhaltenstherapie und psychosoziale Praxis, Bd. 8. München: Steinbauer & Rau; 1985, S. 103–104.
Wahrig G. Deutsches Wörterbuch. Gütersloh: Bertelsmann; 1974.
Watzlawick P. Wie wirklich ist die Wirklichkeit? München: Piper; 1976.
Weber P. Einführung. In: Deutscher Verband der Ergotherapeuten e.V., Hrsg. Psychiatrische Arbeitstherapie in Bewegung. Neue Reihe Ergotherapie. Idstein: Schulz-Kirchner; 1993.
Weber P, Hrsg. Tätigsein – Jenseits der Erwerbsarbeit. Bonn: Psychiatrie-Verlag; 2005.
Welter-Enderlin R, Hildenbrand B. Systemische Therapie als Begegnung. Stuttgart: Klett-Cotta; 1996.
Wille G. Wenn Worte allein nicht helfen – Ambulante Ergotherapie als Baustein der Rehabilitation. In: Kobelt / Grosch / Lamprecht. Ambulante psychosomatische Nachsorge, Stuttgart: Schattauer, 2002.
Willis E, Reimer F. Arbeitstherapie und berufliche Rehabilitation aus der Sicht des Psychiatrischen Krankenhauses. In: Schubert A, Reihl D, Bungart W, Hrsg. Chancen im Arbeitsleben für psychisch Kranke. Mannheim: Ehrenhof; 1988.
Willson M. Occupational Therapy in Long-Term Psychiatry. 2nd ed. Edinburgh: Churchill Livingstone; 1987.
Wing JK. Soziotherapie, Rehabilitation und Management schizophrener Patienten. In: von Cranach/ Finzen, (Hrsg). Sozialpsychiatrische Texte. Berlin: Springer; 1972.
Zeelen J, van Weeghel J. Berufliche Rehabilitation psychisch Kranker. Weinheim: Beltz; 1994.

8 Adaptive Verfahren

Inhalt:

8.1 Einführung

Christa Berting-Hüneke

Trotz aller Fortschritte in der Medizin können auch heute viele Krankheiten nicht geheilt und Verletzungsfolgen nicht restlos beseitigt werden. Medikamentöse, operative und konservative Behandlungsverfahren lindern Schmerzen, erweitern das Bewegungsausmaß oder verlangsamen das Fortschreiten eines chronisch-progredienten Leidens. Daneben bleibt es die Aufgabe von Menschen mit chronischer Erkrankung oder Behinderung, Alltag und – sofern möglich – Beruf trotz ihrer Behinderung zu bewältigen. Dabei können ihnen Ergotherapeuten entscheidend helfen (Berting-Hüneke 2002).

> Adaptation bzw. Adaption = Anpassung. Adaptive Maßnahmen sind Hilfen zur Bewältigung des täglichen Lebens, der familiären und beruflichen Aufgaben und der Freizeitgestaltung – trotz einer Behinderung.

Adaptive Maßnahmen ermöglichen es Klienten, sowohl ihre Leistungen als auch ihre Leistungsfähigkeit in den von ihnen gewünschten Bereichen zu erhöhen. Daraus resultieren ein höheres Aktivitätsniveau und ein größeres Maß an Partizipation.

Fallbeispiel

Fallbeispiel nach ICF Frau M., 56 J. **(Tab. 8.1)**: Situation bei Verlegung aus dem Akutkrankenhaus in die Geriatrische Rehabilitationsklinik

8.1.1 Verschiedene adaptive Verfahren

In der Regel werden mehrere adaptive Verfahren parallel angewendet, um Betätigung zu ermöglichen oder die Betätigungsgestaltung zu verbessern:

- Änderung des Bewegungs- und Arbeitsverhaltens (Planung, Arbeitsplatzgestaltung, Inhalte, Aufgaben)
- Einsatz von Hilfsmitteln (Erleichterung, Sicherheit, Funktionsersatz),
- Wohnberatung, Wohnraumanpassung,
- Anleitung von Angehörigen und Betreuern (Anpassung an die veränderte Situation, Schutz vor Überforderung).

Werden Klienten mithilfe dieser Verfahren in für sie wichtigen Lebensbereichen wieder aktiv, erfahren sie dadurch ein Mehr an Teilhabe: Sie erobern sich einen ihnen vorher verschlossenen Lebensbereich partiell zurück, erleben eine größere Zufriedenheit, erfahren Anerkennung und Wertschätzung; ihr Leben wird zumindest in Teilbereichen unabhän-

Tab. 8.1 Fallbeispiel nach ICF Frau M.

Gesundheitsproblem	Nebendiagnosen (mit Relevanz für die ergotherapeutische Behandlung)	
posttraumatische Oberschenkelamputation (proximale Oberschenkelfraktur durch Verkehrsunfall → Osteosyntheseplatte. Eine nicht beherrschbare Infektion im operierten Bereich machte 8 Jahre nach dem akuten Ereignis eine Amputation erforderlich)	Herzinsuffizienz, Kachexie, Dekubitus Fuß, Angststörung	
Struktur und Funktion	**Aktivitäten und Teilhabe (Partizipation)**	**Kontextfaktoren**
sehr kurzer Oberschenkelstumpf, Kraft und Kondition erheblich reduziert, häufig Rückenschmerzen	Mobilität und Selbstversorgung erheblich eingeschränkt, Haushaltführung für sich und zwei Söhne nicht möglich	Förderfaktoren: wird von zwei Söhnen im gemeinsamen Haushalt unterstützt **Barrieren**: Wohnung nicht rollstuhlgerecht, kann jetzige Wohnung nicht selbstständig verlassen

giger, gleichberechtigter und selbstbestimmter (ICF – Konzept der Teilhabe) (Rentsch et al. 2005).

Indem adaptive Verfahren dazu beitragen, Inaktivität, Überlastung, Sekundärschäden und Unfälle zu verhüten, kommt ihnen zusätzlich eine bedeutende *Präventivfunktion* zu.

Oft müssen auch adaptive mit anderen ergotherapeutischen Verfahren kombiniert werden. So ist es z.B. zur Reduzierung eines Sturzrisikos sinnvoll, an den intrinsischen (Gleichgewicht, Kraft, Koordination = sensomotorisch-perzeptiv oder motorisch-funktionell) sowie den extrinsischen Faktoren (Wohnraumanpassung = adaptiv) parallel zu arbeiten.

8.1.2 Auswahlkriterien

Ob und welches der möglichen Verfahren zu welchem Zeitpunkt zur Anwendung kommt, muss individuell entschieden werden. Objektive Kriterien für die Planung sind Krankheitsprognose, Fähigkeitsprofil, persönliches Umfeld und Lebensalter des Betroffenen. Aus Sicht des Patienten (subjektive Faktoren) können der Grad der Krankheitsverarbeitung, persönliche Vorstellungen von der „richtigen" Abfolge der Maßnahmen sowie sehr persönliche Beweggründe für die Auswahl entscheidend sein.

Fallbeispiel

Frau M. **(Tab. 8.2)**: zeitlicher Verlauf der ergotherapeutischen Rehabilitationsbehandlung

Während der gesamten ergotherapeutischen Arbeit mit Frau M. gibt es gemeinsame Schnittmengen vor allem mit den Bereichen Physiotherapie, Pflege und Sozialdienst.

Tab. 8.2 Fallbeispiel Frau M.

ohne Prothese (42 Tage vollstationär)	mit Prothese (10 Tage vollstationär, 25 Tage teilstationär)
Anziehtraining (mit Strumpfanzieher, Schuhlöffel, Greifzange), Transferübungen, intensives Rollstuhltraining, Gleichgewichtstraining im Sitz und kurzzeitigen Stand. Gespräche über die Wohnsituation; Söhne erhalten hilfreiche Kriterien für die Suche nach einer rollstuhlgerechten Wohnung. Söhne finden eine rollstuhlgerechte Wohnung und organisieren den Umzug. Danach erfolgt die Verlegung aus dem vollstationären in den teilstationären Bereich (Tagesklinik). Rezeptiertes Hilfsmittel: WC-Erhöhung mit Armlehnen	Erarbeiten des selbständigen An-/Ausziehens der Beckenkorb-Prothese (bei Oberschenkelkurzstumpf). Gehübungen im Gehbarren und an einem Stopfenrollator, Übungen im angelehnten Stand als Vorbereitung auf ein Haushaltstraining als Fußgängerin

8.2 Theoretische Grundlagen

Christa Berting-Hüneke

Unter der Voraussetzung, dass es in den biologischen Möglichkeiten des Menschen liegt, sein ganzes Leben lang Neues zu lernen und somit auch *um*zulernen, ist es aussichtsreich, Veränderungen in einzelnen Verhaltensbereichen anzustreben, wenn dies durch Krankheit oder Behinderung angeraten scheint. Liegt es in der Natur einer Krankheit, dass diese biologischen Möglichkeiten zum Neuerwerb von Fähigkeiten nicht mehr zur Verfügung stehen (*Hirnabbauprozesse*), kann zumindest die Umgebung dem Kranken so angepasst werden, dass er seine Restfähigkeiten nutzen kann und psychosoziale Bedürfnisse erfüllt werden.

8.2.1 Bedeutung von Selbstständigkeit für die Lebensqualität

Es ist nicht möglich, Lebensqualität allgemein gültig zu definieren. Zu verschieden sind die Meinungen, Vorstellungen und Ansprüche. Das individuell gewünschte Maß an Selbstständigkeit auch tatsächlich leben zu können (Aktivitäten und Partizipation), macht jedoch sicher für sehr viele Menschen einen Teil ihrer Lebensqualität aus.

Kulturelle Unterschiede

In einer zunehmend multikulturellen Gesellschaft werden Therapeuten auch vermehrt Patienten behandeln und beraten, die gänzlich anders erzogen wurden als sie selbst; dies erfordert transkulturelle Kompetenz. Die therapeutisch erwünschte oder der Selbstständigkeit dienliche Kleidung kollidiert eventuell mit traditionellen Vorstellungen; der in vielen Kulturkreisen wesentlich größere Familienzusammenhalt führt vielleicht dazu, dass dem Kranken mehr abgenommen wird, als seiner Rehabilitation oder Rekonvaleszenz förderlich ist. Hier ist (Kultur-)Sensibilität im Formulieren von Angeboten und in der Therapieplanung notwendig.

Schichtspezifische Unterschiede

Auch in einem relativ kleinen und wohlhabenden Land wie Deutschland gibt es große Unterschiede in Lebensstil und -möglichkeiten der Angehörigen der verschiedenen Gesellschaftsschichten. So drückt sich im Großen und Ganzen bis zum heutigen Tag die Schichtzugehörigkeit eines Menschen in seinen ökonomischen Möglichkeiten, Bildungschancen und Bildungsstand, seinem Sprachgebrauch sowie in der Vermittlung bzw. Verinnerlichung schichtspezifischer Werte und Normen aus. Therapeuten müssen sich darauf einstellen, Patienten aus allen Schichten zu behandeln und in diesem Zusammenhang ihre eigenen Werte und Normen reflektieren.

Geschlechtsspezifische Unterschiede

Frauen und Männer sind durch unterschiedliche Lebens- und Arbeitsbedingungen geprägt; ihre geschlechtsspezifischen (gender-spezifischen) Sozialisationserfahrungen sowie ihre körperlich-biologischen Voraussetzungen sind Teil ihrer Persönlichkeit. Unterschiede zwischen Frauen und Männern interessieren hier vor allem in Bezug auf das Gesundheitsverhalten, Gesundheitsrisiken und Bedürfnislagen, auf Krankheitssymptome und Krankheitsverlauf sowie Bewältigungsstrategien in Krisensituationen. Von besonderem Belang für die Rehabilitation sind gender-spezifisches Erleben von und Reaktion auf Schmerzen, körperliche Versehrtheit, Abhängigkeit von der Hilfe anderer, Einbindung in Entscheidungsprozesse sowie die Bewältigung krisenhafter Lebenssituationen. Die Entwicklung und Anwendung gender-sensibler ergotherapeutischer Angebote setzt eine aktive Auseinandersetzung der Therapeutin, des Therapeuten mit dem eigenen Geschlecht und der Geschlechterrolle voraus. Die Gender-Perspektive muss zukünftig verstärkt in alle Arbeitsbereiche der Ergotherapie eingebracht werden. Durch den hohen Frauenanteil in den Gesundheitsberufen, so auch in der Ergotherapie, sind überwiegend Ergotherapeutinnen gefordert, sich zugunsten ihrer männlichen Patienten um einen Perspektivenwechsel zu bemühen (www.genderkompetenz.info...) (**Abb. 8.1**).

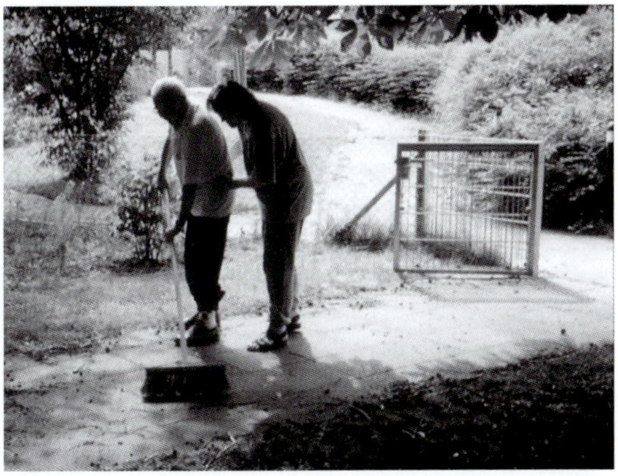

Abb. 8.1 Häufige Betätigung von Männern: Rund ums Haus alles in Ordnung halten:

Unterschiede zwischen den Generationen

Vorstellungen über Werte, Ziele und geschlechtsspezifische Aufgabenverteilung sind auch deutlich vom Lebensalter abhängig bzw. davon, was man in Kindheit, Jugend und Erwachsenenalter erlebt hat. Therapeuten müssen daher gesellschaftlich und individuell prägende Erfahrungen ihrer Patienten mit einbeziehen, wollen sie deren Beweggründe, Ziele und Vorstellungen verstehen.

8.2.2 Analyse der Anforderungen im Alltag

Um zu verstehen, welchen Anforderungen ein Mensch mit chronischer Erkrankung oder Behinderung ausgesetzt ist oder welchen Anforderungen er sich wieder stellen möchte, sind wir im Wesentlichen auf seine Angaben angewiesen. Neben der eigentlichen gesundheitlichen Einschränkung sind es vor allem Bedingungen familiärer, baulicher, ökonomischer und sozialer Art, die den Rahmen abstecken (Kontextfaktoren). Für die persönlichen Verrichtungen im engeren Sinne (Körperpflege, An-/Auskleiden etc.) ebenso wie für den Lebensstil im Allgemeinen gilt, dass es eine enorm große Bandbreite an Auffassungen von Normalität gibt: Viele ältere Menschen finden die Reinlichkeitsvorstellungen der nachfolgenden Generationen übertrieben; Jüngere streben häufiger aus der Wohnung als Ältere; bezüglich der Ansprüche an Größe und Ausstattung einer Wohnung gibt es große Unterschiede; fremde Hilfe wird gerne angenommen oder kategorisch abgelehnt; finanzielle Unterstützung von Versicherungen und Einrichtungen wird für selbstverständlich gehalten oder als erniedrigend erlebt.

Entsprechend diesen individuellen Vorstellungen und Wünschen sind die Informationen, die Therapeuten von ihren Patienten (oder deren Bezugspersonen) erhalten, geprägt von deren Lebenswelt und an deren eigenen Maßstäben orientiert. Objektivität, d.h. eine allgemein gültig Vorstellungen von „Alltag“ und einem Streben nach Selbstständigkeit kann es somit in diesem Bereich nicht geben. Auch eine Selbstständigkeit nach der Vorstellung der Ergotherapeutin strebt durchaus nicht jeder Patient an.

8.3 Diagnostische Verfahren

Christa Berting-Hüneke

8.3.1 Gespräch

Gespräche dienen der Kontaktaufnahme und -vertiefung. Im ggf. teilstrukturierten Gespräch lassen sich die individuellen Gegebenheiten, Vorlieben und Abneigungen, Wünsche und Ziele besonders gut ermitteln. Gespräche dienen auch der groben Orientierung vor der Anwendung oder dem Ausschluss gezielter Testverfahren. Sie ermöglichen zusätzlich, Informationen in Erfahrung zu bringen, die in standardisierten Verfahren nicht berücksichtigt werden. Neben möglichen Instrumenten zur standardisierten Befunderhebung bleibt für den Bereich der eingeschränkten Selbsthilfe das Gespräch eine unverzichtbare Methode.

8.3.2 Standardisierte Befund- und Verlaufsinstrumentarien

Für den Bereich der Alltagskompetenz stehen einige standardisierte Testverfahren zur Verfügung. Sie sind so angelegt, dass man sich auf die Erhebung einer Auswahl besonders bedeutsam erscheinender Daten beschränkt, damit sie praktikabel bleiben und die wissenschaftlich geforderten Testgütekriterien erfüllen. Ergotherapeuten sollten sie benutzen, wenn sie ihnen für die eigene Arbeit als hilfreich erscheinen.

In manchen Institutionen geben jedoch auch Klinik-/Praxisleitung oder Kostenträger ein Instrument vor.

Beispiel: Von Kostenträgern und Medizinischem Dienst der Krankenkassen wird im Zusammenhang mit einem Antrag auf Kostenübernahme einer geriatrischen Rehabilitation nach §40 SGB V häufig der Barthel-Index (www.klinikum-hannover.de) **(Abb. 8.2)** gefordert; er misst Aktivitäten und Teilhabe (siehe Fallbeispiel Frau M.). Wenngleich ein sehr grobes Instrument und ausschließlich zur Erfassung basaler Alltagsfunktionen, ist der Barthel-Index vielfach auf Zuverlässigkeit geprüft und sehr weit verbreitet. Daher kann er sowohl zur individuellen Verlaufsbeurteilung als auch zu statistischen Vergleichen großer Personengruppen und Institutionen herangezogen werden. Die Ermittlung des Summenscores obliegt in den meisten Einrichtungen den Mitarbeitern des ärztlichen Dienstes. Sie sind dafür jedoch auf Informationen aus den Therapiebereichen und der Pflege angewiesen.

Fallbeispiel

Frau M.: Summenscores zu verschiedenen Zeitpunkten der Rehabilitationsbehandlung

Nach 45 Tagen Behandlung im Akutkrankenhaus wird Frau M. in die Geriatrische Rehabilitationsklinik verlegt. Zu diesem Zeitpunkt hat sie im Barthel-Index (BI) 55 Punkte. Sie erreichte keine oder keine volle Punktezahl in den Bereichen Auf- und Umsetzen, Anziehen, Baden/Duschen, Aufstehen und Fortbewegung. Bei Verlegung in die geriatrisch-rehabilitative Tagesklinik betrug der BI 70, bei Entlassung nach Hause 90 Punkte.

8.3.3 Ergänzende Verfahren

Die mit dem Barthel-Index erhobenen Daten sind für eine Verlaufsdokumentation geeignet (Vergleich Anfangsbefund – Endbefund), bedürfen jedoch für eine differenzierte Therapieplanung der Ergänzung. Auch speziell auf einzelne Krankheitsbilder zugeschnittene Messinstrumente wie beispielsweise der „Funktionsfragebogen Hannover"/polyartikuläre Erkrankungen/Rückenschmerzen/Arthrose (Biefang et al. 1999) lassen Wünsche offen. Daher werden Therapeuten neben Gespräch und Messinstrument weitere Verfahren anwenden, um die Fähigkeiten, Betätigungsprobleme und Wünsche des Patienten zu ermitteln:

- systematische/unsystematische, zufällige Beobachtung
- Fremdangaben (professionelle Helfer; Angehörige – Personen-/Datenschutz beachten).

8.3.4 Ergotherapeutische Analyse der Anforderungen in Alltag und Beruf

Für die Therapieplanung ist es von zentraler Bedeutung, die Wünsche und Vorstellungen des Patienten zu erfahren und sie im Verhältnis zu seinen gesundheitlichen Einschränkungen hinsichtlich ihrer möglichen Realisation zu beurteilen. Im Gespräch (oder auch in standardisierten Fragebögen) sind folgende Fragen zu Aktivitäten und Teilhabe wesentlich:

- Wie verlief vor der Erkrankung Ihr Tag, Ihre Woche? Welche Pflichten hatten Sie, was haben Sie zusätzlich gerne getan?
- Was davon können Sie jetzt auch noch (ohne fremde Hilfe) verwirklichen?

Barthel-Index zum Antrag auf Kostenübernahme einer geriatrischen Rehabilitation nach §40 SGB V

Name:	**Vorname:**	**Geb.-Datum:**

- Wird aus Gründen der Sicherheit oder wegen fehlenden eigenen Antriebs für die ansonsten selbstständige Durchführung einer Aktivität Aufsicht oder Fremdstimulation benötigt, ist nur die zweithöchste Punktzahl zu wählen.
- Sollten z. B. je nach Tagesform oder im Tagesverlauf unterschiedliche Einstufungskriterien zutreffen, ist die niedrigere Einstufung zu wählen.
- Bitte das Datum der Erfassung notieren.
- Tragen Sie bitte die entsprechenden Zahlenwerte ins grau umrandete Feld ein – Gesamtindex wird automatisch errechnet.

	Barthel-Index Kriterium (Hamburg-Manual – Kurzversion)	vom:	
Essen	Komplett selbstständig ODER selbstständige PEG/MS-Beschickung/-Versorgung	10	☐
	Hilfe bei der mundgerechten Vorbereitung, aber selbstständiges Einnehmen der Mahlzeit ODER Hilfe bei der PEG/MS-Beschickung/-Versorgung	5	☐
	Kein selbstständiges Einnehmen von Speisen und Getränken UND keine PEG/MS Errnährung	0	☐
Auf- und Umsetzen	Komplett selbstständig aus liegender Position in (Roll-)Stuhl UND zurück	15	☐
	Aufsicht oder geringe Hilfe (ungeschulte Laienhilfe) in der einen oder anderen o.g. Phase	10	☐
	Aufrichten in den Sitz, an die Bettkante UND/ODER Transfer in Rollstuhl mit erheblicher Hilfe (geschulte Laienhilfe oder professionelle Hilfe)	5	☐
	Erfüllt das Kriterium nicht, wird faktisch nicht aus dem Bett transferiert	0	☐
Sich waschen	Vor Ort komplett selbstständig inkl. Zähneputzen, Rasieren und Frisieren	5	☐
	Erfüllt das Kriterium nicht (statt: erfüllt „5" nicht)	0	☐
Toilettenbenutzung	Vor Ort komplett selbstständige Nutzung von Toilette oder Toilettenstuhl inkl. Spülung/Reinigung	10	☐
	Vor Ort Aufsicht oder Hilfe bei Toiletten- oder Toilettenstuhlbenutzung ODER deren Spülung/Reinigung erforderlich	5	☐
	Benutzt faktisch weder Toilette noch Toilettenstuhl	0	☐
Baden/Duschen	Selbstständiges Baden oder Duschen inkl. Ein-/Ausstieg, sich reinigen und abtrocknen	5	☐
	Erfüllt das Kriterium nicht	0	☐
Aufstehen und Gehen	Ohne Aufsicht oder personelle Hilfe vom Sitz in den Stand kommen UND mindestens 50m ohne Gehwagen (aber ggf. Stöcke/Gehstützen) gehen	15	☐
	Ohne Aufsicht oder personelle Hilfe vom Sitz in den Stand kommen UND mindestens 50m mit Hilfe eines Gehwagens selbstständig gehen	10	☐
	Mit Laienhilfe oder Gehwagen vom Sitz in den Stand kommen und Strecken im Wohnbereich bewältigen ODER im Wohnbereich komplett selbstständig im Rollstuhl	5	☐
	Erfüllt das Kriterium nicht	0	☐
Treppensteigen	Ohne Aufsicht oder personelle Hilfe (ggf. mit Stöcken/Gehstützen) mindestens ein Stockwerk hinauf UND hinuntersteigen	10	☐
	Mit Aufsicht oder Laienhilfe mindestens ein Stockwerk hinauf UND hinuntersteigen	5	☐
	Erfüllt das Kriterium nicht	0	☐
An- und Auskleiden	Zieht sich in angemessener Zeit selbstständig Tageskleidung und Schuhe (und ggf. benötigte Hilfsmittel, z.B. ATS, Prothesen) an UND aus	10	☐
	Kleidet mindestens den Oberkörper in angemessener Zeit selbstständig an UND aus, sofern die Utensilien in greifbarer Nähe sind	5	☐
	Erfüllt das Kriterium nicht	0	☐
Stuhlkontinenz	Ist stuhlkontinent, ggf. selbstständig bei rektalen Abführmaßnahmen oder der Anus-praeter-Versorgung	10	☐
	Ist durchschnittlich nicht mehr als 1x/Woche stuhlinkontinent ODER benötigt Hilfe bei rektalen Abführmaßnahmen bzw. der Anus-praeter-Versorgung	5	☐
	Ist durchschnittlich mehr als als 1x/Woche stuhlinkontinent	0	☐
Harnkontinenz	Ist harnkontinent ODER kompensiert die Harninkontinenz bzw. versorgt seinen DK komplett selbstständig und mit Erfolg (kein Einnässen von Kleidung oder Bettwäsche)	10	☐
	Kompensiert die Harninkontinenz selbstständig und mit überwiegendem Erfolg (durchschnittlich nicht mehr als 1x/Tag Einnässen von Kleidung oder Bettwäsche) ODER benötigt Hilfe bei der Versorgung seines Harnkathetersystems	5	☐
	Ist durchschnittlich mehr als 1x/Tag harninkontinent	0	☐
	Summe		**0**

Optional PPR:	☐ **A1**	☐ **A2**	☐ **A3**	☐ **S1**	☐ **S2**	☐ **S3**

Abb. 8.2 Barthel-Index, Hamburg-Manual-Kurzversion:

- Was würden Sie gerne wieder tun? Was vermissen Sie besonders schmerzlich?
- Was sollen wir in der Therapie vorrangig erarbeiten?

8.3.5 Gesamtbewertung und Entwicklung ergotherapeutischer Zielsetzung

Patienten fühlen sich erfahrungsgemäß am wohlsten, wenn die notwendige Befunderhebung dosiert verläuft und soweit wie möglich in Behandlungsmaßnahmen eingebaut ist. Auch anfängliche Gefühle von Fremdheit und Befangenheit gegenüber der Therapeutin oder der Situation sowie im Einzelfall die Gefahr der Überforderung lassen es angeraten erscheinen, die notwendige Befunderhebung auf mehrere Behandlungstermine zu verteilen – dies umso mehr, je komplexer das Problem ist.

8.4 Behandlungsdurchführung

Christa Berting-Hüneke

8.4.1 Behandlungsplanung

In Gesundheitseinrichtungen besteht grundsätzlich die Gefahr, dass mehr *über* als *mit* dem Patienten gesprochen wird. Dabei ist von zentraler Bedeutung, was er sich von der Behandlung verspricht, welche Ziele er hat. Darüber, wie dieses Ziel voraussichtlich erreicht werden kann, hat er naturgemäß wenige oder keine Kenntnisse. Angesichts der Fülle an therapeutischen Aufgaben und Möglichkeiten sowie der begrenzten Therapiezeit ist eine klientenzentrierte Therapie nicht nur ein Gebot der Ethik, sondern auch wegen begrenzter Ressourcen dringend geboten.

Daher ist heute mehr denn je zu überlegen, innerhalb welcher Zeit die gesteckten Ziele voraussichtlich erreicht werden können und ob zu ihrer Realisierung stationäre, teilstationäre oder ambulante/häusliche Behandlungen erforderlich bzw. ausreichend sind. Um wichtige Ziele zu erreichen, sind auch von Lehrmeinungen abweichende therapeutische Vorgehensweisen und ungewöhnliche Lösungen statthaft, wenn sie dem Patienten allgemein nicht schaden und insbesondere aus medizinischer Sicht vertretbar sind.

Fallbeispiel

Fallbeispiel Frau M.: Behandlungsergebnisse

Frau M. führt ohne und mit Prothese alle Transfers sicher durch. Sie ist eine geschickte Rollstuhlfahrerin geworden, legt bei Entlassung aus der teilstationären Behandlung die Prothese alleine an und aus und bewältigt mit einem Stopfenrollator für eine Wohnung relevante Strecken, Richtungswechsel und Engpässe ohne erkennbare Sturzgefahr. Sie trägt die Prothese 2- bis 3-mal täglich für jeweils etwa 1½ Stunden, die Tragedauer ist durch das Druckgefühl auf dem Bauch, bedingt durch den Beckenkorb mit Haltegürtel, limitiert. Bis zur Entlassung mussten Übungen im freien Stand und das Treppegehen unterbleiben, weil sie ihre große Angst nicht überwinden konnte. Der Übergang auf einen vierrädrigen Rollator mit den entsprechenden Vorteilen für Gangflüssigkeit und Praktikabilität bleibt der weiteren ambulanten Therapie überlassen.

8.4.2 Setting

Ob die adaptiven Behandlungsziele in Einzel- oder Gruppentherapie, in einer Parallelbehandlung oder in Einzelbehandlung in der Gruppe erreicht werden können, ist grundsätzlich eine *therapeutische* Fragestellung. Wirtschaftliche und organisatorische Gründe dürfen hierfür nicht ausschlaggebend sein.

Einzeltherapie

Viele Fragestellungen oder übende Verfahren lassen ausschließlich eine Einzeltherapie zu, weil nur so die Privatsphäre des Patienten gewahrt bleibt bzw. die Therapeutin die notwendige Anleitung und Hilfestellung gewährleisten kann. Besonders für die adaptiven Verfahren gilt, dass der Gesprächs- und Beratungsanteil größer als in Behandlungen anderer Art ist.

Parallelbehandlung

Fortgeschrittenere Patienten mit etwa gleichen Fähigkeiten und Problemstellungen können eventuell parallel behandelt werden.

Beispiel: Zwei Patientinnen mit rheumatoider Arthritis, die bereits grundsätzlich im Gelenkschutztraining unterwiesen wurden, haben gemeinsam Küchentraining.

Einzeltherapie in der Gruppe

Diese Anwendungsform kann im Funktionstraining in Ergänzung zur Einzeltherapie durchaus sinnvoll eingesetzt werden, ist jedoch für die adaptiven Verfahren nur von geringer Bedeutung.

Gruppentherapie

Sollen Aufklärung und Verhaltensänderung bewirkt werden, kann die positive Wirkung einer Gruppe (gleichartig Betroffener) additiv genutzt werden. Bewährt hat sich die Vermittlung und Einübung gelenkschützender Verhaltensweisen in kleinen Gruppen, die (krankheitsunspezifische) Beratung für eine vereinfachte Haushaltsführung oder die Fahrt in die Öffentlichkeit mit mehreren auf einen Rollstuhl angewiesenen Rehabilitanden. Eine Gruppe kann auch den richtigen Rahmen für zusätzliche Methoden, wie z.B. pädagogisches Rollenspiel etc., geben.

8.4.3 Funktions- und Kompensationstraining sowie Hilfsmittelvergabe

Psychosoziale Voraussetzung zur Anwendung von adaptiven Verfahren

Kompensationstraining und Hilfsmitteleinsatz werden den Patienten in der Regel angeboten, wenn ein Heilungsprozess voraussichtlich lange dauert und bereits während dieser Zeit die Selbstständigkeit ermöglicht werden soll oder wenn mit einer bleibenden Funktionseinschränkung zu rechnen ist. Oft ist es sinnvoll, ein Funktionstraining parallel dazu durchzuführen (**Abb. 8.3**).

Verallgemeinernd lässt sich sagen, dass Patienten *vorrangig* ein Funktionstraining wünschen, oft verbunden mit der Vorstellung einer vollständigen Wiederherstellung ihrer Gesundheit. Kompensationstraining und mehr noch der Einsatz von Hilfsmitteln wird vielleicht längere Zeit abgelehnt, da mit ihrem Einsatz – ausgesprochen oder unausgesprochen – eine eher negative prognostische Aussage verbunden ist.

Es lassen sich spezielle Motivationsprobleme im Rehabilitationsprozess beobachten, die dadurch entstehen, dass chronisch kranke und behinderte Menschen während der Krankheitsverarbeitung verschiedene Phasen durchlaufen. Sie verleugnen oder bagatellisieren die Beeinträchtigungen, geben sich unrealistischen Hoffnungen hin, reagieren zutiefst enttäuscht oder reaktiv depressiv. Mit zunehmender Realisierung der neuen Gegebenheiten können tief gehende Einschnitte in Lebensgestaltung und -planung letztlich doch von vielen betroffenen Menschen bewältigt werden.

Ihnen in diesen Phasen hilfreich beiseite zu stehen und ihre Therapiefähigkeit durch das jeweils richtige therapeutische Angebot zu erhalten, ist eine der wesentlichen pädagogischen Aufgaben für Ergotherapeuten in der Rehabilitation. Da vor allem die Krankenversicherungen die stationären, teilstationären und ambulanten Behandlungszeiten drastisch verkürzt haben, kommt es immer häufiger vor, dass Patienten wichtige Phasen der Krankheitsverarbeitung und Neuorientierung ohne professionelle Hilfe bewältigen müssen.

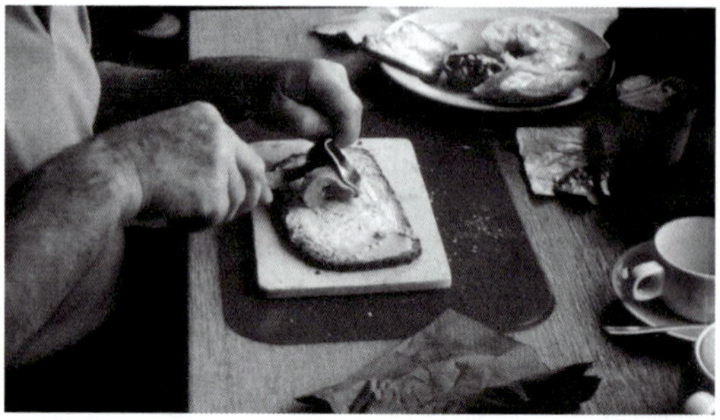

Abb. 8.3 Bereits im Krankenhaus wieder selbstständig handeln, mit therapeutischer Anleitung und geeigneter Ausstattung:

Wohnraumanpassung

Die meisten Menschen möchten auch dann gerne in ihrer gewohnten Umgebung bleiben, wenn Wohnung und Umfeld den durch Krankheit oder Behinderungen veränderten Notwendigkeiten nicht mehr entsprechen. Zudem bietet der Wohnungsmarkt behinderten-, rollstuhl- oder seniorengerechte Wohnungen bislang nicht in der erforderlichen Anzahl und auch nicht flächendeckend an. Wer als Bauherr für die Errichtung behinderten- oder rollstuhlgerechter Wohnungen staatliche Fördermittel in Anspruch nehmen möchte, muss aktuelle DIN-Vorgaben (= Deutsche Industrienorm) für diesen besonderen Personenkreis berücksichtigen. Diese Vorgaben sind nur als Mindestforderung zu verstehen; damit ein Mensch mit einer Körper- oder Sinnesbehinderung in einer solchen Wohnung selbstständig leben kann, müssen oft noch zusätzliche Anpassungsleistungen erbracht werden. Um den Bauherrn hierbei zu beraten und ihm bei der Verwirklichung der notwendigen Adaptionen zu helfen, ist meist die Zusammenarbeit von Ergotherapeutin, Sozialarbeiter, Kostenträger, evtl. Architekt und Handwerkern erforderlich; die therapeutische Beratung und Bedarfsermittlung stehen hierbei günstigerweise an erster Stelle. Ein Höchstmaß an Beratungssicherheit wird durch einen therapeutischen Hausbesuch (**Abb. 8.4**) zusammen mit dem Klienten erreicht.

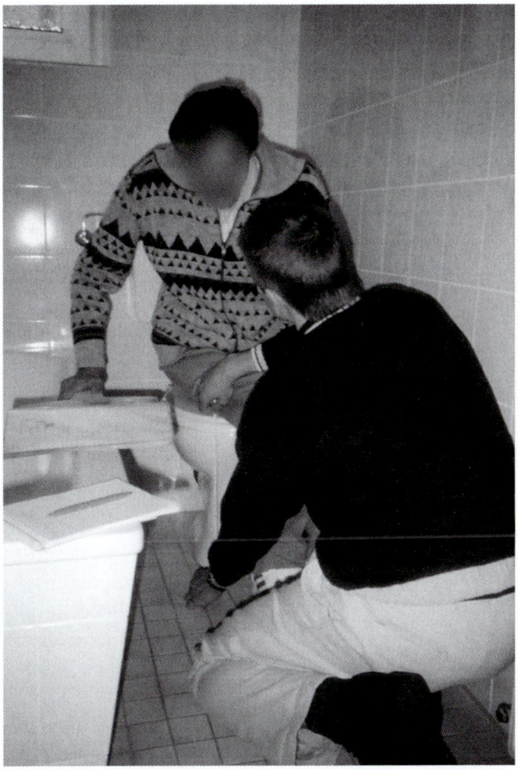

Abb. 8.4 Therapeutischer Hausbesuch zur Wohnberatung und Hilfsmittelauswahl:

Therapeutischer Hausbesuch/ Umfeldberatung

Zusammen mit dem Patienten und seinen unterstützenden Angehörigen oder professionellen Helfern lassen sich Notwendigkeiten, Vorlieben und Gewohnheiten am besten besprechen. Alle im Tagesverlauf erforderlichen Tätigkeiten werden ausprobiert, um eventuelle Schwierigkeiten in der Ausführung festzustellen. Die häufigsten Fragestellungen sind:

- Behindern Schwellen oder Teppiche gefahrloses Gehen?
- Passen Rollstuhl oder Rollator durch alle Türen; welche Durchfahrtsbreiten sind bei der Auswahl des Hilfsmittels zu beachten?
- Kann selbstständiges Duschen oder Baden erreicht werden? Wie lassen sich diese Verrichtungen für Helfer erleichtern?
- Können mit dem Rollstuhl alle wichtigen Stellen erreicht werden?
- Ist ein selbstständiges Aufstehen von Toilette, Bett, Sessel und Stuhl möglich?
- Ist ein selbstständiger Lagewechsel im Bett möglich?
- Wie kann der nächtliche Toilettengang organisiert werden?
- Ist ein praktikables Telefon (schnurlos, große Tasten) vorhanden? Ist ein Notfunksystem anzuraten?
- Wo könnte das erforderliche Pflegebett stehen?
- Welches Liftermodell kann in der Wohnung eingesetzt werden?
- Wo ist der für draußen erforderliche Rollstuhl abzustellen?
- Kann ein gesicherter Ladeplatz für den gewünschten Elektrorollstuhl eingerichtet werden?
- Kann der Balkon genutzt werden? Kann der Rollstuhlbenutzer über die Brüstung schauen?
- Kann der Betroffene selbstständig die Wohnungstür von innen öffnen?
- Passt der Rollstuhl in den Lift?
- Sind ausreichend viele Haltemöglichkeiten vorhanden, um Treppenstufen zu überwinden?
- Wie gelangt der Betroffene mit seinem Rollstuhl oder dem Rollator nach draußen?

Beratung zu ergänzenden haustechnischen Maßnahmen

Technische Einrichtungen können erheblich dazu beitragen, ein selbstständiges Leben zu führen („intelligentes Haus"). Ein zentraler Müllabwurfschacht, Vorrichtungen zum Öffnen der Fenster vom Rollstuhl aus, Bedienung von Rollläden, Licht, Türen und Unterhaltungselektronik mittels Fernbedienung und Computer und vieles andere mehr sind im Zeitalter der Elektronik möglich, scheitern jedoch meist an Geld und baulichen Gegebenheiten. Nur wenige Menschen mit Behinderung kommen bisher in den Genuss dieser hilfreichen Technik und Elektronik.

Tiere als Helfer

In Deutschland kennen wir bislang vor allem den Blindenhund als Helfer. Aus Frankreich, den Niederlanden und den USA hört man zunehmend von Rollstuhlfahrern, denen speziell ausgebildete Hunde helfen, alltägliche Probleme zu meistern: Sie holen Gegenstände bzw. heben herabgefallene Gegenstände vom Boden auf, öffnen auf Geheiß Türen u. a. Mittlerweile werden sog. Assistenz-Hunde auch in Deutschland ausgebildet. Hunde sind bereits so lange Haustiere und leben so gerne eng mit Menschen zusammen, dass in dieser „Arbeitsbeziehung" sicher beide – Mensch und Hund – Gewinner sind. Affen, von denen man in diesem Zusammenhang vereinzelt aus den USA hörte, sind dabei keinesfalls den Hunden gleichzusetzen, da es unmöglich ist, sie artgerecht zu halten.

Finanzierung der adaptiven Maßnahmen und Hilfsmittel

Grundsätzlich sollte jeder Betroffene bzw. seine Familie bereit sein, eigene Mittel – soweit sie verfügbar sind – zur Wohnraumanpassung einzusetzen, denn schließlich handelt es sich beim „Wohnen" um einen elementaren privaten Aufwand, vergleichbar der Ernährung oder der Kleidung. Zur Unterstützung können zusätzliche Hilfen aus folgenden, zum Teil durch eigene Versicherungsbeiträge gebildeten „Töpfen" beansprucht werden:

- Pflegeversicherung
- Krankenversicherung
- Bundessozialhilfegesetz
- Sonderfonds einzelner Kommunen oder Bundesländer
- öffentliche Baudarlehen

Die *Leistungen der Pflegeversicherung* sind pro Anpassungsmaßnahme auf einen Höchstbetrag festgelegt; die Bewilligung ist grundsätzlich von der Einstufung in eine der drei Pflegestufen abhängig. Die Gelder sollen mithelfen, das Wohnumfeld des Pflegebedürftigen so zu verbessern, dass die Selbstständigkeit in Teilbereichen erhalten bleibt oder häusliche Pflege ermöglicht oder erheblich erleichtert wird. Typische Maßnahmen sind Türverbreiterungen, die Verlegung des Badezimmers ins Erdgeschoss oder der Bau eines Außenlifts, um einen barrierefreien Zugang zum Haus zu schaffen.

Die *Krankenversicherung* finanziert Hilfsmittel für den Gebrauch in der Wohnung, die geeignet sind, eine Behinderung (teilweise) auszugleichen und Zustandsverschlechterungen zu vermeiden. Hilfsmittel in diesem Sinne sind z. B. Duschklappsitz, Toilettenaufsatz oder Sicherheitsgriffe.

Für die Beantragung zusätzlicher Leistungen nach dem *Bundessozialhilfegesetz* ist grundsätzlich die Bereitschaft erforderlich, die eigenen Einkommens- und Vermögensverhältnisse offen zu legen. Für die eventuelle Inanspruchnahme von Geldern aus anderen Quellen gilt dies ebenfalls, da stets eine angemessene Eigenbeteiligung des Antragstellers gefordert wird.

Ergotherapeutische Beratung bei Objekteinrichtungen

Wenn es gilt, individuellen oder gemeinschaftlichen Wohnraum für Menschen mit einer Behinderung zu schaffen (Neubau oder Umbau), sollten erfahrene Ergotherapeuten vermehrt zurate gezogen werden. Sie können Planer und Bauherren über die speziellen Bedürfnisse dieses Personenkreises (Gehbehinderung, Sinnesbehinderung) informieren und dazu beitragen, Planungsfehler aufzudecken bzw. zu vermeiden. Auch im Hinblick auf Haustechnik, Ausstattung und Möblierung können sie wesentliche Informationen liefern.

Arbeitsplatzanpassung

Die in der Ausbildung vermittelten Kenntnisse der Anthropometrie und Ergonomie sowie medizinisch-therapeutische und sozialwissenschaftliche Kenntnisse versetzen Ergotherapeuten in die Lage, Beratungen am Arbeitsplatz und Arbeitsplatzanpassungen vorzunehmen.

Anthropometrie: Lehre von den Maßen des menschlichen Körpers, konkret: Berücksichtigung der durchschnittlichen Körpermaße für die Gestaltung von Gebrauchsgegenständen und Arbeitsplätzen einschl. Sicherheits- und Schutzmaßnahmen

Ergonomie: Wissenschaft von den Leistungsmöglichkeiten und -grenzen des arbeitenden Menschen sowie der besten wechselseitigen Anpassung zwischen dem Menschen und seinen Arbeitsbedingungen

In Zusammenarbeit mit Rehabilitationsberatern der Kostenträger, Betriebsärzten, Sicherheitsbeauftragten und gegebenenfalls den Vorgesetzten des Arbeitnehmers mit Behinderung werden im Rahmen der (Wieder-)Eingliederung vor allem räumlich-sächliche und organisatorische Veränderungen vorgenommen, damit eine berufliche Tätigkeit möglich wird und auch langfristig Bestand hat (siehe unter Kapitel 7, *im Rahmen der Arbeitstherapie ausgeführt*), ohne dem Klienten selbst, den Arbeitskollegen oder dem Betrieb zu schaden.

Funktionstraining mit Prothesen und Orthesen

Auswahl und Anpassung einer Prothese für die obere oder untere Extremität ermöglichen noch nicht automatisch einen guten und regelmäßigen Gebrauch. Erst eine gezielte Gebrauchsschulung fördert selbstständiges An- und Ablegen, Gewebeabhärtung und Hautpflege, Gewöhnung, Sicherheit, Geschicklichkeit und Akzeptanz. Ergotherapeuten verfügen über ein großes Repertoire an Möglichkeiten, den Prothesengebrauch bei Verrichtungen im Alltag, Beruf und Freizeit zu schulen.

Hilfsmittel: Beratung, Auswahl und Anleitung

Hilfsmittel

> Hilfsmittel sind Gegenstände, die eine bestehende Behinderung ausgleichen oder abmildern, die Selbstständigkeit des Kranken oder Behinderten ganz oder teilweise wiederherstellen und eventuellen Folgeschäden vorbeugen. Ein angepasster Rollstuhl beispielsweise ermöglicht dem gehbehinderten älteren Menschen eine selbstständige Fortbewegung, ein Rollator gibt dem zerebralparetisch gelähmten Kind Sicherheit beim Gehen, und ein Duschklappsitz erlaubt die Benutzung der Dusche ohne Hilfsperson.

Den angeführten Beispielen ist eines gemeinsam: Sie gehen von einem *aktiven* Gebrauch dieser Gegenstände aus; ob völlig selbstständig oder nur in Teilbereichen, ist dabei unerheblich. Im konkreten Fall können sowohl Gegenstände des täglichen Bedarfs wie auch speziell für Behinderte entwickelte Gegenstände diese Funktionen erfüllen: Eine kleine Trittleiter macht im Haushalt ein oberes Schrankfach zugänglich, die Schere mit dem ergonomisch geformten Griff erleichtert das Öffnen von Verpackungen, die Duschmatte verhindert das Ausrutschen.

Für die eventuelle Finanzierung eines Hilfsmittels durch Versicherungen oder das Bundessozialhilfegesetz ist jedoch entscheidend, ob ein Gegenstand als „Hilfsmittel" oder als „Gegenstand des täglichen Bedarfs" definiert ist, da die Kosten für Letztere in der Regel nicht übernommen werden.

Hilfsmittel im engeren Sinn werden in einer fast unüberschaubaren Fülle angeboten; nicht jeder Artikel ist auch wirklich brauchbar, vor allem ist nicht jedes Hilfsmittel für jeden Interessenten das Richtige. Erst die individuelle Beratung, Auswahl und Anleitung führen zu einer bedarfsgerechten und gleichzeitig wirtschaftlichen Versorgung.

Aufgaben von Hilfsmitteln

- Verleihung von Sicherheit bei Betätigung, Ersatz für fehlende Beweglichkeit oder Sinnesfunktionen (Aktivität und Partizipation ermöglichen)
- Förderung sensomotorischer Erfahrungen, Linderung bzw. Vermeidung von Schmerzen, Verhütung von Kontrakturen und Deformitäten, Kräfteersparnis (Körperfunktionen und -strukturen unterstützen, fördern, Schädigungen vorbeugen)

Pflegehilfsmittel

> Unter Pflegehilfsmitteln – meist technischen Hilfen – werden Hilfsmittel zusammengefasst, welche die Pflege erleichtern, die Beschwerden des Pflegebedürftigen lindern oder ihm eine selbstständige Lebensführung ermöglichen. So kann ein elektromotorisch verstellbares Bett die häusliche Pflege ganz wesentlich erleichtern, ein Hebegerät ermöglicht einen für den Betroffenen schmerzfreien und die Helfer wenig belastenden Transfer, ein Bidet erlaubt einen selbstständigen Toilettengang.

Die Grenze zwischen „Hilfsmittel" und „Pflegehilfsmittel" ist nicht immer klar; die Definitionen können von Kostenträger zu Kostenträger verschieden sein und erscheinen im Einzelfall oft willkürlich.

Gesetzliche Grundlagen, Finanzierung

Im Sozialgesetzbuch V (§ 33: Hilfsmittel) ist geregelt, was unter einem *Hilfsmittel* zu verstehen ist und wann der Anspruch auf Kostenübernahme durch die Krankenkasse besteht. Für welche Hilfsmittel eine Leistungspflicht besteht, legen die Spitzenverbände der Krankenkassen in einem Hilfsmittelverzeichnis fest, das in bestimmten Zeitabständen überarbeitet und aktualisiert wird. Die Versorgungsleistung der Krankenkassen umfasst neben der Bereitstellung des Hilfsmittels notwendige technische Änderungen, die Schulung des Betroffenen und seiner Angehörigen im Gebrauch des Hilfsmittels sowie spätere Reparaturen und Umrüstungen. Voraussetzung für die Inanspruchnahme der Kassenleistung ist in der Regel eine ärztliche Verordnung. Die Krankenkassen behalten sich jedoch vor, Notwendigkeit und Art der Verordnung durch den eigenen ärztlichen Dienst (Medizinischer Dienst der

Krankenkassen, auf Länderebene organisiert) oder durch Rehabilitationsberater zu prüfen.

Im Pflegeversicherungsgesetz (Sozialgesetzbuch XI, § 40: Pflegehilfsmittel und technische Hilfen) ist geregelt, was unter einem *Pflegehilfsmittel* zu verstehen ist. Die Bereitstellung der technischen oder finanziellen Hilfen orientiert sich ebenfalls an den Erfordernissen des Einzelfalls. Die Leistung umfasst – ebenso wie die Krankenkassenleistung – nicht nur Bereitstellung, sondern auch Anpassung, Gebrauchsschulung, Änderung, Instandsetzung und Ersatzbeschaffung des Pflegehilfsmittels. Die Pflegebegutachtung bzw. die Einstufung in eine der drei Pflegestufen muss der Leistungsbewilligung grundsätzlich vorausgehen. Eine ärztliche Verordnung für einzelne Pflegehilfsmittel ist danach nicht mehr erforderlich; der von der ambulanten Pflegekraft, dem pflegebedürftigen Menschen selbst, der behandelnden Therapeutin oder den Angehörigen formulierte Bedarf wird direkt von der Pflegekasse aufgenommen und geprüft.

Zuzahlung und Festpreise

Seit 2005 gelten neue Zuzahlungsregelungen und erstmals bundeseinheitliche Festbeträge für ausgewählte Hilfsmittelgruppen.

Versicherte müssen bei allen Hilfsmitteln einen festgelegten Prozentsatz als *Zuzahlung* leisten. Neben einem Mindestbeitrag ist jedoch auch ein Höchstbetrag pro Hilfsmittel festgelegt. D.h. für einen Rollstuhl ebenso wie für einen Handstock oder eine Greifzange fällt eine gleich hohe Zuzahlung an. Bei Hilfsmitteln, die zum Verbrauch bestimmt sind, z. B. Inkontinenz-Windeln, zahlt der Versicherte diesen Prozentsatz ebenfalls; hier ist jedoch zusätzlich ein Höchstbetrag für einen Monatsbedarf festgelegt.

Für einige Hilfsmittelgruppen zahlen die Kranken- und Pflegekassen den Anbietern nur noch bundeseinheitliche Festbeträge (Hörgeräte, orthopädische Einlagen, Kompressionsstrümpfe, Sehhilfen, Inkontinzenhilfen, Stoma-Artikel). Auch für diese Hilfsmittel sind die o.g. Zuzahlungen zu leisten. Wer sich für ein Hilfsmittel oberhalb des Festbetrags entscheidet, muss die Differenz zwischen Festbetrag und tatsächlichem Preis selbst bezahlen.

Sobald die Zuzahlungen die Belastungsgrenze von zwei Prozent der jährlichen Bruttoeinnahmen, bei chronisch kranken Menschen von einem Prozent, überschreiten, fallen für den Rest des Kalenderjahres keine weiteren Zuzahlungen an (Stand bei Drucklegung).

Neben Krankenkassen und Pflegekassen kommen im Einzelfall folgende weitere Kostenträger für Hilfsmittel infrage:

- gesetzliche Rentenversicherung
- gesetzliche Unfallversicherung (Berufsgenossenschaften)
- Bundesanstalt für Arbeit
- Kriegsopferversorgung
- Sozialhilfe

Kompensationstechniken und Hilfsmittel für verschiedene Einsatzbereiche

Die Vermittlung von Kompensationstechniken unter Einschluss der Anwendung von Hilfsmitteln bildet den Kernbereich der adaptiven Verfahren.

Tab. 8.3 beschreibt Kompensationstechniken und Hilfsmittelversorgung für die Betätigung in wesentlichen Alltagsbereichen. Dabei wird deutlich, dass die adaptiven Verfahren analog den Heilmittelrichtlinien immer auch eine Schnittmenge von motorisch-funktionellen, sensomotorisch-perzeptiven und weiteren ergänzenden Maßnahmen beinhalten.

Für den Einsatz von Hilfsmitteln hat sich der Grundsatz bewährt: *So viel wie nötig, so wenig wie möglich.*

Tab. 8.3 Kompensationstechniken und Hilfsmittelversorgung

	Kompensatorische Übungen	Hilfsmittel
Kommunikation		
Schreiben	Training der subdominanten Hand, Übungen mit Schreibmaschine, PC-Tastatur	Griffadaptionen für Stifte, Klemmunterlagen, Anti-Rutsch-Unterlage, Einhänderlineal, Briefbeschwerer, Schreibmaschine, PC-Tastatur
Sprechen	Benutzung der Hilfsmittel grundsätzlich sowie in alltags- und berufstypischen Situationen, Umgang mit den Hilfsmitteln in der Öffentlichkeit, Anleitung der Angehörigen	Kärtchen (Wörter, Symbole, Bilder, „Kommunikationskatalog"), Symbolsprache, Bliss-Symbole, elektronische Kommunikationshilfen (Communicator o.ä.), Zaubertafel, Stift und Papier

Tab. 8.3 Fortsetzung

	Kompensatorische Übungen	Hilfsmittel
Kommunikation (Fortsetzung)		
Telefonieren	Eingeben von Rufnummern, Benutzung gespeicherter Rufnummern, Benutzung eines individuell zusammengestellten Verzeichnisses wichtiger Rufnummern	Telefonhalter, Anti-Rutsch-Unterlage, Verstärker, schnurloses Telefon mit extragroßen Tasten, Telefonwählhilfe (Stab), Bedienung über Pusten
Verständigung im Notfall		„Rote Taste" am Telefon, Notfunksystem
Nahrungsaufnahme		
Trinken/ Essen	Einhändertraining, kontrolliertes Einhändertraining im Sinne des Bobath-Konzepts, Benutzung der Hilfsmittel in der Öffentlichkeit, Reinigung der Hilfsmittel.	An Stelle einer Tasse Becher mit Henkel(n), abknickbarer Strohhalm, Becherhalter (kippbar), Schnabelaufsatz; Anti-Rutsch-Unterlage, Spezialbesteck, Teller mit hochgezogenem Rand, Wärmeteller
Nahrungszubereitung		
Vorbereitung der Mahlzeit am Tisch und Zubereitung kleiner Gerichte	Einhändertraining, kontrolliertes Einhändertraining im Sinne des Bobath-Konzepts, Erarbeiten günstiger und ökonomischer Arbeitshaltungen für die verschiedenen Verrichtungen, Tisch decken, streichen, schneiden, abpellen, Verpackungen öffnen, eingießen, Umgang mit elektrischen Geräten, Herd und heißen Töpfen und Backformen sowie heißem Kochgut und Flüssigkeiten, Umgang mit der Uhr (Gar- und Backzeiten), Abwasch, Geschirrspülmaschine bedienen, Gegenstände vom Boden aufheben	Frühstücksbrett für Einhänder, Anti-Rutsch-Unterlage, Gabelmesser, Wasserhahn-Öffner, Anti-Rutsch-Unterlage, Fixierbrett, Obst- und Kartoffelhalter, Kartoffelschäler, Pfannensieb, Sparschäler, ELT-Dosenöffner, ELT-Messer, ELT-Rührgerät, leichte Kochtöpfe mit ergonomischen Griffen, Stieltöpfe für einhändigen Gebrauch, Pfannengriffhalter, Eitrenner, Zwiebelhacker, Spezialteigrolle, ELT-Küchenmaschine
Mobilität		
Transferhilfen	Einsatz von Teilfähigkeiten und Restkräften, Erarbeiten des Sitzgleichgewichts; Routinieren des Ablaufs, damit er ohne Angst erfolgen kann, Anleitung der Angehörigen	Teil-aktive und passive Hebegeräte (mobil oder stationär), Drehscheibe, Haltegürtel, Rutschbrett, Gleittuch, Gleitbrett
Gehen	Aufstehen, hinsetzen, gehen auf verschiedenen Untergründen, schnelle Richtungswechsel, Schutzschritte, Gehen von Treppen und schrägen Ebenen auf- und abwärts, Anleitung der Angehörigen, falls das Gehen begleitet oder unterstützt werden muss	Handstock, Unterarmgehstütze, Achselstütze, Arthritisstütze, Vierpunktstütze, Stopfenrollator, vierrädriger Rollator, Delta-Gehrad, Gehbock, Gehwagen, Stockhalterung

Tab. 8.3 Fortsetzung

	Kompensatorische Übungen	Hilfsmittel
Mobilität (Fortsetzung)		
Rollstuhl	Elementares Rollstuhltraining beinhaltet Bedienung der Bremsen, vorteilhafteste Fahrtechnik suchen, geradeaus fahren, lenken, wenden, Umfahren von Hindernissen, Türen öffnen/schließen, Fahren auf engem Raum, Beinstützen abschwenken, Fahrten außerhalb des Hauses, Anleitung von Angehörigen. Rollstuhltraining für Fortgeschrittene bzw. jüngere oder weniger eingeschränkte Personen beinhaltet zusätzlich selbstständige Herausnahme der Seitenteile, Ankippen zum Überwinden von Hindernissen (Bordsteinkanten u. Ä.), Befahren schräger Ebenen und verschiedener, auch problematischer Untergründe, vom Rollstuhl auf den Boden und zurück wechseln, Verkehrstraining (bei Elektrorollstühlen und Handhebelrollstühlen), Umgang mit dem Rollstuhl in speziellen Alltags- und Berufssituationen, prophylaktische Übungen im Rollstuhl	Universalfaltfahrer, Leichtgewichtrollstuhl, Aktivrollstuhl, „mitwachsender" Rollstuhl, Handhebel-Rollstuhl, Rollstuhl für Einarmantrieb, Pflegerollstuhl, Transit-Rollstuhl, Elektrofahrer, Citymobil (Scooter), Rollstuhl mit Aufstehfunktion, Schwellenrampe, tragbare Rampe
Auto	Informationen über mögliche erneute Fahrtauglichkeitsprüfung beim TÜV und Fahrstunden nach Krankheit bzw. eingetretener Behinderung; Ein- und Ausstieg, Sitzadaptionen (Lendenkissen), Verladen des Rollstuhls, Anleitung von Angehörigen.	Automatik, Verladehilfe für den Rollstuhl, schwenkbarer Fahrersitz, individueller Umbau
Benutzung öffentlicher Verkehrsmittel	Den Straßenverkehr tolerieren und überschauen, sich zurechtfinden, mit Bus und Bahn fahren, Fahrplan lesen, Karten kaufen, Zebrastreifen und Ampel benutzen	Selbstständig transportables Gehhilfsmittel wie Handstock, Unterarmgehstütze, faltbaren Rollator, Blindenstock benutzen, Armbinde für Blinde/Sehbehinderte, Umhängetasche, Rucksack.
Reisen		Beratung über Reisemöglichkeiten für Behinderte, spezielle Reiseangebote, Gepäckservice
Toilette		
	Transfer Rollstuhl/WC, aufstehen, hinsetzen, dynamisches Gleichgewicht zum Richten der Kleidung im Stand, Sitzgleichgewicht und Rumpfbeweglichkeit zur Reinigung des Gesäßes, Anleitung von Angehörigen	Toilettensitzerhöhungen mit oder ohne Armlehnen, Haltegriffe (Wand- oder Bodenverankerung), gepolsterte WC-Auflage, Hilfsmittel zur Reinigung (Toilettenpapierhalter), Bidet, Applikationshilfe für Tampons, Toilettenstuhl, kombinierter Toiletten-Duschstuhl mit Greifreifen

Tab. 8.3 Fortsetzung

	Kompensatorische Übungen	Hilfsmittel
Körperpflege		
Waschen	Rumpfbeugen, Rumpfrotation, Überkreuzen der Beine, dynamisches Gleichgewicht zum Waschen des Unterkörpers im Stand	Waschhocker (stabil, niedrige Arm- und Rückenlehnen, Sitzhöhe individuell einstellbar), Wasserhahnöffner, Haltestange direkt über oder neben dem Waschbecken als Hilfe zum Aufstehen, Waschhandschuh statt Waschlappen, Waschlotion im gefüllten Becken statt Hantieren mit Seifenstück, Nagelbürste mit Saugnäpfen zur Befestigung am Beckeninnenrand, Fußbank; falls die Füße nicht erreicht werden können: Gefäß mit Henkel für Fußbad, Waschhilfe „am Stab" für Zehenzwischenräume, Fön für gründliches Trocknen
Baden/Duschen	Üben des Ein- und Ausstiegs, bei Benutzung von Liftern Einsatz von Teilfähigkeiten und Restkräften, Erarbeiten des Sitzgleichgewichts; Routinieren des Ablaufs, damit er ohne Angst erfolgen kann, Anleitung der Angehörigen	Badebrett zum Duschen über dem Wannenrand, Anti-Rutsch-Einlagen, Sitz- und Liegebadelifter, Haltegriffe, fahrbarer Duschstuhl für ebenerdige Dusche, Dusch(klapp)sitz mit oder ohne Armlehnen, evtl. mit Rückenlehne, Duschgel in griffiger Flasche, Bürsten/Schwämme mit Griffverlängerung
Mundpflege	Mund ausspülen, Munddusche benutzen, Putzbewegungen mit der Zahnbürste üben, Zahnprothesen reinigen, Verpackungen von Reinigungstabletten öffnen *Achtung*: Vielen behinderten Menschen ist eine ausreichende Zahnpflege trotz Hilfsmitteleinsatz nicht selbstständig möglich.	Munddusche, Griffadaptionen für (unzerbrechlichen) Becher sowie Zahnbürste, Zahncremespender ohne Verschluss, Tubenhalter
Frisieren	Bewegungsabläufe üben, Kontrolle über den Spiegel fördern, Beratung (Verzicht auf strenge Dauerwelle und Haarspray erleichtert das Durchkämmen), grobzinkige Kämme und Bürsten verwenden, zu pflegeleichter Frisur raten	Kämme und Bürsten mit ergonomischen Griffen oder individuellen Griffadaptionen (evtl. verlängert und abgewinkelt), Kippspiegel oder Spiegelfläche direkt über dem Waschbecken zum Betrachten im Sitzen
Maniküre/Pediküre	*Achtung:* Um Verletzungen zu vermeiden, muss sichergestellt sein, dass Sehfähigkeit, Bewegungskoordination und Sensibilität für eine selbstständige Maniküre und Pediküre ausreichend sind	Nagelbürste für einhändigen Gebrauch, Griffadaptionen für Nagelfeile, Nagelschere mit Bügelgriff (über Faustschluss zu bedienen), Nagelpflegegerät für Einhandbedienung. Für die Pediküre sind keine speziellen anderen Hilfsmittel bekannt. Vielen Behinderten sowie älteren Menschen ist eine selbstständige Pediküre nicht mehr möglich; sie sind dann auf die Hilfe von Angehörigen oder FußpflegerInnen angewiesen

Tab. 8.3 Fortsetzung

	Kompensatorische Übungen	Hilfsmittel
An- und Auskleiden		
	Drehen und Bridging aus Rückenlage, dynamisches Sitz- und Standgleichgewicht, Auswahl der Kleidung (Wetter, Situation), der richtigen Reihenfolge, der richtigen räumlichen Zuordnung zum Körper, (einhändige) Handhabung von Verschlüssen, wie Knöpfe, Reißverschlüsse, Haken, Schleifen, Klettbänder	Praktische und bequeme Kleidungsstücke, z. B. Unterwäsche und Kleidung etwas größer tragen (eine Konfektionsgröße mehr), Sweatshirts und Pullover statt Blusen und Hemden, (Strick-)Jacken mit Knöpfen statt Trainingsjacken mit Reißverschluss, Schlupfhosen statt Hosen mit Reißverschluss, Knöpfen, Gürtel oder Hosenträgern, Schlüpfschuhe oder Schuhe mit Klettverschluss, Einhandschleife oder Gummisenkeln, herkömmliche Verschlüsse durch Klett- und Hakenband oder durch Gummiband ersetzen. Greifzangen, Anziehhaken, Anziehstäbe mit Clips oder Klammern, (langer) Schuhlöffel, Strumpfanziehhilfen, Griffschlaufen z. B. zum Hochziehen einer Schlupfhose, Ring als Greifhilfe für Reißverschluss, Fußbank
Dekorative Kosmetik		
	Visuomotorische Koordination vor dem Spiegel, Cremes und Puder verteilen, Konturen nachziehen	Rasierspiegel mit Schwenkarm, Standspiegel, Kippspiegel, auf die Keramikfließen geklebte Spiegelfliesen, Griffadaptionen für Pinsel und Bürstchen
Haushaltsführung		
	Haushaltstätigkeiten im Sitzen oder Stehen, vom Rollstuhl aus, unter Benutzung eines Gehhilfsmittels oder einer Stehhilfe: abwaschen, abtrocknen, wegräumen, Gegenstände vom Boden aufheben, Flächen abwischen, Staubsaugen, Betten machen, Bettwäsche wechseln, Wäsche versorgen (waschen, aufhängen, bügeln, zusammenlegen), Boden fegen, Blumenpflege, Einkaufen	Spülbürsten, Wringhilfe, Greifzange (helfende Hand), Kehrgarnitur mit Kehrblech am Stiel, Tablett mit Tragegriff für einhändigen Gebrauch, rollbarer Servierwagen, Einkaufswagen, Rollator mit Korb und Tablett, Spannbettlaken
Mobiliar		
	Aufstehen, hinsetzen, hinlegen, Stuhl rücken, mit Stuhl nahe an den Tisch rücken	Individuell günstige Möbel empfehlen, vorhandene Sitzflächen erhöhen, Sesselrollen entfernen, Bett erhöhen, Aufstehsessel, Aufstehstuhl, Pflegesessel, Antirutschauflage, Rückenstütze, Prothesen-/Arthrodesenkissen, Antidekubitus-Sitzauflagen, Fußbank, Bett-Tisch, Schrank- und Schubladengriffe auswechseln (z. B. Hakengriffe statt Knöpfe)

Tab. 8.3 Fortsetzung

	Kompensatorische Übungen	Hilfsmittel
Lagerungs- und Therapiehilfen		
	Lagewechsel, Lagerungsmittel selbstständig benutzen (zumindest selbstständig entfernen können)	Lagerungskissen, Lagerungsschienen, Rollstuhltisch, Wechseldruckmatratzen, (elektromotorischer) Stehtrainer, Sprossenwand, (elektromotorischer) Fahrradheimtrainer, Sitzball, Lendenkissen, Keilkissen
Gelenkschutz		
	Aktive Stabilisierung der betroffenen und der benachbarten Gelenke, Einsatz mehrerer Gelenke, günstige Arbeitshaltungen einüben (neue Gewohnheiten entwickeln), Entspannungsübungen, Arbeitseinteilung (Pausenrhythmus)	Griffverdickungen an Gerätschaften in Beruf, Freizeit, Haushalt, Gehhilfe; Stehhilfe, Aufstehhilfe, Wasserhahnöffner, ohne Kraftaufwand zu bedienende Armaturen, Schlüsselhilfe, ELT-Dosenöffner, Buch- und Zeitungshalter, Einkaufswagen
Rückenschonendes Verhalten		
	Aktives, dynamisches Sitzen einüben, längeres ununterbrochenes Sitzen und Stehen vermeiden (Arbeitsabläufe verändern), Bück-, Hebe- und Tragetechniken einüben, Hebe- und Tragfähigkeit (Maximallast) individuell definieren	Keilkissen, Lendenkissen, Sitzball; Ballkissen, bequeme Kleidung, die eine Beckenkippung zulässt, Schuhe mit flachen Absätzen und genügend Platz für die Zehen; Arbeitsflächen, an denen im Stehen gearbeitet werden muss, erhöhen, verstellbarer Arbeitsstuhl
Arbeitsplatz		
	Erarbeiten und Verbessern besonders häufig auszuführender oder besonders belastender Bewegungsabläufe	Adaptierte Sitz- und Arbeitsmöbel, für Arbeit im Stehen Arbeitsflächen erhöhen, (elektrische) Blattwender, Schreibhilfen, (Leucht-)Lupe, elektronische Lesehilfe, Arm- und Handstützauflagen für Computertastatur, Einhänderlineal, Schreib(klemm)platte
Freizeitaktivitäten		
	Erarbeiten und Verbessern der erforderlichen Bewegungsabläufe zur Wiederaufnahme der gewünschten Freizeitaktivität, Unterstützung bei der Entwicklung neuer, der Behinderung angepasster Freizeitaktivitäten.	Prismenbrille zum Lesen in Rückenlage, Bett-Lesegerät, Buchstützen, Hörkassetten, Spielkartenhalter, Strick- und Stickhilfen, Gartengeräte für Arbeit im Sitzen oder ohne Bücken, Sportrollstuhl, Fahrrad mit drei Rädern, individuelle Adaptionen für Musikinstrumente, Schreib-, Zeichen- und Malgeräte, Briefmarkenpinzette

Kein Betroffener möchte mit einem ganzen Arsenal von Hilfsmitteln hantieren, auch wenn deren Einsatz nach therapeutischer Meinung noch so wünschenswert erscheint. Aus Sicht der Betroffenen sind es praktische, psychische und auch finanzielle Gründe, warum sich der Hilfsmitteleinsatz auf die (subjektiv) wesentlichen Verrichtungen beschränken sollte. Ergotherapeuten sind daher aufgerufen, stets nach „kleinen" Lösungen zu suchen, bevorzugt multifunktionale Hilfsmittel einzusetzen und sehr genau die Wünsche und Ziele ihrer Patienten zu erfragen. Zusätzlich sind die berechtigten Wünsche von Angehörigen und professionellen Helfern zu berücksichtigen.

Eigenherstellung von Hilfsmitteln und Adaptionen

Während der Ergotherapie-Ausbildung erlernte handwerkliche Techniken und der Umgang mit Materialien, wie sie in der Orthopädietechnik verwendet werden, erlauben es Ergotherapeuten, Adaptionen an käuflichen Hilfsmitteln für den individuellen Gebrauch vorzunehmen. Dabei ist jedoch das Produkthaftungsgesetz zu beachten.

Manchmal ist auch die komplette Herstellung (kleinerer) Hilfsmittel nötig, da der Markt nicht alle notwendigen und bewährten Hilfsmittel anbietet. Wenn irgend möglich, sollten jedoch fertig zu kaufende Hilfsmittel zum Einsatz kommen, damit die zur Verfügung stehende Arbeitszeit so weit wie möglich für die unmittelbare Therapie genutzt werden kann (nicht nur die eigentliche Herstellung, sondern auch Materialeinkauf und -verwaltung sind arbeitsintensiv). Sofern Therapiehelfer und Praktikanten in einer Ergotherapieabteilung oder -praxis eingesetzt sind, können sie bei der Herstellung einfacher Hilfsmittel die therapeutischen Fachkräfte entlasten.

Vorsichtsmaßnahmen bei zusätzlichen Sinnesstörungen

Bei eingeschränkten Nah- und Fernsinnen sind in der Therapie einige zusätzliche Vorsichtsmaßnahmen erforderlich. *Tiefensensibilitätsstörungen* können durch visuelle Kontrolle nur in sehr geringem Umfang kompensiert werden. Daher besteht für die Betroffenen beim beidhändigen Arbeiten mit Werkzeugen und Küchengeräten sowie bei komplexeren Aufgabenstellungen aller Arten eine erhöhte Verletzungsgefahr. Periphere und zentrale *Sehstörungen* können zu Unschärfe im Nah- und Fernbereich, ungenügendem Farbensehen, Doppelbildern, fehlendem räumlichen Sehen, Nystagmus, „hüpfendem" Bild, Gesichtsfeldeinschränkungen oder Blindheit führen; manche der Störungen gehen mit Schwindel oder Übelkeit einher. Grundsätzlich besteht für die Betroffenen außerhalb gewohnter Räumlichkeiten und besonders im Verkehr eine stark erhöhte Verletzungsgefahr für sich selbst und andere, zumal die Kompensation durch andere Sinne (Tastsinn, Gehör) nicht bei jeder Art von Sehstörung (in annehmbarer Zeit) gelingt.

Ist das *Gehör* stark beeinträchtigt oder ist der Patient sogar gehörlos, fehlt ihm ebenfalls ein für die Teilnahme am Verkehr (auch als Fußgänger!) sehr wesentlicher Fernsinn, der ihn herannahende Fahrzeuge normalerweise frühzeitig wahrnehmen lässt, auch wenn z. B. die Sicht noch versperrt ist. Gehörlosigkeit kann insgesamt jedoch recht gut durch andere Sinne kompensiert werden. Anders verhält es sich beim akustischen *Neglect*: Die Betroffenen nehmen aufgrund einer (akuten) Hirnschädigung akustische Reize, die auf einer Körper- bzw. Raumhälfte auftreten, nicht wahr oder hören sie zwar, ordnen sie jedoch räumlich falsch zu oder interpretieren sie falsch. Solange die Störung selbst ebenfalls nicht wahrgenommen werden kann, ist eine Kompensation naturgemäß nicht möglich. Bessert sich die Symptomatik und der Betroffene erreicht Störungseinsicht, benötigt er für die Kompensation der Beeinträchtigung mehr Zeit als eine gesunde Person.

8.4.4 Festigung und Übertragung des Gelernten in den Alltag („carry over")

Für die adaptiven Verfahren gilt, dass Patienten ihre neu erworbenen Kompetenzen auch außerhalb der Ergotherapie zunehmend nutzen sollen; dies gelingt oft nur durch entsprechende Information der anderen beteiligten Fachbereiche. So muss die Krankenschwester wissen, ab wann sich ein Patient alleine waschen oder anziehen kann bzw. welche Hilfestellung er noch benötigt, und in welchen Teilbereichen er bereits selbstständig ist.

Angehörige können die Teilselbstständigkeit des Patienten fördern, ohne ihn zu überfordern, wenn sie über den aktuellen Stand der Therapie (Fähigkeiten, Hilfsmitteleinsatz) informiert sind. Gleichzeitig kann die gezielte und detaillierte Information verhindern, dass dem Patienten (unnötigerweise) zu viel geholfen wird und er somit unselbstständig bleibt. Angehörige geraten hierbei oft in einen Konflikt, da der Kranke oder Behinderte ihre Zurückhaltung oder auch die Hilfeverweigerung als Kränkung erlebt, während die gleiche Zurückhaltung von Therapeuten akzeptiert wird. Dies kann in der Therapie problematisiert und besprochen werden. Beim mündigen Patienten ist die Einbeziehung der Angehörigen jedoch von seinem Einverständnis abhängig.

8.4.5 Belastungserprobung, Entlassungsvorbereitungen

Die Belastungsfähigkeit des Betroffenen ist ausschließlich in der Therapiesituation nur sehr begrenzt feststellbar. Während einer stationären Behandlung können Patienten ihre Fähigkeiten bei folgenden Arrangements ausprobieren:

- Übernahme von Tätigkeiten in der Institution (Hauswirtschaft, Garten, Werkstätten, Kiosk oder Café, Hilfe für andere Patienten).
- Übernachtung in einer Übungswohnung innerhalb der Institution, jedoch außerhalb der bisher beschützenden Station.
- Stundenweiser Urlaub, Tagesurlaub, „Probewohnen" zu Hause mit Übernachtung.
- Teilstationäre (tagesklinische) statt vollstationäre Therapie.
- Teilstationäre Behandlung an weniger Tagen pro Woche als vorher.

Für die berufliche Rehabilitation ist es von Vorteil, wenn eine Belastungserprobung in Form einer stundenreduzierten Tätigkeit erfolgen kann, z. B. zu Beginn täglich drei Stunden, später zunehmend mehr, soweit der Rehabilitand dies leisten kann. Falls die Bewältigung des Arbeitsversuchs voraussichtlich noch nicht gelingt, kann der Einsatz in einer Übungs- oder Ausbildungsfirma vorgeschaltet werden.

Während der genannten Maßnahmen ist eine therapeutische Begleitung in Form von Vorbereitung, evtl. Besuch am Arbeitsplatz und Nachbesprechung bzw. Aufarbeitung der aufgetreten Schwierigkeiten erforderlich.

Ein therapeutischer Hausbesuch zur Wohnberatung bzw. Wohnraumanpassung stellt ebenfalls eine wichtige Entlassungsvorbereitung dar.

8.4.6 Überprüfung der Patientenzufriedenheit

Üblicherweise wird die Zufriedenheit der Patienten mit seiner Behandlung bzw. dem Behandlungsergebnis mittels Fragebogen oder strukturiertem Interview erhoben. Einige Angaben sind sicher eine wertvolle Rückmeldung, unabhängig von der Art der durchgeführten Therapie.

In den adaptiven Verfahren liegt jedoch ein spezielles Konfliktpotenzial, welches hier seinen Niederschlag finden kann. So wünscht sich keinesfalls jeder Patient die aus ergotherapeutischer Sicht erstrebenswerte Selbstständigkeit oder er findet den Zeitpunkt verfrüht, zu dem diese in der Therapie angestrebt wurde.

Die Konfrontation mit der Realität des freien Arbeitsmarktes kann im Zusammenhang mit der subjektiven Bewertung arbeitsrehabilitativer Maßnahmen einige Verbitterung verursachen. Nicht zuletzt kann auch der vom Patienten erlebte reduzierte Kontakt durch geringer erforderliche Hilfeleistung oder finanzielle Einbußen infolge größerer Selbstständigkeit (z. B. im Rahmen der Pflegeversicherung) zur negativen Bewertung eines eigentlich positiven Therapieergebnisses führen.

Außerdem ist denkbar, dass der Patient die adaptiven Verfahren überwiegend negativ bewertet, weil er sich ja eigentlich *Heilung* versprochen hat und es nicht primär sein Wunsch war, Kompensationstechniken oder den Umgang mit einem Hilfsmittel zu erlernen.

8.5 Arbeitsschutzmaßnahmen für Therapeuten

Christa Berting-Hüneke

8.5.1 Basishygiene

Die meisten Infektionen in Krankenhäusern und anderen Institutionen für kranke und behinderte Menschen werden über die Hände übertragen. Daher ist ein häufiges Waschen bzw. Desinfizieren der Hände (**Abb. 8.5**) erforderlich, ganz besonders vor dem Essen, vor dem eigenen Naseputzen. Spezielle Händedesinfektionsmittel, auf die trockene Haut aufgebracht, sind wirkungsvoller und durch ihre rückfettenden Substanzen hautverträglicher als eine konventionelle Reinigung mit Wasser und Seife oder Waschlotion.

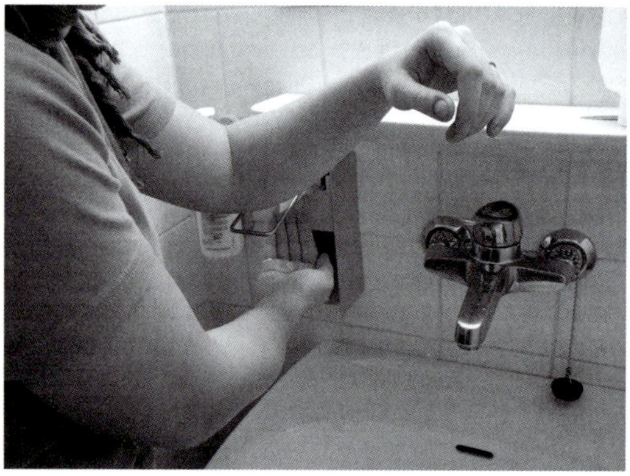

Abb. 8.5 Händedesinfektion ist die wichtigste Maßnahme, das Desinfektionsmittel selbst hautverträglicher als Wasser und Seife.

8.5.2 Unfallschutz

Die Unfallverhütungsvorschriften und die Anweisungen der für den Unfallschutz verantwortlichen Vorgesetzten und Sicherheitsbeauftragten sind genau zu beachten. Verletzungsgefahr geht insbesondere von offen getragenen Haaren, Schmuck, ungeeigneten Schuhen und unzweckmäßiger Kleidung aus. Elektrische und mechanische Geräte sind regelmäßig zu warten und auf fehlerfreien Betrieb zu überprüfen, schadhaftes Mobiliar ist zu reparieren oder auszusondern; bestimmte Geräte darf nur bedienen, wer gründlich eingewiesen wurde.

8.5.3 Impfschutz

Ergotherapeuten ist für die meisten Arbeitsbereiche eine Hepatitis-Immunisierung (A und B) zu empfehlen, da sie bei ihrer Tätigkeit durchaus mit Blut, Stuhl, Speichel, Wundsekret und Urin in Berührung kommen, und dies meist, ohne dass es für sie deutlich erkennbar ist. Körperliche oder geistige Einbußen der Patienten und die daraus resultierenden Einschränkungen der Selbstversorgung, insbesondere der Einhaltung gängiger Hygieneregeln (z. B. Händewaschen nach dem Toilettengang), führen dazu, dass Therapeuten häufig mit infektiösem Material in Berührung kommen.

8.6 Hygienemaßnahmen zum Schutz der Patienten

Christa Berting-Hüneke

8.6.1 Basishygiene, Sondermaßnahmen

Die bereits beschriebene Händedesinfektion – vor jeder Behandlung angewendet – schützt den Patienten am wirkungsvollsten vor der Verschleppung von Keimen. Ist es erforderlich, Einmalhandschuhe zu tragen, so müssen auch diese zwischen zwei Behandlungen gewechselt werden. Besonders diszipliniert müssen sich Therapeuten verhalten, wenn sie erkältet sind.

Krankenhaus-Patienten sind zunehmend durch resistente Keime gefährdet (MRSA = Multi-restistenter Staphylococcus aureus, ORSA = Oxacillin-resistenter Staph. aureus). Die infizierten Patienten werden in separaten Krankenzimmern untergebracht, alle Mitarbeiter und Besucher sind verpflichtet, die Anordnungen, die die Verschleppung der Keime verhindern sollen, genau zu befolgen (www.uni-koeln.de).

8.6.2 Nahrungszubereitung

Wenn Patienten im Rahmen der Therapie Nahrungsmittel zubereiten und gemeinsam verzehren (Kochgruppe), gelten folgende Regeln:

- Vor jeder Speisezubereitung müssen sich alle Beteiligten gründlich die Hände waschen und die Fingernägel reinigen; Therapeuten sollten die Fingernägel grundsätzlich kurz tragen.
- Patienten und Therapeuten sollten Schürzen tragen.
- Während der Speisezubereitung darf nicht geraucht werden.
- Lange Haare sollten zusammengebunden werden.
- Bei Speisezubereitung mit Handkontakt (Formen von Klößen, Kneten von Teig, Reiben von Kartoffeln u.Ä.) sind Schmuckstücke abzulegen. Wer Nagellack trägt, sollte keine derartige Tätigkeit ausführen, da dieser abblättern kann.
- Falls ein Mitarbeiter oder Patient erkrankt ist (Durchfall, Erkältung, offene Wunden an den Händen), sollte das geplante Training in der Küche zu einem späteren Termin stattfinden.
- Auf die Vermeidung von Salmonellenvergiftungen ist großer Wert zu legen. Salmonellen sterben erst bei einer Temperatur von über + 70 °C ab; Eierspeisen und Fleisch (besonders Innereien und Geflügel) müssen daher entsprechend zubereitet werden. Wegen der besonderen Verantwortung gegenüber den Patienten, von denen viele empfindlich und abwehrgeschwächt sind, sollte auf rohe Fleischspeisen (Mett) und Speisen, die mit Bestandteilen roher Eier hergestellt werden, im Rahmen der Therapie grundsätzlich verzichtet werden.

Literatur

Berting-Hüneke C, Krause D, Lüttje D. Selbständigkeit im Alter erhalten. Eine Einführung in die geriatrische Rehabilitation. 2. Auflage. Berlin: Springer; 2002.

Biefang S, Potthoff P, Schliehe F: Assessmentverfahren für die Rehabilitation. Göttingen: Hogrefe; 1999.

Rentsch HP, Bucher PO. ICF in der Rehabilitation. Die praktische Anwendung der internationalen Klassifikation der Funktionsfähigkeit, Behinderung und Gesundheit im Rehabilitationsalltag. Idstein: Schulz-Kirchner Verlag; 2005.

Zitate aus dem Internet

www.genderkompetenz.info/genderkompetenz/sachgebiete/gesundheit/aspekte/ (02.09.06)

www.klinikum-region-hannover.de/lhh.php (02.09.06)
→ Weitere Informationen
→ Antrag auf Geriatrische Rehabilitation

www.uni-koeln.de/med-fak/immh/hygiene/mrsa.html (02.09.06)

Sachverzeichnis

A

B

E

F

I

J

K

L

M

N

Q

R

T

U

V

W

Z